U0923834

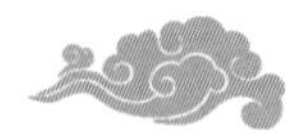

《中医肿瘤学（修订版）》编委会

主　　编：周岱翰

副 主 编：张恩欣　蒋　梅　刘展华

主编助理：周瑞生　钟　瑶

编　　委（按姓氏笔画）：

王树堂　王雄文　叶小卫　刘展华　李　猛
李穗晖　吴万垠　吴玉生　吴胜菊　张恩欣
林丽珠　周岱翰　周瑞生　钟　瑶　黄学武
曹　洋　蒋　梅　詹　敏

编写人员（按姓氏笔画）：

王树堂　王雄文　叶小卫　刘展华　关洁珊
李　猛　李东玲　李永浩　李穗晖　吴万垠
吴玉生　吴红洁　吴胜菊　沈美玉　张恩欣
陈玉琨　陈汉锐　陈锐深　林丽珠　罗定新
周岱翰　周京旭　周瑞生　郑心婷　钟　瑶
贺　凡　陶志广　黄学武　曹　洋　符茗铨
蒋　梅　詹　敏　阚　钧　翟林柱

封面题字：周岱翰

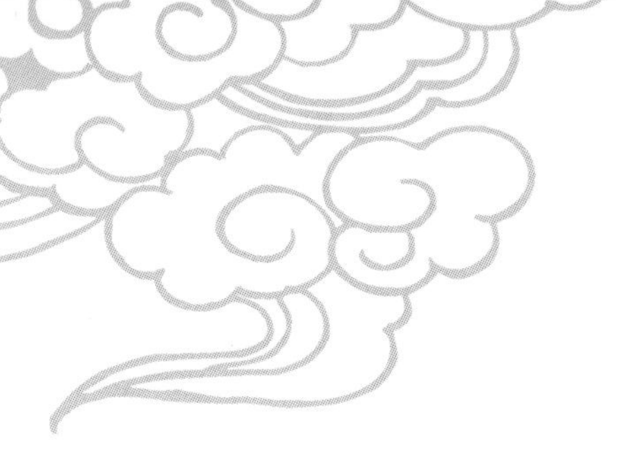

ZHONGYI ZHONGLIUXUE

中医肿瘤学（修订版）

主编◎周岱翰

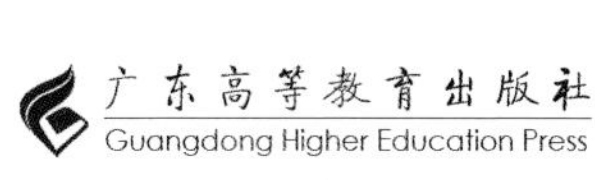

·广州·

图书在版编目（CIP）数据

中医肿瘤学/周岱翰主编．—修订版．—广州：广东高等教育出版社，2020.10（2025.1 重印）

ISBN 978－7－5361－6530－4

Ⅰ.①中… Ⅱ.①周… Ⅲ.①中医学—肿瘤学 Ⅳ.①R273

中国版本图书馆 CIP 数据核字（2019）第 143923 号

出版发行	广东高等教育出版社 地址：广州市天河区林和西横路 邮编：510500　　营销电话：(020) 87554153 http://www.gdgjs.com.cn
印　　刷	广东信源文化科技有限公司
开　　本	787 毫米×1092 毫米　1/16
印　　张	47.75
插　　页	2
字　　数	1059 千
版　　次	2020 年 10 月修订版
印　　次	2025 年 1 月第 4 次印刷
定　　价	138.00 元

再版前言

时至今日，癌症的防治形势依旧严峻。据世界卫生组织2018年发布的《全球癌症报告》，2018年全球新增1 810万癌症病例，死亡人数达960万，全球范围内1/5的男性和1/6的女性均会患癌，全球癌症负担进一步加重。据统计，我国2015年有新发作恶性肿瘤病例392.9万，每天有1万余人被确诊为癌症，新近的资料提示每死亡7个人中就有1人因患癌症而死亡，加强癌症的防治研究和教育已是刻不容缓。

早在殷墟甲骨文中已有“瘤”的病名记载，并描述各种“瘤病”，中医肿瘤学是一门古老而又年轻的学科，它是研究以人为本的生命科学，其核心理论是“整体观念”与“辨证论治”。中医肿瘤学在整体观念指引下，倡导天人合一，形神俱治；在2000年前就提出疾病、心理、环境相结合的先进的医学模式和治未病思想；辨证论治思维本着《内经》时代“三因制宜”（因人、因时、因地）理论辨治疾病，这就是广义的精准治疗。今天，中医药抗癌和在综合治疗，配合手术及放化疗、姑息治疗中仍占有不可动摇的位置。1987年我们较早建成中医肿瘤科及住院病房，2005年广州中医药大学成立了国内中医院校首家肿瘤学教研室，并开始进行中医肿瘤方向分化的教学探索。2007年将积累了二十年的教学经验，编写成《中医肿瘤学》，并由广东高等教育出版社出版。岁月飞驰，自第一版《中医肿瘤学》面世已逾十年。十余年来，本书作为本科生授课教材，研究生、进修医生的参考丛书，伴随了众多师生的学习和进步。2011年后，我被遴选为普通高等教育“十一五”“十二五”国家级规划教材《中医肿瘤学》主编（中国中医药出版社出版）。2018年经国家新闻出版署批复创刊《中医肿瘤学杂志》。时隔多年，肿瘤的研究进展突飞猛进，分子生物学和组学研究的进步为肿瘤领域带来巨大变革，也促使我们要跟上时代发展的步伐，在发展的过程中，更好地突出中医特色和优势，由此，我们决定重订《中医肿瘤学》（修订版）。

本次重订的总体原则是基本内容和框架不变，厘正第一版的不足与笔误，补充新内容，在本书的专业学术特色上，坚持中医本位，发挥中医优势，强调传承创新。其中，上篇总论充实了近代中医肿瘤学术进展，增加“中医肿瘤护理”章节；中篇对治疗学各论的编写体例进行调整，如新设“治疗进展评述”，记述对各种癌瘤的治疗进展与展望，力图反映整体治疗水平；新设“名家治验及医案”，从第一版治疗学21个病种增加至重订版37个病种，满足中医肿瘤学课堂教学和临床应用的迫切需求；下篇抗癌中草药及制剂新设抗癌中草药章节，选录了139味药物，皆适当引入古籍本草原文，加入现代药理研究资料，方便读者检索及参考。

本书的编者都是本学科的专家教授，尽管他们有丰富的临床经验，撰写认真，亦难免有学术观点偏颇和错漏之处。对于中医肿瘤学这门专业性强、理论和临床规范还在发展和完善的学科，本书坚持中医的原创思维和传承观念，兼顾创新性和适用性，我们深知学海无涯，路漫漫而道远，愿与同道携手，希望为繁荣中医肿瘤学术园地添砖加瓦，抛砖引玉。

庚子年白露

于广州中医药大学

前　言

癌症是严重危害人类健康的常见病，目前我国每死亡5人中就有1人是恶性肿瘤，每200个家庭中就有1个家庭有人患上恶性肿瘤或因此而死亡；国家卫生部统计资料表明，癌症已从20世纪70年代城市死因第3位上升至第1位，农村死因第4位上升至第2位；据估算，我国每年恶性肿瘤新发病例近200万，死亡约150万人，中国癌症患者的5年生存率仅为5%，现症病人200多万；癌症给家庭和社会带来了深重的灾难和无法估测的人力、物力、财力的巨大损失。2005年，癌症消耗的医疗费用约占全国总卫生费用的10%，达900多亿元，未来的形势仍然非常严峻。

现代对恶性肿瘤的病因研究和流行病学已有相当的了解，影像学技术（CT、MRI、PET等）、内镜、肿瘤标记物的应用使肿瘤早期诊断进入亚临床阶段，人类基因组学研究促进手术、放射、化学药物和生物治疗的临床疗效，但每年仍有大量的现症患者（大多数为中晚期）等待有效的救治；中医药学对国民的繁衍和国家的昌盛做出巨大的贡献，中医肿瘤学是中医药宝库的重要临床分支，早在殷墟出土的甲骨文上就有“瘤”的病名，宋元以后有癌（岩）瘤的论治记载，古代嵒、癌、岩等字义和读音相通，泛指肿块硬实如山岩、溃破翻花难收口、能烂及五脏的恶疮毒瘤。而对于肿瘤本病和兼症的辨证论治规范则成熟于汉代的《伤寒杂病论》，历代医家从理论和临床中不断充实和完善。直至20世纪80年代后，科技进步和中西医结合促进我国传统医学观念的更新，亦推动中医肿瘤学的发展，在基础医学研究方面，从以往的直观总结转变为实验验证，其深度已涉及血清药理学和分子基因水平，升华推理而形成新理论；临床研究中辨证论治内容更为丰富和精确，产生了微观辨证、影像辨证、内镜辨证、认病与辨证相结合，体现循证医学原理的中医肿瘤临床研究逐渐替代个案报道或临床小结。中医药治疗肿瘤的过程中重视患者的主观感受，常常出现“带瘤生存”的特点，与现代医学相比，它在缩小瘤体上效果弱于放疗、化疗，但副作用少，具有较好的改善症状、提高生活质量和延长生存时间的作用，临床实践证明，中医药对约占全部癌症70%的晚期肿瘤患者的治疗起着重要的作用，其疗效特色逐渐获得业内同仁的认可。

我国是世界上较早开展系统医学教育的国家之一，而近代中医药学教育的发展力不从心，高等中医院校的本科教育未能设立中医肿瘤学课程，亦未有较为完整的中医肿瘤学讲义，不利于中医药抗癌研究技术骨干培养，也不能满足临床治疗的需求。“我生待明日，万事成蹉跎”，本院在多年举办中医肿瘤专科班和选修课的基础上，主要参考《临床中医肿瘤学》（周岱翰主编，人民卫生出版社，2003 年第 1 版）一书相关内容，组织有关专家编写本教材，以应燃眉之急。中医肿瘤学作为一门古老而又年轻的学科，在现代中医教育中，却缺少可供参考借鉴的教材，由于编写者水平所限及成书时间短促，本着弘扬学术、文责自负的精神，可能有文字错谬、挂一漏万等不足之处，尚祈指正。

周岱翰

于广州中医药大学第一临床医学院

2007 年 1 月

目　　录

上篇　肿瘤学总论

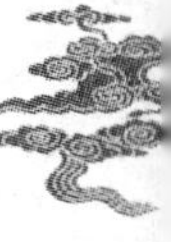

中篇　治疗学各论

下篇　抗癌本草

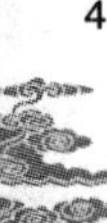

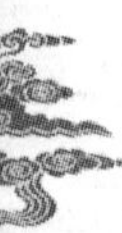

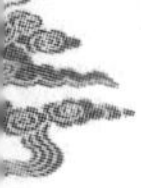

上　篇

肿瘤学总论

第一章　中医肿瘤学发展简史

中医肿瘤学是运用中医学理论和方法，研究肿瘤疾病发生、发展及其防治规律的专门学问，其学术内容涵盖肿瘤的中医病因学及发病学、中医四诊在肿瘤早期诊断及判断预后中的应用、中医肿瘤治则及治法研究、抗癌中药筛选及验证、中医肿瘤临床及中西医结合抗癌研究、癌症中医康复治疗、中医古籍的肿瘤文献理论研究等。中医肿瘤学作为中医学的重要分支，形成一门以中医特色为主的独特学术体系。

第一节　殷周至隋唐——中医肿瘤学早期（孕育）阶段

早在距今3 500多年的殷周时代，殷墟甲骨文上已记有“瘤”的病名。该字由“疒”及“留”组成，说明了当时对该病已有“留聚不去”的认识。这是迄今中医记载肿瘤最早的文献。2 000多年前的《周礼》已记载与治疗肿瘤一类疾病有关的专科医生为“疡医”。“疡医掌肿疡、溃疡、金疡、折疡之祝药、劀杀之齐。凡疗疡，以五毒攻之，以五气养之，以五药疗之，以五味节之。”由此可知，这一时期古人对包括肿瘤在内的肿疡已有初步的认识，并在治疗中最早使用“有毒药物”，主张内治与外治相结合，这对后世治疗肿瘤性疾病有一定的影响，可谓中医学诊治肿瘤之起源。《山海经》并非是一部专门论述药物的专著，但它收集了许多植物、动物及矿物药，约有药物120种。从这些药物的治病范围看，有治恶疮、瘿瘤、痈疽、噎食等从现代观点来看与肿瘤有关的疾病，是古代中国医药治疗肿瘤的另一佐证。

对于肿瘤类疾病较系统的认识，则是从春秋战国时期出现的我国最早的医书——《黄帝内经》（以下简称《内经》）开始的。在《灵枢·百病始生》云：“虚邪之中人也……留而不去，则传舍于络脉。”留者，瘤也，日久则传舍或留着于各处，此为中医对转移肿瘤疾病的最早记载。书中所记载的“肠覃”“伏梁”“马刀”“石瘕”“积聚”“噎膈”等病证与现代某些肿瘤的临床表现极为类似，如《灵枢·水胀》云“肠覃何如？……至其成，如怀子之状，久者离岁，按之则坚”，“石瘕何如？……石瘕生于胞中，……日以益大，……月事不以时下”，此论“肠覃”及“石瘕”，症状类似于现代腹部肿瘤和妇

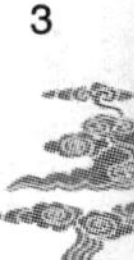

科肿瘤，又如《灵枢·邪气脏腑病形》云“膈咽不通，食饮不下”，则与现今临床所见的食管、胃、贲门肿瘤症状相似。同时，《内经》对某些肿瘤的病因病机也做了许多论述，如认为肿瘤是由于“虚邪中于人也，始于皮肤，留而不去，……息而成积”，“卒然多食饮，……则络脉伤，……而积成矣”，“卒然外中于寒，……而积皆成矣”，以及“喜怒不适，……积聚已留”等。外感六淫、内伤七情等各种邪气是导致疾病发生的重要条件，影响脏腑阴阳失调、气血郁滞不通，均为导致肿瘤发生的原因。另外，《内经》还认识到“邪气客”“气归之”以及“其气必虚”等是“筋瘤”“肠瘤”等发生的内在原因和根据。《吕氏春秋·尽数》和《素问·异法方宜论》已注意到肿瘤的发生与饮食水土、地区方域和生活习惯的不同有关。《内经》载有“坚者削之”“结者散之”等治疗法则，对当今防治肿瘤疾病仍有较强的启示。

《内经》之后，秦越人所著《难经》则最早论述了某些内脏肿瘤的临床表现和发病机理。如《难经·五十五难》中论述了“积”与“聚”的区别，提出了五脏积的病名、症状、病理等。其云：“气之所积，名曰积。气之所聚，名曰聚。故积者五脏所生；聚者六腑所成也。积者阴气也，其始发有常处，其痛不离其部，上下有所终始，左右有所穷处；聚者，阳气也，其始发无根本，上下无所留止，其痛无常处，故谓之聚。”由此可知“积”是固定的，而“聚”是活动的。“积”由五脏阴气之所生，故“积”有心、肝、脾、肺、肾五种。《难经·五十六难》中称：“肝之积曰肥气，心之积曰伏梁，脾之积曰痞气，肺之积曰息贲，肾之积曰奔豚。”积聚主要包括现代胸腹部肿瘤。东汉华佗首创麻醉下手术治疗体内“结积”（包括肿瘤疾病），并在《中藏经·论痈疽疮肿》中指出：“夫痈疽疮肿之所作也，皆五脏六腑蓄毒不流，则生矣，非独因荣卫壅塞而发者也。”认为肿瘤的发病不单是因为营卫之气的壅塞而引起，更重要是由脏腑“蓄毒”所生。明确地指出肿瘤是全身性疾病的局部表现，强调了“内因”发病的主导地位。成书于西汉至东汉时期的药物学专著《神农本草经》共四卷，卷一“序录”列举了“坚积”“癥瘕”“鬼疰”“痈肿”“恶疮”“瘿瘤”等肿瘤性疾病，并在卷二至卷四记载了约115味具有治疗以上疾病功效的药物，其中上品药物43味，中品45味，下品27味，很多药物至今仍为临床常用药。

对于肿瘤的本病和兼症的辨证施治规范成熟于东汉末年的《伤寒杂病论》。《金匮要略·五脏风寒积聚病脉证并治第十一》谓：“积者，脏病也，终不移；聚者，腑病也，发作有时，辗转痛移，为可治。”对“胃反”“积聚”及妇科肿瘤等的脉因证治进行了较为明确的阐述，《金匮要略·呕吐哕下利病脉证治第十七》曰“脉弦者，虚也，胃气无余，朝食暮吐，变为胃反”，“寸口脉微而数”，“胃反呕吐者，大半夏汤主之”；《金匮要略·妇人妊娠病脉证并治第二十》谓：“妇人宿有癥病，经断未及三月，而得漏下不止，胎动在脐上者，为癥痼害。……当下其癥，桂枝茯苓丸主之。”《金匮要略》还较明确地指出了某些肿瘤的鉴别与预后，记载了大量临床上行之有效的方剂，如鳖甲煎丸、大黄䗪虫丸、抵当丸、抵当汤、麦门冬汤、旋覆代赭汤、硝石矾石散等。张仲景采用养阴、甘温法治疗“肺痿”（似今之肺癌）；软坚散结、活血祛瘀法治疗“癥瘕”（类似腹部肿物）；益气化痰法治疗“胃反”（似胃癌）；缓中补虚、攻逐瘀血法治疗虚劳等，开启了后世辨证论治肿瘤之先河。《伤寒杂病论》对疾病的致病原因、发病机理、病变规律、理法方药的科学阐述，奠定了中医对肿瘤的认病辨证的施治原则，即以脏腑经络学说为核心，强调临床应“观其脉证，知犯何逆，随证治之”。

晋代皇甫谧在《针灸甲乙经》中载有大量的针灸方法治疗肿瘤疾病如“噎膈”“反胃”等内容，能够根据噎膈部位的不同而采用不同的针刺方法来治疗。葛洪所著的《肘后备急方》论述了甲状腺肿及常见肿瘤的治疗。如《肘后备急方》记载：“凡癥坚之起，多以渐生，如有卒觉，便牢大，自难治也。腹中症有结节，便害饮食，转羸瘦。”葛洪认识到肿瘤病有一定的发展过程，对于肿瘤疾病要预防为主，防止其传变和转移，还发明了红升丹、白降丹等药品，开创了化学治疗的范例，对后世“痈疽”“肿疡”“瘿瘤”“赘疣”的治疗起了一定的推动作用。

隋代巢元方所著《诸病源候论》中论及肿瘤类疾病病因证候的共有169条，比较详细和准确地记载了许多肿瘤类疾病的病因、病理及症状等，并成功地运用了肠吻合术、网膜血管结扎法等，在我国肿瘤学及外科手术发展史上具有重要意义。该书中对“癥”“瘕”的发生、发展过程及“乳石痈”症状的描述较为详细，还依不同情况将甲状腺肿瘤进行分类，对良性、恶性肿瘤的鉴别具有了早期认识，在防治方面除用碘质丰富的海藻、紫菜外，已经开始了以形补形的内分泌治疗。

唐代孙思邈在《千金要方》中分瘤为“瘿瘤”“骨瘤”“脂瘤”“石瘤”“肉瘤”“脓瘤”及“血瘤”，首载肿瘤专方五十余首，方中突出虫类药、剧毒药及攻痰化瘀药的使用，并应用灸法治疗癥瘕积聚。王焘在《外台秘要》中亦收录了大量治疗肿瘤性疾病的方药，很有参考价值。《晋书》中也有关于手术治疗眼部肿瘤的记载。

受当时所处的环境影响，诊断手段的限制，医家对体表的肿瘤，或体表症状出现较早的肿瘤描述较多，记载的治疗方法也较多，并且比较成熟，同时诸医家对内脏肿瘤的发生与发展也进行了仔细地观察和记录，虽然按现在的诊断标准，这些肿瘤已在临床上出现明显的症状、体征，大多数已不是早期的肿瘤病，但是他们仍然没有放弃治疗，他们所总结的许多有用的方剂，至今在临床上仍有使用价值。

第二节　宋元时期——学术理论形成阶段

在宋金元时期，以哲学研究为主的思想文化进入发展高潮。长年战争造成疾病流行，医学自身和社会发展的客观条件，都为中医学的发展提出新的要求，出现了医学流派之间的争鸣，丰富、充实了肿瘤学防治理论的内容，加深了人们对肿瘤疾病发生、转归的认识，促进了肿瘤学的进一步发展。

宋代东轩居士的《卫济宝书》中第一次使用“癌”字并论述“癌”的证治，把

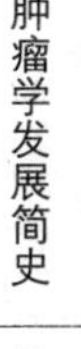

"癌"列为痈疽"五发"之一，提到用麝香膏外贴治疗"癌发"，书中"五善七恶"的观察方法，对肿瘤的诊治及判断预后均有一定指导意义。《仁斋直指附遗方论》所述之"癌"，当属恶性肿瘤，谓："癌者，上高下深，岩穴之状，颗颗累垂，毒根深藏。"并对癌的症状、病性进行了较为详细的描述，认为癌症是"毒根深藏"造成的，为后世苦寒解毒法治疗癌症提供了理论依据，还提出了癌有"穿孔透里"和易于浸润、转移的性质。金代窦汉卿《疮疡经验全书》对乳岩进行了细致的观察，描述其"捻之内如山岩，故名之，早治得生，迟则内溃肉烂见五脏而死"。宋代陈无择《三因极一病证方论》将瘿瘤进行了系统的分类，包括现今临床上的甲状腺瘤等颈前肿物及其他软组织良性或恶性肿瘤。

金元时代，四大学术流派的形成促进了肿瘤学术的进步。刘完素倡"六气皆从火化"，在对肿瘤性疾病的认识上也以火热立论，如《宣明方论·积聚论》曰："世传为寒症瘕也，或坚痞腹满急痛，寒极血凝泣而反兼土化制之，故坚痞之腹满。或热郁于内而腹满坚结，痛不可忍者，皆可为寒，误矣！误矣！……凡诸疾病皆有阴阳寒热，宜推详之。"刘氏从五行生克制化的机制出发，论述肿瘤性疾病的发生及转化，"亢则害，承乃制，极则反矣"。具体施治方药，仍提倡辨证论治，或攻补兼施，或气血并调，更重脏腑之间的生克制化。刘氏"火热论"对于后世采用清热解毒、清热泻火等法治疗肿瘤具有一定的指导意义，如用凉膈散治疗噎膈病就取得了较好的疗效。张子和认为，病之所生，乃邪气所致，并非人体所固有，邪去则元气自复，主张汗、吐、下三法尽括百法，旨在祛邪。《儒门事亲·五积六聚治同郁断二十二》述"九积图"，遵《内经》"坚者削之"之旨，以攻邪为主，如"癖积，两胁刺痛，三棱、广术之类，甚者甘遂、蝎梢"。在《儒门事亲·斥十膈五噎浪分支派疏二十三》中批评了前代医者不遵经旨，妄分膈噎，迷惑后人，自认为乃《内经》所言"三阳结，谓之膈。三阳者，谓大肠、小肠、膀胱也；结，谓结热也。小肠热结则血脉燥；大肠热结则后不圊；膀胱热结则津液涸。三阳既结则前后闭塞。下既不通，必反上行，此所以噎食不下，纵下而复出也"，主张用三承气汤治疗。李杲倡"内伤脾胃，百病由生"的学术思想，提出"养正积自消"，指出肿瘤的治疗以扶正为主，正气复，邪自消。在论治肿瘤性疾病时，也强调胃气的重要性。《脾胃论·随时加减用药法》云："堵塞咽喉，阳气不得出者曰塞；阴气不得下降者曰噎。夫噎塞、迎逆于咽喉胸膈之间，令诸经不行，则口开、目瞪、气欲绝。当先用辛甘气味俱阳之药，引胃气以治其本，加堵塞之药以泻其标也。"李氏所创制的方剂如补中益气汤、广茂溃坚汤、散肿溃坚汤、连翘散坚汤、救苦化坚汤等，为临床治疗肿瘤所常用。

朱丹溪倡"阳常有余，阴常不足"而力主养阴的学术思想，在肿瘤的治疗中有所体现，如"翻胃即膈噎，盖膈噎乃翻胃之渐……年高者不治，粪如羊屎者，断不可治，大肠无血故也……治翻胃、积饮，通用益元散"。朱氏还强调肿瘤病机中痰的因素，认为"凡人身上、中、下有块者多是痰"，"痰之为物，随气升降，无处不到"。在治疗上有痰则治痰，但治痰必求其本，指出："治痰法，实脾土，燥脾湿，是治其本也。"并指出

"善治痰者，不治痰而治气，气顺则一身之津液亦随气而顺矣"。朱丹溪提倡治痰以治病，但反对过用峻利药，指出"治痰用利药过多，致脾气虚，则痰易生而多"。朱氏以二陈汤为治痰的基本方，他认为："二陈汤……一身之痰都管治，如要下行，加引下药，再上加引上药。"并且根据痰的不同性质和部位加用不同的药物，对后世医家在肿瘤的治疗方法上颇有指导意义。朱氏创制了许多攻痰方剂，有清热化痰、软坚化痰、燥湿化痰、活血化痰、健脾化痰诸法，认为积聚痞块为痰与食积而成，用醋煮海石，醋煮三棱、莪术、桃仁、红花、五灵脂、香附之类为丸，石碱白术汤吞下。推荐瓦楞子能消血块，次消痰。提出肿瘤治疗之法则："治块当降火消食积，食积即痰也。行死血块，块去须大补。凡积病不可用下药，徒损真气，病亦不去，当用消积药使之融化，则根除矣。凡妇人有块，多是血块。"朱丹溪还以病变部位在上和在下明确地将噎与膈区分开来，从他所描述的症状来看，噎与食道癌造成的进食难下症状相似，膈与贲门癌引起的症状较一致，"其槁在上近咽之下，水饮可行，食物难入，间或可入，入亦不多，名之曰噎。其槁在下，与胃为近，食虽可入，难进入胃，良久复出，名之曰膈，亦名反胃"。并认为噎与膈是"名虽不同，病出一也"，所以治疗上同用"润养津血，降火散结"的治疗大法。朱丹溪认为乳腺癌的成因是七情所伤，"遂成隐核，如大棋子，不痛不痒，数十年后方为疮陷，名曰奶岩。以其疮形嵌凹似岩穴也，不可治矣"。但是"若于始生之际，……施以治法，亦有可安之理"。强调了乳腺癌要早期发现，早期治疗，并创制了"青皮甘草汤"治疗。朱氏在诊治肿瘤方面对后世的影响较其他三位医家更为深远。

陈无择在《三因极一病证方论》中除了将病因进行归纳外，并对某些瘤的症状进行了描述，提出了一些治疗的方法与药物，与《外科精义》上合起来记载了十余种肿瘤的名称，如"骨瘤""脂瘤""肉瘤""血瘤""气瘤""脓瘤""赤瘤""虫瘤""疮瘤""石疽""丹瘤"等。可见宋代中医肿瘤学从病名、分类、治法、方药等均有很大的发展，已呈现学派之端倪。

第三节　明清以来——专业学术成熟阶段

明清时代的医家在《内经》等医学理论指导下，在继承与总结前人经验的基础上，对各种肿瘤的成因、病理机制的认识进一步加深，对临床症状观察更仔细，辨证更准确，治疗更具体；对肿瘤的发生、发展与预后及与体质、年龄的关系都有较详细的论述，中医肿瘤学发展到此时，已逐步成熟。

明朝建立以后，在实践中对各种肿瘤的认识和诊治积累了一些新的经验，使肿瘤学理论与研究得以进一步深入和完善。温补派代表张景岳在《类经》和《景岳全书》中较为全面地总结了前人关于肿瘤类疾病的病因病机，对积聚的辨证认识又深入了一步，将治疗积聚、癥瘕的药物归纳为攻、消、散、补四大类，云："凡积聚之治……不过四法，曰攻，曰消，曰散，曰补。治积之要，在知攻补之宜，当于孰缓孰急中辨之。凡坚硬之

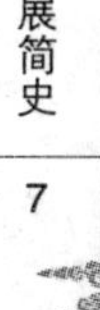

积，必在肠胃之外、募原之间，原非药力所能猝至，宜用阿魏膏、琥珀膏，或用水红花膏、三圣膏之类，以攻其外；再用长桑君针法，以攻其内。”这种内外兼施、针药膏并用的方法是符合肿瘤治疗的特殊情况的。明朝年间不仅提出了对“噎膈”“反胃”等病的不同治法，还提出及早治疗轻浅病证以防止噎膈等肿瘤类疾病的发生，对当今治疗肿瘤仍具有重要的指导意义。赵献可《医贯·噎膈论》对“噎膈”“翻胃”“关格”辨析周详，云：“噎膈、翻胃、关格三者，名各不同，病原迥异，治宜区别，不可不辨也。噎膈者，饥欲得食，但噎塞迎逆于咽喉胸膈之间，在胃口之上，未曾入胃，即带痰涎而出，若一入胃下，无不消化，不复出矣。惟男子年高者有之，少无噎膈。翻胃者，饮食倍常，尽入于胃矣，但朝食暮吐，暮食朝吐，或一两时而吐，或积至一日一夜，腹中闷胀不可忍而复吐，原物酸臭不化，此已入胃而反出，故曰翻胃，男女老少皆有之。关格者，粒米不欲食，渴喜茶水饮之，少顷即吐出，复求饮复吐。饮之以药，热药入口即出，冷药过时而出，大小便秘，名曰关格。”《医贯》认识到肿瘤性疾病好发于老年人。反胃系“命门火衰”，釜底无薪，故极力主张益火之源，同时温中散寒，方用八味丸和理中汤等。李念莪以邪正立论，认为治疗“积聚”“症瘕”当攻补兼施，讲究初攻、中且攻且补、末宜补之法，验之临证，确属灼见。在《天工开物》和《本草纲目》中还认识到职业病的防治问题。《本草纲目》中已载有治疗“瘿瘤”“疣痣”的药物如贝母、黄药子、海带、夏枯草等130余种，治疗“噎膈”的半夏、南星、三棱、莪术等利气化痰、开结消积药等。为中医治疗肿瘤提供了极其丰富的药物和方剂。明代陈实功在《外科正宗》中最早提到“粉瘤”“发瘤”与“失荣”。他描述“失荣”为“初起微肿，皮色不变，日久渐大，坚硬如石，推之不移，按之不动，半载一年，方生阴痛，气血渐衰，形容瘦削，破烂紫斑，渗流血水，或肿泛如莲，秽气熏蒸，昼夜不歇，平生疙瘩，愈久愈大，愈溃愈坚，犯此俱为不治”。这是对恶性肿瘤中晚期，出现恶病质比较详细的记载。他认为“内之证或不及其外，外之证则必根于其内”，所以强调治疗肿瘤不能仅仅治疗表面的病灶，要内外治疗并重，外治也应以调理脾胃为要，善用以毒攻毒法。他用自己所创的和荣散坚丸、阿魏化坚膏治疗。值得指出的是，他已认识到这种病虽然不能治愈，但是这些药是“缓命药也”。因此他对那些恶性肿瘤晚期的患者，并没有放弃治疗，而是积极地用药“缓命”。他在书中还对乳腺癌的症状特点与预后，做了详细的描述，并有乳腺癌的插图。

清代是中医肿瘤学体系得以完善的时期，出现大量的肿瘤案例记载。在“噎膈”“反胃”“肺痿”“乳岩”“肾岩翻花”等病的病因病理、辨证论治、处方用药、预后等方面又有进一步发展。清代吴谦在《医宗金鉴》认识到如能早期发现，施治得法，癌疾也是可以治愈或“带疾而终天”的，还认识到肿瘤生长的部位多与脏腑、经络有关。如认为“乳岩”属于肝脾病变，“崩漏”“带下”等属于肿瘤类疾病者多有冲、任二脉病变，口腔肿瘤多属于心脾两经的病变，喉部肿瘤是由肺经郁热，更兼多语损气而成。说明只有辨明病所以及与经络的关系，才有利于肿瘤的防治，并创制出许多行之有效的方药。《医宗金鉴·外科心法要诀》痈疽七恶歌、逆证歌和阴证歌均细致地观察肿疡情况，描述判断预后的辨证规律，丰富了肿瘤的诊断内容。叶天士在《临证指南医案》中谈到“噎膈”因血枯气衰所致，总以调化机关、和润血脉为主。阳气结于上、阴液衰于下，必有瘀血顽痰逆气阻隔胃气，未成时用消瘀祛痰降气之药，不可多用人参。对“反胃”主张胃为阳府，以通为主，应苦降辛温、佐以养胃等。而对“积聚”，主张气虚则补中以行气，气滞则开郁以宣通，血衰则养营以通络，血瘀则入络以攻痹。另外，在明清时期，还有关于类似阴茎癌、舌肿瘤等的记载，清代高秉钧在其《疡科心得集》中描述了“肾岩翻花”发病过程，还把“舌疳”“失荣”“乳岩”“肾岩”列为四大绝症。可见当时在临床实践中深刻观察到恶性肿瘤的预后不良。

在晚清时期，随着西学东渐，传教士在沿海及大城市开办西医院，一大批医家开始从中西汇通的角度认识肿瘤，使中医学对肿瘤的认识更趋深化。清末王清任所创立的“逐瘀汤”系列对后世活血化瘀法治疗肿瘤提供了有力的依据，为一重要法则。如以膈下逐瘀汤治疗腹部血瘀证，将化瘀和补虚法相结合是王氏治疗肿瘤积块的创造。唐容川在《血证论》及《中西汇通医书五种》中所论“痞滞”证类似胃癌、肝癌、胰腺癌等，认为痞满、积聚、癥瘕等肿瘤性疾病与气血瘀滞脏腑经络有关，其祛瘀法治癌达到了炉火纯青的境地。除活血化瘀法外，当时对肿瘤的认识已较深入，如王洪绪《外科证治全生集》中用阳和汤、西黄丸、千金托里散内服，蟾蜍外贴，确立了许多有效的方药。清代外治大师吴师机在《理瀹骈文》中，采用外治法治疗各种肿瘤性疾病，凡丸、散、膏、丹俱全，开启了现代临床外治肿瘤的思路，所列众方，所设诸法，颇有特色，值得今人继承与发展。张锡纯著《医学衷中参西录》在“治膈食方”中提出用参赭培元汤治疗膈证，阐释了食管癌与胃底贲门癌的病因病机证治，强调补中逐瘀法则，并附有若干详细痊愈病例，为防治肿瘤的扶正培本法提供了有力的依据。其他如张山雷、恽铁樵等，均有诊治肿瘤性疾病的医案、医论，可供今人参考。

第四节　近代——中医肿瘤学科的形成与发展阶段

中华人民共和国成立以来，党的中医政策对中医药事业的发展产生了积极的推动作用。1956 年，北京成立中国中医研究院，中医治疗癌症得到应有的重视，从民间到研究机构再到临床逐渐开展。1958 年，中医胡安邦发表《中医文献中有关“恶性肿瘤”记载的探讨》，此后多有中医论治肿瘤的文章报道。在继承和总结古人对肿瘤防治成果的基础上，近代医家在中医肿瘤基础理论方面进行了大量的创新，丰富了中医肿瘤学理论体系的内涵。

在中医肿瘤学基础理论方面，有关肿瘤发病的学说，近代医家有诸多论述，综合起来，大多与“毒”“虚”有关，其次为“痰”和“瘀”，外因是条件，决定性因素是内因，此为“内虚学说”。还有广泛被中医肿瘤界所接受的“痰”“瘀”“毒”为肿瘤的主

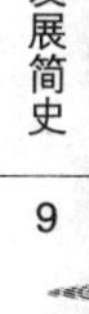

要致病因素的各种理论和学说。伴随着西方医学现代科学技术及仪器的应用，如放疗、化疗技术的广泛应用与开展，也出现了一些与治疗相关的疾病，近代中医肿瘤学家针对这些疾病进行了发病学说的阐释，认为放疗射线为“火毒”性质，在临床上引起“火邪”特有的以毒热伤津为主的证候；化疗药物则表现为寒热夹杂的“药毒”特性，在临床上引起以气血亏虚为主的证候等。

在肿瘤治法治则方面，半个世纪以来，已总结出了中医药治疗肿瘤必须坚持的几个原则性理论，如“辨病与辨证相结合”；提出根据肿瘤的不同分期运用不同的中医治疗原则，“早期以祛邪为主，扶正为辅；中期扶正祛邪并重；晚期以扶正为主，祛邪为辅”。中医肿瘤治疗大法，可总结归纳为清热解毒法、活血祛瘀法、除痰散结法、以毒攻毒法、扶正培本法、外治抗毒法，每一大法再分若干治法，如扶正培本法可分补阴阳、补气血、补五脏、攻补兼施等治法。目前国内对清热解毒、活血化瘀、扶正培本等治法开展研究较为深入，清热解毒法适于肿瘤属里证、热证，内有邪毒留著、形成热毒蕴积者，既能解毒消炎，多数又有直接或间接的抗癌功效，部分药物尚有促进机体免疫功能、与放化疗同用能起减毒增效的作用。活血化瘀法适于瘀血内停、瘀滞成积、癥积疼痛者，活血化瘀能改善机体微循环、增加血管通透性、改善血液的高凝状态，达到消散肿块、减少转移的作用，尚有一定的消炎止痛和提高免疫力的功效。扶正培本法适于正不胜邪、体质虚弱、不任攻邪者，扶正培本包括健脾益气、滋肾养阴、补虚生血等方药，能提高机体细胞免疫和体液免疫功能，以及调整内脏功能，改善全身状况，限制或抑制肿瘤生长，部分扶正药本身还有直接抗癌功效。不同患者治法的确定常需权衡机体与肿瘤即整体与局部（本与标）之间的关系，这些理论都很好地指导着临床实践工作。

在抗肿瘤方药方面，目前我国有1万余种中药和5万余个中药复方，半个世纪来已对近5 000种中药和近500个复方进行抑瘤筛选和临床验证，研制了一批中成药、天然药的新制剂，按照防治癌瘤的作用和途径大致可分为4类：①经实验和临床验证对癌细胞有抑杀作用的，如治疗白血病的青黛、三尖杉、砒霜（包括含砒制剂六神丸等），新制剂有治疗肺癌的鹤蟾片、榄香烯、康莱特、鸦胆子乳，治疗肝癌的去甲斑蝥素、华蟾素等。②有抗癌作用，能减轻症状，延长患者生存时间，本类药物数量繁多，为临床医师常用，如白花蛇舌草、半枝莲、重楼、蜈蚣、守宫等。③通过扶正培本而起抗癌功效，应用于肿瘤治疗、康复全过程的，如人参、黄芪、冬虫夏草，新制剂如参一胶囊、百令胶囊等。④抑制癌变并探索性治疗癌前病变的，如六味地黄丸治疗食管炎并食管上皮重度增生、小建中汤治萎缩性胃炎并肠上皮化生以防治食管癌、胃癌；小柴胡汤、大黄䗪虫丸治疗肝硬化、肝癌等。

近代医家在临证过程中逐渐认识到中医治疗肿瘤的优势，中医治疗肿瘤能使患者症状得到改善并延长生存时间，常常出现“带瘤生存”的状况。近年肿瘤分子靶向治疗的研究大有异军突起之势，它是针对肿瘤发病环节中的某个蛋白质、氨基酸或基因的定点调控，而不是直接灭癌，治疗后患者亦处于“带瘤生存”的状态，近代肿瘤学研究的新进展与古老中医学认病辨证的思想是何等的吻合，这值得我们去深思。“带瘤生存”是中医“带疾终天”观点的延伸。笔者《肿瘤治验集要》（1997 年）提出在肿瘤辨治过程中，当邪（肿瘤）正（机体）对峙、邪难压正的状态下，病情相对稳定，可以出现“带瘤生存”的特殊阶段。“带瘤生存”不是不作为的等待，而是积极、务实的辨证论治，既能避免不恰当的过度治疗，亦为晚期患者的姑息治疗创造条件。2006 年世界卫生组织确定肿瘤属“慢性非传染性疾病”，“带瘤生存”理念获得肿瘤界的认可。中医肿瘤学的临床优势体现在以下 5 个方面：①中医药防治肿瘤与手术治疗相结合，可提高患者一般状况，减轻手术创伤的不良反应和并发症。②中医药防治肿瘤与肿瘤放疗、化疗相结合，可以减轻放化疗的毒副作用，增强放化疗的治疗效果。③术后、放化疗后康复期长期坚持服用中药可以稳定病情，巩固疗效，减少复发和转移，提高远期治疗效果。④对于无法接受手术及放化疗的患者，中医药治疗可以改善症状，减轻病痛，提高生存质量，延长患者生存期（带瘤生存时间）。⑤中医药还可预防和治疗某些癌前病变。中医治疗肿瘤临证时恰当应用各种治则治法，取得了显著的临床疗效，也使得中医治疗肿瘤成为与手术、放化疗并存的第四种癌症综合治疗手段，受到国际同行及患者的关注。

科学技术的发展促进东西方医学的汇聚，已出现从分析向综合回归的趋势，通过多学科交叉，运用信息科学、系统科学等方法了解生命奥秘，观察复杂疾病，从而认识中医学的人与自然统一的天人合一论、身心统一的生命整体观、辨证论治与复方多靶点用药的特色。既往的中医肿瘤临床研究以中医药的某些疗效和特色向西医肿瘤学靠拢，疗效评定亦借用 WHO 实体瘤疗效标准，它适用于早期患者评定瘤体变化，对晚期患者则难以反映中医对生活质量和生存时间的优势。中医肿瘤学研究的优势对象为晚期癌症，其迫切问题是临床治疗，疗效是一切的关键，医学科学的一般思维逻辑是从“弄清机理到设计治疗”，对于在发展中不断探索的中医肿瘤学可以兼顾“实践有效再弄清机理”，两种思维互相促进和补充。在学科发展过程中，阐发中医理论，更有利于创建中西医结合肿瘤学的研究平台。

中医肿瘤学快速发展的同时也伴随着较多的问题和挑战，在全国各地相继建立的中医肿瘤治疗院室中，专业队伍的技术水平参差不齐，不规范治疗、过度治疗现象丛生，不少西医肿瘤医师参与中医肿瘤科的建设，为学科发展注入新生力量，亦带来了部分科室西医化的倾向。如何坚持中医治癌理念和传统特色、阐发经典论著以及传承名医经验等一系列工作，关系到中医肿瘤学未来发展的根基和方向。中医治癌经验和技能逐渐从原来分散于内外各科杂病、疑难病层面汇集成系统的临床专科，并已列入国家中医药管理局重点学科建设项目，相关大学亦设立中医肿瘤学博士学位课程；2018 年底，国家新闻出版署批准《中医肿瘤学杂志》创刊，一个成熟的中医临床学科进入规范的发展阶段，这是中医学发展的巨大进步，而对中医肿瘤学的学术特色及学科规范而言，未来的建设仍然任重而道远。尽管临床医家治疗分散于各科的肿瘤患者各出奇招，得心应手，但多数尚停留在个案或小范围内，推广价值有限。而把各类癌症汇集成专科，运用中医核心理论对癌瘤的定性与定位、辨病与辨证、治本与治标、确定有效治疗时机，取得最佳治疗效果等，中医肿瘤学尚未能形成整套合理、规范、有效的临床指引。建立中医肿瘤规范化治疗方案迫在眉睫，需配套确立中医症状、证候量化标准及中医肿瘤疗效评价标准，规范化治疗方案是基于证据的临床指引，作为公认的方案需要对治疗对象采用循证医学的方法对证候量化和比对，对结果进行系统的评价。这是一项庞大的系统工程，它是在中医核心理论指导下，以最佳的临床证据（名医诊疗经验）为基础，参照循证医学的原则，经过大样本、多中心盲法临床验证，经优化而成的规范化方案。建立中医肿瘤规范治疗方案的过程是加强中医肿瘤学内涵建设的重要举措，有利于提高中医治疗肿瘤的整体水平，必须自始至终坚持中医学术特色，对某些癌瘤或证候在规范化的标准中应避免过多地借用西医标准，以免束缚中医优势的发挥；而对待名医经验又需有严谨的对照以验证可靠性和可重复性。期待中医肿瘤学为保障人类健康做出更大的贡献。

（周岱翰）

第二章　中医学对恶性肿瘤的认识和诊治

第一节　肿瘤的病证分类与命名

古今病名，率多不同，如果不能辨别，则全然不知前人如何治疗。徐灵胎在《兰台轨范》序文中说："欲治病者，必先识病之名；能识病名，而后求其病之所由生；知其所由生，又当辨其生之因各不同而病状所由异；然后考其治之之法。一病必有主方，一方必有主药。或病名同而病因异，或病因同而病症异，则又各有主方，各有主药。千变万化之中，实有一定不移之法。"但中医药学文献中关于肿瘤命名与分类的内容记载甚多，大致可概括如下：浅表可见者形容其坚硬曰岩，溃烂如翻花曰翻花疮；在七窍者曰菌、蕈、痔，如口菌、喉菌、舌菌/岩、牙菌/蕈、耳痔/蕈/挺；在唇曰茧唇，在鼻咽曰控脑砂；在颈项腋下者曰瘿瘤、瘰疬、上石疽、马刀侠瘿、失荣/失营；在肺者曰息贲（积）、肺痈、肺疽、肺痿；在消化道者曰噎膈、反胃、锁肛痔；在腹者曰积聚、癥瘕、痃癖；在子宫内曰石瘕，子宫外曰肠覃；在女阴曰阴疮、阴茄、阴蕈、崩漏五色带下；在乳曰乳岩、乳癌、石奶，翻花石榴发；在男阴曰肾岩、肾岩翻花、翻花下疳；等等。根据部位不同分述于下。

一、头颈部

（一）茧唇

《疮疡经验全书》云："茧唇者，此症生于嘴唇也，其形似蚕茧故名之。……始起于一小瘤，如豆大或再生之，渐渐肿大，合而为一，约有寸厚，或翻花如杨梅、如疙瘩、如灵芝、如菌，形状不一。"《医宗金鉴·外科卷上·唇部·茧唇》曰："初起如豆粒，渐长若蚕茧，坚硬疼痛，妨碍饮食。……若溃后如翻花，时津血水者属逆……"清代许克昌《外科证治全书》中也做过类似的描述："（茧唇乃）唇上起白皮小疱，渐肿渐大如蚕茧，或唇下肿如黑枣，燥裂痒痛者。"以上描述了唇癌的主要症状，早期为豆粒大小，至后来病灶肿起、黏膜皲裂，因此命名该病为茧唇。"若溃如翻花"与唇癌后期出现的菜花状溃疡型病灶的症状很相似。

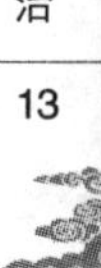

（二）舌菌

舌菌又名舌疳、舌岩、牙岩、瘰疬风、莲花风。明代《薛己医案》中说："咽喉口舌生疮，甚则生红黑菌，害人甚速。"《医宗金鉴》论舌疳时说"其证最恶。初如豆，次如菌，头大蒂小，又名舌菌。疼痛红烂无皮，朝轻暮重，急用北庭丹点之，自然消缩而愈。若失于调治，以致焮肿，突如泛莲，或有状如鸡冠，舌本短缩，不能伸舒，妨碍饮食言语，时津臭涎。再因怒气上冲，忽然崩裂，血出不止，久久延及项颔，肿如结核，坚硬焮痛，皮色如常，顶软一点，色暗木红，破后时津臭水；腐如烂棉，其证虽破，坚硬肿痛，仍前不退，此为绵溃，甚至透舌穿腮，汤水漏出，是以又名瘰疬风也"，详细描述了舌癌口腔扩散至牙龈、口腔，乃至透舌穿腮的恶候。清代许克昌《外科证治全书》中指出："初如豆，次如菌，头大蒂小，亦有如鸡冠样者，妨碍饮食语言……或舌本强鞭短缩，或兼项颌结核，外势颇类喉风……"清代沈善谦《喉科心法》补充道："莲花风，又名舌菌风，生于大舌中间。初起红肿如豆，渐大如菌，腐烂无皮，若成莲花形、鸡冠形、口流臭津，或患上出血不止者不治。"清代邹岳《外科真诠》中说："舌岩，舌根腐烂如岩，乃思虑伤脾，心火上炎所致，或因杨梅结毒而来，其症最恶，难以调治。"这些描述与现代医学的舌癌极为相似。

（三）口菌

口菌又名牙蕈。清代许克昌《外科证治全书》中说："（口菌）多生在牙龈肉上，隆起形如菌，或如木耳，紫黑色。"余景和《外科医案汇编》中说："牙蕈，形似核桃，坚硬如石。"这些描述与牙龈癌及牙龈黑色素瘤相似。

（四）喉菌

喉菌又名喉疳、单松果症、双松果症。元代危亦林《世医得效方》记载："咽喉间生肉，层层相叠，渐渐肿起，不痛，多日乃有窍子，臭气自出，遂退饮食。"清代高秉钧《疡科心得集》云："喉疳，喉间上有青白红点平坦者是也，或亦有喉间作痛而溃烂者。"《医宗金鉴》云："（喉疳）初觉咽嗌干燥，如毛草常刺喉中，又如硬物隘于咽下，呕吐酸水，哕出甜涎，淡红，微肿微痛，日久其色紫暗不鲜，颇似冻榴子色。"清代赵濂《医门补要》云："一人喉生叠肉，状似鸡冠，搅塞要路，惟进米饮，症名喉岩。"清代张善吾《喉舌备要》指出："（双松果症）症发于喉镜内，左右俱有，形如松果样。先起三五白点、黄点，后凑成一个。未开花者可治，已开花者切勿轻医，（单松果症）此症喉镜内起一片，或左或右，形如松果样。先起三五黄点、白点，后凑成一个。未开花者可治，已开花者难医。"这里所指的是咽喉部的乳头状瘤、纤维瘤、血管瘤之类。

（五）耳菌

耳菌又名耳挺、耳蕈、黑疔、耳痔。《外科正宗》曰："黑疔生于耳窍之内，黑硬腐烂，破流血水，疼及腮颧。"症状描述似外耳恶性肿瘤。清代邹岳《外科真诠》曰："耳痔、耳菌、耳挺三症皆生耳内，耳痔形如樱桃，亦有形如羊奶者；耳蕈形类初生蘑菇，头大蒂小；耳挺形若枣核，细条而长，努而外出。”《医宗金鉴》谓：“此证……微肿闷疼，色红皮破，不当触犯，偶犯之，痛引脑巅。”清代赵濂《医门补要》指出：“耳痔或先干痒有日，继而疼异常。初生小红肉，逐渐塞满窍内，甚至脱出耳外，时流臭血水，名曰耳痔。”可见耳蕈是指外耳道的肿瘤。

（六）控脑砂

控脑砂又名鼻渊。清代《医宗金鉴》论鼻渊：“此症……鼻窍中时流黄色浊涕……若久而不愈，鼻中淋沥腥秽血水，头眩虚晕而痛者，必系虫蚀脑也，即名控脑砂。”这显然是鼻咽癌的症状，与《素问·气厥论》“鼻渊者，浊涕下不止也”不同。《外科大成》曰：“鼻渊而兼脑痛者，名控脑砂。”清代陈士铎《洞天奥旨》载：“鼻息者，生于鼻孔之内，其形塞满窍门，而艰于取息，故名曰鼻息也。鼻痔者，亦生于鼻内，略小于鼻息，状如樱桃、枸杞。皆肺经受毒气不能消，湿热壅滞而生此二病也。”清代时世瑞《疡科捷径》载道：“鼻痔初生榴子形，久垂紫硬气难行，肺经风热相兼湿，内服辛夷外点平。”这些描述则可能与鼻腔息肉有关。

（七）瘿

瘿为颈前部甲状腺肿物。《千金方》有五瘿之说，宋代陈元择在《三因极一病证方论》中说“坚硬不可移者，名曰石瘿；皮色不变者，名曰肉瘿；筋脉露结者，名筋瘿；赤脉交络者，名血瘿；随忧愁消长者，名气瘿。五瘿皆不可妄决破，决破则脓血崩溃，多致夭枉”；明代陈实功《外科正宗》指出“……瘿者，阳也，色红而高突，或蒂小而下垂；瘤者，阴也，色白而漫肿，亦无痒痛，人所不觉”。古代所说的瘿包括了地方性甲状腺肿大、甲状腺良性、恶性肿瘤在内，其中石瘿、肉瘿应该与甲状腺肿瘤有关。

（八）上石疽

上石疽为颈项所生肿物。《医宗金鉴·外科心法要诀》中说：“此疽生于颈项两旁，形如桃李，皮色如常，坚硬如石，焮痛不热。由肝经郁结，以致气血凝滞经络而成。此证初小渐大，难消难溃，即溃难敛，疲顽之证也。”上石疽应是颈项部淋巴结肿块，多数见于癌症颈部淋巴结转移。

（九）失荣

失荣又名失营。《外科正宗》说：“失荣者，……其患多生于肩之以上，初起微肿，皮色不变，日久渐大，坚硬如石，推之不移，按之不动；半载一年，方生阴痛，气血渐衰，形容瘦削，破烂紫斑，渗流血水，或肿泛如莲，秽气熏蒸，昼夜不歇，平生疙瘩，愈久愈大，越溃越坚……”《外科正宗》卷四称之为失营。《医宗金鉴·外科心法要诀》云：“失荣证，生于耳之前后及肩项。其证初起，状如痰核，推之不动，坚硬如石，皮色如常，日渐长大。由忧思、恚怒、气郁、血逆与火凝结而成。日久难愈，形气渐衰，肌肉削瘦，愈溃愈硬，色现紫斑，腐烂浸淫，渗流血水，疮口开大，胬肉高突，形似翻花瘤证。古今虽有治法，终属败证。”《疡科心得集》论失营、马刀，认为二者患处部位相同而形又相似，失营不可治，马刀可治，“失营者，……生于耳前后及项间，初起形如栗子，顶突根收，如虚痰疬瘤之状，按之石硬无情，推之不肯移动，如钉着肌肉者是也。不寒热，不觉痛，渐渐加大；后遂隐隐疼痛，痛着肌骨，渐渐溃破，但流血水无脓，渐渐口大内腐，形似湖石，凹进凸出，斯时痛甚彻心，胸闷烦躁，是精神不收，气不摄纳也；随有疮头放血如喷壶状，逾时而止。体怯者，实时而毙；如气强血能来复者，亦可复安。若再放血，则不能久矣（亦有放三四次而毙者，余曾见过）。此证为四绝之一，难以治疗。”清代邹岳《外科真诠》亦谓：“失荣症生于耳下，初起状如痰核，推之不动，坚硬如石，皮色不变，日渐长大……若病久日渐溃烂，色现紫斑，渗流血水，胬肉高突，顽硬不化，形似翻花疮瘤症。”从以上古代文献记述的失荣症，可见于某些恶性肿瘤，如恶性淋巴瘤以及喉癌、鼻咽癌颈部淋巴转移灶等，并对其预后有较清晰的认识，《医宗金鉴》指出“古今虽有治法，终属败证，……然亦不过苟延岁月而已”。

二、胸部

（一）乳岩

金代窦汉卿谓：“乳岩，此毒阴极阳衰……捻之内如山岩，故名之。”明代薛己对乳岩病灶的描述最为形象，他在《校注妇人良方·乳病证治》中说：“若初起内结小核，或如鳖棋子，不赤不痛，积之岁月渐大，岩崩破如熟石榴，或内溃深洞，血水滴沥，此属肝脾郁怒，气血亏损，名曰乳岩，为难疗。”明代陈实功《外科正宗》对乳岩的症状描述得更为具体：“初如豆大，渐若棋子；半年一年，二载三载，不痛不痒，渐渐而大，始生疼痛，痛则无解，日后肿如堆栗，或如覆碗，紫色气秽，渐渐溃烂，深者如岩穴，凸者若泛莲。疼痛连心，出血作臭，其时五脏俱衰，四大不救，名曰乳岩。”由上可见，“乳岩”相当于现代医学中乳腺癌的范畴。另外，隋代巢元方《诸病源候论·乳石痈候》说：“乳石痈之状，微强不甚大，不赤，微痛热……但结核如石。”唐代孙思邈《千金方》载“妒乳”：“妇人女子乳头生小浅热疮，痒搔之黄汁出，浸淫为长，百种疗不瘥者，动经年月，名为妒乳。”症状描述类似于现代的乳腺湿疹样癌。

（二）噎膈

本病记载首见于《内经》，称“隔”，如《素问·通评虚实论》曰：“隔塞闭绝，上下不通。”《灵枢·邪气脏腑病形》谓：“微急为膈中，食饮入而还出，后沃沫。”隋唐医家多将噎膈分而论之，隋巢元方《诸病源候论》分为五噎（气噎、忧噎、食噎、劳噎、思噎）与五膈（忧膈、恚膈、气膈、寒膈、热膈）。宋代严用和《济生方》中首先提出噎膈病名，后世医家沿用至今。明代李梴《医学入门》曰：“饮食不下而大便不通，名膈噎”，“噎近咽，膈近胃”。古代文献中所说的噎膈，就是以吞咽食物时哽噎不顺，甚则食物不能下咽入胃，食入即吐为主要特征的一类疾病。它的临床表现与食管癌或胃底贲门癌的症状相类似。

（三）肺积

肺积又名息贲。《灵枢·邪气藏府病形》云："肺脉，……滑甚为息贲，上气。"《素问·奇病论》云："病胁下满气逆，二三岁不已，是为何病？岐伯曰：病名曰息积，此不妨于食，不可灸刺，积为导引服药，药不能独治也。"《黄帝内经·素问》云："息积，即息贲。"《三因极一病证方论》云："肺积，名曰息贲；息贲者，以积气喘息贲溢也。"《难经·五十四难》云："肺之积，名曰息贲。在右胁下，覆大如杯。久不已，令人洒淅寒热，喘咳，发肺壅。"肺积即是息贲，息积，指喘息气逆而言。《灵枢·胀论》云："肺胀者，虚满而喘咳。"《诸病源候论·上气鸣息候》云："肺主于气，邪乘于肺则肺胀，胀则肺管不利，不利则气道涩，故气上喘逆，鸣息不通。"故肺积、息贲，息积、肺胀，所说实是一病。息贲"令人洒淅寒热，喘咳，发肺壅"与肺癌产生的咳嗽、气急、发热等症相似。因此，肺之积的息贲，类似现在晚期肺癌的征象。

（四）肺痈（肺疽）

肺痈（肺疽）又名肺痿。《金匮要略》云："若口中辟辟燥，咳即胸中隐隐痛，脉反滑数，此为肺痈，咳唾脓血。"张仲景云："酒客咳者，必致吐血。"《备急千金要方》云："肺疽者，或饮酒之后毒满闷，吐之时，血从吐后出，或一合、半升、一升是也。"元代齐德之《外科精义》云："其肺疮之候，口干喘满，咽燥而渴，甚则四肢微肿，咳唾脓血，或腥臭浊沫，胸中隐隐微痛者，肺疽也。"《金匮要略》云："寸口脉数，其人咳，口中反有浊唾涎沫……为肺痿之病。"肺癌实为肺内生疮，是生于内之痈疽，古人以肺痈、肺疽命名，喻嘉言："肺痈者，肺气壅而不通也；肺痿者，肺气委而不振也。才见久咳上气，先须防此两证。"可见，肺痈、息贲的结局都是肺痿，肺痿是肺癌之终局。

三、腹部

（一）反胃

《灵枢·四时气》说："饮食不下，隔塞不通，邪在胃脘。"《金匮要略》在描述"反胃"症状时说："朝食暮吐，暮食朝吐，宿谷不化，名曰胃反。"明代赵献可《医贯》记载："翻胃者，饮食倍常，尽入于胃矣……或朝食暮吐，或暮食早吐，心胸痞闷，往来寒热，或大便不实，或嗳腐噫酸。"古医籍中的反胃与胃癌所致的幽门梗阻相仿，但也可能包括一些良性幽门梗阻，需注意鉴别。

（二）积聚

《金匮要略》谓："积者脏病也，终不移，聚者腑病也，发作有时，辗转痛移为可治。"即腹内肿物固定不移，推之不动者谓之积，推之可动者谓之聚。《难经·五十五难》曰："气之所积名曰积，气之所聚名曰聚，故积者五脏之所生，聚者六腑之所成也。积者阴气也，其始发有常处，其痛不离其部，上下有所终始，左右有所穷处。聚者，阳气也，其始发无根本，上下无所留止，其痛无常处，谓之聚也。"《难经》又论五积：

“肝之积名曰肥气，心之积名曰伏梁，脾之积名曰痞气，肺之积名曰息贲，肾之积名曰贲豚。”除息贲、贲豚外，肥气、伏梁、痞气都是腹腔肿块性疾病，实质包括了腹部胃、肠、肝、胰及脾等良性和恶性的肿块性疾病。但《难经》所论五积拘于五脏，尤其肝脾之积肥气、痞气，于临床无实际价值。

（三）伏梁

伏梁有两义，一种伏梁属于五积之一。《难经·五十六难》曰：“心之积，名曰伏梁，起脐上，大如臂，上至心下。久不愈，令人病烦心。”《内经》两篇论及伏梁。《灵枢·邪气脏腑病形》曰：“心脉，……微缓为伏梁，在心下，上下行，时唾血。”《济生方》说：“伏梁之状起于脐下，其大如臂，上至心下，犹梁之横架于胸膈者，是为心积。其病腹热面赤，咽干心烦，甚则吐血，令人食少肌瘦。”根据以上的记述，伏梁指的是生长于胃肠之外的腹部结块性疾病，大致相当于胰腺癌、肠系膜淋巴瘤或腹壁转移癌等。《素问·腹中论》另论伏梁曰：“病有少腹盛，上下左右皆有根……病名曰伏梁。……裹大脓血，居肠胃之外，不可治，治之每切按之致死。帝曰：何以然？岐伯曰：此下则因阴，必下脓血，上则迫胃脘，出膈，侠胃脘内痈。……帝曰：人有身体髀股骱皆肿，环脐而痛，是为何病？岐伯曰：病名伏梁，此风根也。其气溢于大肠，而著于肓，肓之原在脐下，故环脐而痛也。不可动之，动之为水溺涩之病。”《武威汉代医简》有“治伏梁裹脓在肠胃之外方”，用大黄、黄芩、芍药、消石、䗪虫等药。此所论伏梁是少腹内之痈脓，表现为环脐而痛，与肿瘤病无关。

（四）癥瘕

《广韵》曰：“癥，腹病也。”《说文》曰：“瘕，女病也。”《诸病源候论》说：“癥者，由寒温失节，致脏腑之气虚弱，而食饮不消，聚结在内，染渐生长块段，盘牢不移动者，是癥也，言其形状可征验也。若积引岁月，人即柴瘦，腹转大，遂致死。”“其病不动者名曰为癥，若病虽有结瘕，而可推移者，名为瘕。瘕者，假也，谓虚假可动也。”《金匮要略》有“疟母”之癥瘕，又有“妇人宿有癥病”。癥瘕病名包含繁多，有七癥八瘕之说，如蛟龙蛇鳖肉髮虱米七癥等，与肿瘤无关。癥瘕病名于中医肿瘤有关者，主要是指女性腹腔肿瘤疾患。宋代陈言在《三因极一病证方论》指出：“若妇人七癥八瘕，则由内、外、不内外因，动伤五脏气血而成。古人将妇人病为痼疾，以蛟龙等为生瘕，然亦不必如此执泥。妇人癥瘕，并属血病，龙蛇鱼鳖，肉发虱瘕等，事皆出偶然。但饮食间，误中之，留聚腹脏，假血而成。”后世多以癥瘕为女子病，泛指女子盆腔良性、恶性肿瘤。晋代葛洪《肘后备急方》说：“凡癥坚之起多以渐生，如有卒觉便牢大，自难治也。腹中癥有结积，便害饮食，转羸瘦。”“卒暴症，腹中有物坚如石，痛如刺，昼夜啼呼，不治之，百日死。”《肘后备急方》所说的“疟母”“卒暴症”很可能是腹腔恶性肿瘤。

（五）肠覃

《灵枢》记载，肠覃、石瘕均生于女子。《灵枢·水胀》云：“寒气客于肠外，与卫气相搏，气不得荣，因有所系，癖而内着，恶气乃起，瘜肉乃生。其始生也，大如鸡卵，稍以益大，至其成，如怀子之状。久者离岁，按之则坚，推之则移，月事以时下，此其候也。”丹波元简注：“覃义未详，盖此与蕈同，……菌生木上。”又古代字典《玉篇》云：“蕈，地菌也。肠中垢滓，凝聚生瘜肉，犹湿气蒸郁，生蕈与木上，故曰肠蕈。”明代张介宾注：“覃，延布而深也。寒气与卫气相搏，则畜积不行，汁沫所聚，留于肠外，有所系着，故癖积起，肉生，病日以成矣。着肉，恶肉也。”根据以上描述，肠覃指生长于肠外形如菌状的肿瘤。本病与妇科的卵巢肿瘤的表现很近似。

（六）石瘕

石瘕系指因寒邪侵犯，使瘀血滞留于子宫的病证。《灵枢·水胀》篇中描述石瘕：“其始生也，大如鸡卵，稍以益大，至其成如怀子之状，久者离岁，按之则坚，推之则移，月事以时下，此其候也。”又云：“石瘕生于胞中，寒气客于子门，子门闭塞，气不得通，恶血当泻不泻，衃以留止，日以益大，状如怀子，月事不以时下，皆生于女子，可导而下。”唐代杨上善注：“石瘕凡有四别：一者，瘕住所在；二者，得之所由，谓寒气客子门之中，恶血凝聚不泻所致；三者，石瘕大小形；四者，月经不以时下。……肠覃、石瘕二病，皆妇人病也。”明代张介宾注：“胞，即子宫也，……凝败之血也。子门闭塞，则血留止，其坚如石，故曰石瘕。月事不以时下，惟女子有之也，故可以导血之剂下之。”古籍中石瘕与子宫良恶性肿瘤有关。

（七）臌胀

《灵枢·水胀》云：“腹胀，身皆大，大与肤胀等也。色苍黄，腹筋起，此其候也。”臌胀是以腹胀大，皮色苍黄，脉络暴露，四肢瘦削为特征的一种病证。由于患者腹部膨胀如鼓，故名为臌胀。根据以上论述，臌胀相当于腹腔积液，常可见于恶性肿瘤，亦可见于肝硬化、腹膜炎等良性疾病，须注意鉴别。

四、二阴

（一）肾岩翻花

肾岩翻花又名翻花下疳。清代高秉钧在《疡科心得集》中说：“夫肾岩翻花者，俗名翻花下疳，此非由交合不洁、触染淫秽而生，由其人肝肾素亏，或又郁虑忧思，相火内灼，水不涵木，肝经血燥，而络脉空虚，久之损者愈损，阴精消涸，火邪郁结，遂遘疾于肝肾。”证见“初起马口之内，生肉一粒，如竖肉之状，坚硬而痒，即有脂水。延至一二年，或五六载时，觉疼痛应心，玉茎渐渐肿胀，其马口之竖肉处，翻花若榴子样，此肾岩已成也。渐至龟头破烂，凸出凹进，痛楚难胜，甚或鲜血流注。斯时必脾胃衰弱，饮食不思，即食亦无味，形神困惫；或血流至两三次，则玉茎尽为烂去。如精液不能灌输，即溘然而毙矣。”邹岳《外科真诠》也说：“肾岩翻花，玉茎崩溃，溃岩不堪，脓血

淋漓，形如翻花。”上述症状的描述类似现代医学中的阴茎癌，但也可能包括少数良性疾患，如睾丸结核、阴茎结核、梅毒等所引起的阴茎溃烂，需注意鉴别。

（二）阴蕈

阴蕈又名阴茄、阴痔、阴菌、阴中息肉。隋代巢元方《诸病源候论》载：“（阴中息肉）此由胞络虚损，冷热不调，风邪客之，邪气乘于阴，搏于血气，变而生息肉也，其状如鼠乳。”唐代孙思邈《千金要方》谓：“崩中漏下，赤白青黑，腐臭不可近，令人面黑无颜色，皮骨相连，月经失度，往来无常，小腹弦急，或苦绞痛上至心，两胁肿胀，食不生肌肤，令人偏枯，气息乏少，腰背痛连胁，不能久立，嗜卧困懒方。”金代窦汉卿《疮疡经验全书》载：“阴中肿块如枣核者，名阴茄；匾如蕈者，名阴蕈；阴中极痒者名蚀疮。”清代邹岳《外科真诠》指出：“阴器外生疙瘩，内生小虫作痒者，名为阴蚀，……若阴中腐烂，攻刺疼痛，臭水淋漓，口干发热，形削不食，咳嗽生痰，有此证者，非药能愈，终归于死。此又名失合证，与痨瘵相似。妇人久居寡室者患此。”清代沈金鳌《杂病源流犀烛》对“阴痔”做了具体描述：“凡人九窍有小肉突出者，皆名为痔。今阴中有肉突出，故即名阴痔，俗谓之茄子疾，往往心躁，如连绵黄水出者易治，白水出者难治。”可见，本病症状与子宫、宫颈、阴道及外阴部肿瘤比较接近。

（三）锁肛痔

清代祁坤的《外科大成》记载：“锁肛痔，肛门内外如竹节锁紧，形如海蜇，里急后重，便粪细而带匾，时流臭水，此无治法。”这是较为明确记载直肠癌的中医文献。

五、体表四肢

（一）翻花疮

隋代巢元方《诸病源候论》载：“反花疮者，由风毒相搏所为，初生如饭粒，其头破则血出，便生恶肉，渐大有根，脓汁出，肉反散如花状，因名反花疮。凡诸恶疮，久不瘥者，亦恶肉反出，如反花形。”清代邹岳《外科真诠》中说：“翻花疮溃后，疮口胬肉突出，其状如菌，头大蒂小，愈努愈翻，虽不大痛大痒，误有蚀损，流血不止。”这与皮肤癌、癌性溃疡、黑色素细胞瘤极为相似。

（二）石疽

《诸病源候论》载“石疽”曰：“此由寒气客于经络，与血气相搏，血涩结而成疽也。其寒毒偏多，则气结聚而皮厚，状如痤疖，硬如石，故谓之石疽也。”《医宗金鉴》载“中石疽”曰“生于腰胯之间，缠绵难以收功。其疽时觉木痛，难消难溃，坚硬如石，皮色不变”。“下石疽”曰“生于膝间，无论膝盖及左右，俱可以生，坚硬如石，牵筋疼痛，肿如鸡卵，皮色不变，并无焮热，难消难溃，既溃难敛，最属疲顽”。所载之“中石疽”“下石疽”类似于软组织良恶性肿瘤。

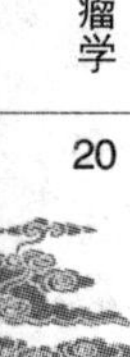

（三）五瘤（筋瘤、血瘤、肉瘤、气瘤、骨瘤）

明代陈实功《外科正宗》指出："筋瘤者，坚而色紫，垒垒青筋，盘曲甚者结若蚯蚓……血瘤者，微紫微红，软硬间杂，皮肤隐隐，缠若红丝，擦破血流，禁之不住……肉瘤者，软若绵，肿似馒，皮色不变，不紧不宽，终年只似覆肝然……气瘤者，软而不坚，皮色如故，或消或长，无热无寒……骨瘤者，形色紫黑，坚硬如石，疙瘩高起，推之不移，昂昂坚贴于骨……此瘤之五名也。"《医学入门·卷五》认为："郁结伤脾，肌肉消薄，外邪搏而为肿，曰肉瘤。"古籍所记载的五瘤范围较广，涉及面宽，其中筋瘤与现代医学的下肢静脉曲张类似，血瘤与现代医学的血管瘤类似，肉瘤和气瘤与现代医学的纤维瘤、脂肪瘤类似，骨瘤与现代医学的骨肿瘤、软骨肿瘤类似。

（四）胎瘤（红丝瘤）

《医宗金鉴》说："此证……发无定处，由小渐大，婴儿落草，或一二岁之间患之。瘤皮色红，中含血丝，亦有自破者。"这里所说的胎瘤相当于现在的小儿血管瘤。

（五）恶核

恶核又名痰核。恶核之名出自《肘后备急方》。《小品方》载"恶核"曰："恶核病者，肉中忽有核，累累如梅李核状，小者如豆粒，皮肉中惨痛，左右走人身中，壮热，索索畏寒是也。与诸疮痕、瘰、结筋相似。其疮痕、瘰要因疮而生，是缓疾无毒。其恶核病，卒然而起，有毒，不治入腹，烦闷则杀人。"所载"恶核"与"疮根瘰疬"不同，不似于今日之肿瘤。隋代巢元方《诸病源候论》中"恶核候"说："恶核者，是风热毒气，与血气相搏结成核生颈边，又遇风寒所折，遂不消不溃，名恶核也。"《外科证治全生集》谓："阴疽之证，皮色皆同，然有肿与不肿，有痛与不痛，有坚硬难移，有柔软如绵……，不痛而坚，形大如拳者，恶核失荣也"，"大者恶核，小者痰核"。根据临床特点，恶核相当于软组织恶性肿瘤、恶性淋巴瘤或淋巴结转移癌等，痰核相当于软组织良性肿瘤以及淋巴结核、淋巴结炎症等非肿瘤病变。

（六）骨疽

骨疽又名附骨疽、多骨疽、朽骨疽。《灵枢·刺节真邪》云："以手按之坚，有所结，深中骨，气因于骨，骨与气并，日以益大，则为骨疽。"《外台秘要》云："久疮不差，差而复发，骨从孔中出，名为骨疽。"《外科精义》载："夫附骨疽者，以其毒气深沉。附着于骨也。"包括了现代医学中的骨肉瘤、骨母细胞瘤、软骨母细胞瘤、骨转移瘤等良性、恶性骨肿瘤，也包含了骨结核、骨髓炎等病症。

（陶志广）

第二节　肿瘤病因学

研究导致机体正常生理状态遭到破坏，引起脏腑、气血、津液等功能和结构产生质的变化而发生肿瘤的因素学说，就是中医肿瘤病因学。

中医学根据历代医家对肿瘤病因的认识和论述，结合临床实际，将肿瘤的病因概括为内伤病因和外源病因。内伤病因包括正气亏虚和情志失调；外源病因包括外邪侵袭和饮食所伤。中医肿瘤病因学在强调外因作用的同时，更重视内因的致病作用，认为肿瘤是外感六淫、内伤七情、饮食不节、脏腑功能失调等多种病因综合而致机体阴阳失调、经络运行障碍，引起局部气滞血瘀、痰凝湿聚、毒邪胶结而成。

一、内因

（一）正气亏虚

正气，是指人体维护生命的生理功能，相对于病邪而言则是指抗病和康复能力。它是由人体的脏腑经络、气血津液、生理活动的综合作用而产生的。正气亏虚的形成是由于先天禀赋不足或后天失养，致使机体“精气夺则虚”。《内经》曰：“正气存内，邪不可干”，“邪之所凑，其气必虚”。《诸病源候论》曰：“积聚者，由阴阳不和，脏腑虚弱，受于风邪，搏于脏腑之气所为也。”张元素《活法机要》曰：“壮人无积，虚人则有之，脾胃怯弱，气血两衰，四时有感，皆能成积。”明代张景岳指出：“脾肾不足及虚弱失调之人，多有积聚之病。”明代李中梓《医宗必读》谓：“积之成者，正气不足，而后邪气踞之。”以上论述说明人体正气亏虚是肿瘤发病的内在因素，也是其他各种致病因素导致肿瘤发生的基础条件。

中年以后，人体脏腑经络功能开始衰退，正气逐渐亏虚，肿瘤的发病率也随之升高，如噎膈，《景岳全书》说：“少年少见此证，而惟中衰丧耗伤者多有之。”明代申斗垣谓：“癌发四十岁以上，血亏气衰，厚味过多所生。”明代赵献可《医贯》载：“惟男子年高者有之，少无噎膈。”

（二）情志失调

七情是人体的精神活动。一般情况下，属于正常的生理活动范围，并不足以致病。但由于长期的精神刺激或突然受到剧烈的精神创伤，超出了生理活动所能调节的正常范围，造成人体阴阳气血、脏腑经络的功能失调，特别是内心悲伤，肝气不舒，气滞血瘀，日久渐积成癌。《素问·举痛论》云：“百病生于气也，怒则气上，喜则气缓，悲则气消，恐则气下……惊则气乱……思则气结。”《素问·玉机真脏论》云：“忧恐悲喜怒，令不得以其次，故令人有大病矣。”《丹溪心法》指出：“气血冲和，百病不生，一有怫郁，诸病生焉。故人身诸病，多生于郁。”现代生活中，工作和学习上的长期紧张、工作和家庭中的人际关系的不协调、生活中的重大不幸（如丧偶、离婚、失去亲人等）是致癌的三个重要因素。长期紧张和过分激动会削弱人体的抵抗力从而降低机体的免疫反应。情绪紧张和长期压抑，可能是体内癌细胞的活化剂。因此，精神情志失调是导致癌肿的一个重要内伤病因，古代文献对此有丰富的论述。如乳岩，《格致余论》曰："忧怒抑郁，朝夕积累，脾气消阻。肝气积滞，遂成隐核……又名乳岩。"更明确提到没有丈夫或失志于丈夫的女子发病多，曰"憔不得于夫者，有之妇以夫为天，失于所天，乃生乳岩"。《外科证治全生集》曰"（乳岩）是阴寒结痰。此因哀哭忧愁，患难惊恐所致"；如噎膈，《素问·通评虚实论》载"隔塞闭绝，上下不通，则暴忧之病也"。《订补明医指掌》曰"（噎膈）多起于忧郁，忧郁则气结于胸，臆而生痰，久者痰结成块，胶于上焦，……而病已成矣"；如失荣，《外科正宗》云："失荣者……或因六欲不遂，损伤中气，郁火相凝，隧痰失道，停结而成。"《外科真诠》曰："（失荣）由忧思恚怒，气郁血逆，与火凝结而成。"如茧唇，《疮疡经验全书》曰："茧唇皆由六气、七情相感而成，或忧思太过，忧思过深则心火焦炽。"如舌疳，《疡科心得集》曰："舌疳者……由心绪烦扰则生火，思虑伤脾则气郁，郁甚而成斯疾，其证最恶。"如喉菌，清代包永泰《图位喉科杓指》指出："（喉菌）此症属忧郁血热气滞而发，妇人多患之。"如筋瘤，清代高思敬《外科问答》曰："筋瘤……此证得自郁怒伤肝，忧虑伤脾伤肺"，"翻花岩，与乳岩仿佛，由肝郁不舒，木火鸱张而得，甚不易治"。以上文献的记载说明了乳岩、噎膈、失荣、茧唇、舌疳、喉菌、筋瘤、翻花岩等各类癌肿的发病都与精神情志失调密切相关。

（三）饮食因素

饮食是人体维持生命活动的必需条件，人们还可以通过饮食来弥补先天之不足。当然，饮食失宜、饮食不洁或者饮食偏嗜都可以累及脾胃，使脾胃受伤，受纳减退，健运失常，气机升降，功能紊乱；湿浊内聚，痰浊内生，或可化热，伤及气血，形成湿聚、痰凝、血瘀，促使癌肿的发生。饮食营养因素的具体内容主要有以下几个方面。

1．饮食不节

饮食过量，或者暴饮暴食，或过食肥甘厚味，都会造成胃难腐熟，脾失转输运化，不仅可以出现消化不良，而且还会造成气血流通受阻，产生诸病。《养生论》说："穰岁多病，饥年少疾。"《养生要集》云："饱食夜醉，皆生百病。"

过食肥甘厚味之品，易于郁阻气血，产生痈疽疮毒等症。"高粱之变，足生大丁"。现代流行病学也表明，欧美发达国家的人由于长期高脂肪饮食，导致乳腺癌、大肠癌和前列腺癌的发病率明显高于东方人，而我国随着经济发展、人民生活水平的提高、饮食结构的改变，上述癌症的发病率也随之明显提高。

2．饮食不洁

《金匮要略》指出："秽饭、馁肉、臭鱼，食之皆伤人……六畜自死，皆疫死，则有毒，不可食之。"由于客观条件，或不注意饮食卫生，食用腐败霉变的食品，或常吃腌制熏烤之物，毒邪屡屡损伤肌体肠胃，则气机不利，邪滞不化，久伏体内，而致恶变。

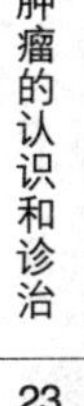

3. 饮食偏嗜

如果长期嗜好某种食物，就会造成相应脏腑功能偏盛，久之可以破坏五脏之间的协调平衡而出现各种病变。《医门法律》云："过饮滚酒，多成膈证。"《疮疡经验全书》曰："脏毒者，……或饮酽戾之酒，或食五辛炙煿等味，蓄毒在内，流积为痈。"《景岳全书》曰："(反胃）或以酷饮无度，伤于酒湿，或以纵食生冷，败其真阳，……致损胃气而然。"《医学准绳大要》曰："至于酒客膏粱，辛热炙煿太过，火邪炎上，孔窍壅塞，则为鼻渊。"《外科正宗》载"茧唇乃阳明胃经症也"，与"食煎炒、过食炙煿有关"。以上这些古医籍都说明了长期过度饮酒，嗜食生冷、炙煿高粱之品就会损伤脾胃，蓄毒体内，郁热伤津，气机不利，脉络不通，毒邪与痰瘀搏结，引发肿瘤。

综上所述，中医肿瘤病因学在饮食营养方面提出了四个观点：①不吃不洁之物，不吃或少吃含致癌物的食品（如含亚硝胺、细菌、真菌和病毒类物质）。②饮食失宜，长期吸烟饮酒，或吃过烫、煎烤和黏硬难消化食物者，则经常刺激、损伤食管和胃黏膜，易引起上皮炎症和增生，导致消化系统和饮食相关部位的癌前病变，最终引发癌症。③饮食偏嗜，过食肥甘厚味、蛋白质、脂肪食物或营养失调者，均与肿瘤发生有关；④不良饮食习惯会诱发癌变。

（四）劳逸起居

1. 房劳

性生活不节，房事过度会耗伤肾精，这是导致正气亏虚的一个原因。中老年人以后很多癌症的发病率明显上升，肾精亏虚是一个重要原因。中医养生认为欲不可无，欲不可纵。《千金方》说："上士别床，中士异被。服药百裹，不如独卧。"现代流行病学研究证实，初次性生活过早（16 岁之前）、性生活紊乱和不洁、多次流产等生活方式是宫颈癌的主要病因。不洁性生活、包皮积垢则与男性阴茎癌有关。前列腺癌患者性活动相对较多，青春期较早出现。美国泌尿外科学会（AUA）初步论定，性活动过于频繁者患前列腺癌和男性脂溢性脱发的危险性越大。

2. 过逸

过逸是指过度安逸，缺乏运动和劳动。缺乏运动会使人气血运行不畅，导致气滞血瘀的状态。《养生要集》云："人不欲使乐，乐人不寿。但当莫强健为其气力所不任，举重引强掘地，若作倦而不息，以致筋骨疲竭耳。然过于劳苦，远胜过于逸乐也。能从朝至暮常有所为，使之不息乃快。但觉极当息，息复为，乃与导引无异也。夫流水不腐，户枢不朽者，以其劳动之数故也。"《千金方》亦说："常欲少劳，但莫大疲及强所不能堪耳。"强调人必须有所运动，才能保证身体健康，但不应当运动过极。坚持运动锻炼，会减少致癌因素，并避免慢性炎症，可以降低患乳腺癌的风险。研究亦证实，女性幼年期的体育运动，可大大降低成年后发生乳腺癌的风险。运动亦能降低大肠癌的发病风险。

3. 起居

起居指日常生活作息，此处专指睡觉与起身，着重在于睡眠。睡眠占据人生将近 1/3

的时间，所以正常的睡眠对人体健康极为重要。《素问·四气调神大论》提倡“起居有时”。《养生要集》云：“春夏蚤起，与鸡俱兴；秋冬晏起，必得日光。”《管子·形势》云：“起居时，饮食节，寒暑适，则身利而寿命益。起居不时，饮食不节，寒暑不适，则形体累，而寿命损。”现代生活人们趋于晚睡，或有的职业需要夜间轮班，这对人体内环境都有很大影响，可能会增加癌症的发病风险。流行病学研究证实，轮值夜班会增加某些癌症的发病风险。经常熬夜，女性患乳腺癌、男性患前列腺癌的概率较高。

二、外因

《灵枢·九针论》云“四时八风客于经脉之中，为瘤病者也”；《灵枢·百病始生》云“积之始生，得寒乃生，厥乃成积也”；《诸病源候论》云“恶核者，内里忽有核累累如梅李，小如豆粒，……此风邪挟毒所成”；《医宗金鉴》指出唇癌（茧唇）的成因是“积火积聚而成”。上述古文献的论述说明了风邪、寒邪、虚邪、风邪夹毒、火邪等外邪是发生癌瘤的外源病因。

中医学的外邪致癌因素实际上包括了西医学中的以下四种致癌因素。

（一）病毒感染因素

病毒在肿瘤发生中的作用已经得到国内外研究的证实。与人类肿瘤密切相关的病毒有乙型肝炎病毒、乳头状瘤病毒、EB 病毒及 T 系淋巴系病毒（HTL－V－Ⅰ、HTL－V－Ⅱ）、免疫缺陷病毒（HIV）、霉菌（如黄曲霉素）等。例如，单纯疱疹病毒和乳头状瘤病毒是两种与人类宫颈癌有密切关系的 DNA 病毒；人类 T 系淋巴病毒Ⅰ型（HTL－V－Ⅰ）可以引起一种特殊型的人类白血病，即 T 细胞白血病淋巴瘤（HTLL）。

（二）烟草、油烟污染致癌因素

早在 20 世纪 50 年代国内外学者就明确指出：吸烟者发生肿瘤的危险性为非吸烟者的 10 倍，其危险性随着吸烟量的增加而加大。吸烟不仅与肺癌有关，也会引起其他一些癌症，它使发生喉癌的危险性增加 8 倍，口腔和咽部的癌症增加 4 倍，食管癌及胃癌增加 3 倍，膀胱癌和胰腺癌增加 2 倍。香烟中的煤焦油具有化学致癌性，因此，吸烟引起癌症的总比例约为 30%。科研人员对食用油加热后释出来的油雾进行细胞学和动物实验，发现菜籽油、豆油、精炼菜油在加热到达 270～280 ℃时产生的油雾状凝聚物，可以导致细胞染色体的损伤而促使癌症发生。

（三）环境致癌因素

这类致癌因素主要是环境被致癌物所污染。人们在生活中所接触到的致癌因素，如空气、土壤、水等途径进入人体造成的危害。环境污染所引起的癌症残废率占总癌症死亡率的 20% 左右，大气污染与肺癌较密切。有专家对上海市和云南宣威市女性肺癌人群做了调查，结果吸烟者分别占 33.9% 和 0.2% 以下。专家们认为，中国女性肺癌病因更多的是来自简陋炉灶中的燃料对室内空气的污染。另外，如果人们居住在血吸虫病流行区域内，人群感染后就有潜在的致癌可能。

（四）职业致癌因素

职业致癌因素与人类癌症发生的关系已经比较明确。如石棉工人易患肺癌和间皮瘤、氮烯聚合工人中易患肝血管瘤及橡胶工业中接触有机溶剂的工人易患髓性白血病等。以上都充分说明了职业致癌因素的客观性。

（陶志广）

第三节　肿瘤的病机与发病学

一、肿瘤的病机

中医肿瘤的病机，就是研究在病因作用于人体后，引起肿瘤的发生、发展和变化的过程中，机体内发生一系列变化的机制。

肿瘤的病因作用于人体，正气必然奋起抗邪，引起正邪相争，破坏了机体相对的阴阳平衡，使脏腑功能低下，经络阻塞，气血运行失常，出现局部气滞血瘀、痰湿停聚，毒邪蕴结，互相交织，日久形成肿瘤。概括为“痰”“瘀”“毒”“虚”四字。

（一）痰凝湿聚

痰湿是机体失其正常运化而停积于体内的病理产物。由于外感六淫、内伤七情、饮食劳倦等导致肺、脾、肾等脏腑气化功能失常，水液代谢障碍，致使津液停滞而成痰饮水湿。清代叶天士说：“夫痰乃饮食所化，有因外感六气之邪，则脾、肺、胃升降之机失度，致饮食输化不清而生者；有因郁则气火不舒而蒸变者；有因多食甘腻肥腥茶酒而生者；有因本质脾胃阳虚、湿浊凝滞而生者；有因郁则气火不舒而蒸变者；又有肾虚水泛为痰者……更有阴虚劳证，龙相之火，上炎烁肺，以致痰嗽者。”对痰病的病因病机做出深刻的论述。

痰既是病理产物，又是致病因素。痰既形成，随气流行，外而经络筋骨，内而五脏六腑，全身上下内外，无处不至，病变百端，故云“百病皆生于痰”，“怪病多由痰作祟”。中医学中的痰，不但包括了咯吐可见的“有形之痰”，还包括了瘰疬、痰核和停滞在脏腑经络组织中的“无形之痰”。朱丹溪在《丹溪心法》中首先提出了肿瘤与痰的关系：“凡人身上、中、下有块者多是痰。”如由于情志所伤，肝郁化火，火热煎灼津液为痰，而致痰火交结，痰凝于经络筋骨而致瘰疬、痰核或阴疽流注。中医学对痰凝肌腠，结于身体各处大小不等的颗粒肿块（如痰核、瘰疬等）多有记述。如《金匮要略·血痹虚劳病》说：“人年五六十……马刀、侠瘿者，皆为劳得之。”指出人年事已高，肾精亏虚，阴虚阳浮，虚火上炎，与痰相搏成瘰疬之病。《外科正宗·失荣症》说：“失荣

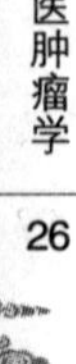

者，……损伤中气，郁火相凝，隧痰失道停结而成。”说明失荣为痰毒深痼所为。总之，痰湿凝聚，易留着于脏腑经络，结于体表则为瘿瘤，结于内脏则为癥瘕、积聚等。

现代研究表明，许多化痰散结及祛湿利水作用的中药均有抗癌活性。如半夏、山慈菇、瓜蒌、苡仁、茯苓、猪苓等。

（二）气滞血瘀

气血是构成人体和维持人体生命活动的基本物质，气无形而动为阳，血有形而静为阴。《难经·二十二难》言“气主煦之，血主濡之”，简要概括了气血在功能上的差别。气血的关系为“气为血帅，血为气母”，气赖血载，血赖气行，气行则血行、气滞则血瘀。气滞多由情志不舒致气机运行不畅所致，痰、湿、食积、瘀血等有形之邪也可阻碍气机。历代医家认为实体性癌肿，是由于气滞不畅，血瘀不行，凝滞不散，日久而成瘤块。如《内经》云：“石瘕生于胞中……气不得通，衃血当泻不泻，衃以留止，日以益大，状如怀子。”《灵枢·百病始生》云：“若内伤于忧怒，则气上逆，气上逆则六输不通，温气不行，凝血蕴裹而不散，津液涩渗，着而不去，而积皆成矣。”积聚是由气郁痰瘀凝结，久则气血壅滞更甚，如《景岳全书》说：“或以血气结聚，不可解散，其毒如蛊。”《古今医统》描述噎膈证时称：“凡食下有碍，觉屈曲而下，微作痛，此必有死血。”说明古代医学家从临床观察及诊治体验中已认识到食管癌的发病机理与“死血”有关。明代皇甫中《明医指掌》指出：“若人之元气循环周流，脉络清顺流通，焉有瘤之患也……”清代徐灵胎《医学十二种》说：“噎膈之症，必有瘀也。”清代邹岳《外科真诠》云：“（石疽）乃肝经郁结，气血凝而成。”腹腔有形的包块肿物，也多由血瘀所致，《医林改错》谓：“肚腹结块者，必有形之血。”清代唐容川对于气滞血瘀结聚成肿瘤论述尤为深刻，其在《本草问答》中说：“盖止有气，则积为痰水，不能结硬，凡结硬者，皆杂有血，然单有血而无气以凑之，亦为死血，而不结硬。惟气附血而凝，血合气而聚，然后凝为坚积”。这些均说明，气滞血瘀是肿瘤发生的基本病机之一。

（三）毒邪内蕴

毒，包括了外来之毒及内生毒邪。外来之毒包括了病毒感染，烟草、油烟的污染毒素，职业环境中的化学毒素，生活环境中的空气、水、土壤污染毒素，饮食中的各种毒素等；内生毒邪是各种病因在人体内所形成的病理产物总称，按照其阴阳属性可分为属于阳性的火热毒邪及阴寒之毒。内生毒邪为肿瘤的病机之一。东汉华佗《中藏经》指出“夫痈疽疮肿之所作也，皆五脏六腑蓄毒不流，则生矣，非独因荣卫壅塞而发者也”，已提出肿瘤由内在“脏腑蓄毒”所生。宋代杨士瀛在《仁斋直指方·卷二十二发癌方论》也认为“癌者，上高下深，岩穴之状，颗颗累垂……毒根深藏，穿孔透里”，强调指出癌是“毒”邪为患。

热毒内蕴可形成肿瘤，津液遇火则炼液为痰，瘀血痰浊壅塞脏腑经络，结聚而成肿瘤。如《杂病源流犀烛·口齿唇舌病源流》云：“舌生芒刺，皆由热结之故，或因心劳火盛，而生疮菌。”《医宗金鉴·外科心法要诀》论舌疳：“此证皆由心脾毒火所致，其证最急……舌本属心，舌苔属脾，因心绪烦扰而生火，思虑伤脾则气郁，郁甚而成斯疾”，将舌疳的病理归于心脾毒火所为。《外科真诠》云：“耳痔、耳蕈、耳涎三证，……具由肝经怒火，肾经相火，胃经积火，凝结而成”，“牙疔、耳菌二症，具由阳明胃火所致”。清代高秉钧《疡科心得集》认为肾岩“其人肝肾素亏，或又郁虑忧思，相火内灼……阴精消涸，火邪郁结，遂遘疾于肝肾”，精辟地论述了内生火邪、毒热结肿的病理。清代易方坞《喉科肿瘤》曰：“喉疳……此由肾液久亏，相火炎上，消烁肺金，熏燎咽喉。”因此，热毒之邪是癌瘤发生的重要原因之一。现代药理研究表明，大多数清热解毒药具有较好的抗癌活性，如半枝莲、白花蛇舌草等。

阴寒之毒在癌的发病中具有重要地位。脏腑功能赖于阳气温煦，阴血运行赖于阳气推动，阳气不足则阴寒内生，脏腑功能衰弱，津液精血停滞，阳气虚复又易遭受寒邪侵犯，日久形成有形的癥积。《内经》《难经》论积皆从寒立论。如《灵枢·百病始生》云：“积之始生，得寒乃生”，“肠胃之络伤，则血溢于肠外，肠外有寒，汁沫与血相搏，则并合凝聚不得散，而积成矣”。《难经·五十五难》云：“积者，阴气也”；并认为有形之物乃阴凝而成，如《素问·阴阳应象大论》云：“阳化气，阴成形”。清代王洪绪《外科证治全生集》对阴毒论治颇有特色，云“诸疽白陷者，乃气血虚寒凝滞所致，其初起毒陷阴分”，其发病部位为“毒发五脏”。近现代医家鉴于癌瘤的治疗非一般化痰逐瘀所能奏效，多倾向于另有一种“癌毒”，癌毒的产生与局部气滞血瘀痰凝有关。肿瘤发生后癌毒又进一步加重了气滞血瘀痰凝等证候，形成恶性循环。癌毒与气滞血瘀诸邪均为内生之邪，它既是病理产物，又是致病因素，其间互为因果，造成恶性循环。到了中晚期，癌毒深重，重阴必阳，可化热化火，更伤正气，其害人之速，病势之凶险，非其他毒邪所能比拟。

临床常用的以毒攻毒药物如蜈蚣、斑蝥、蜂房、全蝎、蟾酥、狼毒、硫黄、雄黄、马钱子、巴豆、附子等，经实验研究表明，这些药物大多对癌细胞具有直接的细胞毒作用。

（四）正气亏虚

正气虚弱而引起癌瘤发病的机制是：由于人体的正气亏虚，病邪亢盛，机体抗邪无力，不能制止邪气的致癌作用，机体不断受到病理性的损害，癌肿就会发生、发展。同时，人体正气虚弱，脏腑生理功能就失调紊乱，痰湿、瘀血等病理产物就因此而产生，这是肿瘤发病的病理基础。《外科医案汇编》云：“正虚则为岩。”《妇人大全良方》亦指出：“肝脾郁怒，气血亏损，名曰乳岩。”明代李中梓《医宗必读》谓：“积之成者，正气不足，而后邪气踞之。”古代不少医家对肿瘤发病机制有这样一种观点：肿瘤的发生与脏腑功能失调有关，并以脾肾虚损为主。因脾为后天之本，肾为先天之本，脾肾虚损则正气虚弱，易致邪侵。隋代巢元方《诸病源候论》云：“积聚者由阴阳不和，脏腑虚弱，受之于风邪，搏于脏腑之气所为也。”《活法机要》云：“壮人无积，虚人则有之，脾胃虚弱，气血两衰，四时有感，皆能成积。”明代张景岳曰：“脾肾不足及虚弱失调之人，多有积聚之病。”以上均说明脾肾不足可引起肿瘤。大量的研究结果和临床实践也证实：大多癌瘤患者的机体免疫功能均较正常人低下，而通过中药扶正培本可以提高机体的免疫力，增强抗癌能力，提高生活质量，延长生存期，甚至可以使肿瘤缩小，使病人康复。因此，采用扶正祛邪的治则是中医药治疗癌症的有效方法之一，也是中医药治癌的特色所在。

上述的痰凝湿聚、气滞血瘀、毒邪内蕴、正气虚弱是肿瘤发生、发展过程中最常见的病理机制。需要注意的是，肿瘤是一个全身性疾病，癌瘤是全身性疾病的局部表现。肿瘤为病，全身属虚，局部属实，常因虚致实，因实致虚；病机错综复杂，往往数型兼见，虚实夹杂，寒热交织。因此必须根据患者的临床病理特点，分析病机主次，审证求因，审因论治，才能提高疗效。

二、肿瘤的发病

中医肿瘤学认为，肿瘤的发生、发展虽然都与正气亏虚、精神情志失调、外邪入侵、饮食不节等病因直接相关，但肿瘤的发病是一个极为复杂的过程，即某一发病因素作用于人体后，并非就导致某一肿瘤发病；同样的致病因素，有的人感而发病，有的人则不发病，差异很大。致病因素侵入机体后能否发生肿瘤，这与人体内的正气强弱、个体体质特点、精神状态等有重要的关系，还与人们所处的地域、水质等自然环境有关，因此要系统全面地掌握肿瘤的发病规律，以便更有效地防治肿瘤。

中医学的发病理论很重视人体的正气，肿瘤发病也不例外。如正气强盛，抗邪有力，则病邪难以侵入，或侵入后被正气击退，就不会发病；反之，如正气虚弱，或邪气偏盛，正不胜邪，则易致脏腑阴阳、气血津液失调而发生疾病。肿瘤的发病与否，也是决定于正邪斗争的胜负。

中医学将人体的精神、情志、心理因素与发病机制紧密联系，系统、全面地分析人体发病的原因，所以“形神合一”的观点是中医学的一大特点。情志变化导致脏腑功能紊乱，气机郁滞，《景岳全书》说：“思则气结，结于心而伤于脾也；及其既甚，则上连肺胃，而为咳喘，为失血、为膈噎……”临床表明：悲、思、忧、愁等情绪状态的持续，会导致气机郁滞或逆乱，造成癌症的发生和发展。肿瘤患者中，在发病前有明显的心理问题的占72%。大量的医学临床研究结果也证实：不少癌症患者曾经有较长时间的情绪刺激或重大的情绪打击。有人曾经指出，生活中的巨大精神刺激所引起的恶劣情绪可能是癌细胞的“启动剂”。

社会境遇对人类疾病发生的重要影响日益为医学界所重视，据有关统计，人类疾病的50%~80%与精神失调有关，而精神失调往往又与社会境遇有较大的关联。人们地位的变迁、经济状况的改善、个人在社会上的得失荣辱等等，都直接或间接地与发病有关。《素问·疏五过论》说：“尝贵后贱，虽不中邪，病从内生，名曰脱营”，或“故贵脱势，

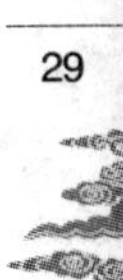

虽不中邪，精神内伤”，“始富后贫，名曰失精，五气留连，病有所显”。

《灵枢·岁露论》说：“人与天地相参也，与日月相应也。”中医学强调疾病的发生与人们生存的自然环境相关联，特别是生活环境与肿瘤的发病关系更为密切。如生活用水的污染易导致肿瘤的发病已被人们所认识。隋代巢元芳《诸病源候论·水蛊候》指出蛊病的形成是“由水毒气结聚于内，令腹渐大”。这段文字的描述，与长期饮用污染之水而导致的消化系统肿瘤的体征极为相似。随着工业的发展，有毒气体和粉尘排入大气中，使大气污染相当严重，因此诱发了多种疾病，呼吸系统和五官癌肿发病率也有所升高。

（陶志广）

第四节　肿瘤的中医四诊

中医诊断与治疗疾病注重辨证论治，而辨证论治的基础，就是通过中医四诊，即望、闻、问、切等方法，收集资料、症状和体征，分析、辨明疾病的病因、病位以及病性，从而为概括、判断出某种病证提供可以参照的客观依据。由于肿瘤的特殊性，在进行中医诊断时必须强调辨病与辨证相结合，明确邪正虚实、病位深浅，并利用现代科学技术手段对疾病的良恶性进行鉴别，运用中医四诊手段对特定肿瘤在某一阶段的病理变化实质进行分析和归纳，把握证候发展规律及病情的转归和预后，以准确指导临床治疗。

一、望诊

“望而知之谓之神”。望诊在中医诊断上占据着重要地位，即医生运用视觉对人体全身和局部的一切情况及其排出物等进行有目的的观察，以了解健康或疾病情况。望诊的内容主要包括观察人体的神、色、形、态，以推断其内在的变化。中医认为人体的外在表现与五脏六腑有着密切的关系，可通过观察人体外在表现以了解整体病变，“有诸内必形诸外”，“视其外应，以知其内藏，则知所病矣”。

（一）望神

广义的神，是指整个人体生命活动的外在表现。狭义的神是指人体的精神活动。望神的重点在于目光、神志、面色和形态等方面。根据病情，可分为有神、少神、失神、假神、神乱。神志清楚，语言清晰，目光明亮，面色荣润，反应灵敏，体态自如，呼吸平稳，肌肉不削，是谓“有神”，多见于良性肿瘤或肿瘤初起时正气未衰阶段；如患者精神不振，两目少神，面色少华，少气懒言，动作迟缓，是谓“少神”，是邪盛正衰之征，多见于中晚期或近期行手术、放化疗的肿瘤患者；如患者神志昏迷，或语言失伦，或循衣摸床，撮空理线，目暗睛迷，瞳神呆滞，反应迟钝，呼吸异常，是谓“失神”，多见于晚期肿瘤患者，发生肿瘤全身多处转移，病情较重，可见瞳神呆滞，强迫体位，呼吸异常；若循衣摸床，撮空理线，是神气将绝的先兆，如病重之人，本已失神，但突然精神转佳，目光转亮，言语不休，欲见亲人，语声清亮，欲进饮食，面色无华而两颧泛红如妆，为阴不敛阳、虚阳外越所致，称为“假神”，是阴阳即将离决的征象；神乱，即神志错乱，表现为突然出现昏不知人，口吐涎沫，四肢抽搐，可见于脑瘤或脑转移瘤。

（二）望色

望色主要是观察面部的颜色与光泽。正常人面部为光明润泽，含蓄不露。临床常见的病色有青、赤、黄、白、黑。现将五色主病分述如下。

青色：主寒证、痛证、瘀血和惊风。肿瘤患者面色呈青色主要见于肿瘤压迫经脉，气血运行不畅引起的癌性疼痛。

赤色：主热证。赤甚属实热，微赤为虚热。满面通红，潮热谵语，属实热内盛，颧红娇嫩为阴虚火旺；久病重病患者，面色苍白，两颧泛红如妆，是“戴阳证”，为虚阳外越、真寒假热之危重证候。

黄色：主虚证、湿证。面色萎黄，多见于消化道肿瘤患者，因长期的慢性出血，气血不足，脾胃虚弱所致。若面目一身俱黄，称“黄疸”。黄而鲜明如橘子色者，属“阳黄”，为湿热熏蒸；黄而晦暗如烟熏，属“阴黄”，为寒湿郁阻。晚期肝癌患者多见阴黄。

白色：主虚证、寒证、脱血、夺气。肿瘤患者多因急性或慢性出血而见面色㿠白。

黑色：主肾虚、寒证、痛证、水饮和瘀血。面色黧黑而肌肤甲错者，是由于瘀血内阻，多见于肝癌病人。面黑而干焦，为肾精久耗，虚火灼阴。黑而暗淡，属肾阳不足。

（三）舌诊

舌诊是中医肿瘤诊断中的重要内容。因为舌通过经络气血与脏腑密切联系。舌为心之苗，脾之外候，舌苔由胃气熏蒸而成，“唾为肾液”“涎为脾液”。舌质可以反映脏腑气血的虚实，舌苔可反映邪气的深浅和胃气的存亡，舌下络脉则反映体内瘀血情况。中医认为脏腑不仅与舌有密切的关系，而且在舌面上有相应的分野。舌尖属心肺，舌边属肝胆，中心属脾胃，舌左边属肝，右边属胆，舌根属肾。但临床上应与舌质舌苔合参，不能过于拘泥。望舌就是要观察舌质、舌苔、舌体、舌底脉络的变化，并通过相应分野了解脏腑的生理病理状况。

1. 望舌质

望舌质主要观察舌质的颜色。

（1）淡红舌。淡红舌是多数健康人的常见舌色，亦可见于早期肿瘤患者。健康人的淡红舌舌体柔软，颜色淡红而红活鲜明，无异常形态；苔白，颗粒均匀，薄薄地铺于舌面，揩之不去，其下有根，干湿适中，不黏不腻。而早期癌的淡红舌却见舌质颜色晦暗、瘀斑、裂纹、齿痕等改变或舌体淡红而舌尖鲜红。

（2）淡白舌。主虚证、寒证或气血两亏。淡白光莹或舌体瘦薄，属气血两亏，多见于肿瘤患者失血或营养不良；舌淡白湿润，而舌体胖嫩，多为阳虚寒证。在白血病患者中，淡白舌最多见。

(3) 红绛舌。舌质鲜红是体内有热或阴虚生内热。若舌鲜红而起芒刺，或兼黄厚苔的，多属实热证；若鲜红或红绛而少苔，或有裂纹或光红无苔，则属虚热证。鼻咽癌等头颈部肿瘤患者局部放疗多见舌红苔厚而干。如果舌红而紫，有紫色斑块或斑点，是血热兼瘀的表现。

(4) 紫舌。舌质绛紫而干枯少津，属热盛伤津、气血壅滞；淡紫或青紫湿润者，多为寒凝血瘀。

(5) 青舌。主寒凝阳郁和瘀血。舌边青者，或口燥而漱水不欲咽，是内有瘀血。恶性肿瘤患者舌质颜色多见青紫或紫暗，或伴有瘀斑、瘀点。紫而晦暗，多属瘀血蓄积，常见于肝癌。在原发性肝癌中，舌的左右两侧边缘呈紫或青色，或条纹状，或不规则形状的斑点、黑点，边缘清楚，易于辨认，称之为肝瘿线，属肝热血瘀证。

2. 望舌体

望舌体主要观察舌质的形体动态表现。正常舌体柔软灵活，伸缩自如，大小适中，鲜活润泽。舌形主要包括老嫩、胖大、肿胀、瘦薄、点刺、瘀斑、芒刺、裂纹、光滑、齿痕等。舌态主要包括强硬、痿软、颤动、歪斜、吐弄、短缩等。在肿瘤患者中常见胖大舌、瘦薄舌、齿痕舌、裂纹舌、芒刺舌、舌体震颤、歪斜。

(1) 胖大舌。舌体比正常人胖大，甚至伸舌满口。舌胖而色淡多为脾肾气虚；舌胖而色深红，多是心脾热盛，如肿瘤发热多见此舌象；舌胖而青紫色暗，多见于中毒之征，尤其大剂量化疗之后常呈此种舌象。

(2) 瘦薄舌。由气血阴液不足，不能充盈舌体所致。舌质瘦薄而色淡，属气血两虚，可见于贫血患者；舌质瘦薄而色红绛干燥，多是阴虚火旺，津液耗伤。

(3) 齿痕舌。齿痕舌主脾虚和湿盛，由于其成因与胖大舌相似，故常与胖大舌并见。若淡白而湿润，属寒湿壅盛，舌体胖色淡有齿痕的是脾气不足，体瘦舌红有齿痕属气血两虚。

(4) 裂纹舌。舌面多裂纹系阴液亏损不能濡润舌面所致，若舌质红绛而有裂纹，多属热盛津伤，阴精亏损，可见于肿瘤放疗后；舌色淡白而有裂纹属血虚不润，多见于消化道肿瘤。

(5) 芒刺舌。如舌尖芒刺为心火亢盛，舌中芒刺为胃肠热盛，舌边芒刺多肝胆火盛。肿瘤患者在口服小分子酪氨酸激酶抑制剂后可出现痤疮样皮疹，多分布于头面部、躯干，可伴有芒刺舌，因其先天禀赋不耐，为血热或湿热之体，在遭受药毒内侵后，热毒燔灼营血，内攻脏腑所致。

此外，舌生恶肉，初如豆大，渐渐似蕈，如“泛莲”“菜花”或“鸡冠”，表皮红烂，流涎极臭，剧痛而妨碍饮食，名“舌菌”，常见于舌癌，多由心脾郁火，气结火炎而成。

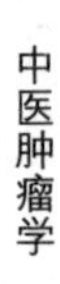

3. 望舌苔

舌苔主要是反映胃肠道消化功能的状态和邪浊状态。舌苔的状态受三方面影响，一是胃气，二是邪浊上升，三是饮食积滞。望舌苔主要是观察苔的颜色及其厚薄、润燥以及有无脱落等。

（1）白苔。薄白苔多为正常人之舌苔，但若兼有舌质淡紫，是阳气亏虚，血脉瘀滞之征；苔白厚而干，多为热邪伤津；苔厚滑而腻，多为痰湿、宿食内阻；白腐苔主痰浊内停，胃有蕴热。

（2）黄苔。主里证、热证。舌苔淡黄热轻，深黄热重，焦黄为热结。苔薄黄而干为里热伤津，苔黄而腻是湿热内蕴，苔黄厚而燥为胃肠津伤燥结。

（3）灰黑苔。舌苔灰黑而干，属热极津亏；舌苔灰黑而润滑，多为阳盛寒衰。

4. 望舌下络脉

正常情况下，脉络不粗，也无分支和瘀点。舌下络脉异常，主要是指舌脉主干长度超过舌尖与舌下肉阜连线的3/5；或主干明显隆起，呈圆柱状伴有弯曲；或外带小静脉扩张。颜色以青紫、紫红、淡红或见出血点、瘀点等为异常。若舌下有许多青紫或紫黑色小疱，多属肝郁失疏，瘀血阻络；若舌下络脉青紫且粗张，属寒凝血瘀。总之，舌底络脉青紫曲张是气滞血瘀所致。

（四）望形体

一般而言，肿瘤早期，邪毒初盛，正气未衰，脏腑未损，形体往往无明显变化。晚期肿瘤患者由于肿瘤的消耗，易致形体消瘦，出现“大骨枯槁、大肉下陷”，此为气液干枯，脏腑精气衰竭，是无神之恶候。患者喜坐，卧则气促，是饮停胸腹，可见于合并腹水或腹腔巨大肿物者。坐则神疲或眩晕，但卧不得坐，多为气血俱虚，可见于晚期肿瘤患者。如突发四肢抽搐，可伴神志不清，多为痰热生风的颅内肿瘤或脑转移瘤。若半身不遂，行走不利，或伴二便失禁，或便秘、癃闭，四肢麻木，多属肝肾精血亏损或痰热瘀毒凝滞，筋骨失养，常见于颅内肿瘤或骨髓肿瘤，或其他肿瘤脑转移、压迫骨髓等。

1. 望头面、颈项与头发

头为诸阳之会，督脉及三阳经经脉皆上于头面。头系精明之府，乃精神所居之处，中藏脑髓。脑又为髓海，为肾所主。肾之华在发，发为血之余。心主血，血脉上荣于面，故心之华在面。因此望头面、颈项与头发，可以了解心、肾及气血之盛衰。

（1）头面。望头面包括望面色和形态，望面色除观察颜面色泽外，还要注意观察头面部的外形变化。患者上睑下垂，眼球活动障碍，瞳孔缩小，可见于动眼、滑车、外展神经受损；一侧额纹消失，口角歪斜，可见于面神经瘫痪。患者发生颅神经损害时可有上述表现，乃因瘀毒客阻脑络，多见于头颈部肿瘤。由于上腔静脉受压，导致头面部水肿，颈静脉怒张甚至胸壁、上肢浮肿等，多见于肺癌及纵隔肿瘤患者，属水湿不化、痰瘀交结之证。肺上沟瘤或鼻咽癌颈深淋巴结转移，压迫颈交感神经节，可出现Horner综合征，表现为同侧瞳孔缩小、上睑下垂、患侧面部无汗，根据全身情况可辨为脾气亏虚，

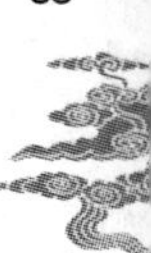

痰毒循经流注经络等。

（2）颈项。颈侧颔下肿物，累累如串珠，多见于鼻咽癌颈淋巴结转移，其他恶性肿瘤发生颈部淋巴结转移时亦可见上述体征，是由于痰毒互结所致。

（3）头发。发为血之余，血的生成主要与心、肝、脾、肾关系密切。肿瘤患者由于放疗、化疗或靶向药物治疗使精血受损、肺肾阴亏引起脱发。

2．望五官九窍

眼球突出伴有颈肿者，可见于甲状腺肿瘤；鼻部出现蟹爪纹，是因鼻部毛细血管扩张，常提示食管静脉回流障碍，可见于肝癌及肝硬化腹水；阴茎湿疹、小疱、溃疡等，可见于阴茎癌，是由于肝经郁热，或湿热下注，或肝肾阴虚所致；阴道、宫颈见结节状或菜花状肿物，触之易出血，甚至破溃渗液不止，见于阴道、宫颈恶性肿瘤，属瘀毒互结。

3．望躯干、四肢

（1）望胸部。心肺居于胸中，乳房属胃络，乳头属肝经，故胸部病变与肺、心、肝、胃等脏腑密切相关。望胸部主要观察胸廓是否对称，呼吸是否均匀。望乳房应注意乳头是否处于同一水平线上，是否有凹陷、渗液、渗血、表皮有无糜烂以及青筋暴露。

（2）望腹部。腹部属中、下焦，内藏肝、胆、脾、胃、大肠、小肠、肾、膀胱、胞宫，亦为诸经循行之处，是肿瘤多发的部位。望腹部主要看腹部外形是否对称，有无全腹或局部的膨隆或凹陷，有无青筋暴露，有无瘢痕，有无上腹部搏动等。腹大如鼓，称臌胀，常见于肝硬化、肝癌。

（3）望四肢。望四肢主要观察其形态变化。四肢肌肉瘦削，皮肤干枯为气血衰败，形体失养。四肢某处固定性疼痛，应注意是否有邪毒深入，侵犯骨络，发生骨转移可能。双下肢浮肿，或伴蛙腹，甚者上肢亦肿者，属脾虚水湿不运，泛溢肌肤。若单侧肢体浮肿，或双侧肢体浮肿不对称，多是血管内癌栓或血栓，或者淋巴结肿大，压迫血管，血液回流不畅所致。

（五）望皮肤

望皮肤主要观察皮肤的色泽与形态。望皮肤色泽与面部五色诊法基本相同。望皮肤形态，包括润枯、肿胀、斑疹以及痈、疽、疔、疖等。斑者，平摊于皮肤下，摸不应手；疹者，高出皮肤，摸之应手。肿瘤患者病程中出现瘀斑是由于脾气亏虚、统摄无权，或瘀血阻络、血不循经，前者可见于化疗患者，后者主要见于肝癌、肝硬化患者。肿瘤患者免疫功能低下，若皮肤上出现成簇水疱，呈带状分布，痛如火燎，乃“蛇串疮”，为正气亏虚，火毒外侵所致。局部皮肤隆起，色白或暗，逐渐中间发红，有波动感，最后溃破，如翻花石榴状，见于肿瘤皮肤转移。肝癌患者可见红丝赤缕（蜘蛛痣）及朱砂掌（肝掌）。红丝赤缕多见于面部、颈部、上胸部。朱砂掌为局限于掌面大小鱼际、指间和手指基部呈鲜红色改变，属肝热血瘀，多因肝功能损害，体内雌性激素灭活减少所致。肿瘤患者在口服小分子酪氨酸激酶抑制剂后可出现全身皮肤多发痤疮样皮疹，属“中患药毒”“药毒疹”。因其先天禀赋不耐，为血热或湿热之体，在遭受药毒内侵后，致使风、湿、热、毒之邪瘀滞于肌肤腠理，甚者可燔灼营血，内攻脏腑。

（六）望排泄物与分泌物

通过观察排出物的形、色、质、量的变化，可以了解各有关脏腑的病变及邪气的性质。如痰黄黏稠，属热痰。痰白而清稀，属寒痰。肺癌患者痰中带血，多为热伤肺络。呕吐鲜血或紫暗有块，乃胃有积热或肝火犯胃，或素有瘀血，血不归经，可见于消化道肿瘤。呕吐伴有头晕、视物模糊、耳鸣耳聋，多属痰饮内阻，可见于脑瘤或脑转移瘤。化疗及放疗患者出现呕吐，多因脾胃失和，胃气上逆所致。化疗期间出现腹泻，多因化疗药物为大毒所聚，易伤中焦脾胃，致使痰湿内停，下趋肠道所致。

二、闻诊

闻诊包括听声音和嗅气味两个方面。听声音是指诊察患者的声音、语言、呼吸、咳嗽、呕吐、呃逆、嗳气、太息、喷嚏、肠鸣等各种声音。嗅气味是指嗅患者体内发出的各种气味包括口气、汗气、鼻臭、身臭以及病房的气味。肿瘤患者的闻诊要注意以下内容。

（一）听声音

1．声音嘶哑

如声音嘶哑渐起，逐日加重，一般消炎治疗不能改善者，应予重视。这常常是肺癌或纵隔肿瘤侵犯、压迫喉返神经，引起声带麻痹所致。多见于肿瘤晚期患者。此外，早中期喉癌损及声门时也可出现声音嘶哑。

2．语言异常

早期肿瘤患者，正气未衰，语音尚无明显变化。如患者出现言语轻迟低微，欲言不能复言，为夺气，是中气大虚之证。谵语是意识不清，语无伦次，声高有力，多属热扰心神。高热、原发性或继发性脑瘤、肝癌并发肝性脑病时可出现谵语。

3．呼吸

气促、喘息多见于肺癌和纵隔肿瘤，属痰饮内停，是由于肿瘤侵犯或压迫气管，气管阻塞，气流通过受阻所致，或肺癌肺内扩散，侵犯肺泡，导致肺内有效换气面积减少所引起。

4．咳嗽

咳嗽常常是肺癌或肺内转移癌的主要症状之一。肺癌、食管癌、乳腺癌患者放疗后出现的咳嗽，常表现为干咳，无痰，伴声音嘶哑，属热毒伤阴，阴虚肺燥，是放射性肺炎或肺纤维化所致。

5．呕吐

呕吐是食物、痰涎从胃中上涌由口中吐出的症状。总由胃气失于和降所致。肿瘤患者常见呕吐，如食入即吐，可见于食管癌或贲门癌患者；朝食暮吐、暮食朝吐可见于胃窦部癌，均为肿瘤腔内生长而引起的梗阻所致。化疗期间由于浊气困阻中焦，也常见呕吐。

（二）嗅气味

肿瘤患者体表肿物溃破可发出臭味。恶臭者多属实热证，臭味不明显而略带腥味者多属虚寒证。消化道肿瘤、口腔癌及晚期肺癌常有坏死组织脱落于痰液或唾液中，口鼻多有腥臭味。晚期肝癌口中有特殊肝臭味，乃因肝胆湿热，熏蒸津液所致。妇科肿瘤晚期患者，带下臭秽难闻，色泽黄绿夹带血丝，属“五色带下”，多为湿热浸淫胞宫，灼脉腐肌。

三、问诊

问诊是医生询问病人或者陪诊者，了解疾病的发生、发展、治疗经过、现在症状和其他与疾病有关的情况，以诊察疾病的方法。问诊在四诊中占有重要地位。特别是早期的肿瘤患者，初发症状往往只是自觉症状而缺乏客观体征，这时问诊就显得特别重要。明代张景岳认为问诊是“诊病之要领，临证之首务”。问诊时可以《十问歌》为基础，重点询问与中医辨证有关的内容，如患者发热时是否伴有恶寒，有汗无汗，疼痛的部位和性质，头身胸腹情况，以及睡眠、饮食、二便、女性经带等情况。因为这些内容可反映患者脏腑气血的变化和肿瘤发展情况，判断肿瘤患者的寒热虚实。

（一）问寒热

肿瘤患者常出现发热，如先有恶寒再有发热，或寒热往来，多由邪毒外侵引起，可能由于肿瘤阻塞、坏死，或免疫功能低下而并发感染。如但热不寒，多为癌毒内蕴，郁而发热。癌性发热多为低热，发热原因主要有两个方面：一是肿瘤本身引起的发热，如恶性淋巴瘤患者的发热是由肿瘤细胞分泌的致热因子所致。此外，由于肿瘤生成旺盛，肿瘤组织内部供血不足，造成细胞坏死而引起发热。中医认为，应根据全身情况分辨热毒、瘀血、气虚、血虚、阴虚、阳虚等各种不同类型的发热。有时发热可成为肿瘤疾病的首发症状而就诊，特别是恶性淋巴瘤、白血病患者，应予足够重视。但寒不热、四肢欠温可见于久病患者，因脾肾阳气虚衰所致。

（二）问疼痛

疼痛是肿瘤患者最常见的症状之一。因毒邪阻滞、气血运行不畅所致者，属因实而致痛，“不通则痛”；因气血不足或阴精亏虚，脏腑经络失养者，属因虚而致痛，“不荣则痛”。问疼痛，应注意询问疼痛的部位、性质、程度、时间、喜按拒按等，以辨别疾病之寒热虚实。

疼痛部位往往与癌肿部位有直接关系。头痛多见于脑部原发或转移性肿瘤，疼痛绵绵不休，常伴喷射性呕吐、视乳头水肿等颅内压增高表现，证属痰毒上扰清窍。胸背部疼痛多与肺癌、纵隔肿瘤有关，中晚期肺癌胸部呈压迫性疼痛，部位不定，日夜不停，或伴咳吐腥臭脓痰夹带鲜血，为气血瘀阻、痰毒内结导致。胸骨后疼痛并见进食梗阻感呈进行性加重，甚至吞咽困难，应警惕食道癌。急性白血病可见胸骨柄局部压痛，乃因血热毒邪侵犯骨髓。胁痛常同肝胆、胰腺疾病有关。胁痛游走不定，以胀痛为主，伴心烦易怒，为肝郁气滞；胁痛固定，痛如针刺，入夜尤甚，逐渐加重，伴纳呆、消瘦者，属瘀血停着。脘腹痛见于胃癌、肠癌及盆腔脏器肿瘤。胃脘部疼痛伴纳呆、嗳气、呕吐宿食等可见于胃癌；脐下为小腹，属膀胱、大小肠及胞宫之府，小腹疼痛，硬满拒按为蓄血证。腰为肾之府，腰背痛常与肾虚有关。临床应根据伴随情况辨明肾气虚、肾阴虚、肾阳虚等。肿瘤患者腰骶部疼痛应警惕腰椎、骶骨转移，及时进行骨扫描、磁共振等检查。

疼痛的性质特点与导致疼痛的病因、病机有关。早期一般表现为间断性或持续性隐痛，主要是因为肿瘤增大而引起的牵引或反射痛。晚期多由肿瘤直接浸润或压迫神经引起，这类疼痛常常是持续性剧痛，不易缓解。胀痛属气滞；刺痛责于瘀血；灼痛多因火邪攻窜经络；隐痛乃由精血亏损或阳气不足；实邪阻闭气机可见刀割样绞痛。

（三）问汗

汗是津液的组成部分，正常的汗液有调和营卫、滋润皮肤的作用。肿瘤患者常有出汗异常的表现。自汗是由于阳虚不能固密肌表，玄府不密，津液外泄，多见于经过多次化疗的患者，可伴畏寒神疲乏力。亦有见阴虚化燥生热者，睡时汗出，醒则汗止，谓之盗汗。病至晚期，患者冷汗淋漓，兼见面色苍白、四肢厥冷、脉微欲绝属亡阳之汗。

（四）问头身、胸胁脘腹

1．头晕

肿瘤患者头晕眼花，活动则甚，兼见面色苍白，心悸失眠者，为气血两亏所致。多见于恶病质患者。头晕伴恶心呕吐、耳鸣，属痰湿内蕴，可见于脑瘤或脑转移瘤。

2．四肢麻木

常见于使用奥沙利铂、长春碱、紫杉醇、顺铂及5－氟尿嘧啶等化疗药物后的患者，是药物损伤末梢神经所致。若四肢末端麻木疼痛，伴见手足皮肤增厚、皲裂、红斑者，多为“痹症”，乃因患者先天禀赋不足，加之生物靶向药物或化疗药物治疗后正气亏虚，外邪与药毒内侵，滞于皮肤、肌肉所致。

3．胸闷

见于胸部恶性肿瘤患者，常伴气喘、咳嗽、疼痛等症状，是心肺气机不畅所致。

4．心悸

肿瘤患者出现的心悸多属营血亏虚、心神失养。心脉痹阻，血运不畅，或阴虚火旺，内扰心神也可引起心悸。

5．脘痞

常见于胃癌、肝癌患者。如脘痞而食少、便溏者，多属脾胃虚弱。

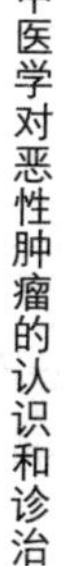

6. 胁胀

右胁部胀闷不适常见于肝癌、胆管癌患者。多因肝气郁结或肝胆湿热所致。

7. 腹胀

若腹胀如鼓，腹壁青筋暴露者，称为“臌胀”。因肝、脾、肾功能失常，气、血、水互结，聚于腹内而成，可见于肝癌或其他肿瘤腹腔转移。

（五）问饮食

通过询问患者的食欲、口味等，可以了解其脾胃功能的盛衰。脾为气血生化之源，“有胃气则生”，脾胃功能的变化在一定程度上能够提示肿瘤疾病进退。

食欲不振常见于化疗期间及消化系统肿瘤患者。进食不利或有梗阻感往往是食管癌、贲门癌的首发症状，是由于痰瘀互结，胃阴亏耗所致。

口味是指自觉口中异常的味觉。口苦口干，多见肝胆实火、胃热上炎或心火亢盛证；口淡，纳呆，乃因脾气亏虚，五谷不化；口咸属寒证，见于肾虚；鼻咽癌放疗后损伤气阴，则口咽干燥，甚至咽喉灼痛。

（六）问二便

1. 小便

间歇性无痛性血尿是肾癌和膀胱癌的常见症状之一，其中膀胱癌最常见，往往是首诊症状。腹腔转移癌侵犯膀胱亦可见血尿，但往往伴有下腹部疼痛。排尿困难常常是前列腺癌的首诊症状，多见于老年患者，因肾阳亏虚，蒸化无力，水液内停所致。腹腔转移癌压迫输尿管导致尿路梗阻亦可见排尿困难，多属瘀毒内阻证。肾癌晚期，肾实质被破坏引起大量蛋白漏出可见小便白浊，白属寒，多因肾阳亏虚，阴寒内生。

2. 大便

大便形状改变，变细或沿其纵向有凹沟，或夹带鲜血、黏液，如果能排除其他情况如痔疮、息肉等，应考虑直肠癌可能。大便潜血实验阳性，或排黑便，需注意排除胃肠道恶性肿瘤。

（七）问妇女

1. 阴道出血

不规则阴道出血，常见于子宫内膜癌，容易被误认为月经来潮，乃因瘀阻脉络，血不归经，或气虚不摄，或阴虚内热。宫颈癌患者常见接触性出血。

2. 带下

带下异常是子宫内膜癌和宫颈癌的常见症状，有时是首发症状。子宫内膜癌初期可见少量白带，有时带血，晚期则成血色带下常伴恶臭。宫颈癌初期白带量较大，一般不带血，常伴有异味。

3. 胎产

宫颈癌多见于早产、多产妇女，乳腺癌常见于高龄产妇、无胎产或产后不哺乳者。

四、切诊

切诊是用手直接检查身体各部位和脉象的一种诊断方法，包括脉诊和按诊两部分。

脉诊在肿瘤患者的辨证中有重要意义，传统脉象多达28种。如《难经·一难》云，诊脉“独取寸口”，缘于寸口位于手太阴肺经原穴太渊，十二经脉之气汇聚于此，又称“脉之大会”。肿瘤患者中常见的脉象有浮、沉、迟、数、弦、滑、细、濡、缓等脉。

浮脉：主表证。浮而有力为表实，浮而无力为表虚。部分癌性发热但无外感证者亦见浮脉。

沉脉：主里证。沉而有力为里实，沉而无力为里虚。内脏肿瘤，毒邪深闭内伏，其脉多沉。若沉细而软，属气血阴阳俱虚。

迟脉：多见于寒证。迟而有力为冷积，迟而无力为阳虚。寒邪凝聚上焦，其左寸脉迟，见心胸疼痛；中焦癥积，则左关脉迟；晚期癌瘤及肾，命门火衰，见尺脉沉迟无力。

数脉：主热证。有力为实热，无力为虚热。肿瘤患者并发感染或有癌性发热常见数脉。滑数脉多见于胃肠道肿瘤，因脾胃湿热所致。弦数脉多见于肝癌、胆囊癌，属湿热毒邪内蕴。肿瘤后期属阴血亏虚者可见细数脉。

弦脉：主肝胆病、痛证、痰饮。肝胆系统肿瘤及妇科肿瘤、癌性疼痛属实者及其他肿瘤初期多见弦脉。脉弦数者，多为肝胆实热或肝胆火盛；脉弦滑者，多为痰饮内结；脉沉弦者，多为内停悬饮或肝郁气滞。

滑脉：主痰饮、食滞、实热。脉弦滑数见于肝火夹痰或痰火内蕴证，可见于肝胆系统肿瘤。

细脉：主气血两虚、诸虚劳损，又主湿。肿瘤患者术后、放疗或化疗后常见此脉象。沉细弱脉见于肿瘤术后，气血亏虚，身体虚弱；细数脉见于放疗后余热未尽，阴血不足；细缓脉见于化疗后脾胃受损，胃气不和，脾失健运，湿邪内阻。

濡脉：主诸虚又主湿。肿瘤患者见此脉象，多为脾气虚弱或兼水湿内停。

缓脉：主湿病，脾胃虚弱。肿瘤患者脾气虚弱，水湿内停，可见缓脉。常见于胃肠道肿瘤属脾虚湿盛者，亦可见于肝癌属脾虚肝郁者。

促脉：脉来数而时一止，止无定数。主阳盛实热，气血痰饮宿食停滞，常因有形实邪瘀滞所致。

结脉：脉来缓而时一止，止无定数。主阴盛气结，寒痰血瘀，癥瘕积聚。

代脉：脉来一止，止有定数，良久方来。主脏气衰微，痛证，跌打损伤，七情惊恐。见于晚期肿瘤患者，多是脏气衰微，阴阳即将离决的先兆。

按诊为直接用手触按患者的病变部位，在肿瘤四诊中有其特殊意义。按诊手法包括触、摸、按、叩四法，通过按诊，可以了解患者肌肤凉热、润燥，肿块的大小、形态、质地、活动程度、有无压痛等，从而推断疾病的部位、虚实性质、病情顺逆等。

按肌肤：从局部肿块的肌肤温度辨阴阳证，如肌肤不热，肿块色淡，隐痛绵绵，多为阴证；若肌肤灼热，伴红肿明显，疼痛剧烈，多为阳证。按压肌肤肿胀之处，如按之凹陷，起指后留有压痕，此为津液失于输布，水湿溢于肌肤所致；如按之凹陷，举手即起，无压痕者，乃因卫阳失于温运，气机壅滞。

按胸腹：胸部按诊之按虚里，即按左乳下第 4、5 肋间，心尖搏动处，以测宗气强弱、疾病虚实、预后吉凶；腹部肿块的按诊可以大腹、小腹、少腹三个分区进行辨析，脐上属大腹，属脾胃；脐下为小腹，有膀胱、大小肠、女子胞等；少腹为小腹两侧，系肝经所络。大腹肿块，常见于胃、胰腺、脾脏等脏器的肿瘤。肿块较软，移动不定，时大时小，多为气聚。肿块日久，固定不移，质地坚硬，形体瘦削，病属"癥积"。少腹肿块，"如怀子之状，久者离岁，按之则坚，推之则移，月事以时下"，为"肠覃"，类似卵巢癌。少腹冷痛，喜温喜按，牵引阴部，属寒凝肝脉。

（蒋梅、关洁珊）

第五节 辨病与辨证

中医学的辨病与辨证，相当于现代医学在对疾病进行诊疗工作的诊断部分，包含病名的确立及其病机属性的进一步归纳。

辨病即中医的病名诊断。我们在采集四诊资料后，根据患者的证候特点尤其是发病特点，确立患者的中医病名，是为中医的辨病。辨证即中医对某一病症的证型诊断。在确立中医病名后，根据患者的证候、舌脉以及疾病发生、发展经过，运用中医学的八纲辨证、脏象学说、病邪学说、经络学说等进行综合分析和归纳，进而对其病变的病因病位、病变机理、功能状态及演变趋势等做出综合性的评定，从而得出所患病症的中医病机要素亦即中医证型的过程，即为中医的辨证。

一、基本概念

为准确理解中医的辨病与辨证，有必要回顾一下有关病、证、症的概念。

（一）病

"病"在古代与"疾"同，合称为疾病，二者间的微小差别是疾轻病重，诚如《说文解字》云"疾，病也"，"病，疾加也"。在《内经》中，疾病称"病能"，即病态。

中医学认为，疾病是指在一定的致病因素（包括六淫、七情、遗传、饮食、劳逸、外伤等）作用下，机体与环境的关系失调，人体阴阳、气血、脏腑、经络的生理状态被破坏，出现了机能、形态或神志活动等方面的异常变化，且为一定发展规律的全部演变过程，反映为若干特定症状、体征和各阶段相应证候的邪正交争的病理过程。中医学对疾病的认识体现了天人相应、形神合一、阴阳平衡等的整体观念。

（二）证

证，即证型。它是疾病发生和演变过程中某阶段本质的反映，它以一组相关的症状和体征表现出来，是对疾病所处一定阶段的病因、病性、病位、病机等所做的病理性概括。

（三）症

症，即证候，是病证所表现的各种现象，包括症状和体征。症状是患者的主诉或体会到的不适感，如发热、恶寒、疼痛、恶心、腹胀等；体征是医生或患者发现的客观病理征象，如面色苍白、舌淡苔白、脉细无力、下肢浮肿、腹部包块等；另外，有些病证，患者自觉症状不明显，但是经仔细诊察或借用现代仪器设备检测所得到的实验室指标，如蛋白尿、血压高、血红蛋白低、大便潜血阳性、镜下血尿、血液中肿瘤标志物阳性、影像学发现内脏肿物等，亦属于症的广义范畴。

综上所述，病名是代表疾病全过程的特点与规律的根本性矛盾，证名（证型）是代表疾病当前所处阶段的主要矛盾，而症（证候）是病、证的具体表现。

二、肿瘤的辨病

肿瘤的辨病，即肿瘤的中医学病名诊断，是根据各种肿瘤的临床特点，对患者做出相应的中医病名诊断，亦即确定所患肿瘤病证的中医病名。发生自人体不同部位的肿瘤具有各自的发生、发展、传变、转归等内在规律，所以辨别肿瘤病种的不同，有助于了解其发病本质与发展演变规律，有助于正确地进行下一步的诊疗工作。肿瘤的中医辨病常常需要借鉴现代医学专业知识，例如原发性肝癌与继发性肝癌，均为肝脏恶性肿瘤，但原发性肝癌发展较快、症状较重、生存期较短；而继发性肝癌则是从原发于结肠、直肠、胃、胰腺、肺、乳腺等的癌灶转移而来，发展较缓慢，症状较轻，生存期相对较长；两者的发生、发展规律和预后有很大的差别，所以在辨病（确立中医病名）的时候应详加辨别，不宜使用相同的中医病名。

（一）肿瘤辨病的命名原则

中医古籍文献中，对肿瘤疾病的命名，种类繁多，较为复杂，局限于检查条件，往往以患者症状、体征及预后加以良性、恶性归类命名。临床上必须参照现代医学检查手段确定疾病性质，使用相对规范、统一的病名，不要随意杜撰。病名的具体规范见本章第一节相关内容。

（二）肿瘤辨病的诊断依据

不同肿瘤疾病有其各自的临床特点，一般根据其病史及临床表现特点，尤其是病理学检查可做出相应的病名诊断。如乳岩一病，以初起内结小核，不痛不痒，积之岁月渐大，日后溃烂，五脏俱衰等临床特征。病程较长，病理确诊后方可做出乳岩的诊断。如未能取得病理结果，在做出乳岩诊断时就应慎重。

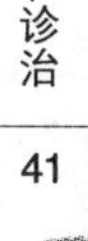

（三）肿瘤辨病的鉴别诊断

肿瘤辨病，鉴别诊断尤为重要。人体绝大部分组织器官均可发生肿瘤，早期症状容易与内科疾病混淆，且常常并发慢性疾病，肿瘤亦有良性、恶性之分，其预后、转归迥然不同，应注意鉴别，不可轻易满足于单一的疾病诊断。如脏毒一病，以肛门肿硬、疼痛、流血为主症，患者可能并发痔疮出血，按痔疮处理，症状也可短期内减轻，甚至消失，使医患放松警惕，出现漏诊。因此，仔细询问，认真检查和定期随访，进行鉴别诊断是肿瘤辨病的必要环节。

三、肿瘤的辨证

肿瘤的辨证在临床上又称为肿瘤的证型诊断，是确定肿瘤患者现阶段的证型名称。辨证论治是中医肿瘤学的主要特色和精髓，在诊断明确，辨证准确的前提下，才能做到论治无误，所以证型诊断在肿瘤疾病的诊治过程中占有非常重要的地位。

（一）肿瘤辨证的基本原则

1. 以主症为中心进行辨证

在辨病阶段，以主症为中心进行收集病情资料，可使病情资料系统条理、重点突出、主次分明。到了辨证阶段，仍应抓主症并以主症为中心进行辨证。如患者见咳嗽、痰稀色白、恶寒发热、头身疼痛、无汗、苔薄白、脉浮紧等，主症是咳嗽、痰稀色白时，应辨为风寒束肺证；主症是恶寒发热、头身疼痛、无汗时，则辨为伤寒表实证。

以主症为中心进行辨证，注意要结合其他症状，即要以多数症状作为辨证依据，因为不同的症状，都是从不同侧面反映证的属性；虽然主症能反映病机的本质，但是进一步结合其他症状进行分析，则能更全面地揭示证的本质。如咳嗽、痰稀色白均为风寒束肺证、寒邪客肺证、饮停于肺证的主症；但是若结合有恶寒发热、头身疼痛等则可辨为风寒束肺证，若合并有气喘、形寒肢凉、脉迟等则可辨为寒邪客肺证，结合咳痰量多呈泡沫状、胸闷、心悸、倚息不能平卧、苔白滑等则辨为饮停于肺证。次症或个别症状作为辨证的辅助资料，但也要注意它可能在证中具有一定的意义，如寒热、虚实的错杂证；尤其要注意少数个别症状和多数症状出现相反属性时，应引起高度警惕，如寒热、虚实的真假证等。

2. 证型表述以简明扼要为原则

辨证时，对患者的中医病机特点要求以一种证型来表述，如果用多种证型来表述，势必泛泛而不得要领，不能高度概括中医病机要点，对下一步的治疗指导作用不够明确，有可能导致立法遣方用药抓不到重点。但是，由于病症的复杂性及人体脏腑经络、气血津液的相关性，也有可能存在一种以上甚至多种病理机制的复合、并列现象，因此临床上若出现了难以用单一证型来准确表述时，可以考虑有复合证、兼挟证的表述，如肝胃不和证、肝脾不调证、气虚血瘀证等。

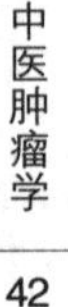

3．以常见症为主、伴随症为辅进行辨证

先考虑常见与多发症的诊断思维方法可以简化辨证过程中的复杂性。但肿瘤属疑难杂症，病情发展可见危急重症，则应考虑到少见与罕见症。如怪病从痰、瘀证论治等。一般认为，各肿瘤辨证体系中所列诸如痰凝、血瘀、脾气虚证、血虚证、阴虚证等均为临床多见的证型。

中医整体观视人为一有机整体，天人相应、形神合一以及机体脏腑、气血、经络、内外、上下相互联系。因此，辨证过程中应注意机体与环境、形与神、局部与整体等的辩证关系。肿瘤疾病的发展过程，是邪正斗争的过程，辨证过程中应注意邪气与正气、病与证的辩证关系。就证候的临床表现是否反映其本质而言，一般现象与本质是一致的，但特殊情况下，现象与本质不一致，如出现寒热、虚实的真假；同一证候由于发生在不同疾病中、在不同人身上，其临床表现亦不尽相同；此外，既要重视中医宏观辨证的依据，也不可忽视化验、仪器检查的结果。所以，在辨证过程中也应注意现象与本质、共性与个性、宏观辨证与微观辨证等辩证关系。

总之，辨证应因人、因时、因地制宜。即在辨证时，不宜只孤立看到各种病情资料，还必须重视患者整体情况和不同患者的特点，且应看到自然环境因素、社会因素、体质因素、心理因素等诸多方面对病证的影响。

（二）肿瘤辨证的具体要求

1．掌握证的特点，鉴别证间差异

每一证均有其临床特点，所谓辨证要点是对该证临床表现的高度概括，起到以点带面的作用。因此，掌握证的辨证要点，有利于本证的诊断和鉴别诊断，从而提高辨证的准确性。如气虚证以全身机能活动低下的表现为辨证要点，血虚证以体表肌肤黏膜组织呈现淡白及全身虚弱为辨证要点。但对于辨证要点又不可僵化看待，因它的运用主要适用于典型证候的诊断与鉴别，而对于复杂证候应综合多方面的特点，切忌以偏概全。

2．分清证的主次，注意主证转化

在复合、兼挟证等复杂证候中，应辨明其起主要作用的证候，即主证。辨主证仍要以主症为中心，通过抓主症而得；也可从病因病机进行比较，分析什么证最能反映其病理本质，且对病情发展起关键作用，它就是主证。主证并不是始终不变的，在一定条件下诸如体质、药物治疗、情志、饮食、调护等，就可以转化。如寒证与热证、虚证与实证之间的转化。又如胃脘痛者，病情急性期症见胃脘灼痛、吞酸嘈杂、烦躁易怒、舌红苔薄黄、脉弦等，初为肝胃不和证；经过疏肝和胃药物治疗及饮食调护后，患者胃脘灼痛、吞酸嘈杂二症消失，却出现纳食不馨、腹胀便溏、倦怠肢软、脉由弦转细，此为脾虚证；可见主证已由实转虚。

3．详审证候标本，区分先后次序

辨证之标本，区分证候矛盾双方的主次关系，是辨证的重要内容之一。所谓本，是指发生证的根本，为主要矛盾或矛盾的主要方面；所谓标，是指病证表现于外的现象，

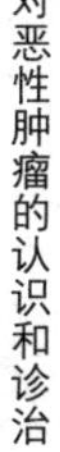

为次要矛盾或矛盾的次要方面。以病因论，引起证发生的病因为本，而临床表现为标；以邪正双方关系来说，正气为本，邪气为标；以证本身言，原发证、旧证是本，继发证、新证是标。故一切复杂的证候，总不离乎标与本，透过现象看本质，就可以辨出标本，从而抓住病变的主要矛盾或矛盾的主要方面，进而以标本缓急的原则确定治疗。如脾肾阳虚证，若因肾阳虚衰不能温养脾阳，致脾肾阳气俱伤，则原发证肾阳虚为本，继发脾阳虚证为标。

4. 辨明寒热虚实，识别真假本质

在辨证过程中，典型的证候其典型症状较易识别，但不典型的证候表现复杂，有些症状互相矛盾，出现假象，如寒热、虚实真假，即所谓“真寒假热”“真热假寒”“大实有羸状”“至虚有盛候”；还有肿瘤危急重症濒死的患者出现的“回光返照”的假神等。因此，应注意现象与本质的关系，要辨清孰真孰假，不为假象所迷惑。辨明真假，首先要注意其出现的时机性，因为真假易出现在“极”的关键之时，如寒极、热极时分别出现似热、似寒的假象，大实、至虚时分别出现羸状、盛候等。其次应从四诊合参中，找出关键性指征，如古人多以脉象为根据，识别虚实真假，诚如张景岳说：“虚实之要，莫逃乎脉。如脉之真有力、真有神者，方是真实证；似有力、似有神者，便是假实证。”

（三）辨证的具体步骤

辨证的目的是寻找疾病发生发展某一阶段的病因、病性、病位等，并确定证名（证型）。所以辨证就要探求病因、分清病性、落实病位等，并最终确定证名（证型），其具体步骤有如下七个方面。

1. 辨病因

辨病因就是探求病证发生的根本原因，是辨证的主要内容。任何病证都可寻求到其发病的原因，一般可通过问诊，直接询问发病时的各种因素，如湿痹多因久居湿地、淋雨涉水所致；泄泻多因饮食不洁、过食生冷所致；肝气郁结多因情志不畅、肝失疏泄等。但有些病因不能直接获得，故对病因的探求更重要的是通过审证求因，即从对病情资料的分析来探求病证之因；如外感风邪发病，病因是风寒或是风热，只有对临床表现的分析才可以认识；又如气滞、瘀血、食积、痰饮等病理产物作为继发性病因，也是通过审证而求得的。

2. 辨病位

辨病位就是确定病证发生所在的部位。致病因素作用于人体而发病时，一般总是有一定的部位，如脏腑、经络、五官九窍、四肢百骸以及气血津液等都可能成为病位。病位不仅要落实在脏腑等具体部位上，而且应该结合生理、病理变化来探求病位之所在，如心气虚证、脾阳虚证等，其中心气、脾阳均可理解为病位；另外，病证传变的层次也可视作病位，如表与里是病位，卫、气、营、血也是病位等。辨病位在辨证中具有重要意义，因为病位不同，症状有异；常用的定病位的方法有如下四种。

（1）表里定位法：是病证横向传变的定位方法，在外感病证中运用广泛。六经病证中，三阳主表，少阳为半表半里，三阴主里；而卫气营血病证，病位由表入里顺序排列。

（2）上下定位法：是病证纵向传变的定位方法，在六淫邪气致病和湿热温病证中运用。如风邪侵上焦，湿邪伤下焦；湿热温病证中有上焦、中焦、下焦三部位之不同。

（3）气血定位法：是辨别病证在气、在血的定位方法，通常运用于杂病辨证中。一般新病入气分，久病及血分；病轻浅者位在气分，病深重者位在血分。

（4）脏腑定位法：是辨别病证在不同脏腑部位的定位方法。此定位法涉及的范围较广。结合脏器与病因方面的关系定位，如风伤肝、火伤心、湿伤脾、燥伤肺、寒伤肾等。结合脏器与季节相应的关系定位，如春病位在肝、夏病位在心、长夏病位在脾、秋病位在肺、冬病位在肾等。结合脏腑所属经络循行路线定位，如肝之经脉绕阴器、抵少腹、布胁肋等，因此上述部位的病证可定位在肝。结合五脏与五体、五志、五液等的关系定位，如肝开窍于目、在体为筋、其华在爪、在志为怒、在液为泪，故以上方面的病证变化可定位在肝。结合脏腑与体表局部的对应关系定位，如寸关尺脉分候脏腑等。结合脏腑各自生理特点和临床病理表现定位，如肺主气，肺病证表现有咳嗽、气喘、吐痰或咯血等，因此见咳、痰、喘等可定位在肺。

3. 辨病性

辨病性就是分清病证性质。病证的发生，根本在于邪正斗争引起的阴阳失调，故病性总体表现为阴阳的偏盛偏衰，但具体表现在寒热、虚实的属性上，所以寒热、虚实是最基本的病性。

（1）寒热定性：主要从临床表现特点定性，如寒证以冷、凉为特点，热证以温、热为特点。一般证的寒热属性，在外感病证中，常可揭示邪气的性质；在内伤杂病证中，则常揭示体内阴阳盛衰的变化，如阳盛则热、阴盛则寒，阳虚则外寒、阴虚则内热等。但应注意在某些情况下，病性与病因不一致，如阳盛体质之人，感受寒邪可从阳化热而表现为热证；也应注意在内伤杂病证中，某些证并无明显的偏寒或偏热的属性，如脾气下陷证、肾精不足证等。

（2）虚实定性：从病因定性，邪气盛则实，故六淫、痰饮、食积、瘀血等有形之邪所致病证可定性为实；精气夺则虚，故先天不足、后天失养、久病重病、房劳过度等所致病证可定性为虚。从病程特点定性，新病属实，久病属虚。从体质特点定性，素体强壮者多实，素体虚弱者多虚。从临床表现特点定性，凡机体处于虚弱、衰退、不足状态，抗病能力低下者，可定性为虚；凡机体处于亢盛、有余、兴奋状态，邪正交争剧烈者，可定性为实。

对病证属性的定性，除寒与热、虚与实两端外，同样要注意它们之间的错杂与真假。

4. 辨病机

辨病机就是阐明病证发生发展变化的机理，也就是将病因、病位、病性等内容有机地结合起来，揭示其内在联系，对病证发生发展变化有整体、动态的全面认识。因为病因、病位、病性等都只是侧重于病变过程中某一方面的认识，而证候的病机，则能全面解释临床表现发生的机理。病机主要从临床症状的分析而确立，有的单一症状或体征即可反映病机，如盗汗为阴虚，舌红苔少亦为阴虚；但有的症状病机复杂，需结合多方面病情分析，如潮热，存在阳明腑实、湿温、阴虚等多种病机。

5. 辨病情

辨病情就是辨别疾病深浅、轻重的程度。一般表证病轻浅、里证病深重，新病多急为标、久病多缓为本。辨病情相对于辨病性而言，是定量的方法。早在《内经》就有“揆度法”，以判定病之深浅，还有“五度”“十度”等诊法，但仍有待完善。

6. 辨病势

辨病势就是预测病证发展演变的趋势。详审病势的目的在于从整体动态的思维中，推测病证的预后和转归。辨病势要将病证特点、患者体质、病邪性质、感邪轻重、治疗作用等因素综合考虑。如外感病证病势急，内伤杂病证病势缓；体质强者抗病能力亦强，病证易趋好转，反之易趋恶化；感受火热之邪病势多急，感受寒湿之邪病势多缓；感邪轻预后较好，感邪重预后较差；治疗正确，药中病机则病愈，反之则病当传变。

7. 辨证名（证型）

辨证名（证型）就是确定辨证的最后结论。证名（证型）要求用规范性术语高度概括疾病所处阶段的病理变化。对证名（证型）的确定，必须以辨病因、辨病性、辨病位、辨病机、辨病情、辨病势等为依据，其中病因、病性、病位、病机是基本。如肝胆湿热证，病位在肝胆，病性为湿热，病机为肝胆湿热；风寒束肺证，病因为风寒，病位在肺，病性为寒。

（四）肿瘤常见中医证名（证型）举例

根据古今文献有关肿瘤常见证型的论述，肿瘤常见证名（证型）大体可归纳为如下几个方面。

1. 气滞类

气滞，是指气机流通不畅而郁滞的病理状态。明代以前，多称之为“郁”。《金匮钩玄·六郁》说：“郁者，结聚而不得发越也。当升不得升，当降不得降，当变化者不得变化也。”《医学正传·郁证》说：“丹溪曰：气血冲和，百病不生；一有怫郁，百病生焉。其证有六：曰气郁，曰湿郁，曰热郁，曰痰郁，曰血郁，曰食郁。”明代以后，“郁”多指情志抑郁不舒。如《医碥·眩晕》说：“因气郁者，则志气不舒。”华岫云在《临证指南医案·郁》中说：“郁则气滞，其滞或在形躯，或在脏腑，必有不舒之现症。……不知情志之郁，由于隐情屈意不伸，故气之升降开合枢机不利。”现今对于“气滞”的定位，是泛指一切气机郁滞，运行不畅之证；而“气郁”，主要是指情志不舒引起的气机运行不畅。但也有将气滞与气郁通称的。此外，因气有温煦作用，气滞不通，郁久化火，而出现火热征象，一般称为气郁化火之证。

气为血之帅，亦为津液运行之帅，气是整个机体功能活动的动力，气顺则气血津液皆顺。外感六淫，内伤七情以及痰饮、湿浊、宿食、瘀毒等有形之邪阻碍气机均可能引起气滞、气郁、气逆等病证，这些病证因部位不同而表现各异。如肺癌患者，由于肺失肃降，上焦气机壅滞，症见胸闷咳喘；肝癌早期患者，由于肝失疏泄，肝经郁滞，出现胁肋胀闷；胃肠肿瘤患者，由于胃肠气滞，则见脘腹胀痛，时作时止，时重时轻，得矢气、嗳气则胀痛减轻。通观各种气滞，气郁滞而不通，是其共同的病机。因此，闷、胀、痛是其最常见的共同临床表现。由于气推动着血、津液的运行与脏腑的生理活动，气滞不通则对津液、血、脏腑功能活动都有不良的影响。如气滞不畅，会引起血行也不畅，形成血瘀；气行不畅可使津液运行也不畅，进一步会引起津液停聚，而形成痰、饮或水肿；气行不畅还可使脏腑功能发生障碍。

常见的气滞类证型主要有肝郁气滞、肺气壅滞、胃失和降、腑气不通。

2. 血瘀类

血瘀可以发生在脏腑、形体、经络、九窍的任何部位。由于局部血瘀，血流慢而不畅，也阻碍了气的运行，形成气滞。气滞可加重血瘀，血瘀又可加重气滞，两者形成恶性循环，使气血不通益甚，不通则痛。血瘀较重时，局部血液逐渐淤积，结而形成瘀血肿块。这种肿块持续存在，位置固定不移，导致了肿瘤的发生。

血瘀的病机主要表现为：血瘀气滞，不通则痛；血瘀而形成瘀血积聚，发为肿块而成癌瘤。隋代巢元方《诸病源候论·痞噎病诸候》说："……此由忧恚所致，忧恚则气结，气结则不宣流，使噎。"元代滑寿《难经本义》谓："积蓄也，言血脉不行，蓄积而成病也。"明代皇甫中《明医指掌》指出："若人之气循环周流，脉络清顺流通，焉有瘤之患也……"清代徐灵胎《医学十二种》说："噎膈之症，必有瘀也。"清代邹岳《外科真诠》指出："（石疽）乃肝经郁结，气血凝而成。"清代王清任《医林改错》强调："肚腹结块，必有形之血。"

常见的血瘀类证型主要有气滞血瘀、气虚血瘀、血瘀经络、血瘀癥积。

3. 痰饮类

痰饮是指机体运化失常而停积于体内的病理产物。痰饮同出一源，异名同类，二者皆为脏腑病理变化的产物，其浊而稠者为痰，清而稀者为饮，且与肺、脾、肾三脏功能失调相关，咳吐可见者为有形之痰，痰注全身无处不到者为无形之痰。

古人有"怪病多痰"之说。肿瘤的形成亦与痰饮关系密切，历代医家治疗肿瘤，多以痰论治。如朱丹溪提出："凡人身上、中、下有块者多是痰也"，"痰之为物，随气升降，无处不到"。

常见的痰饮类证型主要有痰气交阻、痰饮内停、痰浊阻窍、痰火互结、痰瘀互结。

4. 热毒类

毒，是由外邪侵袭机体而来，实际包括了病毒感染，烟草、油烟的污染毒素，职业环境中的化学毒素，生活环境中的空气、水、土壤污染毒素，酒饮食中的各种毒素等。或由痰、湿、瘀血等病理产物久积体内，经络、脏腑气机阻碍，郁而生毒。毒邪的性质可分为阴毒和阳毒，阳毒客体，因人体质而异，变生热毒；阴毒伤人，也常出现积久化

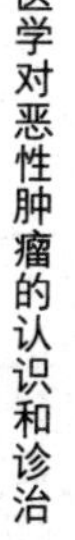

热的情况。热毒互结，内蕴机体是导致癌肿发生的常见病因。宋代佚名藏本《咽喉脉证通论》论喉菌指出：“此证因食膏粱厚味过多，热毒积于心脾二经，上蒸于喉，结成如菌。”明代赵献可《医贯》说：“论噎膈，丹溪谓得之七情六淫，遂有火热炎上之化。”清代吴谦等《医宗金鉴》论述鼻渊时指出：“此证内因胆经之热，移于脑髓，外因风寒凝郁，火邪而成。”清代邹岳《外科真论》说：“耳痔、耳蕈、耳涎三证，……具由肝经怒火，肾经相火，胃经积火，凝结而成”，“牙疔、耳菌二症，具由阳明胃火所致”。

常见的热毒类证型主要有热毒壅盛、湿热蕴结、火毒痰结。

5. 正虚类

正气虚弱可能是引起肿瘤发病的原因，也可能是患病日久，癌瘤耗损正气的结果。由于人体的正气亏虚，病邪亢盛，机体抗邪无力，不能制止邪气的致癌作用，机体不断受到病理性的损害，导致脏腑生理功能失调、紊乱，瘀血、痰湿等病理产物就因此而生，形成了肿瘤发生、发展的病理基础。《外证医编》指出：“正气虚则成岩。”《妇人良方大全》亦指出：“肝脾郁怒，气血亏损，名曰乳岩。”隋代巢元方《诸病源候论》指出：“癥者，由寒温失节，致脏腑之气虚弱，而饮食不消，聚结在内……”明代张景岳说：“脾肾不足及虚弱失调之人，多有积聚之病。”

常见的正虚类证型主要有脾胃虚弱、气血亏虚、肝肾亏虚、气阴两虚。

（李永浩）

第六节　治则与治法

肿瘤的治则与治法，是治疗肿瘤以阻止肿瘤发展并促使病情好转或痊愈所遵循的基本原则和具体治疗方法，是中医肿瘤学理论体系的重要组成部分。

一、基本概念

（一）治则

治则是指治疗疾病以阻止疾病发展并促使病情好转或痊愈所必须遵循的基本原则，是在整体观念和辨证论治思想指导下制订的具有中医学特色的基本法则，属于中医治疗学范畴，是中医学理论体系的重要组成部分之一。简而言之，治则就是指治疗疾病时所必须遵循的基本原则。如治病求本、急则治标、因时制宜等。

（二）治法

治法是治疗术语，是指在一定的治则指导下，针对具体疾病与证型所制订的治疗大法或具体治法。

1. 治疗大法

针对某一类相同病机的病证而确立的较高层次的方法。如汗、吐、下、和、清、温、补、消法等八法，其适应范围相对较广，是治法中的较高层次。

2. 具体治法

在治疗大法限定范围之内，针对各具体病证所确立的具体治疗方法。如辛温解表、镇肝熄风、健脾利湿等，它可以决定选择何种治疗措施。

（三）治疗措施

治疗措施在治法指导下对病证进行治疗的具体技术、方式与途径。包括药物的内服或外用、针灸、按摩、导引、气功等。必须注意的是在临床或教学实践中，时有将治疗措施误为具体治法的现象。

二、治则、治法、治疗措施的区别与联系

（一）治则与治法的区别与联系

治则是治疗疾病时指导治法的总原则，具有原则性和普遍性意义；治法则是从属于一定治则的治疗大法或具体治法，其针对性及可操作性较强，较为具体而灵活。

例如，从邪正关系来探讨疾病，则不外乎邪正盛衰，因而扶正祛邪就成为治疗的基本原则（治则）。在这一治则的指导下，针对临床上不同的虚证而采取的益气、养血、滋阴、扶阳等治法及相应的治疗措施就是扶正这一治则的具体体现；而针对不同的实证采用的发汗、清热、活血、吐下等治法及相应的治疗措施就是祛邪这一治则的具体体现。

治则与治法的运用，体现了原则性与灵活性的结合。由于治则统摄具体的治法，而多种治法都从属于一定的治则。因此，掌握好治则与治法的要领，在治疗上就可执简驭繁，既有高度的原则性，又有具体的可操作性与灵活性。

（二）治法与治疗措施的区别与联系

治法是在一定的治则指导下制订的治疗大法或具体治法，而治疗措施则是实施治则、治法的载体，其针对性及可操作性较治法更强，更为具体而灵活。

例如，有一例晚期肺癌患者，证见咳嗽痰多、痰稀色白、纳呆乏力，辨证属于脾虚痰湿证，病属本虚标实，应该采取的治则是扶正祛邪、标本兼治；采取的治法是健脾化痰；拟选择的治疗措施可以是口服中药汤剂（如陈夏六君子汤加减）或中成药制剂（如陈夏六君丸），或针灸治疗，等等。可见在制订治疗计划的过程中，越往后的环节其针对性和可操作性越强，也更加具体而灵活。

三、肿瘤的常用治则

中医的治疗原则，是在整体观念和辨证论治精神指导下，分析疾病的病因、病位、病机以及患者体质，分清病变的主要矛盾及其可能的衍化，探求解决矛盾的办法和普遍规律，从而确定治疗原则。肿瘤的中医治则，同样是在中医整体观念指导下，通过对肿瘤的病因、病机、病位、病情转归以及对患者体质等全面分析、正确诊断后所确立的治

疗原则。对临床的治疗立法和遣药组方具有重要的指导意义，其内容十分丰富。

由于肿瘤在发生、发展过程中，传变迅速，变化多端，所以应做到早期发现，早期治疗；在复杂多变的肿瘤病证中，必须善于抓住病变的本质进行治疗，此为治病求本；根据阴阳气血失调的变化，采取调理阴阳气血的原则，使之归于平衡；对于邪正相争所产生的虚实、寒热变化，予以扶正祛邪；按照病情的先后缓急，采用“急则治其标”“缓则治其本”和“标本同治”，这是扶正祛邪和标本缓急的原则；针对发病的不同季节、地理环境和不同患者，这是因时因地因人制宜的原则；结合现代医学观点，采用辨病论治与辨证论治相结合的原则；由于肿瘤疾病有急性和慢性之分、卒病和痼疾之异，以及同一个疾病又有急性期与慢性恢复期的不同，因而采取随机应变与持重守方的治疗，这称之为应变与守方的原则。这些原则，在临床运用时，既有其独立的指导意义，又有相互协同作用。对于单纯的病证，可以采用其中一个原则，对于复杂的病证，可以采用两个或两个以上的原则。

肿瘤的中医治则与其他疾病类似，但亦有其特殊之处。常用的有治病求本、早治防变、标本缓急、扶正祛邪、调整阴阳、三因制宜（因时、因地、因人制宜）等，其中“治病求本”属于中医学治病的主导思想，其余治则均在其指导之下实施。兹分述如下。

（一）治病求本

治病求本是指在治疗疾病时，必须针对造成疾病的根本原因进行治疗。该治则是中医学治病的主导思想，对所有疾病都适用，肿瘤病亦不例外。

“治病求本”源于《素问·阴阳应象大论》：“黄帝曰：阴阳者，天地之道也，万物之纲纪，变化之父母，生杀之本始，神明之府也。治病必求于本。”“求本”实际上就是辨清病因病机，抓住疾病的本质，并针对疾病的本质进行治疗。

疾病的外在表现与其内在本质一定有着某种联系，但“本”有的显而易见，有的幽而难明，有的似假幻真，因而寻求疾病的本质，即病因病机，就显得十分重要。治本的目的是解决疾病的主要矛盾，主要矛盾一解决，其表现在外的症状、体征也会随之而消解。

临床实际操作中，对外感性疾病，着重病因的辨析；对内伤性疾病，则注重病机的辨析。如头痛，既有因感受六淫邪气，如风寒、风热、风湿、风燥、暑湿等所致者，又有因机体自身代谢失调而产生气虚、血虚、瘀血、痰浊、肝阳上亢、肝火上炎等病理变化而发者。外感性头痛，辨清了病因，则能确立证候而施治，如风寒者以辛温散之，风热者以辛凉解之，风湿者用辛燥之品，风燥者宜辛润之药，暑湿者当芳香化湿。内伤性头痛，一般难以找到确切的病因，因而必须辨明病机，据病机确立证候，然后论治：属气虚者当补气，血虚者当补血，瘀血者当活血，痰浊者宜化痰，肝阳上亢者当平肝潜阳，肝火上炎者宜清肝泻火。

如胃癌的病机属于肝胃不和者，治以舒肝和胃、降逆止痛；属于脾胃虚寒者，治以温中散寒、健脾和胃；属于瘀毒内阻者，治以清热解毒、活血祛瘀。这些治法都是治病求本主导思想的体现。

（二）治未病

治未病，亦即预防，就是采取一定的措施，防止疾病的发生与发展。预防，对于健康人来说，可增强体质，预防疾病的发生；对于病者而言，可防止疾病的发展与传变。

中医学对疾病的预防非常重视，早在两千多年前就已论述。

《素问·四气调神大论》云："圣人不治已病，治未病；不治已乱，治未乱，此之谓也。夫病已成而后药之，乱已成而后治之，譬犹渴而穿井，斗而铸锥，不亦晚乎!"强调了预防疾病的重要性。

治未病包括未病先防和既病防变两方面的内容。

1. 未病先防

未病先防是指在未病之前，采取各种措施，做好预防工作，以防止疾病的发生。未病先防，包括增强人体正气和防止病邪侵害两方面。

（1）增强人体正气。一个人是否发病，关键是取决于人体正气充沛与否，即人体抗病能力强弱。在同一条件下有人得病，有人不得病，这就是"正气存内，邪不可干"的道理。因此，平素就要注意修身养性，顺应四时气候变化，饮食有节，力戒偏嗜，起居有常，劳逸适度，锻炼身体，增强体质，从而提高抗病能力，才能不易发生疾病。

《素问·上古天真论》云："上古之人，其知道者，法于阴阳，和于术数，食饮有节，起居有常，不妄作劳，故能形与神俱，而尽终其天年，度百岁乃去。"道出了养生益寿的要诀。

（2）防止病邪侵害。邪气是导致疾病发生的另一个重要条件，故未病先防除了增强人体正气、提高抗病能力之外，还要注意避免病邪的侵害。即如《素问·上古天真论》所说："虚邪贼风，避之有时。"

在肿瘤的预防方面，防止病邪侵害主要包括防止六淫之邪的侵害（如夏日防暑，秋天防燥，冬天防寒）以及防止环境、水源和食物的污染等。对于某些高危人群（如长期吸烟者，或有胃肠癌家族史者），平时经常服食一些具有防癌作用的食物或药物（如绿茶、芦笋、猴头菇、猕猴桃、大蒜素、胡萝卜素等），可提高机体免疫功能，有助于防止病邪侵袭。

2. 既病防变

既病防变指的是在疾病发生的初始阶段，应力求做到早期诊断、早期治疗，以防止疾病的发展及传变。

既病防变包括早期的及时治疗和晚期的防止传变两部分。

（1）及时治疗。在肿瘤疾病早期及时诊治，把疾病消灭在萌芽阶段，防止肿瘤由轻变重、由局部蔓延到全身。

《素问·阴阳应象大论》云："故邪风之至，疾如风雨，故善治者治皮毛，其次治肌肤，其次治筋脉，其次治六腑，其次治五脏。治五脏者，半死半生也。"说明诊治越早，预后越好，如不及时诊治，病邪就有可能步步深入，病情亦愈趋复杂、深重，治疗也就愈加困难了。

（2）防止传变。肿瘤病到了晚期，势必累及其他脏腑器官。此时关键是要搞清楚疾病的脏腑病位及其传变趋势，以阻止疾病的传变。

关于脏腑传变规律，古人早有认识。如《素问·玉机真脏论》云："五脏相通，移皆有次；五脏有病，则各传其所胜。"指出五脏有病，其病气分别传至其所胜克之脏。《金匮要略·脏府经络先后病脉证第一》亦云："见肝之病，知肝传脾，当先实脾。"

在临床上，见到中晚期的肝癌、肝硬化患者，根据"肝属木，脾属土，木克土"的五行理论，知道在病变过程中，肝病进一步发展可能累及脾胃，在治疗的时候就要考虑到健脾和胃，使脾胃强健，以避免或减少肝病及脾的发生。

（三）标本缓急

"标""本"的含义：就邪正而言，正气为本，邪气为标；就病机与症状而言，病机为本，症状是标；就疾病先后言，旧病、原发病为本，新病、继发病是标；就病位而言，脏腑精气病为本，肌表经络病为标等。

需注意的是，此处的"本"与治病求本的"本"含义不同，此处的"本"可以指正气，亦可以指病机或原发病症，而治病求本的"本"特指疾病的本质（病机），两者不可混淆。

标本缓急原则包括急则治标、缓则治本和标本兼治三部分。

1．急则治标

适用于邪气较盛或继发病症较急的情况。

病证急重时的标本取舍原则是标病急重，则当先治、急治其标。标急的情况多在疾病过程中出现的急重，甚或危重症状，或卒病且病情非常严重时。例如，直肠癌热盛伤津，关格壅塞，气机阻滞，大便秘结，发为中满的阳明腑实证，从其病因病机分析，内热为本，中满为标。急则治其标以大承气汤急下之，中满得除则大热自愈。又如肝癌、肝硬化合并腹水患者，就原发病与继发病而言，腹水多是在肝病基础上形成，则肝血瘀阻为本，腹水为标，如腹水不重，则宜化瘀为主，兼以利水；但若腹水严重，腹部胀满，呼吸急促，二便不利时，乃至危及生命，则为标急，此时当先治标病之腹水，待腹水减退，病情稳定后，再治其肝病。又如肝癌并上消化道大出血患者，由于大出血会危及生命，故不论何种原因的出血，均应紧急止血以治标，待血止，病情缓和后再治其病本。再如病因明确的癌症剧痛，可先缓急止痛，痛止则再治其本。

此外，在先病为本而后病为标的关系中，有时标病虽不危急，但若不先治将影响本病整个治疗方案的实施时，也当先治其标病。如在肺癌患者的治疗过程中，患者合并外感（肺部感染），宜先将后病（肺部感染）治好，然后再转回来治疗先病（肺癌）。

2．缓则治本

多适用于病情缓和，病势迁延，暂无急重病状的情况。

此时必须着眼于疾病本质的治疗。因标病产生于本病，本病得治，标病自然也随之而去。如肺癌放射治疗后肿瘤已经稳定，但仍见有咳嗽、气短、乏力、口咽干燥等症，辨证属气阴两虚证，气阴两虚是本，咳嗽是标。此时标病不至于危及生命，故不必急着用单纯止咳法来治标，而应益气养阴治本为主，本病得愈，咳嗽也自然会消除；再如气虚自汗，则气虚不摄为本，出汗为标。单用止汗，难以奏效，此时应补气以治其本，气足则自能收摄汗液。另外，先病宿疾为本，后病新感为标，新感已愈而转治宿疾，也属缓则治本。

3. 标本兼治

当标本并重之时，宜标本兼治。如在热性病过程中，阴液受伤而致大便燥结不通，此时邪热内结为本，阴液受伤为标，治当泻热攻下与滋阴通便同用。例如，直肠癌患者，因肿瘤压迫出现大便困难，同时又有神疲乏力、不思饮食、头晕心悸等正气亏虚见证，属于“本虚标实”，标本并重。此时两方面均不宜耽搁，故需标本兼治，祛邪抑瘤与扶正补虚同用。又如脾虚失运、水湿内停，此时脾虚是本，水湿为标，治可补脾祛湿同用；再如素体气虚，抗病力低下，反复感冒，如单补气则易留邪，纯发汗解表则易伤正，此时治宜益气解表。以上均属标本兼治。

（四）扶正祛邪

正即正气，指脏腑组织的功能活动、抗病能力以及机体生命活动的物质基础，如阴精、阳气、津、血等。

邪即邪气，泛指各种致病因素，如六淫、疫疠、食积、痰饮、瘀血等。

扶正即增强体质，提高机体的抗邪及康复能力。适用于各种虚证，即所谓“虚则补之”。

祛邪即祛除邪气，消解病邪的侵袭和损害、抑制亢奋有余的病理反应。适用于各种实证，即所谓“实则泻之”。

需注意的是，扶正、祛邪皆属于治则而非治法。具体治法如益气、养血、滋阴、温阳、填精、增水以及补养各脏的精气阴阳等，均是扶正治则下确立的具体治疗方法，在具体治疗手段方面，除内服汤药外，还可有针灸、推拿、气功、食疗、形体锻炼等；而发汗、涌吐、攻下、消导、化痰、活血、散寒、清热、祛湿等，均是祛邪治则下确立的具体治疗方法，其具体使用的治疗手段也同样是丰富多样的。

正邪相搏中双方的盛衰消长决定着疾病的发生、发展与转归，正能胜邪则病退，邪能胜正则病进。因此，治疗疾病的一个基本原则，就是要扶助正气，祛除邪气，改变邪正双方力量的对比，使疾病早日向好转、痊愈的方向转化。

扶正与祛邪两者相互为用，相辅相成，扶正增强了正气，有助于机体祛除病邪，即所谓“正胜邪自去”；祛邪则在邪气被祛的同时，减免了对正气的侵害，即所谓“邪去正自安”。

运用扶正祛邪治则时要注意以下几个原则：攻补应用合理，即扶正用于虚证，祛邪用于实证。把握先后主次：对虚实错杂证，应根据虚实的主次与缓急，决定扶正祛邪运

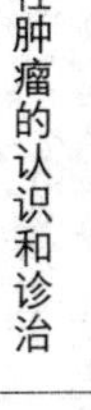

用的先后与主次。扶正不留邪，祛邪不伤正。

1. 单独运用

适用于单纯虚证或单纯实证。

（1）扶正（虚则补之；扶正培本）：适用于虚证或真虚假实证，或与毒副反应较大的治疗方法配合使用。

（2）祛邪（实则泻之；祛邪抑瘤）：适用于实证或真实假虚证。

2. 同时运用

即攻补兼施，适用于虚实夹杂的病证。由于虚实有主次之分，因而攻补同时使用时亦有主次之别。

（1）扶正兼祛邪：即扶正为主，辅以祛邪。适用于以正虚为主的虚实夹杂证。

（2）祛邪兼扶正：即祛邪为主，辅以扶正。适用于以邪实为主的虚实夹杂证。

3. 先后运用

扶正与祛邪的先后运用，也适用于虚实夹杂证。主要是根据虚实的轻重缓急而变通使用。

正虚时，兼顾祛邪反能更伤正气，故当先扶正以助正气，正气能耐受攻伐时再予以祛邪，可免“贼去城空”之虞；邪盛或正虚不甚时，先行祛邪，邪气速去则正亦易复，再补虚以收全功。

（1）先扶正后祛邪：即先补后攻。适用于正虚为主，机体不能耐受攻伐者。

（2）先祛邪后扶正：即先攻后补。适用于以下两种情况：一是邪盛为主，兼扶正反会助邪；二是正虚不甚，邪势方张，正气尚能耐攻者。

总之，扶正祛邪的应用，应知常达变，灵活运用，据具体情况而选择不同的用法。

（五）调整阴阳

调整阴阳，是指纠正疾病过程中机体阴阳的偏盛偏衰，损其有余，补其不足，恢复人体阴阳的相对平衡。调整阴阳的治则主要有如下几类。

1. 损其有余

即“实则泻之”，适用于人体阴阳中任何一方偏盛有余的实证。根据阴阳的偏盛情况，分泻其阳盛和损其阴盛两种类型。

（1）泻其阳盛。即热者寒之，“阳胜则热”的实热证，据阴阳对立制约原理，宜用寒凉药物以泻其偏盛之阳热。例如阳气偏盛的患者，由于“阳胜则阴病”，每易导致阴气的亏减，此时不宜单纯地清其阳热，而须兼顾阴气的不足，即清热的同时，配以滋阴之品，亦即祛邪为主兼以扶正。

（2）损其阴盛。即寒者热之，“阴胜则寒”的寒实证，宜用温热药物以消解其偏盛之阴寒。例如阴气偏盛的患者，由于“阴胜则阳病”，每易导致阳气的不足，此时不宜单纯地温散其寒，还须兼顾阳气的不足，即在散寒的同时，配以扶阳之品，亦属于祛邪为主兼以扶正。

2. 补其不足

补其不足，即“虚则补之”，适用于人体阴阳中任何一方虚损不足的病证。根据阴阳的虚损情况，又分如下几种类型。

（1）阴阳互制。包括滋阴抑阳和扶阳抑阴两方面。

滋阴抑阳。即唐代王冰所谓的“壮水之主，以制阳光”（《素问·至真要大论》注语）。《素问·阴阳应象大论》称之为“阳病治阴”。这里的“阳病”指的是阴虚则阳气相对偏亢，治阴即补阴之意。滋阴抑阳适用于阴虚不足以制阳而致阳气相对偏亢的虚热证。

扶阳抑阴。亦即王冰所谓的“益火之源，以消阴翳”（《素问·至真要大论》注语）。《素问·阴阳应象大论》称之为“阴病治阳”。这里的“阴病”指的是阳虚则阴气相对偏盛，治阳即补阳之意。扶阳抑阴适用于阳虚不足以制阴而致阴气相对偏盛的虚寒证。

（2）阴阳互济。对于阴阳偏衰的虚热及虚寒证的治疗，明代张介宾还提出了阴中求阳与阳中求阴的治法，他在《景岳全书·新方八阵》中说：“善补阳者，必于阴中求阳，则阳得阴助，而生化无穷；善补阴者，必于阳中求阴，则阴得阳升，而泉源不竭。”此即阴阳互济的方法。其意是使阴阳互生互济，不但能增强疗效，同时亦能限制纯补阳或纯补阴时药物的偏性及副作用。如肾阴虚衰而相火上僭的虚热证，可用滋肾阴的六味地黄丸佐桂附以阳中求阴，滋阴制火，即是其例。

阴中求阳。即据阴阳互根的原理，补阳时适当佐以补阴药谓之阴中求阳。

阳中求阴。即据阴阳互根的原理，补阴时适当佐以补阳药谓之阳中求阴。

（3）阴阳并补。对阴阳两虚则可采用阴阳并补之法治疗，阳损及阴者，以阳虚为主，则应在补阳的基础上辅以滋阴之品；阴损及阳者，以阴虚为主，则应在滋阴的基础上辅以补阳之品。

阴阳并补和阴阳互济之调补两法，虽然用药上都是滋阴、补阳并用，但主次分寸不同，且适用的证候有别。

（4）回阳救阴。适用于阴阳亡失者。亡阳者当回阳以固脱；亡阴者当救阴以固脱。

由于亡阳与亡阴实际上都是一身之气的突然大量脱失，故治疗时都要兼以峻剂补气，常用人参等药。

（六）三因制宜

“人以天地之气生”，指人是自然界的产物，自然界天地阴阳之气的运动变化与人体是息息相通的，因此人的生理活动、病理变化必然受着诸如时令气候节律、地域环境等因素的影响。患者的性别、年龄、体质等个体差异，也对疾病的发生、发展与转归产生一定的影响。因此，在治疗疾病时，就必须根据这些具体因素做出分析，区别对待，从而制订出适宜的治法与方药，即所谓因时、因地和因人制宜，也是治疗疾病所必须遵循的一个基本原则。

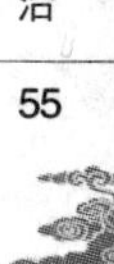

1. 因时制宜

根据不同的时令气候节律特点来制订适宜的治法与方药的治疗原则，称为“因时制宜”。

因时之“时”一是指自然界的时令气候特点，二是指年、月、日的时间变化规律。《灵枢·岁露论》说：“人与天地相参也，与日月相应也。”因而年月季节、昼夜晨昏时间因素，既可影响自然界不同的气候特点和物候特点，同时对人体的生理活动与病理变化也带来一定的影响，因此，就要注意在不同的天时气候及时间节律条件下的治疗宜忌。以时制宜治则包括如下几种情况。

（1）季节方面：由于季节间的气候变化幅度大，故对人的生理病理影响也大。治疗时注意“用寒远寒，用凉远凉，用温远温，用热远热，食宜同法”的原则（《素问·六元正纪大论》）。即用寒凉方药及食物时，当避其气候之寒凉；用温热方药及食物时，当避其气候之温热。又如暑多挟湿，故在盛夏多注意清暑化湿；秋天干燥，则宜轻宣润燥等。如夏季炎热，机体当此阳盛之时，腠理疏松开泄，则易于汗出，即使感受风寒而致病，辛温发散之品亦不宜过用，以免伤津耗气或助热生变。至于寒冬时节，人体阴盛而阳气内敛，腠理致密，同是感受风寒，则辛温发表之剂用之无碍；但此时若病热证，则当慎用寒凉之品，以防损伤阳气。又如胃癌脾胃气虚证，治宜健脾益气，在夏秋季节因气候炎热或干燥，其益气药一般选用西洋参、太子参之类，以期在益气的同时兼有养阴润燥作用；而冬春季节则可选用党参、红参等药性偏温者，以加强益气之力而无温燥之虑。

（2）月令方面：治疗疾病时须考虑每月的月相盈亏圆缺变化规律，这在针灸及妇科的月经病治疗中较为常用。如《素问·八正神明论》说：“月始生，则血气始精，卫气始行；月郭满，则血气实，肌肉坚；月郭空，则肌肉减，经络虚，卫气虚，形独居。”指出人体具有与月亮圆缺相关的月节律，并据此而提出“月生无泻，月满无补，月郭空无治，是谓得时而调之”的治疗原则。

（3）昼夜方面：大自然日间与夜间的阴阳之气比例不同，人亦应之。某些病证，如阴虚的午后潮热，湿温的身热不扬而午后加重，脾肾阳虚之五更泄泻等，也具有日夜的时相特征，亦当考虑在不同的时间实施治疗。针灸中的“子午流注针法”即是根据不同时辰而有取经与取穴的相对特异性，是择时治疗的最好体现。

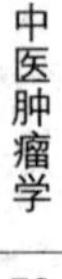

2. 因地制宜

根据不同的地域环境特点，来制订适宜的治法与方药的治疗原则，称为“因地制宜”。

不同的地域，其地势的高下、气候的寒热湿燥、水土的特性各异。因而在不同地域长期生活的人就具有不同的体质差异，加之其工作环境、生活习惯各不相同，使其生理活动与病理变化亦不尽相同，因地制宜就是考虑这些差异来制订相应的治法与方药。如我国东南一带，气候温暖潮湿，阳气容易外泄，人们腠理较疏松，易感外邪而患感冒，且一般以风热感冒多见，故常用桑叶、菊花、薄荷一类辛凉解表之剂；即使外感风寒，也少用麻黄、桂枝等温性较大的解表药，而多用荆芥、防风等温性较小的药物，且分量宜轻。而西北地区，气候寒冷干燥，阳气内敛，人们腠理闭塞，若感外邪则以风寒居多，以麻黄、桂枝之类辛温解表多用，且分量也较重。例如胃癌之气血两虚证，治宜补气养血，可用十全大补汤加减，在南方如重用黄芪、当归、肉桂，往往很多病人会反映服药后有口干口苦等“上火”的感觉，而在北方则较少有此类反应。

3. 因人制宜

根据病人的年龄、性别、体质等不同特点，来制订适宜的治法与方药的治疗原则，称为“因人制宜”。

不同的患者有其不同的个体特点，应根据每个患者的年龄、性别、体质等不同的个体特点来制订适宜的治法与方药。如清代徐大椿《医学源流论》指出：“天下有同此一病，而治此则效，治彼则不效，且不惟无效，而反有大害者，何也？则以病同人异也。”

（1）年龄方面：年龄不同，则生理功能、病理反应各异，治宜区别对待。

如小儿生机旺盛，但脏腑娇嫩，气血未充，发病则易寒易热，易虚易实，病情变化较快。因而，治疗小儿疾病，药量宜轻，疗程多宜短，忌用峻剂。青壮年则气血旺盛，脏腑充实，病发则由于邪正相争剧烈而多表现为实证，可侧重于攻邪泻实，药量亦可稍重。而老年人生机减退，气血日衰，脏腑功能衰减，病多表现为虚证，或虚中夹实。因而，多用补虚之法，或攻补兼施，用药量应比青壮年少，中病即止。例如肝癌气滞血瘀证，治法应为活血化瘀，对于年轻、体质较好的患者和老年、体质较差的患者，在遣方选药的时候就有所不同，破血逐瘀的三棱、莪术对后者应该慎用或少用。

（2）性别方面：男、女性别不同，各有其生理、病理特点，治疗用药亦当有别。

如妇女生理上以血为本，以肝为先天，病理上有经、带、胎、产诸疾及乳房、胞宫之病。月经期、妊娠期用药时当慎用或禁用峻下、破血、重坠、开窍、滑利、走窜及有毒药物；带下以祛湿为主；产后诸疾则应考虑是否有恶露不尽或气血亏虚，从而采用适宜的治法。

男子生理上则以精气为主，以肾为先天，病理上精气易亏而有精室疾患及男性功能障碍等特有病证，如阳痿、阳强、早泄、遗精、滑精以及精液异常等，宜在调肾基础上结合具体病机而治。

男女性别不同，生理特点有异，治疗用药时应结合性别而区别对待。生理上，男子以精为主，女子以血为主，有经、带、胎、产的特点。女子以肝为先天，肝气易郁易结，肝血易虚易滞，治疗诸病时应注意疏肝理气或养血行血。

（3）体质方面：因先天禀赋与后天生活环境的不同，各人的体质存在着差异。一方面不同体质有着不同的病邪易感性；另一方面，患病之后，由于机体的体质差异与反应性不同，病证就有寒热虚实之别或“从化”的倾向。因而治法方药也应有所不同，例如偏阳盛或阴虚之体，当慎用温热之剂；偏阴盛或阳虚之体，则当慎用寒凉之品；体质壮

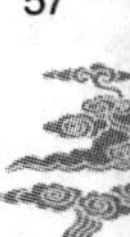

实者，攻伐之药量可稍重；体质偏弱者，则应采用补益之剂。

三因制宜的原则，体现了中医治疗上的整体观念以及辨证论治在应用中的原则性与灵活性，只有把疾病与天时气候、地域环境、患者个体诸因素等加以全面的考虑，才能使疗效得以提高。

（七）辨病论治与辨证论治

1．辨病论治是最基本的方法

辨病论治是中医诊疗疾病的一种基本方法，即根据不同疾病的各自特征，做出相应的疾病诊断，并针对不同疾病，进行相应的或特异的治疗。一种具体的病往往具有特定的病因、病机和症状，因而显示其特异性，并反映在病因作用和正虚邪奏的条件下，体内出现一定发展规律的邪正交争、阴阳失调的演变过程。因此，辨病论治可以把握疾病的基本矛盾变化，有利于从疾病的全局考虑其治疗方法，而且还能采用某些特异性治法和方药，进行特异性治疗。

辨病论治，就是针对具体的某一病种用固定的处方进行治疗。而辨病为主的治疗，则是在辨病论治的基础上，根据具体症状进行随证加药或化裁。新中国成立以来，全国许多医疗单位都应用了辨病为主的治疗方式，对多种常见肿瘤进行了大量的临床疗效观察，其中有不少方剂与单味药，取得了较好的效果。

辨病论治伴随着人们对疾病的认识而产生。如疟、疥、蛊、龋等20余种疾病的名称在殷墟甲骨文已有记载；西周《山海经》有瘿、痔、痈、疽、痹等23种固定病名；长沙《五十二病方》共载医方280多个，所治疾患涉及内、外、妇、儿、五官各种疾病100多种；甘肃武威汉墓出土的木简《治百病方》，记载了治疗内、外、妇、五官各科疾病的医方30多个。这些记载体现了古代根据具体疾病，采取针对性治疗的辨病论治思想。至此，所记载的病名已达300多个，其中有的较详细地论述了病因病机的临床表现发展转归、传变及预后，并提出治疗原则；对有的病种做了专病专篇讨论，如“热论”“痿论”“疟论”“痹论”等。

在两千多年前的《黄帝内经》中除采用针灸治疗外，还提出13首中药方剂，如生铁落饮治癫狂、乌骨丸治血枯等，体现了专病专方的论治思想。《黄帝内经》中辨病论治的理论已比较系统，其临床运用也较具体，表明辨病论治的原则和方法已得到了确立。如《素问·刺热》所述：“肝热病者，小便先黄，腹痛多卧，身热，热争则狂言及惊，胁满痛，手足躁，不得安卧……刺足厥阴少阳”，“肺热病者，先淅然厥，起毫毛，恶风寒，舌上黄，身热，热争则喘咳，痛走胸膺背，不得大息，头痛不堪……刺手太阴阳明”等等，即属于辨病论治。而且“内经十三方”所对应的皆是相应的疾病，如生铁落饮治疗狂证（《素问·病能论》），鸡矢醴治疗臌胀（《素问·腹中论》），兰草汤治疗脾瘅（《素问·奇病论》），左角发酒治疗尸厥（《素问·缪刺论》）等等。《神农本草经》中药物的主治亦多为病名，如夏枯草“主治寒热瘰疬，鼠瘘头疮，破癥，散瘿结气，脚肿湿痹”，“黄连治痢”等对疾病的治疗，皆是以辨病论治为前提的。

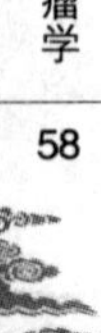

其后历代医家从不同的角度丰富发展了辨病论治的思想和方法，如唐代、宋代记载了大量的病名及相应的治疗方药。

2. 辨证论治是辨病论治的补充和完善

由于疾病发生的时间、区域、感邪的性质，以及人的个体差异不同，因而同一种疾病，临床表现亦常不同，故其具体治疗方法亦不全相同，故中医学在辨病论治的前提下提出了辨证论治的理论体系。如东汉张仲景的《伤寒论》《金匮要略》以“六经辨证”阐述外感病与内伤杂病的诊断与治疗，强调“知犯何逆，随证治之”，在其著作中无处不见辨病论治的影子，如辨太阳病脉证并治、辨阳明病脉证并治，以及“阳明之为病，胃家实是也”“少阳之为病，口苦、咽干、目眩也”等等，皆是以病带证。而《伤寒论》第 113 条、第 397 条针对外感疾病的不同表现进行分类论治，是对中医学辨病论治的深化和发展；《金匮要略》亦是中医学在辨病的基础上进行脏腑辨证的极佳案例，可视为中医辨病论治与辨证论治相结合的典范。后世医家受此影响，对临床常见疾病，尤其是内伤杂病、外感温热病多采用辨病论治与辨证论治相结合的方式进行治疗，极大地提高了中医学对于疾病的治疗效果，并且丰富了中医学治疗学理论。

3. 辨证论治与辨病论治相结合是中医治疗学的发展趋势

中医学的辨证论治是在辨病论治的前提下得以演化和发展起来的。按照传统的观点，辨病论治中“病”是中医学的“病”，而非西医学的“病”。由于历史的原因，古代中医学对肿瘤的阐述多停留在以肿瘤形状、症状或部位为病名的认识层面，以形状为病名者，如茧唇（口腔癌）、阴菌（外阴癌）等；以症状为病名者，如失荣（颈部肿瘤）、噎膈（食管癌）等；以部位为病名者，如肺积（肺癌）、乳岩（乳腺癌）等，对常见肿瘤各自的临床特点描述较详，而对各种肿瘤共有的、实质性的特性认识较少。所以，中医学“病”的内涵与西医学“病”的内涵有所不同，中医辨病所采用的病名尤其是中医古籍中出现的病名与现代医学的病名有很大差别。

科学的发展是无止境的，随着现代科学的不断进步，人类对肿瘤的认识也不断深入。现代中、西医学运用现代科学理论和工具，通过物理、生化等各方面的检查，可以比较明确地阐明肿瘤的发病原因、病理变化以及病情演变规律，做出比较准确的诊断并从病因学角度上找出治疗的依据，弥补了古、近代中医学在肿瘤诊疗方面的某些不足，为制订合理、完善的治疗方案提供了科学论据和条件。我们在制订治则治法的时候，如能熟悉并运用上述规律，将有利于提高诊疗水平，取得更好的疗效。例如，肺的鳞状上皮细胞癌，由于患者个体差异和病理不同，可以表现多个不同的中医证型（如气阴两虚、痰湿蕴结、毒热内炽、气滞血瘀等），我们遵循辨证论治的原则采用相应的治法（如益气养阴、化痰散结、清热解毒、理气活血等），如果在遣方用药之时，能够依据现代药理学研究成果和肿瘤细胞的特性，有意识地选择一些具有较强的抗肿瘤活性的药物如白花蛇舌草、半枝莲、山豆根、蚤休、山慈菇等，将大大提高治疗的针对性，减少盲目性，疗效亦有望得到提高。另外，一些中药提取物如华蟾素（蟾蜍提取物）、斑蝥酸钠（斑蝥提取

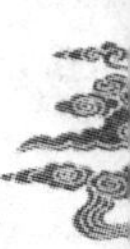

物)、鸦胆子油（鸦胆子提取物）等亦具有较好的抗肿瘤药理作用，目前正为临床所广泛应用。从现代的观点看，选用这些具有抗肿瘤作用的药物治疗肿瘤即属辨病论治；在辨证论治原则指导下选用这些具有抗肿瘤作用的药物则属于辨病论治与辨证论治相结合。

辨病论治与辨证论治是密切相关的。一般而言，辨病论治适用于病因特异、表现单纯的病证，其治疗以祛除特异性病因为目的；而辨证论治则主要用于病因繁多、病情复杂，且影响到气血津液或多脏腑同病全身性病证，需要对其病证进行细化分类，或随时间地点的变化而采用不同的治疗。可见辨证论治是对辨病论治的深化与发展，辨病论治强调的是治病的原则性；而辨证论治突出的则是治病的灵活性，是个体化治疗，两者各具特色，因而需要配合应用。

将辨病论治与辨证论治有机地结合起来，不但从宏观到微观，从局部到整体，诊断清楚是哪种癌症，而且还可进一步分清是哪种类型，气血脏腑损伤的程度，正邪胜负进退变化，对制订治疗方案和把握预后都非常重要，也有利于提高临床疗效。

四、中医肿瘤常用治法

为便于归纳，我们将治疗肿瘤的常用治法分为扶正、祛邪两大类来论述。扶正类，主要有健脾法、养血法、补肾法、养阴法等治法；祛邪类，主要有理气法、活血化瘀、清热解毒、软坚散结、化痰祛湿、以毒攻毒等治法。

（一）扶正类治法

“正”是指正气，亦称真气，是生命机能总称，但通常与病邪相对来说，指人体的抗病能力。“扶正”，即是扶助正气，增强体质，提高机体抗邪能力。“本”是指本元，即指人体阴精阳气、气血、脏腑的功能，尤以脾肾为人体生命之本。“培本”即培植本元，是治疗疾病的关键。扶正培本法，是通过药物扶助正气和培植本元，使人体正气加强，有助于机体抗御和祛除病邪，达到治疗疾病目的的一种治法。金代张元素《活法机要》指出：“壮人无积，虚人则有之。脾胃怯弱，气血两衰，四时有感，皆能成积。”明代李中梓《医宗必读》认为：“积之成者，正气不足，而后邪气踞之。”张介宾《景岳全书》亦云：“凡脾肾不足及虚弱失调之人，多有积聚之病。”肿瘤的发生，是在人体正气不足，气血虚弱，导致阴阳气血失和，脏腑功能失调，在邪气的作用下，出现气滞、血瘀、湿聚、痰结等一系列病理变化，从而形成肿瘤。而肿瘤的发展同样是一个正虚邪实的过程，正气内虚是肿瘤发生发展的根本原因。因而扶正培本法是防治肿瘤的重要治法和有效的途径。应用扶正培本法防治肿瘤，能调动机体内在的积极因素，调整机体阴阳的平衡，提高机体对病邪的抵抗力和自然修复力，从而战胜肿瘤疾病。

恶性肿瘤发病迅猛，邪毒嚣张，证情险恶，患者多具有进行性消瘦乃至恶病质的特点，并出现阴、阳、气、血偏虚的见证。人体气血阴阳有着相互依存的关系，阳虚者多兼气虚，气虚者又易导致阳虚，气虚和阳虚常表示机体功能的衰退；阴虚者每兼血虚，而血虚又易导致阴虚，血虚和阴虚常表示体内精血津液的损耗。

1. 扶正类治法适用范围

（1）各期肿瘤正气虚损患者：改善患者的脏腑气血等机能，提高抗病能力，延长生存期。

（2）放、化疗患者：可提高放、化疗的临床疗效，减轻放、化疗的毒副作用。

（3）肿瘤术后患者：提高手术治疗的远期疗效。

2. 常用扶正类治法及其代表药物

扶正补虚法的运用，必须仔细分辨人体阴、阳、气、血的孰盛孰衰，决不能不分阴阳、气血的盛衰而采用面面俱到的“十全大补”，要把扶正与祛邪辩证地统一起来，扶正是为祛邪创造必要条件，要以中医辨证论治的原理与方法来权衡扶正与祛邪之间的轻重缓急。

扶正补虚法的应用除了辨清阴阳气血之亏外，还要辨明虚在何脏而采取相应的治法，故《难经·十四难》说：“治损之法奈何？然损其肺者，益其气；损其心者，调其营卫；损其脾者，调其饮食，适其寒温；损其肝者，缓其中；损其肾者，益其精，此治损之法也。”

扶正类治法及其代表药物依其各自不同的功效可分为下列四类。

（1）健脾法。脾主运化乃后天之本，对于癌症患者来讲，健脾益气和调理脾胃是扶正补虚的重要内容，必须时时顾及“胃气”，因为“有胃气则生，无胃气则死”。李东垣在《脾胃论》中指出“脾是元气之本，元气是健康之本”。所以张仲景提出“脾旺不受邪”之说。食欲不振，脾不健运是癌症患者最为普遍的证候，加之癌肿消耗体力，加速机体衰竭，只有脾胃健运，使“生化”之源不竭，才能延长生命、提高生存质量。

健脾法能调中补气，适用于脾胃虚弱患者。健脾法包括健脾益气、健脾和胃、健脾化湿等法，而且常寓调于健之中。健脾法与补血药同用有补益气血、扶助正气、增强体质的功效。

健脾法的常用药物有黄芪、党参、人参、白术、山药、甘草等；四君子汤为其最常用的代表方。

（2）养血法。肿瘤属于消耗性疾病，可因脾肾受损导致气血生化乏源，或因癌瘤病灶出血，或因放疗、化疗及手术治疗耗气伤血，因而养血法在临床上较常应用。

养血法能够填精生血，适用于体弱血虚患者。由于气血同源、精血同源，所以养血法多与健脾法、补肾法同用以增强补血功效。

养血法的常用药物有鸡血藤、当归、熟地、白芍、紫河车、桂圆肉、阿胶等；八珍汤、十全大补汤是其常用代表方。

（3）补肾法。肾为先天之本，人体的功能活动有赖于肾气推动，肿瘤患者在晚期阶段常可见到肾之阴阳亏虚，因而必要的补肾药常被佐以用之，以提高机体抗病能力，促进病体的康复。

补肾法包括滋养肾阴、温补肾阳等法。

滋养肾阴的常用药物有熟地黄、何首乌、女贞子、旱莲草、枸杞子、桑葚子等；温

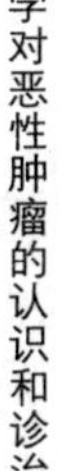

补肾阳的常用药物有附子、肉桂、鹿茸、菟丝子、补骨脂、淫羊藿、锁阳、肉苁蓉、巴戟天等。根据“阴阳互根”的理论，滋养肾阴药常与温补肾阳配伍使用，以增强补肾功效。六味地黄丸和肾气丸为补肾法的常用代表方。

（4）养阴法。热毒乃肿瘤致病原因之一，日久则耗伤阴津，另外，肿瘤的发展之并发症，如高热等，又易损伤阴液，故阴虚内热为肿瘤常见病理变化。所以养阴法在临床中应用亦较为广泛。

养阴法能够滋养肺、胃及肝肾，育阴增液，适用于肿瘤患者呈现阴虚证候者，在放疗及化疗中出现火热内灼、耗阴伤津时也常应用本类药物。由于临床上肿瘤患者常出现阴虚与气虚兼见（气阴两虚）、阴虚与热毒兼见（阴虚火旺）的情况，所以益气养阴法和养阴清热法也比较常用。

养阴法的常用药物有天门冬、麦门冬、沙参、生地、龟板、鳖甲、天花粉、知母、旱莲草、女贞子等；增液汤、麦门冬汤和沙参麦冬汤是其常用代表方。如属气阴两虚者则配补气药同用以益气养阴，常用药物有天门冬、人参、生地等，代表方为生脉散。如属阴虚火旺者则配清热药同用以养阴清热，常用药物有鳖甲、知母、生地、秦艽、柴胡、地骨皮等，代表方为青蒿鳖甲汤。

扶正培本法，通过临床实践和现代科学实验的验证，证明这一治法在肿瘤治疗中具有双向调节和保持平衡的作用。具体如下：促进机体免疫功能，提高淋巴细胞增殖和网状内皮系统活力，从而增强对外界恶性刺激的抵抗力；保护和改善骨髓造血功能，保护心肝肾的功能；提高内分泌体液的调节功能，促进垂体—肾上腺皮质功能；调整癌症患者机体内 cAMP 和 cGMP 等的比值，有利于抑制癌细胞的生长；具有双相调节作用和提高机体物质代谢作用；减轻放化疗毒副反应，增强放化疗效果；具有直接抑癌，控制癌细胞浸润和转移，预防肿瘤的发生和发展等作用。

（二）祛邪类治法

《素问·至真要大论》云：“治诸胜复，寒者热之，热者寒之，……坚者软之，……强者泻之，各安其气，必清必静，则病气衰去，归其所宗，此治之大体也。”强调了祛邪治病的基本原则及其重要意义。

肿瘤疾病由于邪气内伏而产生肿块，并导致一系列病理变化，于是出现各种临床症状。祛邪是治疗肿瘤的主要治则，根据病邪的性质和部位，选择不同的祛邪大法，“实则泻之”（《素问·三部九候论》）；“坚者削之，客者除之，劳者温之，结者散之，留者攻之……逸者行之”（《素问·至真要大论》），邪祛则正安，及时有效祛除病邪，减少病邪对机体的损害，特别是肿瘤早期正气未虚者更应以祛除邪气为主。

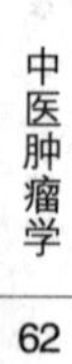

肿瘤患者绝大多数表现为本虚标实之候，故治之大法，当以扶正培本、抗癌祛邪为要。一般而言，肿瘤早期尚小，机体正气尚盛，多属正盛邪轻之候，治当以攻为主，或兼以扶正，或先攻后补，即祛邪以扶正之法；肿瘤中期正气多已受损，但正尚能与邪抗争，治当攻补兼施；肿瘤晚期多正气衰弱，正虚邪盛，气阴亏损，治当以扶正为主，或

兼以去驱邪，或先补后攻，即扶正以祛邪。可见祛邪类治法与扶正类治法同等重要。

1．祛邪类治法适用范围

（1）各期肿瘤正气尚未大亏者：可抑制肿瘤的发展，减轻患者的临床症状，延长生存期。

（2）放、化疗患者：可提高放、化疗的临床疗效，减轻放、化疗的毒副作用。

（3）肿瘤术后患者：提高手术治疗的远期疗效。

2．常用祛邪类治法及其代表药物

（1）化痰祛湿法。痰湿为人体的病理产物，又是致病原因。中医认为，许多肿瘤与痰凝湿聚有关，如元代朱丹溪说："痰之为物，随处升降，无处不到"，"凡人身上、中、下有块者多是痰"。清代高锦庭也说："癌瘤者……及五脏瘀血浊气痰滞而成"。此外，湿毒为患，可浸淫生疮，流脓流水或因肿瘤而出现浮肿、胸水和腹水等。通过化痰祛湿法，不但可减轻症状，某些肿瘤亦可得到有效控制。因此，化痰祛湿法在肿瘤中医治疗中具有一定的重要性，通过现代实验研究及药物筛选，更进一步证明某些化痰、祛湿药物本身就具有抗肿瘤作用，如化痰药半夏、天南星、瓜蒌、山慈菇、天花粉、贝母、白芥子等；清热燥湿药苦参、黄连、黄芩、黄柏；利水渗湿药茯苓、猪苓、薏苡仁、泽泻、泽漆等；逐水要药甘遂、大戟、芫花等。故结合中医辨证施治原则，合理运用化痰祛湿法，能提高肿瘤的治疗效果。

广义的"痰"，包括可见（有形）和不可见（无形）的痰，有形之痰是指从口中咳吐而出的痰液，而停留在脏腑经络中的痰，影响生化，阻塞气机，变生百病，则为无形之痰。

现代药理研究发现：化痰药物具有较好的抗肿瘤作用，可促进痰性渗出物及其他病理产物的吸收。天南星提取物对小鼠 S180 肉瘤等瘤株具有明显的抑制作用，对 Hela 细胞癌亦有较高的抑制率；半夏对实验性动物 U14、S180 肉瘤、Hela 细胞癌有抑制作用，能明显使癌细胞逐渐脱落，致瘤体缩小或消失；半夏的稀醇或水浸出液对动物实验性肿瘤小鼠肝癌和人子宫颈癌细胞具有明显的抑制作用。鲜天南星的水提醇沉制剂体内实验对小鼠 S180 实体型和子宫颈癌 U14 等菌株失去手术或放疗机会的晚期食管癌患者，收到了较好的效果。山慈菇对小鼠 S180，肝实体瘤、淋巴肉瘤大鼠 WK256 等有抑制作用，其成分为去乙酸基秋水仙碱，具有很强的抗肿瘤作用，而毒性为秋水仙碱的 1/10～1/20。导痰汤加味全蝎、蜈蚣、川贝母、白芥子、鸡内金等对裸鼠 MKN45 细胞的生长、侵袭、转移有明显的抑制作用。

化痰法常与其他治法合用，常与软坚散结法合用，称化痰散结法，用于痰凝块坚者；与理气法合用，称理气化痰法，用于气郁痰凝者；与清热药合用，称清热化痰法，用于痰热证；与温热药合用，称温化寒痰法，用于寒痰凝结之证；与健脾药合用，称健脾化痰法，用于脾虚痰湿证；与活血药合用，称活血化痰法，用于痰瘀互结之证。

（2）活血化瘀法。历代医家多指出，癥积、石瘕、噎膈及肚腹结块等与瘀血有关。如《医林改错》明确指出："肚腹结块者，必有形之血也。"故活血化瘀法是治疗肿瘤的重要治法之一。在病因上，许多因素可导致瘀血，气滞可以形成瘀血；气虚也能形成血瘀；外邪入侵，伤及脉络，血溢脉外，停留经脉、脏腑组织之间形成瘀血，瘀血凝聚形成肿块。肿瘤患者在临床上有如下症状者可认为是有瘀血之证：体内或体表肿块经久不消，坚硬如石凸凹不平；唇舌青紫或舌体、舌边及舌下有青紫斑点或经脉怒张；皮肤黯黑，有斑块、粗糙，肌肤甲错；局部疼痛（刺痛），痛有定处，日轻夜重，脉涩等，合并有外周微循环障碍。癌症患者大多处于血液高凝状态，血液流变学检查，证实肿瘤患者的纤维蛋白原、TXB2、血小板黏附性、血浆黏度、全血黏度等指标均明显高于正常者。血瘀是肿瘤形成发展的主要病理机制，而且出现在各个病理阶段，因而不同时期使用活血化瘀方药对肿瘤的防治有重要临床意义。通过活血化瘀、疏通血脉、破瘀散结等治疗，能达到活血止痛，祛瘀消肿，恢复正常气血运行的目的。活血化瘀法不但能消瘤散结治疗肿瘤，而且对由瘀血引起的发热，瘀血阻络引起的出血，血瘀阻络所致的疼痛等症，分别结合清热活血、活血止血、化瘀止痛等诸法治疗，能收到一定效果。肿瘤患者由于长期受癌肿侵蚀，机体功能下降，临床以气虚血瘀为表现的并不少见，给予益气培本、活血化瘀相结合的治疗方法，可促进患者机体功能的恢复，提高机体免疫力，增强消瘤散结的功效。

活血化瘀法在肿瘤中的治疗作用主要表现在以下几个方面：①对肿瘤细胞的直接抑杀作用。中药药理实验研究表明，活血化瘀方药对肿瘤细胞有直接抑杀作用，这类药物有：全蝎、土鳖、水蛭、虻虫、川芎、红花、丹参、三棱、莪术、川楝子、乌药、归尾、大黄、降香、五灵脂、鸡血藤等。②调节免疫功能，促进新陈代谢。对免疫功能有双向调节作用，既能增强细胞免疫，又能抑制机体的某些过度反应。如川芎、当归、红花、丹参、王不留行等。活血化瘀法能增强化疗药对癌细胞的杀伤力，增强机体的体液免疫和巨噬细胞的吞噬功能，改善血液的高凝状态，减少化疗药物的毒副作用，从而提高疗效。③活血化瘀法与手术、放疗、化疗相结合能增加疗效，减少毒副作用，并促进机体恢复。肿瘤手术后用扶正固本加活血化瘀药能改善微循环，促进炎症吸收，减轻损害，促进增生或变性的结缔组织复原，使创口提前愈合，减少手术后遗症，降低手术过程中肿瘤细胞转移和种植的机会。活血化瘀类药还可提高肿瘤放疗的敏感性，因其能改善肿瘤及其周围组织的微循环，增加瘤体的血液灌注量和流速，破坏瘤体内部及周围组织内的纤维蛋白聚集，改善细胞缺氧状态。活血化瘀药与化疗同用，由于其可增加血液循环，改变血液高凝状态，使化疗药物更易进入癌组织，提高瘤体药物浓度，因而可增加化疗的杀伤力，提高化疗效果。活血化瘀药物可调整结缔组织代谢，预防和减少放疗并发症、后遗症。与其他中药配伍，可减轻化、放疗的副作用，并对癌症放、化疗有增效增敏作用。④活血化瘀药物还有抗炎、抗感染、镇痛效果。中晚期肿瘤患者常伴有炎症、发热等症状，中医认为由于阴阳气血虚，或气血瘀湿郁滞，癌毒内蓄，蕴而化热所致。临床以清热解毒或养阴扶正药与活血化瘀药合用，即可获得较好疗效。癌性疼痛是指癌肿浸润，压迫周围组织或神经所致的疼痛，即“不通则痛”，而活血化瘀为止痛大法，常与其他扶正祛邪法配合使用，药物用三七、蚤休、延胡索、黄药子、赤芍、川芎、五灵脂、蒲黄、乳香、没药、皂角刺等。研究表明，对癌症发热、出血、疼痛等症，活血化瘀可起到较好的对症治疗作用。

活血化瘀法在改善微循环、增加血管通透性的同时是否会促进肿瘤生长，加速肿瘤转移等问题上仍有诸多争论，因而在临床运用本法应给予足够重视，尤其是用于具有出血倾向的肿瘤如肝癌、白血病等时更应慎重。在肝癌剧烈疼痛时，如过多地使用活血化瘀药，可能促进肝破裂，出现大出血；肺癌患者过多地使用活血化瘀药，也会造成咯血或大咯血等副作用。没有血瘀证的患者如果滥用活血化瘀药或活血破瘀药，不仅会伤及正气，导致免疫力低下，且有可能造成癌细胞的转移。

（3）清热解毒法。热毒蕴结是恶性肿瘤的主要病因病理之一。热毒内蕴可形成肿瘤，血遇热则凝，津液遇火灼为痰，气血痰浊壅阻经络脏腑，遂结成肿瘤。《素问·至真要大论》说："诸痛痒疮，皆属于心"，"心主火"。《医宗金鉴》有："痈疽原是火毒生于经络阻塞气血凝"，指出疮、痒、肿、痛均与火毒有关，都由火毒致经络阻塞、气血凝滞所致。《医宗金鉴》论舌疳云："此证由心脾毒火所致"；论失荣证曰："由忧思、恚怒、气郁、血逆与火凝结而成"。可见中医文献中多认为无论内热外热，如果不能及时清除，久留体内，血遇热形成瘀血，津液遇热则炼成痰。热与痰、瘀等相结，内蕴结毒形成热毒，热毒阻塞于经络脏腑，就形成肿瘤。由于肿瘤的机械压迫，致使脏器的管腔、血脉受压或梗阻，造成脏器功能失调及气血循环障碍，则易发生感染。同时，晚期肿瘤组织坏死、液化、溃烂而伴发炎症、肿瘤细胞的代谢产物被机体吸收，也可见到热郁火毒的征候，常有发热、肿块增大、局部灼热、疼痛、口渴、便秘、舌红苔黄、脉数等症状，此时的病机特点属于热毒蕴积、邪热瘀毒之候，治疗上应采用清热解毒法。

现代研究表明，清热解毒法具有消炎、杀菌、排毒、退热及增强免疫等作用。由于炎症或感染往往是促使肿瘤恶化和发展的因素之一，清热解毒法则能控制和消除肿瘤及其周围的炎症和水肿，故能在一定程度上减轻症状，阻止肿瘤恶化和发展。故清热解毒法是祛邪治则中的一种常用治法，是中医治疗肿瘤的主要法则之一。常用的清热解毒药有金银花、连翘、半枝莲、白花蛇舌草、半边莲、七叶一枝花、蒲公英、山豆根、紫花地丁、鱼腥草、夏枯草、败酱草、喜树、龙葵、石上柏、苦参、野菊花、穿心莲、青黛等。

根据药理研究，清热解毒药具有以下几方面的作用：①直接抑制肿瘤作用。经抗癌活性筛选，清热解毒药的抗癌活性最强。有的已经从中分离出有效成分做成制剂供临床使用。如山豆根生物碱、三尖杉酯碱、穿心莲内酯、靛玉红等。②调节机体免疫功能。许多清热解毒药如白花蛇舌草能使网状内皮系统显著增生，网状细胞增生肥大，胞浆丰富，吞噬活跃；淋巴结、肝、脾等组织中嗜银物质呈致密化改变；亦能增强白细胞的吞噬功能。③抗炎排毒作用。清热解毒药如白头翁、鱼腥草、黄连、穿心莲、大青叶等均有一定的抑菌杀菌作用，并能对抗多种微生物毒素及其他毒素，抑制炎性渗出或炎性增生，从而控制或消除肿块及其周围的炎症和水肿。清热解毒药又能控制或缩小肿瘤，改善脏器腔受压或梗阻，恢复全身或局部气血循环，从而能缓解症状。④调节内分泌功能：清热解毒药如白花蛇舌草、山豆根等能增强肾上腺皮质的功能，影响肿瘤发生和发展。

⑤阻断致癌和反突变作用：某些清热解毒药具有对诱发小鼠胃鳞状上皮癌前病变及癌变有明显抑制作用，如夏枯草、山豆根、白藓皮等能阻断细胞在致癌物质作用下发生突变。

清热解毒法虽然属于“攻邪”的治法范畴。根据疾病的不同性质，清热解毒药也常与其他治疗法则和药物相结合，如热邪炽盛、耗损津液时，与养阴生津和滋阴凉血药合用，热盛迫血妄行时与凉血止血药合用。肿瘤患者体质比较差，还应注意与扶正药物有机配合使用，并要防止过用寒凉损伤人体阳气。另外，根据毒蕴热结的不同部位和不同表现，选择恰当的清热解毒药物，如黄芩清上焦肺热、黄连清中焦胃火、黄柏清下焦热、栀子清三焦热、龙胆草泻肝胆湿热等。结合病情，辨证使用清热解毒药物，可使其在肿瘤治疗中发挥更好的治疗作用。

（4）以毒攻毒法。癌瘤之成，不论是由于气滞血瘀，或痰凝湿聚，或热毒内蕴，或正气亏虚，久之均能瘀积癌毒，癌毒是肿瘤病理的关键，毒邪深陷，非攻不克。以毒攻毒法就是利用毒性剧烈、药性峻猛的有毒药物来治疗毒邪深痼的疾病的一类治疗方法。清代龙之章善用攻毒药物，他在《蠢子医》中指出：“毒症非毒药不行，毒症还须毒药攻”，“一切攻伐大毒药，往往用之若食蔗”。

目前，应用于恶性肿瘤临床的以毒攻毒中药有以下三类：①动物类：蟾蜍、斑蝥、蛇毒、守宫、全蝎、蜈蚣、土鳖虫、水蛭、蜣螂、蜂房、红娘子等。②植物类：生半夏、生南星、鸦胆子、巴豆、藤黄、藜芦、常山、马钱子、钩吻、喜树、甜瓜蒂、生附子、雪上一枝蒿、乌头、八角莲、独角莲、毛茛、商陆、狼毒、雷公藤、甘遂、芫花等。③矿物类：砒石、砒霜、雄黄、轻粉、硇砂等。研究表明，这些药物大多对癌细胞具有直接的细胞毒作用。通过临床疗效观察和药理筛选证明，许多攻毒类中药都有较强的抗癌活性，且从中分离出许多有效成分，有些成分已能人工合成，如斑蝥素、甲基斑蝥胺、华蟾素、长春花碱、长春新碱、喜树碱、羟基喜树碱、葫芦素等。

以毒攻毒法的抗肿瘤的机制主要有以下几方面：①杀伤抑制作用。多数攻毒类抗肿瘤中药都直接对癌细胞有杀伤抑制作用。此类药物大多具有细胞毒作用，可抑制癌细胞核酸代谢，干扰 DNA 和 RNA 合成，抑制蛋白质合成，阻滞细胞的有丝分裂，从而使癌细胞的形态和功能发生变化，杀伤癌细胞。如鸦胆子甲醇或水提取物对艾氏腹水瘤、Walker256、肉瘤 S180 及 P388 淋巴细胞白血病有显著抑制作用，能使癌组织细胞发生退行性变并坏死，呈细胞毒作用，临床治疗肺癌、胃癌有效。②诱导凋亡作用。如砒霜有效成分氧化砷（As_2O_3）可显著诱导白血病 NB4 细胞、胃癌细胞株 MKN45 和 SGC7901、肝癌细胞株 SMMC7721 及乳癌细胞凋亡，其诱导凋亡的机理是上调促凋亡基因（P53、Fas、bax 等）及下调抑凋亡基因（bcl－2）的表达。③诱导分化作用。如蟾酥能逆转大鼠气管上皮的异型性鳞状化生，促进气管受损黏膜的修复和保护气管上皮正常分化作用；三尖杉酯碱、巴豆均可诱导人早幼粒细胞株 HL－60 向单核—巨噬细胞分化。

中医理论认为，使用毒药治病，有病则病受之，故可以使用毒性峻猛之品来治疗毒邪深痼之肿瘤；但许多毒性药物的有效剂量与中毒剂量很接近，故应用时应慎重，适可而止。《神农本草经》云："若用毒药疗病，先起如黍粟，病去即止。不去，倍之；不去，十之。取去为度。"《素问·五常政大论》云"大毒治病，十去其六，常毒治病，十去其七，小毒治病，十去其八，无毒治病，十去其九"，"无使过之，伤其正也"。在使用攻毒药的同时，应照顾正气，合理配伍且注意药物的合理炮制，选择适宜剂型，既可发挥其治癌作用，又可以减少其副作用。

（5）软坚散结法。肿瘤质硬如石者称坚，质软者称结，使硬块消散的治法称为软坚散结法。《内经》中指出"坚者削之""结者散之""客者除之"。故对肿瘤多用软坚散结法治疗。中药理论认为"咸能软坚"，常用药物有：鳖甲、牡蛎、海藻、昆布、瓦楞子、海浮石、山慈菇、土鳖、僵蚕、壁虎、地龙、穿山甲等。散结则常通过治疗产生聚结的原因而达到散的目的，常用消痰散结法治疗痰结，药用瓜蒌、海浮石、浙贝母、白芥子、半夏、南星、皂角刺、山慈菇、黄药子、木鳖子等；理气散结法治疗气结，药物如香附、八月札、乌药、青皮、丁香、沉香、降香、砂仁、枳壳等；温化散结法治疗寒结，药物如附子、干姜、吴茱萸、艾叶、川椒、肉苁蓉等。

现代药理研究表明软坚散结药物的主要作用机制在于直接抑瘤作用，如牡蛎及海藻提取物对肿瘤细胞有抑制作用。实验证实，软坚散结法能抑制荷瘤小鼠肝及癌组织的有氧酵解，增强肝组织、减弱瘤组织氧化磷酸化能力，可能是其抗癌机理之一。人肺癌细胞经饲喂由半夏、天南星、三七、马钱子等组成的复方药液兔血清作用后，荧光镜下见细胞核破碎，裂解为大小不同的凋亡小体，流式细胞仪检测显现典型的细胞凋亡峰。软坚散结方药多与其他攻邪药物合用，可增强治疗肿瘤的效果。

（李永浩）

第七节　中医肿瘤康复治疗

康复医学是医学的一个重要分支，是综合、协调地应用各种措施，促进病、伤、残者康复的医学。研究有关功能障碍的预防、评定、处理（治疗、训练）等问题。它不同于预防医学、治疗医学和保健医学，被称为"第四医学"。根据世界卫生组织专家委员会于 1981 年对康复定义进行修订的解释："康复是指一切有关的措施，以减轻致残因素或条件造成的影响，并使残疾者能重新回到社会中去。康复的目的不但是训练残疾者使他们能适应周围环境，而且还要采取措施把他们所处的环境加以适当的改动，以利于他们重新回到社会中去。"由此可知，康复医学主要面向由于损伤以及急、慢性疾病和老龄带来的功能障碍者和先天发育障碍者。它强调功能上的康复，而且强调全面康复，使患者不但在身体上，而且在心理上和精神上也得到康复。它的着眼点不在于延长伤残者的生命，而在于恢复其功能。

癌症康复治疗是康复医学与肿瘤学相交叉的一门新兴边缘学科。1978 年，学者

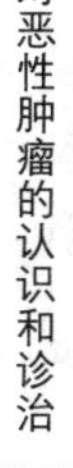

Cromes 把肿瘤康复定义为：在疾病及其治疗的影响下，帮助肿瘤患者自己最大限度地获得躯体、社会、心理和职业能力。癌症康复贯穿于“诊断—治疗—治疗后—终末期—死亡后家庭的支持”这一全过程。鉴于癌症的严重性，其康复也更为复杂，涉及医学心理学、伦理学、社会学等诸多方面。随着肿瘤学科的发展，康复的目标包括重建、支持、姑息和预防。重建治疗是使患者的功能达到或基本达到疾病前的水平；支持治疗是使患者的功能障碍减少、永久性畸形得到代偿；姑息治疗用于去除或减轻晚期患者的并发症，特别是疼痛；预防康复如乳腺癌术前关于维持上肢肌力和运动范围的教育等。由于肿瘤可导致不同类型的功能障碍，当前的康复不仅有围绕多学科参与的医院康复，而且有急性治疗、亚急性康复、门诊康复和家庭保健。另外由于疾病的发展，成功的康复取决于对功能障碍的及时识别和康复。根据患者的个体情况和需求选择不同的康复治疗方案。

中医康复学是在中医学理论指导下，研究康复医学理论、医疗方法及其运用的一门学科。具体地说，它是一门以中医理论基础为指导，运用调摄情志、娱乐、传统体育、沐浴、饮食、针灸推拿、药物等多种方法，针对病残、伤残诸证，老年病证、恶性肿瘤等病理特点，进行辨证康复的综合应用学科。其目标在于使患者机体生理功能上的缺陷得以改善或恢复正常，帮助他们最大限度地恢复生活和劳动能力，使病残者能够充分参与社会生活，同健康人一起共同分享社会和经济发展的成果。

中医肿瘤康复学是以中医理论为基础，通过各种治疗手段，使肿瘤患者最大限度地恢复健康，回归社会，享受生活。它以整体观念为基本理念，以阴阳五行为理论工具，以脏腑经络为理论核心，以辨证康复为学术特色，以提高患者生存质量为目的。中医肿瘤康复治疗的临床应用范围广泛，包括各种中晚期恶性肿瘤患者的治疗，尤其对肺癌、肝癌、大肠癌以及某些妇科肿瘤等，具有良好的疗效；与手术、放疗、化疗的配合治疗；术后及放化疗后的康复治疗；防止复发、转移的巩固治疗。中医肿瘤学认为健康的概念是指对立统一的阴阳双方，处于相对的动态平衡，即所谓“阴平阳秘，精神乃治”。阴阳失调所导致的偏盛偏衰，是病理变化的基本规律。其病因学强调正气为发病的内因，邪气为发病的外因，通过邪正交争的矛盾运动，邪盛正衰而发生肿瘤。掌握阴阳的变化规律，运用阴阳的对立、统一、消长、转化，说明人体的组织结构、生理功能、病理变化规律，围绕调整阴阳进行辨证康复，使之重归于阴阳平衡，乃是传统康复理论的核心所在。因此，中医肿瘤康复治疗的原则为重视标本缓急，强调损其有余，补其不足，调整阴阳，以平为期。

一、中医肿瘤康复学的基本特点

（一）整体康复

1. 人体自身的整体性

中医学认为，人体是一个以心为主宰，以五脏为中心，通过经络系统把五脏六腑、五官九窍、四肢百骸联系成为协调、统一的整体。这一思想对中医肿瘤康复颇具指导意义。五脏之中，心为“君主之官”。《素问·灵兰秘典论》云：“主明则下安”，“主不明则十二官危”，即心的功能正常与否，直接关系到其他脏腑的安危。按中医学观点，心主神明，即有精神、意志、思维活动功能，同时它又可因过度的情志波动而患病。正如《灵枢·口问》说：“心者，五脏六腑之主也……故悲哀忧愁则心动，心动则五脏六腑皆摇。”由此可知，关于精神因素与疾病的关系，中国传统医学曾有其独特的阐释。据不完全统计，肿瘤患者发病前，约有一半患者受到不良情绪的打击。近年来，医学界明确共识现代临床医学模式是生物—心理—社会医学模式，尤其是在康复医学中，心理康复占有极为重要的位置，中国古典医籍对“心”的生理作用、“情志因素”致病的论述丰富多彩。而肝主疏泄，对调畅气机有重要作用。因此，中医学认为，人的精神情志活动除了由心所主以外，与肝的关系也很密切。若长期抑郁，闷闷不乐，肝失调畅，肝气抑郁，同样也会导致癌瘤的发生。喜怒忧思悲恐惊，七情过激，均可致病。而脏腑之间，又相互影响，如肝出现“肝火”，可传入心，而见心肝火旺，烦躁易怒；传入肺，即肝火犯肺，而见胁痛咯血；亦可传入胃，即肝火犯胃，而见脘痛泛酸，甚至呕血。中医康复治疗学还十分注意整体调养，如反对过分安逸，强调四肢要适当运动。因脾主四肢，四肢活动能加快脾的运化，使水谷精微得以很好地吸收，进而化生气血，营养全身。各种传统的健身术，有的以动为主，使人体各部位的关节筋骨肌肉得到充分的锻炼，使百脉通畅，气血调和，各系统的机能活跃，从而有利于肿瘤患者的整体康复。有的以静为主，主动地炼“意”“气”“形”，强调自身的身心锻炼，使心神安定，进而达到五脏六腑皆安定的目的。

2. 人与自然界相统一

春暖、夏热、秋凉、冬寒是自然界生、长、收、藏阴阳变化的体现，人与天地相参应，人类在长期的进化过程中，也形成了与自然界同步的阴阳变化规律，从而保证机体内环境的协调稳定。因此康复治疗必须充分利用四时正常气候，促进和维护身体健康。中医学的整体观念强调人的生理活动，病理变化均受自然环境的影响。如《素问·宝命全形论》所说：“天覆地载，万物悉备，莫贵于人，人以天地之气生，四时之法成。”明确指出人的生长发育与自然界息息相关。《灵枢·岁露论》说：“人与天地相参也，与日月相应也。”《素问·宝命全形论》谓：“人生于地，悬命于天，天地合气，命之曰人。人能应四时者，天地为之父母；知万物者，谓之天子，……能经天地阴阳之化者，不失四时。”说明人体的生理、病理情况与周围环境及时相变化有着密切的联系，人体与自然界相互联系、相互作用、相互影响。因此，在康复治疗中要注意因时、因地制宜。如《素问·金匮真言论》说：“五脏应四时，各有收受。”《素问·五常政大论》说：“西北之气，散而寒之；东南之气，收而温之”；“地有高下，气有温凉，高者气寒，下者气热”。《素问·生气通天论》还提出“四时养生”法，认为“但因循四时气序，养生调节之宜，不妄作劳，起居有度，则生气不竭，永保康宁”，皆是这一思想的重要体现。此外，中医学认为人与天地相应，不是消极的、被动的，而是积极的、主动的。人类不仅

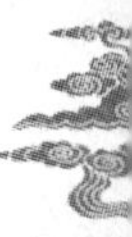

能主动地适应自然环境，而且能改造自然环境，以有利于人体的生存和健康。如《寿亲养老新书》说："栖息之室，必常洁雅，夏则虚敞，冬则温密。"可见，天人相应整体观，是康复理论的基本观点之一。

3. 人与社会关系密切

人是集自然、社会、思维属性为一体的生物，是社会的组成部分。人能影响社会，社会的变动对人也产生影响。社会环境包括个人在社会中的地位、职业、经济状况、文化程度、语言行为、与亲友或同事等的人际关系，以及整个社会能为康复医疗提供的条件和帮助等方面。个人地位的高低、经济状况贫富的变化、个人欲望的满足与否，以及人与人之间的关系，都直接影响着人体精神活动，产生喜、怒、哀、乐等情志变化，进而影响脏腑气血的生理功能及病理变化。如《素问·上古天真论》说："恬淡虚无，真气从之，精神内守，病安从来。"因此，康复医疗时必须注意这些因素的影响，要求患者淡泊名利，知足常乐，搞好人际关系。《素问·疏五过论》指出："圣人之治病也，……从容人事，以明经道，贵贱贫富，各异品理。"《素问·着至教论》强调："而道上知天文，下知地理，中通人事"，都要求医生在诊治患者时要注意观察社会因素的作用，这在康复医疗中尤应当重视。社会能为康复医疗提供的条件的好坏和帮助的多少，往往直接影响着人体的康复。目前我国开办了相当数量的康复医院、疗养院，在各级中医院、综合医院、专科医院中大多设有针灸、推拿、气功、理疗、康复等科室，为越来越多的患者能及时得到康复医疗的帮助而早日恢复健康提供了保障。同时，肿瘤患者的康复需要包括家庭、朋友、社会、医务工作者等广泛的参与和支持，和谐的人际关系和广泛的社会支持将对消除患者不良情绪、增强抗病信心、坚持全程治疗、恢复正常生活起到不可替代的作用。

（二）辨证康复

辨证康复观是中医学辨证论治特点在中医康复学中的具体体现。辨证是决定康复的前提和依据，康复则是根据辨证治疗的结果，确定相应的康复原则和方法。根据临床辨证结果，确定相应的康复治疗原则，并选择适当的康复方法促使患者康复的思想称为辨证康复观。它包括病同证异康复亦异、病异证同康复亦同等内容。辨证是对病变本质的揭示。同一种疾病，由于患者体质的差别，致病因素、季节、地区的不同，以及疾病的不同阶段等因素，可产生不同的病机变化，从而出现不同的证候。

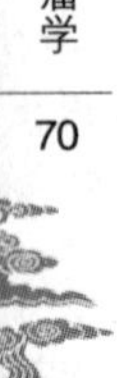

临证康复时就应辨别不同证候，确定适当的康复原则，选择有效的康复方法。如乳腺癌患者，早期以局部气血运行不畅为主要表现，多强调传统体育康复法和针灸推拿康复法以疏通气血；晚期则表现为气血双亏或肝肾亏虚，需在运用传统体育康复法增强体质的同时，配合药物、饮食康复法，以补助正气之不足。有时在不同的疾病中，会出现相同或相近似的病理变化，即出现相同的证，如乳腺癌和食管癌都可因情志抑郁表现为局部肿块、时欲叹息、两胁胀痛、心烦易怒、病情随情志波动、脉弦等，康复工作中应教会患者自我控制情绪，涵养精神，保持良好情绪和乐观态度；当患者出现焦躁、悲观、抑郁的情绪时，可通过交谈、阅读书报、娱乐、气功等方法松弛精神，这就是病异证同康复亦同。

（三）未病先防，已病防变

中医肿瘤学对癌症的康复遵照“未病先防，已病防变”的原则。《素问·四气调神大论》说：“圣人不治已病治未病，不治已乱治未乱”，“夫病已成而后药之，乱已成而后治之，譬尤渴而凿井，斗而铸锥，不亦晚乎？”《素问·刺法论》说：“小金丹……服十粒，无疫干也。”如病已成，则根据中医疾病传变理论，包括病位传变、寒热传变、虚实传变，进行预防性康复工作。例如，根据人体“五脏相通，移皆有次，五脏有病，则各传其所胜”，《金匮要略》提出：“见肝之病，知肝传脾，当先实脾”，这一理论对肝癌患者改善脾胃运化功能，提高抗病能力，提高生活质量，延长生存期，促进康复有重大意义。《诸病源候论》曰：“复者，谓复病如初也。”临床上肿瘤的复发、转移往往成为肿瘤患者症状加重、生存质量恶化的转折点。因此，根据肿瘤的转移、复发的病性特点，中医肿瘤学十分重视康复学，强调肿瘤的预防复发与康复的关系。

二、中医肿瘤康复治疗临床应用

中医肿瘤康复治疗是以辨证康复观为指导，运用中医药减轻和消除患者形神功能障碍，促进其身心康复的方法。中医康复治疗的原则是“杂合以治”。《素问·异发方异论》云：“圣人杂合以治，各得其所宜。”“杂合以治”即是以中医辨证论治为基础，针对不同的病，采取综合性的康复治疗手段。癌症是多因素致病，多发生于中老年人，具有病情慢性化、多样化、复杂化的特点，因而越来越显示出中医“杂合以治”的优势。在康复治疗方案中常用的治疗方法有：中医辨证康复治疗、针灸推拿康复治疗、食疗康复治疗、心理康复治疗、传统体育康复治疗、娱乐康复治疗、自然沐浴康复治疗等。

（一）心理康复治疗

心理康复治疗是通过语言、表情动作、行为来向患者施加心理上的影响，解决心理上的矛盾达到疾病康复的目的。因此，从广义的角度看心理康复治疗就是通过各种方法、语言和非语言的交流方式，通过解释、说服、支持、同情、相互之间的理解来改变对方的认知、信念、情感、态度、行为等，达到排忧解难、降低痛苦的目的。

中医学认为心理因素对肿瘤的发生和疾病的过程有着重要影响。以噎膈而言，《内经》指出：“膈塞闭绝，上下不通，则暴忧之病也”；以乳岩而言，《冯氏锦囊秘录》说：“妇人有忧怒抑郁，朝夕积累，脾气消阻，肝气横逆，气血亏损，筋失荣养，郁滞与痰结成隐核……名曰乳岩”；以失荣而言，《医宗金鉴》指出：“忧思恚怒，气郁血逆与火凝结而成”。因而在癌症患者的康复过程中，心理康复至关重要。

中医心理疗法源远流长，丰富多彩，别具特色，是临床治疗疾病的一种重要手段与方法。中医学认为形神合一。心理是生命活动的关键、统领。《内经》言：“主明则下

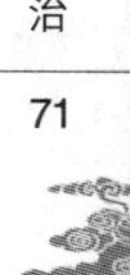

安，主不明则十二宫危。”心理神情的变异可导致疾病，故心理神情的调节也可以治疗疾病。常用的中医心理疗法有：劝说开导法、移情异性法、情志导引法等。

1. 劝说开导法

劝说开导法即应用言语刺激作用，对患者启发诱导，“视说病由”等，以解除患者疑虑，提高患者战胜疾病的信心，使其主动配合治疗。常用的开导法有解释、鼓励、安慰、保证等。解释是向患者讲明发病的前因后果，以解除患者顾虑，树立信心。当患者遭受癌症折磨、心理受到挫伤、情绪低落、悲观失望时，给予积极的安慰、鼓励，使其振奋精神、鼓起勇气，提高患者与癌症斗争的能力。当患者焦虑、忧郁时，医生以充足的信心承诺、担负责任，以消除患者的忧虑。《内经》指出要利用患者求生的欲望，进行说理开导，“告之以其败”即告知患者疾病之所去；“语之以其善”即向患者讲明遵从医嘱，积极治疗，以唤起患者的勇气与信心；“导之以其所便”即告知患者具体调治措施与方法；“开之以其所苦”即通过说理分析消除患者焦虑、苦闷、紧张等心理。通过开导，患者基本都能正确认识癌症，解除心理负担，更好地配合治疗。

2. 移情易性法

移情易性法是一种以排遣情思、改易心志等为主要内容的心理疗法。《素问·移精变气论》云：“古之治病，惟其移精变气。”唐代王冰认为：“移谓移易，变谓变改，皆使邪不伤正，精神复强而内守也。”《续名医类按》云“矢志不遂之病，非排遣性情不可”，“虑投其所好以移之，则病自愈”。《临证指南医案》云“全在病者能移情易性”，“药能医病补虚，不能移情易性”。现代则成为“精神转移法”，即将精神意念活动从疾病和内心思虑地焦点上转移、分散至其他方面去，缓解或消除由此而引起的病理性改变。具体方法很多，如全身心地投入到工作或学习中去，通过忘我的努力开辟一个新天地，以成功的喜悦来抚平、医治心灵的创伤；也可借助于音乐歌吟、琴棋书画、游览观光等方式移情易性，以产生舒畅情志、疏理气机等方面的治疗效应。《内经》云：“以恬愉为务，以自得为功”，前者属于“用神专一”的移情方法，后者便是清代医家吴尚先《理瀹骈文》所谓“七情之病者，看书解闷，听曲消愁，有胜于服药者”的意思。

3. 情志导引法

情志导引法主要通过呼吸吐纳锻炼，或配合以一些动作来引导和控制其精神意念活动，达到移情变气的治疗目的。由于本法一般不借助于外界事物来转移患者的注意力，多以“导引”的方法移情易性，故称为“情志导引”。

古代养生家有所谓“导引”“吐纳”“行气”等不同的称谓，其最基本的要领不外乎“调心”（意念控制）、“调气”（呼吸锻炼）及“调身”（姿势调整）三个环节，而情志导引则偏重于“意念”和“气息”的基本锻炼。

《云笈七籤》所谓“以我之心，使我之气，适我之体，攻我之疾”的说法，揭示了自我意念控制的作用，在意守凝神的基础上激发经气，疏通经络，调畅气血，产生强身祛病的效应。改变精神意念活动的指向和性质，使之由外驰而趋向内守，凝神聚气，并在意念的导引下调畅气机，祛邪复正，达到形神的和谐统一。

对某些境遇性因素诱发的各种恶劣情绪和消极情感，可运用以呼吸吐纳方法为主的“六字气诀”等功法宣泄之。梁代养生家陶弘景在《养性延命录》转引《服气经》称：“委曲治病：吹以去风，呼以去热，唏以去烦，呵以下气，咽以解极。”实践证明，默念吹、呼、呵、嘘、咽字吐纳行气，的确能起到排解紧张、焦虑、忧郁、愤恨等不良情绪的作用，使胸闷胁胀等脏腑滞气得以消散，产生精神舒畅松弛等感觉。

（二）音乐疗法

音乐具有极强的感染力，不同旋律、节奏、调性和力度的乐曲对人的精神状态有着不同的影响，并可产生相应的移情易性作用。早在先秦时期，古人已认识到音乐对人们的情感变化有着某种特殊的效应。如《礼记·乐礼》指出：当听到微细蹙涩、萧索低沉的乐曲时，人们会产生忧思悲哀的情感；当听到舒缓明快、华丽多彩、节奏鲜明等乐曲时，会使人产生安详欢愉的情感；如果音乐雄壮嘹亮而充满激情，人们会激励出刚毅振奋的情感；庄严肃穆的乐曲又会产生严肃崇敬的情感；柔和舒缓而亲切的旋律，会产生慈爱之心；急速散乱、乖僻不正之音，则会诱发淫乱之情等。唐代经学家孔颖达认为：“夫乐声善恶本由民心而生，所感善事则善声应，所感恶事则恶声起。乐之善恶，初则从民心而兴，后乃合成为乐；乐又下感于人，善乐感人则人从之为善，恶乐感人则人随之为恶，是乐出于人而还感于人。”所以音乐不仅对人的情感会产生潜移默化的“移情”作用，还可通过其“易性”作用而陶冶性情并改变人们的行为方式。

将音乐应用于临床治疗，在我国有着悠久的历史。如《管子·内业》称：“凡人之生也，必以平正；所以失之，必以喜怒忧患。是故止怒莫若诗，去忧莫若乐。”《灵枢·邪客》曰：“天有五音，人有五脏；天有六律，人有六腑。此人之与天地相应也。”将角、徵、宫、商、羽五音分别与肝、心、脾、肺、肾五脏，怒、喜、思、忧、恐五志，木、火、土、金、水五行相联系在一起，“宫动脾、商动肺、角动肝、徵动心、羽动肾”，五音直接或间接影响人的情绪和脏腑功能，构成了中医颇具特色的“五音疗法”。《史记》曰：“故音乐者所以动荡血脉，通流精神而和正心也”，就是依据五行相生相克的规律，运用角、徵、宫、商、羽等不同音调采取对症配乐。除了要考虑乐曲调性与情志变动的“生克”关系之外，一般情况下要充分注意接受治疗者平素的音乐爱好，根据其喜爱的曲调选择合适的曲目更能收到事半功倍的疗效。所以只要能令其沉浸于该乐曲的意境之中，使身心获得最大的松弛和恬愉，通常都可选作移情易性的曲目加以应用。

观察研究表明：许多癌症患者有一定的性格、情绪、心理障碍，对癌症的治疗和预后有显著影响。采用音乐治疗有助于解除癌症患者心理、情绪障碍，促进癌症患者心身健康。国内外的临床研究证实，音乐疗法对于癌症患者的康复有镇静情绪、改善睡眠、增进食欲、缓解疼痛等作用。

（三）运动康复、气功导引

早在春秋战国时期，就已经出现体育运动被作为健身、防病的重要手段，如《庄子·刻意》云："吹响呼吸，吐故纳新，熊经鸟申，为寿而已矣。此导引之士，养形之人，彭祖寿考者之所好也。"《吕氏春秋》中明确指出了运动养生的意义："流水不腐，户枢不蠹，动也。形气亦然，形不动则精不流，精不流则气郁。"华佗说："动摇则谷气得消，血脉流通，病不得生。"南北朝时期，梁代陶弘景所辑《养性延命录》中说："人欲小劳，但莫至疲及强所不能堪胜耳。人食毕，当行步踌躇，有所修为快也。故流水不腐，户枢不蠹，以其劳动数故也。"我国唐代名医孙思邈曾说："人欲劳于形，百病不能成"，又说："养生之道，常欲小劳。"神医华佗曾编著"五禽戏"，模仿虎、鹿、熊、猿、鸟五种禽兽动作，以达到强身防病的作用。随着健康保健知识的普及，人们对运动养生更为重视，尤其肿瘤患者，适当的运动，可使中枢神经的兴奋和抑制得到相应的调节，从而提高肿瘤患者的生存质量，基本目的就是"导气令和，引体令柔"(《庄子·刻意》)。基本特点就是"动中有静，动静结合"。基本要求就是"劳不使极"，"但觉极当息，息复为之"和"人体欲得劳动，但不使极耳。动摇则谷气得消，血脉流通，病不得生，譬如户枢，不朽是也"(《三国志·华佗传》)。其运动强度和运动量的评价标准就是"微微出汗而不喘"。

运动养生方法有很多，我国传统的健身术五禽戏、太极拳、太极剑、八段锦、易筋经，现代普遍应用的散步、慢跑、游泳、舞蹈等运动都可以达到养生健体的作用。

（四）食疗康复

食疗是利用某些食物的治疗性能，作为饮食疗法，以起到维持健康，防治疾病，促进康复的功效。中医食疗必须在中医药理论的指导下，按照中医学的阴阳五行、四气五味、脏腑经络、辨证施治等理论，在辨明证候的基础上根据人体质、性别、年龄的不同，以及地理和气候的差异，进行全面分析，强调辨证施食。有关食疗康复、辨证施食的原理和内容，可参阅本书第四章肿瘤食疗学概论。

（五）针灸推拿康复治疗

针灸推拿康复法是利用针灸、推拿的方法促使患者身心康复的方法。它通过对一定俞穴经络进行适当的刺激，以激发经络气血的运行，进而宣通经脉，调和阴阳，协调脏腑，补虚泻实，从而达到祛邪、身心健康的目的。针灸推拿康复的原则有两个方面：

1. 辨证施术

根据康复辨证的结果，分别施以相对针、灸、推拿的方法。如肿瘤患者辨证为肝阳上亢者，针刺补法可取肝俞、肾俞，以实肝肾之阴；针刺泻法可取胆经风池、侠溪，肝经行间，以清降肝胆上亢之阳。而气血不足者，尤其是放化疗后骨髓抑制明显者，可取脾俞、足三里，针用补法以运化水谷，生精化血，并针百会、气海以补气运血。

2. 结合辨病施术

所患病种的不同，康复治疗所施的针、灸、推拿方法也相应有所侧重。如食管癌康复应以宽胸利膈、下气止噎为原则，体针可选天突、膻中、内关、照海、列缺；而胃癌康复应以健脾和胃、理气化痰、行瘀止痛为原则，体针常选中脘、足三里、内关、公孙、膈俞、丰隆、太冲。

其他如针灸穴位分类、取穴方法、取穴原则、常用针具、补泻手法、针刺注意事项、针刺异常现象的处理等可参照《针灸学》。

（六）药物调理

1. 辨证施治康复治疗

药物在康复医疗中的辨证运用，有其共同的特点。首先，肿瘤康复面对的对象病理性质以虚为多，并常兼有痰瘀郁阻，故药物内治亦常在补益法的前提下，适当配合疏通祛邪之法。其次，患者不仅有形体之伤，而且伴神情之损，药治当形神兼顾。再者，肿瘤康复期患者多久病，往往非旦夕逐渐能毕其功，只要辨证准确，遣方用药得当，应坚持守方，切忌朝令夕改，信手更方。此外，汤药虽然速效，但长期服用有诸多不便，往往难以坚持，故许多煎剂可依法制成丸、散、膏、丹剂，以缓缓收功。辨证施治是根据患者具体情况，灵活地选方遣药，制成汤、丹、丸、散等内服，以达到协调阴阳，恢复脏腑经络气血功能的目的。要根据康复辨证的结果，针对康复对象的病理特点，选用相应的方药，并在遣方用药上注意补虚祛邪、形神兼顾。如肿瘤康复期的心脾两虚证，可选归脾汤、人参养荣汤加减；中气不足证，则选补中益气汤加减；肾阳亏虚证，可选用右归丸、金匮肾气丸加减。

2. 辨病施治康复治疗

在辨证施药的前提下，还应结合辨病施药，即根据不同病种而选用不同的方药。如在内治法中，肺癌患者常选用天南星、半夏、守宫、浙贝、黄芪、僵蚕、山慈菇等，中成药给予鹤蟾片、参一胶囊；肝癌患者给予斑蝥、蜈蚣、七叶一枝花、半枝莲、莪术等；大肠癌常选用苦参、白头翁、败酱草、地榆、槐花等。经过长期的临床实践，人们认识到，某些药物对某些疾病具有特殊的疗效，这就是辨病治疗。辨病治疗的药物或从药物性味理论来解释，或通过现代药理实验来解释。如清代医家徐大椿《医学源流论·药性专长论》指出："如性热能治寒，性燥能治湿，芳香能通气，滋润能生津，此可解者也。……鳖甲之消痞块，使君子之杀蛔虫，赤小豆之消肤肿，蕤仁生服不眠，熟服多眠，白鹤花之不腐肉而腐骨，则尤不能解者。此乃药性之专长。"而现代药理研究发现砒霜提取物三氧化二砷对白血病的特效作用为中药抗肿瘤、提高肿瘤康复效果开辟了新的途径。

3. 中药外治康复治疗

药物外治是针对患者的具体病情，选择有关的中草药经一定的炮制加工后，对患者全身或病变局部，或有关穴位施以敷贴、熏蒸、烫洗、熨敷等。其应用于康复医疗，主要有以下两个方面：

（1）膏药疗法。古称"薄贴"。现代的膏药制法又有多种，如软膏、水蜜膏、硬膏、橡皮膏等，所用膏方大都取法于内治的汤、丸、散方。其用于康复医疗，主要可分为两类。

一是调理脏腑虚实类。这类膏药具有补虚扶弱，或祛除病邪，以协调脏腑气机，消除阴阳偏盛偏衰而恢复脏腑功能的作用。如肺癌属肺热咳嗽者，有人研制出清肺膏，有一定效果；胃癌属胃寒不纳，呕吐泄泻，痞胀疼痛者，可用温胃膏；骨肿瘤或肿瘤骨转移发生骨痛，辨证属寒者可用狗皮膏等。

二是减轻疼痛。癌性疼痛治疗在遵循 WHO 三阶梯止痛原则上有所发展，大部分患者通过治疗可以得到较好的止痛效果，但无论非甾体类镇痛药还是阿片类药物，长期使用都有较大的副作用，因此对于轻中度疼痛，可用中药内服或外敷来止痛，如以双柏水蜜膏外敷等；对于阿片类药物所致的便秘、呕吐等，常可通过中药的辨治提高止痛效果，减少不良反应的发生。

（2）熏蒸疗法。它是利用中药煎煮后所产生的温热药气熏蒸患者身体，以达到康复目的的一种方法。其通过温热与药气共同作用于患者体表，使毛窍疏通，腠理开发，气血调畅，使郁者得行，而起到散寒利湿、活血化瘀、通络消肿、宣肺凉血等作用，如临床可用于癌栓阻塞导致肢体水肿、药物引起的神经毒性、药物所致皮疹等。

（林丽珠）

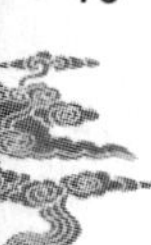

第三章　肿瘤急症的中医治疗

第一节　肿瘤出血

肿瘤浸润，病及脉络，使血液不循常道，上溢于口鼻诸窍，下溢于前后二阴及溢于体表肌肤之间，均属肿瘤出血。出血的原因，大多与火或气有关。《景岳全书·血证》指出："动者多由于火，火盛则迫血妄行；损者多由于气，气伤则血无以存。"气为血帅，血随气行，或火旺而气逆血溢，或寒凝而气滞血瘀，临床应予详辨。

一、喉部及呼吸道出血

因喉部及呼吸道、肺部肿瘤所引起的出血，临床表现为血经口咳出、痰中带血或痰血相兼，或鲜血间夹泡沫者，亦称为咯血。

（一）中医病机与治则

瘀毒袭肺，损伤脉络；或忧思恼怒过度，肝郁化火，肝火上逆，灼伤肺络；或患病日久，肺肾阴虚，阴虚火旺，热伤脉络；或气虚不摄血，血不循经而溢入气道等致血从气道、咽喉咳嗽而出。治宜清热解毒，清肝泻火，凉血止血。

（二）治疗措施

1．*辨证论治*

（1）瘀毒阻肺型。

主证：咯血紫暗或鲜红伴有瘀块，咳嗽气急，甚则呼吸困难，心悸胸闷，口渴心烦，或伴发热，面色萎黄或黧黑，唇色暗紫，舌暗红或有瘀斑，苔黄，脉细涩或滑数。

治则：清肺解毒，活血止血。

方药：五味消毒饮（《医宗金鉴》）合桃红四物汤（《医宗金鉴》）加减。

金银花 20 g　蒲公英 20 g　野菊花 15 g　青天葵 12 g　桃仁 15 g　红花 6 g　赤芍 12 g　牡丹皮 12 g　水牛角 30 g（先煎）　仙鹤草 15 g　侧柏叶 15 g　生地黄 20 g

方中金银花、野菊花清热解毒散结为君药，金银花入肺胃，可解中上焦之热毒，野菊花入肝经，专清肝胆之火；蒲公英清热解毒兼能利水通淋，泻下焦之湿热；青天葵能入三焦，善除三焦之火，增强金银花、野菊花清热解毒之功，为臣药；同时配以桃仁、红花活血化瘀；赤芍、水牛角、牡丹皮清热凉血，赤芍、牡丹皮兼有活血化瘀止痛的功效，可加强桃仁、红花化瘀之功；仙鹤草、侧柏叶收敛止血；生地黄滋阴补血。

（2）肝火犯肺型。

主证：咳嗽气逆，咯血鲜红，胸胁隐痛，或心烦易怒，口苦咽干，大便干结，小便黄短，舌红苔黄，脉弦数。

治则：清肝泻火，清肺止血。

方药：龙胆泻肝汤（《医宗金鉴》）合泻白散（《小儿药证直诀》）加减。

龙胆草 12 g　黄芩 15 g　山栀子 15 g　牡丹皮 12 g　生地黄 15 g　柴胡 12 g　白芍 15 g　水牛角 30 g（先煎）　桑白皮 15 g　地骨皮 12 g　紫珠草 15 g　白及 12 g

方中龙胆草大苦大寒，既能清利肝胆实火，又能清利肝经湿热，为君药；黄芩、山栀子苦寒泻火，燥湿清热；实火所伤，损伤阴血，生地黄、白芍养血滋阴，邪去而不伤阴血；柴胡舒畅肝经之气，引诸药归肝经；牡丹皮、水牛角清热凉血，使血不妄行；兼加桑白皮甘寒性降，专入肺经，清泻肺热，止咳平喘，地骨皮甘寒，清降肺中伏火。紫珠草、白及清热收敛止血，加强全方止血之功。

（3）阴虚火旺型。

主证：咳嗽痰少，痰中带血，咯血鲜红，潮热盗汗，烦热颧红，咽干耳鸣，腰膝酸软，舌红少苔，脉细数。

治则：清热养阴，润肺止血。

方药：知柏地黄汤（《医宗金鉴》）合百合固金汤（《医方集解》）加减。

黄柏 12 g　知母 12 g　山茱萸 12 g　生地黄 15 g　牡丹皮 12 g　泽泻 15 g　百合 20 g　麦冬 15 g　川贝母 12 g　玄参 15 g　阿胶 15 g（烊化）　白及 15 g

方中重用生地黄清热滋阴补肾，且兼能凉血止血；山茱萸滋养肝肾；泽泻淡渗利湿，并防地黄之滋腻恋邪；牡丹皮清泻相火，并制山茱萸之温涩；黄柏、知母清热泻火，滋阴润燥。百合甘苦微寒，滋阴清热，润肺止咳，与生地黄合用润肺滋肾，金水并补；麦冬甘寒，协百合以滋阴清热，润肺止咳；玄参咸寒，清虚火，兼利咽喉；川贝母清热润肺，化痰止咳；阿胶养阴补血；白及收敛止血。

（4）气不摄血型。

主证：患病日久，气血亏虚，咯血时作，咳声低微，血色淡红，伴气短无力，神疲懒言，头晕目眩，耳鸣心悸，面色无华，舌淡苔白，脉细沉。

治则：健脾益气，固摄止血。

方药：归脾汤（《济生方》）加减。

党参 30 g　黄芪 20 g　白术 15 g　茯苓 15 g　桂圆肉 15 g　木香 15 g（后下）　炮姜 10 g　白及 15 g　仙鹤草 15 g　血余炭 10 g

方中以党参、黄芪、白术甘温之品补脾益气以生血，使气旺而血生；桂圆肉甘温补血养心；茯苓宁心安神；木香辛香而散，理气醒脾，与大量益气健脾药配伍，复中焦运化之功，又能防大量益气补血药滋腻碍胃，使补而不滞，滋而不腻；炮姜温养脾胃，以资化源。同时白及、仙鹤草收敛止血，血余炭清热凉血止血，三药加强止血之力。

2. 急诊中成药

（1）云南白药。每次 1 g，每日 3 次，温开水送服。有止血愈伤、活血祛瘀的功效，适用于各型出血患者。

（2）十灰散。每次 6 ~ 10 g，每日 3 次，温开水送服。有清热凉血、涩血止血的功效，适用于肺热壅盛出血患者。

（3）宁血冲剂（大黄、黄芩、黄连组成，成都中医学院附院制剂），每次 1 包，每日 3 次，温开水冲服。有清肺泻热止血之功效，适用于肺热壅盛，大便干结的患者。

3. 针灸治疗

处方：中府、肺俞、孔最、尺泽。

方义：中府、肺俞，属“俞募相配”，加合穴尺泽清泻肺经热邪，凉血止血；孔最为郄穴，更是治疗咯血的经验穴。

随症配穴：瘀毒阻肺加大椎、少商点刺；肝火犯肺加行间、太溪；阴虚火旺加鱼际、太溪；气血亏虚加灸气海、膈俞。

操作：毫针刺，泻法，每日 1 ~ 2 次，每次留针 30 min。

4. 中西医结合治疗

重度咯血者应予输血、静脉补液，出现厥脱者，可用参附注射液 40 mL 或参麦注射液 40 mL，加入 5% 葡萄糖注射液 250 mL 中静滴。

二、消化道出血

因消化道肿瘤引起的出血，临床表现为呕血、黑便或鲜红血便。上消化道肿瘤多具出血症状，但急性大出血需紧急手术者并不多见。临床可见的有胃癌、肝癌合并大出血及胆道肿瘤合并大出血。上消化道肿瘤引起的出血以呕血、黑便为主要症状。结肠癌、直肠癌引起的出血以少量鲜血、黏液血便为主，右半结肠癌出血也可表现为黑便。

（一）中医病机与治则

肿瘤日久，伤及胃络；或过食辛辣燥热之品致热毒蕴结，熏灼胃肠血络，迫血妄行；或情志过极，郁怒伤肝，肝气横逆犯胃，损伤胃络，迫血上逆，均能导致消化道出血。亦有劳倦过度，脾胃受伤，气血亏虚，气不摄血而致出血。血液从口呕出者，血色紫暗或呈咖啡色，甚则鲜红，常夹食物残渣。从大便排出者，血色如漆，甚则呈暗红色。治宜清胃泻火，清肝和胃，益气摄血。

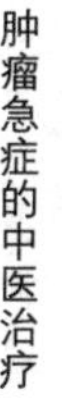

（二）治疗措施

1. 辨证论治

（1）胃热炽盛型。

主证：吐血紫暗或呈咖啡色，甚则鲜红，常混合食物残渣，大便色黑如漆，伴胃脘胀闷灼痛，口干口臭，口渴喜冷饮，舌红苔黄，脉滑数。

治则：清胃泻火，凉血止血。

方药：三黄泻心汤（《金匮要略》）合清热地黄汤（《千金要方》）加减。

大黄 12 g　黄连 12 g　黄芩 15 g　水牛角 30 g（代犀角）（先煎）　牡丹皮 12 g　生地黄 20 g　赤芍 15 g　茜根 15 g　仙鹤草 15 g　侧柏炭 10 g

方中大黄、黄连、黄芩苦寒清胃泻火；牡丹皮、赤芍、水牛角清热凉血；生地黄养阴清热；茜根、侧柏炭、仙鹤草凉血化瘀止血。上药配合，共成清胃泻火、凉血化瘀止血之剂。

（2）肝火犯胃型。

主证：吐血鲜红或暗紫，大便色黑如漆，伴口苦目赤，胸胁胀痛，心烦易怒，失眠多梦，或有黄疸胁痛，或见赤丝蛛缕，痞块，舌红苔黄，脉弦数。

治则：清肝泻火，降逆止血。

方药：龙胆泻肝汤（《医宗金鉴》）合四逆散（《伤寒论》）加减。

龙胆草 12 g　山栀子 15 g　黄芩 15 g　柴胡 12 g　白芍 15 g　枳壳 12 g　牡丹皮 12 g　生地黄 15 g　侧柏叶 15 g　旱莲草 15 g

方中龙胆草既清肝胆实火，又清利肝经湿热，黄芩、山栀子苦寒泻火，燥湿清热；实火所伤，损伤阴血，生地黄、白芍、旱莲草养血滋阴，邪去而不伤阴血，且可使柴胡升散而无耗伤阴血之弊；柴胡舒畅肝经之气，引诸药归肝经；枳壳理气解郁，泄热破结，与白芍相配理气和血，使气血调和。牡丹皮、侧柏叶凉血止血，加强全方止血之效。

（3）脾不统血型。

主证：吐血暗淡，大便漆黑稀溏，面色萎黄，唇甲淡白，神疲纳呆，腹胀腹痛，四肢无力，头晕心悸，舌淡苔薄白，脉细弱。

治则：益气健脾，温中止血。

方药：归脾汤（《济生方》）合四君子汤（《太平惠民和剂局方》）加减。

党参 30 g　黄芪 20 g　白术 15 g　茯苓 20 g　木香 6 g（后下）　藕节 15 g　炒蒲黄 10 g　白及 12 g　茜根 15 g　血余炭 10 g　大枣 15 g　生姜 2 片

方中以党参、黄芪、白术补脾益气，气旺而血生；茯苓宁心安神；木香辛香而散，理气醒脾，复中焦运化之功，生姜、大枣调和脾胃，防止大量益气补血药滋腻碍胃，使补而不滞，滋而不腻；又兼加藕节、白及、茜根凉血止血，蒲黄化瘀止血，血余炭收敛止血。

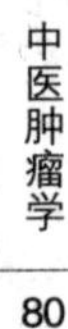

2. 急诊中成药

（1）云南白药。每次 1 g，每日 3 次，温开水送服。有止血愈伤，活血祛瘀之功效，适用于各型出血患者。

（2）紫地合剂（广州中医药大学第一附属医院制剂）。每次 50 mL，每日 3 次，凉水送服。或将紫地合剂放入冰箱内冰至 3 ~4 ℃，经胃管注入胃内，每次 200 mL，每日 1 ~3 次。出血停止后改为口服。

（3）柘木合剂（柘木、紫珠草、蒲公英等，浙江中医院方）。每次 1 ~2 支，每日 3 次。

（4）复方阿胶浆（《中华人民共和国药典》2010 年版第一部）。其含阿胶、红参、熟地黄、党参、山楂等，每次 20 mL，每日 3 次。

3. 针灸治疗

处方：中脘、建里、梁丘、足三里、地机。

方义：近取中脘、建里理气和胃，“合治内腑”，下合足三里降逆和胃止呕，梁丘、地机为郄穴，擅治急症、血症。

随症配穴：胃热炽热加内庭；肝火犯胃加行间；脾不统血加灸隐白。

操作：毫针刺，泻法。每日 1 ~2 次，每次留针 30 min；亦可配用灸法。

4. 中西医结合治疗

气衰血脱者，急用参麦针或生脉针 20 mL 加入 50% 葡萄糖液 40 mL 中静注，每隔 30 min 1 次，连续 3 ~5 次。或参附注射液 40 mL 加入 5% 葡萄糖注射液 250 mL 中静滴。或急服独参汤，参附汤以益气固脱。并配合输血、静脉补液等。

三、尿血

小便中混有血液甚或伴有血块的病症称为尿血。随出血量的多少不同，小便呈淡红色、鲜红色或茶褐色。尿血又称血尿，是泌尿系统肿瘤常见的急症，可以是大量而威胁患者生命的肉眼血尿，甚至排出血块，导致排尿困难或梗阻。若按血与尿的关系而言，又有初期、终末或全程血尿之别；若以合并症状而论，则有无痛性、绞痛性、伴有膀胱刺激症状的血尿。根据血尿性质，常可考虑到病变的所在部位，如初期血尿，常系尿道病变的合并症，而终末血尿，为后尿道或膀胱颈部的出血，其中肾或输尿管出血常有条状或管状铸型，膀胱出血多见大血块。

B 超、静脉性尿路造影、电子计算机体层扫描（CT）、膀胱镜检查可明确血尿的病因。

化疗药物（环磷酰胺、马利兰）可致出血性膀胱炎，放射性膀胱炎常发生于宫颈癌、膀胱癌、前列腺癌及直肠癌放疗之后，血尿可急剧发生。盆腔放疗有 20% ~30% 的病人出现膀胱受累。

（一）中医病机与治则

湿热下注，伤及肾与膀胱脉络；或五志过极，心阴暗耗；或房劳过度，内耗肾阴，水不济火，阴虚火旺，灼伤肾与膀胱血络；或气滞血瘀，瘀浊阻络，血不循经，溢于脉外，随尿而出，导致尿道出血。治宜清热利湿，滋阴降火，行气活血，利水通淋止血。

（二）治疗措施

1．辨证论治

（1）湿热下注型。

主证：尿血深红，小便热涩刺痛，伴小腹拘急，心烦口渴，舌红，苔黄腻厚，脉滑数。

治则：清热祛湿，利尿止血。

方药：八正散（《太平惠民和剂局方》）合小蓟饮子（《济生方》）加减。

山栀子 15 g　淡竹叶 12 g　生地黄 15 g　小蓟 12 g　滑石 30 g　木通 15 g　车前草 15 g　白茅根 20 g　蒲黄 10 g　藕节 15 g　黄柏 12 g　瞿麦 12 g

方中小蓟甘凉入血分，既清热凉血止血，又可利尿通淋，尤宜于尿血、血淋之症；生地黄养阴清热；蒲黄、藕节凉血止血，并能消瘀，热在下焦，宜因势利导，以八正散导热从下而出；方中滑石能滑利窍道，清热渗湿，利水通淋；木通上清心火，下利湿热，使湿热之邪从小便而去。瞿麦、车前草、白茅根均可清热利水通淋，佐以山栀子、竹叶、黄柏清泄三焦，通利水道，以增强清热利水通淋之功。

（2）肾阴亏虚型。

主证：尿血，小便短赤，伴耳鸣目眩，面赤咽干，腰膝酸软，潮热盗汗，手足心热，舌红苔少，脉细数。

治则：滋阴降火，凉血止血。

方药：知柏地黄汤（《医宗金鉴》）加减。

黄柏 12 g　知母 12 g　牡丹皮 12 g　生地黄 12 g　泽泻 15 g　山茱萸 12 g　龟板 30 g（先煎）　女贞子 15 g　旱莲草 12 g　白茅根 20 g　仙鹤草 15 g

方中生地黄清热滋阴补肾，且兼能凉血止血；山茱萸滋养肝肾；泽泻淡渗利湿，并防地黄之滋腻恋邪；牡丹皮清泻相火，并制山茱萸之温涩；黄柏、知母清热泻火，滋阴润燥。女贞子、旱莲草滋补肝肾阴，龟板滋阴潜阳，加强全方滋阴之力；白茅根加强清热利水通淋之功，使邪有去处；仙鹤草收敛止血。

（3）瘀毒蕴结型。

主证：尿血紫暗或夹有血块腐肉，排尿困难或闭塞不通，少腹刺痛，拒按，或触及肿块，时有低热，舌紫暗有瘀点，苔薄白，脉细涩或弦紧。

治则：行气活血，祛瘀止血。

方药：膈下逐瘀汤（《医林改错》）合失笑散（《太平惠民和剂局方》）加减。

蒲黄 12 g　五灵脂 12 g　乌药 12 g　桃仁 12 g　牡丹皮 12 g　赤芍 12 g　延胡索 12 g　香附 12 g　红花 6 g　枳壳 12 g　薏苡仁 30 g　白花蛇舌草 30 g

方中桃仁破血行滞而润燥，红花活血祛瘀以止痛，赤芍清热凉血兼活血祛瘀；枳壳宽胸行气，乌药行气止痛，香附、延胡索疏肝解郁，升达清阳，四药同用，理气行滞，使气行则血行。合失笑散，五灵脂通利血脉，散瘀止痛；蒲黄行血消瘀并能止血，加强全方化瘀散结止痛之效。兼加薏苡仁、白花蛇舌草清热解毒，利湿通淋。

2．急诊中成药

（1）血尿安胶囊（白茅根、小蓟、肾茶、黄柏等）。每日 3 次，每次 4 片。有清热利湿、凉血止血之功效，适用于湿热蕴结之尿血证。

（2）十灰散。每次 6～10 g，每日 3 次。有清热凉血、收敛止血之功效，适用于血热妄行之尿血。

（3）云南白药。每次 1 g，每日 3 次。有活血祛瘀、涩血止血之功效，适用于各种尿血证。

3．针灸治疗

处方：关元、中极、金门、三阴交。

方义：近取关元、中极以疏利膀胱气机，郄穴金门利水通淋理血，三阴交为足三阴经交会穴，对前阴疾患颇为有效。

随症配穴：湿热下注加阴陵泉、行间；肾阴亏虚加然谷、太溪；瘀毒蕴结加血海、蠡沟。

操作：毫针刺，泻法。每日 1～2 次，每次留针 30 min。

4．中西医结合治疗

（1）吗特灵注射液：本药由中药苦参的有效成分提取而成。具有燥湿清热、利尿解毒之功效。每次 0.5～1.0 g 加入 5% 葡萄糖注射液 500 mL 内，静脉滴注，每日 1 次。

（2）出血多者，可配合静脉补液、输血。

四、阴道出血

阴道出血属中医“崩漏”范畴。病者不在月经期间，阴道大量出血或持续下血，淋漓不断。一般以来势急，出血量多的称为“崩”，出血量少或淋漓不净的称为“漏”，是宫颈癌、子宫体癌最早和最多出现的常见症状。开始常为性交、排便、活动或妇科检查后出血，初期多为少量，并经常自行停止，到晚期常表现为多量出血，甚至量多如冲而危及生命。宫颈组织病理活检、子宫内膜诊刮活检有助确诊。

（一）中医病机与治则

冲任损伤，不能制约经血是阴道出血发生的主要病机。热毒炽盛，或过食辛辣助阳之品；或七情过极，肝火内炽，热伤冲任，迫血妄行，致成崩漏；瘀毒内阻，阻滞经脉；或患病日久，脾肾两虚，冲任不固，均能导致阴道出血。治宜清热凉血，活血祛瘀，健脾补肾，养血止血。

（二）治疗措施

1. 辨证论治

（1）热毒炽盛型。

主证：阴道突然大量出血，或淋漓日久，血色深红，伴口干舌燥，面赤头晕，烦躁不寐，尿黄便干，舌质红苔黄，脉滑数。

治则：清热解毒，凉血止血。

方药：清热固经汤（《中医妇科学》成都中医学院主编）加减。

黄芩 15 g　山栀子 15 g　阿胶 15 g（烊服）　生地黄 20 g　赤芍 15 g　牡丹皮 15 g　地榆12 g　藕节 15 g　茜根 15 g　蒲公英 20 g　败酱草 30 g　血余炭 10 g

方中黄芩、地榆、山栀子、藕节清热凉血止血，为君药。生地黄滋阴清热，使热去而不伤阴；阿胶养血止血；牡丹皮清泻相火，赤芍清热凉血，蒲公英、败酱草清热解毒兼利湿，血余炭收敛止血，全方寓滋阴敛血于清热凉血之中，达到除热血止之效。

（2）瘀毒内阻型。

主证：阴道出血淋漓不断，或突然下血量多，夹有瘀块，小腹疼痛，拒按，瘀块排出后则疼痛减轻，舌质暗红或有瘀点，脉沉涩或弦紧。

治则：行气活血，祛瘀止血。

方药：四物汤（《太平惠民和剂局方》）合失笑散（《太平惠民和剂局方》）加减。

当归 12 g　川芎 12 g　熟地黄 30 g　白芍 15 g　蒲黄 12 g　五灵脂 12 g　田七末 6 g（冲服）　茜根 15 g　阿胶 15 g（烊服）　仙鹤草 15 g

方中熟地黄滋阴养血填精，白芍补血敛阴和营，当归补血活血调经，川芎活血行气开郁。四物相配，补中有通，滋阴不腻，温而不燥，阴阳调和，使营血恢复。五灵脂通利血脉，散瘀止痛；蒲黄行血消瘀并能止血，加强全方化瘀散结止痛之效，配以茜根清热凉血，阿胶滋阴养血，田七、仙鹤草化瘀止血，瘀血得去，血可归经。

（3）脾肾两虚型。

主证：暴崩下血，或淋漓不净，色淡质薄，面色㿠白，身体倦怠，四肢不温，气短懒言，纳呆便溏，腰膝酸软，舌淡苔白，脉沉细无力。

治则：健脾补肾，养血止血。

方药：固本止崩汤（《傅青主女科》）加减。

人参 15 g　黄芪 30 g　熟地黄 30 g　白术 15 g　首乌 30 g　升麻 6 g　姜炭 10 g　桑寄生 30 g　熟附子 12 g　菟丝子 12 g　艾叶 15 g　炙甘草 6 g

方中用白术、人参、黄芪健脾益气，气足则血生，兼当归、熟地黄养血滋阴，气血双补，加强生血之功，且能摄血止崩。同时熟附子补脾肾阳，首乌、桑寄生、菟丝子补益肝肾，艾叶、姜炭温阳止血，升麻升提阳气，配以甘草调和脾胃，以滋生化之源。

2. 急诊中成药

（1）宫血宁胶囊（主要成分：重楼）：每次 2 粒，每日 3 次。有凉血止血、清热除湿之功效，适用于血热妄行之阴道出血。

（2）云南白药：每次 1 g，每日 3 次。有活血止血之功效，适用于各种阴道出血证。

（3）乌鸡白凤丸：每次 1 丸，每日 2 次。有调经止血的功能，用治气血亏虚之各种崩漏证。

（4）归脾丸：每次 1 丸，每日 3 次。有益气健脾、统血归脾的功效，适用于脾气虚弱的阴道出血。

3. 针灸治疗

处方：关元、三阴交、隐白。

方义：关元穴为足三阴经与冲任脉之交会穴，可调理冲任脉之气，以加强固摄，制约经血妄行；三阴交是足三阴经交会穴，可增强脾统血的作用，为治疗妇科病的要穴；隐白为脾经井穴，是治崩漏经验穴。

随症配穴：热毒炽盛加行间、水泉；瘀毒内阻加血海、地机；脾肾两虚证加灸肾俞、脾俞。

操作：毫针刺，补虚泻实，虚证可施灸。每日 1 ~ 2 次。每次留针 20 ~ 30 min。

4. 中西医结合治疗

（1）若血崩出现虚脱时，可配合输血、静脉补液。

（2）针灸止血：神厥穴、隐白穴，艾灸 20 min，一般 10 min 后血量可减少。或针刺断红穴（二、三掌骨之间，指端下一寸），先针后灸，留针 20 min。

（3）参附注射液 40 mL 加入 10% 葡萄糖注射液 250 ~ 500 mL 中静滴。

五、体表肿瘤出血

某些恶性程度高的肿瘤，由于血液供应不及肿瘤迅速生长的需要，致肿瘤坏死脱落。当累及较大的动静脉时，即可引起喷射状或涌泉状出血，此时应压迫病灶近端的动脉及其回流静脉，待暂时控制出血后，尽量剔除坏死组织，然后对准出血点填塞碘纱条并加压包扎。

由于坏死肿瘤常有继发感染，压迫止血仅是应急措施，受累血管难以自行愈合止血，故估计尚能做手术切除者应积极做术前准备，及时手术。

（一）中医病机与治则

肿瘤日久，酿成热毒，坏死溃烂，病及血脉；或脏腑内伤，肾精亏虚，虚火内炽，热灼血脉致血液外溢，均可导致体表肿瘤出血。治宜清热解毒，活血祛瘀，滋阴降火，凉血止血。

（二）治疗措施

1．辨证论治

（1）热毒炽盛型。

主证：肿物出血鲜红，或伴发热，烦渴，口苦咽干，溺黄便秘，舌红苔黄，脉滑数或弦数。

治则：清热解毒，凉血止血。

方药：犀角地黄汤（《千金要方》）合化斑汤（《类证活人书》）加减。

水牛角 30 g（代犀角）（先煎） 生地黄 20 g 赤芍 12 g 牡丹皮 12 g 石膏 30 g 知母 15 g 黄连 12 g 大黄 12 g 金银花 15 g 连翘 15 g 玄参 15 g 紫草 15 g

方中苦咸寒之水牛角，凉血清心解毒；生地黄凉血滋阴生津，一助犀角清热凉血止血，一恢复已失之阴血。赤芍、牡丹皮清热凉血、活血散瘀药，石膏、知母清气分之邪热而保津液，玄参、紫草清热解毒，消斑凉血，兼以大黄、黄连、金银花、连翘清热解毒。

（2）瘀血内阻型。

主证：出血紫黑，伴有血块或腐肉，面色晦暗，唇指青紫，胸胁胀满，舌质紫暗或有瘀斑，脉细涩。

治则：行气活血，祛瘀止血。

方药：血府逐瘀汤（《医林改错》）加减。

生地黄 20 g 桃仁 15 g 红花 6 g 枳壳 12 g 赤芍 12 g 牡丹皮 12 g 丹参 20 g 田七末 6 g（冲） 柴胡 10 g 天台乌药 12 g

方中桃仁破血行滞而润燥，红花活血祛瘀以止痛，共为君药。赤芍、丹参、田七助君药活血祛瘀，为臣药。生地黄养血益阴，清热活血；枳壳宽胸行气；柴胡、天台乌药疏肝解郁，升达清阳，与枳壳同用理气行滞，使气行则血行，以上均为佐药。柴胡能载药上行，引药归经，兼有使药之用。

（3）阴虚血热型。

主证：出血鲜红或紫暗，头晕目眩，五心烦热，潮热盗汗，舌红干苔少或无苔，脉细数。

治则：滋阴降火，凉血止血。

方药：知柏地黄汤（《医宗金鉴》）加减。

生地黄 20 g 山药 15 g 牡丹皮 12 g 黄柏 12 g 茜根 15 g 黄芩 15 g 阿胶 15 g（烊化） 侧柏叶 20 g 旱莲草 15 g 龟板 30 g（先煎）

方中重用生地黄清热滋阴，为君药，山药健脾补虚、涩精固肾，补后天以充先天，旱莲草补肝肾阴，助君药滋阴之功，阿胶滋阴养血，共为臣药。牡丹皮清热凉血，并制阿胶之温腻；黄柏、黄芩、龟板滋阴泻火，侧柏叶、茜根凉血止血均为佐药。

2. 急诊中成药

(1) 新癀片。具有清热解毒、活血化瘀、消肿止痛的功效。用于热毒血瘀的肿瘤溃烂、坏死出血。每次2~4片，每日3次。

(2) 宁血冲剂（三黄泻心汤制剂，成都中医学院附院制）。每次1包，每日3次。有清热解毒、凉血止血的功效，适用于热毒炽盛、血热妄行的肿物出血。

(3) 云南白药外敷患处。

3. 中西医结合治疗

(1) 出血量多者，应予输血、静脉补液等。

(2) 去甲肾上腺素4~8 mg加生理盐水浸泡棉球外敷或压迫患处。

(3) 凝血酶加生理盐水浸泡棉球外敷或压迫患处。

第二节 肿瘤梗阻

一、呼吸道梗阻

呼吸道梗阻为肿瘤阻塞气道或压迫气道引起。呼吸道梗阻有腔内性及腔外性两种。腔内性呼吸道梗阻典型病变为气管肿瘤及喉部肿瘤。当肿瘤阻塞气管腔达50%则出现呼吸困难。腔外呼吸道梗阻可由甲状腺癌、巨大结节性甲状腺肿、慢性甲状腺炎乃至纵隔肿物、恶性淋巴瘤或癌性淋巴结转移灶等压迫气管所致。

临床表现根据气道梗阻程度，可以是渐进的，也可以是急剧的。接近完全梗阻时表现呼吸短促、费力、喘鸣，患者常显焦虑、面色苍白、身体前倾、头颈前伸以试图减轻症状，可能伴有发音困难、吞咽困难、阵发性剧咳等症。常先有部分性梗阻症状，而突然转为接近完全或完全性梗阻，患者在几分钟或几秒钟内意识丧失，抽搐而死亡。

（一）中医病机与治则

患病日久，肿块增大，堵塞气道；肺失宣肃，气机不利，聚湿为痰，痰浊阻塞而致胸闷气急，喉中痰鸣；或因积聚肿块，贲郁肺气，阻塞脉络，气滞血瘀，瘀停胸胁，堵塞气道而致肺气不降，咳嗽喘促。因此，呼吸道梗阻的中医病机主要为肺气贲郁，血瘀痰阻，治宜宣肺理气，化瘀除痰。

（二）治疗措施

1. 辨证论治

(1) 痰热郁肺型。

主证：咳嗽气急，痰涎壅盛，痰黄黏稠，胸闷胸懑，伴口干舌燥，面赤心烦，大便干结，小便黄赤，舌红苔黄腻，脉滑数。

治则：清热除痰，宣肺止咳。

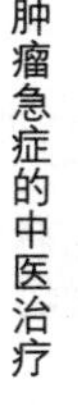

方药：千金苇茎汤（《千金方》）合清金化痰汤（《统旨方》）加减。

鱼腥草 30 g　黄芩 15 g　山栀子 15 g　苇茎 30 g　薏苡仁 30 g　桃仁 15 g　瓜蒌仁 15 g　冬瓜仁 30 g　浙贝母 20 g　守宫 6 g

方中苇茎甘寒轻浮，善清肺热，故为君药。冬瓜仁、瓜蒌仁清热化痰，利湿排脓，能清上彻下，肃降肺气，与苇茎配合则清肺宣壅，涤痰排脓；薏苡仁甘淡微寒，上清肺热而排脓，下利肠胃而渗湿，共为臣药。桃仁活血逐瘀，鱼腥草清热解毒，兼加黄芩、山栀子加强清热解毒之效，浙贝母散结化痰，守宫通络散结，可助消痈，是为佐药。

（2）痰湿壅盛型。

主证：咳嗽气急，痰涎壅盛，痰白黏稠，或胸憋喘促，或喉间痰鸣，伴疲乏懒言，纳呆消瘦，腹胀便溏，舌淡红苔白腻，脉濡缓。

治则：燥湿化痰，宣肺平喘。

方药：涤痰汤（《济生方》）加减。

守宫 6 g　土鳖 6 g　陈皮 10 g　半夏 10 g　茯苓 20 g　苍术 12 g　胆南星 12 g　枳实 12 g　桃仁 15 g　浙贝母 20 g

本方以半夏、陈皮、枳实、茯苓燥湿祛痰，理气降逆，共为君药；胆南星清热化痰，苍术燥湿化痰，浙贝母化痰散结，助全方化痰之功，为臣药；同时配合守宫、土鳖、桃仁通络活血化瘀。

（3）气滞血瘀型。

主证：咳嗽喘促，呼吸费力，发音困难，或有吞咽受阻，胸痛胁痛，面色不华或黧黑，唇色紫暗，急躁易怒，憋闷不适，舌暗或有瘀斑，脉弦或涩。

治则：活血化瘀，行气散结。

方药：血府逐瘀汤（《医林改错》）加减。

土鳖 6 g　田七 10 g　桃仁 12 g　红花 6 g　枳壳 12 g　赤芍 12 g　柴胡 12 g　丹参 15 g　浙贝母 15 g　守宫 6 g

方中桃仁破血行滞而润燥，红花活血祛瘀以止痛，共为君药。赤芍、丹参、田七助君药活血祛瘀，为臣药。枳壳宽胸行气；柴胡疏肝解郁，二药同用理气行滞，使气行则血行，以上均为佐药。兼加守宫、土鳖通络化瘀，络脉通则血通，为使药。

2. 急诊中成药

（1）十味龙胆花颗粒。每日 3 次，每次 3 g。有清热化痰、止咳平喘的功效，适用于痰热壅肺的咳嗽喘鸣、痰黄发热者。

（2）猴枣牛黄散。含猴枣、人工牛黄、琥珀、全蝎、川贝母、细辛、人工麝香、朱砂等。有清热除痰的功效，适用于痰热郁肺的痰涎壅盛者。口服每日 3 次，每次 1 支。

（3）小金丹（《外科证治全生集》）。每日 2 次，每次 0.6 g，捣碎温水送服。有化痰散结、祛瘀通络之功效，适用于证属寒湿痰瘀者。

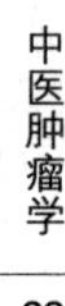

3. 针灸治疗

处方：膻中、天突、中府、鱼际透劳宫。

方义：取气会膻中，肺募中府宽胸理气，舒展气机；天突降逆止痉；鱼际透劳宫，宣肺通络。

随症配穴：痰热郁肺加尺泽、行间；痰湿壅盛加脾俞、丰隆；气滞血瘀加支沟、三阴交。

操作：毫针刺，泻法，背俞穴可艾灸或拔火罐，每日 1 次，每次留针 30 min。

4. 中西医结合治疗

（1）根据病情，必要时给予吸氧，静脉补液或行气管切开术（气管造口术）。

（2）痰多黄稠患者，可用双黄连粉注射液加入 5% 葡萄糖注射液 500 mL 中静脉滴注，或穿琥宁注射液 20 mL，加入 5% 葡萄糖液 500 mL 中静脉滴注。

二、上腔静脉压迫征

上腔静脉压迫征是由于胸腔内肿瘤压迫上腔静脉引起的急性或亚急性呼吸困难，面颈部肿胀。可见面颈、上肢和胸部静脉回流受阻、淤血、水肿，进一步发展可致缺氧和颅内压增高。

上腔静脉位于中纵隔，由无名静脉汇聚而成，长为 6 ~ 8 cm。上腔静脉接受来自头颈、上肢和上胸部的血液回流入右心房。上腔静脉为一壁薄、低压的大静脉，周围是较硬的组织，如胸骨、气管、右侧支气管、主动脉、肺动脉、肺门淋巴结、气管旁淋巴结。这些部位的病变都有可能压迫上腔静脉导致上腔静脉压迫综合征。纵隔的其他结构如食道、脊椎的病变也可引起上腔静脉综合征。上腔静脉部分受阻或完全受阻后随着静脉压力的增加逐渐引起侧支循环，浅表静脉扩张，面部瘀血，结膜充血，颅内压升高导致头痛、视物不清和意识障碍。

上腔静脉压迫综合征临床表现多较典型，可因受压部位侧支循环形成情况略有不同，主要症状有意识障碍、呼吸困难、咳嗽、咯血、声嘶、面颈部肿胀、面部青紫、上肢水肿、吞咽障碍、胸痛等。主要体征有颜面及颈部浮肿，上胸部、上肢水肿，颜面部充血，声带麻痹，发绀，颈静脉、胸壁静脉曲张等。

（一）中医病机与治则

邪毒肿块犯肺，肺失肃降，通调水道失职，水液运化输布失常，蓄而成饮，上犯胸肺，停积头面；或积聚肿块，贲郁肺气，阻塞脉络，气滞血瘀，发为本证。治宜行气活血、宣肺利水。

（二）治疗措施

1. 辨证论治

（1）水饮结胸型。

主证：咳嗽胸满，痰白量多，面颈肿胀，声音嘶哑，舌淡红苔白，脉滑弦。

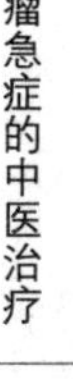

治则：宣肺利水，逐饮平喘。

方药：葶苈大枣泻肺汤（《金匮要略》）或十枣汤（《伤寒论》）加减。

葶苈子 12 g　桑白皮 15 g　槟榔 12 g　车前子 15 g　猪苓 15 g　泽泻 15 g　麻黄 6 g　杏仁 12 g　大枣 12 g　甘遂 3 g

方中葶苈子泻肺行水，化痰平喘，为主药；桑白皮肃降肺气并利水，猪苓利水渗湿，兼能清热，泽泻渗湿利水，助君药加强降肺气、利水湿之力，共为臣药；甘遂善逐经隧水湿，槟榔行气利水，车前子、麻黄利水消肿，杏仁化痰平喘，上药共为佐药。大枣调养脾胃，取其培土制水，益气扶正，能缓和诸种峻药之毒，使下不伤正，为使药。

（2）血瘀胸胁型。

主证：咳嗽气短，颈部颜面肿胀，声音嘶哑，面色青紫，颈部青筋暴露，胸壁红丝赤缕（静脉曲张），胸胁胀满，舌质暗红或瘀斑，苔白，脉沉涩。

治则：活血祛瘀，行气逐水。

方药：血府逐瘀汤（《医林改错》）加减。

桃仁 15 g　红花 6 g　枳壳 12 g　赤芍 12 g　田七 10 g　葶苈子 12 g　槟榔 12 g　桑白皮 15 g　猪苓 15 g　泽泻 15 g

方中桃仁破血行滞，红花活血祛瘀，葶苈子、桑白皮泻肺平喘，降气利水，共为君药。赤芍、田七助君药活血祛瘀，猪苓利水渗湿，兼能清热，泽泻渗湿利水，加强全方行气逐水之效，共为臣药；枳壳宽胸行气，槟榔行气利水，为佐药。全方共奏活血祛瘀，行气逐水之效。

2. 急诊中成药

（1）甘遂末 1 g，冲服，每日 1 次。有泄水逐饮之功效，适用于水饮结于胸胁的实证，体虚者不宜。

（2）小金丹（《外科证治全生集》）。每日 2 次，每次 0.6 g，捣碎温水送服。有化痰散结、祛瘀通络之功效，适用于寒湿痰瘀者。

（3）血府逐瘀胶囊。每次 4 ~ 6 片，每日 2 次。有行气活血祛瘀的功效，适用于饮犯胸肺、气滞血瘀患者。

3. 针灸治疗

处方：人迎、太渊、前顶、水沟。

方义：取脉会太渊加人迎活血通络；前顶、水沟为治颜面水肿的经验对穴，以利水消肿。

随症配穴：水饮结胸加膻中、内关；血瘀胸胁加期门、太冲。

操作：毫针刺，泻法，每日 1 次，每次留针 30 min。

4. 中西医结合治疗

（1）康莱特注射液：为中药薏苡仁有效成分的提取物，有益气健脾、利水渗湿、清热消痈之功效，每日 100 ~ 200 mL，静脉滴注。

(2) 止喘灵注射液：每次 2 ~ 4 mL，每日 2 次，肌内注射。有平喘、止咳、祛痰之功效。

(3) 喘可治注射液：每次 4 mL，每日 2 次，肌内注射。有温阳补肾、止咳平喘之功效。

(4) 颜面、上肢肿胀明显，呼吸困难者，可配合使用利尿药、皮质激素、吸氧等。

三、心包填塞和心包积液

心包积液可由多种原因引起，包括心肌梗死、外伤、结缔组织疾病、炎症、肿瘤、代谢性疾病等。恶性心包积液多由心包转移癌所致。心包原发恶性肿瘤罕见。人体任何系统的恶性肿瘤都可能转移到心包，以肺癌、乳腺癌、白血病、恶性淋巴瘤及黑色素瘤者为常见。

心包为脏层心包和壁层心包之间的潜在空隙，正常心包腔内有 15 ~ 30 mL 液体起润滑作用。如积聚较多液体时，心包腔内压力会升高，当液体积聚到一定程度时，可显著妨碍心脏舒张期的血液充盈，降低心肌的顺应性，从而产生心脏的心包填塞症状。有时虽然心包腔内液体量不大，但积聚迅速，同样也可引起急性心包填塞。一方面，心包填塞时心脏舒张期的扩张受限，致血液充盈减少，故心搏出量下降而引起代偿性心动过速，收缩压因心排出量减少而下降，舒张压无明显变化而致脉压差变小。另一方面，心包腔内压力增加使静脉血液回流到右心困难，致使静脉压升高。这些改变构成了心包填塞的临床表现。

心包填塞的症状包括：①呼吸困难。呼吸浅表、急速，严重时患者取坐位，面色苍白，烦躁不安、发绀，心包积液量极大时可有压迫气管及食道的症状，如干咳、声音嘶哑、吞咽困难等。②急性心包填塞。渗液积聚快，静脉压不断上升，动脉压持续下降，严重时可发生休克。典型体征为血压突然下降，颈静脉怒张，心音低弱。③亚急性或慢性心包填塞。如渗液积聚较慢可出现静脉压增高，颈静脉吸气时扩张，肝颈静脉回流征阳性，肝肿大，腹水，下肢水肿，奇脉（吸气时周围脉搏消失或减弱）等。

确定心包积液的唯一简而易行的可靠方法是超声心动图检查，M 型及二维超声心动图均可见液性暗区。超声心动图还有助于观察心包积液量的变化，具有敏感性高，重复性好，患者无痛苦，可动态观察积液量消长等优点。胸部 X 线检查可提示心包积液的存在。心电图异常表现为 QRS 低电压，心包填塞或大量渗液时可见电压交替。心包穿刺在积液中找到癌细胞是确诊的重要手段。其他如 CT、同位素等检查可根据需要酌情选用。

（一）中医病机与治则

癌瘤日久，病及心包；或肺、脾、肾三脏功能失常，三焦水道气化功能失调，致使饮邪内停，水邪上逆，水凌于心，阻遏心阳；或久病气滞血瘀，心脉瘀阻，血瘀水停，水瘀互结，均能导致心包积液，心脏压塞。治宜温阳行气化水，或活血通络，理气行气利水。

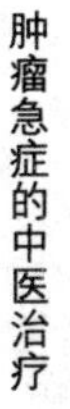

（二）治疗措施

1．辨证论治

（1）水饮内停型。

主证：心悸胸闷，眩晕气短，神疲纳呆，面色苍白，甚则不能平卧，大汗淋漓，四肢厥冷，舌淡苔白，脉沉细无力，甚则脉微欲绝。

治则：温补心阳，化气行水。

方药：参附汤（《正体类要》）合苓桂术甘汤（《金匮要略》）加减。

红参 15 g　熟附子 15 g　桂枝 15 g　茯苓 15 g　炙甘草 10 g　白术 15 g　半夏 12 g　陈皮 10 g　泽泻 20 g　生姜 3 片

方中重用甘淡之茯苓为君药，健脾利水，渗湿化饮，既能消除已聚之痰饮，又善平饮邪之上逆。桂枝为臣药，功能温阳化气，平冲降逆。茯苓、桂枝相合为温阳化气，利水平冲。白术、陈皮为佐药，能健脾祛湿，配伍半夏，则降逆化饮和胃之力增强，兼加泽泻利水渗湿。红参甘温大补元气；附子大辛大热，温壮元阳，二药相配合桂枝，以襄助温补中阳之力，以利制水；生姜、炙甘草调和诸药，功兼佐使之用。

（2）血瘀心包型。

主证：心悸怔忡，心胸憋闷或刺痛，唇甲青紫，唇舌发绀，甚则肢厥神昏，舌暗红或见瘀斑，脉细涩或结代。

治则：活血祛瘀，通阳利水。

方药：血府逐瘀汤（《医林改错》）合黄芪桂枝五物汤（《金匮要略》）加减。

当归 12 g　桃仁 15 g　红花 6 g　丹参 15 g　川芎 12 g　枳壳 12 g　桂枝 15 g　黄芪 30 g　白芍 20 g　生姜 15 g　大枣 15 g

方中桃仁破血行滞，红花活血祛瘀，共为君药。丹参、川芎助君药活血祛瘀，共为臣药；黄芪甘温益气，桂枝益气温阳，襄助温补中阳之力，通利血脉之力更甚。当归养血益阴可祛瘀而不伤正；芍药养血和营而通血痹，枳壳理气行滞，气行则血行，以上均为佐药。生姜辛温，疏散风邪，以助桂枝之力；大枣甘温，养血益气，以资黄芪、芍药之功；与生姜为伍，又能和营卫，调诸药，以为佐使。

2．急诊中成药

（1）麝香保心丸（《中华人民共和国药典》）。其含人工牛黄、人参提取物、肉桂、苏合香、蟾酥、冰片等。具有芳香温通、益气强心的功效。适用于气滞血瘀、胸阳痹阻的胸闷心悸。口服每日 3 次，每次 1 ~2 丸。

（2）通心络胶囊（《中华人民共和国药典》）。其含人参、水蛭、全蝎、土鳖、蜈蚣、檀香、降香、乳香、冰片等，具有益气活血、通络止痛的功效。适用于气虚血瘀的胸部憋闷、刺痛。口服每日 3 次，每次 2 ~4 粒。

（3）复方丹参滴丸（《中华人民共和国药典》）。其含丹参、三七、冰片。具有活血化瘀、理气止痛的功效。适用于血瘀心包型患者。口服或舌下含服，每日 3 次，每次

10 丸。

（4）七叶神安片（《中华人民共和国药典》）。其主要成分为三七叶中提取的总皂苷。有益气安神、活血止痛的功效。用于心气不足、心血瘀阻所致的心悸胸痛者。口服每日3次，每次2片。

3. 针灸治疗

处方：膻中、大包、内关、太冲。

方义：穴位近取膻中、大包宽胸通络。心包代心受邪，取手厥阴心包经络穴内关宽胸理气宁心，加太冲行气通络。

随症配穴：水饮内停加灸心俞、巨阙；血瘀心包加灸三阴交。

操作：毫针刺，泻法，每日1次，每次留针30 min。

4. 中西医结合治疗

（1）病情危重者，应予吸氧、心包穿刺引流术，配合使用利水药。

（2）参附注射液40 mL加入5%葡萄糖溶液250 mL中静脉滴注，每日1次。

（3）酌情选用参麦注射液、川芎嗪注射液、丹参注射液等。

四、食道梗阻

因食管内肿瘤堵塞食管或食管癌食管周围浸润、淋巴结转移、纵隔肿瘤等压迫食管均能导致食管腔狭窄、通道不畅，引起食管梗阻。临床常见持续性进行性吞咽困难，吞咽梗阻感，或咽下即吐，多表现为吐白色泡沫黏痰、呛咳、高度消瘦、失水、皮肤松弛、干燥等。食管镜、脱落细胞学及病理学等检查可明确诊断。X线钡餐检查、食管CT扫描有助于诊断。

（一）中医病机与治则

患病日久，气血亏虚，脾不健运，蕴湿生痰，痰气交阻，阻滞食道，使食道狭窄，则吞咽困难，胸膈痞满；痰气互结，久则成瘀，瘀血内结，阻于食道，阻塞胃口，则食不得下。故本病病机以气郁、痰阻、瘀结为主，治宜开郁理气，消痰祛瘀。

（二）治疗措施

1. 辨证论治

（1）痰气交结型。

主证：吞咽梗阻，胸膈满闷或疼痛，痰涎壅盛，嗳气或呃逆，或呕吐痰涎食物，口干咽燥，大便艰涩，形体日渐消瘦，舌质偏红，苔黄，脉细而滑。

治则：开郁理气，化痰散结。

方药：旋覆代赭汤（《伤寒论》）合小陷胸汤（《伤寒论》）加减。

旋覆花 12 g　代赭石 30 g（先煎）　半夏 12 g　陈皮 10 g　瓜蒌仁 15 g　黄连 10 g　守宫 6 g　柴胡 12 g　郁金 12 g　枳壳 12 g　生姜 12 g

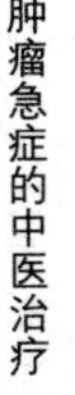

方中旋覆花性温而能下气消痰，降逆止嗳，是为君药。代赭石质重而沉降，善镇冲逆，但味苦气寒，故用量稍小为臣药；生姜于本方用量独重，寓意有三：一为和胃降逆以增止呕之效，二为宣散水气以助祛痰之功，三可制约代赭石的寒凉之性，使其镇降气逆而不伐胃；半夏辛温，祛痰散结，降逆和胃，并为臣药。瓜蒌仁清热涤痰，宽胸散结，黄连苦寒泄热除痞，陈皮健脾祛湿，守宫通络化瘀，柴胡、郁金疏肝解郁，理气行滞，为佐药。

（2）血瘀瘕积型。

主证：饮食难下，胸膈疼痛或胸背串痛，泛吐黏痰，面色晦暗，形体消瘦，肌肤甲错，口唇暗紫，舌质暗红或有瘀斑，苔白腻，脉沉涩。

治则：行气活血，祛瘀破结。

方药：血府逐瘀汤（《医林改错》）加减。

守宫 6 g　露蜂房 12 g　土鳖 6 g　桃仁 15 g　红花 6 g　枳壳 12 g　柴胡 12 g　瓜蒌仁 15 g　赤芍 12 g　丹参 15 g　田七 10 g　郁金 12 g

方中桃仁破血行滞，红花活血祛瘀止痛，共为君药。赤芍、丹参、田七助君药活血祛瘀，为臣药。枳壳宽胸行气，瓜蒌仁清热化痰；柴胡、郁金疏肝解郁，与枳壳同用理气行滞，使气行则血行，蜂房祛风止痛，以上均为佐药。土鳖、守宫通络化瘀，兼引药归经，有使药之用。

2. 急诊中成药

（1）小金丹（《外科证治全生集》）。每次 0.6 g，每日 2 次。有化痰散结、祛瘀通络的功效，适用于寒湿痰瘀者。

（2）六神丸（《中国医药大词典》）。每次 20 粒，每日 3 次。有清热解毒、消肿止痛的功效。

（3）金蒲胶囊（《中国药典》）。含蟾酥、牛黄、蜈蚣、黄药子、红花、乳香、没药、黄芪、姜半夏等，有清热解毒、消肿止痛、益气化痰的功效，适用于痰湿瘀阻、气滞血瘀者。饭后用温开水送服，每日 3 次，每次 3 粒。

3. 针灸治疗

处方：天突、膻中、中脘、内关。

方义：穴位近取天突、膻中以宽胸理气解痉除痰，中脘和胃化痰，远取内关宽胸利膈，诸穴共奏解痉导滞之功。

随症配穴：痰气交结加太冲、丰隆；血瘀瘕积加膈俞、三阴交。

操作：毫针刺，泻法，每日 1～2 次，每次留针 30 min。电针可用疏波。

4. 中西医结合治疗

（1）华蟾素注射液：每次 20～40 mL 加入 5% 葡萄糖注射液 500 mL 中静脉滴注，每日 1 次。

（2）康莱特注射液：每日 100～200 mL，静脉滴注。

五、肠道梗阻

消化道肿瘤中食道、贲门、胃的癌瘤引起的梗阻症状较多，但多不需外科紧急处理。由肿瘤引起的肠梗阻亦较常见，如不及时处理，预后多较严重。

其一，小肠梗阻。小肠肿瘤早期症状不明显，也缺乏典型症状，常以出血、肿块、肠梗阻三大症状出现，患者常因肠梗阻而就医。肿瘤较大可导致肠管梗阻，有时肿瘤虽然不太大，但可合并肠管套叠，或因某些肠外肿瘤如卵巢癌等腹腔内扩散导致肠管粘连，亦可产生梗阻。小肠梗阻时，近端肠管内容物潴留，因呕吐（尤于高位梗阻）大量水、电解质（K^+、Na^+、Cl^-、H^+）丢失，使患者脱水、血液浓缩，低钠、低钾、低氯化物、低血容量、酸碱平衡失调、肾功能损害、休克等发生。近端小肠扩张，胀气在低位梗阻时尤为明显。

临床表现症状：①腹痛。为阵发性绞痛。②呕吐。呕吐物因梗阻部位而异，高位梗阻一般无臭味，低位梗阻均带有粪臭味。③腹胀。因肠管内积气，肠管内气体大部分由吞咽而来，小部分因肠内容物发酵等因素所致。④肛管中止排气。

体征：患者呈现口干舌燥，皮肤弹力减退等脱水征，严重可有心率快，血压下降，腹部膨隆，可见肠形及肠蠕动波，扪之可觉有扩张的肠管，肠鸣音亢进，可闻及气过水声及金属敲击声。

其二，结、直肠梗阻。结肠癌患者中约有 10% 表现为急性肠梗阻。在结肠梗阻患者中，约有 50% 是因癌瘤所引起。癌瘤引起结、直肠梗阻多发生于左半结肠、乙状结肠、直肠。右半结肠梗阻少见。是因为：①左半结肠及乙状结肠肠腔相对较右结肠细窄。②肠内容物到达左半结肠多已成黏稠或半固体状。③左半结肠及乙状结肠癌多呈环行狭窄。

结肠主要功能是贮存粪便及吸收水分和电解质，但吸收功能较小肠弱，梗阻时水及电解质的丢失也相应缓慢。若回盲瓣控制不全，结肠内容物部分可返回入小肠，结肠内压可部分减压，同时也伴有小肠扩张。若回盲瓣控制良好，则形成封闭式袢形肠梗阻，持续发展可致肠穿孔。

临床表现常有腹痛、呕吐、肛门中止排气、腹胀四大症状。

（一）中医病机与治则

邪毒凝滞，日久化热，热结肠间，阳明腑实；或热邪郁闭，湿邪中阻致肠道湿热蕴结；或肠道气血痞结，气滞血瘀，瘀结留滞，升降失调，肠道闭阻，腑气不通，传导失司而致本证。治宜清热解毒，行气活血，通里攻下。

（二）治疗措施

1．辨证论治

（1）阳明腑实型。

主证：大便秘结，腹部胀满，时见肠型，口干舌燥，面赤心烦，恶心呕吐，舌质红，苔黄厚，脉沉实。

治则：清热泻火，通里攻下。

方药：大承气汤（《伤寒论》）加减。

大黄 15 g　枳壳 15 g　厚朴 12 g　大腹皮 15 g　黄芩 15 g　黄连 12 g　桃仁 12 g　莪术 12 g　土鳖 6 g　炙甘草 10 g

方中大黄泻热通便，荡涤肠胃，为君药。积滞内阻，则腑气不通，故以厚朴、枳实行气散结，消痞除满，并助大黄推荡积滞以加速热结之排泄，为臣药。大腹皮行气利水，黄连清泻心火，兼泻中焦之火，黄芩泻上焦之火，兼加桃仁润肠通便，土鳖、莪术活血通络，散结破瘀，为佐药；炙甘草调和脾胃，使攻下而不伤正，为使药。

（2）气滞瘀结型。

主证：腹胀腹痛，硬痛拒按，腹部触及肿块，大便秘结，肠鸣亢进，胸闷气促，舌质暗红，苔黄，脉弦涩。

治则：行气活血，通下散结。

方药：桃红四物汤（《医宗金鉴》）合大黄牡丹汤（《金匮要略》）加减。

桃仁 12 g　红花 6 g　当归 10 g　生地黄 30 g　大黄 15 g　牡丹皮 12 g　赤芍 12 g　冬瓜仁 30 g　土鳖 6 g　槟榔 12 g　木香 10 g（后下）　枳实 12 g

方中以破血之品桃仁、红花为主，力主活血化瘀，大黄泻火逐瘀，通便解毒，共泻肠腑湿热瘀结，为方中君药；生地、当归滋阴补肝、养血调经；丹皮、赤芍、土鳖凉血清热，活血散瘀，冬瓜仁清理利湿，导肠腑垢浊，排脓消痈，槟榔行气利水，木香、枳实行气导滞止痛，是为佐药。本方攻下泻热与逐瘀并用，使结瘀湿热速下，痛随利减，痈肿得消，诸症自愈。

2. 急诊中成药

（1）大黄䗪虫丸（《金匮要略》）。具有活血祛瘀、清热解毒、通下散结的功效。每日 2 次，每次 1 丸。

（2）西黄丸（《外科证治全生集》）。具有活血祛瘀、清热通下的功效。每日 2 次，每次 3 g，温开水送服。

（3）枳实导滞丸（《内外伤辨惑论》）。具有清热、消导积滞的功效。每次 1 包（18 g），每日 2 次，温开水送服。

3. 针灸治疗

处方：天枢、关元、上巨虚、足三里。

方义：天枢、关元为大、小肠募穴，都居于腹部，通调胃肠，配下合穴上巨虚、足三里以理气止痛，通肠导滞。

随症配穴：恶心呕吐加内关；便秘加支沟、照海；虚寒加灸神阙、气海。

操作：毫针刺，泻法，每日 1～2 次，每次留针 30 min。电针可用疏波。

4. 中西医结合治疗

（1）中药直肠滴注给药：大黄 20 g、黄柏 15 g、山栀子 15 g、蒲公英 30 g、金银花 20 g、红花 15 g、苦参 20 g，煎水至 200 ~ 300 mL 直肠滴注，每分钟 15 ~ 20 滴，注药后保留 1 小时，每天 1 次。

（2）必要时配合静脉补液、输血，以纠正水、电解质平衡及控制感染。

（3）留置胃管以胃肠减压并注入辨证中药。

第三节　恶性积液

一、胸腔积液

恶性胸腔积液系恶性肿瘤的胸膜转移或胸膜本身恶性肿瘤所致，是晚期恶性肿瘤的常见并发症，意味着病变已局部或全身播散，失去了手术治愈的可能性。且胸腔积液量往往较多，发生迅速，造成患者严重的呼吸困难，短期内全身状况急剧恶化。

恶性肿瘤并发恶性胸水常见，在渗出性胸腔积液患者中因恶性胸膜疾病所致者更高。引起恶性胸水最常见的肿瘤是肺癌、乳腺癌和恶性淋巴瘤，其次为卵巢癌、胃癌、肉瘤、结肠癌等。

恶性胸腔积液的临床表现为呼吸困难、胸痛、胸闷、胸部叩诊浊音，其他如恶病质、杵状指、发绀等。恶性胸水绝大多数是血性，胸水量少则数百毫升，多则达数升。恶性胸水不仅量大，并有增长迅速、抽而复生的特点。

恶性胸腔积液的诊断以积液的细胞学检查为主，胸膜活检、胸水肿瘤标志物如癌胚抗原（CEA）等测定亦是重要的诊断依据。X 线胸片正侧位像、电子计算机体层扫描（CT）、磁共振（MRI）、B 超等检查能够发现胸水的存在及量的多少。胸腔镜检、纤维支气管镜检亦是诊断手段之一。

（一）中医病机与治则

胸腔积液一症，中医理论认为是人体津液代谢障碍致病，属中医饮症范畴。因水饮停于胁下，表现为胸胁胀满疼痛，以病侧肋间为主，呼吸、咳唾、转侧时疼痛加重，气短息促，在《金匮要略》中称为“悬饮”。治法以攻逐水饮为治则，方药用十枣汤或葶苈大枣泻肺汤。

十枣汤用甘遂、芫花、大戟研末为主药，均为峻下逐饮之品，故以大枣煎汤吞服。服药自小量开始，逐渐递增，连服 3 ~ 5 日，利下则减量或停用。若体质偏弱，不任峻下，可改用葶苈大枣泻肺汤。

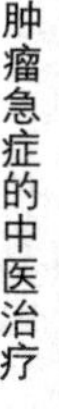

（二）治疗措施

1. 辨证论治

（1）饮停胸胁型。

主证：胸胁胀满，咳嗽气促，胸中窒闷，痰多而黏，甚则不能平卧，舌质淡红苔白厚，脉沉弦。

治则：攻逐水饮。

方药：十枣汤（《伤寒论》）或葶苈大枣泻肺汤（《金匮要略》）加减。

葶苈子 12 g　大枣 15 g　槟榔 15 g　猪苓 15 g　泽泻 15 g　车前子 20 g　杏仁 12 g　浙贝母 15 g　甘遂末 1 g（冲）　桑白皮 15 g

方中葶苈子泻肺行水，化痰平喘，为主药；桑白皮肃降肺气并利水，猪苓利水渗湿，兼能清热，泽泻渗湿利水，助君药加强降肺气、利水湿之力，共为臣药；甘遂善逐经隧水湿，槟榔行气利水，车前子利水消肿，杏仁、浙贝母化痰平喘，上药共为佐药。大枣调养脾胃，取其培土制水，益气扶正，能缓和诸种峻药之毒，使下不伤正，为使药。

（2）肺肾两虚型。

主证：胸胁胀满，咳喘息促，咳声低微，痰多色白，甚则面目浮肿，不能平卧，面青肢冷，神疲汗出，舌淡苔白厚，脉沉细无力。

治则：温补肺肾。

方药：真武汤（《伤寒论》）合葶苈大枣泻肺汤（《金匮要略》）加减。

熟附子 12 g　茯苓 15 g　白术 15 g　桂枝 20 g　麻黄 12 g　葶苈子 15 g　槟榔 12 g　枳壳 12 g　猪苓 20 g　大枣 15 g

方中以附子为君药，本品辛甘性热，用之温肾助阳，以化气行水，兼暖脾土，以温运水湿。茯苓利水渗湿，使水邪从小便去，白术健脾燥湿，桂枝温阳利水，葶苈子泻肺行水，化痰平喘，共为臣药。麻黄平喘，利水消肿，槟榔行气利水，枳壳行气宽胸，猪苓利水渗湿，四药佐助全方利水之功，佐使以大枣调养脾胃，取其培土制水，使下不伤正，为使药。

2. 急诊中成药

（1）十枣丸（《丹溪心法》）其含大黄、甘遂、大戟、芫花，有攻逐利水之功效。每次 1 丸，每日 1 次。清晨空腹服。以邪实而正气未虚者为宜。

（2）小金丹。每次 0.6 g，每日 2 次。有化痰散结、破瘀通络之功效。寒痰明显者效果较好。

（3）猴枣牛黄散。具有清热除痰的功效，适用于肺热痰涎壅盛者。每日 3 次，每次 1 支。

3. 中西医结合治疗

（1）胸腔抽液：单纯抽液只能暂时缓解症状，一般多采用抽胸水后胸膜腔内给予少量化疗药物。连续抽胸水对患者也是一种消耗，反复胸穿抽胸水可造成低蛋白血症，全身衰竭，脓胸、气胸等不良后果。单纯胸腔穿刺抽胸水仅可作为诊断手段及暂时减轻大量胸水造成的压迫症状。

（2）胸腔闭式引流及胸内给药：近年来国内外众多报道采取胸腔置管闭式引流并胸膜腔内留置诸如抗癌剂、硬化剂、生物反应调节剂、LAK 细胞等多种药物，一方面意在使胸腔的壁层和脏层之间产生粘连，防止胸水再度积聚，另一方面杀灭胸水中的癌细胞。

（3）胸穿抽液后胸腔内注入中药抗癌剂如羟基喜树碱、康莱特注射液、榄香烯注射液等，可同时配合静脉滴注以上中药制剂。

二、心包积液

参照本章第二节肿瘤梗阻心包填塞和心包积液部分。

三、腹腔积液

正常人腹膜腔内有微量液体，系由毛细血管生成，经淋巴管吸收而处于动态平衡。如肿瘤损伤浆膜，引起浆膜毛细血管通透性增加，则使较多的蛋白质逸出浆膜腔内。此外，由于肿瘤压迫或血管、淋巴管肿瘤栓塞、转移，也可导致腹腔积液。全身状态低下，严重低蛋白血症，又可损害重吸收过程。

临床上引起癌性腹水最常见的是消化系统肿瘤和卵巢癌，组织类型以腺癌为多见。

（一）中医病机与治则

腹水一症，中医学称之为“鼓胀”。病因病机为积聚日久，湿热或寒湿停聚中焦，久则肝脾俱伤，气血凝滞，脉络瘀结，升降失常，终至肝、脾、肾三脏俱病而成鼓胀。治宜清热利湿，攻下逐水，活血祛瘀，行气化湿，补益脾肾，温化水湿。

（二）治疗措施

1. 辨证论治

（1）湿热蕴结型。

主证：腹大坚满，脘腹撑急疼痛，烦热口苦，渴而不欲饮，或面目皮肤发黄，小便黄短，大便秘结，舌红苔黄腻，脉弦数。

治则：清热利湿，攻下逐饮。

方药：己椒苈黄丸（《金匮要略》）合茵陈蒿汤（《伤寒论》）加减。

防己 15 g　椒目 10 g　葶苈子 12 g　大黄 12 g　绵茵陈 20 g　山栀子 15 g　大腹皮 15 g　槟榔 12 g　茯苓皮 15 g　泽泻 20 g

方中防己善走下行，利水退肿，为主药；椒目利水消肿，葶苈子泻肺行水，导水从小便而出，大黄通利大便，逐水从大便而去，均为辅助药。如此前后分消，水饮得以排除，津气输布无阻；佐以茵陈清热利湿，山栀子清热解毒，大腹皮、槟榔行气利水，茯苓、泽泻淡渗利水，利湿逐饮之功更好。

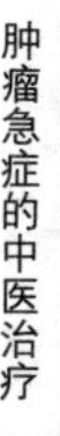

（2）气滞血瘀型。

主证：腹大胀满，脉络怒张（腹壁青筋暴露），胁腹刺痛，疼痛拒按，面色黧黑晦暗，唇色紫暗，面颊胸臂有血痣，呈丝纹状，手掌赤痕，渴不欲饮，大便色黑，舌质紫红或暗紫，苔黄，脉细涩。

治则：活血祛瘀，行气利水。

方药：膈下逐瘀汤（《医林改错》）合八正散（《太平惠民和剂局方》）加减。

五灵脂 12 g　桃仁 15 g　红花 6 g　牡丹皮 12 g　赤芍 12 g　乌药 12 g　香附 12 g　木通 15 g　车前子 15 g　滑石 30 g　大黄 12 g　山栀子 12 g

方中用红花、桃仁、赤芍、五灵脂、牡丹皮活血通经，行瘀止痛；香附、乌药调气疏肝。木通上清心火，下利湿热，使湿热之邪从小便而去。车前子、滑石清热利水通淋。佐以山栀子仁清泄三焦，通利水道，以增强君、臣药清热利水通淋之功；大黄荡涤邪热，并能使湿热从大便而去。

（3）脾肾两虚型。

主证：腹大胀满，胸脘胀闷，纳呆便溏，神倦怯寒，下肢浮肿，面色苍白，舌质淡，苔薄白，脉沉细弱。

治则：温补脾肾，化气行水。

方药：真武汤（《伤寒论》）合五苓散（《伤寒论》）加减。

熟附子 12 g　白术 12 g　茯苓 20 g　桂枝 10 g　猪苓 15 g　泽泻 15 g　大腹皮 15 g　枳实 15 g　白芍 15 g　生姜 3 片

方中以附子为君药，本品辛甘性热，用之温肾助阳，以化气行水，兼暖脾土，以温运水湿。臣以茯苓、泽泻利水渗湿，使水邪从小便去；白术健脾燥湿。佐以生姜之温散，桂枝温阳化气，既助附子温阳散寒，又合苓、术宣散水湿。枳实、大腹皮行气利水。白芍亦为佐药，其义有四：一者利小便以行水气，《神农本草经》言其能“利小便”，《名医别录》亦谓之“去水气，利膀胱”；二者柔肝缓急以止腹痛；三者敛阴舒筋以解筋肉瞤动；四者可防止附子燥热伤阴，以利于久服缓治。

2. 急诊中成药

（1）甘遂末。每次 0.5～1 g，装入胶囊吞服，每日 1 次（体虚者慎用）。

（2）大黄䗪虫丸（《金匮要略》）。每次 1 丸，每日 2 次。有清热解毒、活血祛瘀、通下散结的功效。

3. 中西医结合治疗

（1）对于大量腹水者，可腹腔穿刺引流适量腹水后，腹腔内注入羟基喜树碱、康莱特注射液、榄香烯注射液等中药抗癌剂。

（2）中药“解毒得生煎”（含大黄 20 g、黄柏 15 g、山栀子 15 g、蒲公英 30 g、金银花 20 g、红花 15 g、苦参 20 g）直肠滴注给药，每天 1 次。

第四节　癌症合并感染

由于恶性肿瘤所致的免疫功能低下，或某些肿瘤所具有的免疫缺损，如化疗及手术等使机体免疫能力进一步下降；某些肿瘤患者的生理屏障被破坏，如肿瘤表面糜烂、坏死，化疗所致黏膜炎、糜烂、溃疡，或各种与外界相通的插管等，均为细菌入侵提供了窗口，使感染危险进一步增加。化疗或放疗所致的骨髓抑制使作为机体重要防御功能的粒细胞减少，是导致感染的最重要因素。粒细胞减少程度与感染频率有关，一般粒细胞小于500/μL，100%并发感染，常以菌血症为主。发热为主要临床表现，具体感染灶难检出。粒细胞下降程度、频度则与化疗剂量强化程度有关，随着化疗强化程度的增加，感染并发率也增加。

肿瘤患者并发感染性疾病，严重影响预后。早期预防，及时诊断和治疗，对于保证肿瘤患者继续治疗，争取最高缓解率，保证患者生活质量，均有重要意义。

肿瘤患者在原、继发免疫功能低下及粒细胞减少基础上，易并发感染，可为内源性，即来自原存在的慢性感染灶或隐性感染灶，或来自原寄生于肠道内的细菌。感染亦可为外源性，如吸入性：通过各种窦道、皮肤创口进入体内导致感染。常见的易侵入部位有：①口腔黏膜，特别是颊黏膜炎症、糜烂及小溃疡。②食管。③肠道。④肛周感染。⑤各种引流管、静脉插管所形成的与外界相通的窦道。其他为泌尿生殖、空腔脏器肿瘤，鼻咽癌及支气管肺癌等，由于肿瘤表面糜烂、溃疡、坏死，或阻塞管腔至引流不畅均可增加感染机会。

对免疫功能缺损或下降，和（或）粒细胞减少的肿瘤患者，任何微生物均可导致重症感染。细菌常为主要的、首次的感染病因，深部霉菌感染为继发性，其他如病毒及原虫感染等。

菌血症为肿瘤患者伴粒细胞减少的最常见的临床表现，致病菌在血流中存在的时间相应较短，不增生繁殖，不形成迁移感染灶。菌血症主要表现为：发热，体温大于38 ℃，寒战或低血压，菌血症者几乎都有粒细胞减少，至少小于5×10^8/L，严重者伴休克及并发症。革兰阴性细菌菌血症典型临床表现为起病急骤、寒战、高热、虚脱，有时伴恶心、呕吐，并于数小时内发生低血压或休克（见于30%左右的患者），绝大多数以发热为临床唯一表现。一般粒细胞减少至小于5×10^8/L，伴发热大于38 ℃的肿瘤患者，为革兰阴性细菌菌血症高危人群。若粒细胞小于1×10^8/L，伴发热大于38 ℃几乎均为革兰阴性细菌菌血症。革兰阳性细菌菌血症临床起病多数略缓慢，且休克发生率低于革兰阴性菌菌血症，但少数可见病情凶险，起病急骤，寒战高热，且迅速进展出现休克。

一、中医病机与治则

癌症合并感染在临床上主要表现为发热证。中医学发热一证有外感发热与内伤发热之别。外感发热由六淫及疫毒所致，入里发热，或湿热之邪，由表及里；内伤发热多由脏腑功能失调，郁而化火，病机虽有不同，但发热为其共性。发热为主证，治疗须采用清热解毒、泻火凉血、清泻脏腑、滋阴退热之法，清除邪热，调和脏腑。

（一）清热解毒

清热解毒为治疗外感发热的主法，是顿挫热毒（毒），防止传变的关键，也是保存阴津的重要措施。运用清热解毒法还应按病证性质与其他治法相结合，如清热宣透、清热祛湿、清热通淋、清热利胆、清热凉血、清热开窍等。

（二）通腑泻下

通腑泻下适用于热病腑实证，常以通腑泻下与清热解毒相结合，达到泻热存阴的目的。

（三）养阴益气

养阴益气虽无直接的清热作用，但由于热毒之邪必伤阴耗气，对于原有宿疾或体质虚弱者，因其邪盛正虚，气阴耗伤，病势极易逆变，养阴益气是治疗发热中扶正法的具体运用。

二、治疗措施

（一）辨证论治

1．热毒炽盛型

主证：高热恶寒，口苦咽干，烦渴欲饮，面赤心烦，大便秘结，小便黄短，舌质红，苔黄干，脉数。

治则：清热解毒，生津止渴。

方药：白虎汤（《伤寒论》）合银翘散（《温病条辨》）加减。

石膏 30 g（先煎）　知母 15 g　金银花 20 g　蒲公英 20 g　连翘 15 g　牛蒡子 12 g　芦根 30 g　桔梗 12 g　水牛角 30 g（先煎）　鱼腥草 20 g

方中石膏大寒，用之以清胃；知母味厚，用之以生津共为君药。银翘散轻解上焦，金银花、连翘皆辛凉之品，轻扬解散，清利上焦者，为臣药。牛蒡子利膈清咽，芦根、鱼腥草清肺胃之热而下达，桔梗解胸膈之结而上行，蒲公英清热解毒，水牛角凉血解毒为佐使。

2．阳明腑实型

主证：壮热，日晡热甚，脘腹胀满，大便秘结或热结旁流，烦躁谵语，舌红苔焦燥起芒刺，脉沉实有力。

治则：清热解毒，通腑泄热。

方药：大承气汤（《伤寒论》）加减。

大黄 15 g　芒硝 10 g（冲）　枳实 12 g　厚朴 12 g　金银花 15 g　连翘 15 g　蒲公英 15 g　黄芩 15 g　生地黄 15 g　玄参 15 g

方中大黄苦寒通降，芒硝咸寒润降为君药，枳实行气消痞，厚朴下气除满为臣药；金银花、连翘疏风解表，清热解毒，生地黄、玄参养阴润燥，蒲公英清利湿热，黄芩泻火解毒为佐使。

3. 湿热蕴结型

主证：身热不扬，汗出热不解，头昏重痛，脘腹痞满，纳呆呕恶，大便不爽，舌红苔黄腻厚，脉濡数。

治则：清热解毒，清化湿浊。

方药：甘露消毒丹（《温热经纬》）加减。

黄芩 15 g　滑石 30 g　绵茵陈 20 g　金银花 20 g　连翘 15 g　木通 15 g　鱼腥草 15 g　藿香 12 g　薏苡仁 30 g　泽泻 15 g

方中以滑石、绵茵陈、黄芩为君药，其中滑石利水渗湿，清热解暑；绵茵陈善清利湿热而退黄；黄芩清热燥湿，泻火解毒。三药相合，正合湿热并重之病机。湿热留滞，易阻气机，故以藿香、薏苡仁行气化湿，悦脾和中，令气畅湿行为臣药；木通、泽泻、鱼腥草清热利湿通淋，导湿热从小便而去，以益其清热利湿之力共为佐使。

4. 气血两虚型

主证：发热不退，神疲倦怠，气短乏力，面色苍白，食欲不振，汗出恶风，头晕目眩，舌淡苔薄白，脉沉细数。

治则：补气养血，甘温除热。

方药：补中益气汤（《脾胃论》）加减。

西洋参 15 g　黄芪 30 g　白术 15 g　当归 10 g　柴胡 12 g　升麻 6 g　炙甘草 10 g　鱼腥草 30 g

方中黄芪补肺固表为君；西洋参、甘草补脾益气和中，泻火为臣；白术燥湿强脾，当归和血养阴为佐；升麻以升阳明清气，柴胡以升少阳清气，阳升则万物生，清升则浊阴降，鱼腥草入肺经以清热解毒为使药。

（二）急诊中成药

（1）安宫牛黄丸（《温病条辨》）。用于温热病，热邪内陷心包、痰热壅闭心窍所致的高热烦躁。每次 1 丸，每日 1～2 次。温开水送服。

（2）紫雪丹（《太平惠民和剂局方》）。其成分有：石膏、寒水石、滑石、磁石、水牛角（代犀角）、羚羊角、青木香、沉香、玄参、升麻、甘草、朴硝、硝石、麝香、朱砂、丁香，用于热邪内陷心包而致的高热烦躁、神昏谵语、抽风惊厥、口渴唇焦及小儿热盛惊厥。每次 1 丸，每日 2 次，温水送服。

（3）至宝丹（《太平惠民和剂局方》）。其成分有：水牛角屑（代乌犀屑）、玳瑁屑、琥珀、朱砂、雄黄、冰片、麝香、牛黄、安息香、金箔、银箔，用于温热病，邪热内陷、痰热蒙蔽心包所致的神昏、痰盛气粗、身热烦躁，甚则惊厥，舌绛，苔黄垢腻，脉滑数。服法每次 1 粒，每日 2 次，温水送服。

（三）针灸治疗

处方：大椎、十宣、曲池、合谷。

方义：大椎属督脉，为诸阳之会，总督一身之阳，配十宣点刺，具有明显的退热作用。曲池为阳明经合穴，配合谷清泻阳明实热。诸穴共奏疏解表邪、清泻风热之功。

随症配穴：热毒炽盛加十二井点刺放血；阳明腑实加支沟、上巨虚；湿热蕴结加阴陵泉；气血两虚加气海、足三里。

操作：毫针刺，泻法，大椎、十宣、十二井穴点刺出血。

（四）中西医结合治疗

（1）柴胡注射液。肌内注射，每次2~4 mL，每日1~2次。

（2）清开灵注射液。每次20~40 mL，加入5%葡萄糖注射液中静脉滴注，每日1次。

（3）穿琥宁粉针剂。每次400 mg，加入5%葡萄糖注射液或生理盐水中静脉滴注，每日1次。

（4）醒脑静注射液。本品系安宫牛黄丸改制而成，每毫升含生药1 g。肌注每日2次，每次4 mL。或每日10~20 mL，加入5%葡萄糖注射液500 mL中静滴。

第五节　癌性疼痛

疼痛是癌症患者常见的一个主要症状。对癌症患者来说，疼痛是令人恐惧的并发症。60%~90%的晚期癌症患者有不同程度的疼痛，70%以疼痛为主要症状。它是一种令人不快的感觉和情绪上的感受，伴有实质的或潜在的组织损伤。

疼痛是由疼痛感受器、传导神经和疼痛中枢共同参与完成的一种生理防御机制。它不仅是躯体受到有害刺激的结果，而且患者的精神、心理状态和社会、经济因素也可加重患者的疼痛程度。

癌性疼痛根据疼痛的发生和延续时间分为急性疼痛和慢性疼痛，根据疼痛的发生机制可分为躯体痛、内脏痛和神经痛。急性疼痛的特征是有一明确的开始时间，持续时间较短，常用的止痛方法可控制疼痛；慢性疼痛持续三个月以上，并由于心理因素干扰使病情复杂化，临床上较难控制；躯体痛的疼痛部位明确，可为急性或慢性，表现为刺痛、酸痛，如骨转移痛和手术后痛。内脏痛为胸腹部脏器受癌肿浸润、压迫或牵引所引起。定位不明确，表现为挤压痛、胀痛或牵拉痛；神经痛为肿瘤浸润或治疗引起的神经末梢或中枢神经系统受损所致，表现为烧灼样、钳夹样或触电样的阵发性疼痛，往往伴有感觉或运动功能丧失。

在实施癌痛治疗前，应对癌痛做出详尽而全面的评估。这种评估是由医生在患者配

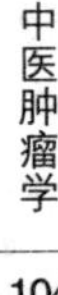

合下完成的。应相信患者的主诉，根据主诉疼痛分级法、数字疼痛分级法来评估患者的疼痛程度。同时也应评估患者的精神状态及分析有关心理社会因素。在初次评估的基础上，考虑选用止痛方法。治疗开始后对疼痛控制程度再评估，以对治疗方案加以调整。

一、中医病机与治则

中医学将癌症所致的疼痛称为癌瘤痛，是指瘤毒侵犯经络或瘤块阻滞经络气血而致机体某部位的疼痛。癌瘤痛在中医文献中常出现于癥、积、瘤、石、瘕、乳岩、石疽、噎膈、反胃、脏毒等及其所致的气血衰败诸病候中。《内经》中有“大骨枯槁、大肉下陷、胸中气满、喘息不便、内痛引肩项”的描述，极似肺癌晚期疼痛。又有“积者阴气也，其始发有常处，其痛不离其部”的记载，说明积块开始产生时即有固定部位，其疼痛位于积块处，且痛处不移。

中医认为癌痛的病因病机主要是气机失调、瘀血阻滞、痰浊凝结、热毒结聚等几方面。各种病因可导致人体气机失调而致癌瘤产生，癌瘤本身又可阻滞脏腑经络，产生各种气机失调；瘀血是机体的病理产物，血行不畅多由气机失调所致。瘀血即是癌瘤产生的病理基础之一，也是疼痛产生的主要原因之一。瘀血阻滞经络则疼痛，瘀血日久可使机体失养而致羸瘦、肌肤甲错、脏腑功能失调等；痰浊由津液代谢失常凝结而成，痰浊凝聚也是癌瘤产生的病理基础之一。元代朱丹溪认为“凡人身上中下有块者多是痰”，“痰之为物，随气升降无处不至”，而痰浊又可阻滞经络气血，致脏腑经络气血失调及疼痛。痰浊又常与气滞、血瘀、湿邪、火毒相互裹携而致病；癌瘤日久，热毒内生，伤及脏腑经络气血，或与痰浊相合，阻塞经络气血运行，或热毒伤络均可产生疼痛。

癌痛一证，正虚与邪实并存，需结合四诊所见，权衡虚实比势，急则治其标，缓则治其本。虚证中又要四诊合参，判别脏腑阴阳气血的盛衰。

二、治疗措施

（一）辨证论治

1．气滞血瘀型

主证：疼痛剧烈，刺痛拒按，痛处不移，入夜更甚，或可触及肿块，或伴胸胁胀痛，口苦咽干，心烦易怒，或见肌肤甲错，舌质暗红或有瘀斑，脉沉细涩。

治则：活血祛瘀，通络止痛。

方药：膈下逐瘀汤（《医林改错》）合失笑散（《太平惠民和剂局方》）加减。

蒲黄 6 g　五灵脂 10 g　乌药 12 g　桃仁 12 g　牡丹皮 12 g　赤芍 12 g　延胡索 12 g　香附 12 g　红花 10 g　田七 10 g　枳壳 12 g　徐长卿 30 g

方中生蒲黄性滑而行血，五灵脂气臊而散血，皆能入厥阴而活血止痛共为君药；香附、乌药、枳壳、延胡索、田七行气止痛为臣药；赤芍养血活血，与逐瘀药同用，可使瘀血祛而不伤阴血；牡丹皮清热凉血，活血化瘀；桃仁、红花破血逐瘀，以消积块共为佐药，甘草调和诸药为使。

2．血气亏损型

主证：疼痛绵绵，隐痛钝痛，疼痛喜按，温热得舒，伴面色苍白，神疲乏力，纳差，便溏，头晕目眩，舌质淡苔白，脉沉细。

治则：补益气血，温经止痛。

方药：当归四逆汤（《伤寒论》）加减。

当归 12 g　桂枝 10 g　白芍 15 g　细辛 6 g　炙甘草 6 g　木通 12 g　大枣 15 g　田七 10 g　台乌 12 g　党参 30 g　制川乌 10 g（先煎）　红花 6 g

方中当归为君，以补血；芍药为臣，以养营气；以桂枝、细辛之苦，而散寒湿气，台乌、田七活血止痛为佐；以大枣、甘草为使，而益其中，补其不足；加用木通泻火行水，通利血脉，党参益气，川乌温经止痛，红花活血化瘀。

（二）急诊中成药

1．西黄丸（《外科证治全生集》）。每次 3 g，每日 2 次，有清热解毒、化痰散结、活血祛瘀止痛的功效，适用于证属痰瘀互结，热毒内盛患者。

2．片仔癀片（《中华人民共和国药典》）。每次 0.6 g，每日 3 次，有清热解毒、消肿止痛的功效，适用于热毒炽盛伴疼痛之患者。

3．玉枢丹（《医钞类编》）。每次 1.5 g，每日 2 次，有化痰开窍、辟秽解毒、消肿止痛之功效，适用于痰热壅盛之疼痛患者。

4．中药外敷止痛。蟾酥膏、琥珀止痛膏、双柏油膏局部外敷有较好的止痛效果。

（三）针灸治疗

处方：以局部取穴阿是为主，远部取穴为辅（经脉所通，主治所及），以及所属脏腑之郄穴配合使用，共奏疏经活络、行气活血止痛之功。

随症配穴：气滞血瘀加支沟、膈俞；气血亏损加血海、足三里。

操作：毫针刺，泻法，每次留针 1～2 h。在体针基础上，将电针的输出电极接于主穴和配穴（每次可选用 2 对 4 穴），以连续波、快频率、强电流连续刺激 30 min 以上，以痛止为度。重者可每日治疗 2 次。

耳针：相应疼痛部位、皮质下、神门、交感。强刺激，留针 30～60 min。

火针：阿是穴，每周 1 次。

（四）中西医结合治疗

对实性疼痛患者，可酌情配合西医三阶梯止痛用药，重度剧烈疼痛者，可使用吗啡类药物如曲马多、多瑞吉、美施康定等。

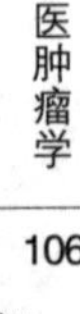

第六节　肿瘤代谢急症

一、高钙血症

高钙血症是癌症患者较常见的代谢并发症。在癌症患者中发生率约为10%，高钙血症具有危及生命的潜在危险，应及时予以处理。高钙血症可并发于许多病理情况，需综合病史、临床表现及有关检查来鉴别病因，明确诊断及给予相应治疗。

在引起高钙血症的诸多病因中，以原发性甲状旁腺功能亢进和癌症最为多见，在高钙血症明显的患者中则以癌症居首位。

癌性高钙血症的发生率因不同的原发癌症而不同，国外有人分析认为肺癌和乳腺癌为常见，其次为骨髓瘤和恶性淋巴瘤等，肺癌中以鳞状细胞癌并发高钙血症为多见。

癌性高钙血症的发生机制涉及多种因素，而主要是肿瘤侵犯骨骼形成破骨性吸收。这常见于肺癌、乳腺癌和骨髓瘤等，并伴有溶骨性病变。

目前认为无骨转移癌并发高钙血症的可能机制是由体液因子参与而形成的即体液相关的癌性高钙血症。已明确一些与并发癌性高钙血症有关的体液因子有：①甲状旁腺激素样因子。实验研究证实肿瘤细胞也能产生甲状旁腺激素样因子活性蛋白，这种活性蛋白具有与甲状旁腺激素样因子相类似的诱发高钙血症的作用。②前列腺素（PGE）。已知肿瘤细胞能促进内源性PGE的释放，研究表明PGE具有较强的骨吸收活性，乳腺癌并发高钙血症与PGE活性有密切关系。③细胞因子。破骨细胞激活因子包括多种细胞因子具有增强破骨细胞的骨吸收作用。如转化生长因子、白细胞介素－Ⅰ、血小板衍生生长因子、肿瘤坏死因子。

高钙血症的临床表现涉及多系统，而又是非特异的。初期症状以疲倦、嗜睡、恶心、呕吐及多尿较为常见，而恶心、呕吐、多尿等极易导致迅速失水与症状的加剧。癌性高钙血症患者的临床表现常见失水、体重减轻、食欲减退、瘙痒、烦渴；神经肌肉系统可见疲乏、嗜睡、肌肉无力、反射减弱、意识模糊、谵妄、癫痫发作、迟钝、昏迷；胃肠道可见恶心、呕吐、便秘、肠梗阻；泌尿系统可见多尿、肾功能不全；心脏可表现心动过缓，心电图示P－R延长、Q－T缩短、T波增宽等。

（一）中医病机与治则

邪毒结聚日久，脏腑虚损，功能失调，导致机体神经—体液系统的调节障碍，出现内分泌功能的紊乱，从而出现机体阴、阳、气、血偏虚的见证或五脏内虚的临床表现。脾胃两虚则神疲纳差、恶心呕吐、四肢酸软乏力；肝肾不足则腰酸骨痛、眩晕眼花、心悸胸闷、烦渴尿频。临床上癌性高钙血症以脾肾两虚，肝肾阴虚较为多见，治宜温补脾肾，滋补肝肾。

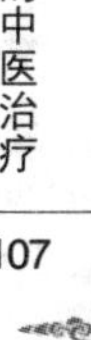

（二）治疗措施

1．辨证论治

（1）脾肾两虚型。

主证：神疲纳差，四肢无力，恶心呕吐，嗜睡懒言，心悸胸闷，舌质淡红苔白，脉缓。

治则：温补脾肾。

方药：补中益气丸（《脾胃论》）合金匮肾气丸（《金匮要略》）加减。

黄芪 30 g　党参 30 g　白术 15 g　当归 10 g　桂枝 10 g　茯苓 20 g　陈皮 10 g　柴胡 12 g　熟附子 12 g　炙甘草 10 g

方中黄芪补肺固表为君药；党参、甘草补脾益气和中泻火为臣药；白术燥湿强脾，当归和血养阴；茯苓之补阳长阴而益气；桂枝、熟附子立补下焦火为佐药，陈皮健脾燥痰，炙甘草补益心脾气为使药。

（2）肝肾阴虚型。

主证：体重减轻，皮肤干燥瘙痒，烦渴喜饮，头晕心悸，四肢骨痛，腰酸背痛，尿多尿频，大便干结，舌质红苔少，脉细缓。

治则：滋补肝肾。

方药：六味地黄饮（《小儿药证直诀》）合一贯煎（《柳州医话》）加减。

生地黄 30 g　山茱萸 15 g　山药 15 g　牡丹皮 12 g　沙参 15 g　麦冬 15 g　枸杞子 15 g　女贞子 15 g　鳖甲 30 g（先煎）　天花粉 20 g

方中生地黄、山茱萸，味厚者为阴中之阴，故能滋少阴，补肾水为君药；牡丹皮气寒味苦辛，寒能胜热，苦能入血，辛能生水，故能益少阴，平虚热；山药味甘者也，甘从土化，土能防水，故用之以制水脏之邪为臣药。以沙参、麦冬、枸杞子配合生地滋阴养血生津以柔肝。女贞子、鳖甲补肝肾阴，退虚热，天花粉生津止渴共做佐使。

2．急诊中成药

（1）参一胶囊。主要成分为人参皂苷，有培元固本、补益气血的功效。口服每日 2 次，每次 2 粒。

（2）贞芪扶正胶囊。主要成分为黄芪、女贞子。有补益气血、滋养肝肾的功效。每日 2 次，每次 4～6 粒。

3．中西医结合治疗

（1）生脉注射液。每次 40～100 mL 加入 5% 葡萄糖注射液 250～500 mL 中静脉滴注，每日 1 次。

（2）参附注射液。每次 40～100 mL 加入 5% 葡萄糖注射液 250～500 mL 中静脉滴注，每日 1 次。

（3）病情危重者，应配合静脉补液，使用利尿药、降钙素、皮质激素治疗。

二、低血糖症

低血糖症在肝癌患者的发生率可达10% ~30%，其机制可能与肝癌细胞能异位分泌胰岛素或胰岛素样活性物质，或因肿瘤巨大使残存肝组织糖原贮存减少，或因肝功能障碍影响肝糖原的制备等有关。另外，低血糖症亦是胰岛素瘤的主要临床表现。患者常出现冷汗、心悸、震颤、肤色苍白、眩晕乏力、精神恍惚、嗜睡或运动失调等，严重者可能抽搐或昏迷。

（一）中医病机与治则

低血糖症属中医“脱汗”范畴。多因久病重病，耗伤正气，阴阳失调，阳气过耗，不能敛阴，卫外不固，营卫不和，汗液大泄，气随汗脱，甚则发生亡阴亡阳之变。或因邪毒久羁，耗气伤阴，脏精亏损，肝肾不足，阴液内竭，阴损日久，阳随阴衰，诱发本证。临床上以阳虚、气阴两虚多见，治宜益气回阳，救逆固脱。

（二）治疗措施

1. 辨证论治

（1）阳气暴脱型。

主证：大汗不止或汗出如油，四肢厥冷，肤色苍白，声短息微，精神疲惫不支，舌淡苔白，脉微欲绝或脉大无力。

治则：益气回阳，救逆固脱。

方药：参附汤（《正体类要》）加味。

红参 20 g　熟附子 15 g　黄芪 30 g　煅龙骨 30 g（先煎）　煅牡蛎 30 g（先煎）　五味子 12 g　炙甘草 15 g　大枣 20 g

方中附子补真阳之虚为君药，红参扶元气之弱为臣药；黄芪大补后天之气，煅龙骨、煅牡蛎、五味子收敛固涩做佐药；甘草合大枣益气补中为使药。

（2）阴液内竭型。

主证：汗多气促，四肢厥冷，手足震颤，心悸眩晕，咽干舌燥，神疲欲寐，舌质淡红苔黄，脉虚数。

治则：益阴救逆，复阴回阳。

方药：四逆加人参汤（《伤寒论》）合炙甘草汤（《伤寒论》）加减。

红参 20 g　熟附子 15 g　炙甘草 15 g　干姜 10 g　大枣 20 g　阿胶 15 g（烊化）　麦冬 15 g　五味子 12 g　熟地黄 30 g

方中干姜、附子温经助阳为君药，红参、甘草生津和阴，大枣补虚为臣药；阿胶滋阴；熟地黄填精益髓，麦冬清心养阴，五味子滋肾益气，生津止渴为佐使。

2. 急诊中成药

（1）独参汤。高丽参或边条参 10 ~15 g，煎水服。

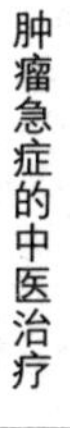

（2）滋心阴口服液。主要成分为麦冬、北沙参、赤芍、三七等，有滋养心阴的作用。适用于气阴不足的心悸眩晕，每次 10 mL，每日 3 次。

（3）饴糖数匙，冲水饮服。

3. 中西医结合治疗

（1）参附注射液。每次 20 mL 加入 50% 葡萄糖注射液 60 mL 中静脉推注，15 min 1 次，连续 2 ~ 3 次。

（2）生麦注射液。每次 40 ~ 60 mL 加入 10% 葡萄糖注射液 250 ~ 500 mL 中静脉滴注。

三、急性肿瘤溶解综合征

急性肿瘤溶解综合征多发生于增殖过速及负荷较大的肿瘤患者。当肿瘤细胞崩解时，大量细胞内代谢产物迅速进入血循环，从而形成高尿酸血症、高钾血症、高磷血症等一系列危急的综合征。

急性肿瘤溶解综合征的代谢紊乱主要为高尿酸血症、高钾血症、高磷血症，以上代谢紊乱可个别或共同出现。同时又由于大量尿酸、黄嘌呤及磷酸盐等沉积于肾小管以致肾脏排泄功能受损，并进一步使代谢物浓度增高，从而加剧急性肿瘤溶解综合征的严重程度。由溶解的肿瘤细胞释放出大量细胞内钾，进入血循环所形成的高钾血症易引起心律失常，甚至发生心搏骤停。

对化疗药物比较敏感的肿瘤进行强烈化疗时较易出现急性肿瘤溶解综合征。有少数是在放疗或激素治疗时所并发的。

预防急性肿瘤溶解综合征的发生非常重要，对急性肿瘤溶解综合征的高危患者，如肿瘤负荷大，增殖比率高，而对化疗敏感的患者，在进行化疗或放疗前应采取充分水化、利尿及服用别嘌呤醇等措施，以防止或减少急性肿瘤溶解综合征的发生。同时定时监测电解质、尿素氮、肌酐、尿酸、血钙、血磷及心电图等。

（一）中医病机与治则

急性肿瘤溶解综合征为敏感性肿瘤化疗后出现大量肿瘤细胞崩解，引起肾功能损害，病情严重时可出现昏迷抽搐等尿毒内攻症状。因其主要表现为呕吐及小便不通，属中医“癃闭”范畴。中医病机以湿热壅结下焦为主。因下焦湿热，气化不利，津液输布失常，水道通调受阻，不能下输膀胱，导致尿量极少或无尿，甚则致尿毒内攻而见恶心呕吐，神昏谵语；或因肾气不充，肾阳衰微，命火不足，三焦气化无权，致小便量少，甚至无尿。治宜清热利湿，通利小便；温阳益气，补肾利尿。

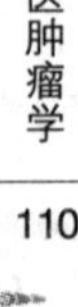

（二）治疗措施

1．辨证论治

（1）湿热壅盛型。

主证：小便不通，或尿少而短赤灼热，小腹胀满，口苦口干，恶心呕吐，心悸喘促，头晕眼蒙，舌质红，苔黄腻，脉沉数。

治则：清热祛湿，通利小便。

方药：八正散（《太平惠民和剂局方》）加减。

白花蛇舌草 30 g　山栀子 15 g　黄芩 15 g　蒲公英 30 g　大黄 15 g　木通 15 g　瞿麦 15 g　车前子 20 g　滑石 30 g　马鞭草 20 g

方中大黄下郁热而膀胱之气自化为君药；滑石清六腑而水道闭塞自通为臣药；瞿麦清热利水道，木通降火利水，山栀子清三焦郁火，车前子清热以通关窍，马鞭草利水消肿，白花蛇舌草、蒲公英清热解毒，黄芩清上焦热共为佐使。

（2）脾肾两虚型。

主证：小便不通，或尿量极少，排出无力，头晕心悸，喘促浮肿，体倦呕吐，腰酸膝冷，面色㿠白，视物模糊，舌淡苔白，脉沉细。

治则：温阳益气，补肾利尿。

方药：金匮肾气丸（《金匮要略》）合五苓散（《伤寒论》）加减。

熟附子 15 g　桂枝 12 g　生地黄 20 g　山茱萸 15 g　泽泻 15 g　茯苓 15 g　牡丹皮 12 g　猪苓 20 g　白术 15 g　大腹皮 15 g

方中桂枝、熟附子补下焦之火，生地黄大补血虚不足与补肾也为君药；山茱萸强阴益精而壮元气；牡丹皮之泻阴火，而治神志不足；泽泻养五脏，益气力，起阴气为臣药。猪苓、茯苓甘淡，入肺而通膀胱；白术苦温健脾祛湿，大腹皮下气宽中，行水共为佐使。

2．急诊中成药

（1）百令胶囊：主要成分为发酵冬虫夏草菌丝体干粉，有滋阴补肾之功效。每次 3 粒，每日 3 次。

（2）尿毒清胶囊（广州中医药大学附一院制）：主要成分为黄芪、虎杖、土茯苓、槐花等，每次 6 粒，每日 3 次。有益气升清、通腑降浊的功效。

（3）益肾通胶囊（广州中医药大学附一院制）：主要成分为肉苁蓉、王不留行、北芪等，每次 4 片，每日 3 次。有益气补肾化瘀的功效，适用于脾肾两虚的小便不通者。

3．中西医结合治疗

（1）中药生大黄 20 g、黄柏 15 g、山栀子 15 g、蒲公英 30 g、金银花 20 g、红花 15 g、苦参 20 g，煎液至 200～300 mL，直肠滴注给药，每天 1 次。

（2）当出现症状或有明显心电图改变时，可给予葡萄糖酸钙静脉缓慢滴注。应用交换树脂、碳酸氢盐治疗高钾血症。以上治疗无效时应采用血液透析。

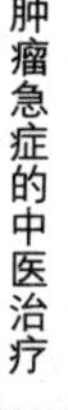

第七节　放化疗毒副作用

放化疗是治疗恶性肿瘤的手段之一，且处于重要作用，但此治疗方法除了能消灭癌细胞外，还会对正常的细胞、组织造成损害，引起放化疗的毒副反应。

放化疗毒副作用主要包括局部炎性反应，如放射性皮炎、放射性口腔炎、放射性肺炎、放射性直肠炎、放射性膀胱炎；全身反应，如疲倦乏力，头晕、头痛，易疲劳，嗜睡，反应迟钝，失眠等；消化道反应，如食欲下降，恶心，呕吐，腹痛，腹泻，便秘等；骨髓抑制，如白细胞下降、血小板减少、贫血等。

一、局部炎性反应

放疗作用于局部组织病灶，在损伤癌细胞的同时，也会损伤正常细胞，引起局部的炎性反应。最常见就是放射性皮炎，表现为局部皮肤红、肿、热、痛，可伴有水疱，甚至溃疡形成，日久可有皮肤色素沉着或脱失，皮肤萎缩瘢痕形成，也可以出现皮脂腺、汗腺的破坏，导致皮肤干燥、粗糙、皲裂。头颈部肿瘤的放疗还可出现放射性口腔炎症，出现口腔黏膜发红、水肿、溃疡，覆盖白色假膜，疼痛，易出血，口干，口臭。日久可出现口腔干燥，味觉异常，甚至舌体萎缩，张口受限等症状。还有放射性肺炎、放射性食管炎、放射性肠炎、放射性膀胱炎等，皆表现为局部组织的发红、水肿、溃疡，炎性渗出。

二、放射性皮炎

（一）中医病机与治则

早期火邪热毒入侵，蕴积于局部，火邪燔灼炎上，损伤局部经络，坏死溃疡。后期火邪热毒渐盛，耗气伤阴，津气亏损，阴津亏损，血稠难行，亦有血瘀的症候。治宜清热解毒，泻火凉血，益气养阴。

（二）治疗措施

1．辨证论治

（1）火毒炽盛型。

主证：皮肤红肿热痛，破溃，或伴有水疱，流脓；或局部黏膜发红，水肿，溃疡，伴有白膜形成；或咳吐黄痰，质稠，咽喉部红肿疼痛。舌红，苔黄，脉数。

治则：清热解毒。

方药：黄连解毒汤（《肘后备急方》）或五味消毒饮（《医宗金鉴》）加减。

黄柏 9 g　黄芩 9 g　黄连 6 g　栀子 15 g　金银花 15 g　野菊花 9 g　蒲公英 15 g　紫花地丁 10 g

方中黄连清泻心火，兼泻中焦之火，为君药；黄芩泻上焦之火，为臣药；黄柏泻下焦之火；栀子泻三焦之火，导热下行，引邪热从小便而出。金银花、野菊花，清热解毒散结，金银花入肺胃，可解中上焦之热毒，野菊花入肝经，专清肝胆之火，二药相配，善清气分热结；蒲公英、紫花地丁均具清热解毒之功，为痈疮疔毒之要药；蒲公英兼能利水通淋，泻下焦之湿热，与紫花地丁相配，善清血分之热结。

（2）阴虚津亏型。

主证：皮肤干燥，皲裂，色素沉着或脱失；或口干，舌体萎缩，味觉异常，可伴有张口受限；或咳嗽，痰少或无痰，舌红，少苔，脉细数。

治法：养阴生津。

方药：生脉散（《医学启源》）加减。

麦冬 15 g　人参 15 g　五味子 9 g　生地 15 g　黄连 9 g　竹叶 15 g　连翘 15 g

方中人参补肺气，益气生津，为君药；麦冬养阴清肺而生津，为臣药；五味子敛肺止咳、止汗。黄连、连翘共奏清热解毒、清泻心火目的；生地清热凉血，配合竹叶清热除烦，生津止渴。

2. 急诊中成药

（1）三黄膏（《医心方》）。摊于纱布上贴于患处或直接涂患处，每隔一至二日换药1次。具有清热解毒、消肿止痛的功效，适用于放射性皮炎。

（2）银连含漱液（广州中医药大学附一院制）含漱。一次含 3 ~ 5 min，每日 4 次。清热解毒，局部消炎，适用于放射性口腔炎。

3. 中西医结合治疗

（1）对于皮肤或黏膜红肿充血，可用生理盐水加肾上腺素湿敷，有减轻充血的作用。

（2）溃疡可用复方皮质散、珠黄散等局部涂敷，也可用地塞米松敷贴片贴敷，2 ~ 3 次/日，每次 1 片。

（3）若出现继发性感染可根据药敏结果选择抗生素治疗，早期应用糖皮质激素有效，一般采用泼尼松治疗。有全身症状和体质下降者，可用维生素、高蛋白食物等支持疗法。

三、放射性口腔炎

（一）中医病机与治则

放射线为火热之邪，侵犯人体口腔黏膜，炼津为痰，伤阴耗气，日久则正气亏虚，而至气阴两伤，致气血推动无力，甚则伤阴动血，血瘀郁结。病机属本虚标实，治法宜清热滋阴降火，凉血养阴可视其症状兼利湿化痰，健脾补气。

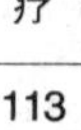

（二）治疗措施

1. 辨证论治

临床表现：口腔黏膜充血、红肿、溃疡，甚至出血，舌体生疮，咽喉疼痛，口舌干燥，吞咽困难，舌红，苔薄黄，脉细数。

辨证：热邪侵袭，伤阴动血。

治法：清热降火，凉血养阴。

方药：清营汤（《温病条辨》）加减。

水牛角 30 g（先煎） 生地黄 20 g 玄参 15 g 竹叶 10 g 麦冬 15 g 丹参 15 g 黄连 6 g 金银花 15 g 连翘 10 g

方中水牛角清解营分之热毒，故为君药。生地黄凉血滋阴，麦冬清热养阴生津，玄参滋阴降火解毒，三药共用，既清热养阴，又助清营凉血解毒，共为臣药。火热之邪初入营分，故用金银花、连翘、竹叶清热解毒、营分之邪外达，此即“透热转气”的应用。黄连清心解毒，丹参清热凉血、活血散瘀，可热与血结，以上五味药为佐药。

口腔溃疡严重、影响进食者可用五饮汁频频呷吸：梨汁、鲜芦根汁、藕汁、荸荠汁、麦冬汁；头痛者加白芷、川芎、羌活各 10 g；发热者加青蒿 15 g（后下），黄芩、连翘各 10 g；腹胀者加厚朴、大腹皮各 10 g，砂仁 10 g（后下）；纳差者加谷麦芽、山楂、山药各 15 g；恶心呕吐者加陈皮 6 g、法半夏 12 g、砂仁 10 g（后下）；口干咽燥者加石斛、天花粉、玉竹各 10 g；便秘者加瓜蒌、牛蒡子、枳实各 15 g；便溏者加山药、扁豆各 15 g，薏苡仁 30 g；气虚乏力，腰酸腿软者加黄芪、枸杞各 15 g；鼻衄者加紫珠、仙鹤草各 15 g。

2. 针灸治疗

处方：血海、三阴交、足三里、耳尖、少商、中冲。

方义：血海别名百虫窠，属足太阴脾经，有生血和活血化瘀之效；三阴交调补肝、脾、肾三经气血；足三里为强壮要穴，可调理气血。配合耳尖、少商、中冲针刺放血，可起到补虚泄实的功效。

操作方法：血海、三阴交、足三里针刺留针，以补法为主，耳尖、少商、中冲针刺放血，每次 1 ~2 mL。

3. 中西医治疗

（1）根据患者病情予调整放疗剂量，加强营养，给予高蛋白、富含维生素及微量元素的食物。进食、饮水困难时可予静脉补充营养。

（2）加强口腔护理，保护创面预防感染。促进再生修复。局部可使用口泰、0.5% 普鲁卡因、阿昔洛韦等溶液含漱，复方云南白药和中药滋阴清热合剂均可选用。疼痛难忍者可予非麻醉止痛药。

四、放射性肺炎

（一）中医病机与治则

素体正气不足，加之放射线热毒侵袭，损伤肺络，耗损阴津，致肺阴亏损，津亏血瘀，脉络瘀阻，病机总属本虚标实，肺热阴亏，气阴两伤，宣肃失司，治宜清热润肺，补气养阴，视其症状佐以清热凉血、止咳平喘等法。

（二）治疗措施

1．辨证论治

临床表现：咳嗽、胸痛，气短发热，严重时出现呼吸困难，口干，舌红少苔，脉细数。

辨证：热毒灼肺，肺阴耗伤。

治法：清热生津，润肺养阴。

方药：沙参麦冬汤（《温病条辨》）加减。

北沙参 30 g　玉竹 15 g　麦冬 15 g　天花粉 10 g　扁豆 10 g　桑叶 5 g　瓜蒌皮 15 g　鱼腥草 15 g　生甘草 6 g

方中沙参、麦冬清养肺胃，玉竹、花粉生津解渴，扁豆、生甘草益气培中、甘缓和胃，配以桑叶，轻宣燥热，合而成方，有清养肺胃、生津润燥之功，瓜蒌皮、鱼腥草共奏清热解毒化痰、利气宽胸之功。

咳嗽气喘者加麻黄 10 g、杏仁 10 g、枇杷叶 10 g；咽喉疼痛者加土牛膝 10 g、山豆根 10 g；大便干者加玄参 15 g、生地黄 15 g；咯血者加仙鹤草 15 g、侧柏叶 10 g。

2．针灸治疗

处方：列缺、合谷、肺俞、太渊、公孙。

方义：列缺为肺之络穴，有宣肺透邪之效，合谷与列缺，原络相配，能增强透邪之力。肺俞为肺之背俞穴，可调理肺气，助肺清肃之功的恢复。太渊为肺经原穴，为真气之所注，取之可肃理肺气。公孙为脾经络穴，取之可健脾以补土生金。

操作：毫针常规刺，以补虚泄实为原则，每日 1～2 次。

3．中西医结合治疗

（1）药物治疗。肾上腺皮质激素如泼尼松，甲泼尼龙 30～40 mg/d，分两次口服，连用 2～4 周，症状稳定一周后开始逐渐减量。

（2）中成药注制剂。急性期：痰热清注射液（含黄芩、熊胆粉、山羊角、金银花、连翘等）。

五、放射性直肠炎

（一）中医病机与治则

放疗产生热毒蕴结肠腑，熏灼肠道，热毒与肠之气血搏结，致大肠传导功能失司，

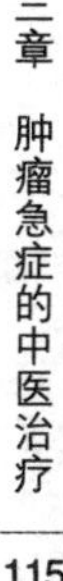

通降不利，气血瘀滞，肠道脂膜血络受损。治宜清热化湿解毒，调和气血。

（二）治疗措施

1. 辨证治疗

临床表现：腹痛，大便次数增多，或便黏液血便，里急后重，臭秽，舌红，苔黄厚腻，脉弦数。

辨证：湿热下注，气滞血瘀。

治法：清热解毒，调气和血。

处方：芍药汤（《素问病机气宜保命集》）加减。

芍药 30 g　当归 15 g　黄连 15 g　槟榔 15 g　木香 15 g　炙甘草 10 g　大黄 12 g　黄芩 15 g　肉桂 6 g（焗）

方中黄芩、黄连性味苦寒，入大肠经，功擅清热燥湿解毒，为君药。重用芍药养血和营、缓急止痛，配以当归养血活血，体现了“行血则便脓自愈”之义，且可兼顾湿热邪毒熏灼肠络，伤耗阴血之虑；木香、槟榔行气导滞，“调气则后重自除”，四药相配，调和气血，是为臣药。大黄苦寒沉降，合黄芩、连翘则清热燥湿之功著，合当归、芍药则活血行气之力彰，其泻下通腑作用可通导湿热积滞从大便而去，体现“通因通用”之法。方以少量肉桂，其辛热温通之性，既可助当归、芍药行血和营，又可防呕逆拒药，属佐助兼反佐之用。炙甘草和中调药，与芍药相配，又能缓急止痛，亦为佐使。诸药合用，湿去热清，气血调和，故下痢可愈。

腹痛剧烈者加木香 10 g、川楝子 10 g、延胡索 10 g、白芍 15 g；便血、赤多白少者加白头翁 10 g、秦皮 10 g、三七粉 3 g（冲）、白及 10 g、阿胶 10 g（烊化）；腹泻里急后重脱肛者加三奇散（黄芪、防风、枳壳各 6 g）。

2. 针灸治疗

处方：天枢、上巨虚、合谷、三阴交、曲池、内庭。

方义：本病病位在肠，故取大肠的募穴天枢、下合穴上巨虚、原穴合谷，三穴同用，可通调大肠腑气，行气和血。三阴交为足三阴经交会穴，可健脾利湿。曲池、内庭清热解毒。

操作：毫针常规刺，可每日治疗 1～2 次。

3. 中西医结合治疗

（1）可予磺胺类、黄连素等控制肠道感染，减轻肠道炎症。

（2）可用清热解毒中药汤剂直肠滴注给药：大黄 20 g、黄柏 15 g、山栀子 15 g、蒲公英 30 g、金银花 20 g、红花 15 g、苦参 20 g，煎水至 200 mL 直肠滴注，注药后保留 2 小时，每天 1 次。

（3）对于直肠黏膜破溃的，可于表面涂以 1% 醋酸可的松溶液，每天 1 次，也可用消炎痛栓纳入肛内，消炎止痛。

六、放射性膀胱炎

（一）中医病机与治则

放疗之热毒侵犯下焦，膀胱气化不利，热毒郁久化火，伤及膀胱血络。治则当以清利为主，重在清热利湿，兼以凉血止血。

（二）治疗措施

1. 辨证治疗

临床表现：小便频急热痛，淋漓不尽或癃闭不通，或小便带血，小腹胀满，口干口苦，舌红，苔黄腻，脉弦数。

辨证：湿热下注。

治法：清热泻火，利水通淋。

方药：八正散（《太平惠民和剂局方》）加减。

木通 15 g　车前草 15 g　萹蓄 15 g　瞿麦 30 g　栀子 15 g　滑石 15 g（包煎）　大黄 10 g　甘草 6 g

方中以滑石、木通为君药。滑石善能滑利窍道，清热渗湿，利水通淋，《药品化义》谓之“体滑主利窍，味淡主渗热”；木通上清心火，下利湿热，使湿热之邪从小便而去。萹蓄、瞿麦、车前草为臣，三者均为清热利水通淋之常用品。佐以栀子清泄三焦，通利水道，以增强君、臣药清热利水通淋之功；大黄荡涤邪热，并能使湿热从大便而去。甘草调和诸药，兼能清热、缓急止痛，是为佐使之用。

肉眼血尿者加小蓟 15 g、白茅根 15 g；小便混浊者加萆薢 15 g、石菖蒲 15 g；舌红口干者加沙参 15 g、石斛 15 g；阴道黄色分泌物多，舌苔黄腻者加薏苡仁 30 g、车前子 10 g（布包）、蛇床子 15 g；带下赤白或阴道血性分泌物者加云南白药 3 g（冲）、地榆炭 10 g、紫珠草 10 g。

2. 针灸治疗

处方：中极、膀胱俞、秩边、三阴交、阴陵泉、委中、行间。

方义：中极为膀胱募穴，与膀胱背俞穴、膀胱俞相配，俞募配穴，可调理膀胱气化功能，通利小便；秩边为膀胱经穴，可疏导膀胱气机；三阴交为足三阴经的交会穴，可调理肝、脾、肾，助膀胱气化；阴陵泉、委中、行间清利下焦湿热，通利小便。

操作：毫针常规刺，针刺中极时针尖向下，使针感能到达会阴并引起小腹收缩、抽动为佳；若膀胱充盈针刺不可过深，以免伤及膀胱；秩边透向水道。

3. 中西医结合治疗

（1）可予膀胱冲洗，如苯佐卡因、庆大霉素或地塞米松等每日膀胱灌注 2 次，消炎、抗感染。

（2）对于小便困难，可予利尿剂利尿，若出现膀胱胀满，则需予插尿管导尿。

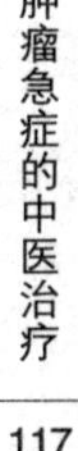

七、消化道症状

消化道反应是很常见的，化疗药物刺激了“化学感受器区”后引起嗜铬细胞释放5－羟色胺（5－HT），反射性地引起呕吐，临床上表现为厌食、恶心、呕吐等，其发生率在80%左右。化疗药物同时也可引起腹泻或便秘。消化道反应严重者可以导致电解质紊乱，加重营养不良及恶病质。

（一）呕吐

1. 中医病机与治则

放化疗后易损伤气血津液，脏腑失调，脾胃受损，脾运化失调，胃失和降，则出现呕吐，或脾阳素虚，放化疗后更加重其虚症，水谷运化失调，痰饮内生，阻碍胃阳，升降失常，胃气上逆，则发为呕吐。

呕吐治疗以和胃降逆为原则，治宜扶正和胃降逆，胃气得复，气机和降，则呕吐自愈。常以健运脾胃、益气养阴为法。

2. 治疗措施

（1）辨证论治。

①脾胃气虚型。

主证：食欲不振，食入难化，恶心呕吐，胃脘痞闷，大便不畅。舌苔白滑，脉虚弦。

治则：健脾益气，和胃降逆。

方药：六君子汤（《医学正传》）或参苓白术散（《太平惠民和剂局方》）加减。

人参15 g　茯苓15 g　白术15 g　陈皮9 g　半夏15 g　甘草6 g

方中以四君子汤益气健脾，脾气健运则气行湿化，以杜生痰之源；重用白术，较四君子汤燥湿化痰之力益胜；半夏辛温而燥，为化湿痰之要药，并善降逆和胃止呕；陈皮既可调理气机以除胸脘痞闷，又能止呕以降胃气还能燥湿化痰以消湿聚之痰，所谓“气顺而痰消”。

②痰饮中阻型。

主证：呕吐清水痰涎，脘闷不食，头眩心悸，舌苔白腻，脉滑。

治则：温中化饮，和胃降逆。

方药：小半夏汤（《金匮要略》）合苓桂术甘汤（《金匮要略》）。

半夏15 g　茯苓15 g　桂枝10 g　白术15 g　甘草6 g　生姜6 g

方中用半夏辛温，燥湿化痰涤饮，又降逆和中止呕。生姜辛温，降逆止呕，又温胃散饮，且制半夏之毒；并用甘淡之茯苓，健脾利水，渗湿化饮，既能消除已聚之痰饮，又善平饮邪之上逆。桂枝功能温阳化气，平冲降逆。茯苓、桂枝相合为温阳化气，利水平冲之常用组合。白术健脾燥湿，茯苓、白术相须，为健脾祛湿的常用组合，在此体现了治生痰之源以治本之意；桂枝、白术同用，也是温阳健脾的常用组合。炙甘草用于本

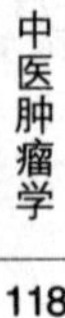

方，其用有三：一可合桂枝以辛甘化阳，以襄助温补中阳之力；二可合白术益气健脾，崇土以利制水；三可调和诸药，功兼佐使之用。

③胃阴不足型。

主证：呕吐反复发作，或时作干呕，似饥而不欲食，口燥咽干，舌红少津，脉细数。

治则：滋养胃阴，降逆止呕。

方药：麦门冬汤（《金匮要略》）

麦冬 15 g　甘草 10 g　半夏 15 g　党参 15 g　粳米 30 g

方中重用麦冬为君，甘寒清润，既养肺胃之阴，又清肺胃虚热。党参益气生津为臣。佐以甘草、粳米益气养胃，合党参益胃生津，胃津充足，自能上归于肺，此正“培土生金”之法。肺胃阴虚，虚火上炎，不仅气机逆上，而且进一步灼津为涎，故又佐以半夏降逆下气，化其痰涎，与麦冬配伍，则其燥性减而降逆之用存，且能开胃行津以润肺，又使麦冬滋而不腻，相反相成。甘草并能润肺利咽，调和诸药，兼作使药。

（2）针灸治疗。

处方：足三里、中脘、内关、胃俞。

方义：中脘、胃俞两穴俞募相配理气和胃；内关为手厥阴经络穴，宽胸理气，降逆止呕；足三里为足阳明经合穴、胃之下合穴，疏理胃肠气机，通降胃气。

配穴：寒邪者可配合脾俞、神阙；热邪内蕴配商阳、内庭。

操作：毫针刺，内关、中脘用泻法，足三里、胃俞平补平泻。呕吐发作时，可在内关行强刺激并持续运针 1～3 min。

（3）中西医结合治疗。

呕吐恶心可静注格拉司琼等 5－HT3 受体抑制剂止呕，口服少量地塞米松，或制酸药、止呕药片等，亦可用复方甲氧氯普安注射液穴注双足三里。

（二）腹泻

1. 中医病机与治则

放化疗后脾胃受损，运化失职，水谷不化，积谷为滞，湿滞内生，遂成腹泻。脾虚湿盛是本病的病机关键。因此运脾化湿是本病的治则。

2. 治疗措施

（1）辨证论治。

①脾胃虚弱型。

主证：大便溏泄，食少，食欲不振，食后脘闷不舒，面色萎黄，神疲倦怠，舌质淡，苔白，脉细弱。

治则：健脾益气，化湿止泻。

方药：参苓白术散（《太平惠民和剂局方》）。

人参 15 g　茯苓 15 g　白术 15 g　陈皮 9 g　半夏 15 g　甘草 6 g　砂仁 10 g　山药 15 g　薏苡仁 15 g

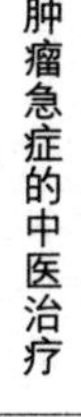

方中人参、白术、茯苓益气健脾渗湿为君。配伍山药助君药以健脾益气，兼能止泻；并用薏苡仁助白术、茯苓以健脾渗湿，均为臣药。更用砂仁醒脾和胃，行气化滞，是为佐药。甘草健脾和中，调和诸药，为使药。综观全方，补中气，渗湿浊，行气滞，使脾气健运，湿邪得去，则诸症自除。

②脾胃湿热型。

主证：泄泻腹痛，泄下急迫，粪色黄褐，气味臭秽，肛门灼热，烦热口渴。舌红，苔黄腻，脉滑数。

治则：清热利湿。

方药：葛根芩连汤（《伤寒论》）。

葛根 15 g　黄芩 9 g　黄连 9 g　甘草 6 g　神曲 15 g　厚朴 15 g　白扁豆 10 g

方中葛根辛甘而凉，入脾胃经，既能解表退热，又能升阳脾胃清阳之气而治下利，故为君药。黄连、黄芩清热燥湿、厚肠止利，故为臣药；甘草甘缓和中，调和诸药，为佐使药。神曲合白扁豆加强健脾和胃、化湿消积功效，厚朴增加燥湿除满功效。

（2）针灸治疗。

处方：神阙、天枢、大肠俞、上巨虚、阴陵泉。

方义：神阙用灸法可温阳散寒除湿，又可清利湿热；本病病位在肠，故取大肠募穴天枢、背俞穴大肠俞，俞募相配，与大肠下合穴上巨虚合用，调理脏腑而止泻；针对脾虚湿盛的病机关键，取脾经合穴阴陵泉，健脾化湿。

配穴：湿热可配内庭、曲池；脾胃虚弱可配脾俞、胃俞。

操作：神阙穴用隔盐灸或隔姜灸。

（3）中西医结合治疗。

①腹泻，可服用蒙脱石散、洛哌丁胺等药物止泻。注意可能发生胃肠道感染，应检查白细胞，可口服黄连素、整肠丸等药物，必要时加用抗感染治疗。

②若出现严重电解质紊乱、营养不良或恶病质的情况，可予静脉补液，补充能量营养支持。

（三）便秘

1. 中医病机与治则

放化疗后气血两亏，气虚则大肠传送无力，便下无力，大便艰涩；血虚则津枯肠道失润，大便干结，便下困难。故以通下为治则，用滋阴养血，益气温阳为法。

2. 治疗措施

（1）辨证论治。

①气虚便秘。

主证：临厕大便乏力，难以排出，便后乏力，汗出气短，面白神疲，肢倦懒言。舌淡胖，或边有齿痕，苔薄白，脉细弱。

治则：补气健脾，润肠通便。

方药：黄芪汤（《千金要方》）。

黄芪 15 g　火麻仁 10 g　党参 15 g　升麻 15 g　柴胡 15 g　陈皮 9 g

方中黄芪味甘微温，入脾肺经，补中益气，升阳固表，故为君药。配伍党参，补气健脾为臣药。火麻仁润肠通便，对治肠燥便秘；陈皮理气和胃，使诸药补而不滞，共为佐药。升麻、柴胡升阳举陷，协助君药以升提下陷之中气，共为佐使，为使药。

②血虚便秘。

主证：大便干结，面色苍白，头晕目眩，心悸气短，或口干心烦，耳鸣，腰膝酸软。舌淡苔白，或舌红少苔，脉细或细数。

治则：养血润燥，滋阴通便。

方药：润肠丸（《沈氏尊生书》）。

当归 15 g　生地黄 15 g　火麻仁 10 g　桃仁 15 g　知母 15 g　麦冬 10 g　枳壳 15 g

本方以当归补血养血，生地黄滋阴润燥，共为君药，以助通便；知母清热泻火，助君药以清热泻火，通导大便。再用桃仁活血化瘀，增强当归润肠通便；麦冬益胃生津，同生地黄增加滋阴之效；火麻仁润肠通便；枳壳行气导滞，以助宽肠通导大便。共为佐药。诸药合用，共奏养血润燥、滋阴通便之功。

（2）针灸治疗。

处方：大肠俞、上巨虚、天枢、支沟、足三里。

方义：大肠俞为大肠背俞穴，天枢为大肠募穴，俞募配穴；上巨虚为大肠下合穴，三穴共用，通调大肠腑气；支沟宣通三焦气机，三焦之气通畅，则肠腑通畅；足三里为足阳明胃经的合穴，可调理脏腑，宣通阳明腑气而通便。

配穴：气虚配脾俞、气海；血虚配脾俞、三阴交。

（3）中西医结合治疗。

化疗后出现便秘的患者，可在化疗前 1 天就开始补充纤维类食物（蔬菜，水果）；平素顺时针按摩腹部；口服乳果糖、果导片等通便药物；如果大便干硬难以排出，可使用开塞露或加用中药直肠内灌注。

八、骨髓抑制和全身反应

化疗和放疗，都是针对快速分裂的细胞，因而常导致正常骨髓细胞受抑。因粒细胞平均生存时间最短，为 6 ~ 8 小时，因此骨髓抑制常最先表现为白细胞下降；血小板平均生存时间为 5 ~ 7 天，其下降出现较晚较轻；而红细胞平均生存时间为 120 天，受化疗影响较小，下降通常不明显。

骨髓抑制的级别诊断。骨髓的抑制程度根据 WHO 分为 0 ~ Ⅳ级，见表 3 – 1。

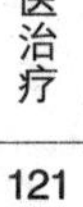

表3-1　骨髓的抑制程度分级

分级	白细胞	血红蛋白	血小板
0级	≥4.0×10^9/L	≥110 g/L	≥100×10^9/L
Ⅰ级	(3.0~3.9)×10^9/L	95~100 g/L	(75~99)×10^9/L
Ⅱ级	(2.0~2.9)×10^9/L	80~94 g/L	(50~74)×10^9/L
Ⅲ级	(1.0~1.9)×10^9/L	65~79 g/L	(25~49)×10^9/L
Ⅳ级	(0~1.0)×10^9/L	<65 g/L	<25×10^9/L

全身反应是指患者在接受放化疗后出现的疲倦乏力，易疲劳，嗜睡，反应迟钝，失眠等症状。这是由于放化疗损伤机体细胞，使机体的新陈代谢功能受损或减缓，因而人体无法提供足够能量来维持日常活动，或化疗药物自身副作用引起。

（一）中医病机与治则

外邪入侵，易损伤气血津液，使机体气血亏虚；或素体肝肾亏虚，放化疗毒邪入侵人体，毒邪骤聚，易使虚者更虚。治宜益气养血，补益肝肾。

（二）治疗措施

1. *辨病论治*

（1）贫血。

主证：面色㿠白或萎黄，心悸或心慌，头晕目眩，气短，少气懒言，疲乏无力，失眠多梦，舌淡红，苔薄白，脉细沉。

治则：补气养血。

方药：八珍汤（《瑞竹堂经验方》）。

人参20 g　熟地20 g　白术15 g　茯苓30 g　当归20 g　白芍15 g　川芎15 g　炙甘草10 g

方中人参与熟地相配，益气养血，共为君药。白术、茯苓健脾渗湿，助人参益气补脾。当归、白芍养血和营，助熟地滋养心肝，均为臣药。川芎为佐，活血行气，使地、归、芍补而不滞。炙甘草为使，益气和中，调和诸药。

（2）白细胞减少。

主证：少气懒言，自汗乏力，动则气喘，面白神疲，纳少腹胀，畏寒，易感冒，精神不振，舌质淡，苔白，脉弱。

治则：健脾益气。

方药：加味四君子汤（《三因极一病证方论》）。

人参15 g　黄芪15 g　白术15 g　甘草6 g　茯苓15 g　白扁豆15 g　桂枝10 g　干姜10 g

方中人参、黄芪为君，甘温益气，健脾养胃。臣以苦温之白术，健脾燥湿，加强益

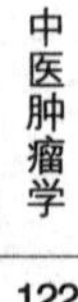

气助运之力；佐以甘淡茯苓，甘温白扁豆健脾祛湿，则健脾祛湿之功益著。佐以桂枝调和营卫，合炙甘草以辛甘化阳，干姜增强温中散寒之功。诸药共奏健脾益气之功。

（3）血小板减少。

主证：神疲乏力，精神不振，四肢乏力，易碰撞出血，或身有出血点、瘀斑，或口腔黏膜、鼻腔出血，舌淡，苔白，脉弱。

治则：益气养血。

方药：黄芪当归汤（《济阴纲目》）。

黄芪 30 g　当归 6 g　党参 15 g　茯苓 15 g　鸡血藤 15 g　阿胶 10 g　藕节 10 g　紫珠草 10 g　花生衣 10 g

方中黄芪为君，甘温益气，健脾养胃，臣以党参加强益气健脾之力，当归、阿胶养血和营，增强补血活血之功，均为臣药；佐以甘淡茯苓，增强健脾祛湿功效，同时鸡血藤、藕节、紫珠草、花生衣共奏补血凉血止血之功效。

2. 急诊中成药

（1）参芪扶正胶囊。口服，1 次 6 粒，每日 2 次。有补气养阴的功效。

（2）复方皂矾丸。口服，一次 7 ~ 9 丸，每日 3 次。有温肾健髓、补血生血的功效。

（3）知柏地黄丸。口服，一次 6 g，每日 2 次。有滋阴清热的功效。

3. 针灸治疗

处方：百会、关元、肾俞、足三里、三阴交、太冲。

方义：百会位于头部，可升举阳气，清利头目；关元鼓舞先天原气，肾俞补益肾精；足三里补益后天气血生化之源；太冲、三阴交疏肝理气，健脾益肾。

操作：毫针常规刺，百会可灸。

4. 中西医结合治疗

（1）贫血者可使用重组人促红细胞生成素，同时补充铁剂、维生素 B_{12} 和叶酸。必要时输注浓缩红细胞治疗。

（2）对于白细胞减少者可使用重组人粒细胞刺激因子促进白细胞增加。若骨髓抑制严重，可适当使用抗生素预防感染。

（3）血小板减少者可注射重组人促血小板生成素，必要时可输注血小板治疗。

（沈美玉、刘展华）

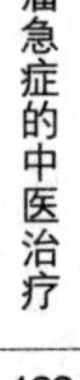

第四章　中医肿瘤护理

第一节　中医肿瘤护理发展沿革

中医护理源远流长，它经历了起源、形成、发展等不同阶段。随着医学模式的发展及人们对疾病认识的深入，中医护理已成为医疗活动中的重要组成部分。中医护理具有以中医理论为基础，以整体观念和辨证施护为核心理论体系的学科特征。辨证施护是中医护理的精髓，是指以整体观念为指导思想，运用中医望、闻、问、切的诊断方法，对患者进行调查研究，采集患者的自觉症状和各种临床体征等资料，运用八纲、脏腑、六经卫气营血等辨证方法，进行分析归纳，综合判断疾病归属何证，从而确定相应的护理方法及措施，并采用独特的中医护理技术进行护理，防止并发症和危重急证发生。辨证施护的运用主要体现在急则护标、缓则护本、标本兼护、同病异护、异病同护、三因制宜这些护理原则上。

最早记述中医注重全面护理与辨证施护的典型实例，在《黄帝内经》中就已见载，《灵枢·癫狂》篇写道："治癫疾者，常与之居，察其所当取之处。""察其所当取之处"即详细观察和了解患者的病状、情绪、言谈举止及饮食起居，在医疗和护理上应当采取的措施，充分体现了古代中医辨证论治与辨证施护密切结合的优点。

东汉末年著名医家张仲景的《伤寒论》中，十分重视辨证施护，尤其对患者服药的护理论述详细。例如，服桂枝汤方后注明要"啜热稀粥一升余，以助药力"，同时盖被使患者微微出汗为宜。不可令如水流漓，病必不除。《伤寒论》把方药的煎煮，药后以热粥助汗、取汗的程度、停药的指征、止汗的措施等论述得非常详细，为中医护理辨证施护的理论开了先河。

东汉时期的杰出医家华佗倡导的五禽戏保健法，在古代导引方法的基础上，模仿虎、鹿、猿、熊、鸟5种动物的姿态动作，成为最早的康复锻炼方法。晋代王叔和《脉经》一书中，阐明了脉理，并比较了脏腑各部的生理及病理脉象，分析了各种杂病的脉证，同时改进了寸、关、尺的诊脉方法，对中医护理观察患者病情提供了依据。

唐代著名医学家孙思邈在《大医精诚》中曰："若有疾厄来求救者，不得问其贵贱贫富，长幼妍蚩，怨亲善友，华夷愚智，普同一等，皆如至亲之想。亦不得瞻前顾后，自虑吉凶，护惜身命，见彼苦恼，若已有之，深心凄怆，勿避险巇，昼夜寒暑，饥渴疲劳，一心赴救……”他还首创了用细葱管进行导尿的护理技术。

宋代开始注重情志相胜的心理疗法，形成中医情志护理的一个高峰。还注重饮食调护，如《本草衍义》一书中谈到关于食盐与疾病的关系时指出“水肿者宜全禁之”这观点与现代护理指导高血压、心脏病、肾脏病等患者应吃低盐或无盐饮食是一致的。

金元时期的著名医家，也都相当重视护理在防治疾病中的作用。如李东恒的《脾胃论》认为，脾胃为后天之本。该书在“用药宜禁论”“饮食伤脾胃论”“脾胃将理法”“摄养”等章节中，涵盖了许多护理内容。又如张子和的《儒门事亲》中记载了坐浴疗法，“脱肛，大肠热甚也，用酸浆水煎三五沸、稍热涤洗三五度，次以苦剂坚之，则愈”。明代著名医药学家李时珍著有《本草纲目》，将看病、采药、煎药和喂药详细告知。

清代名医叶天士在老年病的防护方面强调颐养，“寒暄保暖，摄生尤其加意于药饵之先”，饮食当“薄味”，力戒“酒肉厚味”“务宜怡悦开怀”“戒嗔怒”。擅长理虚的临证家汪绮石的《理虚元鉴》中详细介绍了疗养和饮食调护的重要性及四季防病知识。钱襄的《侍疾要语》是一部有关中医护理学的专著，其中记录了民间广为流传的“十叟长寿歌”，介绍了10位百岁老人延年益寿、防病抗老的经验，涵盖饮食、起居、锻炼、修养等方面。

中医护理学经过了漫长的历史阶段，随着中医理论的发展与传播，它始终不离“继承而不泥古，发扬而不离其宗”。现代中医肿瘤护理正是在中医基本理论指导下，在继承发扬古人经验基础上，对肿瘤患者采取辨证施护、饮食调护、情志护理、病情观察等，采用穴位贴敷、穴位注射、中药灌肠等中医护理技术，悉心为肿瘤患者提供个性化的中医护理健康教育，减少疾病并发症，提高肿瘤患者的生活质量。

第二节　肿瘤患者的中医情志护理

中医的七情五志包括了现代心理学所说的喜、怒、哀、恐等四大基本情绪。情志护理主要是运用中医基础理论来影响和改善患者的情绪，增强战胜疾病的意志和信心，达到早日康复的目的。

“善医者先医其心，而后医其身，其次医其未病”，肿瘤患者的心理常经历五个哀伤时期，情志护理应做到有的放矢，做到因人因病进行不同时期的情志施护。

一、震惊和否认期

患者开始大都无法接受身患肿瘤这一事实，对于这一时期的患者采用倾听方法，对患者的反复询问给予耐心答复，通过顺从患者的意志、情绪，满足其心身的需要，诚恳

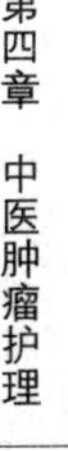

地说服教育，发挥顺情从欲的效果。

二、愤怒期

当患者知道事实无法改变时，由否认转为愤怒。这一时期的肿瘤患者常会怨天尤人，将怒气发泄到他人身上。此期可采用言语开导方法，适时地“告之以其败，语之以其善，导之以其所便，开之以其所苦”，通过说理开导，动之以情，喻之以理，明之以法，配合病友间相互交流治疗体会，提高认知，帮助患者从愤怒的心态中解脱出来。

三、磋商期

患者愤怒情绪发泄后慢慢地平静，这一时期的患者求生欲望强，会对治疗讨价还价。此期可采用移情易性法，排遣情思，使思想焦点转移他处，让患者对治疗带来的副作用有心理准备。可以鼓励患者听五音中的商调音乐，抒发情感，缓解紧张焦虑的心态，病情许可时进行八段锦、简化太极拳锻炼。

四、忧郁期

由于治疗的副作用难以忍受或治疗效果不佳，面对癌症复发的残酷事实，患者在这一时期会表现出悲伤、哭泣、绝望等不良情绪，甚至可能出现自杀倾向。故医护人员应“视人犹己”，利用非语言沟通的方式对患者采取顺情解郁的情志护理，如握手、用温和坚定的语气引导患者诉说发泄郁闷的情绪，以化郁为畅，疏泄情志。告知乐观愉快的情绪能使病体的气血调和，在一定程度上纠正脏腑功能。此阶段也可采用情志相胜方法，以五行相克为理论依据，使其积极消化不良情绪，以恢复较好精神状态战胜疾病。

五、接受期

经过一段时间的内心挣扎，患者矫正心情，能接受疾病与治疗造成的巨大改变。这一时期可引导患者采取清净养神的方法，少思少虑，排除杂念，做到精神内守，多听些生动故事，有积极意义的笑话、小品、相声等，使其变得豁达、乐观，一切顺其自然。可以指导患者通过静坐、静卧、静立等自我控制的方法进行情绪调节，如指导患者静坐，双手自然放于膝盖之上，从自然呼吸逐步过渡到腹式深呼吸，意念专注，排除杂念，做到宁静养神，维持全身放松状态 15 ~ 30 min，以达到气血调和之功。

肿瘤患者除了哀伤反应以外，还会出现其他的心理反应如罪恶感等。由于疾病的影响，患者家中的情况也会有所变化，如收入减少，医疗费用增加等，令患者承受很大的心理压力。只有全方位施以情志护理，才能使肿瘤患者顺利接受治疗，恢复健康，延长生命。

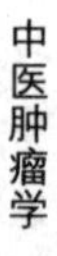

第三节　常见肿瘤病的中医护理健康教育

国人常见肿瘤病包括消化系统癌、呼吸系统癌、乳腺癌和生殖系统癌等，以下仅介绍几种常见肿瘤以论述中医肿瘤护理特色与优势。

一、乳腺癌

（一）生活起居

居住环境清洁、舒适、安静，保持室内空气新鲜。指导患者注意休息，病情较重者宜卧床休息。

（二）饮食调护

鼓励患者摄取足够的营养，宜进高蛋白、高碳水化合物、高维生素、清淡易消化饮食。在乳腺癌治疗的不同时期，根据患者的体质、喜好、季节气候等来调护饮食，以加强营养而不伤脾胃为原则，补气血而不滋腻。放化疗期间宜蒸煮山药以健脾，大枣、莲子和胃，适量饮服金银花、野菊花水以清热解毒，对于已进行多次放化疗导致气血两虚的患者，宜用黄芪、党参、当归等益气药材煲汤，以及沙参、麦冬等养阴之品泡水饮。

（三）用药护理

1. 内服中药

在标准的化学药品抗癌治疗基础上，有些中成药可用于乳腺癌所致的神疲乏力、少气懒言等症，需用温开水饭后送服，一般 6 周为 1 个疗程，观察恶心呕吐等不良反应。个别可散结消肿、化瘀止痛的糊丸，气香味微苦，宜打碎后口服，一次 1.2 ~3 g，每日 2 次。

2. 注射给药

使用增效减毒的中药注射液时，需加入到 0.9% 氯化钠注射液或 5% 葡萄糖注射液中稀释，避免与维生素 A 制剂混用，避免用药频次过高，宜每周给药 1 ~2 次。放疗和化疗反应严重而影响进食的患者，遵医嘱给予静脉补充营养。

3. 外用中药

情志郁结、冲任失调者，遵医嘱局部敷贴中药膏。疼痛者，遵医嘱给予针刺、艾灸或止痛药。

（四）康复指导

（1）术后 3 天内患侧上肢制动。无异常情况时，鼓励患者及早下床活动，并用三角巾将患侧上肢托起。术后 3 ~5 天指导患者渐序进行握拳、屈腕、屈肘、上举、活动肩关节等功能锻炼。

（2）出院后不宜用患侧上肢测量血压、行静脉穿刺，以避免皮肤破损，减少感染机会，防止肢体肿胀。避免用患侧上肢搬动、提拉过重物体。协调两侧上肢的平衡、对称，

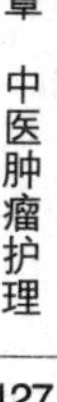

练习扩胸、伸展上肢、肩关节的灵活转动。

（3）术后出现上肢水肿患者。

第一，需加强局部按摩，用对侧手掌轻压手术疤痕的上下左右部位，推动皮肤进行按摩，以促进局部血液循环。

第二，增进肩部运动，让上肢自然下垂，以肩部为中心，上肢做前后左右运动，活动程度及运动量逐渐加大，以局部不产生疼痛为度。

第三，每日进行外展运动，具体做法是两手握拳，两上肢向外做平举外展运动，重复多次，然后两手手指交叉，置于脑后，两肘尽量向后振动，使胸壁皮肤受牵拉，一张一弛。

第四，坚持进行爬墙摸高等上肢上举活动，面壁而立，尽力用手摸及墙壁的某一高度，每次做标记，使上肢皮肤因牵拉而变得松弛，增进淋巴液回流。

第五，引导患者经常听音乐、看书、看报、看电视，与人交谈、散步、体育锻炼、种植花草等，培养积极乐观的生活态度，积极配合治疗。

第六，术后5年内避免妊娠。

（五）高危情景的识别与应对

术后出现伤口大出血应及时通知医生调整弹性绷带加压包扎，必要时需再次进行手术止血。

二、肺癌

（一）生活起居

避免受凉，勿汗出当风。保证充分的休息，大量咯血者需要绝对卧床。经常做深呼吸，尽量把呼吸放慢。戒烟酒，避免被动吸烟。

（二）饮食指导

总的饮食原则是：高热量、高蛋白、高维生素、高碳水化合物并易消化的食物。遵循辨证施膳，指导患者不同证型分别进食补益肺气、化瘀活血、理气化痰利湿或清肺化痰的食品。肺癌常见益气养阴的食品有莲子、桂圆、瘦肉、蛋类、鱼肉、山药、海参等。

（三）用药护理

1. 内服中药

中药汤剂宜饭后温服。

（1）止咳糖浆存放在阴凉避光处，服用时不要用水稀释，避免污染瓶口。

（2）薄膜衣片的中成药，除去薄膜衣后显棕褐色，味微酸、涩。具有靶向性的中成药制成软胶囊类，宜饭后半小时温水送服。用药后观察油腻感、恶心、厌食等消化道不适的反应，有的药物需观察轻度的胃肠道反应和肌肉酸痛不适等症状。

2. 注射给药

（1）益气养阴、消癥散结的中药注射液，配合放化疗有一定的增效作用，也有一定的抗恶病质和止痛作用，过敏者慎用含有薏苡仁油、大豆磷脂、甘油等成分的注射液。建议使用中心静脉置管给药，使用带终端滤器的一次性输液器。首次使用时，开始10 min滴速应为20滴/分，20 min后可持续增加，30 min后可控制在40～60滴/分。如出现油、水分层（乳析）现象，严禁静脉使用。

（2）清热、化痰、解毒的中药注射液，需加入5%葡萄糖注射液或0.9%氯化钠注射液稀释，稀释倍数不低于1∶10，稀释后药液必须在2小时内静脉滴注。过敏者禁用含有黄芩、熊胆粉、山羊角、金银花、连翘制剂或醇类的注射液，用药过程中密切观察不良反应，使用带终端滤器的一次性输液器，速度不超过60滴/分。

3. 外用中药的使用

使用前注意皮肤干燥、清洁，必要时局部清创。应注意观察用药后的反应，如出现灼热、发红、瘙痒、刺痛等局部症状时，应及时报告医师，协助处理；如出现头晕、恶心、心慌、气促等症状，应立即停止用药，同时采取必要的处理措施，并报告医师。过敏体质者慎用。

（四）康复指导

（1）对患者进行健康教育，吸烟者需戒烟。

（2）指导患者采取缓慢的腹式呼吸：用鼻吸气，用口呼气，胸部保持不动，吸气时，最大限度地向外扩张腹部；呼气时，最大限度地向内收缩腹部，呼吸尽量深长而缓慢，如有口津溢出可徐徐下咽。每天5次，每次5 min。

（3）病情允许情况下，尽量鼓励患者下床适量活动，可进行适当的肢体功能锻炼，在“量力而行、循序渐进”的原则下坚持做呼吸操，以增加肺活量，增强体质。呼吸操的动作分解如下。

第一，擦鼻运动，有助增强鼻部的通气功能。动作要领：身体直立，两脚分开与肩同宽。将两手食指放在鼻两侧迎香穴上下按擦，再沿鼻经眉尖擦过太阳穴，最后向两颊往下擦面部，反复进行3～5 min。

第二，颈部运动，有助放松颈部肌肉，同时增强呼吸功能。动作要领：立姿同上，两手叉腰。先将颈部分别向前低头、往后仰各2次，再向左、向右各转动2次，反复进行5～10遍。注意动作宜慢不宜快，以免造成颈椎损伤。

第三，扩胸运动，有助增强肺活量。动作要领：立姿同上，两臂下垂，双手半握拳，拳心向内。两臂向前平伸，拳心向下，两臂胸前平屈，拳心向下，向后振2次。然后两臂向两侧展平，用力向后振2次，接着两臂放下。重复5～10遍。

第四，腹式呼吸，此式有助呼出残气。动作要领：立姿同上，双手放在肚脐下3寸处。闭上嘴巴，先用鼻子缓缓吸气，使气慢慢往下行，气聚丹田。然后再缩唇，用嘴巴缓缓呼气，在呼气末，两手稍用力按压腹部，帮助残气呼出。重复5～10遍。

第五，转体动作，有助促进气血循环。动作要领：立姿同上，先向右转体，同时两臂侧平举（吸气）后回正，两臂在胸前交叉（呼气）；再向左转体，同时两臂侧平举

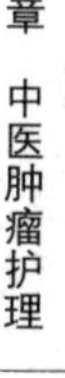

（吸气）后回正，两臂在胸前交叉（呼气）。重复 5～10 遍。

第六，模仿游泳，有助调畅气机。动作要领：立姿同上，先吸气，两手手心向上，夹在腰间两侧。然后上体往前倾 30°～60°，同时一臂向前伸，拳心向下。回收伸出的手臂，再往前伸另一手臂，模仿游泳姿势，低头吐气。重复 5～10 遍。

（4）分子靶向药物治疗皮肤毒副反应的护理：其具体表现形式包括皮疹、甲沟炎及甲裂、毛发改变、皮肤干燥、超敏反应、黏膜炎等。结合患者健康相关生活质量（HQOL）、日常活动度（ADI）、患者报告预后（PROs）等相关指标对皮肤毒性进行描述和随访。根据当前诊疗共识，对于皮损局限、症状轻微、日常活动不受限且无重复感染的轻度皮疹，可局部涂抹皮肤外用药，同时保持身体清洁及皮肤湿润。而对皮损广泛、中度症状、日常活动轻度受限且无重复感染的中度皮疹而言，需进行连续治疗。皮疹治疗 2 周后需进行评估，对于皮损广泛、症状严重、日常活动明显受限、潜在重复感染的重度皮疹患者，配合医生修正剂量或终止治疗。

（五）高危情景的识别与应对

1. 呼吸困难

及时通知医务人员，予以面罩吸氧，解开患者过紧的衣领扣，稳定情绪取半坐卧位。因痰液堵塞气道导致呼吸困难，予以拍背吸痰处理。

2. 大咯血

安慰患者缓解恐惧心理，咯血时头偏向一侧，清除口腔内血液和血凝块，吸氧并保持呼吸道通畅。发现窒息表现，及时予吸引器吸出口中血液，立即取头低足高位，并轻轻拍打患者背部促使凝血块的排出。评估出血量，观察生命体征的变化，建立静脉通道，及时清除及擦干血迹。

三、肝癌

（一）生活起居

患者的生活起居应注意以下 3 点。

（1）病室环境：病室宜整洁、安静，定时开窗通风，保持室内空气清新、舒适。

（2）运动与休息：指导适当运动，做些力所能及的事情，运动的方式和次数，要视患者本人的身体状况而定，以不劳累、减轻肝脏负担为宜。

（3）便溏者要注意保持肛周皮肤干洁，便后及时用温水清洗肛周。

（二）饮食指导

宜进食营养丰富、高热量、高维生素、易消化、少油腻的均衡食物。进食勿过饱，可少食多餐，严格限制水分摄入，伴腹水患者应选择低盐或无盐饮食。有肝昏迷先兆或肝昏迷者，应控制蛋白质的摄入。多吃具有护肝作用的食物，饮食宜健脾益气、疏肝软坚、益气养阴之品，有条件者可食鲫鱼、绿豆、赤豆汤等以助利水；葱蒜亦可通阳利水；

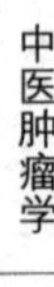

还有西瓜、冬瓜、菜叶等均可选用。忌生冷、肥甘厚味、产气多、辛辣刺激之品。

（三）用药护理

1. 内服中药

（1）中药汤剂宜饭后温服。

（2）有些中成药气微腥，宜饭后半小时温水送服。连续服药出现过敏者，应及时停药并给予相应的治疗措施。

（3）与化疗配合服用一些培元固本，补益气血的中成药，可以提高机体免疫机能。宜饭前空腹口服，火热证或阴虚内热者慎用，有出血倾向者忌用。

2. 注射给药

清热解毒、消瘀散结的中药注射剂，需加入0.9%氯化钠注射液、5%葡萄糖或10%葡萄糖注射液稀释并单独使用。对含有斑蝥、人参、黄芪、刺五加制剂过敏或有严重不良反应病史者禁用。不良反应包括过敏性休克，首次用药应在医师指导下，给药速度开始15滴/分，30 min后如无不良反应可加速，但不宜超过50滴/分。注射部位静脉有一定刺激，可在滴注前后给予2%利多卡因5 mL加入0.9%氯化钠注射液100 mL静滴，并关注患者的肝肾功能检查（斑蝥有毒）。

3. 外用中药的使用

肝区外敷双柏水蜜膏药止痛时，注意观察有无皮肤瘙痒等过敏反应，避免烫伤，使用前注意皮肤干燥、清洁。腹水严重时应保护皮肤，避免其破损导致感染。

（四）康复指导

（1）戒烟、酒，常吃新鲜蔬菜、水果，保持大便通畅。

（2）保持心情舒畅、忌恼怒，以静息为主，减少肝脏耗氧量等负荷。病情允许情况下，可进行适当的肢体功能锻炼，如做中医保健操、太极拳等。

（3）肝腹水护理。

第一，定期测腹围、体重、血压，每日准确记录24小时出入量。

第二，病情轻者可进行轻度体力活动，但应避免过度劳累。臌胀重者常可致呼吸困难，行走不便，在生活方面给予悉心照护。

第三，密切观察病情变化：注意腹围大小、尿血、衄血、便血、面色、神志等变化，如发现异常立即报告医生。加强治疗措施，慎防大吐血、便血及肝昏迷等严重证候发生，并随时做好抢救准备。

第四，如为合并传染性肝炎者要进行严密隔离，并做好生活用品、注射器及大小便的消毒处理。

（4）加强口腔护理：有齿衄、肝臭者，可用地骨皮30 g煎水或银花、甘草溶液漱口，保持口腔清洁，减少并发症发生。

（5）长期卧床不起者，应注意皮肤护理，保持床铺整洁、干燥，以防发生压疮。

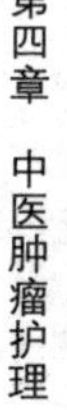

（五）高危情景的识别与应对

如出现下列情况之一者要及时告知医务人员：腹痛突然发生并呈剧痛难忍；大便呈黑色及柏油样、呕血等消化道出血症状；心慌、头晕、出冷汗等低血糖症状。消化道出血时，及时安排患者卧床休息防止跌倒，动态监测生命体征，比如血压、心率等，呕血时头偏向一侧避免血倒流入气管导致窒息，观察记录呕血、便血的颜色和量。

四、大肠癌

（一）生活起居

患者生活起居应注意以下4点。

（1）保持病房安静、舒适，定时开窗通风。

（2）轻症患者鼓励做力所能及的活动，晚期重症患者应卧床休息。

（3）长期卧床者，加强口腔护理、皮肤护理和大小便护理，防止压疮等并发症的发生。

（4）肠造瘘口更换造口袋的护理：向患者及其家属示范如何更换造口袋，使患者在出院前学会自理。学会观察造口黏膜、造口周围皮肤的异常情况，出现造口狭窄、水肿及脱出等特殊情况，及时告知医务人员予以处理。

（二）饮食调护

饮食有规律，食物宜清淡新鲜，以高蛋白、高维生素、低脂肪食物为主，忌烟酒、肥甘厚味、甜腻和易胀气的食品。造口患者忌粗纤维食物，还有洋葱、咖喱、生姜等易产生胀气和臭味的食物；肠梗阻未缓解前禁饮禁食。急性腹痛患者诊断未明确时应暂禁食；腹泻患者宜食健脾养胃及健脾利湿的食品，如胡萝卜、薏苡仁等。严重腹泻者适量饮淡盐水。

（三）用药护理

1. 内服中药

中药汤剂宜饭后温服，若呕吐频繁者，加少许生姜片。

2. 注射给药

（1）使用化疗泵时严格执行无菌操作，核对化疗泵及药物的有效期，检查化疗泵是否完好无破损。耐心向患者介绍使用化疗泵的目的、意义、原理、基本操作过程、化疗过程中可能出现的不良反应以及预防措施等，帮助患者及家属建立有效的知识体系，并掌握部分化疗泵的自我护理技巧：避免肢体受压、关注流速、防止管道折叠和针头脱出。

（2）益气扶正的中药注射液，能增强机体免疫功能。用5%葡萄糖注射液或0.9%氯化钠注射液稀释单独使用，禁止和含有藜芦的制剂配伍使用。可能发生罕见严重过敏反应，滴速勿快，老年人以20～40滴/分为宜，用药开始30 min，应密切观察用药反应。

3. 外用中药的使用

（1）中药泡洗法：用煎煮好的中药汤剂每日手足浸泡约 20 min，每日 1 次，每周 5 天，泡洗过程注意防烫伤。

（2）中药灌肠：将中药浓煎至 150 mL，摊凉至 40 ℃放入灌肠器，用液状石蜡将待插入管端润滑后，患者侧卧取胸膝位，将肛管自肛门口缓慢插入 10～15 cm，控制滴速为 60 滴/分，缓慢将中药滴入，灌肠后嘱患者尽量使中药在肠中保留时间大于 2 小时。

使用时应注意观察用药后的反应，如出现灼热、发红、瘙痒、刺痛，及灌肠时如出现腹部疼痛、局部压痛反跳痛等症状时，应及时报告医师，协助处理；如出现头晕、恶心、心慌、气促等症状，应立即停止用药，同时采取必要的处理措施，并报告医师。过敏体质者慎用。

（四）康复指导

（1）戒烟、酒，常吃新鲜蔬菜、水果，保持大便通畅。

（2）在病情允许的情况下，可进行适当的肢体功能锻炼，如做中医保健操、健身操（如太极拳、八段锦）等。

（3）造口护理。

①造瘘口开放前，用凡士林纱布或生理盐水纱布外敷造口处，观察造口处周围肠黏膜的血运情况，造口处肠管有无回缩、出血坏死。

②观察造口周围皮肤有无湿疹、充血、水泡、破溃等，保持造口处皮肤清洁干燥，外涂氧化锌软膏等防止肠内容物刺激皮肤。

③指导患者及家属正确使用造口袋，根据患者情况及造口大小选择适宜的造口袋，待结肠造口及周围皮肤干燥后，除去肛门袋底盘处的粘纸，对准造瘘口贴紧周围皮肤，袋边的凹槽与底盘扣牢，袋囊朝下，尾端反折，用外夹关闭，必要时用弹性腰带固定人工肛门袋。当肛门袋内充满 1/3 的排泄物时应及时更换清洗，使用过的袋子可用中性洗涤剂和清水洗净擦干，晾干备用。

（4）定时进行造口缩肛、扩肛锻炼。

（五）高危情景的识别与应对

如出现下列情况之一者应及时告知医务人员：腹痛持续性加重；腹胀不对称；呕吐加剧，为持续性；早期出现休克，抗休克处理无改善；有明显腹膜刺激征；抽出液或排出液为血性液体；经胃肠减压后腹胀减轻，但腹痛没有减轻。嘱患者卧床休息，保持心情平和，情绪稳定，配合医务人员做好治疗。

第四节　肿瘤患者常见症状的中医护理

一、疼痛

（一）相关因素

疼痛与肿瘤压迫、侵犯神经相关。

（二）施护措施

（1）讲明引起疼痛的原因，使患者对自己的疾病有正确认识，减轻心理压力。

（2）指导患者采取舒适的体位，应用松弛疗法，如听轻松愉快的音乐、深呼吸、有节律地按摩以分散注意力。

（3）相信患者的主诉，在实施癌痛治疗前，需采用疼痛分级法评估患者的疼痛程度，结合疼痛的部位、性质、发作特点、持续时间、患者的精神状态及分析有关心理社会因素进行全面评估。

（4）遵医嘱口服西黄丸、片仔癀或外敷中药止痛。

（5）必要时可配合西医三阶梯止痛用药。

二、疲乏

（一）相关因素

疲乏与放化疗副作用及肿瘤浸淫导致气血耗损有关。

（二）施护措施

（1）了解患者疲乏的有关信息，如疲乏的生理感受、时间规律、环境特征、产生疲乏的原因。观察患者活动时的面色及精神状况，注意有无头晕目眩、气促发绀，并测量生命体征，指导患者循序渐进地适应个体活动量，以能耐受不疲劳为度。

（2）协助生活护理以减少能量消耗。卧床休息时协助肢体锻炼，保持肌肉收缩力度。疲乏缓解期间，鼓励患者坚持进行有规律、低强度的有氧活动，比如步行、做操等，提高患者的自控自立能力，降低疲乏程度。

（3）监测患者的体重及营养状况，加强饮食调护，鼓励多进食富营养、易消化的食品以增强机体营养，如瘦肉、鸡蛋。可服枸杞子、红枣、西洋参煎水代茶以补养气血。鼓励多喝水以促进代谢物的排泄。

（4）保持充足的睡眠促进体力恢复，每晚睡前可服用桂圆汤镇静安神，或热水泡脚，或按摩耳穴提高睡眠质量。

三、脱发

（一）相关因素

脱发与化疗的药毒有关。

（二）施护措施

（1）做好患者情志护理，告知化疗对毛发的影响，使其做好心理准备。

（2）告知脱发是可逆性改变，请相关经历的病友介绍经验，增强患者信心。

（3）协助弥补形象改变，指导佩戴假发、丝巾、布帽等饰物。佩戴假发期间，做好假发的日常清洁和发型维护。

（4）注意头部保暖，冬天外出戴厚帽子，夏天避免空调风直接吹头部，天热时减少外出，头部注意防晒。

（5）告知家人及朋友不要歧视和议论患者，应表示适宜的同情和关心。

四、吞咽困难

（一）相关因素

吞咽困难与情志不畅，气机郁结有关；与胃肠津耗，津亏热结有关；与痰血瘀阻，升降不利有关；与久病体弱，气虚阳微有关；与食管器质性病变有关。

（二）施护措施

（1）做好餐前情志护理，鼓励放松，保持心情舒畅，忌边吃边讲话，缓慢进食或喂食，细嚼慢咽，给予充分的吞咽时间。

（2）进餐时体位要舒适，将床头摇高，采取端坐式，头稍微向前倾的姿势。饭后继续采取半卧位 1 h。

（3）指导患者进食富含营养易吸收的流质或半流质食物，少量多餐。禁烟酒，忌油腻、硬固、粗纤维食品。

（4）发现患者吞咽时出现胸膈部剧痛、食入即吐或呕血、心慌、面色苍白、脉细数、血压下降等虚脱症状，应立即协助医生予以处理。

（5）梗阻严重者，不能吞咽流质时，遵医嘱给予鼻饲、胃肠造瘘管及胃肠外营养等方法以维持机体代谢。

（6）每日坚持用生理盐水漱口以保持口腔清洁无异味，鼓励多饮水。可服西瓜汁、梨汁、番茄汁等无渣新鲜果汁。

五、恶心呕吐

（一）相关因素

恶心呕吐与放化疗导致肝胃不和，胃失和降有关。

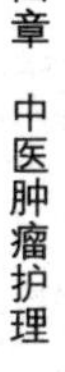

（二）施护措施

（1）保持室内空气新鲜无异味，提供良好的就餐环境，配合节奏平稳、音调恒定的舒缓音乐有助于减轻恶心症状。

（2）做好情志护理，采取暗示、松弛和转移注意力的安慰方法，消除紧张情绪，耐心讲解饮食对疾病恢复的作用，鼓励少量多餐进食新鲜食品，注意保证食物的色香味，以促进食欲。

（3）进食和服汤药前，用生姜汁滴于舌面，或姜片含于舌下。必要时遵医嘱预防性给药。

（4）放化疗前不安排进食，以免引起条件反射性厌食，或用鲜姜煎汤加红糖适量热服。

（5）遵医嘱针刺内关、合谷、足三里等穴，或耳穴压籽，取肝、胃、交感穴，每日按揉2次，每次3~5 min。

（6）呕吐后及时清理呕吐物，观察呕吐物的性质和量，置于不透明密闭的容器中并及时处理。更换污染的衣被，并协助患者用温开水漱口。

（7）呕吐剧烈者，护理人员应在旁守护，采取侧卧位防止窒息，轻拍背部有利于呕吐物排出，指导患者进行缓慢深呼吸。嘱患者暂时禁食，静脉补充营养。遵医嘱使用保护胃黏膜药物和镇吐剂。

六、骨髓抑制

（一）相关因素

骨髓抑制与放化疗导致阴虚毒热、卫外不固有关。

（二）施护措施

（1）保持室内整洁，注意保暖，减少探视，根据血常规结果可以采取一般性保护性隔离或无菌性保护隔离。一般性保护性隔离需限制探视，患者戴口罩并每日更换，进入病室的所有人员必须戴口罩，带菌者或上呼吸道感染者禁止接触患者，定时对病房进行空气消毒，适时开窗通风。予消毒液消毒食具、用具每日1次，消毒地面每日2次。

（2）遵医嘱定时进行血常规检查，必要时进行药物治疗。

（3）严格遵守无菌技术操作规程，避免医源性感染。

（4）病情许可下鼓励患者适当户外活动以增强体质，外出时佩戴口罩，不去人多的公共场所。

（5）做好生活护理，保持床铺干燥清洁，衣服应柔软，勤换洗。保持口腔、皮肤的清洁。使用中性浴液沐浴，擦洗时避免用力过度而致皮肤损伤，勤修剪指甲。

（6）做好饮食调护，注意饮食卫生。放疗期间多吃益气养阴生津食物，化疗期间多吃健脾、补益气血食物，忌辛辣热毒之品，宜选用高热量、高蛋白质、高维生素食物。

鼓励摄取大量水分，每天 3 000 mL 左右，不能进食者给予鼻饲胃肠营养液，必要时采取静脉营养。

（7）保持大便通畅，必要时给予缓泻剂以预防便秘，避免灌肠或肛塞剂损伤肠黏膜。

七、口腔黏膜炎

（一）相关因素

口腔黏膜炎与阴虚毒热、热灼伤津有关。

（二）施护措施

（1）指导患者注意口腔卫生，每次进食后及时漱口，每天早晚坚持用软牙刷清洁口腔。遵医嘱使用清热解毒的中药制剂含漱，生活不能自理者协助口腔护理。

（2）多喝水，禁食辛辣、带刺或硬固的食物。嘱患者不能因为口腔疼痛而不进食，指导半流或全流饮食，如新鲜蔬菜水果榨汁、稀粥、软烂面食，还可摄入全营养素。口干明显时可用养阴生津的麦冬或金银花泡水代茶饮。

（3）有黏膜溃疡者，遵医嘱使用化腐生肌散或喉风散、西瓜霜外涂，也可用冰硼散水含漱。

（4）食物、中药汤剂宜偏凉进食。

八、皮肤反应

（一）相关因素

皮肤反应与放疗的损害、化疗的药毒有关；与癌瘤浸淫有关；与长期卧床血运不畅有关；与营养不良，毒蕴肌肤有关。

（二）施护措施

（1）向患者说明做好皮肤保护的重要性及其方法，避免使用刺激性用品，如乙醇、香水。洗澡时忌用肥皂和粗毛巾擦洗，应穿柔软、宽松的棉质衣服。

（2）对胶布及皮肤消毒液过敏者，应选择不一样的固定方法和刺激性小的皮肤消毒液。

（3）禁止冷敷、热敷、阳光照射以及用力搔抓。

（4）口服分子靶向药物之前，告知患者服药后可能出现的皮肤不良反应的相关症状，并叮嘱患者养成良好的生活习惯且避免日晒。

（5）放疗部位予以膏药保护减轻皮肤灼伤反应，避免阳光暴晒、冷热等物理刺激，避免贴胶布及涂碘酊、酸、碱等化学药物刺激。

（6）静脉滴注刺激性强的药物需留置深静脉管道预防静脉炎。

（7）长期卧床患者加铺气垫床或骨头受压处加铺水垫并定时更换，预防皮肤受损。

（8）手足综合征的护理。手足综合征表现为强烈疼痛感、皮肤功能丧失。传统化疗药物引起手足综合征的临床特征是疼痛、对称性红斑以及掌心、脚底红肿脱皮；而多激酶抑制剂所致的手足综合征呈现过度角质化的特征。应告知患者避免长时间站立，穿棉袜、垫软质的鞋垫，减轻足部压力，也可以采取足部保湿护理等措施改善症状。

九、便秘

（一）相关因素

便秘与津液亏耗、肠腑失濡、瘀血蓄结有关。

（二）施护措施

（1）指导或协助患者顺时针方向按摩腹部，以促进肠蠕动。其方法是患者仰卧，两腿屈膝使腹部放松，手掌从右下腹部开始，向下稍用力，沿结肠走行的方向运动，每日100次。

（2）遵医嘱行耳穴压籽，选大肠、小肠、肺等穴，每日3次加压刺激，协助排便。

（3）多食新鲜蔬菜汁、西瓜汁及鲜芦根、梨、鲜麦冬熬制的五汁液以滋阴润肠通便。在病情允许下患者应增加活动量，以利肠蠕动。

（4）遵医嘱给予润肠通便药，空腹服蜂蜜凉开水、麻仁丸，睡前口服苁蓉通便口服液。或用番泻叶，或用生大黄泡水饮。

（5）指导患者养成定时排便的习惯，训练床上使用便器。腹部有伤口时，教会排便时用手轻轻按压伤口以减轻疼痛。必要时给予中药灌肠，促进排便。如有肛裂应及时治疗。

第五节　肿瘤患者常用中医护理特色治疗

一、耳穴贴压

耳穴贴压法是采用王不留行籽、莱菔子等丸状物贴压于耳郭上的穴位或反应点，通过其疏通经络，调整脏腑气血功能，促进机体的阴阳平衡，达到防治疾病、改善症状的一种操作方法，属于耳针技术范畴。

（一）适用范围

耳穴贴压适用于减轻各种疾病及术后所致的疼痛、失眠、焦虑、眩晕、便秘、腹泻等症状。

（二）评估

耳穴贴压前应注意以下4点。

(1) 患者的主要症状、既往史，是否妊娠。

(2) 患者对疼痛的耐受程度。

(3) 患者对胶布、药物等有无过敏情况。

(4) 耳部皮肤情况。

(三) 告知

耳穴贴压应在治疗前将以下情况告知患者。

(1) 耳穴贴压的局部感觉：热、麻、胀、痛，如有不适应及时通知护士。

(2) 每日自行按压 3 ~5 次，每次每穴 1 ~2 min。

(3) 耳穴贴压脱落后，应通知护士。

(四) 物品准备

耳穴贴压治疗的物品准备有：治疗盘、王不留行籽或莱菔子等丸状物、胶布、75%酒精、棉签、探棒、止血钳或镊子、弯盘、污物碗，必要时可备耳穴模型。

(五) 操作方法

耳穴贴压的操作方法有以下 9 点。

(1) 核对医嘱，评估患者，做好解释。

(2) 备齐用物，携至床旁。

(3) 协助患者取合理、舒适体位。

(4) 遵照医嘱，探查耳穴敏感点，确定贴压部位。

(5) 取 75%酒精自上而下、由内到外、从前到后消毒耳部皮肤。

(6) 选用质硬而光滑的王不留行籽或莱菔子等丸状物黏附在 0.7 cm ×0.7 cm 大小的胶布中央，用止血钳或镊子夹住贴敷于选好耳穴的部位上，并给予适当按压（揉），使患者有热、麻、胀、痛感觉，即“得气”。

(7) 观察患者局部皮肤，询问有无不适感。

(8) 常用按压手法：

第一，对压法。用食指和拇指的指腹置于患者耳郭的正面和背面，相对按压，至出现热、麻、胀、痛等感觉，食指和拇指可边压边左右移动，或做圆形移动，一旦找到敏感点，则持续对压 20 ~30 s。对内脏痉挛性疼痛、躯体疼痛有较好的镇痛作用。

第二，直压法。用指尖垂直按压耳穴，至患者产生胀痛感，持续按压 20 ~30 s，间隔少许，重复按压，每次按压 3 ~5 min。

第三，点压法。用指尖一压一松地按压耳穴，每次间隔 0.5 s。本法以患者感到胀而略沉重刺痛为宜，用力不宜过重。一般每次每穴可按压 27 下，具体可视病情而定。

(9) 操作完毕，安排舒适体位，整理床单位。

(六) 注意事项

耳穴贴压治疗的注意事项有以下 4 点。

（1）耳郭局部有炎症、冻疮或表面皮肤有溃破者，有习惯性流产史的孕妇不宜施行。

（2）耳穴贴压每次选择一侧耳穴，双侧耳穴轮流使用。夏季易出汗，留置时间1～3天，冬季留置3～7天。

（3）观察患者耳部皮肤情况，留置期间应防止胶布脱落或污染；对普通胶布过敏者改用脱敏胶布。

（4）患者侧卧位耳部感觉不适时，可适当调整。

二、穴位敷贴技术

穴位敷贴是将药物制成一定剂型，敷贴到人体穴位，通过刺激穴位，激发经气，达到通经活络、清热解毒、活血化瘀、消肿止痛、行气消痞、扶正强身作用的一种治疗方法。

（一）适用范围

穴位敷贴治疗适用于恶性肿瘤、各种疮疡及跌打损伤等疾病引起的疼痛；消化系统疾病引起的腹胀、腹泻、便秘；呼吸系统疾病引起的咳喘等。

（二）评估

穴位敷贴治疗前应了解以下3点。

（1）病室环境、温度适宜。

（2）患者的主要症状、既往史、药物及敷料过敏史，是否妊娠。

（3）敷药部位的皮肤情况。

（三）告知

穴位敷贴治疗前应将以下情况告知患者。

（1）出现皮肤微红为正常现象，若出现皮肤瘙痒、丘疹、水泡等，应立即告知护士。

（2）穴位敷贴时间一般为6～8 h。可根据病情、年龄、药物、季节调整时间，小儿酌减。

（3）若出现敷料松动或脱落及时告知护士。

（4）局部贴药后可出现药物颜色、油渍等污染衣物。

（四）物品准备

穴位敷贴治疗的物品准备：治疗盘，棉纸或薄胶纸，遵医嘱配制的药物，压舌板，无菌棉垫或纱布，胶布或绷带，0.9%生理盐水，棉球；必要时备屏风、毛毯。

（五）操作方法

穴位敷贴治疗的操作方法有以下8点。

（1）核对医嘱，评估患者，做好解释，注意保暖。

（2）备齐用物，携至床旁。根据敷药部位，协助患者取适宜的体位，充分暴露患处，必要时利用屏风遮挡患者。

（3）更换敷料，以0.9%生理盐水或温水擦洗皮肤上的药渍，观察创面情况及敷药效果。

（4）根据敷药面积，取大小合适的棉纸或薄胶纸，用压舌板将所需药物均匀地涂抹于棉纸上或薄胶纸上，厚薄适中。

（5）将药物敷贴于穴位上，做好固定。为避免药物受热溢出污染衣物，可加敷料或棉垫覆盖。以胶布或绷带固定，松紧适宜。

（6）温度以患者耐受为宜。

（7）观察患者局部皮肤，询问有无不适感。

（8）操作完毕后擦净局部皮肤，协助患者着衣，安排舒适体位。

（六）注意事项

穴位敷贴应注意以下6点。

（1）孕妇的脐部、腹部、腰骶部及某些敏感穴位，如合谷、三阴交等处都不宜敷贴，以免局部刺激引起流产。

（2）药物应均匀涂抹于绵纸中央，厚薄一般以0.2～0.5 cm为宜，覆盖敷料大小适宜。

（3）敷贴部位应交替使用，不宜单个部位连续敷贴。

（4）除拔毒膏外，患处有红肿及溃烂时不宜敷贴药物，以免发生化脓性感染。

（5）对于残留在皮肤上的药物不宜采用肥皂或刺激性物品擦洗。

（6）使用敷药后，如出现红疹、瘙痒、水泡等过敏现象，应暂停使用，报告医师，配合处理。

三、中药灌肠

中药灌肠是将中药药液从肛门灌入直肠或结肠，使药液保留在肠道内，通过肠黏膜的吸收达到清热解毒、软坚散结、泄浊排毒、活血化瘀等作用的一种操作方法。中药结肠滴注参照此项操作技术。

（一）适用范围

中药灌肠适用于慢性肾衰、放射性肠炎以及肿瘤患者出现便秘、发热等症状。

（二）评估

中药灌肠前应了解以下5点。

（1）病室环境、温度适宜。

（2）患者的主要症状、既往史、排便情况，患者有无大便失禁，是否妊娠。

（3）患者肛周皮肤情况。

（4）患者有无药物过敏史。

（5）患者心理状况、合作程度。

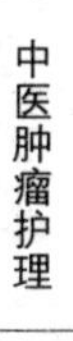

（三）告知

中药灌肠前应将以下5点情况告知患者。

（1）操作前嘱患者排空二便。

（2）局部感觉：灌肠时下腹有胀、满、轻微疼痛。

（3）患者如有便意或不适，应及时告知护士。

（4）灌肠后体位视病情而定。

（5）灌肠液保留1小时以上为宜，保留时间长更利于药物吸收。

（四）物品准备

中药灌肠的物品准备：治疗盘、弯盘、煎煮好的药液、一次性灌肠袋、水温计、纱布、一次性手套、垫枕、中单、液状石蜡、棉签等，必要时备便盆、屏风。

（五）操作方法

中药灌肠的操作方法有以下6点。

（1）核对医嘱，评估患者，做好解释，调节室温；嘱患者排空二便。

（2）备齐用物，携至床旁。

（3）关闭门窗，用隔帘或屏风遮挡。

（4）协助患者取左侧卧位（必要时根据病情选择右侧卧位），充分暴露肛门，垫中单于臀下，置垫枕以抬高臀部10 cm。

（5）测量药液温度（39～41 ℃），液面距离肛门不超过30 cm，用液状石蜡润滑肛管前端，排液，暴露肛门，插肛管时，可嘱患者张口呼吸以使肛门括约肌松弛，便于肛管顺利插入。肛管插入10～15 cm后缓慢滴入药液（滴入的速度视病情而定），滴注时间15～20 min。滴入过程中随时观察询问患者耐受情况，如有不适或便意，及时调节滴入速度，必要时终止滴入。中药灌肠一次药量不宜超过200 mL。

（6）药液滴完，夹紧并拔除肛管，协助患者擦干肛周皮肤，用纱布轻揉肛门处，协助取舒适卧位，抬高臀部。

（六）注意事项

中药灌肠的注意事项有以下4点。

（1）肛门、直肠、结肠术后，大便失禁，孕妇急腹症和下消化道出血的患者禁用。

（2）慢性痢疾，病变多在直肠和乙状结肠，宜采取左侧卧位，插入深度15～20 cm为宜；溃疡性结肠炎病变多在乙状结肠或降结肠，插入深度18～25 cm；阿米巴痢疾病变多在回盲部，应取右侧卧位。

（3）当患者出现脉搏细速、面色苍白、出冷汗、剧烈腹痛、心慌等，应立即停止灌肠并报告医生。

（4）应在床旁使用水温计测量灌肠液温度。

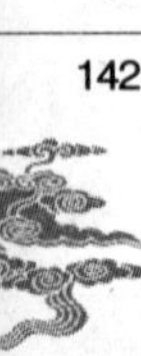

四、其他适宜中医护理特色技术

（一）中药离子导入

中药离子导入是利用直流电将药物离子通过皮肤或穴位导入人体，作用于病灶，达到活血化瘀、软坚散结、抗炎镇痛等作用的一种操作方法。其注意事项如下。

（1）遵医嘱实施中药离子导入。

（2）护理评估。①评估离子导入部位皮肤。②孕妇、婴儿慎用。③药物、皮肤过敏者慎用。

（3）操作前告知患者中药离子导入的过程及注意事项，如有不适，报告医师并做相应处理。

（4）操作环境宜温暖，暴露治疗部位，保护患者隐私，注意为患者保暖。

（5）遵医嘱选择处方并调节电流强度，治疗过程中询问患者的感受，如有不适及时调整电流强度。

（6）观察患者局部及全身的情况，若出现红疹、瘙痒、水泡等情况，立即报告医师，遵医嘱予以处置。

（7）操作完毕后，记录中药离子导入的皮肤情况及患者感受等。

（二）中药外敷

中药外敷是将新鲜中草药切碎、捣烂，或将药物研成粉加适量赋形剂制成糊状敷贴患处，具有通经活络、清热解毒、活血化瘀、消肿止痛等作用，使初期肿疡消散，中期成脓局限，溃后竭其余毒等作用。其注意事项如下。

（1）遵医嘱实施中药外敷。

（2）护理评估。①评估中药外敷部位皮肤的情况。②评估患者对温度的感知觉。③药物、皮肤过敏者慎用。

（3）操作前告知患者中药外敷的过程及注意事项，如有不适，及时报告医师，予以相应处理。

（4）操作环境宜温暖。

（5）充分暴露敷药部位，注意为患者保暖及保护隐私。

（6）遵医嘱确定敷药部位，敷药面积应大于患处。

（7）中药涂抹厚薄均匀，保持一定湿度，外固定敷料松紧适宜。

（8）观察患者局部及全身情况，若出现红疹、瘙痒、水泡等现象，立即报告医师，遵医嘱配合处理。

（9）操作完毕后，记录中药外敷部位的皮肤情况及患者的感受等。

（三）中药熏洗

中药熏洗是用药材煎汤后，在皮肤或患处进行熏蒸、淋洗的治疗方法。此疗法是借助药力和热力，通过皮肤、黏膜作用于肌体，促使腠理疏通、脉络调和、气血调畅，从而达到治疗疾病的目的。其注意事项如下。

（1）遵医嘱实施中药熏洗。

（2）护理评估。①熏洗部位皮肤情况。②药物、皮肤过敏者慎用。③孕妇及经期妇女不宜坐浴及外阴部熏洗。④心、肺、脑病患者，水肿患者，体质虚弱及老年患者慎用。

（3）操作前告知患者中药熏洗的过程及注意事项，如有不适，及时与医务人员沟通。

（4）操作环境宜温暖，关闭门窗。

（5）暴露熏洗部位，注意遮挡，注意为患者保暖及保护隐私。

（6）熏蒸药液温度以 50～70 ℃为宜，当药液温度降至 37～40 ℃时，方可坐浴、冲洗，以防烫伤。

（7）熏洗时间不宜过长，以 20～30 min 为宜。

（8）治疗过程中询问患者的感受，及时调节药液温度。

（9）中药熏洗后要休息 30 min 方可外出，防止外感。

（10）操作中观察患者局部及全身的情况，若有不适，立即报告医师，遵医嘱处理。

（11）操作完毕后，记录中药熏洗时间、温度及熏洗处皮肤情况及患者感受等。

（四）中药涂药

中药涂药是将中药制成水剂、酊剂、油剂、膏剂等剂型，涂抹于患处或涂抹于纱布外敷于患处，达到祛风除湿、解毒消肿、止痒镇痛的一种操作方法。其注意事项如下。

（1）遵医嘱实施中药涂药。

（2）护理评估。①既往史及过敏史。②涂药部位的皮肤情况。③涂药前清洁局部皮肤，遵医嘱执行涂药次数。④水剂、酊剂用后须塞紧瓶盖；悬浮液须先摇匀后涂擦；霜剂则应用手掌或手指反复摩擦，使之渗入肌肤。⑤局部涂药不宜过多、过厚，以免堵塞毛孔。⑥面部涂药时防止药物误入口及眼睛。⑦局部皮肤如出现丘疹、奇痒或肿胀等，应立即停用，通知医师并协助处理。

（五）中药汤剂内服

1. 服药时间

服药时间可根据药物的性能、功效、病情等，遵医嘱选择适宜的服药时间，例如：解表药、清热药宜饭前一小时服用，服用解表剂应避风寒或增衣被或辅之以粥助汗出；消食化积药，通常饭后服；泻下药宜饭前服；安神药宜睡前服；补益药宜空腹服；驱虫剂宜空腹服，尤以睡前服用为妥，忌油腻、香甜食物；急诊用药遵医嘱。

2. 服药温度

一般情况宜采用温服法，一般以 40 ℃左右为宜，药物不可久置，以免变质。对有特殊治疗需要的情况应遵医嘱服用。

3. 服药剂量

汤剂每日 1 剂，分 2 次服用，2 次间隔时间至少 4 h，成人一般每次服用 200 mL，心衰及限制入量的患者每次宜服 100 mL，老年人、儿童应遵医嘱服用。对口腔癌、喉癌患者需要呷服或含服药物，呷服是将药液一小口一小口缓慢吞服；含服是将药液含于口中，然后再缓慢吞服。

（吴胜菊）

第五章　中医肿瘤食疗学

中医学与中华民族的繁衍昌盛息息相关，中医饮食疗法是中医学的重要组成部分，被视为与中医药起源有关的“神农尝百草”传说最早也是与寻找食物相联系的，《淮南子·修务训》载：“古者民茹草饮水，采树木之实，食螺蚌之肉，时多疾病伤毒之害。于是神农乃教民播种五谷，相土地，宜燥湿、肥沃、高下，尝百草之滋味，水泉之甘苦，令民之所避就。当此之时，一日而遇七十毒。”在中药中，许多药物就是日常食物，因此有“药食同源”之说，早在《神农本草经》中就记载了山药、薏米、芡实、百合、赤小豆、大枣、龙眼、蜂蜜等食用药物的治病功效。有“医经”之称的《素问·脏气法时论》说：“毒药攻邪，五谷为养，五果为助，五畜为益，五菜为充。气味合而服之，以补精益气。”强调了饮食营养的治疗功效和恢复健康的作用。唐代医学家孙思邈在其著作《千金要方·食治篇》中提到“夫为医者，当须先洞晓病源，知其所犯，以食治之，食疗不愈，然后命药”，提倡养生祛病先用食物调治，无效再用药物的观点；并在书中详细介绍谷、肉、果、菜等食物的疗病作用，认为合理而适宜的饮食是人体生存必不可少的，具有“爽神志以资气血”的功效，但必须调养得法，若饮食不当或暴饮暴食，则有害健康甚至变生他病，正如《金匮要略》言“所食之味，有与病相宜，有与身为害。若得宜则益体，害则成疾”；又如《千金要方》所说：“不欲极饥而食，食不可过饱；不欲极渴而饮，饮不可过多。饱食过多，则结积聚；渴饮过多，则成痰癖。”我国古代的医事制度中，就设有专门管理饮食卫生、研究食物烹调方法和疾病饮食调养的“食医”，其职责范围和工作内容相当于现代的营养师，说明我国食疗学的研究已有悠久的历史。在人们日益注重养生保健的今天，如何在日常生活和疾病的预防与康复中做好科学的饮食获得了越来越多的关注。

第一节　中医食疗学内容与特点

食疗又称“食养”“食治”，和药物疗法及针灸、推拿等学科一样是中医药学的重要组成部分。食疗对于健康人的养生、疾病的预防及治疗方面均有极其重要的作用。首先，对健康人而言，食疗为一种养生方法，对于病患，食疗则为综合治疗中不可缺少的部分，对人体起到补益滋养的作用；其次，食疗可协调改善人体机能，充盛精血津液，调和脏腑阴阳，维持气血畅通；最后，合理的食疗有补虚泻实、扶正祛邪的作用，可用于治疗或辅助治疗病患，缓解病痛，并有利于疾病的康复。正如《医学衷中参西录》中所说："病人服之，不但疗病，并可充饥，不但充饥，更可适口。用之对症，病自渐愈，即不对症，亦无他患。"此外，古人还推崇用饮食疗法治病者即为高明的医生，《太平圣惠方·食治论》言："夫食能排邪，而安脏腑，清神爽志，以资血气。若能用食平疴，适情遣病者，可谓良工矣！"如外感风寒可饮生姜红糖水，取生姜辛散、红糖甘温以温中宣散、祛除表寒。外感暑湿、口渴溺短者，可用鲜西瓜、绿豆汤、荷叶粥等治疗。清代温病学家王孟英认为有治病作用的食物，"处处皆有，人人可服，物异功优，久任无弊"。王氏称梨汁为"天生甘露饮"，用治温热病；煎剂为"天生复脉汤"，用以救阴液；西瓜汁为"天生白虎汤"，用以解暑热。实践证明这些日常饮食平淡之品，如能对症使用，其疗效确切可靠。食疗对慢性病尤为适宜，它不像药物易于使患者厌服而难以坚持。此外进行食疗可以就地取材，食物等材料容易获取，因此食疗是一种比较理想和有效的医疗保健措施。

一、中医食疗学内容

中医食疗学是在中医理论指导下研究食物的性味、配伍、烹制和服法，以及食物与健康的关系，并利用食物来维护健康、预防疾病的一门科学。它的内容既包括食疗食养的理论和经验，也包括了食疗食养的贯彻和运用。《素问·六节脏象论》说："天食人以五气，地食人以五味"，指出自然界的空气和食物是人体生命的必要物质条件，这样才能保证机体生命活动的健旺。"精者，生之本也"（《素问·金匮真言论》），这里所说的"精"包括先天之精和后天之精，而后天之精就是从食物中化生的精微物质，是构成人体的基本物质。《备急千金方》中说："安生之本，必资于食，不知食宜者，不足以存身也。"饮食是维持生命的物质基础和人体代谢的能量来源。食物通过机体的消化、吸收和代谢来影响整个机体的功能。食疗就是利用不同食物来维护机体的功能，使其获得健康或治愈疾病的一种手段和措施，也是研究膳食物质和其要素作用于人体而起防治疾病和保持健康强壮作用的一门新兴边缘学科。不同食物可对机体产生不同的影响，若食疗得当则可发挥养生保健之功或祛除疾病，若用之不当则徒生病患，正如"五味入于口也，各有所走，各有所病"，"所食之味，有与病相宜，有与身为害。若得宜则益体，害则成疾"。因此中医食疗学应在中医的整体观念、扶正祛邪等理论指导下结合食物的四气五味、体质的偏颇、病性的寒热以及脏腑虚实等来辨证施食，用食物来调补虚损，恢复元气，以抵御疾病的侵袭，维护健康，这就是食疗所要达到的目的，也就是中医食疗学研究的内容。

二、中医食疗学特点

（一）历史悠久，文献丰富，有大量行之有效的实践经验

早在《神农本草经》中就记载着橘皮可治疗消化不良，有"利水谷"的功效；茶也

叫苦菜，认为“久服安心益气，聪察少卧”。该书还记载着薯蓣（山药）“补虚羸，除寒热邪气，补中，益气力，长肌肉”，薏苡仁“主筋急拘挛不可屈伸、风湿痹”，蜂蜜“主风头，除蛊毒，补虚羸伤中。久服令人光泽好颜色”，大枣“主心腹结气，安中养脾，助十二经，平胃气，通九窍，补少气少津液”，海藻“治瘿瘤气、颈下核，破散结气，痈肿，癥瘕，坚气”等食用药物的治病功效，为后世所宗。临床饮食疗法在历代医家与疾病的不断斗争中被逐渐发展、充实和完善，我们的祖先已了解到机体如果缺乏必需的营养素则会产生某些疾病，并进行相应的食疗防治。如晋代葛洪《肘后方》记载用富含碘的海藻治疗缺碘的地方性甲状腺肿；梁代陶弘景、隋代巢元方皆主张用牛肝治疗缺乏维生素 A 的夜盲症；唐代医家孙思邈在《千金要方·食治篇》中系统介绍谷、肉、果、菜的治病功效，孙氏谓“安身之本，必资于食；救疾之速，必凭于药”，他认为合理而适量的饮食是人体生命活动必不可少的，具有“悦神爽志、以资气血”的功效。在孙氏《备急千金方》中，对脚气病（缺乏维生素 B_1 所致）从发病至预后做了详尽的论述，提出用猪肝、薏米、赤小豆等治疗。其中，孙思邈的弟子孟诜所著的《食疗本草》是我国现存最早的食疗专著，影响较大，原书已佚，现存的《敦煌石室古本草》为该书的大部分内容，收藏于大英博物馆中。《食疗本草》收集本草食物两百多种，详尽论述功能主治、用法与禁忌，书中把收载的本草分为疗疾病、养脏腑、解诸毒等几类，如生姜能祛痰下气、止呕散胃寒，兔肝能补肝主明目，米醋味酸能消诸毒气、杀邪毒。在《伤寒杂病论》中，大枣、生姜、粳米等大量食物入方是仲景防治疾病的一大组方特点，以食物入方的目的有增强药效、制约毒性及顾护脾胃等，如白虎汤中的粳米用来制约石膏的寒性，大乌头煎中的蜂蜜用来缓和药物毒性，十枣汤中的大枣用来顾护脾胃，防止攻逐太过。明代医药学家李时珍在《本草纲目》中罗列谷、果、菜、禽、鱼及介类药用食物共 462 种，如食醋是调味食品，但其中含有醋酸、琥珀酸等成分，在室内熏蒸时可抑制流感病毒的繁殖与蔓延。古代医家通过大量实践经验积累了丰富的食疗方法，为中医食疗学的发展积累了坚实的基础，弘扬中医养生学的特色。

（二）我国具有独特的食养卫生学说，强调“饮食有节”

《内经》中“法于阴阳，和于术数，食饮有节”为历代遵循的养生长寿的准则。《素问·痹论》曰：“饮食自倍，肠胃乃伤”；《素问·五常政大论》曰：“谷肉果菜，食养尽之，无使过之，伤其正也”，指出了饮食不节制易伤及脾胃正气；《素问·生气通天论》谓“膏粱之变，足生大丁”，指出吃过量的滋腻荤腥、肥甘厚味不仅无益于身体，还会引起痈肿疔疮之病，这些和现代医学认为暴饮暴食、营养过剩或不均衡可以致病的观点是一致的。元朝忽思慧所著的《饮膳正要》，继承了我国古代食、养、医结合的传统与特色，对每一种食品都同时注意到它的养生和医疗效果，指出：“善养性者，先饥而食，食勿令饱，先渴而饮，饮勿令过。食欲数而少，不欲顿而多。”明代张景岳《景岳全书》言：“不欲食者，不可强食，强食则助邪；新愈之后，胃气初醒，尤不可纵食”，指出疾病的恢复过程中不能暴食的康复原则。综合历代各医家论述观点，结合现代医学对于健

康饮食的认识，可归纳为一点，即“饮食有节”，包括了节制和调节两重意义，涉及食量的控制，某些生冷有害不洁饮食物的节制，四时不同其应季饮食物的调节，食物性味的调配以及饮食物的温度等内容。这种“饮食有节”的养生学说自千百年来为我国广大民众所遵循，对保障我国民众的健康起着极其重要的作用。

（三）以中医理论为指导依据

1．阴阳学说

阴阳学说是我国古代朴素的唯物论，是中医学最基本的理论，它贯穿于整个中医学中，对中医食疗学的形成和发展有着深远的影响。

中医学认为，人体维持正常的生理功能是通过机体的阴阳相互对立、相互消长、相互转化及互根互用以达到阴阳的相对平衡而实现的。只有保持阴阳动态平衡，机体才能进行正常的生理活动，此即“阴平阳秘，精神乃治”。如果人体阴阳的相对平衡受到破坏，偏盛偏衰，就会发生疾病。“阴盛则阳病，阳盛则阴病”“阴虚则热”“阳虚则寒”。饮食治疗是利用食物的寒凉或温热之性来补偏救弊，泻其有余，补其不足，目的在于调整机体阴阳，使之恢复动态平衡。根据阴阳失调的不同情况可以用扶阳抑阴、育阴潜阳、阴阳双补等多种食疗方法进行调整。如阳热亢盛易于耗伤阴液的病症，采用清热保津法，选食五汁饮、芹菜粥、绿豆粥等，清解邪热、补充津液以抑阳和阴；如阳虚不能制阴，阴寒偏盛的病证，采用温经散寒法，选食当归生姜羊肉汤、核桃炒韭菜等膳食以补阳以制阴。故阴阳学说是中医学和中医食疗学的理论基础。

2．精气学说

中医学认为，气、血、津、液是构成人体的基本物质，是脏腑、经络等生理活动的物质基础，四者在维持人体生命活动中不断消耗，需要脾胃运化生成的水谷精气及时充养，因此，被称为“后天之本”的脾胃在中医食疗学中具有非常重要的地位。脾胃健运，则精气充足、正气旺盛故可抵御邪气入侵而病不生；脾胃失运，气血津液化生不足，正气衰弱则易生疾患。

气、血、津、液四者存在着相互依存、相互制约和相互为用的关系。“气为血帅”“血为气之母”“气能生津、化津、摄津”“津能载气”“津血同源”“有形之血不能速生，无形之气当能速补”……因而，无论在生理或病理状态下，四者之间均存在着极其密切的关系。这些均是中医食疗学临床应用的理论基础，具有重要的指导意义。

3．脏器互补理论

中医的整体观念认为人体是一个有机的整体，脏腑之间、脏腑与躯体之间是一个统一的整体。脏腑病变可以通过经络反映到躯体表面某一部位，局部病变可以体现某一脏腑病变。脏腑之间在生理上相互联系，在病理上相互影响，某一脏器发生病变则会影响其他脏腑功能。饮食调补治疗就是协调脏腑之间、整体与局部之间的关系，恢复相互间的生理平衡。如视物模糊的病证，为肝血不足表现于目，饮食治疗采用滋补肝肾法，选食猪肝炒枸杞苗、猪肝羹等；口舌生疮的病证，为心胃火旺反映于口舌，饮食调补采用清心泻火法，选食灯芯草粥、竹叶芦根茶等；又如肺的病变，可能是本脏受邪发病亦可能为他脏病变所致。肺本脏为病，治宜宣肺降逆，选食杏仁生姜露；因肝火亢盛，木火刑金者，宜泻肝降火，食宜菊花茼蒿饮等；因脾虚生痰，痰湿壅肺者，宜健脾燥湿化痰为主，食以枳术饮等；肾阴虚不能滋肺者，宜滋肾润肺为主，选食百合枸杞羹、二冬膏等。

在脏腑学说层面，脾胃论在中医饮食医学理论中更为突出，无论是养生健身、补益延年、增智长寿、养育胎元，或是不同疾病的饮食营养，皆须重视后天脾胃，防范伤及脾胃的外感、内伤、饮食劳倦等多种因素。治疗过程中始终需抓住理脾保胃的根本，即治虚证以补中为主，治实证也须顾护脾胃之气，而调治后天脾胃的原则不外“补虚泻实”。“以脏补脏”的“脏器疗法”也是中医食疗常用之法。中医学认为，动物脏器是“血肉有情之品”，具有“同气相求”的效果，在防治脏腑疾病、调补脏气虚损、强壮体质等方面有着其他药物所不及的作用。中医食疗常以猪心、鸡心来补养心血、安定心神，用于心神不宁、惊悸、失眠、多梦、癫痫等，如猪心大枣汤；以猪肝、羊肝、鸡肝、鸭肝来养肝明目，用于视物昏花、眼目干涩等，如猪肝枸杞汤；以猪腰、羊腰来补肾益津，用于肾虚腰痛、耳鸣，如杜仲腰花汤、猪肾核桃汤；等等。近代研究证明了动物脏器在生化特性和成分结构上有许多与人体相似之处，为“以脏补脏”疗法提供了科学依据，并且在各种动物脏器中提取各种有效成分的基础上，制成的生物制品已达数百种之多，使传统的脏器疗法得到了新的发展。

4. 辨证施食原则

辨证论治是中医治疗学一项重要的基本原则，它是中医的精髓之一、优势所在。辨证论治就是临床治疗时要根据不同的病情，结合患者的精神、体质以及气候、环境等各种因素，全面综合分析，正确地辨认出不同的“证型”并施以适当的治疗，以达到治愈疾病的目的。“同病异治”“异病同治”就是辨证论治观的体现。中医食疗学针对不同的证型给予相应的饮食，即为辨证施食。例如脘腹疼痛，因脾胃气滞所致，治法为行气和中，食选橘皮粥、香砂汤等；如为饮食所伤，则应消食和胃，食宜山楂糕、萝卜粥等；如因寒伤胃阳，治法宜温中散寒，选高良姜粥、豆蔻鸡等；若为肝气犯胃，治宜疏肝和胃，宜食玫瑰茶、梅花粥等；如为脾胃气虚，治宜补气健脾，食选黄芪大枣粥等；如为脾胃虚寒，治宜温补脾胃，食选姜汁黄鳝饭等。又如在清热泻火作用的水果中，梨擅清肺热，马蹄清胃热，苹果清心热，桑葚清肝热，香蕉则偏于清大肠热，应根据体质及病性的不同选择食用。

5. 四气五味学说

四气与五味是中药药性、药理和功效的重要体现，古代医家通过实践，对每一味食物如同中药一样看待，食物亦具有四气、五味。中医食疗学利用食物的不同性味来调整人体气血阴阳，扶正祛邪，使之维持阴平阳秘状态，保持健康。

四气，又称四性，即指寒、热、温、凉。实际上只是分为温热性和寒凉性两大类，而介于两大类之间者则归入平性，在四气方面似无明显偏颇。食物的温热寒凉是根据它们对身体所产生的影响来决定的。能纠正热性体质，保护人体阴液，减轻或消除热性病证的食物属寒凉之性。如发热时食用的西瓜、梨、荸荠等，可清热、生津、解渴，这类食物即属于寒凉性；能扶助人体阳气，纠正寒性体质，减轻或消除寒性疾病的食物，一般属温热之性。例如阳虚怕冷的人多食羊肉、狗肉等，可温中补虚，抵御寒冷，而胃脘冷痛者饮生姜红糖水可温中散寒，于是就将羊肉、狗肉、生姜归入温热性食物之中。从生活与临床应用食物经验看，寒凉性质食物多有滋阴、清热、泻火、凉血、解毒、潜阳等作用，温热性质的食物有温经、散寒、助阳、活血、通络等作用。

五味，即指辛、甘（淡）、酸（涩）、苦、咸。既包括来自味觉器官对饮食的感受，也包括理论概括，食物的五味不同则功效有异。辛味具有发散、行气、行血、化湿、开胃的作用，多用于表证，如生姜、芫荽、葱等；用于气血不畅，如玫瑰花、橘皮、薤白等。甘味具有补虚和中、缓急止痛等作用，可用于素体虚弱或虚证，如山药、大枣等，用于拘急腹痛，如饴糖、蜂蜜等，用于血虚，如枸杞、桂圆肉等。酸味具有敛汗、止泻、涩精等作用，用于虚汗、久泻、遗精等滑脱证，如乌梅、酸杨桃、五味子等。苦味具有清热泻火、泻下通便、止咳平喘等作用，用于热性体质或热证，如苦瓜、青果、芥菜等。咸味具有软坚、润下、补肾等作用，用于肾虚，如淡菜、海虾、海参等。淡味具有渗湿、利尿作用，多用于水肿、小便不利，如薏苡仁、冬瓜、葫芦、荠菜等。在食疗应用上，一般以甘味、淡味食物居多，咸味和酸味食物次之，辛味食物再次之，苦味用得最少。

（四）具有民族和地方特色

我国幅员辽阔、物产丰富，食物品种多样，食用形式五花八门，各地的食疗亦具有独特的民族风格和地方特色。就饮食习惯而言，南北饮食有着很大的差异，譬如南方以大米为主，北方则以面食为主；再如南方以羹见长，北方则以汤见长；另外，南方喜甜，北方好咸，南方味淡，北方味重等。这种差异与地理、气候、习俗、历史、文化上的差异有关。各地物产资源相去甚远，如云南出产茯苓、三七，广东出产橘红、陈皮等，食材亦相去甚远，南方以蔬菜、鱼、肉、米饭为主，北方以乳、肉、面食为主。可以利用当地的土产食物和地方的烹调配制特色制成单味食物、复合食治方和养生食谱或药膳。饮食疗法防病治病每有独到之处，在民间广泛流传，沿用至今。如四川地处湿洼，饮食多佐以辣椒、花椒等辛辣之品以祛湿散寒；岭南地区天气湿热，民间喜饮凉茶以清热祛湿。

（五）防治并重，以防为主

中医食疗学在理论体系上和现代医学中的预防医学、养生学等有着密切的联系，三者均突出了预防为主的健康理念。“上工治未病”这种防患于未然的预防思想，在中医食疗学中有很好的体现。孙思邈对于食疗的阐述较为详细，如“食不可过饱，务令简少”，“每食以手摩面及腹”，“常宜温食”，“常宜轻清甜淡之物”等，均表达了饮食方法可以达到养生保健、预防疾病、避免损伤脾胃等作用；他还对饮食卫生重笔描写，如“勿食生菜、生米、小豆、陈臭物，勿饮浊酒”，“必不得食生黏滑等物”等，指出了适

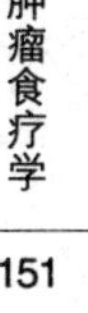

当的饮食措施可以防止食物中毒、预防传染病。中医学从“药食同源”的观点出发，认为食物有寒热润燥之性，同样也有疗病功效，“知其所犯，以食治之，食疗不愈，然后命药”，孙思邈较为推崇食疗治病。适宜的食疗有无病预防、有病防变的效果，饮食疗法“防治并重、以防为主”的原则贯穿于人们的日常饮食及疾病调养的整个过程中，这也是中医食疗学特色之一。

第二节　饮食调养与饮食宜忌

中医食疗学是研究饮食调养的科学，而饮食宜忌却是饮食调养的关键。食物的性味必须与人或疾病的属性相适应，否则会引起反作用而影响健康和疗效。前者即为食疗或食养，后者谓之“禁口”或“忌口”。与病相宜则食，与身为害则禁。某些饮食物与药物有协同作用，合用时能提高疗效，如《金匮要略》当归生姜羊肉汤，用辛热的当归、生姜配合甘温的羊肉，治疗产后宫寒血虚的妇女腹痛；《十药神书》中人参大枣汤，用甘温补气的人参配合甘温补脾生血的大枣，治疗各种血证出血后元神亏虚；又如民间常用的胡椒炖猪肚，用辛热祛寒的胡椒配合甘温补中的猪肚，治疗虚寒胃痛，皆有较好的疗效，此为之相宜。食物禁忌，习称食忌、忌口，是指某种情况下某些食物不能食用，否则会导致身体出现偏差，甚至引起病态。中医食疗学认为不同食物性能有偏差（偏性），尽管都有可食性和营养功能，但在防治疾病时是有一定范围的。如果滥用即会产生不良反应和副作用。

唐代以后出现了一系列食疗专书，如《千金食治》《食疗本草》《食医心鉴》《食物本草》《饮膳正要》，这些论著以传统的中医理论为指导原则，总结食用本草和日常饮食的疗病作用及各种疾病的饮食宜忌，着眼于食物的营养和性味，以及机体能否耐受及运化，如小儿疳积、萎黄瘦弱、脾胃虚衰、运化无权，此时如过食奶油、鸡鸭、鱼虾等，则食反为累，脾胃更伤，适得其反。故脾胃虚弱及久病初愈慎进肥甘厚味，即《景岳全书》强调的“新愈之后，胃气初醒，尤不可纵食”。对热病或邪实勿食燥热炙煿之物，寒病或体虚忌食寒湿生冷之品，以免“抱薪救火”之弊。

一、病中禁忌

病中禁忌指患有某种疾病，某些食物不宜食用。中医食疗学十分重视食物寒热温凉四气与机体体质以及酸苦甘辛咸五味与五脏的关系。如热性病，应忌食辛辣、油腻煎炸性食物，宜用凉润之品；寒性病，应忌食生冷瓜果、清凉饮料等，多用甘温食物；胸痹患者应忌食肥肉、动物内脏、烟、酒等；肝阳上亢而头晕目眩、烦躁易怒者，应忌食动物脂肪及辛辣烟酒刺激之品；脾胃虚弱者，应忌食油炸黏腻、寒冷坚硬、不易消化的食物；肾病水肿应忌食盐、碱过多的和酸辣太过的刺激性食品及植物性蛋白；疮疡、皮肤病患应忌食鱼、虾、蟹等腥膻发物及辛辣刺激性食品。

二、药食禁忌

根据“药食同源”的观点，某些食物既可食用，又兼有防病治病的功效。中医饮食疗法的特点是常将食物与药物配合而组成食疗处方。此外，食疗中常将食物与药物、调料一起做成药膳，其既不同于一般的药物，又别于普通的饮食，是取药物之性，用食物之味，食借药力，药助食威，两者相辅相成，相得益彰，增强保健强身与医疗效果。但有些食物与药物同用，反而会降低原有的疗效，甚至产生副作用，即“药食相反”。据文献记载，猪肉反乌梅、桔梗；甲鱼反厚朴，忌麦冬；鸡蛋、螃蟹忌柿子、荆芥；人参恶黑豆，忌萝卜、茶叶；常山忌葱；地黄、何首乌忌葱、蒜、萝卜；党参、茯苓、茯神忌醋；土茯苓、使君子忌茶；薄荷忌鳖肉等。

有关食物与药物的搭配问题，不少学者颇有异议，食物与药物的相互作用与宜忌，现代医学也甚为重视。饮酒在不少国家已为日常三餐所必需，酒精与某些药物混合后就常常产生不良反应，如阿司匹林与酒精混合可能刺激胃黏膜导致胃出血；镇静剂巴比妥类与酒精混合能加剧药性，达到中毒剂量会抑制呼吸、心跳等；红霉素在酸性介质下易被水解破坏，不能与含果酸较多的果汁同时服用；四环素族药物能与牛奶、豆浆中的钙、镁发生螯合作用，形成一些不溶解混合物而影响四环素吸收，应该避免用牛奶或豆浆送服四环素。中医学亦十分讲究食物与药物的宜忌，某些饮食物与药物因其性味相反，彼此有拮抗作用，合用时能降低疗效，如人参甘温补气，不宜与辛凉耗气的萝卜同用；用辛热壮阳的鹿茸治疗时，不宜服食寒凉生冷的水果或蔬菜，此为之相忌。我国人民在日常生活的长期实践中证明了某些食物与中药配合能预防疾病，促进患病机体早日康复，生硬地强调食物一概不能与药物同用是片面的看法。

三、时令与质变腐烂禁忌

四季气候交替，人类必须顺应自然规律而不可悖。春夏阳气旺盛，万物生机盎然，应尽量少食温燥发物，如春夏之际忌食狗肉，少食羊肉；秋季气候干燥，万物肃杀，人们常出现口干舌燥、鼻易出血，此季节应尽量少食辛热食物，多食含水分较多的水果；冬季严寒应少食甘寒伤胃的食物，宜进食温热性食物。

食物必须干净卫生，无霉变腐烂，否则不应入食。有些食物还必须新鲜，如土豆发芽不能食；更有些食物必须是活的，如鳝鱼、甲鱼、螃蟹等，否则可引起中毒，应忌食。

四、偏食当忌

食物的性味功能决定了某些疾病不适宜这类食物而适宜另一些食物，五味各有所偏，适时适量搭配食物有益于身体，过食易致偏，如常食肥肉、猪油、高脂肪、高蛋白滋腻之物，易发胖、生痰，所以有“肉生痰”之说。食物品种应多样化，即平衡膳食的原则。

大凡气辛而荤，则易助火散气；味重而甘，则可助湿生痰；体柔而滑，则性通肠利便；质硬而坚，则易食而不化；烹炼而熟，则服之气塞。如牛肉、鸡肉偏于甘温，阴虚火旺之体不宜多食；马蹄、梨子甘寒生冷，脾胃虚寒患者尤应慎用。对于各种疾病的饮食宜忌原则，就是从中医食疗学原理和辨证论治实践中引申出来的，《素问》谓："肝苦急，急食甘以缓之；心苦缓，急食酸以收之；脾苦湿，急食苦以燥之；肺苦气上逆，急食苦以泄之；肾苦燥，急食辛以润之"，"肝色青，宜食甘；心色赤，宜食酸；肺色白，宜食苦；脾色黄，宜食咸；肾色黑，宜食辛。辛散，酸收，甘缓，苦坚，咸软。毒药攻邪，五谷为养，五果为助，五畜为益，五菜为充，气味合而服之，以补精益气"。如肝胆疾病胁痛苦满，呕恶厌食，可给予莲子糖水、薏米山药糖水，取甘味缓肝之急，莲子、薏米、山药等健脾祛湿，防止甘甜助湿。再以肾炎水肿为例，《素问》提出"肾病毋多食咸"，此与现代医学见解相同，然而中医又认为水肿患者多属脾肾阳虚，水湿为阴，得阳始化，故不宜吃寒凉生冷、肥腻黏滞之品，以免再伤脾肾之阳，《千金方》谓"大凡水肿病难治，瘥后特须慎口味，否则复水。水病人多嗜食不廉，所以此病难愈也"与现代医学很多观点是一致的。现代营养学亦十分重视疾病与饮食物的"宜忌"问题，如肾炎水肿期忌盐或过咸食物，糖尿病忌糖和限制淀粉摄入，胆囊炎或胰腺炎忌油腻食物和暴饮暴食；高血压、冠心病患者宜粗粮、水果和蔬菜，胃病宜多吃牛奶和豆浆，老年人饮食宜清淡易消化等，由此而制订了低盐、低脂、半流食、全流食等食谱。

第三节　中医肿瘤食疗学概论

我国古代，中医没有对于肿瘤的专门论著，但是对于恶性肿瘤的认识和治疗散见于历代的医学著作中，中医肿瘤学是在中医理论指导下运用扶正补虚、活血化瘀、除痰散结、消癥破积及其他内服、外用等治则治法来治疗肿瘤的一门学科。中医肿瘤食疗学是中医肿瘤学的一个分支，其主要内容是研究各种癌肿患者的饮食宜忌。中医食疗具有防病、治病、康复等作用。同样的，在肿瘤的发展及治疗过程中，中医肿瘤食疗学亦可发挥预防肿瘤转移、复发，扶正补虚，改善病情，促进康复等多种作用，是肿瘤防治过程中较为重要的辅助手段。

一、癌症饮食因素的流行病学调查

癌症的发病在地理、人群、时间的分布上有较大的差异，不同国家之间癌症总发病率可相差数倍以上，而同一种癌症在不同地区则可相差数百倍，如莫桑比克的肝癌发病率比英国高 700 倍。近年来有机构在环境致癌研究中，发现社会、文化及个人生活方式、饮食习惯等与癌的发病有一定关系，并提出了"生活方式癌"的研究课题。其中，饮食、营养因素对癌症的发病率有重大影响，国内外从流行病学调查及实验肿瘤学研究中获得不少癌症与膳食关系的资料，用以探索人类癌症的发病原因和有关治疗措施。

食管癌是我国常见的恶性肿瘤之一，其死亡率位居我国所有恶性肿瘤相关死亡的第四位。国内曾对食管癌的高发区如林县、鹤壁市，以及河南、河北、山西等省进行较为深入的调查研究，发现这些地方存在着共同的情况，即吃霉变食物、食物单调、缺乏动物性蛋白和脂肪、很少或不吃新鲜蔬菜及水果。伊朗黑海沿岸食管癌高发区，1975 年的报告资料与我国食管癌流行病学调查有某些相似之处。食管癌发病可能与其膳食太简单，少吃蔬菜、水果及副食品，吃霉变食物，维生素 A、维生素 B、维生素 C 摄取量过低有关。现已证实林县的霉变食物和酸菜提取物具有致突变、细胞转化与促癌等作用。另外，嗜酒和酗酒亦与食管癌有关，美国 1978 年因患食管癌死亡者 5 200 例，估计其中 75% 的发病原因与饮酒和抽烟的综合作用有关，过量的酒精在致癌过程中可多方面起促进或辅助作用，且嗜酒者常常出现机体营养不良和免疫功能抑制。《论语》谓："食不厌精，脍不厌细，鱼馁而肉败不食，沽酒市脯不食，色恶不食，臭恶不食。"《素问·脏气法时论》谓："谷肉果菜，食养尽之，无使过之，伤其正也。"《医碥》谓："酒客多噎膈，饮热酒者尤多，以热伤津液，咽管干涩，食不得入也。"说明古人已认识到腐败变质食物和嗜酒的危害性与膳食中保持各种营养素平衡的重要性。

胃癌为我国较常见的癌症，我国西起北疆，经甘肃河西走廊、陕北、宁夏、内蒙古、辽东及胶东半岛，形成胃癌高发带。在世界各地区，胃癌发病情况差别很大，日本、智利、冰岛等国家发病率较高，调查结果可能与吃熏制和盐渍食物有关，日本人喜欢吃熏肉、干咸鱼和腌菜，冰岛人大量食用腌制鲑鱼和鳟鱼，少吃谷类和蔬菜，鱼、肉在熏制过程中容易产生具有致癌作用的多环芳香烃和苯并芘；此外，咸鱼及腌菜在腌制过程中能产生亚硝酸盐。亚硝酸盐离子与自然界存在或合成的第二胺及第三胺起作用，形成强致癌物亚硝胺，同时食盐起促进作用。已有比较充足的证据说明胃癌与高盐饮食及盐渍食品摄入量过多有关。摄入高浓度的食盐可使胃黏膜屏障损伤，造成黏膜细胞水肿，腺体丢失。在吃入致癌性亚硝基化合物同时吃入高盐可增加胃癌诱发率，诱发的时间也较短，促进胃癌的发生。针对以上情况，日本及其他胃癌高发国家进行了各种努力，在膳食方面，日本最大的改变是奶及奶制品的消费量明显增加，1971 年为 1949 年的 20 倍，并提倡少吃各类熏制食物，结果，胃癌的发病率降低了，特别是大城市居民。智利也有类似情况。这与动物试验中牛奶（或酪蛋白）具有抑癌作用是一致的。美国及较先实现工业化的国家胃癌发病率低，目前美国的胃癌发病率呈稳定下降趋势，仅相当于 1935 年最高发病率的 1/2～1/5，可能与大量摄入奶类和新鲜蛋白质以及普遍使用电冰箱，使硝酸盐不易还原成亚硝酸盐，减少亚硝胺体外合成等因素有关。世界各地的流行病学研究一致表明：新鲜蔬菜、水果具有预防胃癌的保护性作用，并显示剂量—效应关系。经常食用新鲜蔬菜的人患胃癌的相对危险度降低 30%～70%。含有巯基的新鲜蔬菜如大蒜、大葱、韭菜、洋葱和蒜苗等也具有降低胃危险的作用。新鲜蔬菜、水果中含有许多人体所需营养素，尤其是维生素具有抗癌作用。胡萝卜素和维生素 C 很可能通过阻断致癌过程和增加细胞修复能力达到降低胃癌危险的作用。饮牛奶或豆浆者患胃癌的危险性相对较低。

大肠癌在我国属于发病率上升的癌症，尤其是结肠癌，我国沿海地区比内陆高发，其发病率在城市试点地区已居全部恶性肿瘤的第四位。北美、北欧和西欧以及新西兰等发达国家的结肠癌发病率亦较高。不同地区间的发病差异与经济、饮食关系密切相关。大量的流行病学研究表明，过多地摄入脂肪和高能量食物可明显增加患大肠癌的危险性。最近的研究表明，膳食纤维（指植物性食物中不能被人的消化酶所水解的植物多糖类和木质素）和钙能降低患结直肠癌的危险性，不但与摄入量有关，还与其种类和来源密切相关。有一项营养流行病学研究结果表明，蔬菜类膳食纤维能减少左、右半结肠癌和直肠癌发病率，水果类膳食纤维与右半结肠癌发生的危险呈显著负相关；并经调整年龄、性别、总能量、饱和脂肪酸、维生素 C 等因素后，上述膳食纤维的保护作用仍然存在，提示可作为大肠癌的独立性保护因素。而谷类（包括面类）膳食纤维的抗结肠癌、直肠癌的保护作用不显著。纤维素对防治结肠癌发生的保护作用的机制研究还欠深入，比以往认识到的增加肠内容物容量以降低致癌物的浓度，即增加肠道排空速率要复杂得多。胡萝卜素、维生素 B_2、维生素 C、维生素 E 均与降低结肠癌、直肠癌发病相对危险度有关，并成剂量—反应关系。一般主张膳食中包含丰富的奶制品和蔬菜水果，进食部分“粗粮”以保证摄入适量的纤维素，对于抑制肠癌的发病有一定的好处。与中医学认为高脂肪、高蛋白、缺乏饮食纤维的膳食为肥甘厚味，过食可以损伤脾胃功能，助湿化痰，痰湿凝聚而生癌肿的理论是一致的。

肝癌是我国常见的恶性肿瘤之一，以长江三角洲及珠江三角洲、广西郁江流域和东南沿海一带尤为高发。在世界各地中，我国肝癌高发于东亚、非洲、南欧等地区。流行病学调查认为肝癌发病与粮食霉变，特别是黄曲霉菌和寄生曲霉污染有关。自 1960 年发现10 万只火鸡因饲发霉的花生饼从而发现黄曲霉素（AFT），尤其是黄曲霉素 B1（AFB1），其与肝癌的关系即受到重视。在非洲与东南亚进行的调查发现，摄入黄曲霉素的量与肝癌发病率呈线性函数关系。近年上海医科大学与广西扶绥县合作，进行了黄曲霉素与肝癌关系的生态学研究，证明无论男女，AFB1 的摄入量与肝癌死亡率呈正相关。即 AFB1 摄入量大的地区肝癌死亡率亦高。世界卫生组织国际癌症研究所认为 AFB1 是人类致癌剂。曾作为饮料中的香料黄樟素，由于能诱发肝癌，现已禁止使用。近年来发现绿茶可以减少黄曲霉素对动物诱发肝癌的作用，绿茶可能是通过抑制肿瘤细胞周期，并诱发其凋亡而起到防癌作用。

以上肿瘤流行病学的资料阐明某类食物的缺乏和过量摄入与某些肿瘤的发病有明显关系，中医学强调肿瘤形成后，营养和饮食因素对于疾病的治疗和预后至关重要。《外科正宗》谓：“茧唇（唇癌）……因食煎炒，过餐炙煿，又兼思虑暴急，痰随火行，留注于唇。”《医门法律》谓：“滚酒从喉而入，日将上脘炮灼……此所以多成膈症（食管癌或胃癌）也”，故茧唇或膈症不宜进食燥热煎炒及饮酒。按照中医的辨证，癌瘤初起呈热象者恒多，见寒证者尤少；病至中、晚期，则每每出现气阴两虚；又由于肿瘤肆无忌惮地生长，大量摄取和消耗养料，使机体很快出现恶病质。这时，饮食调养应选用富含各种营养素、新鲜而又容易消化者，动物性食物和植物性食品兼顾，提倡清润滋补而避免辛辣刺激，如抽烟、饮酒和过食煎炸皆不宜。为了探讨癌症与膳食的关系，广州中医药大学肿瘤研究所曾开展有关癌症患者饮食因素的调查研究，被调查的565例患者皆确诊为癌症（其中消化系统肿瘤219例占38.8%），病程最短2个月，最长7年5个月，其中67.8%（383/565）的患者仍在接受各种抗癌治疗中，其余为经抗癌治疗后临床缓解者，通过对患者饮食习惯、三餐嗜好、体重和体质情况、自觉症状变化等的调查和随访，认为适当地戒口有利于身体调养者占61.4%；主张癌症不能吃狗肉、羊肉、辣椒、煎炸食物，不宜抽烟饮酒者占37.5%，51例（9%）治疗中无所顾忌地吃各类食物，后因吃焖狗肉、炸鸡、炸虾、酸辣鲤鱼及饮酒过量等，出现发热、腹痛、腹泻和厌食，引起症状加重，其中3例（0.5%）经治疗后已获临床缓解，后因过量食用发物（1例鼻咽癌吃焖狗肉，1例慢性粒细胞性白血病饮酒、1例肠癌吃毛蟹）皆引起癌症复发。本组565例癌症患者中多数人认为癌的饮食调养存在"相宜"和"相忌"的问题。适当戒食或少吃某些食物有利于身体康复；1/3以上癌症患者主张避免食用燥热刺激性食物；9%的患者吃"发物"后使病情加重；0.5%的患者获得临床缓解后因吃"发物"导致癌症复发。忽视饮食调理及忌口成为对机体不利的诱发因素，可导致疾病复发或加重病情。

二、中医肿瘤食疗学的内涵与定位

中医肿瘤食疗学是在中医理论指导下，结合患者所患癌肿的特点、侵犯脏腑、患者的体质及地理、环境因素等，研究肿瘤的饮食宜忌，辨病辨证施食，采用适当的饮食疗法扶助正气，促进癌症患者的康复，预防肿瘤的复发或转移。食疗之于肿瘤患者犹如水之于鱼，如食疗不当，不能补足患者因肿瘤消耗导致机体的营养缺失或者治疗攻伐太过而造成的正气损伤，患者最终将正气衰败而亡；适宜的食疗措施不仅可以补充营养、扶助正气，改善患者生活质量，还可提高患者机体的耐受性，提高其他抗肿瘤治疗的疗效，改善预后，在肿瘤的治疗中起着重要的辅助作用。通过食疗改善患者的体质状况，增强机体抵抗力，激发机体免疫功能，可预防肿瘤的复发与转移。食疗在肿瘤防治方面有着不可替代的作用，在博大精深的中医药文化指导下，蕴含着丰富的中医防治肿瘤的方法，相信通过不断努力发掘，中医肿瘤食疗学将在肿瘤防治领域发挥更重要的作用。

第四节　肿瘤食疗在癌症治疗和康复中的应用

一、根据肿瘤治疗法则配膳

恶性肿瘤的治疗可分为扶正与祛邪两大法则，祛邪方面包括清热解毒、活血化瘀、除痰散结、消瘤破积等。在用以上法则治疗恶性肿瘤时，必须采用食药合补的方法，如服用扶正补虚的药物，就不宜配服清热解毒类的食物。

与清热解毒法配合的食物有牛蒡根、苦瓜、莴苣、山慈菇、绿豆、紫草、菊花、芦笋、芦荟、冬瓜、西瓜、萝卜等，可做成夏枯草瘦肉汤、紫菜绿豆汤、金银花露等，均为日常佐膳又兼治疗功效的食物。此类食物性较寒凉，与清热解毒类药物同用有增效作用，但要注意勿寒凉太过，凡脾胃虚弱、胃纳不佳、肠滑易泻及阳气不足的患者宜慎用或辅以健脾之品。

与活血祛瘀法相配合的食物如当归、赤小豆、桃仁、山楂、田七、猪血、土茯苓、益母草、穿山甲、月季花、凌霄花等，可做成田七炖鸡汤、土茯苓乌龟汤、当归鹌鹑汤等药膳服用。食用此类食物时须注意患者机体反应，凡正气不足者，应酌情配补益类食物以扶持正气，体壮邪盛者可配理气类食物。

与除痰散结法配用的食物如海藻、昆布、山慈菇、魔芋、贝母、牡蛎肉等，常可做成紫菜牡蛎汤、香贝养荣膏、海带陈皮排骨汤等药膳。此类食物能祛除良性肿瘤，运用时可加用理气类食物。

与消瘤破积法配合的食物如黄药子、蝮蛇、守宫、半边莲、蜈蚣、石上柏等，可做成石上柏煲猪肉、黄药子烧鸡、鸡蛋壁虎散等药膳。此类食物某些具有一定毒性，须注意其烹调方法及掌握食量。

与扶正补虚法配合的食物，此类食物最为丰富，多为药食共用的食物，据其性味仍可分为补气类、补阳类、补血类、补阴类等。补气类有人参、黄芪、山药、扁豆、大枣、饴糖、蜂蜜等；补阳类的有鹿茸、冬虫夏草、蛤蚧、核桃肉等；补血类的有当归、熟地黄、阿胶、桂圆肉等；补阴类的有沙参、麦冬、百合、玉竹、石斛、枸杞子、龟板、鳖甲等。常可做成人参莲肉汤、党参麦冬瘦肉汤、淮杞虫草炖水鱼、花旗参银耳炖燕窝等药膳，是日常生活中最为常用的食膳，可根据体质偏盛偏衰选用。

二、根据病期与病证配膳

（一）根据病期配膳

肿瘤的发生发展常常需要经过一段漫长的时间，在临床上一般要经历诱导期、原位期、浸润期、播散期四期。诱导期是指从接触致癌因素到演变成癌症所需要的时间，这一时期持续数年至几十年。从饮食因素致癌的角度来考虑，往往与嗜用烟酒、经常进食霉变食物、腌菜、熏烤食品、焦化的鱼肉等有关。从中医角度分析，便是由于进食不慎所致，诚如唐代孙思邈于《千金要方》内所言：“凡诸恶疮，瘥后皆百日慎口，不尔即疮发也。”因此注意日常生活的饮食调理，养性摄生，尤为重要。原位期是指癌细胞局限于上皮层内而未突破基底膜，无浸润或转移的最早阶段，多由上皮不典型增生发展而来，这一时期若无法阻断，便可发展成为浸润性癌。这一时期一般可持续 5～10 年。原位癌临床上是难以发现的。在诱导期、原位期，机体的免疫功能起着极为重要的作用。动物实验表明，某些营养缺乏特别是氨基酸、B 族维生素的缺乏，对动物细胞免疫及体液免

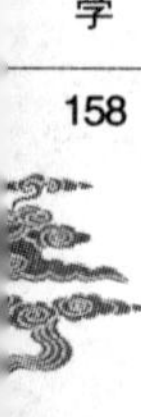

疫功能都有不良影响，尤其是受到抑制，抗病能力下降，是造成癌细胞活跃、生长的原因之一。在各种营养因素中，蛋白质、热能的供应充足最重要，日常饮食中注意摄取适量的营养物质，提高机体的抗病能力，是阻止癌瘤发生发展的主要因素之一。若肿瘤继续发展，便进入临床上可检测的浸润期，这时癌细胞迅速增殖，突破基底膜，通过淋巴管、血管，蔓延到远处形成转移，成为播散期，此时必须采用各种有效治疗手段进行治疗，饮食调养仅是起配角、辅助的作用。在晚期癌肿中，食疗的意义特别重要。一般晚期癌肿的治疗原则，是以对症、支持治疗为主。如肺癌患者见咳嗽、咳痰、痰血等，属阴虚痰热内蕴，则应忌劫阴生痰的辛辣、鱼腥发物，以及壅气类食物；肝、胃、腹腔内各种恶性肿瘤并发腹胀、腹水时，宜多食淡渗利尿的食物，而忌壅气类食物，如芋头、番薯、洋葱、南瓜之类。癌肿患者的脾胃功能低下，特别是在接受放疗、化疗后，常有脾失健运的临床表现，所以黏腻、腥膻、生冷等不易消化及有刺激性的食物应适当避免。

（二）根据病证配膳

根据病证配膳是按照病种和证型的不同来选择合适的食物。如鼻咽癌患者，由于选用放疗为主要的治疗手段，就造成了热毒伤阴的病机，通常来讲，就必须选用具有清热生津、凉血解毒的食物，如金银花露、生地麦冬脊骨汤等；若选用温补的食物，势必会造成病情的加重；若某些患者表现为痰湿内蕴，则必须相应选用健脾渗湿、和胃消食的食物，如陈皮鸭、山楂膏等。大肠癌患者若采用手术治疗，则必须选用某些具有补气养血的食物，如西洋参炖鸡汤、桂圆大枣煲鳝鱼、香菇虫草炖鸡；采用化学治疗方法，以消化系统的毒副反应为主要临床表现者，则必须选用开胃醒胃、容易消化的食物，如砂仁山药炖猪肚、生姜乌龙茶等；以骨髓抑制为主要矛盾者，则须食用某些补肾生髓的食物，如枸杞海参瘦肉羹、乌豆猪骨水鱼汤等。但是，大肠的生理功能是以通为用，故食物的调养不宜过于滋腻，必须兼食新鲜的蔬菜水果，注意大便的通畅。

三、与手术、放疗、化疗结合的配膳

在癌肿治疗中，放疗、化疗都有不少毒副作用，因此，食疗的配合更为重要。

（一）与手术结合的配膳

在癌肿的手术前，食疗应以配合手术顺利进行为主。一般可用扶助元气、补益气血的食品为主。常用平补的食品，如桂圆肉、红枣、莲子之类。手术后恢复期，则应以补益气血、调整脾胃功能的食品为主。除莲子、红枣外，白糖糯米粥也是滋补而又价廉的食品，还可治疗多汗、夜寐不安等手术后常见的症状。除补益外，还要增加一些行气、帮助消化的食品，如山楂、金橘、橘络等，以利手术后消化功能的恢复。如肺切除术后出现食欲不振，根据具体病情，可服用健脾益气、理气和胃、消食化滞或利湿清热的中药，药膳方选如党参粥、党参炖肉、茯苓粥、砂仁粥等。手术后多虚汗，可选用益气固表、养阴敛汗的药，如浮麦红枣汤、西洋参粥等。手术治疗后，食疗的目的是增加身体的抗癌能力，辅助其他治疗以避免今后可能出现的肿瘤复发或转移，可以食用补益和可能具有抗癌作用的食物。

（二）与放疗结合的配膳

在放疗过程中，食疗应以开胃、增加食欲为主。饮食宜清淡、滋味鲜美、营养丰富。在放疗后期，常出现津液亏耗的情况，饮食中要增加养阴生津类的食品，应多食甘寒养阴生津之品，如茅根汁、荸荠汁、梨汁等，而忌香燥、脍炙、辛辣、烟酒等刺激物。肺癌放疗结束以后常出现种种放射反应，如口干咽燥、放射性肺炎等，根据病情辨证选用养阴润肺、活血化瘀、益气生津或清热解毒的中药。远期，也应以辅助其他治疗，避免肿瘤复发、转移。

（三）与化疗结合的配膳

在化学药物治疗中，最常见的副作用是骨髓抑制和消化功能的紊乱，表现为恶心呕吐、食欲大减等。减轻化疗药骨髓抑制反应，可从健脾益气养血和补益肝肾两方面入手，嘱患者多食山药、扁豆、龙眼肉、大枣、花生仁、黑木耳、猪肝、糯米、甲鱼、猪骨、牛骨、羊骨等食物。若组合搭配，效果更好，但须注意消化问题。可用补血益气、健脾补肾的药膳方，如鸡血藤煎、首乌粥、豆蔻馒头、枸杞粥、菟丝子茶、虫草炖肉、黄芪汤等。出现气血两亏的状况时，可选用十全大补汤。胃纳减退，表现为舌苔厚，故应以理气和胃、化湿止呕为原则选择合适的食物，常用者如生姜、柑橘、陈皮、白萝卜、山楂、薏苡仁、白扁豆、山药、大枣、牛奶、蜂蜜、神曲等，可选用神曲粳米粥及薏苡仁粥等。恶心、呕吐时，可酌用生姜，将生姜频频嚼服常有较好的效果。舌苔厚腻时，还可用生姜片轻擦舌苔。减轻肝功能损害，可多食具有滋养肝阴清利湿热、疏肝利胆作用的食物，如赤小豆、西瓜皮、枸杞子、菊花、荸荠、山楂、甲鱼、苦瓜、荠菜、冬瓜、丝瓜、番茄、苜蓿、芹菜等。防治肾功能损害，宜多食具有补肾利尿作用的食物，如茯苓、绿豆、赤小豆、冬瓜皮、西瓜皮、玉米须、甲鱼、冬虫夏草等。减轻化疗药物心脏毒性反应，可以从益气、养阴、宽胸理气、活血化瘀入手，患者可多食葛根粉、大枣、百合、枸杞子、柑橘、山楂、槐花、麦冬、太子参等。口腔黏膜溃疡、糜烂、灼痛者，应选具有养阴、清热解毒作用的食物，如西瓜、苦瓜、蜂蜜、藕、绿豆、梨、西红柿、芦根、荠菜、甘蔗、香蕉等。近年来，关于食疗减轻化疗毒副反应的研究也日益增多，有研究表明食疗能明显减轻化疗的毒副反应，特别是能明显减轻对外周血细胞的影响，同时提高患者的生存质量。化疗结束后，除注意进食补益的食品外，也要注意增强体质，防止肿瘤远处转移或复发。有人研究原发性肝癌患者，在化疗栓塞基础上增加情绪干预和药膳（益肝粥、保津润肠通便汤及健脾理气粥）调和疗法，结果表明给予患者情绪支持并配合药膳疗法进行饮食调整，有助于肝癌化疗栓塞后患者躯体症状的改善和肝功能的恢复，进而提高生活质量。

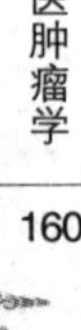

第五节　癌症饮食忌宜与日常抗癌药物简介

一、癌症饮食忌宜

中医饮食疗法的特点是重视与讲究各种疾病的饮食宜忌，对于癌症也不例外。探索癌症忌食或不适宜吃哪些食物，这是病者和临床医生所共同关心的问题，也就是通俗所提的“癌症忌口”。

癌症患者忌口应遵循的原则：①根据中医理论的阴阳、五行对疾病和食物属性进行分析，与患者辨证情况相对照，而确定应予忌口的食物。《金匮要略》说：“诸毒病得热更甚，宜冷饮之。”因此，癌症而属寒证，则忌寒性的食品，而应服热性的食品。反之也一样。癌症而表现阳证，则忌服热性的食品。食物的五味，除和五行有关外，与阴阳也有关。所谓“辛甘发散为阳，酸苦涌泄为阴，咸味涌泄为阴，淡味渗泄为阳”。因此，癌肿而见阳证，也忌辛辣、甘甜的食品。②根据其他辨证情况。癌肿表现出的辨证类型颇多，如有气滞、血瘀、湿热等，应针对这些情况，定出忌食的食品。食物中“气辛而荤，则性助火散气；味重而甘，则性助湿生痰；体柔而滑，则性通肠利便；质硬而坚，则食之不化；烹烧而熟，则服之气壅”。因此，癌症属于热证、火证者，忌辛辣芳香、气味浓郁的食品；属于湿证、痰证者，则忌甘甜、黏腻的食品。体质柔滑的食品，如荠菜，对于脾虚泄泻者不利。癌肿而见气滞、血瘀者，忌服壅塞气机之食品，如土豆、花生。总的来说，忌口要与辨证相配合。

癌症患者应该忌吃什么食物，与各种癌瘤的特性、癌瘤所侵犯的脏腑，以及患者的体质反应有关。中医学认为肿瘤的病因和发病可能是多方面的综合因素而产生的，与正气先虚、六淫化火、邪毒结聚、痰湿瘀血及饮食所伤有关，癌瘤形成后肆无忌惮地生长，对人体的五脏六腑产生显著的影响，癌症对机体脏腑损害的特点，一是耗损先天肾精，使患者正气亏损、体质虚衰；二是削弱后天脾胃运化和濡养功能，故癌症患者多有消化吸收功能的障碍。此时患者的饮食调养，应忌食肥腻难消化和燥热刺激物，如油炆狗肉、五香羊肉、炖公鸡、炸牛排之类，其禀性燥热肥腻，每每形成胃肠积滞，且狗肉及公鸡之温燥最易动风化火，劫烁胃阴。余如烧炙食物、炸花生、烈酒、辣椒、吸烟等，在癌症邪毒炽盛、有里热瘀血者尤应戒口。癌病者宜吃新鲜鱼肉和蛋奶类，凡霉变、熏制食物皆勿吃，盐渍食物应少吃，如霉香咸鱼、熏制肉、泡咸菜、臭豆腐等，既缺乏机体必需的营养要素，又易蕴湿化火，多吃无益。另外，癌症患者不必戒食水果，但对于脾胃虚寒者，如胃癌腹痛、肠癌泄泻等，水果中性属生冷的西瓜、梨子、马蹄则不宜吃。

讨论癌症戒口常会遇到“发物”这个中医特有的术语。发物泛指辛辣燥热刺激、肥甘厚味及低级海产生物等一类食物。《素问·评热病论》谓“热病少愈，食肉则复”，指热性病稍好转进食发物时会复发。《本草纲目》谓：“羊肉大热，热病及天行病、疟疾病后，食之必发热致危。”以上论述逐渐引申为中医学食物疗法中“发物”的概念。当病者食用高脂肪、高蛋白或刺激性食物后，机体对异性蛋白（特别是低等海产生物）的过敏造成的发热、皮疹、胃肠消化功能紊乱而出现腹痛、腹胀、腹泻或便秘等症状；刺激性食物对消化道黏膜作用造成发热、黏膜及皮肤充血或溃破，这就是发物的致病机制和临床表现。

戒吃发物是癌症戒口常听到的话题，癌症的发物包括狗肉、公鸡、羊肉、蚕蛹、虾、蟹、螺、蚌、烟、酒等容易动风化火、生痰的食物，癌病者吃后虽不至于每吃必“发”，但多数人容易出现食物变态反应，并以此为诱因导致机体的进一步虚衰。肿瘤是一种全身性疾病，患者常有神经—内分泌功能失调，使机体处于免疫应激状态，免疫功能低下，并伴有消化腺分泌障碍，胃肠充血而表现为消化吸收紊乱，此时如暴饮烈酒、滥吃虾蟹，容易对刺激性食物或异性蛋白的过敏源起变态反应，出现发热腹痛、食欲减退，使正气更虚，继而诱发癌的加重和复发，可知癌症戒吃发物具有一定的理论依据和实践验证。

提倡癌症适当戒口和戒吃发物，但发物的范围不应该肆意扩大，有些人把猪头肉、猪蹄、鱼类、鸡、鹅、鸭皆归属到发物的范畴，使病者大有“开口便错”“因噎废食”之虑，其实猪头肉、猪蹄与猪肉皆性味甘温，唯猪头肉与猪蹄较肥腻难消化而已，偶尔吃之亦不必拘泥；鱼类中的鲍鱼、水鱼、鱼鳔皆能养阴补血，是癌症患者常用的滋补佳肴。至于戒吃鸡、鹅、鸭更不必要。“噎膈”及“反胃”有部分相当于现在的食管癌及胃癌，《本草纲目》里曾记载鸡肉馄饨等治“反胃吐食”及“老人噎食不通”，《张氏医通》及《本草逢原》皆载鹅血治噎膈，而冬虫草炖老鸭善于滋阴补虚，对肺癌和肝癌邪热炽盛、纳呆消瘦者，常能收到良好的治疗效果。

二、日常抗癌食物介绍

利用饮食防治癌瘤，是一个古老而又新兴的课题。我国早在两千多年前就用海藻和海蛤治疗肿瘤。近年来，肿瘤流行病学的研究受到充分的重视，其中的地理流行病学和营养流行病学是当前较为活跃的研究领域。这些研究表明肿瘤的发生与人的生活方式和营养有密切的关系，某些食物与癌瘤有明显相关性，但自然界中亦并不缺乏防癌治癌的物质，它们广泛存在于天然食物中，尤其存在于海产品、新鲜水果和蔬菜之中。

（一）水产品

江川大海，是人类天然的食疗宝库，其丰富的水产也为防癌抗癌提供了丰富的资源。从祖国医学对中药的四气五味分析，咸味具有软坚散结及化痰的基本功能，用以治疗瘰疬、痰核、痞块等，已沿用上千年，这与现代的抗肿瘤有诸多一致之处。海产的食品及中药多属于咸味，如瓦楞子、海浮石、石决明、海蛤壳、海藻、昆布等，中医临床已广泛应用于抗肿瘤。

1. 海参

海参为棘皮动物门海参纲动物，全世界有1 100多种海参，我国海域有100多种，可供食用的占一半以上。海参在我国一向视为佐膳佳肴，不仅味美可口，而且营养丰富，所以被纳入山珍海味之列。中医学一向强调“医食同源”。海参既是美味食物，又是滋补良药，在明代以后被收载入补益药类。海参含丰富的蛋白质、微量元素以及海参毒素、海参酸性多糖等。本品性味甘温，有补肾益精、养血润燥的功效。《食物宜忌》谓：“补肾经，益精髓，消痰涎，摄小便，壮阳疗痿，杀疮虫。”《五杂俎》谓：“海参……其性温补，足敌人参，故曰海参。”《百草镜》谓：“入滋补阴分药，必须用辽东产者，亦可熬膏作胶用。”近年来，国内外对海参进行了大量的研究，证明海参具有多方面的药理功能，如抗肿瘤、抗真菌、抗放射、增强白细胞吞噬能力等。海参毒素对体外培养的 HeLa（子宫颈上皮癌）细胞有明显的细胞毒作用，对小鼠 S180 的抑瘤率达 48% ~57.7%，海参酸性多糖对多种动物瘤株有较好的抑瘤作用，而且能影响小鼠免疫功能，明显增强机体单核—巨噬细胞系统的吞噬能力。现已应用海参治疗癌症，对皮肤癌有较好的疗效，亦可使其他肿瘤瘤体缩小，体质改善，海参特别适宜肿瘤的辅助和滋补治疗。有人发现海参煮食可防护宫颈癌放疗后的直肠反应。

2. 鱼鳔

鱼鳔为石首鱼、鲟鱼、鳇鱼的鱼鳔，商品统称为鱼肚。鲟鱼、鳇鱼的鳔称为黄唇肚、黄鲟胶。鱼鳔亦在山珍海味之列，为宴会中的高级菜肴。鱼鳔主要成分为胶原蛋白质，浸于水中则膨胀，久煮则几乎全溶，冷后成冻胶，2% 的水溶液放冷也冻结。性味甘平，有补肾益精、滋阴养血的功效。《拔萃良方》鱼鳔丸中重用鱼鳔，治肾水不足、阴虚血虚。近年有用鱼鳔治疗癌症，有人用香油炸酥鱼鳔，压碎，每服 5 g，每日 3 次，治食管癌及胃癌。鱼鳔主要用于肿瘤的辅助滋养调理，可加入适量的人参和肉类同煮。《本草新编》谓：“鱼鳔胶稠，入肾补精，恐性腻滞，加入人参，以气行于其中，则精更益生，而无胶结之弊也。”

3. 乌龟

乌龟为龟科动物乌龟的全体，乌龟是长寿动物，民间一向以龟肉作为体质虚衰者的滋补菜肴。本品性甘味咸平，有滋阴补血的功效。《日用本草》谓：“大补阴虚，作羹，截久疟不愈。”乌龟腹甲即为常用中药龟甲，含胶原蛋白质，有滋阴潜阳、补肾健骨的作用。用龟甲煎熬可制得龟甲胶，其滋阴补血之力更强。用乌龟全只加沙参、冬虫夏草、瘦猪肉煎汤，调味服食，既是美味菜肴，又有滋阴养血、大补虚损的功效。

4. 团鱼

团鱼为鳖科动物中华鳖的全体，又称甲鱼或水鱼。团鱼边缘软作肉裙，肉较肥厚味鲜美，团鱼亦含丰富的胶原蛋白质，其背甲即为常用中药鳖甲。团鱼有滋阴凉血、软坚散结的功效，《日用本草》：“补劳伤，壮阳气，大补阴之不足。”《随息居饮食谱》谓：“滋肝肾之阴，清虚劳之热。主脱肛、崩带、瘰疬、癥瘕。”民间以团鱼作为癌症患者的滋补食物，可配枸杞子、莲子、瘦猪肉同煮食。对癌肿阴虚有热的患者，食用颇合适。此时，以清蒸最好，但性较滋腻，不易消化。

上面介绍的海参、鱼鳔、乌龟、团鱼等，皆有滋阴养血、补肾益精的作用。这些食物含有大量的大分子胶原蛋白，还含有肌红蛋白、胱氨酸等营养物质，是人体补充、合成蛋白质的原料，并且易于吸收和利用，大分子胶原蛋白以水溶液的形式贮存于人体组织中，从而改善了组织的营养状况和新陈代谢。科学家在临床研究中，发现癌症患者的癌细胞结合水量明显减少，说明结合水对癌症的发生有一定的关系。常见一些癌症患者体重骤减，其体内细胞贮存水的功能出现障碍是重要原因之一。海参、鱼鳔、乌龟、团鱼等所含的胶类物质，都是生物大分子胶原蛋白质，它们在结构上有较大的空间，而维持生命的结合水就是稳定大分子结构的必要成分，现已证明，胶原蛋白质的三股螺旋等蛋白质晶体结构的形成，跟结合水有关。富含胶原蛋白质的食物通过含有胶原蛋白的水（体液）去影响某些特定组织的生理功能，从而促进生长发育，增强抗病能力，具有延缓衰老和抵御癌症的效能。

（二）乳类

乳类是乳白色稍黏的液体，在各种食物中其所含的营养素较齐全。乳类容易被消化与吸收，为身体虚弱者的优良食物。《寿亲养老新书》谓：“牛乳最宜老人，平补血脉，益心，长肌肉，令人体强壮，润泽面目光悦，志不衰，故为人子常供之。”各种不同的乳类如人奶、牛奶、马奶、羊奶或其他动物奶，其成分虽有不同，但差别不大。乳类含有丰富的乳酶蛋白、清蛋白、乳球蛋白、乳脂和乳糖、无机盐等。乳类中以人奶汁最适合人类的需要，《本草通玄》谓人奶“补真阴”。可惜人乳汁的来源受到一定的限制。

1．牛奶

牛奶的蛋白质中含有人类所需的全部氨基酸。性味甘平，有补虚损、益肺、生津润肠的功效。在中医的“反胃”“噎膈”这类疾病中，包括了部分食管癌和胃癌患者，元代医学家朱丹溪最为推崇牛、羊奶，谓：“反胃噎膈，大便燥结，宜牛、羊奶时时咽之，并服四物汤为上策。”并用牛奶配韭菜汁、生姜汁温服治反胃。有人认为牛奶含丰富的酪氨酸，可能有抑制体内形成亚硝酸盐的功效，对于防止消化道癌变有积极的作用。

2．马奶

马奶所含的乳蛋白及乳脂等皆较牛奶低，质较清稀。性味甘凉，有补血润燥、消热止渴的功效。《随息居饮食谱》谓“功同牛乳而性凉不腻”。

3．羊奶

山羊奶富含脂肪及蛋白质，而绵羊奶更高，为有黏性乳白液。性味甘温，有补虚养血的功效。《食疗本草》谓：“补肺、肾气，和小肠，亦主消渴，治虚劳，益精气。”《本草纲目》谓：“羊乳，白牝者佳。丹溪言反胃人宜时时饮之，取其开胃脘、润大肠之燥也。”

（三）食用真菌

食用真菌营养丰富，味道鲜美，这类食物含大量的多糖、多糖蛋白和多肽类物质，能不同程度地提高机体免疫功能，如促进白细胞、单核巨噬细胞数量的增加，增强吞噬功能，促进淋巴母细胞转化，促进抗体生成等，这就调动了机体的抗癌能力，对预防和治疗肿瘤均有积极作用。

1．猴头菇

猴头菇为齿菌科猴头菌属猴头菌，是美味食用菌，名贵的佐膳佳肴。猴头菇味甘平，有扶正补虚、健脾养胃的功效。本品对小鼠S180有抑制作用，体外对艾氏腹水癌细胞亦有抑制作用。上海等地以猴头菇浸膏片治疗393例肿瘤，其中以食管癌占15%，总有效率69.3%。用猴头菇配合肉类煮食，既是贲门癌、胃癌等消化道肿瘤的抗癌药物，亦是美味佳肴。

2．香菇

香菇为侧耳科植物香蕈的子实体。香菇呈特有的香味，是食用菜肴和烹调佳品。香菇含蛋白质、多种氨基酸、维生素和香菇多糖，味甘香，有养胃益气的功效。香菇多糖对小鼠S180、U14、腹水型肝癌实体型动物实验瘤株有抑制作用，其抗肿瘤作用与香菇多糖能增强机体的细胞和体液免疫功能有关。《本草逢原》谓香菇“大益胃气”。《本草求真》谓：“香菇，食中佳品，凡菇禀土热毒，惟香菇味甘性平，大能益胃助食及理小便不禁。”有人用香菇多糖片治疗不能胜任化学药物的晚期肺癌患者，服药2～3个月后，获症状缓解、精神好转、食欲增加的近期效果。香菇亦宜配鱼、肉类煮食，功能扶正补虚。

3．银耳

银耳为银耳科植物的子实体，又称雪耳、白木耳，是一种理想的清润滋补品，可调配多种食物服用，咸甜皆适宜。银耳含蛋白质和大量的多糖类物质，性味甘淡、平，有润肺养胃、滋阴生津的功效。现已从银耳中提取A、B、C三种多糖体，A、B两种是水取物，C是以碱液提取物，结果三种多糖体对小鼠S180均有抑制作用。《增订伪药条辨》谓：“治肺热肺燥，干咳痰嗽，衄血，咯血，痰中带血。”银耳味淡，宜配合富含蛋白质的食物煮食，尤适宜于癌症患者放疗或化疗期间的食物调理。

（四）新鲜水果与蔬菜种仁

水果和蔬菜提供人类必需的各种营养素，是日常生活中不可缺少的食物。自然界中的天然抗癌物质，也广泛地存在于新鲜水果和蔬菜中，这些食物富含维生素A、维生素B、维生素C、维生素D、维生素E以及微量元素、多糖类和食用纤维。新鲜水果开胃可口，并有一定的药用功能。猕猴桃被誉为水果之王，味道酸甜可口，清香宜人，含有多种营养素和维生素C、维生素A等，其维生素含量为柑橘的数十倍，对于心血管疾病和癌症有一定的防治作用。苹果含维生素C、钾、果胶和纤维素，有利于防癌，故国外有“一天一个苹果，医生不来找我”的谚语。梨子甘甜，养阴生津，被誉为“天生甘露饮”，《本草求原》以梨汁同人乳、童便、竹沥、芦根汁同服，用以治疗噎膈。大枣香甜可口，是含营养素较为齐全的水果，能补脾和胃，调营卫，解药毒；《本草纲目》以大枣纳斑蝥煨熟，去斑蝥吃大枣，用治食管贲门癌的“反胃吐食”。其他水果如柑、橘、橙、山楂、葡萄、龙眼、甘蔗、西瓜等，皆有一定的营养和治疗作用。

新鲜蔬菜为人类日食三餐所需要。各种蔬菜供给机体一定量的粗纤维，以保持大便的通畅，对防止肠癌有积极的意义。蔬菜还提供丰富的维生素 C、维生素 E 和胡萝卜素，番茄、甘蓝菜、卷心菜、莱花、芥菜等含维生素 C 较多，莴苣、豆芽菜等含维生素 E 较多，胡萝卜、甘蓝菜、油菜、菠菜、荠菜等含胡萝卜素较多。某些蔬菜的防癌效果已受到充分的重视，如萝卜可解除烧焦肉类中的苯并芘等致癌物质的毒性，又能抑制致癌物亚硝胺在体内的形成；胡萝卜、番茄、土豆富含维生素 A、维生素 C，是国外较喜爱的蔬菜。海带和紫菜含有大量的钙，钙能使体内某些有毒物质转化为无毒物质，起“净化血液”的作用。海带、紫菜还含有碘，对防治乳腺癌和甲状腺肿瘤有一定的作用。大蒜解毒消痈，《食物本草会纂》云：“治一切肿毒”，大蒜液及大蒜粗提物对大鼠腹水肉瘤 MTK－Ⅱ及小鼠艾氏腹水癌的瘤细胞具有抗有丝分裂作用，饲以鲜大蒜的雌性小鼠可完全抑制其乳腺癌的发生。腹腔或瘤体注射自大蒜中提取的蒜油 50～100 mg/kg 对动物多种实体肉瘤均有显著抑制作用，抑制率为 40%～50%，切片镜检发现对细胞核分裂有抑制作用。体外实验证明，大蒜液的抗癌作用主要是由于能直接或间接损伤癌细胞的载体即染色体的结构，由于染色体的退行性改变从而导致了癌细胞核的退行性改变，最终引起癌细胞死亡。大蒜液的抗癌成分被认为主要是二烯丙基硫代磺酸酯。近几年备受推崇的抗癌食物芦笋，又称石刁柏、小百合，以肉质根茎供食用，它既是蔬菜，又属中药，称为“食用中药”。芦笋味甘苦性平，有润肺止咳、消痰散结的功效，民间常用于治疗瘰疬痰结。《南宁市药物志》谓：“润肺镇咳，祛痰杀虫。”药理研究资料表明，芦笋所含的芦笋苷结晶富含组织蛋白，能有效地控制癌细胞的生长，并含有一种“使细胞生长正常化的物质”。营养学研究还发现，芦笋含有微量元素硒，而硒的补充可抑制肝癌的发生、发展。对于肺癌和恶性淋巴瘤等癌症患者，可用芦笋作为佐膳蔬菜。百合为百合科植物的肉质鳞茎，味甘微蜜，有润肺止咳、清心安神的作用。百合富含淀粉，亦含蛋白质、脂肪、矿物质（钙、磷）和 B 族维生素、胡萝卜素等，百合药理作用为含秋水仙碱等多种生理碱，对癌细胞有丝分裂有抑制作用，并有镇咳平喘作用，对增强激素和免疫功能有调节作用。百合是较佳的食物中药，历代名方多用百合润肺、止咳、养阴，用百合、银耳做蔬菜，炒瘦肉，用于肺癌、肝癌口干、纳差，用百合、白果、瘦肉煮粥用于乳癌体虚纳呆或放疗后烦热、咳嗽者。

薏苡仁为禾本科植物薏苡的浅熟种仁，味甘、淡，微蜜，有健脾渗湿、利水排脓的作用。薏苡仁又称苡米，富含淀粉，可做粮食，又有药理作用，含薏苡仁酯、薏苡素、薏苡多糖、亚油酸、氨基酸等，对多种肿瘤细胞有抑制作用，从薏苡仁提取的抗肿瘤中药注射液康莱特，广泛用于治疗肺癌、肝癌、肠癌等，苡米是常用的食物中药，为食疗佳品，可做羹、煮粥、饭食，或配合肉类咸甜皆宜，广泛用于各类癌症手术或放化疗治疗后，或晚期癌症脾虚纳呆，不思饮食者，有扶正补虚的功效。

（周岱翰）

中　篇

治疗学各论

第六章　头颈部癌瘤

第一节　脑瘤及脑转移瘤

生长于颅内的肿瘤通称为脑瘤，包括原发性和继发性两大类。原发性颅内肿瘤是指发生于脑组织、脑膜、垂体、颅神经、颅内血管和胚胎组织的肿瘤。继发性颅内肿瘤即脑转移瘤，是身体其他部位的恶性肿瘤转移或侵入颅内的肿瘤。临床上常见头痛、头晕、呕吐、视物模糊、肢体麻木、偏瘫、昏厥等症状。

近30年来，原发性颅内肿瘤发生率逐渐递增，在全球的新发病例、死亡病例中男性略多于女性，发达地区高于不发达地区。而据国内统计资料显示，2014年我国新发病例约10.12万例（其中男性约4.29万例，女性约5.33万例），死亡病例约5.63万例（其中男性约3.13万例，女性约2.50万例）。[①] 脑瘤发病的性别差异不大，男性略多于女性，为（1.2～1.5）：1。原发颅内肿瘤可发生在任何年龄，以20～50岁为多见。成人发病高峰为40岁左右，儿童则为3～9岁。成人颅内肿瘤的发病率占全身各部位肿瘤的1.8%，在儿童则占7%。其好发部位及病理性质与发病年龄有一定关系。[②]

WHO根据肿瘤结构部位、组织学特点、生物学行为等将中枢神经系统肿瘤分成几大类型、数十种不同的肿瘤。颅内原发性肿瘤以胶质瘤最为常见，占35%～60%，接着依次为脑膜瘤、垂体瘤、神经鞘瘤等。恶性脑瘤（WHO Ⅲ—Ⅳ级胶质细胞瘤、髓母细胞瘤和脑转移瘤）与全身各系统肿瘤相比，其生存期短、死亡率高，治疗困难，预后很差。采用手术、放疗、化疗等综合治疗，恶性胶质瘤生存率1年为45%、2年为20%。20%～40%恶性肿瘤可发生脑转移瘤，多原发于肺、前列腺、乳腺、肾、结直肠、鼻咽等，其中肺癌约占一半。85%的脑转移瘤发生在大脑半球，10%～15%在小脑，1%～3%在脑干。成人中脑转移瘤的发病率是原发性颅内肿瘤的5～8倍，且呈继续升高趋势。[③]

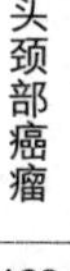

---

① 韩仁强，周金意，郑荣寿，等. 2014年中国脑瘤发病与死亡分析［J］中国肿瘤，2019（3）：162－166.

② 林丽珠. 肿瘤中西医治疗学［M］. 北京：人民军医出版社，2013：347－365.

【文献概述】

我国医学古代文献中对“脑瘤”这一病名无明确的记载，但可在“头痛”“真头痛”“癫痫”“中风”“眩晕”“厥逆”等疾病中有类似症状的论述。如《灵枢·厥病》云：“真头痛，头痛甚，脑尽痛，手足寒至节，死不治”，明确指出了“真头痛”的临床表现和预后。《素问·奇病论》指出：“人有病头痛以数岁不已……当有所犯大寒，内至骨髓，髓者以脑为主，脑逆故令头痛 ……病名曰厥逆。”《灵枢·大惑论》指出：“故邪中于项，因逢其身虚，……入于脑则脑转。脑转则引目系急，目系急则目眩以转矣。”《灵枢·海论》说：“髓海不足，则脑转耳鸣，胫酸眩冒。”《素问·五脏生成》云：“头痛癫疾，下虚上实，过在足少阴、巨阳，甚则入肾。”《素问·厥论》云：“厥或令人腹满，或令人暴不知人”，又云：“巨阳之厥，则肿首头重，足不能行，发为眩仆。”《中藏经》明确地指出：“头目久痛，卒视不明者，死”。

【病因病机】

颅内肿瘤的病位在脑，但其发病与肾、肝、脾等脏腑密切相关，虚、痰、瘀、毒为其主要的病理因素。其发病原因可分为内因及外因，先天不足或后天失养、久病耗伤、正气虚弱、情志失调等为脑瘤发病的内因，而感受邪毒、饮食偏嗜则为本病的外因。

头为诸阳之会，十四经之手足三阳经均交会于巅顶。头属阳而脑属阴，阳气盛则阴邪不得入，正气虚则邪气乘虚而入。正如《医宗必读》指出：“积之成者，正气不足，而后邪气踞之。”脑为髓海，正常情况下，清气上扬而浊气下降。正气虚时则清气不升、浊气不降，致使痰、瘀、毒互结脑中而发为脑瘤。

脑瘤积于脑络，气滞血瘀，痰毒内阻，清窍失养，神机受累，中焦气机不利，升降失常，四末失养，故临床上常见头痛头晕、视物不清、耳鸣耳聋，恶心呕吐，四肢麻木，或偏瘫、抽搐，甚者突然昏仆，不知人事。随着病变的发展，耗伤肾精，肾阴亏虚，不能滋养肝阴，肝肾阴虚而见头痛隐隐，眩晕耳鸣，肢体麻木，大便干结，舌红少苔，脉细数；若肝阳上亢，可见眩晕耳鸣，头目胀痛，面红，腰膝酸软，头重脚轻，甚则化热生风，风火相煽，而见手足麻木，步履不正，眩晕欲扑，项强肢颤，四肢抽搐等症状。

（一）先天不足、肾精亏虚

肾者主骨生髓，脑为髓海。《灵枢·海论》曰：“脑为髓之海，其输上在于其盖，下在风府……髓海有余，则轻劲多力，自过其度；髓海不足，则脑转耳鸣，胫酸眩冒，目无所见，懈怠安卧。”禀赋不足或房劳过度，肾精亏虚，精不生髓，脑失所养，外邪乘虚而入，与瘀血、痰浊互结而成脑瘤。脑瘤居于脑海，耗伤脑髓，随着脑瘤的不断生长，必然会导致脑海空虚。肾精上济以养脑髓，久之致肾精更加不足，精少髓亏，肾脑两虚。

（二）感受邪气、毒邪内聚

《类经》指出：“五脏六腑之精气，皆上升于头，以成七窍之用，故头为精明之府。”

脑髓空虚，外毒入侵，若毒邪性质属阳，与人体之阳相加而成热毒；若毒邪性质属阴，可抑遏阳气，郁久化热，最终成热毒之邪。头居高位，风邪合火气最易引起头部病变。风邪挟寒、热、湿邪上犯于脑，风上于巅，风热上炎，湿困清阳，痰湿内生，清窍蒙蔽，脉络失养。

（三）情志失调、气滞血瘀

情志失调，肝失疏泄，气滞血瘀；或气滞导致津液输布失常，聚湿成痰；或气郁日久化热，炼津成痰，痰、瘀、毒互结，阻于清窍而成脑瘤。《灵枢·百病始生》曰“凝血蕴里而不散，津液涩渗，著而不去，而积皆成也。”元代滑寿《难经本义》云：“积蓄也，言血脉不行，蓄积而成病也。”

（四）饮食偏嗜、痰湿内生

饮食偏嗜，嗜食肥甘厚味，脾胃受伤，脾失健运，水湿不化，津液停聚，凝结成痰，痰湿内阻，与瘀血、邪毒胶结成瘤，痹阻清窍，形成脑瘤。正如《丹溪心法》云：“凡人身上、中、下有块者多是痰，痰之为物，随气之升降，无处不到。”

【诊断要点及鉴别诊断】

（一）诊断要点

1. 临床表现

颅内肿瘤所引起的临床表现主要是由肿瘤的压迫、浸润、破坏所导致的，可大致分为颅内压增高症状与体征、神经系统定位症状与体征两大类。依据肿瘤的病理类型、所在部位的不同可表现出不同的症状及体征。

（1）颅内压增高症状与体征：大多数脑瘤均有不同程度的颅内压增高，临床常见表现为颅内高压三联征（头痛、呕吐、视乳头水肿）。颅内高压三联征一般呈慢性进行性加重过程，但临床上往往并非同时出现、缺一不可。有时只在晚期出现，亦有始终不出现。而当颅内肿瘤的生长引起颅内压显著增高且压力不均时，可造成一部分脑组织严重移位，从而形成脑疝。脑疝是颅内肿瘤最严重的并发症，临床上常见的有小脑幕切迹疝、枕骨大孔疝。

（2）神经系统定位症状与体征：不同部位的肿瘤对周围脑组织造成刺激、压迫或破坏作用，可导致出现相应的神经系统定位症状和体征，包括癫痫发作、运动障碍、感觉障碍、精神障碍、失语症、视野改变等。

此外，某些特殊部位的颅内肿瘤可表现出特定的临床表现，如小脑肿瘤可表现为共济失调和协同失调性运动障碍；脑干一侧受损时，会出现交叉性综合征；锥体外系损害主要表现为肌张力的改变和运动状态的改变；蝶鞍部垂体腺瘤可表现为视神经和视交叉受压症状、垂体机能障碍。

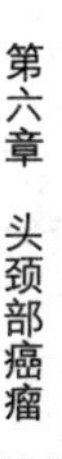

2. 腰椎穿刺与脑脊液检查

此项检查主要用于测量脑脊液压力，常规检测，生化、肿瘤标记物检测，病原学检查及细胞学涂片等。一般不作为必要的常规检查，对诊断仅有参考作用。

3. 血清学肿瘤指标检查

对于脑瘤有一定参考价值，如癌胚抗原（CEA）、糖类抗原19－9（CA19－9）、糖类抗原153（CA153）、前列腺特异抗原（PSA）、鳞状细胞癌抗原（SCCAg）等上皮源性肿瘤标志物排除转移癌等。

4. 影像学检查

颅内肿瘤一般常规进行电子计算机断层扫描成像（CT）和磁共振成像（MRI）检查，且一般以MRI为首选。其中MRI有利于观察人体组织的解剖结构图像及组织生化方面的改变，对鞍区、小脑、脑干及脊髓肿瘤的诊断具有优越性。MRI检查无骨伪影、分辨率高、对比度好。CT扫描对幕上肿瘤的诊断率较高，对于幕下肿瘤则因有骨伪影的关系诊断率较低。但CT在显示肿瘤钙化、骨质变化方面比MRI更具有优越性，临床上多用于怀疑脑瘤患者的初筛或出现紧急情况等。

单光子发射计算机断层成像术（SPECT）和正电子发射断层成像术（PET）在通过特定示踪剂透过血脑屏障参与细胞代谢，对肿瘤组织摄取示踪剂定量测量成像。临床上主要用于鉴别良恶性肿瘤、评价疗效、监测复发、判断预后等，有助于鉴别颅脑恶性肿瘤的复发和放射性坏死。目前常用的18F－FDG PET－CT显像在颅内肿瘤检查时存在一定的局限性，其定位的准确性也远不及CT和MRI。此外，影像学检查在治疗后疗效评估起到重要作用，但治疗后影像学评估应注意鉴别假性进展（同步放化疗后）、假性缓解（贝伐珠单抗治疗后）、放射性坏死、肿瘤进展或复发等情况。

5. 病理学检查

多数脑瘤通过手术切除标本明确组织病理学诊断。对于不宜切除者，可考虑立体定向活体组织检查、开放活体组织检查。脑瘤的形态学复杂、组织来源各异，肿瘤的病理学类型和病理学级别对指导后续治疗具有重要参考价值。临床工作中可参考WHO（2007年版或2016年版）中枢神经系统肿瘤分类中的分类及分级标准。一般WHO Ⅰ—Ⅱ级定义为良性肿瘤，但有一定概率会向恶性脑瘤方向发展。

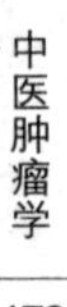

（二）鉴别诊断

脑瘤主要与脑血管意外、特发性癫痫、脑脓肿、脑寄生虫病等相鉴别。

1. 脑血管意外

脑血管意外包括脑出血、脑梗死等，两者均可出现颅内压增高和局限性神经系统体征。患者一般年龄较大，有高血压、脑动脉硬化等病史，突然发病，出现肢体麻木、乏力，甚则偏瘫、意识障碍等症状。脑血管意外发病急，且很少伴有视乳头水肿。而脑瘤发病缓慢，且大多伴有视乳头水肿。

2. 特发性癫痫

一般在20岁以前发病，没有颅内高压及神经定位症状，病情长期而言相对稳定，脑电图可见痫性放电。而以癫痫为首发症状的脑瘤病例，发病年龄一般较晚，且在初期多为局限性癫痫，并可出现颅内高压的症状。

3. 脑脓肿

一般的脑脓肿发病急，病程短，大多有感染病史，常伴发热等症状。少数无明显感染症状的病例，临床上与脑肿瘤不易鉴别，可通过头颅CT、MRI检查鉴别。

4. 脑寄生虫病

脑寄生虫病常见包括脑囊虫病、脑包虫病、脑血吸虫病、脑肺吸虫病等。两者都可表现为颅内高压症状及癫痫发作。但患者多有疫区居住史或寄生虫接触感染史。大便检查、虫卵孵化、痰液检查可发现寄生虫卵，血清及脑脊液的寄生虫补体结合试验、酶联免疫吸附试验、皮肤试验等对诊断有重要意义，如有皮下结节可行活检以明确诊断。

【辨证论治】

（一）辨证要点

脑瘤的辨证治疗重在辨明脏腑虚实。脑瘤是全身属虚，局部属实的病变。虚主要表现为肝肾阴虚和脾肾阳虚，实主要是痰浊、瘀血、邪毒。另外，由于头痛、呕吐是脑瘤的主要常见症状，还需要辨明头痛、呕吐的虚实。一般气血亏虚、肝肾阴虚者，多以全头作痛；阳亢者痛在枕部，多连颈肌；寒厥者痛在巅顶；肝火者痛在两颞。就经络而言，前部为阳明经，后部为太阳经，两侧为少阳经，巅顶为厥阴经。痰湿所致头痛，多重坠或胀；肝火者，多跳痛；寒厥者，冷感而刺痛；阳亢者，痛而胀；气血亏虚、肝肾阴虚者，隐痛绵绵或眩痛。呕吐黄水味苦，多为胆热犯胃；呕吐酸水绿水，多为肝气犯胃；痰浊涎沫，多为痰饮中阻。并发颅内高压时，还要注意水湿内停这一病理因素，用药上要注意使用虫类等祛风搜络之品。因原发性颅内肿瘤病灶多局限在颅内，故临床症状以头痛、呕吐多见；而脑转移瘤则为恶性肿瘤晚期，常合并见其他部位症状，如肺癌脑转移还可见喘促咳嗽、唾血等；乳腺癌脑转移可见乳房肿物溃烂；鼻咽癌脑转移还可见鼻中淋漓腥秽血水、耳旁及颈间痰核等。

（二）临床分型

1. 痰湿内阻型

主证：头痛昏蒙，视物模糊，身重肢倦，肢体麻木，痰多胸闷，恶心呕吐痰涎，语言蹇涩，纳呆食少，舌淡胖，苔白腻，舌底脉络未见明显色紫或增粗，脉滑或弦滑。

证候分析：痰浊内阻清窍，与瘀血、毒邪相互搏结形成癌瘤。肿块积于脑中，阻碍脑络，清窍失养而致头痛昏蒙，视物模糊，语言蹇涩；湿邪困阻中焦，而见痰多胸闷，恶心呕吐痰涎，纳呆食少；痰湿内困，经脉气血运行不畅，肢体失养，而见身重肢倦，肢体麻木；舌淡胖，苔白腻，脉滑皆为痰湿内阻之象。

治法：燥湿化痰，散结开窍。

方药：涤痰汤（《济生方》）加减。

陈皮 10 g　制半夏 10 g　茯苓 30 g　竹茹 10 g　胆南星 10 g　党参 25 g　生薏苡仁 30 g　石菖蒲 15 g　蜈蚣 3 g　全蝎 5 g

方中以胆南星、制半夏燥湿化痰为君药。陈皮理气燥湿、生薏苡仁利水渗湿共为臣药。茯苓、党参、石菖蒲健脾祛湿、化痰开窍为佐药。蜈蚣、全蝎入脑络，镇惊熄风、解毒散结为使药。

若舌底脉络增粗，舌质有瘀斑者加赤芍、川芎；口苦干渴有热象者加黄芩、山栀；呕吐甚者可加竹茹、黄连、半夏、生姜；头昏头胀甚者，可加泽泻、猪苓。

2. 肝热血瘀型

主证：头痛剧烈呈持续性或阵发性加剧，痛有定处，固定不移，烦躁易怒，面红目赤，视物模糊，呕吐频作，或呈喷射状，肢体偏瘫，口苦尿黄，大便干结，舌质紫暗或有瘀点、瘀斑，苔黄，舌底脉络色紫增粗或迂曲，脉弦数。

证候分析：肝气不舒，气机郁滞，血瘀内停，与痰毒互结于脑形成脑瘤。脑瘤阻络，而见头痛，且痛有定处，固定不移；肝郁化火，上扰清窍，故见面红目赤；瘀血内阻，清窍失养，故视物模糊；四末失养而肢体偏瘫；舌质紫暗或瘀点、瘀斑，舌底脉络色紫增粗或迂曲，苔黄，脉弦数皆为肝热血瘀之象。

治法：活血化瘀，清肝泻火。

方药：泻青丸（《小儿药证直诀》）加减。

龙胆草 10 g　大黄 10 g　栀子 15 g　竹叶 20 g　当归 10 g　川芎 15 g　羌活 15 g　防风 15 g

方中龙胆草大苦大寒，直泻肝火为君药。配大黄、栀子、竹叶引导肝经实火从二便下行是为臣药；肝火炽盛每易耗伤阴血，故用当归、川芎养血。肝有郁火，单持清肝泻火一法，其火难平，故配羌活、防风升散之品，以疏肝经郁火，共为佐药。

呕吐者加厚朴、枳壳、半夏、旋覆花、代赭石；视物不清者加决明子、枸杞子；夜寐不安者加夜交藤、茯神。

3. 肝肾阴虚型

主证：头痛隐隐，时作时止，耳鸣眩晕，两目干涩，视物不清，肢体麻木或偏瘫，大便偏干，小便短赤，舌质红，少苔，脉细数或虚细。

证候分析：肝肾亏虚，脑髓失养，瘀血、痰毒互结脑中形成脑瘤。脑瘤居于脑海，耗伤脑髓，肾精上济以养脑，久之致肾精更加不足，出现肝肾阴虚之证。肝肾阴虚，清窍失养，而见头痛隐隐，两目干涩，视物不清，肢体失养而麻木；肾阴亏虚，故见耳鸣眩晕；肠道阴亏而见大便干结，小便短赤；舌质红，少苔，脉细数或虚细，均是阴精亏虚之象。

治法：滋补肝肾，祛风通窍。

方药：杞菊地黄丸（《医级》）加减。

枸杞子 10 g　菊花 10 g　熟地黄 10 g　山茱萸 10 g　山药 12 g　牡丹皮 10 g　茯苓 15 g　泽泻 10 g　川芎 15 g　地龙 15 g　僵蚕 10 g

方中熟地滋肾阴、益精髓是为君药。山茱萸酸温滋肾益肝，山药滋肾补脾，共成三阴并补以收治肾治本之功。以泽泻配熟地而泻肾降浊；丹皮配山茱萸以泻肝火，茯苓配山药而渗脾湿，此所谓“三泻”，枸杞、菊花以养阴平肝，滋水明目共为臣药。僵蚕、地龙祛风通络，解毒散结为佐药。川芎活血消积，引诸药直达脑部病所为使药。

呕吐甚者加橘皮、竹茹、枇杷叶、花粉；视物不清或复视者加决明子，另服石斛夜光丸，每日 3 次，每次 2 克；大便干结者加肉苁蓉。

4. 脾肾阳虚型

主证：头晕头痛，精神不振，目眩耳鸣，视物模糊，腰膝酸软，形寒肢冷，或肢体瘫痪，气短懒言，倦怠无力，多饮多尿，阳痿不举，舌淡苔白润，脉细无力。

证候分析：脾肾阳虚，脑髓失养，瘀血、痰毒互结脑中形成脑瘤。肾阳虚而见腰膝酸软，形寒肢冷，多饮多尿，阳痿不举；脾阳虚而见气短懒言，倦怠无力；舌淡苔白润，脉细无力均是脾肾阳虚之象。

治法：温补脾肾，补脑填髓。

方药：右归丸（《景岳全书》）加减。

熟地黄 15 g　山茱萸 12 g　山药 20 g　菟丝子 12 g　枸杞子 12 g　党参 15 g　白术 15 g　僵蚕 9 g　甘草 6 g　龟板胶 15 g　鹿角胶 15 g　川牛膝 15 g

方中重用熟地黄滋肾填精，大补真阴，为君药。山茱萸养肝滋肾，涩精敛汗；山药补脾益阴，滋肾固精；枸杞补肾益精，养肝明目；龟、鹿二胶，为血肉有情之品，峻补精髓，龟板胶偏于补阴，鹿角胶偏于补阳，在补阴之中配僵蚕祛风通络、化痰散结，党参、白术益气健脾，均为臣药。菟丝子、川牛膝益肝肾，强腰膝，健筋骨，俱为佐药。诸药合用，共奏滋阴补肾、填精益髓之效。

呕吐甚者可加法半夏、干姜；头痛甚者可加吴茱萸、细辛。

【辨病治疗】

（一）内服

1. 常用中草药

（1）蜈蚣：味辛，性温，归肝经，有毒。具有攻毒散结、通络止痛、熄风止痉的功效。张锡纯提出蜈蚣“走窜之力最速，内而脏腑，外而经络，凡气血凝聚之处，皆能消之。性有微毒，而转善解毒，凡一切疮疡诸毒，皆能消之。其性尤善搜风”。内服煎汤 1.5 ~4.5 g。

（2）全蝎：味辛，性平，归肝经，有小毒。具有攻毒散结、熄风止痉、通络止痛的

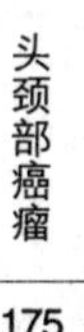

功效。善窜筋透骨，并开气血之凝滞，解毒医疮，内消僵肿。《开宝本草》指出：“疗诸风瘾疹，及中风半身不遂，口眼歪斜，语涩，手足抽掣。”临床上常与蜈蚣相须而用，增强镇惊熄风、破血祛瘀之效。内服煎汤 2～6 g。

（3）僵蚕：味咸辛，性平，归肝、肺、胃经。具有熄风止痉、祛风止痛、解毒散结的功效。尤善于治疗痰瘀互结的脑瘤。内服煎汤 3～10 g。

（4）地龙：味咸，性寒，归肝、脾、膀胱经。具有清热熄风、清肺平喘、清热利尿、通经活络的功效。长于通行经络，治疗脑瘤所导致的经络不利、肢体偏瘫。内服煎汤 5～15 g。

（5）黄芪：味甘，性微温，归肺、脾经。具有补中益气、固表、利水、托脓、生肌的功效。治痰不离益气健脾，适用于痰湿内阻兼有脾虚的脑瘤，内服煎汤 9～15 g。

（6）杜仲：味甘，性温，归肝、肾经。具有补肾益肝、壮骨安胎的功效。可用于脑瘤肝肾亏虚者，多与生熟地黄、淫羊藿、肉苁蓉等补肾填精之品合用，内服煎汤 10～15 g。

2. 常用中成药

（1）安宫牛黄丸（《温病条辨》）：具有豁痰开窍的功效，成人病重体实者每服 1～2 粒，凉开水送服，不效者可酌情再服，每日 2～3 次，小儿 1.5 克（半粒），昏迷不能服用时，可将本品化开，鼻饲给药适用于各型中见有窍闭神昏、颈项强直者。

（2）清开灵注射液（《中国药典》2010 年版一部）：由胆酸、珍珠母、猪去氧胆酸、栀子、水牛角、板蓝根、黄芩甙、金银花等组成。具有清热解毒，化痰通络，醒神开窍之功能。每日 20～40 mL，以 10% 葡萄糖注射液 200 mL 或生理盐水注射液 100 mL 稀释后使用。

（3）鸦胆子油乳注射液（《中药成方制剂》第十四册）：功能清热燥湿，解毒消癥。有明显抗癌作用，能增强免疫功能，可透过血脑屏障，可用于治疗脑瘤及脑转移瘤。静脉滴注，每次 10～30 mL，每日 1 次。

（4）榄香烯注射液：功能抑制肿瘤细胞生长，能增强 T 淋巴细胞亚群的功能，有免疫保护作用。可用于治疗脑瘤及脑转移瘤。静脉滴注，每次 400～600 mg，每日 1 次，15 天为 1 个疗程。

（二）针灸

处方：以督脉、足阳明胃经经穴为主，如百会、印堂、风池、丘墟、丰隆、太冲。

方义：本方以局部取穴为主（腧穴所在，主治所在），远部取穴为辅（经脉所通，主治所及），配合使用，共奏疏经活络、通行气血之功，使头部经络之气“通则不痛”，督脉“入属于脑”，百会配印堂，善于宣发清阳，通络止痛；风池配丘墟清利头目；太冲平肝降逆，可标本兼治；丰隆有豁痰开窍之功。

辨证配穴：痰湿内阻型加中脘、内关；气滞血瘀型加膈俞、肝俞活血行气，配以金津、玉液用三棱针点刺出血。肝胆实热型加侠溪、行间点刺放血以泻热。肝肾阴虚型加肝俞、肾俞以滋肝肾之阴。脾肾阳虚加灸命门、关元、肾俞、脾俞。

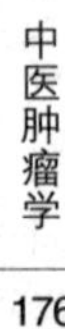

随症配穴：抽搐、不省人事者加水沟、十宣点刺放血；半身不遂者加曲池、极泉、外关、环跳、阳陵泉疏通经络；便溏、纳呆者加天枢、中脘；排痰不爽者加天突；舌强语言不利者加金津、玉液、廉泉；便秘者加支沟、照海。

刺灸法：毫针针刺，补泻兼施。每日 1 次，每次留针 30 min，10 次为 1 个疗程。虚证可加灸。

头针：选对侧运动区为主，并可配足运感区，失语者加语言区。适用于脑瘤后遗症半身不遂的患者。

耳针：肾、肝、心、皮质下、脑干、枕、额。以毫针刺入，产生酸胀感，留针 40 min。留针期间，每隔 10 min 捻针 1 次。

电针：根据瘫痪部位，可在头、上肢、下肢部各选两个穴位，用毫针针刺，得气后加电针，头部用疏波，体针用密波。每次 20 min。

穴注：可选用风池以及患肢相关穴位，用黄芪注射液或维生素 B_1、维生素 B_{12} 适量作穴位注射。

【急症与兼症】

（一）癫痫发作

突然昏扑，不省人事，肢体抽搐或颤动，喉中痰鸣或口吐涎沫，发作间期如同常人，多有头痛头晕、胸闷、善伸欠等先兆。若发作时面色潮红、紫红继而青紫或苍白，牙关紧闭，手足抽搐，喉中痰鸣或吐涎沫重，舌质红、苔黄腻或白腻，脉弦数或弦滑者为阳痫，宜清热化痰、熄风定痫，用清热镇惊汤，亦可服用定痫丸（《医学心悟》）；若发作时面色晦暗萎黄，手足清冷，但卧拘急或颤动、抽搐时发，口吐涎沫，或仅仅表现为呆木无知，不闻不见，不动不语，舌质淡，苔白厚腻，脉沉细或沉迟，此属阴痫，治宜温阳除痰、顺气定痫，方用五生丸（《普济方》）以二陈汤（太平惠民和剂局方）送服。临床上多配合熄风止痉通络的全蝎、蜈蚣、僵蚕等加强疗效。

（二）偏瘫

出现肢体不能自主活动，肌力下降或肌张力增高，有的偏身麻木，甚则感觉完全丧失。伴有脘闷纳呆、体重身倦，头痛头晕，或呕呃涎多者，多因痰湿阻络所致，治宜祛痰通络，可选半夏白术天麻汤加味；伴耳鸣目眩，失眠多梦，腰酸腿软，走路时自觉头重脚轻，属阴虚阳亢，夹风痰上扰，经脉失养，治疗宜滋养肝肾、熄风通络，可选镇肝熄风汤；若头痛如针刺，痛有定处，舌质紫暗或有瘀斑，舌底脉络增粗，属瘀血阻络，治宜活血化瘀，可以补阳还五汤加减。另外可配合针灸辨证取穴治疗。

（三）昏迷

神志改变，不省人事，多由脑疝所致，临床多配合西药降低颅内压。中药亦可辨证用药。若见喘促痰鸣，痰涎壅盛，神志呆滞，时昏时醒，苔腻而厚，脉濡数或滑数，属痰浊蒙蔽清窍，可用涤痰汤豁痰开窍，重者加服玉枢丹，每次 0.6 ~ 1.5 g，每日 2 ~ 3 次，灌服

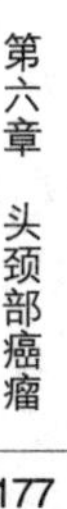

或鼻饲；若见患者形体消瘦，口干，舌红无苔，脉细数，属阴津枯竭、清窍失养，可用大剂生脉饮或独参汤灌服；肝阳鸱张所致神昏者，多表现为肢体偏瘫，鼾声时作，苔黄少津，脉弦滑而数，可用羚角钩藤汤加减，热象重者加用至宝丹。但如果患者出现脑疝，必须提高警惕，容易导致死亡。

【治疗进展述评】

目前脑瘤的总体治疗现状并不乐观。很多患者在术后出现复发、放化疗不敏感，以及治疗不良反应致使患者不耐受治疗等情况。而中医药在脑瘤的治疗中具有一定的优势。中医认为脑瘤是全身属虚、局部属实的病变。脑瘤祛邪用药不同于一般体部肿瘤，多用土鳖虫、蜈蚣、全蝎、僵蚕等虫蚁分消，以搜剔络中之邪。脑瘤患者病程较久，正气虚弱，在注意扶正的前提下，可酌情配合虫类药物缓攻祛邪。中医药治疗在围手术期可起到健脾补肾、益气扶正的作用，可有效改善患者症状，提高机体对手术的耐受性和术后恢复的速度。中医药治疗可联合放化疗，起到减毒增效的作用，如针对放疗导致的口干、皮炎等不良反应，中医治疗可采用中药内服、外洗以减轻其不良反应。化疗所导致的骨髓抑制可针对病情予辨证中药治疗，配合膏方以健脾补肾、填精生髓等；消化道反应可治以健脾和胃为法，予辨证方药内服，配合耳穴压豆、穴位贴敷疗法、穴位按压或针灸治疗等。

【名家治验及医案】

（一）钱伯文医案①

钱伯文认为脑瘤发病是由于人体正气虚弱，脏腑功能失调、紊乱。脑失所养，诸邪乘虚而入，脑部清阳之气失用，津液输布不畅，顽痰与瘀血互结酿毒，积于脑部而发为脑瘤。所以脑瘤以痰浊上扰、清窍受蒙、气血郁结为主证者，可用化痰开郁、消肿散结之品。

医案：孙某，男性，45 岁。1997 年因发现左侧脑桥部位有占位性病变而导致头痛、耳鸣、呕吐、步态不稳于上海住院治疗。经完善相关检查后，考虑诊断为左侧脑桥肿瘤。患者因无法行手术切除，遂至门诊寻求中医药治疗。初诊时患者由旁人搀扶走入诊室，精神较差，木讷，言语不清，头痛，常有头晕呕逆，面色暗，唇色暗，目内外眦色淡，白睛混浊，纳差，小便频，大便微秘，舌体微胖色暗，苔白腻，舌根部苔厚腻色浊黄，脉弦涩，两尺脉沉迟。

辨证为痰瘀互结型。治以化痰活血、泻肝软坚为法。方拟海藻玉壶汤、夏枯草膏加减，方药如下：龙胆草 10 g、夏枯草 10 g、决明子 15 g、生牡蛎 30 g、昆布 20 g、海蛤壳 20 g、海藻 20 g、象贝母 12 g、白菊花 12 g、珍珠母 20 g、姜半夏 15 g、制南星 10 g、光

① 郭晨旭，朱国福．钱伯文运用化痰散结法辨治脑瘤验案 3 则［J］．江苏中医药，2015，47（8）：49－50.

杏仁 10 g、全瓜蒌 15 g、丹参 10 g、茯苓 20 g、赤芍 10 g、丹皮 10 g、桃仁 8 g、天龙 2 条。水煎服，日 1 剂。

按语：本病系由正虚邪凑，清阳失用，津液输布不畅，痰浊、瘀血互结而成癌毒，积于脑部而发，治以化痰活血、泻肝软坚为法。方中龙胆草、贝母、菊花、夏枯草等均为清肝泻火散结之要药；生牡蛎、昆布、海蛤壳、海藻等软坚散结；制南星、杏仁、全瓜蒌化痰；丹参、赤芍、桃仁、天龙活血化瘀。服药 2 周后复诊时，诸症改善，效不更方，上方加黄药子 15 g、生薏苡仁 30 g，以增强化痰散结、解毒抗癌之功，并酌情加用六味地黄丸、牛黄醒消丸（《成方制剂》）等。至 2003 年随访时，患者头痛、呕吐、左侧颅神经损害等均临床治愈，并已恢复工作。

（二）林丽珠医案①

林丽珠教授认为脑瘤中的痰为“老痰”“顽痰”，正如叶天士所云久病入络，气血呆钝，草木不能建功，故必借虫蚁入络搜剔络内久踞之邪，加之非搜风通络之虫类药难以引药入脑，故临证常用虫类药搜风走窜、化痰解毒、通络定痛、活血消癥，常用药物有蜈蚣、全蝎、守宫、僵蚕、土鳖虫、地龙等以达走络搜剔、分消邪结之功。

医案：陈某，男，54 岁，广州人，2009 年 1 月 12 日初诊。患者 2004 年 2 月发现左眼肿大在外院就诊，查头颅 CT 及 MRI 均提示：额窦脑膜瘤，遂入院行左额窦脑膜瘤根治术，术后病理示：脑膜瘤。术后在外院随访治疗，但左眼肿大仍逐渐加重。2008 年 11 月 5 日再次住院时检查鼻窦 CT 示：左额窦骨质破坏，硬化，腔内软组织瘤，遂于 11 月 13 日再行“左前颅底肿瘤切除术 + 颅骨成形术”，病检示：左前颅底脑膜瘤（血管型瘤）侵犯骨组织，术后至门诊寻求中医治疗。初诊时症见：活动后稍气促，左眼睑下垂，稍肿胀，左眼视力下降，活动欠灵活，鼻窦处无压痛，纳眠可，二便调。舌红，苔白腻，脉弦滑。

辨证为痰湿内阻型，治以祛湿化痰、散结开窍为法，处方：桔梗 10 g、甘草 6 g、地龙10 g、钩藤 15 g（后下）、石菖蒲 15 g、守宫 6 g、蜈蚣 3 条、土鳖虫 6 g、龙葵 30 g、麦冬 15 g、泽泻 15 g、云苓 25 g。

按语：此患者病程已久，脑中之痰为“老痰”“顽痰”，故本例使用土鳖虫、地龙、守宫、蜈蚣等虫类药物走络搜剔、分消邪结。而治痰不离益气健脾，故方中重用云苓健脾益气，复加泽泻以增淡渗利湿之功，此为顾护脾运之法；复加钩藤平肝熄风，石菖蒲化湿开窍，龙葵清热解毒、利水消肿，桔梗散结化痰并载药上行，麦冬养阴以防燥湿太过，甘草调和诸药，以期标本兼治。此后复诊继续以健脾化湿、祛瘀散结、通络开窍为法，随症加减，左眼睑肿胀明显好转。随访至 2013 年 5 月，病情稳定，生活基本如常。

（陈玉琨、关洁珊）

---

① 张少聪，肖志伟，林丽珠. 林丽珠教授治疗脑瘤经验举隅［J］. 云南中医中药杂志，2016，37（4）：8－9.

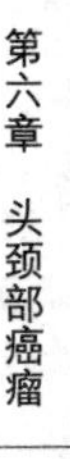

第二节 眼部癌瘤

眼部肿瘤从发病部位分为眼睑肿瘤、眼表肿瘤、视网膜脉络膜肿瘤和眼眶肿瘤；按病因分为原发性肿瘤、继发性肿瘤和转移性肿瘤；按照病变性质可划分为良性肿瘤、恶性肿瘤和临界性肿瘤等。眼部恶性肿瘤的发病率占全部恶性肿瘤的0.01% ~0.03%[①]，发病部位以眼睑部最多见。眼局部的良性肿瘤可转化为恶性肿瘤；一些全身性恶性肿瘤，会经血流转移到眼部而出现相应的症状。眼部恶性肿瘤对眼球危害甚大，极易造成视力丧失，甚至可转移到颅内而危及患者生命。临床上，常常可以从患者的年龄和病史、肿瘤的形态、生长速度、有无出血倾向及淋巴结情况等对肿瘤的良、恶性做出初步判断，但为了明确诊断及选择治疗方案，组织病理学检查是必要的。

眼部组织结构复杂，神经、附属器及腺体种类繁多，故肿瘤分类也复杂。眼部肿瘤的发病情况有年龄特点，儿童多发生视网膜母细胞瘤、横纹肌肉瘤、毛细血管瘤、淋巴管瘤、神经母细胞瘤、肾胚肿瘤等；成人多发生基底细胞癌、睑板腺癌、鳞状细胞癌、泪腺混合瘤、眼眶海绵状血管瘤、纤维组织细胞瘤、炎性假瘤及脉络膜黑色素瘤等。

眼眶肿瘤有单侧和双侧之分，如眼眶淋巴瘤、炎性假瘤、绿色瘤及甲状腺相关性眼病等常见于双侧眼眶。此外，眼部恶性肿瘤的发生也有种族和地区的差别，如葡萄膜恶性黑色素瘤多发生于白人，鼻咽癌的眼球转移多发生在中国广东、广西等南方地区或从上述地区移居省外或国外者。

【文献概述】

眼部疾病在中医文献中很早就有记载。[②] 由于历史条件的限制，眼部恶性肿瘤并未与一般眼病或五官科疾病列出详细区别，也没有单独分类而形成独立的学科。但古籍对“鸡冠蚬肉”“眼胞菌毒”“眼胞气疽”等症的描述类似于现代的眼睑恶性肿瘤；对“因风成毒证”“睛凸”“突起睛高”等症的描述类似于眼表及眼眶恶性肿瘤。

成书于战国末期的《黄帝内经》，记载了30余种眼部病症，并详细记载了眼与经络的生理病理关系。《灵枢·大惑论》是一篇主要论述眼的生理病理的医论，对后世中医眼科的发展具有深远的影响。书中谓：“五脏六腑之精气，皆上注于目而为之精，精之窠为眼，骨之精为瞳子，筋之精为黑睛，血之精为络，气之精为白眼，肌肉之精为约束，裹撷筋骨血气之精而与脉并为系，上属于脑。”

唐代初期，太医署将耳目口齿疾病，从内外科范围划分出来，首次建立耳目口齿科。宋朝元丰年间，太医局将眼科从五官科中划分出来成为独立的学科。

---

① 周岱翰. 中医肿瘤学［M］. 北京：中国中医药出版社，2011.

② 肖国士，唐由之. 中医眼科全书［M］. 北京：人民卫生出版社，1996.

唐代《龙树菩萨眼论》中论述“鸡冠蚬肉”为“眼睑皮里生赤肉，状如蝇许大，或如鸡冠，生此是血脉凝结所致，兼热毒风作之，眼仍见物，重者都覆黑珠遍障”。相当于西医学的睑结膜浆细胞瘤、睑板腺癌、眦部皮肤结膜基底细胞癌等。

《秘传眼科龙木论》，为宋元医家辑集前任眼科著述而成的眼科名著，是我国历史上第一部论眼病的专著，该书比较详细地介绍了金针拨障、钩割、针灸、镰洗等眼科手术方法。

唐初，孙思邈所著《备急千金要方》与《千金翼方》中，首次对眼病病因进行总结，归纳为19因。明确指出生食五辛、房室无节、饮酒不已、夜读细书、月下看书、久处烟火、泣泪过多、抄写多年、雕镂细作等皆为丧明之本。同时，内服与外治并重，书中收载不少外治眼病的外点、熏洗、外敷等外治方和按摩、钩割、针灸等治法，对后世眼科的发展颇具影响。其中钩割法等多种治疗手段可以用于眼部肿瘤一类的疾病。

署名孙思邈辑，据考为元末医人所辑的《银海精微》中描写的“鸡冠蚬肉”，类似眼球表面恶性肿瘤：“鸡冠蚬肉者，心之热，酒之毒也。脾胃壅滞，肝脏积热，肉翳渐渐而长，侵至黑睛。发来高硕，形似鸡冠蚬肉壅蔽大。皆因相火胃火郁结，致生红肉，碜涩泪出。治法：初发之时，用小锋针破，使恶血流出，以输其肉。二三日又可针一次。又法：可鼻孔内，剪竹叶卷作一小筒，弹进放血，或小锋针亦可；右眼右孔，左眼左孔。服三黄加朴硝丸如弹子大，夜卧噙化，以沃上焦火，正谓扬汤止沸，莫如去薪熄火。肉翳者可烙三五度，其效甚速。烙可用软皮剪孔，湿按眼眶，烙则不伤四弦肉。有虚有实，虚切不可用剪，剪则流血汪汪，变为利害。或壅如桃李之状，难治。”

【病因病机】

因眼睑恶性肿瘤的位置较表浅，古人对眼部恶性肿瘤的观察与治疗以眼睑部肿瘤为主，也有类似眼眶恶性肿瘤的医案，但预后差。本章根据目前临床的现状，着重于眼睑恶性肿瘤中医诊疗的论述。眼部其他部位恶性肿瘤的辨证治疗，可参考本章基本原则。

中医认为恶性肿瘤的发病原因有三大点：外因、内因和不内外因。产生眼部肿瘤的病因极为复杂，其外来致病因素除了六淫之邪以外，还有外物引起的损伤，外因常常与机体内在的致病因素如情志过度、先天不足、后天失调、年老体衰、脏腑功能失调等，及饮食不节、劳倦等不内外因相互影响而产生的痰湿、瘀血、气滞等有着十分密切的关系。

五轮学说是目前中医眼科辨证的重要理论依据，它将眼局部划分为五轮，明确地分属五脏，借以说明眼的解剖、生理和病理，并用于临床，指导辨证。五轮所指的部位和五脏分属为：两眦（内外眦）属血轮，内应于心；黑睛（角膜）属风轮，内应于肝；白睛（球结膜及巩膜）属气轮，内应于肺；胞睑（眼睑）属肉轮，内应于脾；瞳神（瞳孔及其后晶状体、玻璃体及视网膜等眼内组织）属水轮，内应于肾。但由于五轮本身在辨证中仅有确定脏腑病位的作用，所以临证时尚需与八纲、病因、气血津液等若干辨证方法结合起来运用。

胞睑属肉轮，内应于脾。脾为后天之本，气血生化之源，主运化，喜燥恶湿。如脾胃受损，津液不得输布，湿热内蕴，聚而成痰，久郁而化为痰火，上犯清窍而致目病。情志作为内因，也是重要的致病因素，情志失调，喜怒不节，忧思兼并，致脏器不平，郁而生涎，随气上厥，逢脑之虚，侵淫眼系而致病。外因则可因数冒风寒，不避暑湿，而生外翳；也可因不稳定的外伤疤痕、长期接触有毒化学物质、长时间暴晒或暴露于某些射线等损伤因素而致病。

【诊断要点与鉴别诊断】

眼睑属于眼的附属器，组织学上可将其从外向内分为5层，即皮肤、皮下组织、肌层、纤维层和睑结膜层。眼睑恶性肿瘤包括了皮肤来源和眼睑部位本身所发生的恶性肿瘤。其特点是会向外向眼眶生长，而且生长速度比较快。在眼睑肿瘤的治疗上，不仅要考虑到肿瘤本身的预后，还要照顾到眼睑对眼球的保护功能及仪容上的要求。

流行病学显示①，眼睑肿瘤发病率占全眼部肿瘤一半以上，常见的病理分型按照发病率从高至低依次排列为：基底细胞癌、睑板腺癌和鳞状细胞癌，此三种癌发病年龄多为老年人。发病性别方面显示基底细胞癌男女无差异，而睑板腺癌则女性多见。大部分基底细胞癌和鳞状细胞癌预后较好，基底细胞癌死亡率在3%～5%之间，鳞状细胞癌死亡率在10%左右。睑板腺癌则预后较差，死亡原因多为复发、转移或者继发感染、出血消耗、衰竭等。

（一）诊断要点

1. 临床表现

基底细胞癌是最常见的眼睑恶性肿瘤，肿瘤由皮肤或附件尤其是毛囊的基底细胞层细胞分化而来，是一种低度恶性肿瘤。紫外线照射为其最重要的危险因素。病程较长，最长可达20年。常见于下睑和内眦的皮肤黏膜交界处，其次为上睑和外眦。最常见的临床表现为眼睑部出现结节状隆起，质地较硬，表面可有毛细血管扩张。随着结节逐渐长大，中央发生溃疡，且溃疡向四周蚕食状扩展，周边可有突起的边缘。有时病变内有黑色素沉着，临床往往会误诊为黑色素瘤。本病可同时伴有Gorlin-Goltz综合征，这种综合征表现为全身多发基底细胞癌，如手掌、额部等，一般均有家族史，而眼睑部基底细胞癌常作为首发症状出现。临床主要表现为局部蔓延，侵及眼眶和颜面部，很少有淋巴和血行转移。

睑板腺癌又称麦氏腺癌，是我国较常见的眼睑恶性肿瘤，来源于睑板腺和睫毛的皮脂腺最常见。发病年龄以50～70岁居多，女性多于男性，且上睑好发。其恶性程度根据分型不同而差异很大，恶性程度低的历时多年，缓慢增大；恶性程度高的则发展快，早期可转移。凡40岁以上反复发作的霰粒肿样病变，应警惕睑板腺癌的可能性。临床早期表现为皮下小结节，与皮肤无粘连，极像霰粒肿、结膜炎，或基底细胞癌，以致延误诊

① 李凤鸣. 眼科全书［M］. 北京：人民卫生出版社，1996.

断和治疗。肿块逐渐增大，并形成溃疡或菜花状，可向周围组织蔓延及向局部淋巴结转移。

鳞状细胞癌临床上也较常见，多见于50岁以上男性，下睑缘或泪点为好发部位，是起源于睑缘部皮肤或黏膜复层鳞状上皮细胞的一种恶性肿瘤。可发生于正常眼睑皮肤，也可发生于原有皮肤病变之处。临床早期无自觉症状，只是眼睑皮肤上有小结节，生长缓慢，逐渐演变成溃疡，硬结溃破出血，边缘呈不规则隆起并外翻，外观似乳头状或菜花状，少有色素，病变不断发展。经治疗也可能进展转移，肿瘤局部蔓延可侵犯结膜、眼球、眼眶甚至颅内，晚期可发生淋巴转移。

2. 影像学诊断

基底细胞癌在B超检查时，可见形状不规则的占位病变，边界不清，内回声中等，分布不均，彩色多普勒超声检查（CDI）可见肿瘤内部血流丰富。CT检查眼睑不规则增厚，边界不清，均质，此外还可以显示肿瘤眶内入侵的深度和骨骼破坏。睑板腺癌肉眼即可观察，在B超检查时，显示眼睑皮下为中强回声病变。

3. 细胞学、病理学诊断

病理学检查是诊断的最重要手段。

基底细胞癌常见4个亚型，分别为结节溃疡型、硬斑或硬化型、表浅型、纤维型。其生长方式可以分为结节型、溃疡型、结节溃疡型、硬化型和多灶型5种。生长方式以前两种分型为多见。癌细胞呈卵圆形或短梭形，胞浆少，胞核深染，常排列成大小不一的实体性细胞巢或呈条索状，癌巢内的细胞大小一致，其边缘的癌细胞常呈典型的栅栏状排列。结节溃疡型基底细胞癌的表面常有上皮缺损，并可伴有炎细胞浸润。硬化型基底细胞癌的特点是瘤体内间质纤维组织大量增生、致密，将癌细胞压迫变形。

睑板腺癌根据细胞形态分为五型：分化型、鳞状细胞癌、基底样细胞型、腺样型、梭形细胞型。① 肿瘤细胞具有向皮脂腺细胞分化的特点，有显著异型核和病理性核分裂相。

鳞状细胞癌细胞镜下显示呈多变型，体积较大，胞浆丰富，嗜酸性。可见细胞间桥、角化不全、角化不良和角质化。胞核有明显异型性和病理性核分裂相。

（二）鉴别诊断

眼睑恶性肿瘤主要与眼睑良性肿瘤，如毛细血管瘤、黄色瘤、鳞状细胞乳头状瘤相鉴别。

1. 毛细血管瘤

眼部毛细血管瘤多发生于出生后3个月以内，其后发展较快，1岁以后稳定，3岁时约有30%的病变退化，7岁时约有76%退化。多发生于上睑内侧皮下，因局部酒红色隆起，边界清楚，表面有许多小凹陷，外观如同草莓，又称“草莓痣”，压迫病变处颜色

---

① 倪逴．眼的病理解剖基础与临床［M］．上海：科学普及出版社，2002：51－52.

可变淡。绝大多数病变局限于眼睑，眼球位置无明显改变。原发于眶内者，多位于眶内上象限，引起眼球突出或移位。其病理组织学特点是大量血管内皮细胞增生，常呈巢状或小叶状，中间有少量纤维组织分隔。此外，还可以见到一些较小的、不规则的毛细血管腔隙。病变晚期发生纤维化，瘤体自行消退。由于毛细血管瘤位置浅在，临床不难做出鉴别。彩色多普勒超声检查有特征性改变，并可检测治疗效果。CDI 显示病变内部弥漫片状红蓝色血流，成动脉频谱。

2. 黄色瘤

多发生于老年人，双睑内侧皮肤出现黄色扁平病变，呈斑片状，双侧对称。无任何自觉症状，病变发展缓慢。一般不需要治疗，影响美观时可手术切除。

3. 鳞状细胞乳头状瘤

好发于眼睑的良性肿瘤，往往为多发。病变表面常有角化蛋白痂，底部有蒂，颜色与周围正常的眼睑皮肤相同。可手术或冷冻治疗，疗效良好。

【辨证论治】

（一）辨证要点

1. 辨标本虚实

眼睑部位恶性肿瘤的内因往往反映了脾经病变，同时与心、肝的关系也很密切。外因方面与热、毒、痰湿之邪有关。一般病变早期和中期往往为脾虚气弱，痰湿内停，或热毒之邪外侵。晚期则见正气虚弱，热毒炽盛，或虚实夹杂。

2. 辨结节

眼睑部位肿块结节，初期往往不发生皮肤溃破，如伴神疲乏力、纳呆、便溏者属于脾胃虚弱；伴情志不舒、两胁胀痛者属肝气郁结。如结节出现皮肤溃破，属热毒瘀结。后期结节溃烂，色淡或清者，属邪盛正虚。

3. 辨舌脉

舌苔脉搏反映了疾病的寒热虚实。舌质淡，苔薄白，脉细弱者为虚证；舌质红，苔黄腻，脉弦而数者为实热证；舌质绛，苔深黄而见滑腻，脉滑数者为湿热交阻证。

（二）临床分型

1. 痰湿阻结型

主证：眼睑肿瘤呈结节状，疼痛隐隐，若大者硬结隆起，胞睑有重坠感。伴面色萎黄，饮食减少，或食后胃脘不舒，倦怠乏力，少气懒言，大便溏薄，舌淡苔白，脉缓无力。

证候分析：脾失健运，津液不得输布，湿从中而生，上传于目，聚而成痰，痰湿阻滞胞睑脉络，混结成核状，故见眼睑肿瘤呈结节状；脾胃虚弱，腐熟运化无力，则饮食减少，或食后胃脘不舒；气血生化不足，脏腑功能衰退，故倦怠乏力，少气懒言；气血不能上荣于面，故面色萎黄；脾虚失运，清浊不分，水湿下注肠道，则见大便溏薄；舌淡苔白，脉缓无力，为脾胃虚弱之征。

治法：益气健脾，化痰散结。

方药：参苓白术散（《太平惠民和剂局方》）合二陈汤（《太平惠民和剂局方》）加减。

人参 15 g　白术 15 g　茯苓 15 g　半夏 15 g　薏苡仁 20 g　山药 15 g　莲子肉 15 g　白扁豆 15 g　陈皮 6 g　砂仁 5 g　桔梗 10 g　甘草 6 g

方中人参擅补脾胃之气，白术补气健脾燥湿，茯苓健脾利水渗湿，半夏燥湿化痰，共同发挥益气健脾、化痰散结作用，共为君药；山药益气补脾，莲子肉补脾涩肠，又能健脾开胃，增进食欲，陈皮理气化痰，三药助君药以健脾益气；白扁豆、薏苡仁两药助白术、茯苓健脾渗湿，四药同为臣药；砂仁醒脾和胃，行气化滞，桔梗宣肺利气，通调水道，并载诸药上行，培土生金，与砂仁同为佐药；甘草益气和中，调和诸药，用为佐使。

兼中焦虚寒而腹痛喜得温按者，加干姜、肉桂等以温中驱寒止痛；纳差食少者，加鸡内金、焦山楂、炒神曲等以消食和胃。

2．湿热蕴结型

主证：眼睑肿瘤呈结节状，有时见溃疡，疼痛或胀痛，伴发热，口渴，口苦，腹部胀满，小便色黄，大便干结，舌红苔黄腻，脉滑数或弦而数。

证候分析：湿热之邪蕴结胞睑，气机不利，故见眼睑肿瘤呈结节状，有时见溃疡，疼痛或胀痛；湿遏热伏，故见身热不扬；热邪伤津则口渴，体内有湿故不多饮；湿热郁胆，胆气上泛，则口苦；湿热中阻，故见腹部胀满；热蒸于内，阻碍经气，气化不利，热伤津液，则小便短黄，大便干结；舌红苔黄腻，脉滑数或弦而数为湿热蕴结之征。

治法：清热解毒，利湿化浊。

方药：甘露消毒丹（《医效秘传》）加减。

滑石 30 g　茵陈 15 g　黄芩 10 g　木通 15 g　川贝母 15 g　射干 15 g　连翘 10 g　薄荷 6 g（后下）　石菖蒲 15 g　白蔻仁 15 g　藿香 15 g

方中滑石性寒滑利，渗利湿热，使湿热从小便而出，茵陈善清肝胆脾胃之湿热，黄芩清热解毒而燥湿，三药同为君药；以石菖蒲、白蔻仁、藿香、木通为臣药，芳香化浊，醒脾和中；木通助以清利湿热，贝母、射干散结消肿，连翘、薄荷清热解毒，疏泄上焦，诸药同为佐药，诸药相合，重在清热利湿，兼芳香行气。湿邪得去，毒热得清，气机条畅。

兼结节溃疡肿痛者加山豆根、板蓝根、丹皮以增加清热凉血解毒之功；兼有黄疸者加山栀、大黄以增加清热化湿之功。

3．热毒炽盛型

主证：眼睑肿瘤呈结节状，中间有溃烂，血色深或脓血，灼痛剧烈，伴发热，甚则壮热，汗出烦躁，小便短少黄赤，大便秘结，舌质红绛，苔黄厚腻或黑腻，脉弦而数。

证候分析：热毒壅聚于胞睑，营气郁滞聚而成形，故见眼睑结节状肿瘤，灼痛剧烈；热盛肉腐则成脓，可见肿瘤中间有溃烂，血色深或有脓血；热邪窜络，故见眼睑灼痛剧烈；阳热之气过盛，火热燔灼急迫，可见发热，甚则壮热，颜面色赤，舌红绛；热扰心神，则见烦躁不安；邪热迫津外泄，则汗出；阳热之邪耗伤津液，则见小便短少黄赤，大便秘结；舌质红绛，苔厚黄腻或黑腻，脉弦而数，为热毒炽盛之征。

治法：清热解毒，消肿溃坚。

方药：仙方活命饮（《校注妇人良方》）加减。

金银花 25 g　陈皮 6 g　白芷 6 g　浙贝母 15 g　防风 15 g　当归尾 3 g　赤芍 15 g　乳香 3 g　没药 3 g　甘草 6 g　皂角刺 15 g　穿山甲 10 g（先煎）　天花粉 6 g

方中重用金银花甘寒轻清以清热解毒，芳香透散以消痈散结，为君药；当归尾、赤芍活血通滞和营，乳香、没药散瘀消肿止痛，陈皮行气活血通络，有助于消肿止痛，共为臣药；白芷辛散，与防风相配，透解热毒，穿山甲、皂角刺走窜行散，通行经络，透脓溃坚，浙贝母、天花粉清热化痰散结，消未成之脓，均为佐药；甘草清热解毒、并调和诸药，为佐使之用。诸药合用共奏清热解毒、消肿溃坚、活血止痛之功。可增加羌活、升麻、川芎、薄荷、红花增加清热透邪作用，并针对眼部热毒之邪。

如溃疡瘀滞疼痛不甚者去乳香、没药；若热毒甚而见局部红肿热痛明显者加蒲公英、紫花地丁、野菊花、连翘以增加清热解毒之功。

4. 阳虚痰凝型

主证：眼睑肿瘤呈结节状，中间有溃烂，渗液质稀色淡或清，病程较长，疼痛不甚，伴形体消瘦、短期不足以息，口不渴，形寒肢冷，小便频数，舌淡苔白，脉沉细。

证候分析：素体虚，疾病迁延不愈；阳虚寒凝，痰滞于胞睑，故见眼睑结节状肿瘤，中间时有溃烂，营血不足，四肢肌肉失养，不荣则痛，故疼痛不甚，形体消瘦；阳虚水湿不化，则口淡不渴；阳虚机体失却温煦，不能蒸腾、气化水液，则见形寒肢冷，尿数；眼睑结节状肿瘤，舌淡苔白，脉沉细，为正虚邪实之征。

治法：温阳补血，化痰通络法。

方药：阳和汤（《外科证治全生集》）加减。

熟地黄 20 g　白芥子 6 g　鹿角胶 10 g　肉桂 6 g　炮姜 6 g　麻黄 3 g　甘草 6 g

方中重用熟地黄滋补营血，填精益髓，配以血肉有情之鹿角胶补肾助阳，养血强精助阳，以治其本，共为君药；肉桂、炮姜温阳散寒，通利血脉，为臣药；少佐麻黄辛温宣散，发越阳气，白芥子消皮里膜外之痰邪；甘草生用为使，解毒而调和诸药；气虚者可减少麻黄用量以免辛散太过而进一步损伤正气。

若阳虚明显者可加附子、干姜温补阳气；阴阳俱虚者可加左归丸和右归丸，以达到“阴中求阳，阳中求阴”，阴阳共补的功效。

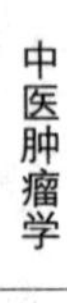

【辨病治疗】

（一）内服药

1. 常用中草药

（1）金银花：甘、寒，入肺、胃经，清热解毒，疏散风热，消痈。为疮家之圣药。《雷公炮制药性解》谓："消痈散毒，补虚疗风，久服延年。"内服 10 ~ 20 g，煎汤，对溃疡痛甚者，予金银花连枝叶二两，黄芪四两，甘草一两。切细，用酒一升，同入壶瓶内闭口，重汤内煮二三时辰，取出除滓，顿服。外用适量捣敷。

（2）龙胆草：苦、寒，入肝、胆经，清热解毒，燥湿。《医学启源》谓："治两目赤肿睛胀，瘀肉高起，痛不可忍。"内服 3 ~ 6 g，煎汤，或入丸、散。外用适量煎汤洗；或碾末调搽。

（3）茯苓：甘淡、平。入心、脾、肺、肾经。利水渗湿，益脾和中，宁心安神。内服，入汤剂 10 ~ 15 g。肾虚多尿、虚寒滑精、气虚下陷、津伤口干者慎服茯苓。《汤液本草》："茯苓，伐肾邪，小便多能止之，小便涩能利之，与车前子相似，虽利小便而不走气。"

（4）冰片：辛、苦、凉，通诸窍，散郁火，消肿止痛，明目去翳。内服或入丸、散，1.5 ~ 3 g。外用少许，研末或调敷。气血虚者忌服，孕妇慎服。《御药院方》谓："治头目风热上攻，龙脑末半两，南蓬砂末一两，频搐两鼻。"

2. 常用中成药

（1）平消胶囊：具有活血化瘀、止痛散结、清热解毒、扶正祛邪的功效。口服，每次 4 ~ 8 粒（每粒 2.3 g），每日 3 次。服后偶见恶心、药疹，偶见头晕、腹泻等副反应。停药后上述症状可自行消失。

（2）百令胶囊：具有益精气、补肺肾的功效，对改善肿瘤患者的全身状况，调节免疫功能具有一定的作用。可作为治疗多种恶性肿瘤的辅助药物。口服，每次 5 ~ 15 粒（每粒 0.2 g），每日 3 次。

（二）外治

1. 外敷法

八宝眼药（《中华人民共和国药典》）组成：炉甘石 300 g、冰片 20 g、珍珠 9 g、硼砂 60 g（炒）、麝香 9 g、熊胆 9 g、海螵蛸 60 g（去壳）、地栗粉 200 g、朱砂 10 g。共研极细粉末状，用玻璃棒蘸凉开水或蒸馏水少许再沾药末少许，点入眦部结膜囊内，每日 3 次。鸡蛋黄油膏（鸡蛋黄放入铜铫内，文火煎熬，色黑如油，炉甘石和冰片研末，共同和匀）涂擦患处。用时点于内眦泪湖部。

2. 洗眼法

万金膏（《眼科纂要》）组成：荆芥、防风、黄连、文蛤等量共研细末为丸弹子大，

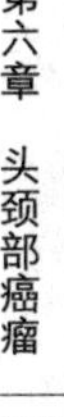

热水化开，趁热洗目。洗眼秦皮汤（《圣济总录》）：秦皮、蕤仁、甘草各45 g，细辛30 g，栀子仁7枚，苦竹片50片，青盐少许。粗捣如麻豆大，以淡盐水4升，煎取2升去渣，滤过，微温洗眼，慎风。

3. 熏眼法

汤泡散（《太平惠民和剂局方》）组成：黄连、当归、赤芍各等分。剉剂每用60 g沸汤泡，趁热熏洗，每日3～5次。

4. 穴位注射法

取翳风、阳白、足三里穴位，用丹参注射液，每穴注入0.5～1.0 mL。

（三）针灸

对于恶性肿瘤的患者，针灸多用于手术、放疗及化疗后辅助消肿止痛治疗。眼周穴位，一般禁灸，针刺时也要特别小心，因眼眶组织疏松，且上通于脑，要注意避免刺伤眼球或致出血及其他意外。

治法：清热消肿，散瘀止痛。

处方：眼周的睛明、攒竹、四白穴；远端的合谷、太冲、内关穴等。

辨证配穴：气血两虚者加足三里、血海、承泣、气海。湿热蕴结者加曲池、内庭、丰隆。

随症配穴：伴头痛者，加丝竹空、阳白、头维、百会等。伴眩晕者，加风池、神庭、太阳等。便秘者，加支沟、天枢、上巨虚等。

操作：毫针刺，实者且泻，虚者宜补。虚实夹杂者，补泻兼施。每日1～2次，每次留针20～30 min，10次为1个疗程。

耳针法：眼、耳尖、目$_1$、目$_2$、屏间前、屏间后、肝等。方法：毫针刺，中等刺激强度，每日1次，每次留针30 min，或用王不留行籽贴压。

【急症与兼症】

眼睑肿瘤的治疗常用手术为主要手段，对不同的眼睑肿瘤，会配合使用放疗或化疗等方法，这些方法不可避免地会产生眼表损伤、眼部畸形、功能障碍等后遗症。对于局部的损伤及功能障碍，可配合中医药治疗改善症状，而眼部的畸形则多依靠整容外科、理疗光化学、激光等予以治疗。

（一）放疗后眼表损伤

放疗是眼睑肿瘤治疗的重要手段之一，但治疗后可能会出现眼表放射性的损伤如视力减退、放射性角膜炎、干眼症等，可参照中医辨证施治的原则予以治疗。肿瘤放疗常常耗伤眼局部的津液，致阴津不足，目失濡养，出现视蒙、干涩、畏光流泪等症状，治疗以养阴清热为主。如用石斛夜光丸（《瑞竹堂经验方》）以滋补肝肾，清热明目。也可用杞菊地黄丸（《麻疹全书》），滋补肝肾，清肝明目。

（二）放疗引起的眼肌功能损伤

眼睑肿瘤放疗后，由于局部肌肉、神经等功能受损出现眼肌麻痹、上睑下垂等兼症，中医认为是由于治疗导致目窍脉络损伤，而致目珠偏斜或胞睑上提无力，治疗则以活血行气、化瘀通络为法。方用桃红四物汤（《医宗金鉴》）加减。

【治疗进展述评】

目前临床上对眼部肿瘤的治疗要根据病灶的大小、位置、恶性程度以及患者的年龄而定。除根治性手术外，尚可根据具体情况，辅以局部冷冻、激光、放疗、光化学治疗等手段。总的处理原则是去除病变，同时注意保护眼睑的正常生理功能和正常解剖位置，兼顾容貌外观。

由于眼睑肿瘤的病例相对较少，中医治疗眼部恶性肿瘤的疗效与评价鲜有报道。中医中药更多的是治疗恶性肿瘤的围手术期，改善各种治疗手段导致的并发症，降低手术及放化疗等产生的副作用，同时针对眼局部的病灶情况进行辨证论治。

【名家治验及医案】

（一）唐代孙思邈局部外治法配合内治泻法治疗眼睑恶性肿瘤

问曰：眼内生虚肉，形似鸡冠蚬肉者何也？脾胃受风热，火旺脾土燥热也。治法：年少者只宜泻脾胃本脏。若脾胃衰，不受寒凉者，宜泻子泻母之法。泻本脏用三黄汤（黄连、黄芩、大黄）加寒凉剂，泻子用泻肺汤，泻母用八正散、泻心汤主之。点用清凉散加凉药，仍服三黄丸收功。若积久大者宜剪，剪后宜烙。新发小者，宜挑不用烙。宜用退翳卷云散点之，一两次。

三黄汤，治脾胃积热，致生此症，宜服。黄连、黄芩、大黄（各一两）。若热甚者，脉红盛者，加黄柏、石膏、山栀子之类，水煎，食后温服。

八正散，大黄、瞿麦、木通、栀子、滑石、甘草、萹蓄、车前子。上各等分为末，每服五钱，水一盅煎，或入竹叶、灯芯、葱头，食后服。

泻肺汤，治肺经得脾热，白仁变生鸡冠蚬肉，宜服。桑白皮（一两，去皮）、地骨皮（一两，去骨）、甘草（七钱）、黄芩（一两）、桔梗（一两）上为末。每服三四钱，水煎食后服。

泻心汤，治心热伤脾土，燥热宜服。大黄、黄芩、桔梗、知母、黑参、马兜铃、防风等份。水煎食后服。

（二）清代高思敬以疏肝解郁法治疗眼睑恶性肿瘤

清代高思敬在《逆证汇录》中记载的“眼胞气疽”，类似眼睑内恶性肿瘤，“胞患气疽，……肿大如茄，皮色青紫，扪之坚硬如石。询知受病原因系郁怒伤肝而得。初起如豆粒大结核，不疼不痒，日渐加大。现在白天尚好，晚上疼痛难忍，时津鲜血”；“蚬肉与鸡冠，形容总一般。多生睑眦畔，后及风轮间。火土交为祸，阴阳并作奸，不精刀烙

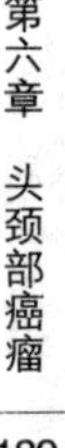

法，莫向病家看”；“昔人分为二症，究竟皆真元素虚，炙爆浓味之物，食多不化，致血热火燥，感以阴阳乖戾之气，则发为壮热，热甚生风，风动血行，上逼空窍，酝酿而成。此物盖目疾所常有，而怕医者宜多，何为是证，朝生夕长，始软终硬。发首须白虎汤加黄连、木通、麦冬、竹叶大进一剂。然后沿根割净，不可少留毫发。再与防风散结汤几服，看刀口平否，未平血且不止，其肉如韭菜剪去处，勃勃生发上来，急用烙以杀其势。烙已，煎黄连解毒汤，净坐半日，当必清宁。倘病者畏法，家人将信将疑，所譬鸡蚬恶物决渐长渐大，害及气轮而尽掩青睛，甚则坚实骇人，欲割不能，能割无益矣。”

（三）清代陈莘田治眼胞菌毒案（《枫江陈莘田先生外科临证》）

医案1　风热内伏，蕴阻心胃之络，而成眼胞菌毒。起经二月有余，如不消散，每恐翻花。桑叶、防风、石决明、白蒺藜、桔梗、池菊、丹皮、生地、赤芍、黑芝麻、夏枯草。

医案2　右眼胞翻花疮，起经五载，腐孔如岩，常常出血，阴虚肝火郁结，非药力所能奏效。细生地、粉丹皮、川贝母、煅石决、黑山栀、远志、东白芍、钩藤、茯神。

（四）清代高秉钧治眼胞菌毒案（《谦益斋外科医案》）

眼胞属脾。脾气呆钝，湿痰浊气上升，滞于膜里。眼胞菌毒数载，日渐长大垂出。当以清化。薄荷、荆芥、赤芍、连翘、防风、玄参、陈皮、决明、甘草、淡芩、夏枯草。

（五）张尧贞医案①

张尧贞认为眼眶肿瘤与痰的形成息息相关，痰凝气滞，结聚框内，迫珠突出而成本病。气机郁滞，瘀血内阻，痰凝加剧，继而水湿停聚，壅滞化热；眼眶内连肝经，易出现肝经郁热，肝气上扰于目，加重病情。张老治痰以治气治血为先，立理气、活血、利湿、行水、消痰、泻肝等治法。

医案：勾某某，男，44岁，1973年5月初诊。患者于1972年初发现右眼球逐渐突出，服用甲状腺素片治疗后右眼突出情况加重，查体见眼球突出度：右20.5 mm，左14 mm，右眼球结膜充血，血管迂曲扩张，轻度水肿，考虑炎性病变，以抗炎止痛消肿等对症治疗后，自觉症状无明显好转。1973年5月行超声波检查示：右眼比左眼球后波宽2 cm，杂波较多，诊断眶内肿瘤。

治疗方药以夏枯草、海藻、昆布、土茯苓、石韦、牡蛎、三棱、莪术为基础方，随证加入赤芍、白芍、归尾、石决明、炒白术等，每日1剂，水煎服。患者至1973年底共服用中药145剂，自觉右眼眶内肿胀减轻，眼球突出度：右18 mm，左14 mm，右眼球结膜仅下方稍有血管扩张，各症状较前减轻。至1974年6月共服用中药223剂，眼球突出度：右16 mm，左14 mm，进一步好转。1977年复查超声波检查：双眼轴距相等，球后波型相同，右眼球后未见占位性病变回波。眼球突出度：右15 mm，左14 mm，低头试验阴性，各指标恢复正常。

---

① 李济仁. 李济仁点评名老中医肿瘤验案［M］. 北京：中国医药科技出版社，2014：3－4.

本例用三棱、莪术、赤芍、归尾、土茯苓、昆布、海藻、夏枯草、牡蛎、石决明等，均为入肝经之药。其中三棱、莪术行气破血散结；赤芍散恶血行滞；当归尾助血海，破血下行；土茯苓长于利湿，搜刮湿热蕴毒；昆布、海藻咸寒入肝，软坚化痰以消顽痰积聚，与石韦合用，增利水之功；石决明凉肝镇肝，为治眼疾之要药；夏枯草、牡蛎泻肝消痰，切中病机，药证相符，故奏良效。

（詹敏）

第三节　鼻　咽　癌

鼻咽癌在世界大部分地区发病率较低，一般在1/10万以下，欧美等发达国家发病和死亡相对较低，东南亚地区发病率最高。鼻咽癌有明显种族差异，好发于黄种人，白种人少见。我国鼻咽癌的发病率和死亡率高于全球平均水平，发病和死亡较高的区域主要集中在两广地区，如广东的中山市、广州市、四会市，广西的扶绥县、柳州市等地区。根据全国肿瘤登记中心数据显示：2014 年中国鼻咽新发病例估计为 4. 46 万例（男性约 3. 16 万例，女性约 1. 30 万例），占全部恶性肿瘤发病的 1. 17%，居恶性肿瘤发病顺位第 20 位。我国鼻咽癌发病率自 25 岁后开始上升，城市与农村地区的发病率变化趋势相近，60～69 岁年龄组达到峰值，70 岁以后开始下降。男性鼻咽癌死亡率明显高于女性，且随年龄增加，城市地区和农村地区的死亡率均呈上升趋势①。

【文献概述】

“鼻咽”是现代医学的解剖名词，中医古籍对“鼻”（指鼻腔）、“咽”（指口咽）有过不少论述。《内经》曾提出“颃颡”一词，元代滑仁寿著的《十四经发挥》一书中，对“颃颡”一词的校注称颃颡是软口盖的后部，据分析应当是现代医学的鼻咽部。《灵枢·经脉》中记有：“肝足厥阴之脉，起于大趾丛毛之际……上贯膈，布胁肋，循咽喉之后，上入颃颡，连目系，上出额，与督脉会于巅；其支者，从目系下颊里，环唇内……”根据肝经循行路线，“颃颡”往上走的部位大致相当于穿颅中窝出眶上裂到额部；往下走的部位则与咽后、颈侧的淋巴结链相符合。前者是鼻咽癌常见的颅内浸润途径，后者则为常见的淋巴道转移途径。古代医家有此认识，确属难能可贵。

文献中记载的“控脑砂”“失荣”等，类似鼻咽癌症状和转移灶体征的描述，现分述如下。

控脑砂。《素问·气厥论》曰：“胆移热于脑，则辛頞鼻渊。鼻渊者，浊涕下不止

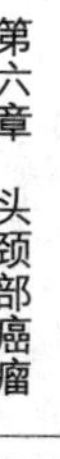

① 付振涛，郭晓雷，张思维，等. 2014 年中国鼻咽癌发病与死亡分析［J］. 中华肿瘤杂志，2018，40（8）：566－571.

也。传为衄衊、瞑目。故得之气厥也。”（衊，污血也，又鼻出血。瞑，合目也，又目不明）《医宗金鉴》说：“鼻窍中时流色黄浊涕，宜授藿香丸服之。若久而不愈，鼻中淋沥腥秽血水，头眩虚晕而痛者，必系虫蚀脑也，即名控脑砂。”这说明，鼻流浊涕，日久不愈，可发展至出现鼻流腥秽血水，头眩头痛，眼睑下垂等症状。控脑砂，又名“鼻渊”“脑漏”“脑崩”。此症除鼻窦炎外，可能包括一部分鼻咽癌或鼻窦癌的表现。

失荣。明代陈实功《外科正宗》说：“失荣者……其患多生肩之以上，初起微肿，皮色不变，日久渐大，坚硬如石，推之不移，按之不动；半载一年，方生阴痛，气血渐衰，形容瘦削，破烂紫斑，渗流血水。或肿泛如莲，秽气熏蒸，昼夜不歇，平生疙瘩，愈久愈大，越溃越坚，犯此俱为不治。”清代高秉钧《疡科心得集》中则指出失荣“如树木之失于荣华，枝枯皮焦，故名也。生于耳前后及项间，初起形如栗子，顶突根收，如虚疾疠瘤之状，按之石硬无情，推之不肯移动，如钉着肌肉者是也。……渐渐加大，后遂隐隐疼痛，痛着肌骨，渐渐溃破，但流血水无脓，渐渐口大内腐，形似湖石，凹进凸出，斯时痛甚彻心，胸闷烦躁……”上述这些典型临床症状极似现代医学中的鼻咽癌颈部淋巴结转移，也可能包括部分颈部淋巴结转移癌和恶性淋巴瘤在内。

综上所述，鼻咽癌可归属于祖国医学“控脑砂”和“失荣”的范畴。[①]

【病因病机】

鼻咽癌的病因有内因和外因两个方面，外因多由感受时邪热毒、饮食失调所致，内因则多和情志失调，肝胆湿热、正气不足有关，现分述如下。

（一）热毒犯肺

外感风邪热毒，或素嗜烟酒炙煿之品，热邪内蕴于肺，肺经受热，宣发肃降之功能失调，热灼津伤，熬液成痰，热毒与痰湿凝结，瘀阻于经络，肺络不通，肺开窍于鼻，司呼吸、肺气郁闭，气道不通，则邪火循太阴之经而至鼻，聚集而成肿块。如《医学准绳六要》中明确指出：“至如酒客膏粱，辛热炙煿太过，火邪炎上，孔窍壅塞，则为鼻渊。鼻中浊涕如涌泉，渐变鼻衊、衄血……必由上焦积热郁塞已久而生。”

（二）肝胆湿热

足厥阴肝经之脉，循喉咙上入颃颡。情志抑郁，或暴怒伤肝，肝胆火毒上逆，灼津成痰，阻滞经脉，气血失畅，瘀血乃生，痰瘀凝结而成肿块。如《素问·气厥论》所述：“胆移热于脑，则辛頞鼻渊。”《疡科心得集》指出：“失营者，由肝阳久郁，恼怒不发，营亏络枯、经道阻滞”而成。

（三）痰湿内阻

外受湿邪，或饮食不节，或思虑劳倦，中焦脾胃受伤，运化无权，水湿内停，凝集而成痰。痰湿内困于体内，阻滞经脉，久而不散，日久肿块乃生。正如《丹溪心法》所说：“痰之为物……无处不到。”又云：“凡人身上、中、下有结块者，多是痰。”

① 周岱翰. 临床中医肿瘤学［M］. 北京：人民卫生出版社，2003：124－125.

（四）正气虚弱

《医宗必读》云："积之成也，正气不足，而后邪气踞之……"先天不足，禀赋薄弱，或人到中年，正气渐趋不足，易为邪毒所侵。邪毒入侵机体，邪气久羁，正气耗伤，正不胜邪，日久渐积而成癌肿。《外证医案》谓："正气虚则为癌。"

本病之病位在鼻咽部，鼻咽为呼吸之通道，和肺密切相关。肺主气，开窍于鼻，肺气通于鼻。热邪内蕴于肺脏，则致上焦肺气不宣，故见鼻塞、咳嗽，火热上蒸，灼液成痰，痰浊外泄则见鼻涕腥臭，热伤脉络，迫血离经则出现涕血或鼻衄，"肝足厥阴之脉，……上入颃颡，连目系。"若情志内伤，肝郁气逆，热毒内阻，肝胆热毒循经上扰，"胆移热于脑，到辛頞鼻渊。"甚则可产生头痛、耳鸣、耳聋等少阳经症状。若痰火郁于少阳经脉，阻塞络脉、凝结成块则可致耳前颈项痰核日久渐大，坚硬如石。然究其发病之根本，则跟机体正气衰弱有关，朱震亨《活法机要》谓："壮人无积，虚人则有之。脾胃怯弱，气血两衰，四时有感，皆能成积。"说明正气亏虚，痰热内阻为鼻咽癌的主要病理，其发病与肺、肝、胆功能失调密切相关。

【诊断要点及鉴别诊断】

（一）诊断要点

1. 临床表现

鼻咽癌的常见症状有：涕血或鼻衄、鼻塞、耳鸣、听力减退及头痛等。由于鼻咽癌中95%属于低分化癌和未分化癌的组织类型，故恶性度高，发展较快，往往在短期内直接侵犯颅内或出现颈部转移，甚至远处转移。部分病例可先发生颅神经症状或颈淋巴结转移以后才出现临床症状。

（1）鼻衄或血涕：鼻咽癌早期有鼻衄或血涕，多为早晨回吸涕带血或经口咯血或从鼻孔流出，占初发症状的23.2%。确诊病例中，73.7%的患者均有此表现。

（2）鼻塞：开始多为单侧鼻塞，肿瘤增大浸润对侧时可出现双侧鼻塞，且日渐加重。初发症状中，鼻塞占15.9%，确诊病例中，48.0%的患者有之。

（3）头痛：是最常见的初发症状，占26.9%，确诊时68.6%的病者有之。早期头痛较轻，多为间断性，晚期较重，常呈单侧持续性疼痛，多固定在颞、顶、枕部，此乃神经血管反射或颅神经受压迫或颅底破坏所致。

（4）耳鸣、耳聋：也是鼻咽癌的常见症状，多因耳咽管被压迫或受侵感染，引起耳咽管口阻塞，使中耳腔气压平衡失调导致传导性耳聋。单侧性耳鸣或听力减退，耳内闭塞感是早期鼻咽癌症状之一。19.8%的患者以此为初发症状，确诊病例中，62.6%的患者有之。

（5）颈部肿块：鼻咽癌患者约有11.05%以颈部肿块为首发症状，颈部淋巴结转移的发生率占79.37%。其中，单侧者为44.20%，双侧者为35.17%。

（6）颅神经损害：鼻咽癌在向周围浸润的过程中，可以使12对颅神经以及颈交感神经均受压迫而呈现不同的症状和体征，其发生率在确诊时为33.93%。可出现面麻、复视、眼睑下垂、眼球固定、视力减退或失明、伸舌困难、声嘶和吞咽困难等。

2. 鼻咽镜检查

该检查是诊断鼻咽癌重要的常用方法。有间接鼻咽镜检查和纤维鼻咽镜检查。在鼻咽腔顶部或侧壁可见局部增生性结节或局部充血、糜烂以及溃疡、出血、粗糙等，可取活检以明确诊断。

3. 实验室检查

EB 病毒血清学检测：目前常规应用于鼻咽癌筛查的有 IgA/VCA、IgA/EA、EBV－DNA 的测定。鼻咽癌的检出率与抗体水平及变化有关，凡属于下述情况之一者，可列为鼻咽癌的高危对象。

（1）IgA/VCA 抗体滴度≥1：80。

（2）在 IgA/VCA、IgA/EA、EBV－DNA3 项指标中任一项为阳性者。

（3）上述 3 项指标中，任何一项指标持续高滴度或滴度持续升高者。

4. 影像学检查

（1）CT 检查。CT 扫描能显示癌灶向周围及咽旁间隙浸润的情况，对颅底骨质的观察更为清晰、准确，还可显示鼻咽部小的软组织隆起，帮助确定活检方向和部位，有利于早期诊断。对于确定临床分期以及制订治疗方案都极为重要。

（2）MRI 检查。能清楚地显示头颅各层次，又可以显示肿瘤与周围组织的关系，MRI 良好的软组织分辨力，可清楚显示鼻咽部的正常结构的层次和分辨肿瘤的范围，同时可显示局部骨小梁尚未被破坏时，肿瘤对骨髓腔的浸润。MRI 确定肿瘤的界线较 CT 更为清楚和准确，并可了解脑组织损伤的情况。

5. 病理检查

鼻咽癌细胞 95% 以上分化不良，恶性程度高。2001 年世界卫生组织（WHO）将鼻咽癌组织学分类为角化性鳞状细胞癌、非角化性癌和基底样鳞状细胞癌。非角化性癌又分为分化型、非角化癌和未分化型非角化癌。①

（二）鉴别诊断

1. 鼻咽炎

鼻咽炎指鼻咽部黏膜、黏膜下和淋巴组织的非特异性炎症。鼻塞、鼻痒、流鼻涕、打喷嚏、头痛、嗅觉减退是鼻炎的主要症状，重者还伴有鼻腔分泌物增多，无颈部淋巴结转移。鼻咽部检查见黏膜慢性充血、肿胀、增生、肥厚，覆以分泌物或干痂。如适当治疗后无效可通过活检与鼻咽癌相鉴别。

2. 鼻咽血管纤维瘤

鼻咽血管纤维瘤以男性青年人多见，鼻咽镜下可见肿物膨胀性生长，多为椭圆形或分叶状，表面光滑，血管清晰可见，黏膜色泽近似于正常组织，触之质韧。临床上一旦

① 万德森. 临床肿瘤学［M］. 北京：科学出版社，2017：150.

怀疑此病，切忌轻易钳取活检以免造成严重出血。MRI 和 CT 检查在注射造影剂后可有明显强化信号。

3. 鼻息肉

鼻息肉是赘生于鼻腔或鼻窦黏膜上突出于鼻腔黏膜表面的良性增生组织团，是由于鼻腔内黏膜肿胀、失去正常功能形成的。以鼻阻塞或鼻分泌物增多为常见表现，伴面部疼痛或肿胀感，嗅觉减退或丧失。好发于成年人，可为单发或多发性，多见于上颌窦、筛窦、中鼻道、中鼻甲等处。鼻咽镜检查可助于区别。

4. 颈淋巴结结核

青少年较多见。结核杆菌多由口腔或扁桃体侵入，临床以颈单侧或双侧可有多个大小不等的肿大淋巴结。初期，肿大淋巴结硬，无痛，可推动。病变进展时可与周围组织粘连，融合成团。晚期淋巴结干酪样变，破溃后窦道经久不愈，有豆渣样稀薄脓液排出。少部分患者可有低热、盗汗、食欲不振、消瘦等全身中毒症状。必要时行活体组织检查以确诊。

【辨证论治】

（一）辨证要点

鼻咽癌临床上往往表现为全身属虚，局部属实，虚实夹杂的症候，如鼻塞多为肺气不宣或肺热内阻；肺火伤络，迫血离经则可见涕血、鼻衄；耳鸣耳聋属实者为肝胆郁火，属虚者为肺肾阴亏；气逆或火毒上扰清阳则见头痛；颈部肿块多为痰瘀搏结。临证时须抓住其主要病机，分清标本虚实，灵活运用清热解毒，除痰散结、通络祛瘀、益气养阴等治法。

（二）临床分型

1. 肺热痰凝型

主证：鼻塞，鼻涕色黄带血，时有咳嗽，口苦，咽干，头痛，舌质红，舌苔薄黄，脉滑数。

证候分析：热邪炽盛，内蕴肺脏，肺气上逆而为咳嗽；炼液为痰，灼伤血络，则鼻涕色黄带血；热毒灼伤阴津，则口苦咽干；热邪上扰清窍，则见头痛；舌质红，苔薄黄，脉滑数为痰热内阻之表现。

治法：清热宣肺，除痰散结。

方药：清金化痰汤（《统旨方》）加减。

黄芩 15 g　栀子 10 g　桔梗 10 g　甘草 6 g　浙贝母 15 g　桑白皮 15 g　瓜蒌仁 10 g　橘红 10 g　茯苓 15 g　杏仁 10 g　山慈菇 10 g　辛夷花 10 g（包煎）

方中黄芩、栀子、桑白皮清热化痰为君药，臣以山慈菇、浙贝母加强祛痰散结之效力；治痰当须先理气，气顺痰自消，辅以橘红、瓜蒌仁下气消痰；脾为生痰之源，肺为贮痰之器。佐以茯苓健脾渗湿，杏仁宣肺理气，辛夷花宣通鼻窍。桔梗引药上行，甘草调和诸药，共为使药。

若热毒内盛可加鱼腥草、黄连以清热解毒；痰多可加生南星、生半夏以助除痰散结之效力；颈部肿块则可加山海螺、猫爪草以增祛瘀消积之功；加入三七、僵蚕则有助于通鼻窍、祛瘀毒。

2. 气郁痰瘀型

主证：鼻塞、鼻衄，耳聋耳鸣，胸肋胀闷，头重胀痛，且痛有定处，颈项肿块，舌质暗红，苔厚腻，脉滑或弦数。

证候分析：肝主疏泄，具有调达气机、调节情志的功能，情志不遂，或外邪侵袭肝脉，导致疏泄失职，肝气郁滞，则见胸胁胀闷，头部胀痛；气机阻滞，血行不畅，津液停聚，日久终致血瘀痰凝，则见痛有定处，颈项肿块；瘀血阻络，血不循经，则见鼻衄；舌暗苔厚腻，脉滑或弦数为痰瘀内阻之象。

治法：理气解郁，化痰消积。

方药：消瘰丸［《医学心悟》（卷四）］加减。

黄芪 15 g　三棱 10 g　莪术 10 g　煅牡蛎 30 g（先煎）　乳香 10 g　没药 10 g　血竭 3 g　薏苡仁 30 g　玄参 15 g　浙贝母 15 g　甘草 6 g

方中重用煅牡蛎、薏苡仁以消痰软坚，黄芪健脾益气，玄参滋阴解毒，四药合而为君；三棱、莪术、血竭、浙贝母破血消癥，善调肝胆之郁，能开至坚之结，四药为臣药。乳香、没药通气活血，加强散之功，合为佐药；甘草调和诸药，是为使药。

若疼痛剧，血瘀明显者，可选加土鳖虫、田七末以助活血通络止通，肿块明显者，可加石上柏、牛黄、山海螺以消肿散结。

3. 火毒内阻型

主证：鼻塞鼻衄、鼻涕黄稠臭秽，头痛较剧或偏头痛，复视舌歪，或口眼歪斜，口干口苦，心烦失眠，大便秘结，溺黄，舌质红，苔黄或黄腻，脉弦数。

证候分析：火热毒邪，燔灼气分，则见口干口苦；火毒侵入营血，耗血动血，迫血妄行，则见鼻衄；热毒瘀结，灼伤鼻咽，导致血败肉腐，则见鼻涕黄稠臭秽；热结肠腑，灼伤阴津，则见大便秘结；热毒下注膀胱，则见溺黄；热毒炽盛，烁津为痰，引动风阳，风痰上犯，则见头痛较剧，甚至复视舌歪，或口眼歪斜；舌红质苔黄腻，脉弦数均为火毒内阻之征象。

治法：泻火解毒，通络止通。

方药：龙胆泻肝汤（《医方集解》）加减。

龙胆草 10 g　黄芩 15 g　栀子 10 g　柴胡 10 g　当归尾 10 g　生地黄 15 g　石上柏 15 g　辛夷花 10 g（包煎）　车前子 10 g　木通 10 g　桔梗 10 g　甘草 6 g

方中龙胆草泻肝胆湿热为君药。辅以黄芩、栀子苦寒泻火，助清肝胆湿热，柴胡疏肝理气，石上柏、辛夷花宣通鼻窍，当归尾、生地黄活血凉血，为臣药。车前子、木通

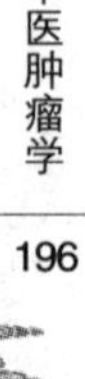

清热利湿，引热从小便出；桔梗引药上行，甘草解毒调味为佐使。

涕血明显者，可加仙鹤草、紫珠草、侧柏叶以凉血止血；头痛较剧者，可加全蝎、蜈蚣以通络止痛；口干口苦，便秘、溺黄，热象明显者，可加大黄、青天葵、白茅根以通腑泄热。

4. 气阴亏虚型

主证：头晕头痛，唇焦咽干，形体消瘦，短气乏力，心悸纳呆，手足麻痹，颈项肿块，舌质嫩红或绛红，或中有裂纹，苔少或无苔，脉细数。

证候分析：正气亏虚，脏腑羸弱，则见短气乏力，心悸纳呆；气虚则清阳不升，不能滋养头目诸窍，则见头晕头痛，唇焦咽干；气虚津亏，机体失于濡养，则见形体消瘦，手足麻痹；热毒内盛，日久灼液成痰，结于颈项，则见颈项肿块；舌绛红，或中有裂纹，无苔；脉细数为气阴亏虚之象。

治法：益气养阴，清热生律。

方药：生脉散（《内外伤辨惑论》）合增液汤（《温病条辨》）加味。

党参 15 g　五爪龙 30 g　山药 15 g　麦冬 10 g　玄参 15 g　五味子 5 g　守宫 5 g　全蝎 6 g　山慈菇 10 g　生地黄 15 g　何首乌 15 g　甘草 6 g

方中用党参、五爪龙、山药健脾益气，为君药。麦冬、玄参、五味子养阴清热以生津；守宫、全蝎、山慈菇除痰散结，消积止痛，六药为臣药。辅佐以生地黄、何首乌以补血滋阴，甘草调和诸药。

若阴血亏虚明显者，可加当归、鸡血藤、桑葚子以滋阴养血；气虚明显者则可加西洋参、黄芪、菟丝子以健脾益气。若虚火痰凝，肿块明显者，可加浙贝母、猫爪草以助除痰散结。

【辨病治疗】

（一）内服

1. 常用中草药

（1）山慈菇：甘、微辛、寒，有小毒。归肝、胃经。清热解毒，消痈散结。煎服，3 ~ 6 g，入丸散剂减半。外用适量。

（2）生南星：辛、苦、温，有毒。归肝、肺、脾经。燥湿化痰，祛风解痉；外用消肿止痛。煎服，3 ~ 10 g，外用适量。

（3）苍耳子：辛、苦、温，有小毒。归肺经。散风除湿，通窍止痛。煎服，3 ~ 10 g，或入丸散。

（4）壁虎：咸、寒，有小毒。祛风定惊，散结解毒。煎服，2 ~ 5 g，入丸散剂，每次 0. 03 ~ 0. 06 g。外用适量，研磨调敷、磨汁涂或熬膏涂。

（5）石上柏：甘、平。清热解毒，活血消肿，止血。煎服，15 ~ 20 g，用治肿瘤时 30 ~ 60 g。

（6）辛夷花：辛、温。归肺、胃经。发散风寒，宣通鼻窍。煎服，3～9 g；本品有毛，刺激咽喉，内服时宜用纱布包煎。外用适量。

2. 常用中成药

（1）紫金锭（《片玉心书》）：具有解毒辟秽、活血消肿的功效，用于霍乱痧胀，瘟疫喉风，癫狂痈疽，犬蛇咬伤等。打碎温开水送服，每次0.6 g，每日2次；外用，醋磨调敷患处。

（2）鼻咽清毒颗粒（广药集团研制）：具有清热解毒、化痰散结的功效，用于热毒蕴结鼻咽，鼻咽肿痛，以及鼻咽慢性炎症，鼻咽癌放疗后分泌物增多等症。每次20 g，每日2次，温开水冲服，30日为1个疗程。

（3）小金丹（《外科证治全生集》）：具有散结消肿、化瘀止痛的功效，用于阴疽初起，皮色不变，肿硬作痛，多发性脓肿，瘿瘤，瘰疬，乳岩，乳癖。打碎后温开水送服，每次1.2～3 g，每日2次；小儿酌量。

（二）外治

血竭膏（《医统》）：（香油150 g，血竭10 g，松香12 g，羊胆5个，冰片3 g，麝香3 g，乳香、没药各20 g。将香油煎沸，加松香熔后离火，均匀撒血竭粉于液面，以深赤色为度，再下羊胆汁，加至起黄色泡沫为止，待冷却后加入冰片、麝香即成。）摊在胶布上贴于痛处。有活血化瘀、解毒消癥的功效。①

（三）针灸

（1）鼻咽癌致头痛在药物止痛的基础上配合针灸治疗可提高疗效，选巨髎、四白、合谷、天柱等穴，平补平泻，针刺得气后留针15 min，每5 min捻转一次。

（2）鼻咽癌致鼻塞不通，流浊涕，色黄腥秽。常用的针刺方法有：选列缺、合谷、迎香、鼻通、印堂等穴，针刺用泻法。

（3）鼻衄。肝肺有热，火热上炎，血不循经，上溢于鼻窍，治应泻肝肺之热。选合谷、上星、少商、期门等穴，针刺用泻法。

（4）针灸配合鼻咽癌放射线治疗，每三天针灸一次，以手捻轻刺激为主，每次留针15 min左右，穴位选择如下：

主穴三组：足三里，合谷；足三里，上巨虚；足三里，关元。

配穴：曲池、列缺、听宫、听会、迎香等。

（5）鼻咽癌致头痛。耳针疗法取枕、额、皮质下、神门等穴，每次取2～3穴，留针20 min，每5 min捻转一次。

（6）鼻咽癌致鼻塞不通，流浊涕，色黄腥秽。耳针疗法选内鼻、肾上腺、额、肺等穴，捻转留针20 min，或埋针一周。

---

① 刘伟胜，徐凯，刘茂才，等．肿瘤科专病中医临床诊治［M］．北京：人民卫生出版社，2000：10.

【急症与兼症】

（一）急症

1．鼻衄

涕血为鼻咽癌早期最常见的症状。若鼻咽肿瘤溃烂则出血量较多而成鼻衄，多因血热络伤而引起。证候为血色鲜红或紫红、口干咽燥、舌红苔黄、脉数。治宜清热解毒、凉血止血为主。方用黄连解毒汤、清热地黄汤等，药物有黄连、生地、丹皮、水牛角（代犀角）、茅根、大蓟、小蓟、地榆、侧柏叶、藕节等；若为脾不统血者，症见出血量较大、血色较淡、肢倦体乏、舌淡苔白、脉细。治宜引血归脾为主，方用归脾汤加减，药物有党参、白术、茯苓、黄芪、当归、山药、阿胶、血余炭、地榆、仙鹤草等；若为瘀血阻络者，症见血色紫黑、头颅刺痛、痛有定处、舌青紫有瘀斑、脉涩。治宜祛瘀止血为主，方用祛瘀止血汤，药物有丹参、当归、川芎、生地、三七、花蕊石、侧柏叶、茜草等。大量出血以后，患者的血容量减少，可导致出血性休克。这时要立即让患者平卧，垫高双脚，改善脑部的血液循环，并及时输液或输血等抗休克治疗。

2．头痛

晚期鼻咽癌患者常有头痛症状。其疼痛的特点是持续时间长，进行性加剧，并随病情的发展疼痛越来越剧烈，极度严重者痛不欲生。因持续剧烈的头痛，患者睡眠不安、精神疲乏、食欲减退、全身衰竭，加重病情恶化。中医认为，鼻咽癌患者的疼痛多因经络阻滞不通所致，有“通则不痛，不通则痛”之说。气滞血瘀、痰湿凝滞、毒邪蕴结等均可引起“不通”，中医可从疏肝理气、活血化瘀、化湿祛痰、解毒散结等方法进行施治。乌头、延胡索、徐长卿、白芍、罂粟壳等具有良好的止痛效果，可加入辨证方药中应用。

3．放射性脑脊髓病

放射性脑脊髓病是鼻咽癌放疗后发生的一种严重后遗症，多数为照射后 1～2 年发病。临床表现为记忆力减退，定向力障碍，神志痴呆，答非所问，个别病例出现幻觉，智能减退甚至完全痴呆。颅内压增高表现为头痛、呕吐、抽搐等。严重的表现为运动障碍，从无力到完全瘫痪，痛温触觉减退至消失，大小便异常至失禁。应用当归、威灵仙、女贞子、枸杞子、菟丝子、桂枝、杜仲、续断、牛膝、吴茱萸、川芎、全蝎、蜈蚣、地龙、僵蚕、金樱子、益智仁、火麻仁、钩藤等组方治疗，可以减轻放射性脑脊髓病的症状，延缓病情发展。

（二）兼症

鼻咽癌后期如出现口眼歪斜，面部麻木，瞠目不转，复视、舌蹇等，可在辨证的基础上加入牵正散；如吞咽困难、食入反呛，可选加旋覆花、代赭石、丁香、柿蒂、砂仁等。如久病出现阴损及阳或阴阳俱虚时，则应根据其亏损的情况，选用八珍汤、十全大补汤，左归饮、右归饮等加减化裁。

对鼻咽癌颈淋巴结转移的治疗，应以内消为主，使用外敷药物时，切忌穿溃。有人将鼻咽癌当作瘰疬，用中药外敷吸出或打穿，结果不但延误治疗，而且还增加患者痛苦。严重者可致时流腥臭血水，疮口翻花，或促进远处转移，临床应引起注意。[①]

【治疗进展述评】

鼻咽癌是我国常见的头颈部恶性肿瘤，高发于南方地区。鼻咽癌在其流行病学、病理学、自然病程及疗效方面与其他头颈肿瘤存在差异。鼻咽癌中低分化鳞癌占的比例大，因此放疗是目前的首选疗法。但Ⅲ～Ⅳ期患者的5年生存率仅30%左右，这可能是由于鼻咽癌的局部复发和远处转移所造成的。对早期鼻咽癌，放疗效果良好，具有较高的治愈率。相较于单纯放疗，同期放化疗和中医药综合治疗，更能提高晚期鼻咽癌患者的远期生存率，提高生存质量。

鼻咽癌化疗药物以铂类及氟尿嘧啶为主，但是常产生耐药性，且不良反应严重。分子靶向药物作用于肿瘤细胞的特定靶点，特异性强，对正常组织损伤较小，许多临床试验正在进行中。西妥昔单抗是EGFR的IgG1人鼠嵌合型单克隆抗体，与放化疗联合治疗鼻咽癌取得了较好的疗效。此外，随着分子生物学、基因学、免疫学的快速发展，免疫治疗和基因治疗也为鼻咽癌患者带来了希望。

中医对鼻咽癌的治疗主要体现于抗癌预防复发转移方面，近些年对降低放化疗毒副作用方面研究较多。在现有放化疗基础上，提高对肿瘤的长期控制率和患者远期生存率，改善患者无瘤生存期和生活质量，是提高鼻咽癌治疗水平的重要途径。

【名家治验及医案】

（一）赖义勤治验

赖义勤治疗晚期鼻咽癌分三型：①气阴两虚型，治以益气养阴，用四君子汤合益胃汤加减（太子参、白术、茯苓、玉竹、生地、麦冬、甘草、半夏、白花蛇舌草）。②气郁化火型，治以清肝泻火，用龙胆泻肝汤加减（龙胆草、栀子、黄芩、柴胡、生地、泽泻、白术、茯苓、白芍、白花蛇舌草）。③痰热血瘀型，治以化痰散结、清热解毒、通经活络（清气化痰丸加减：胆南星、陈皮、半夏、茯苓、僵蚕、夏枯草、地龙干、浙贝母、黄芩、枳壳、白花蛇舌草）。[②]

（二）邱宝珊治验

邱宝珊认为对晚期鼻咽癌患者，辨证论治是最根本的原则。邱宝珊将鼻咽癌分为三型：①痰浊结聚型，治以白花丹汤，药用白花丹、白术、生南星、生半夏、山慈菇各

---

① 王永钦．中医耳鼻咽喉口腔科学［M］．北京：人民卫生出版社，2001：559－561．

② 赖义勤．中西医结合治疗晚期鼻咽癌疗效观察［J］．福建中医药，1996，27（2）：15－16．

15 g，茯苓、昆布各30 g，青皮12 g，党参24 g，老鼠勒18 g，僵蚕9 g。②气血凝结型，治以青马汤，药用青皮、当归、川芎各12 g，马鞭草、生牡蛎、泽兰各30 g，昆布、两面针、丹参、五灵脂各15 g，红花9 g，三七3 g（研末冲服）。③火毒困结型，治以黄虎汤，药用黄藤、赤芍、川萆薢、玄参、地肤子各15 g，山栀子、天花粉、生牡蛎、蚤休各30 g，牛膝20 g，虎杖18 g，柴胡9 g。

晚期鼻咽癌患者正气比较虚弱，而且大部分患者进行了放、化疗，而这又最易伤津耗气，因此在治疗用药时应多用滋阴养血之品，并注意调理脾脏，以培补元气，提高抗癌能力，改善其生存质量。①

（三）潘明继治验

潘明继认为放疗仍是目前治疗鼻咽癌的首选手段。但放疗的电离辐射是一种热性杀伤物质，热可化火，火热灼津，则出现阴亏毒热等毒副反应，一旦阴津被劫，必伤元气，机体气血虚弱的症候则相继出现。因此主张放疗时配合中药辨证治疗，减轻毒副反应，常用扶正生津汤加减（白花蛇舌草、白毛藤各25 g，生地、丹参、党参、生黄芪各15 g，麦冬、天冬、白茅根、茯苓、女贞子各12 g，沙参、白术各10 g；脾胃虚寒减白茅根、沙参、麦冬、天冬、生地，加大枣、砂仁、丁香；气血两虚，白细胞数降低，减白茅根、沙参、麦冬、天冬，加枸杞、紫河车、熟地、鸡血藤并重用黄芪）。②

（四）李连华治验

李连华等用益气养阴汤配合放疗治疗鼻咽癌。益气养阴汤组成：太子参30 g（或西洋参15 g），玄参、麦冬、生地、女贞子各15 g，石斛、天花粉各20 g，白花蛇舌草、半枝莲各30 g，甘草6 g。在此方基础上辨证论治：鼻塞加苍耳子、辛夷花各10 g；涕血者加用仙鹤草、旱莲草、侧柏叶各15 g；头痛者加用白芷、羌活各10 g；面麻、舌歪、复视者加蜈蚣3条，僵蚕6 g，钩藤15 g；颈淋巴结肿大超过8 cm×8 cm者加用生南星、夏枯草各20 g，生牡蛎30～60 g；咽喉肿痛者加射干、牛蒡子、山豆根各10 g，胖大海5枚；咳嗽无痰者加北沙参30 g，百合20 g，川贝母（另研末冲服）、桔梗各10 g；舌质红绛或青紫，舌尖边瘀点或瘀斑者加丹参、赤芍各10 g，红花6 g；气血虚者加用何首乌、黄精各20 g，补骨脂15 g，鸡血藤、黄芪（或党参）各30 g。服法：放疗期间每日1剂，连服6天，休息1天，4周为1个疗程，连续服用3个疗程至放疗结束，放疗后半年内每周维持5～6剂，放疗后半年以上每周服3剂，持续2年以上。治疗结果：138例中，存活3年以上120例，存活5年以上93例。③

---

① 邱宝珊．中医治疗24例晚期鼻咽癌的疗效观察［J］．新中医，1994（9）：10－11.

② 潘明继．中西医结合治疗鼻咽肿瘤［J］．实用肿瘤杂志，1991，6（4）：199－200.

③ 李连华，潘启超，王立川．中西医结合治疗鼻咽癌临床疗效观察［J］．广州医药，1999，30（6）：72－73.

（五）周仲瑛医案

周仲瑛认为放疗是热毒，热可化火，火热灼津，会出现阴亏热毒的毒副反应。热毒痰瘀互结，阴液耗损之鼻咽癌并见淋巴结转移，治疗予清热解毒、化痰祛瘀、软坚散结为主，兼顾热毒伤阴的病理表现，佐以养阴滋液。

医案：患者，男，49 岁，1996 年 8 月 31 日初诊。因左耳肿块在某医院经 CT 及病理活检诊断为鼻咽癌伴左颈后三角淋巴结肿大（4.6 cm×3.8 cm）。经 N. P. C 放疗 2 个月，好转后出院。CT 复查示：鼻咽部后壁软组织仍增厚，但轮廓光整，较放疗前 CT 片有所好转，颅底骨质亦未被破坏，左颈后三角窝内仍可见肿大淋巴结（2.2 cm×1.8 cm）。由于放疗毒副作用明显，导致中耳炎、口腔干燥等，同时患者惧怕手术，故特来周仲瑛处求治。症见：左耳下方肿块隆起，质硬，如乒乓球大，脘腹痞胀隐痛，面色暗黑，舌质紫暗，瘀斑满布，苔薄黄腻，脉细弦。中医诊断：失荣。西医诊断：鼻咽癌伴颈部淋巴结转移。中医辨证为热毒痰瘀互结，阴液耗损。治以清热化痰，养阴散结为法。处方：天花粉 15 g、天冬 12 g、漏芦 12 g、山慈菇 10 g、露蜂房 10 g、炙蜈蚣 3 条、炙僵蚕10 g、炙蟾皮 5 g、龙葵 20 g、猪殃殃 20 g、川楝子 15 g、胆南星 10 g、益母草 15 g、海藻12 g、白花蛇舌草 25 g。每日 1 剂，水煎服。另配合梅花点舌丹 3 粒，每日 2 次，饭后温服。后以原方加减。1997 年 1 月 8 日 5 诊：左耳后肿块消失，肌肉仍感觉紧胀疼痛，声音沙哑好转，腹部隐痛，苔薄黄腻，脉小滑。周仲瑛用药关键在于以邪实为重点，祛邪为主要方面，复合应用清热解毒、化痰软坚、祛瘀散结诸法。另服梅花点舌丹以增强消散之力。[①]

（吴玉生、李丹青）

第四节　鼻腔与鼻窦癌瘤

鼻腔及鼻窦癌瘤除早期外，两者常合并出现，比较难以辨别原发部位，而且发病因素、病理类型以及临床表现有相似之处。在我国，鼻腔及鼻窦癌瘤发病率并不高，北方地区发病率高于南方。男女发病率之比为（1.5～3.0）∶1，绝大多数发生于 40～60 岁之间。在鼻窦恶性肿瘤中，上颌窦恶性肿瘤发病率最高。据新疆医科大学第一附属医院 2002 年 1 月至 2011 年 12 月主要诊断为头颈部恶性肿瘤的患者统计资料显示，鼻腔及鼻窦癌瘤患者有 313 例，在头颈部恶性肿瘤构成比位居第五，鼻腔及鼻窦癌瘤中以鼻腔癌为主（占 62.1%）。鼻腔及鼻窦癌的发病高峰在 40～70 岁之间，50～60 岁发病率最高，男女发病比为 1.6∶1[②]。国外以南非班图人的发病率最高，为 4.3/10 万，占全部恶性肿

① 蔡铁如，宁泽璞，邓天好．国医大师专科专病用方经验：第 2 辑［M］．北京：中国中医药出版社，2018：344－346．

② 宿伟鹏，刘攀，赵化荣，等．新疆地区 2829 例头颈部恶性肿瘤的流行病学分析［J］．中国肿瘤临床，2013（19）：1165－1169．

瘤的6%。日本亦较多见，其发病率与喉癌相近。美国较为少见，年均发病率为0.7/10万，占头颈部癌的3%。80%以上患者为上颌窦癌，男与女之比为2∶1，大多数患者在40岁以上，60～70岁发病率最高。

不少报告指出，木工多患此病，可能与长期暴露于木屑环境有关。木屑中的致癌原因尚不明确，其所含成分有待进一步分析。此外长期接触镍粉尘，亦有致癌的报告，其中镍粉、次硫酸镍及氧化镍等，被认为是主要的致癌原。长期吸食当地土产的鼻烟，与部分人群多患鼻窦癌有密切关系。

【文献概述】

鼻腔与鼻窦癌瘤古代称之为“血瘤”“鼻蕈”，本节介绍鼻咽血管纤维瘤及鼻腔血管瘤，即中医之鼻及鼻咽血瘤。鼻蕈是指鼻腔与鼻窦肿瘤的乳头状瘤或肉芽组织。

鼻咽血管瘤、鼻腔血管瘤是现代医学病名。在《中国医学百科全书·中医耳鼻喉口腔科学》中称为鼻及鼻咽血瘤。对血瘤一证，在《外科正宗·卷二》中云：“血瘤者，微紫微红，软硬间杂，皮肤隐隐，若缠红丝夕擦破血流，禁之不住。”此论述与血管瘤的临床表现颇相似，在《重楼·玉钥续编诸证补遗》中有“鼻中生一条红线如发缠，一黑泡大如樱桃，垂挂到咽门上”。此亦与鼻或鼻咽血管瘤相似。

鼻蕈：现代医学称之为“鼻内翻性乳头状瘤”。中医本无鼻蕈之名称，根据“耳蕈”之论类推而命名之。“耳蕈”在《疮疡经验全书·卷二》中已有记载：“如遇耳痔耳蕈，先用针刺破，用玉红膏贴之。”此后在《证治准绳尸疡医·卷三》中对本病的症状有较详细的论述：“有耳蕈耳痔则不作脓，亦不寒热，外无臃肿，但耳塞不通，上缠绵不已，令人耳聋。”耳蕈、耳痔、耳挺是根据肿物的不同形状而定名的。如《医宗金鉴·卷六十五》云：“此三证皆生耳内，耳痔形如樱桃，亦有形如羊奶者；耳蕈形类初生蘑菇，头大蒂小；耳挺形如枣核，细条而长，努出耳外。”

【病因病机】

本病的病因比较复杂，与体内外的多种致病因素有关，其中与肝、脾、肺功能失健关系较大，其病理变化如下。

（一）脾运失健

由于饮食劳倦，损伤脾胃，脾失健运，运化水湿功能障碍，久聚成痰，痰浊阻滞，若兼邪热侵袭，或久郁生内热，则火挟痰湿久滞经络，逐渐积聚成瘤。

（二）肺经有热

肺主一身之气而通调水道，如由于肺经受热，肺阴耗伤，则肺之气机不利，肺气肃降和通调水道功能障碍，以致水液内停，痰浊内生，营卫气血运行受阻，痰浊久滞经络，逐渐积结成瘤。

（三）肝气郁结

肝气有升发透泄的作用，能舒畅全身气机。如因情志不舒，精神抑郁，则使肝气郁结，肝气失于疏泄，气机阻滞不畅，久则气滞血瘀，阻塞脉络，日积月累，渐成肿块。由于肝气郁结，肝脾两脏的制约失调，致使脾失健运，湿浊停聚，以致气血痰浊互结而成。①

综上所述，鼻及鼻咽血瘤、喉瘤、耳蕈，则多因肝气郁结，气滞血瘀或肺经受热，痰湿凝滞而致；痰包、唇部黏液腺囊肿则多因脾失健运，湿浊流注而致。

【诊断要点及鉴别诊断】

鼻窦的恶性肿瘤较原发于鼻腔者为多见，在鼻窦恶性肿瘤中尤以上颌窦恶性肿瘤最为多见，甚至可高达69%～89%，筛窦恶性肿瘤次之，原发于额窦者又次之，蝶窦者罕见。早期肿瘤尚局限于某一解剖部位，待到晚期，肿瘤相互浸润发展，很难区分为鼻腔或鼻窦恶性肿瘤。鼻腔及鼻窦癌肿起源于黏膜上皮或腺上皮，以鳞状细胞癌最为多见，占79%～80%，好发于上颌窦；腺癌次之，好发于筛窦。

一、诊断要点

（一）鼻腔癌

1. 临床表现

症状：①血性和脓性分泌物。反复出现血性分泌物可为较早期症状，尤其是鳞状细胞癌，因浅层瘤组织坏死及感染，尚多合并脓性分泌物，且有恶臭。恶性黑色素瘤则多见血性渗出液，淋巴细胞肉瘤、纤维肉瘤以及恶性涎腺型肿瘤较少异常分泌物。②鼻塞。肿瘤体积较大时出现，为最多见症状。一般为单侧，但晚期亦可压迫鼻中隔而并发对侧鼻阻塞，甚至阻塞咽腔合并呼吸困难。③疼痛。为本病主要症状之一。④其他。由于肿瘤压迫可继发鼻泪管阻塞而致流泪，或合并泪囊炎、额窦炎及上颌窦炎等症状。

体征：①鼻腔肿块。肿块表现按病理类型而异。鳞状细胞癌多呈菜花状，表现溃破及坏死、脆、易出血。恶性黑色素瘤外突、呈淡棕色或黑色，少数亦可无色，多伴血性渗出液。恶性淋巴瘤及纤维肉瘤的瘤体较大，堵塞鼻咽腔或两侧鼻腔，一般表面黏膜完好。恶性涎腺瘤多呈结节状，早期黏膜正常，晚期亦可溃破。②鼻外形改变及眼球移位。由于肿瘤挤压，可使鼻外形改变，即鼻背变宽、凸起，晚期可穿破皮肤而溃烂于外。肿瘤侵入眼眶，可挤压患侧眼球向外移位、外突及结膜水肿。

2. 影像学检查

X线及CT检查。上颌窦鼻颏位片可见鼻腔软组织阴影，患侧鼻腔扩大，常见侧壁骨质破坏合并鼻窦浑浊，鼻腔上部肿瘤需注意查看筛窦骨质有无破坏。CT检查有助于了解

---

① 王德鉴．中医耳鼻喉科学［M］．北京：人民卫生出版社，1987：325.

病变扩展范围，尤其了解有无上颌窦侵犯，应列为常规检查。

3. 细胞学、病理学诊断

疑为早期癌难以窥见肿瘤时，可行脱落细胞学检查。如有外突肿瘤则钳取其部分组织行病理检查。活检后应妥加压迫以防出血。如为黏膜下肿瘤，宜行穿刺吸取其部分组织病理检查。恶性黑色素瘤临床表现较为明显时，可不做活检，以避免挤压肿瘤引起转移。①

4. 鉴别诊断

鼻腔癌主要与中线肉芽肿、内翻型乳头状瘤、鼻窦癌相鉴别。

（1）中线肉芽肿。好发于25～55岁，男性较多，多伴有全身发热等不适。多位于鼻腔或口腔中线部位进行性坏死性病症，亦可发生于咽、喉等部位，包含Wegener肉芽肿病、淋巴瘤性多发肉芽肿、坏死性肉芽肿性炎症等多种疾病，镜下典型者多表现为肉芽肿、血管炎及周围组织坏死。

（2）内翻型乳头状瘤。好发于鼻腔外侧壁、中鼻甲或鼻窦，尤其筛窦，常为多发，弥漫广基，外观呈颗粒状、乳头状或息肉头，色红或紫红。症状及体征根据病变大小而异，本病50%～70%有既往手术史，常多次复发。病理特征为上皮细胞高度增生，向黏膜下基层内呈乳头状或杵状内翻倒生，形成分枝状隐窝或鳞状细胞巢基底膜完整。

（3）鼻窦癌。临床表现为面部肿胀，鼻阻塞多为继发症状，一般在鼻腔内较少查见瘤组织，X线显示上颌窦病变明显，除内壁外常见其他骨壁破坏，活检可明确诊断。

（二）上颌窦癌

1. 临床表现

症状：①鼻异常渗出液。常出现于早期，系由肿瘤破溃或合并上颌窦炎所致。②鼻塞。多数由于鼻侧壁受压所致，少数由于瘤组织侵入鼻腔而阻塞。③疼痛。多数由于肿瘤压迫上齿槽神经引起。④其他。由于肿瘤压迫可继发面部肿胀、眼球移位等症状。

体征：①上颌肿块。为本病主要体征，多出现于尖牙窝上方，为边界不清的隆起，呈橡胶样硬度、固定，可有轻度压痛，经龈颊沟触诊尤为清楚。②颈部淋巴结肿大。因本病常合并感染，故多数可以触及炎性肿大的颌下淋巴结，其质较软、活动，可有轻度压痛。②

2. 影像学检查

X线及CT检查上颌窦侧位片、鼻颏位片可显示骨质情况，常因显像不清诊断意义不大。CT检查有助于了解骨质破坏及累及范围，应列为常规检查。

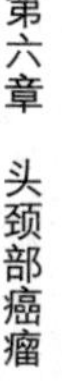

① 张天泽，徐光炜. 肿瘤学：中册［M］. 天津：天津科学技术出版社，2005：1046.

② 赵玲辉，王久莉，马庆荣. 耳鼻咽喉淋巴系与恶性肿瘤［M］. 北京：北京医科大学，中国协和医科大学联合出版社，1993：224－227.

3. 细胞学、病理学诊断

早期行上颌窦穿刺细胞学检查，必要时行上颌窦开窗探查，以采取活组织病检。一般所见上颌窦癌患者多有前壁破坏，可经龈颊沟行穿刺吸取组织。晚期肿瘤破溃者，可在瘤组织表面直接钳取活检。

4. 鉴别诊断

鼻腔癌主要与上龈癌、筛窦癌、恶性涎腺型肿瘤相鉴别。

（三）其他

鼻腔肿瘤常见的鼻腔与鼻窦癌瘤亦包括筛窦癌、额窦癌及蝶窦癌等窦腔癌瘤，发病均较少见，男性较女性为多，病理类型多为鳞状细胞癌，亦可发生腺样囊性癌、神经纤维肉瘤及嗅神经母细胞瘤等。

【辨证论治】

（一）辨证要点

1. 辨鼻塞

鼻塞指鼻窍堵塞不通，或通而不畅，是鼻腔及鼻窦癌瘤常见的症候之一。有外感风邪引起的鼻塞，多有周身不适、发热形寒的表现。有肺卫反复遭受寒邪侵袭所致，遇寒则重，遇暖则轻，时流清涕的肺寒鼻塞。有充血鼻衄，遇热则重，遇寒则轻，涕黏色黄的肺热鼻塞。亦有鼻痒清涕，时发时止，卫外不固的肺虚鼻塞。

2. 辨流涕

大致可分为寒热两种。一般地说，清白者多属寒、属虚；色黄者多属热、属实。稀薄者多属寒、属虚；稠浊者多属热、属实。无特殊气味者多属寒、属虚；腥臭者多属湿热上蒸；恶臭者多为热毒内蕴；涕血者多数痰瘀互结。

3. 辨失嗅

由于肺气不利，鼻窍堵塞，有嗅之气不能收纳于清窍，以致失嗅；亦有鼻窍通利，因中气虚弱，清阳不升，有嗅之气不能分辨的失嗅。①

（二）临床分型

1. 痰浊结聚型

主证：鼻塞不利，逐渐失嗅，黏膜色淡，面色不华，倦怠乏力，纳差，舌质淡胖，边有齿印，苔白厚腻，脉滑。

证候分析：多见于发病初期。肺开窍于鼻，可见早期外感症状，头痛头重，鼻塞涕血，痰多胸闷，体倦嗜睡，或见心悸，恶心，胃纳差，大便溏，舌质淡暗或淡红，舌体胖或有齿印，苔白或厚腻，脉弦滑或细滑。鼻部肿物色淡，鼻腔有分泌物附着，颈部可

① 徐鸿庆. 实用中医耳鼻喉科学［M］. 北京：人民卫生出版社，1981：8－10.

见恶核，质地尚软。

治法：祛痰散结，健脾和胃。

方药：清气化痰丸（《医方考》）加减。

陈皮 10 g　杏仁 15 g　枳实 10 g　黄芩 15 g　瓜蒌仁 10 g　茯苓 15 g　胆南星 15 g　制半夏 15 g　党参 15 g　鸡内金 10 g　山慈菇 15 g

方中以半夏、胆星、瓜蒌仁、杏仁、陈皮行气化痰祛浊，枳实下气、消积散结，黄芩清肺除热，茯苓健脾渗湿和胃，鸡内金、党参健脾和胃，山慈菇祛痰消积散结，健脾和胃。

2．火毒困结型

主证：鼻塞不利，嗅觉减退，黏膜色红，面部肿胀，口干便结，舌红苔黄，脉数。

证候分析：多见于患病时久或疾病中期，肝郁气结，化热化火，或热毒蕴伤脾胃，火毒亢盛，痰火气血互结，循经上逆而发癌肿，部分由于放疗损伤气阴，阴虚内热所致。患者头痛剧烈，耳鸣耳聋，或视蒙复视，咳嗽痰稠，痰涕带血较多，污秽腥臭，心烦失眠，口干口苦，小便短赤，大便秘结，舌质红，脉弦滑数。鼻腔肿块溃烂，或呈菜花状，颈部或有硬实肿块。

治法：泻火解毒，疏肝健脾。

方药：柴胡清肝汤（《外科正宗》）加减。

柴胡 10 g　黄芩 10 g　白芍 10 g　生地黄 15 g　川芎 10 g　当归 10 g　栀子 10 g　天花粉10 g　防风 10 g　牛蒡子 10 g　连翘 10 g　甘草 6 g　白术 10 g　鸡内金 10 g　沙参15 g　白茅根 30 g

方中以柴胡、当归、川芎、白芍、生地疏肝养血，防风、牛蒡子清散邪热，黄芩、栀子、连翘清热泻火，天花粉清热养阴凉血，甘草调和诸药，白术、鸡内金健脾消积散结，沙参、白茅根清热养阴。

3．气血凝结型

主证：鼻部疼痛，嗅觉丧失，面色晦暗，时有心悸怔忡，舌质黯淡，或有瘀点瘀斑，脉涩。

证候分析：见于发病中晚期。痰热毒瘀，结聚日久，放疗化疗损伤气血，总体本虚标实。患者头痛鼻塞，或胸胁胀痛，鼻涕带血色淡，耳内胀闷或耳鸣耳聋，舌质暗红或有瘀斑瘀点，舌苔白或黄，脉弦细或涩缓。检查可见鼻部肿块暗红，或有血脉缠绕，触之易出血，颈部或有硬实肿块或以溃烂渗液。

治法：行气活血、软坚散结。

方药：丹栀逍遥散（《校注妇人良方》）加减。

牡丹皮 15 g　栀子 10 g　当归 10 g　柴胡 10 g　白术 10 g　茯苓 15 g　赤芍 10 g　甘草6 g　川芎 10 g　牛膝 10 g　桃仁 10 g　红花 5 g　枳壳 15 g　桔梗 10 g　生地 15 g

方中以桃仁、红花、川芎活血祛瘀为主药；当归、赤芍养血活血，牛膝祛瘀通脉并引血下行，三药助主药以活血祛瘀为臣药；生地黄配当归养血和血，使祛瘀而不伤阴血，柴胡、枳壳、桔梗宽胸中之气滞，治疗气滞兼症，并使气行血亦行，共为方中佐药；甘草协调诸药为使药。合而用之，使血行瘀化诸症之愈。并可根据病情配用水蛭、虻虫、土鳖、桃仁等，以破血祛瘀，攻坚散结。①

【辨病治疗】

（一）内服

1. 常用中草药

（1）细辛：辛、温。归肺、肾经。祛风散寒、温肺化饮、通窍止痛。煎服，1.5～3 g，入丸散剂减半。外用研末吹鼻或以麻油浸液滴鼻。

（2）鹅不食草：辛、温。归肺经。散风寒，通鼻窍。煎服，5～10 g，有胃病者慎用。外用捣烂塞鼻或制成滴剂。

（3）石上柏：甘、平。清热解毒，活血消肿，止血。煎服，15～20 g，用治肿瘤时30～60 g。

（4）辛夷花：辛、温。归肺、胃经。发散风寒，宣通鼻窍。煎服，3～9 g；本品有毛，刺激咽喉，内服时宜用纱布包煎。外用适量。

（5）苍耳子：辛、苦、温，有小毒。归肺经。散风除湿，通窍止痛。煎服，3～10 g，或入丸散。

（6）皂角刺：辛、温。归肝、胃经。消肿止痛，托毒排脓。煎服，3～10 g。

2. 常用中成药

（1）六神丸（《雷允上诵芬堂方》）：具有清凉解毒、消炎止痛的功效。用于烂喉丹痧，咽喉肿痛，喉风喉痈，单双乳蛾，小儿热疖，痈疡疔疮，乳痈发背，无名肿毒。每日3次，每次10粒，温开水送服。

（2）西黄丸（《外科证治全生集》）：具有解毒散结、消肿止痛的功效。主治头颈部肿瘤等一切恶核。每日3次，每次3 g，温开水送服。

（3）平消胶囊（《癌瘤中医防治研究》）：可治鼻腔及鼻窦癌瘤等多种肿瘤。每日3次，每次4～6粒。

（4）鼻咽清毒颗粒（广药集团研制）：具有清热解毒、化痰散结的功效，用于热毒蕴结鼻咽，鼻咽肿痛，以及鼻咽慢性炎症，鼻咽癌放疗后分泌物增多等症。每次20 g，每日2次，温开水冲服，30日为1个疗程。

（二）外治

（1）用麝香散（《喉科紫珍集》）或碧玉散（经验方）涂或吹于瘤体表面，以促进

① 李凡成，徐绍勤. 中西医结合耳鼻咽喉科学［M］. 北京：人民卫生出版社，2001：353.

肿瘤的消散。麝香散：麝香、冰片可芳香僻秽、散结消瘤，黄连清热解毒。碧玉散由硼砂、冰片、胆矾组成，有收敛除腐作用。

（2）痰包或唇部黏液腺囊肿，可刺破排出黏液，再搽冰硼散（《囊秘喉书》）。

（3）鼻咽及鼻腔血管瘤有出血者，外用云南白药等药物。

（三）针灸

（1）体针法：痰浊结聚型取足三里、迎香、太渊、公孙、印堂，补法；痰浊火毒困结型取三阴交、内庭、迎香、太阳、尺泽，泻法；气血凝结型取迎香、印堂、合谷、风池，泻法，每日 1 次，每次留针 30 min，10 次为 1 个疗程。

（2）耳针法：鼻、内鼻、肺、脾、胃。针刺，留针 15 ~ 20 min，每天 1 次，或王不留行籽贴压，每日自行按摩 2 ~ 3 次，5 天 1 个疗程，疗程间歇 2 ~ 3 天。

（3）灸法：上星穴温和灸，每次 15 ~ 20 min，每日或隔日 1 次，或直接灸 7 壮，每日 1 次。

【急症与兼症】

（1）患者烦躁易怒，头面肿胀，热势饬张，火毒盛极者，多由于风热外攻，痰火内郁而起，或内有痰热生风所致。可选配黄芩、连翘、板蓝根、山豆根、青黛、地胆头、紫花地丁等，以清肺泻热、解毒散结。

（2）颈部肿块巨大，或数量较多，同时肿块质硬，伴有痰多者，多由肝、胆、三焦等经痰湿热毒蕴结而成，配用四生散（经验方）以攻坚逐痰以散结。方以生南星燥湿化痰，散结消肿；生半夏燥湿化痰，消痞散结；生川乌温经止痛，祛风除湿；生草乌除寒祛痰，破积散结。

（3）鼻衄或痰血者多属热邪迫血妄行，可选加清热凉血、止血宁血药物如旱莲草、白茅根、仙鹤草、紫珠草、藕节、白及、马勃、地稔等。

（4）口眼歪斜，复视，伸舌不正，言语不清，面瘫等症，多由于患者合并风寒或风热外袭，并痰瘀阻络而成，可配合牵正散《杨氏家藏方》以祛痰止痉。或选加地龙干、蝉衣、蜈蚣、白芍、钩藤等。

（5）局部疼痛或头痛剧烈甚则神志昏蒙者，考虑气血凝结，上扰清空，可对症选加行气活血、消瘀散结药物，如蜂房、田七、五灵脂、沉香、木香、蔓荆子等，或用 1% 冰片酒精涂敷疼痛部位。

【治疗进展述评】

目前治疗可分为手术、放疗和化学疗法，但应根据肿瘤性质、大小、侵犯范围以及患者承受能力决定，当前多主张早期采用综合疗法，疗效较好。

（一）放疗

单独根治性放疗只适用于对放射线敏感的鼻腔和鼻窦恶性肿瘤，如肉瘤、低分化癌等，但疗效并不完全满意。对晚期病例无法手术根治者，仅能做单独姑息性放疗。至于术后复发者及不能耐受手术者也可进行放疗，但疗效均差。

放疗加手术为目前常用的综合疗法，疗效较好。放疗在手术前或手术后均可使用，目前多倾向于术前采用根治足量放疗，术后不必再用放疗，或有手术不彻底者，才加用术后放疗。

术前放疗可以促进包围肿块的能力，从而使癌肿缩小，及其周围血管与淋巴管闭塞阻断局部淋巴引流，减少术中机械性播散的机会。但要注意术前放疗切勿过量，以免引起术后愈合不良、放射性骨坏死和咬肌纤维化等不可逆的并发症，致使面部变形，口腔功能减退。单独放疗仅作为姑息疗法。

（二）手术疗法

鼻腔鼻窦恶性肿瘤应早期力争彻底手术切除；但单独手术术后易复发，故术前或术后应配合放疗或化疗，借以提高疗效。有淋巴结转移者应做颈部淋巴结廓清手术。应用CO_2激光切割、气化鼻腔恶性黑色素瘤具有较好的效果，且可预防扩散和转移。

（1）上颌窦恶性肿瘤：视具体情况可施行 Denker 氏手术上颌骨全切除术或加眶内容摘除术及其他鼻窦手术，务必彻底清除肿瘤。

（2）筛窦恶性肿瘤：鼻外进路筛窦切除术；或筛窦肿瘤并已侵入颅内者，可行大块切除，必要时术后继以放疗。

（3）额窦恶性肿瘤：应根据肿瘤扩展范围采用鼻外额窦手术（亦称额窦根治术），术中应彻底将肿瘤连同窦腔黏膜全部清除，尽可能做额骨骨瓣复位术，保持面容。或将额窦前后壁、额窦中隔窦底连同筛窦全部切除，术后行整形修复术。近年提倡用刚玉陶瓷以修复上颌窦和额窦手术中面部骨孔，重建鼻额管，疗效较好。

（4）蝶窦恶性肿瘤。以放射治疗为主，辅以手术切除。手术途径可采用鼻侧切开、经筛窦进入蝶窦，尽量切除肿瘤。

鼻腔与鼻窦癌瘤预后多数不良，因早期诊断不易获得。如上颌窦恶性肿瘤采用综合疗法治疗，5 年生存率仅达到 39% ~40% 。

中医认为本病其病因病理与肝、肺、脾关系较为密切，如鼻及鼻咽血管瘤、喉瘤、耳蕈多因肝气郁结、气滞血瘀或肺经受热飞痰湿凝滞而致。痰包、唇部黏液腺囊肿则多因脾失健运，湿浊流注而致。

【名家治验及医案】

（一）明代孙一奎《孙文垣医案》治疗鼻咽血瘤治验

明代著名医家孙一奎把喉部肿瘤归于肺经痰火，重视三焦元气的保护和治疗，既反对滥用寒凉，又指出了过用辛热、疏导及渗利之剂的危害，同时又注意精气同治。病案记载一男子患肺经痰火症更兼鼻衄：“弱冠时，病鼻塞不能喷者四年，且衄，寒月更甚，口渴，咽喉边有痰核，脉之右寸关洪滑。予曰：此肺经痰火症也。与前胡、秦艽、葛根、薄荷、石膏、天花粉、玄参、贝母、山栀子、甘草、白药子、桔梗、丹皮四帖而衄止。夜与牛黄三清丸数粒噙之，鼻气即通利能嗅，噙未旬日痊愈。”

（二）张重华医案

张重华认为是由于肺脾肝三脏功能失调，导致气滞血瘀痰凝，日久形成赘瘤。同时重视患者体质，故以调整肺肝脾为基础，酌加扶正药物，同时强调局部用药，临床用之获良效。

医案：患者因反复左鼻塞、流涕7年，检查发现左中鼻道乳头状新生物入院。X线华柯氏位摄片示“左上颌窦软组织影”，于12月20日局麻加表麻下行左中鼻道新生物摘除及筛窦开放术，术后病理报告为“左鼻内翻性乳头状瘤”。舌质红，苔薄，脉细滑。证属肺气不宣，肝脾气滞，血瘀痰凝。治拟宣肺化痰，疏肝健脾，理气散结。藿香9 g、陈皮9 g、蚤休9 g、丹皮9 g、丹参9 g、仙鹤草15 g、浙贝母9 g、柴胡9 g、牡蛎30 g、夏枯草12 g、生白芍12 g、木馒头15 g、天花粉12 g、薏苡仁30 g、莲子肉15 g、炒荆芥9 g、桔梗4.5 g、生甘草3 g。

复诊：7剂后，左鼻通气好，涕少，左中道洁，苔脉同前。守方再进。14剂后，无不适，遂在原方中加天冬、麦冬、玄参、熟地、郁金、茯苓、枳壳，连续服药半年。1996年6月27日复查，左鼻通气好，嗅觉正常，无鼻涕，鼻腔洁，未见新生物。X线摄片示：双额、筛、上颌窦透光好，未见明显窦腔扩大及骨质破坏。

（李丹青）

第五节　唇癌及口腔癌

唇癌及口腔癌是指发生在唇和固有口腔（包括牙龈、唇内侧黏膜、颊黏膜、硬腭、舌体及口底诸解剖结构）的恶性肿瘤。口腔有广义和狭义之分。狭义的口腔专指固有口腔，即包括牙、牙龈、唇内侧黏膜、前庭沟、颊黏膜、舌体（舌前2/3）及口底在内。广义的口腔还包括舌根（舌后1/3）、扁桃体、咽侧壁、咽后壁和软腭在内。本章只讨论狭义的也即发于固有口腔的恶性肿瘤。

唇癌及口腔癌在印度、东南亚为高发区，尤其是印度，口腔癌占全身肿瘤的35%左右，欧美国家以唇癌为主，占口腔癌的25%～30%。在国内发病率为1/10万～2/10万，居头颈部肿瘤第二位，发病率依次为舌、齿龈、唇、腭、颊黏膜、口底。唇癌及口腔癌多见于50岁以上男性，其病因及发病条件十分复杂，主要与烟酒嗜好、紫外线与电离辐射、慢性刺激与损伤、机体免疫状态，以及东南亚居民、海南人嚼槟榔习惯和非特异感染协同作用有关。组织病理类型以鳞状细胞癌为主，占90%～95%，其余为腺癌，本病多直接浸润周围组织，可经淋巴道转移至颈部、颌下和颏下淋巴结，而经血行转移之靶器官为肺。早期口腔癌预后一般，晚期则较差，总体5年生存率在60%左右。

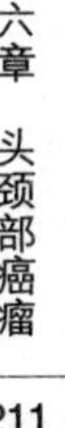

【文献概述】

中国古代医学文献虽无唇癌及口腔癌的病名，但类似的症状和体征均记载在“茧唇”“牙菌”“牙疳”“口菌”“口疳”“唇菌”“牙蕈”之中。

“茧唇”一词最早见于宋代窦汉卿的《疮疡经验全书》，谓“茧唇者，此证生于嘴唇也，其形似蚕茧，故名之”，对其症状描述也十分详尽，如“始起一小瘤，如豆大，或再生之，渐渐肿大，合而为一，约有寸厚，或翻花如杨梅，如疙瘩，如灵芝，如菌，形状不一”，并将其成因归结为“皆由六气七情相感而成，或心思太过，忧虑过深，则心火焦炽，传授脾经，或食醉酒厚味，积热伤脾，而肾水枯竭以致之”。其后，明代王肯堂《证治准绳》亦有“唇肿起白，皮皱裂如唇茧，名曰蚕唇，有唇肿重出如茧者，有本细末大如茧如瘤者”的记载。明代陈实功《外科正宗》则对其症状加以补充，“甚则作痛，饮食妨碍，或破流血”。清代陈士铎《洞天奥旨》记载口疳有“口生疳疮，皮破涎流，重者每每血出，甚而唇吻腮颊俱烂，此乃胃中有热，又食生冷水果，重添其湿，湿热相兼，因其生疳而至烂”的记载。唇菌则见于清代余听鸿《外证医案汇编》“唇菌，由心绪烦扰，肝脾气郁而成”。

其他如牙菌、牙蕈则分别见于清代《外证医案汇编》《疡科心得集》和《尤氏喉科》等书。所谓“牙菌，生于牙根，其状紫黑色，高低如小菌状，此系火盛血热，而兼气滞”，“牙蕈形似核桃，坚硬如石，由心胃之火煎而成”。至于牙疳，清代《外科证治全书》有“龈肿出血，疼痛臭秽，恶寒恶热”的记载。在预后方面，清代吴谦《医宗金鉴》有茧唇“若溃后如翻花，时津血水者属逆”，《证治准绳》亦有“反为翻花败证矣”的记载。

【病因病机】

中医学认为，本病的发生是在脾、肝、肾脏亏虚不能抗邪的基础上，过食肥甘厚味及辛辣炙煿之品或因思虑太过，长期烟酒刺激或嚼食槟榔，导致心脾积热而成唇癌及口腔癌。

（一）七情内伤，心脾积热

心思太过，忧虑过深，气机郁结化火，致使心火焦炽，移热于脾经，结聚于唇和口腔而成。如明代王肯堂《证治准绳》所言“或因七情动火伤血，或因心火传脾经，或因厚味积热伤脾”，致唇及口腔“沛裂无色，唇燥口干，生疮，年久不愈”。

（二）饮食不节，脾蕴湿毒

过食辛辣煎炒炙煿、醇酒肥甘厚味之物，脾胃中焦热盛蕴毒；或脾胃亏损，水湿不运，酿生湿热；或聚湿成痰，湿热火毒之邪瘀结于唇及口腔而发本病；或长期吸烟，烟蒂灼伤口唇，局部刺激致唇之气血不畅，加之烟毒内侵，瘀毒壅阻于唇部和口腔引起恶变而成癌肿。

（三）肝肾亏虚，火痰毒结

人过半百阴气自衰，素体不足或房劳过度，肝肾亏损，阴虚火旺，炼液成痰，虚火痰毒循经于口腔及唇部而发为本病。如明代王肯堂《证治准绳》曰“肾虚唇茧，时出血水，内热口干，吐痰体虚……胃火血燥，唇裂为茧或牙龈溃烂作痛……思虑伤脾，血耗唇皱”，故本病尚有局部溃疡出血，妨碍言语及进食等症。

总之，唇癌及口腔癌是整体属虚、局部为实、虚实夹杂的一类疾病。其病位在脾，病机是火毒痰浊之邪蕴脾，导致其局部气血瘀滞，唇和口腔失荣或火毒蕴结于唇和口腔而成肿块，发病与心、肝、肾、胃关系十分密切，治疗时应注意兼顾肝肾之阴，正如《奇效良方·总论》之“口疮者脾气凝滞，风热加之，然而治疗之法，各随其所因以治之”。

【诊断与鉴别诊断】

（一）诊断要点

1. 临床表现

唇癌及口腔癌起病多在局部良性病变基础上发生如口腔角化增生、白斑、扁平苔藓等，按生长方式可分为浸润型、外生型、溃疡型三种，在晚期可同时存在，且难以完全区别，但可以其中一种表现为主。唇癌及口腔癌虽症状、体征错综复杂，但从中医角度看，多数患者有思虑太过、心烦失眠等心脾积热的症状，最常见的四大症状为：硬结如蚕茧、局部疼痛、溃烂翻花及言语、进食困难。根据唇癌及口腔癌的发生部位，病程可有不同的临床表现。

（1）硬结如蚕茧：唇癌及口腔癌初起为局限性硬结，状如豆粒渐渐增大，以致唇或口腔上皮皱裂，肿块坚硬，故中医称本病为茧唇，辨证为心脾积热所致，发于唇部多起于一侧，尤其在中外1/3部位；起于牙龈部则多源于牙间乳头及牙龈缘区，下齿龈比上齿龈多见，双尖牙区及磨牙区多发，前牙区少见，下齿龈癌多向颊唇侧扩展，因与牙槽骨及下颌骨相邻，故极易侵犯上齿龈向深部浸润，破坏牙槽突，进而出现牙齿松动，脱落；腭部常起自一侧，并迅速向牙龈侧及对侧蔓延，极易侵犯腭骨以及鼻底及上颌窦；口底以发生在舌系带两侧的前口底最为常见。

（2）溃烂翻花：即癌瘤溃烂状或如杨梅，或如菜花，渗流血水、灼热，多为火毒痰浊蕴于口腔，腐肉成脓所致。起于唇部、口底、颊部、牙龈者多出现此症。起于牙龈者多伴继发感染；起于口底多极易侵及舌下青筋及对侧，并很快侵及牙龈和下颌骨，亦可表现为牙齿脱落或松动；起于颊部多为深溃疡，迅速波及颊部全层，并向上、下牙龈、唇部、牙槽骨、软腭等处蔓延。

（3）局部疼痛：初起为轻度疼痛，随着病情进展，疼痛不断加剧，甚则夜不能寝。多伴局部色红、焮肿、溃烂，可覆以血痂或脓液，触之易出血，尤其是口底部、下唇部

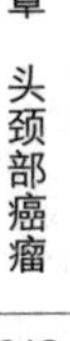

自发性疼痛明显，流涎亦明显增多。

（4）语言饮食困难：刚开始为口唇闭合困难或张口受限，后期可致舌体运动障碍，固定于口内而致语言、饮食困难，以口底、下唇颊部原发者为甚。发于下唇则以口唇闭合困难为主；起于颊部多张口受限；起于口底则多见舌体运动障碍，固定于口内。

2．影像学诊断

晚期颌下淋巴转移可累及骨膜，进而累及下颌骨，CT、MRI 或 PET－CT 检查可见肿瘤部位明显强化或代谢升高，可见累及骨头的破坏等向外浸润征象，有助于判断转移情况。

3．病理学诊断

活体组织病理学检查可见鳞状上皮细胞化生，高分化鳞状细胞癌是唇癌最常见的病理类型，多发生于下唇；其次为基底细胞癌，几乎发生在上唇。

（二）鉴别诊断

唇癌及口腔癌主要与黏膜白斑、慢性唇炎、乳头状瘤、慢性盘状红斑狼疮、角化棘皮瘤鉴别。

1．黏膜白斑

白斑系黏膜上皮增生并过度角化所形成略高于黏膜表面的白色斑块。一般认为，Ⅲ度白斑即应看作癌前病变。本病无明显呈肿瘤状的、无规则的外生肿块突起，亦无破溃或菜花状，组织病理检查仅见上皮高度增生与过度角化，不见鳞状细胞癌或基底细胞癌之癌细胞，是其重要鉴别点。若系Ⅲ度白斑已有细胞恶变、核分裂象增多、增殖上皮突破基底细胞膜等，应视为恶变成唇癌。

2．慢性唇炎

常与维生素缺乏有关，某些慢性刺激如日光、紫外线照射及吸烟也有关，发病部位常在下唇或口角区，表现为黏膜糜烂、角化不全、出血，去除病因对症治疗后可好转，但可反复发作，彻底治愈比较困难。取活体组织病检可资鉴别。

3．乳头状瘤

瘤体表面有细小乳头。边界清楚，一般仅数毫米大小，无基底部浸润，进行活检做病理检查无癌细胞。

4．角化棘皮瘤

为良性自限性疾病，多见于老年男性，初期生长较快，但当达到一定大小（11 cm 左右）时便生长缓慢，并可停止。病变呈圆形，边缘高、中心凹，数月后可自愈。显微镜下为成熟的上皮细胞，并无异常核型。可伴有炎性细胞浸润。早期病变可误诊为高分化的鳞状细胞癌。但追踪观察可自愈而排除之。

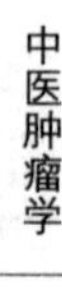

【辨证论治】

（一）辨证要点

本病以火毒痰浊之邪蕴结，致其局部气血瘀滞为其主要病机，局部癌肿多为实，而全身脾、肝、肾脏亏虚则为虚。心脾积热与脾胃湿毒证为实证，肝肾阴虚为虚证。舌质红或红绛、紫暗、瘀斑、瘀点或舌底静脉曲张，苔黄，脉数有力者属实。舌质淡，少苔或无苔，脉细数或细弱者属虚。癌肿局部表现为标，全身脏腑气血变化为本，辨证时应标本互参。

（二）临床分型

1．心脾积热型

主证：口腔肿块坚硬，或如茧唇，或溃烂翻花、燥裂、疼痛明显，或夜不能寝，张口、语言困难，常因情志变化而症状加剧或减轻，口渴，尿黄，面赤心烦，舌质红、苔黄厚腻，脉数或滑数。

证候分析：心思太过，忧虑过度，心火内炽，移热于脾，循经上炎，郁结于唇，故唇肿高突坚硬并随情志变化而加剧或减轻；热盛肉腐，溃烂翻花，故语言困难，痛不得眠；火易伤津，故口渴；心移热于小肠，故尿赤；舌红、苔黄厚腻、脉数均为有热之象。

治法：清心泻火，解毒消肿。

方药：清凉甘露饮（《外科正宗》）加减。

水牛角 60 g　生地 15 g　茵陈 12 g　黄芩 12 g　枇杷叶 12 g　银柴胡 10 g　麦冬12 g　石斛 12 g　知母 12 g　枳壳 12 g　甘草 6 g

方中以水牛角清心解毒为君药，生地泻火坚阴为臣药，佐以茵陈、黄芩、枇杷叶泻火除湿，银柴胡、麦冬、石斛、知母滋阴清热，枳壳理气，甘草为使药和诸药。

邪毒壅盛，疼痛明显者可酌加露蜂房 6 g、山豆根 15 g、炒栀子 10 g；大便秘结者可加大黄 15 g、芒硝 10 g；血水渗出明显者加仙鹤草 15 g、紫草 10 g、丹皮 10 g；颌下、颏下淋巴结明显肿大者加夏枯草 30 g、蒲公英 15 g；鼻塞者加苍耳子 10 g、薄荷 5 g。

2．脾胃湿毒型

主证：口腔肿物突然增大，或肿物突出明显，灼热疼痛，渗流血水，口干不欲饮，进食、言语困难，便秘，小便短赤，纳食欠佳，口臭，舌苔厚腻，脉滑数。

证候分析：脾胃湿毒蕴结，阻络蚀肉，故肿块突增；湿毒壅盛，腐灼肌肉，则灼热疼痛，渗流血水；热盛肉腐，故溃烂臭秽；唇及口腔肿痛溃烂，则转动不便而进食言语困难；纳食欠佳，口干不欲饮，便秘，小便短赤，舌苔厚腻，脉滑数为热毒湿邪蕴结中焦所致。

治法：清胃通腑，祛湿解毒。

方药：清胃散（《兰室秘藏》）合凉膈散（《太平惠民和剂局方》）加减。

黄连 10 g　连翘 12 g　大黄 10 g　芒硝 10 g　黄芩 12 g　栀子 12 g　竹叶 10 g　生地 15 g　丹皮 12 g　当归 12 g　薄荷 6 g　升麻 10 g　生甘草 6 g

用两方合一，黄连、连翘清脾热毒为君药，大黄、芒硝、黄芩、栀子、竹叶清腑泻热，生地、丹皮、当归清血分热毒为臣药，佐以薄荷、升麻引药上行，生甘草解毒调诸药共奏其功。

黄脓涕者加鱼腥草 15 g、蒲公英 10 g、苍耳子 10 g；热毒壅盛，红肿疼痛者加蟾皮 5 g、僵蚕 10 g、山豆根 15 g；不寐者加酸枣仁 15 g、夜交藤 10 g、合欢皮 10 g；纳差者加鸡内金 10 g、麦芽 10 g、谷芽 10 g。

3. 肝肾阴虚型

主证：肿块溃烂如深坑，或赘生突出物如菜花，疮色暗紫不鲜，时流血水，痛如火灼，腰膝酸软，五心烦热，颧红，舌质红绛，少苔或无苔，脉细数。

证候分析：晚期肝肾阴虚，相火上炎，火毒蕴结于唇，故口唇溃烂如深坑或突如菜花，色暗紫不鲜；火毒蕴结，经络阻塞，不通则痛，故痛如火灼；肾水亏乏，虚火内生，故见两颧发红，五心烦热；舌质红绛，苔少或无，脉细数为肝肾阴虚之象。

治法：滋补肝肾，泻火解毒。

方药：知柏地黄汤（《医宗金鉴》）加味。

生地 15 g　山药 15 g　山萸肉 12 g　泽泻 12 g　丹皮 10 g　茯苓 15 g　黄柏 12 g　知母12 g　壁虎 10 g　半枝莲 15 g　白花蛇舌草 15 g

方中以六味地黄汤为基本方药，生地、山药、山萸肉滋补肝肾为君药，泽泻、丹皮清热泻火，黄柏、知母泻火坚阴，茯苓健脾补肾，共为臣药，佐以壁虎、半枝莲、白花蛇舌草清祛余毒。

若阴液亏虚，口干不欲饮者加石斛 20 g、天花粉 20 g 等；便溏者加薏苡仁 30 g、车前子 15 g；血热妄行者加赤芍 10 g、仙鹤草 10 g、紫草 10 g 等。

【辨病治疗】

（一）内服

1. 常用中草药

（1）露蜂房：甘、辛，平，有毒，归肾经。祛风攻毒，散肿止痛。《日华子本草》："治牙齿疼，痢疾，乳痈；蜂叮，恶疮，即煎洗。"临床常用治唇癌及口腔癌、乳腺癌、宫颈癌、肺癌等癌瘤中属于风毒瘀阻者。常用 6 ~ 12 g 煎服。

（2）山豆根：苦，寒，有毒，归肺、胃经。清热解毒，清肿利咽。《仁斋直指方》："治咽喉上膈热毒患瘰疬者。"临床常用治唇癌及口腔癌、鼻咽癌、喉癌、肺癌等癌瘤中属热毒壅聚者。常用 6 ~ 15 g 煎服。

（3）僵蚕：咸、辛，平，归肝、肺、胃经。祛风解痉，化痰散结。《本草纲目》："散风痰结核，瘰疬，头风，风虫齿痛，皮肤风疮，丹毒作痒，痰疟癥结，妇人乳汁不通，崩中下血，小儿疳蚀鳞体，一切金疮，疔肿风痔。"临床常用治唇癌及口腔癌、脑肿瘤、食管癌、喉癌、恶性淋巴瘤中属痰结瘀积者。常用 10 ~ 15 g 煎服，或 1 ~ 1.5 g 研末吞服。

（4）壁虎：咸，寒，有小毒，入肝经。祛风定惊，散结解毒。临床常用治唇癌及口腔癌、食道癌、肺癌、喉癌、鼻咽癌等癌瘤中属风热毒结者。常用 2 ~ 5 g 煎服。

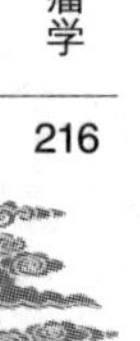

2. 常用中成药

（1）西黄丸（《外科证治全生集》）：具有行瘀散结、解毒消肿的功能。主治唇癌、口腔癌证属热毒壅盛者。每次3 g，每日2次。

（2）小金丹（《外科证治全生集》）：具有化痰散结、祛瘀通络之功效。主治痰核流注、唇癌及口腔癌证属寒湿痰瘀阻络者。每瓶3 g，每次服1~2瓶，每日2次。

（3）六神丸（《雷允上诵芬堂方》）：具有清热解毒、消肿散结的功效。主治唇癌、口腔癌。每次20~40粒，置于患处，觉舌麻木时咽下，每日3次。

（二）外治

唇癌和口腔癌多位于体表，尤其是唇癌多外露，药物可用散、膏等方式直达病所，祛除病邪，常用的外治方药如下。

（1）五虎膏（《实用中西医肿瘤大全》）：番木鳖240 g、蜈蚣30条、天花粉10 g、北细辛10 g、生蒲黄3 g、紫草1.5 g、穿山甲1.5 g、雄黄1.5 g、白芷3 g。番木鳖水煎前剥去皮毛，切片，晒干。用纯麻油300 g，入蜈蚣及另外8味药，煎熬至枯黑，去渣，再入番木鳖，炸成松黄色，不令焦黑，用罗筛去渣，余油趁热入白蜡30~60 g，和匀，候冷，即成。用法是先将癌疮面用甘草水洗净，拭干，用五虎膏涂敷0.3 cm厚，每日2~3次。

（2）蟾酥饼（《外科正宗》）：蟾酥（酒化）、轻粉、麝香、枯矾、寒水石（煅）、制乳香、制没药、铜绿（绿矾）、雄黄、蜗牛、朱砂。上药各为末，先将蜗牛研烂，加入蟾酥及其他药末捣匀，以陈醋调，外敷于溃疡面，然后用生肌膏盖之。

（3）唇癌外敷散（《古今名医临证金鉴·肿瘤卷》刘炳凡方）：蛞蝓（鼻涕虫）、鼠妇（地虱婆）等份烘干，加冰片少量，研细，撒布癌灶溃烂处，初上此药痛感加剧，患者应坚持每天涂药4次。

（4）黄柏皮散（《肿瘤临证备要》）：黄柏皮60 g、五倍子18 g、密佗僧6 g、甘草6 g。用五倍子、密佗僧、甘草三味研末涂黄柏皮上焙干，研粉末贴唇部肿物上。

（5）含漱1号方（《中医外科学》）：土茯苓120 g、蒲公英60 g、生地榆60 g、珍珠母60 g，每日1剂，水煎后含于口内，多次，每次10 min，用于热毒壅盛夹湿者。

（三）针灸

（1）体针：以脾、胃、心经及局部取穴为主，如合谷、承浆、地仓、内庭、天突、翳风、内关、足三里、太冲、心俞、脾俞、颊车、下关等穴。每次3~4个穴，补泻兼施，每日1次，每次留针20~30 min。

（2）耳穴：取心、脾、肾、肾上腺、内分泌、面颊等，每次2~4个穴，日针1次，每次留针20~30 min，行较强刺激。或每次埋针3~5天，2~3天后再行第2次埋针。亦可用胶布将王不留行籽固定于穴位上，反复按压，7天为1个疗程。

【急症与兼症】

（一）疼痛

唇癌早期疼痛呈间歇性，痛势较轻，随着癌细胞向邻近组织器官的深入浸润，疼痛不断加剧并呈持续性剧痛。早期口腔鳞癌一般无痛或仅有感觉异常或轻微触痛，伴发肿块溃疡时始发生较明显的疼痛。若口唇或口腔肿块焮红，疼痛不已，心烦难寐，大便干结，小便黄赤，舌质暗红，甚或红绛，舌苔黄干，脉弦数，或舌边尖有瘀斑、瘀点，或舌腹静脉粗暗曲张，此为瘀毒壅阻所致。治宜活血化瘀、清热解毒，方以桃红四物汤合西黄丸加减。药用生大黄、桃仁、红花、制乳香、制没药、当归、牛黄、赤芍、川芎、麝香、半枝莲、山豆根、白花蛇舌草等。若肿痛厉害、舌紫暗有明显瘀斑点者，加土鳖虫、水蛭、斑蝥，若肿块焮红疼痛，热毒偏胜，甚或流脓血汁者，可加土茯苓、野菊花、黄连、山栀子等。

（二）骨质破坏

牙槽骨、颌骨处疼痛，或鼻底出现肿物，牙齿松动，甚至出现病理性骨折，进食、语言困难，均为唇癌和口腔癌侵犯骨质的表现，X 线检查可出现患处虫蚀状骨质破坏等征象。因阳虚寒凝者多伴肢冷畏寒、气短乏力、舌淡、苔白、脉沉细。治宜温阳散寒、通络止痛，予阳和汤加减，药用熟地黄、肉桂、麻黄、鹿角胶、白芥子、全蝎。因热毒痰浊者多伴局部焮肿，口干咽燥，渴欲冷饮，舌红、苔黄腻，脉弦滑，治宜清热解毒、祛瘀散结，予黄连解毒汤加减，药用黄连、黄柏、黄芩、栀子、桃仁、红花等。

（三）出血

常流血水，淋漓不止，如腐蚀至小动脉时，则流血如注，短时间不易止血，常需加压包扎方能停止，多因胃火毒热所致，治宜清胃解毒、凉血止血，予清胃散加减，药用生地、丹皮、黄连、当归、白茅根、茜草、藕节等。

【治疗进展述评】

早期口腔癌预后一般，晚期则较差，总体 5 年生存率在 60% 左右。近年来由于采用多学科及中医药综合治疗，使得其 5 年生存率得到了进一步的提高。目前唇癌及口腔癌的复发被认为是影响其预后的主要因素。

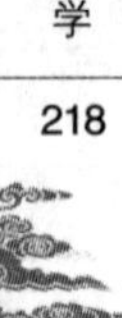

口腔黏膜白斑是导致口腔癌的癌前病变，其转变为鳞状细胞癌的概率为 11% ~60%，因此，预防口腔黏膜白斑癌变是防治口腔癌的重要途径。中医药认为，口腔白斑是一种全身性疾病的局部表现。外感风毒寒热、烟酒、霉菌及慢性炎症刺激，或情志抑郁，气滞血瘀，蕴积不散，而脾主肌肉，运化水湿，脾开窍于口，脾失运化，湿停毒郁，发于口腔黏膜，则发白斑。对于本病治疗，可采用理气活血、清热解毒、健脾化湿等法，局部与整体并治，使得口腔黏膜白斑稳定或好转，从而达到预防癌变的目的。①

【名家治验及医案】

（一）明代陈实功治验②

明代陈实功在《外科正宗》中指出，茧唇属阳明胃经之证，初期可局部外治，久病宜清热养阴，内外同治，其云："茧唇乃阳明胃经证也。因食煎炒，过餐炙爆，又兼思虑暴急，痰随火行，留注于唇，初结似豆，渐大若蚕茧，突肿坚硬，甚则作痛，饮食妨碍，或破血流久，则变为消渴、消中难治之证。初起及已成，无内症者，用麻子大艾炷灸三壮，贴蟾蜍饼膏盖，日久渐消。内症作渴者，早服加减八味丸，午服清凉甘露饮，以滋化源。日久流血不止，形体瘦弱，虚热痰生，面色黧黑，腮颧红现，口干渴甚者，俱为不治之证也。"

验方清凉甘露饮。

组成：犀角、银柴胡、茵陈、石斛、枳壳、麦冬、甘草、生地、黄芩、知母、枇杷叶各一钱。

制服法：水二盅，淡竹叶、灯心草各二十件，煎八分，餐后服。

（二）张梦侬医案③

湖北名医张梦侬认为本病多因平素饮食不节，恣食肥甘厚味、辛辣燥热之品，损伤脾胃，受纳运化功能失常，水谷留滞，积久化热化火，导致中焦脾胃火毒炽盛，经循足阳明胃经上灼于牙龈，火毒痰瘀互结而成牙龈癌。同时，叶天士在《温热论》中指出："齿为肾之余，龈为胃之络。"《杂病源流犀烛·口齿唇舌病源流》说："齿者，肾之标，骨之本也。"指出牙齿为肾中精气所充，一旦出现肾阴不足，水不济火，相火燔炽，牙齿失养而致癌。故牙龈癌在治疗上根据病因病机，在火毒痰瘀之邪盛时，治疗上予清热解毒、活血祛瘀、化痰散结，方药可用黄连解毒汤、五味消毒饮、清胃散、海藻玉壶汤、消瘰丸等进行加减；若阴虚火旺之正虚邪盛时，治疗上以滋阴降火、引火下行、解毒散结，方药可用玉女煎、知柏地黄丸、消瘰丸等进行加减。

医案：丁某，女，26岁，1969年12月上旬在进餐时觉咀嚼欠利，肢体有劳累困倦感，发现右上颌牙龈后上方有一硬结如半截橄榄样，遂至武汉各大医院检查均考虑为"牙龈癌"，因肿块坚硬异常，根部不规则，周界不清，生长迅速，旬日以外已大如卵，约3 cm×4 cm×2 cm，建议立即手术切除。患者因各种原因决定不做手术，坚持中药治疗，当时患者呈重病容，形体干瘦。中医辨证属热毒炽盛、痰瘀毒结，治则予清热解毒、

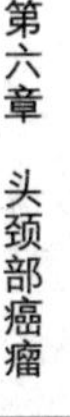

---

① 贾立群，李佩文．肿瘤中医外治法［M］．北京：中国中医药出版社，2015：299.

② 王伟彪，肖莹．肿瘤［M］．北京：中国医药科技出版社，2013：9－15.

③ 卢祥之，张年顺．著名中医治疗癌症方药及实例［M］．北京：科学技术文献出版社，1990：277－279.

化痰行气、活血消瘀、软坚散结，方药以五味消毒饮为基础方进行加减：金银花 30 g、煨三棱 10 g、旋覆花 10 g（布包）、蒲公英 30 g、莪术 10 g、夏枯草 30 g、橘核 10 g、昆布 15 g、紫花地丁 30 g、天葵子 10 g、白茅根 30 g、白花蛇舌草 60 g。用法：加水 2 750 mL，煎至 900 mL，去渣，加蜜 60 g，一日服完。复诊予加用消瘰丸等（土贝母、京赤芍、牡蛎）以滋阴软坚散结，治疗 4 个月后肿块已显著缩小，至服药 2 年，肿瘤消减至豆大，至服药 2 年 4 月，肿瘤完全消失，体质较前健壮。

（三）刘炳凡医案①

湖南名医刘炳凡认为本病病位在口唇，其病因乃过食炙煿煎炒食物及酽酒厚味，长期反复刺激及灼伤嘴唇，加之思虑暴急，均致毒火内结，气滞血瘀，痰火注唇而成。根据其病因病机当治以清热解毒、活血化瘀、养阴通络，方药可用五味消毒饮、犀角地黄汤、二至丸、桃红四物汤、失笑散等进行加减；到疾病恢复阶段可用四君子汤、沙参麦冬汤等以益气健脾、养阴复元。

医案：杨某，男，65 岁，1978 年 6 月下唇部鳞癌术后复发，因白细胞过低无法进行放、化疗，遂求中医药治疗，症见唇肿大如覆杯，原切口处翻花如剥开的石榴状，溃烂流水，诉进食困难，疼痛牵引到右侧头面部，右颌下淋巴结肿大如豌豆大，口干，大便秘结，小便黄短，舌质红，苔薄黄，脉弦细带数。中医辨证属阴伤热炽、毒滞血瘀，治以养阴清热解毒、活血通络化瘀为法，方药如下：

内服方：太子参、首乌、生地、黄精、女贞子各 15 g，沙参、丹皮、旱莲、蒲黄、天葵子各 10 g，白芍、土茯苓各 12 g，甘草 5 g，蛇蜕 5 g（焙），皂角刺炭 3 g。水煎服，每日 1 剂；配合使用外用方：蚰蝓（鼻涕虫）、鼠妇（地虱婆）等份烘干，加冰片少许，研末，撒布癌灶溃烂处，每日涂药 4 次。初涂痛重，坚持即缓。

经过 2 个月的内外合治后复诊，癌灶已全部平复，收口生肌，颌下淋巴结肿大也相继消失，口不渴，舌质淡黄，苔薄白，脉弦小缓，改用六君子汤加沙参、石斛以健脾益气滋阴，调理脾胃善后。3 个月后复查临床症状及局部肿块均消失，患者获得痊愈。

（陈汉锐）

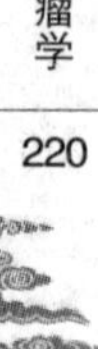

第六节　舌　　癌

舌癌指原发于舌部的恶性肿瘤，是临床常见的头颈部肿瘤。在我国，舌癌是口腔癌中最多见的恶性肿瘤，占口腔癌 30% ~50%，占头颈部恶性肿瘤的 5.0% ~7.8%，占全身恶性肿瘤的约 0.94%。在国外，舌癌发病率略低于我国，占口腔癌 20.2% ~39.2%。

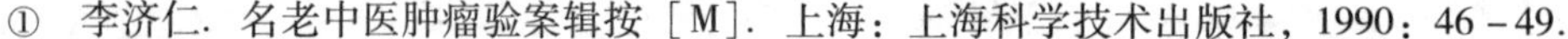

① 李济仁. 名老中医肿瘤验案辑按［M］. 上海：上海科学技术出版社，1990：46 -49.

舌癌的平均发病年龄约60岁，男性多见，发病率为0.5/10万~0.6/10万，女性为0.4/10万~0.5/10万，男女之比为（1.2~1.8）：1。[①]

舌癌的病因可能与嗜好烟酒，牙托、烂牙、龋齿等摩擦舌缘引起溃疡及口腔卫生不良而致长期的慢性炎症刺激有关，生物致癌因素如梅毒螺旋体人乳头状瘤病毒与某些类型的舌癌有关。此外，遗传、机体易感性、营养代谢障碍、放射线、人类乳头状瘤病毒的一些类型等亦可能与舌癌的发生有关。舌癌大体类型有溃疡型、浸润型、外生型，临床以溃疡型和浸润型多见。病理类型大多数为分化好的鳞状细胞癌，约占95.5%，其余为腺癌等。舌根癌中有一部分属唾液腺或淋巴组织来源。舌癌85%以上发生在舌体，其次发生在舌根、舌腹、舌背，发生于舌尖部者最少。舌体癌中又以舌中1/3侧缘部为最好发部位，占70%以上。舌癌恶性程度高，生长快，浸润强。淋巴结转移率较高，早期即可发生颈淋巴结转移，在初诊病例中约30%即发现有转移。转移部位以颈内静脉二腹肌淋巴结最多见，其次为颌下淋巴结、颈深中淋巴结、颏下淋巴结及颈深下淋巴结。有时可见胸锁乳突肌与肩胛舌骨肌交界处淋巴结肿大，又称为舌癌的“前哨淋巴结”，同时舌癌也可见锁骨上淋巴结及对侧颈淋巴结的转移。舌癌的血行转移，约占5%，以肺和肝多见。

舌癌的预后主要取决于临床分期，与原发癌的大小和颈部有无淋巴结转移关系密切。舌癌Ⅰ、Ⅱ期患者5年生存率为70%~90%，Ⅲ、Ⅳ期病为30%~40%，总的5年生存率在60%左右。颈部淋巴结无转移者5年生存率在60%以上，有转移者在30%左右。

【文献概述】

舌癌在中医文献中主要见于“舌蕈”“舌疳”“舌菌”“舌岩”“舌痔”等病症。《丹溪心法》与《疡科心得集》记载：“肿突如泛莲，或状如鸡冠，舌本短缩，不能伸舒，言语时漏臭涎……甚至透舌穿腮、汤水漏出，是以又名翻花岩也。”《医宗金鉴》中对于舌癌的临床表现和预后做了较为详尽的描述：“舌疳，其症最恶，初为豆，次如菌，头大蒂小又名舌菌。疼痛红烂无皮，朝轻暮重，……若失于调治，以致焮肿，突如泛莲，或有状如鸡冠、舌本短缩，不能伸舒，妨碍饮食言语，时漏臭涎。再因怒气上冲，忽然崩裂，血出不止，久久延及项颌，肿如结核，坚硬疊痛，皮色如常，……甚者透舌穿腮，汤水漏出，……因舌不能转动，迭送饮食，故每食不能充足，致胃中空虚，而症情增重，日渐衰败，百不一生。”

《医宗金鉴》对舌癌病机做了精准描述：“舌疳，由心脾火毒所致，其证最恶，初如豆，次如菌，头大蒂小，又名舌菌。”《图注喉科指掌》则对本病的病机、表现与预后均有简明扼要的阐述：“舌疳之症恶非常，心脾火毒积中央，初如豆大渐如菌，暮重朝轻饮

① 中华医学会．临床诊疗指南：口腔医学分册［M］．北京：人民卫生出版社，2005.

食妨，怒则崩破透腮舌，串延项颌核滋昌，名为瘰疬风难治，百人患此百消亡。”清代张善吾《喉舌备要》亦指出“舌蕈生舌上，出血不止即不救”。

《外科证治全书·舌菌》在治疗上提出了新的方药。如说：“多缘心境不佳，元气亏损，若误服寒凉，则致烂开，透舌穿腮，汤水漏出，……总因偏执清火败毒故耳。初起治法，以补中益气汤加桂枝、白芍，或归脾汤。”

【病因病机】

中医学认为，“舌为心之苗”“心开窍于舌”。舌本属心，心脉系于舌根；舌边属脾，脾脉络于舌旁，肝脉络于舌体，肾之津液出于舌下。故外感六淫、内伤七情均可化火，或烟酒火毒熏烤，或内生虚火等，火性上炎，均可使火毒瘀结，而生舌癌。

（一）外感六淫、内伤七情

外感热邪入里或外感风寒入里化火，内伤七情，情志不遂或思虑伤脾，肝气不疏则气郁，郁而化火，心脾火旺，心脾火热循经上扰，郁结于舌。清代《外科医镜》云：“夫舌为心苗，心为君主之官，不亦受病，亦不能受病。或其人平日肝火鸱张，拂意则与人揪闹撕打，无所不为，久之肝累及其子，盖肝为心母，母伤累子，理因然也。又有恒遇拂意事，抑郁伤肝，累及其子者，又有平素阨塞，忽遇意外之荼，一旦喜开心花，无几又遭困厄，顺境转为逆途，悲欢离合纷至沓来，心为君主，能受如许折磨？故成舌疳败症。”表明古人对外邪所伤、内伤七情可引起舌癌早有认识。

（二）饮食不节

过食辛辣燥热之品，中焦积热，致火毒熏烤，火毒瘀结蕴积于中，灼伤心脾，致火毒瘀结于舌。《医宗金鉴》载：“舌疳，由心脾火毒所致。”

（三）肾阴亏虚

肾虚不足，或热盛伤阴，阴虚火旺，虚火内炽，舌失所养，皆可致火毒瘀结于舌，久而致生舌癌。肾阴不足，水不济火，乃至心火肝阳上升，亦可导致舌癌的发生。《兼益斋外科医案》谓：“舌为心苗，肾阴不足，心火肝阳上升，发为舌菌。”《马培之外科医案》亦谓：“肾阴不足，心火肝阳上亢，发为舌癌。……舌为心苗，肾脉贯肝鬲，缠喉咙，挟舌本，肾火上升，心火不降，未济之象也。恐酿成舌疳大患……”

本病病位在舌，与心、脾、肾三脏密切相关，尤其是心脾。其发病病机多由于心脾之火，或七情郁结，郁久化火，过食辛辣燥热之品致火毒熏烤，火毒循心、脾、肾之经脉，上升结聚于舌体，或肾虚不足，或热盛伤阴，阴虚火旺，虚火内炽舌失所养，灼津为痰，阻塞经络，痰瘀互结而成本病。《医宗金鉴》指出：“此证由心脾毒火所致。”《图注喉科指掌》对本病的病机认识相同：“心脾毒火积中央。”《外科真诠》谓：“舌岩，舌根腐烂如岩，乃思虑伤脾，心火上炎所致，或因杨梅结毒而来，其证最恶。”古籍《疡医大全》谓：“舌菌属心火，多因气郁而生。”《外科集腋》亦谓：“舌菌……乃心火气滞而成。”本病初期以实火为主，病久则由实转虚，临证多为虚实夹杂。

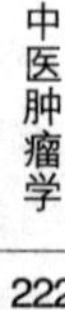

【诊断要点及鉴别诊断】

（一）诊断要点

1. 临床表现

主要表现为舌部肿块、溃疡疼痛及舌体活动受限，早期即可发生淋巴结转移。

（1）症状：主要表现为舌痛。早期可为微痛或无自觉症状，癌细胞向深部和周围组织浸润扩展可出现舌溃烂疼痛，甚至剧烈的疼痛，疼痛可反射至颞部或耳部。癌灶浸润可出现局部渗血，甚至大出血。病灶溃破后组织坏死而继发感染可出现发热等症状。

（2）体征：常见为舌局部溃疡或肿块。早期多表现为舌部局部组织增厚的斑块、小结节或小溃疡，其发生部位以舌中 1/3 侧缘为最多见，其次为舌根、舌腹、舌背，舌尖最少见。癌组织浸润扩展可伴口臭、流涎、舌运动障碍，甚至影响语言、咀嚼与吞咽。癌灶累及口底或全舌时，则舌体完全处于固定状态，甚至出现张口困难。手指双合诊可以掌握肿块硬结之大小、外形、质地、疼痛及舌活动情况等，有可疑者应做进一步检查，以免误诊。

舌癌颈淋巴结转移较高，可达 60% ~80% 。有 30% ~40% 在首诊时即有颈淋巴结转移，以颈深上淋巴结最多，依次为颌下、颈深中及颏下等淋巴结转移。晚期可发生血行转移，以肺转移多见。

2. 影像学检查

X 线、CT 或 MRI 等影像学检查对于判断舌癌浸润范围，如上、下颌骨，鼻腔，鼻窦，颅骨侵犯，以及远处脏器转移等，对舌癌临床分期具有重要价值。

3. 病理学检查

临床以病理学检查为确诊依据。

（1）脱落细胞学检查：在舌部病变处作刮片行脱落细胞学检查，有时需要反复刮片，以提高诊断阳性率。

（2）舌肿物活检：最常用的方法是钳取舌肿物进行活检，此活检损伤小，简单易行。黏膜完整的浸润型舌癌可采用细针吸取细胞学检查或手术切取肿物活检。

（二）鉴别诊断

临床上舌癌主要与口腔单纯性溃疡、复发性口疮、结核性溃疡、白斑与红斑、舌乳头状瘤和血管瘤等相鉴别。凡舌部有硬结、糜烂或溃疡，部位在舌中 1/3 之两侧缘，临床上在去除刺激因素及积极局部处理后仍不愈合，或虽有缩小，但仍有硬结持续存在 2 ~3 周以上者，应及时行活检，以便早期确诊，早期治疗。

1. 口腔单纯性溃疡

多见于老年人，患者常因不合适的牙托、假牙或齿缘过利等导致牙侧缘损伤，损伤部位与刺激部位相吻合。溃疡深浅不一，但无硬结。刺激去除后短期内可自愈。如经处

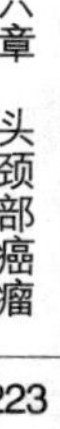

理一周仍不愈合，则应做病理活检以确诊。

2. 复发性口疮

可发生于口腔各处黏膜。初起为水疱，疱破后呈凹形溃疡，为圆形或椭圆形，直径2～3 mm，溃疡表浅，有黄色纤维渗出物覆盖，可单发或多发融合成片，边缘整齐有红晕，周围组织软。患者有烧灼样疼痛，饮食、语言亦受影响。口疮病程短，一般10日左右可以自愈，不留疤痕，但临床可此伏彼起，反复发作达数十年。

3. 结核性溃疡

多有结核病史，病灶多在舌背，偶尔在舌侧缘和舌尖，常为疼痛而不硬的盘状溃疡，边缘可呈堤围状。结核菌检查、结核病免疫学诊断、X线等影像学检查，以及结核诊断性治疗等有助于鉴别诊断，必要时活检以确诊。

4. 舌白斑与红斑

两者为舌黏膜鳞状上皮不典型性增生和过度角化，均属于癌前病变或已癌变。以舌白斑较为常见，根据轻重可分为Ⅰ～Ⅲ度。临床观察难以确定转变为原位癌的时间，常需做活检。

5. 舌乳头状瘤

常为慢性刺激引起，多为舌背或舌侧缘的舌乳头状突起，边界清楚，可有蒂。

6. 血管瘤

病期较长，多在婴幼儿期发现，好发于唇、颊、舌等部，多为海绵状血管瘤，可单发或多发，大小不等，形状不一，可浅可深，表面黏膜光滑，多呈暗紫色，质软，有压缩性。根据病情可行手术切除或硬化剂注射或液氮冷冻等治疗。

【辨证论治】

（一）辨证要点

舌癌多由心脾之火，或七情郁结，郁久化火，或阴虚火毒熏蒸，火毒循心、脾、肾之经脉，上结聚于舌体，灼津为痰，痰瘀互结阻塞经络而成本病。舌体肿核、舌部疼痛、舌活动受限，影响吞咽及言语为本病的主要证候。一般初期以邪实为主，多属火毒瘀结、火毒炽盛之实证，继而实火伤津耗气，呈虚实夹杂之证，晚期往往邪盛正衰，多为气血俱虚之证。临床常分为火毒瘀结证、火毒炽盛证和正虚毒结证三型。治疗总不离心、脾、肾三经，尤以清心脾火毒为要。

（二）临床分型

1. 火毒瘀结型

主证：常见舌侧缘小硬结，或伴有糜烂、溃疡，可伴灼痛、流涎、口臭、口干，间有烦躁，便秘，溲赤，舌质红，苔薄黄或薄白，脉弦。

证候分析：舌癌初期，邪实不盛，情志不遂或思虑伤脾，肝气不疏则气郁，郁而化火，使火毒瘀结于舌，可出现舌生小硬结，常在舌边。火毒上炎，可见灼痛、流涎、口臭、烦躁及便秘、溲赤等。舌质红，苔薄黄，脉弦为火毒瘀结之象。

治法：泻心清火，化瘀解毒。

方药：导赤散（《小儿药证直诀》）加减。

生地 20 g　淡竹叶 15 g　木通 6 g　山豆根 15 g　莲子芯 2 g　白花蛇舌草 30 g　金银花 30 g　黄连 6 g　黄芩 10 g　茯苓 20 g　赤芍 15 g　甘草 6 g

方中以生地凉血滋阴以制火，木通上清心经之火，下导小肠之热，两药相配，滋阴制火而不恋邪，利永通淋而不伤阴，共为君药。以莲子芯、淡竹叶、山豆根、黄连清心火为臣药，佐以金银花、黄芩、白花蛇舌草清热解毒，甘草为使药。

疼痛甚者可加乳香、没药各 10 g 以活血止痛；溃疡出血者可加仙鹤草 30 g、地榆 10 g 以止血；大便干结者可加生大黄、厚朴各 10 g 以通便泄热。

2．火毒炽盛型

主证：舌癌硬结增大，可见糜烂、溃疡，或有腐肉、易出血，舌头活动障碍，咀嚼、吞咽或语言困难，流涎、口臭难闻，颈及颌下可扪及肿块，口干心烦，便干尿黄，舌质暗红或紫，苔黄厚或黄腻，脉弦数。

证候分析：癌瘤进展，舌体伸舒不利，甚则妨碍饮食言语。外感热邪，或外感风寒入里化热，火毒炽盛，热毒肉腐，可见口干心烦，便干尿黄，舌体糜烂、溃疡，流臭涎难闻，甚或忽然崩裂，血出不止。久而可延及项颌，肿如结核，坚硬疊痛，皮色如常。舌质暗红或紫，苔黄厚或黄腻，脉弦数为火毒炽盛之象。

治法：清热泻火，解毒散结。

方药：黄连解毒汤（《肘后备急方》）加减。

金银花 15 g　黄连 6 g　黄芩 10 g　黄柏 10 g　山豆根 15 g　蒲公英 30 g　白花蛇舌草 30 g　夏枯草 15 g　半枝莲 15 g　栀子 15 g　白茅根 15 g　甘草 6 g

方中以黄连、黄芩、黄柏、金银花、蒲公英、山豆根、栀子清热泻火为君药。以夏枯草、白花蛇舌草、半枝莲解毒散结为臣药。佐以白茅根清热利尿。甘草调和诸药。

兼见口腔疼痛甚者可加玄胡 15 g、蒲黄 10 g、五灵脂 10 g；口干咽痛甚者可加知母 10 g、玄参 15 g 滋阴降火，加射干 10 g、胖大海 10 g 清利咽喉；颈部及颌下肿物者可加南星 15 g、半夏 15 g、海藻 15 g；纳呆、眠差者可加白术 10 g、麦芽 15 g、茯神 15 g、夜交藤 15 g 以健脾安神。

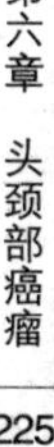

3．正虚毒结型

主证：舌菌大如泛莲，溃疡明显，易出血，甚则透舌穿腮，口秽恶臭，张口、饮食困难，舌短不能伸缩，颈及颌下肿块累累，质地坚硬，活动度差，触痛明显，形体消瘦，神疲倦怠。舌质淡，苔薄白，脉沉细。

证候分析：癌症晚期，正气亏虚，气血耗伤，机体羸弱，倦怠乏力，舌体伸舒不利，饮食困难，舌疮溃烂不收，溃疡出血，甚或透舌穿腮，汤水漏出。舌质淡，苔薄白，脉沉细为气血不足，正气亏虚之象。

治法：扶正固本，清毒散结。

方药：八珍汤（《瑞竹堂经验方》）加减。

党参 30 g　茯苓 15 g　白术 10 g　生黄芪 30 g　当归 12 g　生地 20 g　沙参 15 g　玄参 15 g　山豆根 15 g　仙鹤草 30 g　半枝莲 15 g　甘草 6 g

方中党参、白术、茯苓、当归、生地、生黄芪健脾益气养血以扶正固本为君药。辅以沙参、玄参养阴，山豆根、半枝莲清热解毒散结为臣药。佐以仙鹤草清热凉血止血。甘草调和诸药。

兼见出血较甚者可加白及 15 g、地榆 15 g 以止血；颈部及颌下肿物者可加南星 15 g、半夏 15 g、海藻 15 g；阴虚明显，虚火内生者可加天冬 15 g、石斛 15 g，或另服知柏地黄丸，每次 3 g，每日 3 次。

【辨病治疗】

根据舌癌特殊的病理类型和临床特征，选择对舌癌较为有效的药物配伍辨证用药，常可提高患者的疗效。

（一）内服

1. 常用中草药

（1）山豆根：苦、寒，有毒。《本草纲目》谓："解诸药毒，止痛、消疮肿毒……解咽喉肿毒极妙。"《本草图经》谓："含以解咽喉肿痛。"具有清热解毒，消肿止痛之功效。主要成分为广豆根含生物碱（主要为苦参碱、氧化苦参碱等）；北豆根含蝙蝠葛碱、粉防己碱、山豆根碱等。常用量为 6～12 g。

（2）土贝母：味苦、性平微寒。《本草纲目拾遗》谓："土贝独大于川产者……功专化脓解痈毒，性燥而不润。"《百草镜》谓："能散痈毒，化脓行滞，解广疮结毒，除风湿利痰，敷恶疮，敛疮口。"具有清热解毒、除湿化痰之功效。主要药效成分有土贝母、皂甙等。常用量为 15 g。

（3）射干：苦、辛，微寒，有小毒。《本草纲目》谓："射干能降火……火降则血散肿消，而痰结自解。"《本草衍义补遗》谓："射干，行太阴，厥阴之积痰，使结核自消甚捷。"具有清热解毒、攻散疮痈之功效。主要成分为射干定、鸢尾苷、鸢尾黄酮甙、鸢尾黄酮等。常用量为 10 g。

（4）白花蛇舌草：性凉，味甘淡。归肝、膀胱经。能清热解毒，活血祛瘀，利水通淋。煎剂一般 30～60 g；大量可用至 90～200 g，分 3～4 次口服。

2. 常用中成药

（1）六神丸（《雷允上诵芬堂方》）：具有清热解毒、消肿止痛功效。适用于舌癌溃烂、疼痛难忍之热盛火毒瘀结之患者。可内服，亦可外用。含化或开水送服，服量每次 10～20 粒，每日 3 次，或用 3～5 粒研细敷于溃疡面，有去腐止痛的功效。

（2）西黄丸（《外科证治全生集》）：具有解毒消肿、祛瘀散结功效。适用于舌癌颈淋巴结肿大，热毒壅盛之患者。服量每次 3 g，每日 2 次，温黄酒或温开水送服。

（3）片仔癀（漳州片仔癀药业股份有限公司）：具有清热解毒、消肿止痛功效。适用于毒热炽盛者。每次服 0.6 g，每日 3 次。

（4）小金丹（《外科证治全生集》）：主治痈疽肿毒、痰核流注、乳岩瘰疬、无名肿毒、阴疽初起等病属寒痰瘀阻者。每次服 1 ~2 粒，每日 2 次。

（5）梅花点舌丹（《外科证治全生集》）：具有清热解毒、消肿散结之功效。适用于肿物硬实，正未全虚之舌癌患者，服量每次 1 ~2 粒，每日 1 ~2 次，含化用开水送服。

（二）外治

舌癌外治法是用药物涂敷于舌体表面，直接作用于病所。

（1）双料喉风散（广东嘉应制药股份有限公司）：含人工牛黄、珍珠、冰片、青黛、山豆根、黄连等。具有清热解毒、祛腐生肌功效。适用于舌癌表面糜烂、咽喉肿痛等。用法：将药散频频外敷于舌溃疡面及患处。

（2）水澄膏（《医宗金鉴》）：含水飞朱砂、白及、白蔹、五倍子、雄黄、乳香等。具有清热解毒、散结止痛之功效。适用于转移的淋巴结破溃或舌癌穿破腮颊溃烂者。用法：以上药味共研细末，米醋调后外敷患处。

（3）金丹（《囊秘喉书》）：药用朴硝、蒲黄、僵蚕、牙皂、冰片共研细末。用法：取少量双氧水洗病灶的溃疡面，后用生理盐水冲洗干净，再用金丹粉擦涂患处。

（三）针灸

1. 体针

取合谷、承浆、地仓、内庭、天突、翳风、内关、足三里、太冲、心俞、脾俞、颊车、下关等穴。每次取 3 ~4 穴，每日针 1 次，每次留针 20 ~30 min。

伴口腔溃疡，若心脾积热可配曲池、天容、足三里；虚火上炎可取三阴交、太溪、极泉，具有清热泻火、滋阴凉血功效。伴牙痛，可取下关、颊车、合谷，具有清泻胃火、消肿止痛功效。

2. 耳穴

取心、脾、肾、内分泌、肾上腺、面颊等，每次取 2 ~4 穴，日针 1 次，每次留针 30 min，行较强刺激。或用胶布将王不留行籽固定于穴位上，并反复按压。或每次埋针 3 ~5 天，2 ~3 天后再行第二次埋针。

【急症与兼症】

（一）舌部出血

舌癌浸润舌肌层呈弥漫状态时，常见舌部渗血，可长期渗出不止而引起贫血，甚者因舌部大出血造成失血性休克而危及生命。舌部出血一般治疗可应用黄连解毒汤加减。药用黄连、黄芩、黄柏、栀子、仙鹤草、竹叶、青黛、射干、龙葵等。

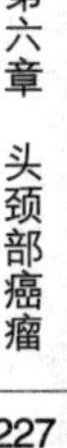

（二）舌活动障碍

舌癌常可出现舌质僵硬，咀嚼、吞咽障碍，患者手术或放疗后亦可由于局部的纤维化，使舌质呈僵硬状态，活动不灵，影响咀嚼、吞咽和言语。治疗可应用内消散加减。药用白及、金银花、天花粉、半夏、浙贝母、穿山甲、皂角刺、玄参、生牡蛎等。

（三）溃疡疼痛

舌癌患者可见舌质局部之溃疡，溃疡疼痛多见晚间加剧影响患者睡眠。可配合应用舌癌外治法，如珍珠冰硼散、双料喉风散、金丹、柳花散、水澄膏等外敷患处。

【治疗进展述评】

舌癌的治疗需根据肿瘤位置、病灶大小、生长方式以及颈部淋巴结有无转移等来综合考虑治疗方案。对于无淋巴结转移的小病灶，手术和放疗是有效的治疗手段，均可达到根治目的。治疗方式的选择主要取决于是否影响美容、咀嚼吞咽功能及患者的意愿。舌尖部及偏一侧的范围较明确的小病灶，可以行经口腔手术切除，基本不影响舌的功能及美容，尤其适合于年龄大、体质弱的患者。随着放疗技术的进展，放疗在舌癌的治疗中具有重要作用。根治性放疗适合位于舌前部的 T1N0、T2N0 病变；病变虽较小，但部位靠后而无法经口腔手术；病灶虽表浅，但范围不清的病灶。Ⅲ、Ⅳ期患者，放疗是综合治疗的一部分，可有计划地术前放疗或术后放疗。舌癌的放疗以外照射为主。早期病变，可应用组织间插植及口腔筒治疗方式。根据肿瘤的范围、位置合理选择放疗方法或配合应用。化疗仅用于晚期患者的辅助治疗。

早期舌癌经手术治疗后，一般生存率在 60% 以上。舌癌预后与临床分期关系密切。目前在临床上早期西医仍然以手术、放疗为主要手段，中晚期则以化疗与手术或/和放疗为主的综合治疗。中医中药多以配合手术、放疗、化疗，以减轻手术、放疗、化疗引起的后遗症及副反应。同时中医中药在提高机体的免疫功能、改善机体的体质，减少舌癌的复发和转移方面也有一定的作用。随着中医中药应用于舌癌治疗研究的深入，临床亦有纯用中药治愈舌癌，或中西医结合治疗治愈舌癌的报道。席氏报道以扶正解毒、软坚散结为法，治疗舌癌的病灶肿物完全消失。早期舌癌无论手术或放疗均可获得根治效果，5 年生存率：T1 病变为 80% ~90%，T2 为 50%。复旦大学附属肿瘤医院采用外照射配合镭针插植治疗早期舌癌，5 年生存率为 Ⅰ 期 92.3%，Ⅱ 期 80.4%。舌癌的预后除明显与 T 分期有关外，颈淋巴结有否转移亦是影响预后的主要因素，无淋巴结转移的患者 5 年生存率是有淋巴结转移患者的 2 倍。一般认为，性别与预后有关，女性患者预后好于男性，病理分化程度与预后关系不大。

【名家治验及医案】

（一）古代医案

1. 余景和医案（《外证医案汇编》）

虎邱王，舌菌之形，头大蒂小，突如莲子，状若鸡冠，舌不能伸缩，或裂出血，仍然坚硬，有妨饮食，难治之证也。因心绪烦扰则生火，思虑伤脾则生郁，郁极火盛则怒芽发矣。今以导赤甘露饮作支持之计。倘能悦性怡情，日生乞灵于药石也。附方：犀角尖、木通、生地、知母、石解、银柴胡、茵陈、甘草、黄芩、麦冬、枇杷叶、淡竹茹。

2. 许克昌医案（《外证证治全书》）

（舌菌）如色赤疼痛，口渴烦躁，或舌紫肿胀，时流臭涎，或因怒气上冲，忽崩裂血出不止，此可作郁火治。用瓷锋刺破菌头，擦北庭丹，以蒲黄末盖之，内服九味败毒汤加犀角汁少许，连服数剂，自然缩愈。

初起治法，以补中益气汤加桂枝、白芍，或归脾汤。溃烂者用西黄丸、十全大补汤轮服，多获痊愈。故辨证不可不明。

（二）周岱翰医案①

国医大师周岱翰运用中医药为主，内外兼施，配合化疗治愈舌癌患者。该患者长期吸烟及好食燥热灼煿，致火毒熏烤，瘀结蕴积于中，灼伤心脾，久而积毒成舌癌。治宜泻心凉血、清热解毒、消疮散结为法，同时予中成药内服西黄丸及六神丸，外用双料喉风散，配合哌莱霉素化疗治疗 3 个月舌面溃疡愈合，肿大的淋巴结消失。

医案：患者林某某，男，41 岁，中国台湾人。因舌体右侧溃疡经治不愈 4 月于 1988 年 5 月到高雄医学院诊治，舌体组织病理活检确诊为舌癌（鳞癌Ⅱ级）。患者不愿接受手术及放疗。1988 年 6 月 25 日首诊时自诉舌体疼痛，吞咽及讲话时有不适，胃纳、二便均正常，舌质暗，苔白腻，脉濡细。查体肥胖，发音尚清晰，但舌活动欠灵，左伸有掣痛感，舌体右侧前 1/2 处见 1.0 cm×1.5 cm 溃疡灶。溃疡边缘凸起不平呈白腐色，中心凹入约 0.5 cm，色瘀红，触摸舌体溃疡下面有 2.0 cm×2.0 cm×2.0 cm 肿物，右侧舌下及右颌部双合诊可触及肿大淋巴结约 1.0 cm×1.0 cm，其他浅淋巴结未触及，余无阳性体征。诊为舌癌（鳞癌Ⅱ级），辨证为舌疳，乃心脾郁火，热毒瘀结所致。以导赤散和黄连解毒汤为主方，辨证加减。处方：生地、旱莲草各 20g，甘草、黄连各 10 g，黄芩18 g，山栀子、木通、山慈菇、山豆根、露蜂房、僵蚕、女贞子各 15 g，水煎服，每日1 剂；内服西黄丸，每次 3 克，日 2 次；用六神丸每次 3 粒研碎，外搽右舌侧溃疡处，每日 3 次；同时外敷双料喉风散。并配合哌莱霉素（Peplomycin）静注，六周后症状好转，舌体痛消，右舌侧溃疡缩小为 0.6 cm×0.8 cm。继服上方一个月，自觉无不适症状，舌侧溃疡愈合，舌体肿物及肿大的右颌下淋巴结消失。嘱其戒烟酒和生活应有规律，长期服用知柏地黄丸，间

---

① 周岱翰. 肿瘤治验集要［M］. 广州：广东高等教育出版社，1997.

或服用清心解毒、养阴除痰类中药。随访2年余未见肿瘤复发，获临床痊愈。

（三）王泽时医案①

浙江名医王泽时采用清心解毒、养阴生津法，合放疗治疗一例女性舌癌患者获临床痊愈。

医案：冯某某，女性，63岁，杭州人。1967年8月杭州肿瘤医院活检病理报告示：右侧舌缘鳞状细胞癌Ⅰ～Ⅱ级。1967年9月4日初诊时：右侧舌缘溃烂2年，肿块4个月，吃饭时稍痛，脉象细。检右侧舌缘溃疡面约1.5 cm×0.8 cm，肿块隆起如杨梅状。中医辨证为心火上炎，火炽灼津，舌肿糜烂。治以清心解毒、养阴生津、消肿生肌。药用：北沙参12 g，生地、当归、川石斛、虎杖各15 g，半枝莲、白花蛇舌草、水杨梅根、香谷芽各30 g，甘草9 g，水煎服，每天1剂，服药半月后，舌缘糜烂好转，继之配合^{60}Co放疗1个疗程，再服上方3个月，舌缘糜烂已敛，肿块消失。健康存活7年，于1974年因心肌梗死突然死亡。

（四）孙桂芝医案②

中国中医科学院孙桂芝教授采用纯中医中药内服外敷治疗因拒绝或不能手术、化疗的舌癌患者获得较好的效果。

医案：张某，男，68岁，河北农民。患者2001年5月发现右舌边有1个0.1 cm肿物，未予重视。2001年10月肿物变大。伴疼痛及少量出血，就诊于河北医科大学第一附属医院，活检病理诊断为舌鳞癌。患者拒绝手术、化疗。2001年12月初诊时症见：右舌边肿物1 cm，触之易出血，伴疼痛，易怒，纳少，夜眠欠安，舌暗，有肝瘿线，苔薄黄，脉沉细。

辨证：肝郁气滞，正虚邪实。治则：疏肝理气，止血抗癌。处方：逍遥散加味。柴胡9 g、香附9 g、黄芩10 g、枳壳9 g、绿萼梅9 g、八月札10 g、凌霄花6 g、炮山甲10 g（先煎）、鳖甲10 g（先煎）、山慈菇15 g、石见穿10 g、鸡血藤15 g、夜交藤15 g、三七3 g（冲）、白英15 g、白花蛇舌草15 g、夏枯草15 g、焦三仙各10 g、大枣5枚。每日1剂，水煎分3次服，连服7天，并予双料喉风散外用。

二诊：右舌边肿物出血止，疼痛明显减轻。原方加郁金10 g、白屈草15 g，继续服用并给予梅花点舌胶囊，每次2粒，每日3次。

2003年3月10日三诊：右舌边肿物略有缩小，患者体重增加4公斤，纳眠可，舌淡红，肝瘿线消失，苔薄白，脉弱。予健脾益肾处方：太子参15 g、白术10 g、土茯苓15 g、阿胶珠10 g、龙眼肉15 g、炮山甲10 g（先煎）、龟板10 g（先煎）、威灵仙15 g、石见穿10 g、仙鹤草15 g、女贞子15 g、旱莲草15 g、白英15 g、大枣5枚。每日1剂，水煎分3次服。另给予梅花点舌胶囊，每次2粒，每日3次；软坚消瘤片，每次0.75 g，每日3次。患者带瘤存活3年1个月，后因脑出血死亡。

（王树堂）

---

① 包素珍. 肿瘤名家验案精选［M］. 北京：人民军医出版社，2006.

② 孙桂芝. 孙桂芝实用中医肿瘤学［M］. 北京：中国中医药出版社，2009.

第七节 喉 癌

喉癌是头颈部较为常见的恶性肿瘤，其发病率在全身恶性肿瘤中占1%～5%，也是仅次于肺癌的呼吸道第二高发癌。世界癌症报告（GLOBOCAN 2012）的数据显示，我国喉癌标化发病率和标化死亡率分别为1.1/10万、0.7/10万。[①] 我国喉癌在部分地区的发病率呈上升趋势，一般认为，华北及东北地区的发病率远高于江南各省。喉癌的发病率根据不同地区、性别及年龄，有较大差异，一般城市明显高于农村；男性高于女性，男女比为（2.8～10）：1；喉癌患者多见于50～70岁。[①②]

到目前为止，喉癌的病因尚未明了，一般认为喉癌的发生与吸烟、病毒感染、癌基因、抑癌基因及性激素等因素有关。根据肿瘤发生的部位，一般可将喉癌分为：声门癌、声门上癌及声门下癌。声门癌较多见，占喉癌的55%～65%，其次为声门上癌，占35%～40%，声门下癌少见，只占喉癌约8%的比例。根据病理类型，喉癌可分为溃疡型、菜花型、结节型及包块型。90%以上的喉癌为鳞状细胞癌，以分化好的鳞癌Ⅰ～Ⅱ期最常见，其次为原位癌、腺癌、肉瘤等。喉癌的治疗效果较好，临床分期越早，预后越好。早中期喉癌合理治疗后，5年生存率为70%～80%。有颈淋巴结转移和无颈淋巴结转移的5年生存率分别是38.5%和55.6%。声门区喉癌较声门上区喉癌预后好。

【文献概述】

古籍中记载的“喉菌”病与喉癌病证类似，除此，对于喉癌的描述，尚见于“喉百叶”“喉痯”“锁喉疮”等疾病的范畴。

喉癌发于头颈部，初起可见咽喉部有异物感、进食困难。金代窦汉卿的《疮疡经验全书》云：“锁喉疮者……发于听会之端，注于悬膺之侧，初生如痹疠，不能饮食，闭塞难通。”

明代方贤《奇效良方》卷六十一记载：“咽喉间生肉，层层相叠，渐渐肿起，不痛，多日乃有窍子，臭气自出，遂退饮食。”所述症状与喉癌相类似，是关于“喉菌”最早的文献资料。

明清时期是祖国医学喉科发展的鼎盛时期，喉科病症记载及专著非常丰富。明代《景岳全书》：“少年少见此症，而惟中年衰耗伤者多有之。”

清代《喉科秘旨》为“喉菌”释名：“生于喉内如菌样，故名喉菌。”《喉科集腋》曰：“锁喉疮者，乃心经毒气、小肠邪风发于听会之端，注于悬膺之侧，初生如瘰疬，不

① WHO，GLOBOCAN 2012：Estimates Cancer Incidence Mortality and Prevalence Worldwide in 2012［EB/OL］. http://globocan.iarc.fr.

② 陈文杰，王斌全，高伟，等. 喉癌流行病学特征及影响因素分析［J］. 中国当代医药，2015，22（12）：43－46.

能饮食，闭塞难通，渐次肿破化脓。"《尤氏喉科秘书》记述其病因及症状："喉菌，病属忧郁，血热气滞，妇人多患之……形如浮萍，略高而浓，紫色，生于喉旁。"《咽喉脉证通论》说："此证因食膏粱炙煿厚味过多，热毒积于心脾二经，上蒸于喉，结成如菌，面厚色紫，软如猪肺，或微痛，或木而不痛，梗塞喉间，饮食有碍。"杨龙九著《囊秘喉书》中称喉百叶是"喉百叶，咽喉中有生肉，层层相叠，渐肿有孔出臭气者"。《医宗金鉴》载有"此症一名阴虚喉疳，初觉咽嗌干燥，如毛草常刺喉中，又如硬物溢于咽下。呕吐酸水，哕出甜涎，淡红微肿微痛。日久其色紫暗不鲜，颇似冻榴子色，……肿痛日增，破烂腐衣，叠若虾皮，声音嘶哑，喘急多痰，臭腐蚀延，其痛倍增，妨碍饮食，胃气由此渐衰，而虚火益盛……其证投方应病或者十全一、二，否则难救"。对喉癌的起病、发展、转归描述较为完整，对其晚期癌瘤的预后判断也相当准确。

【病因病机】

喉癌病位在于咽喉，祖国医学认为，咽喉为人体呼吸饮食的门户，咽以纳食，喉以纳气。《内经》云："喉主天气，咽主地气"，方寸之地，容易感受外邪，风邪入里，正不胜邪，积久蕴毒化热，客于咽喉；过食煎炒炙煿，脾胃积热，运化不能，痰毒内生，再与热邪蕴结，上蒸咽喉；郁怒伤肝，或酒色过度，引动肾火，肝肾虚火上炎，咽喉失于津液滋养，经络涩滞，痰瘀胶结，变生咽喉肿块。可见，喉癌之病，多属于火，而火有阴阳虚实之分，需于临证加以辨析。

（一）外感风邪

《内经》曰："喉咙者，气之所以上下者也"，肺主气，喉应天气以络肺。肺为娇脏，最易感受风邪，风热犯肺，肺失清肃，邪热郁结，久而积聚咽喉；风寒之邪袭表，卫阳受遏，患者体虚，正不胜邪，可致寒邪入里化热，阴阳互结，客阻咽喉。

（二）饮食不节

长期吸烟酗酒或多食辛辣炙煿、霉变腐败之物，致使脾胃受伤，热毒蕴积，水湿不化，变生痰毒，结聚于咽喉而成喉菌。如《咽喉脉证通论》所云："此证因食膏粱炙煿厚味过多，热毒积于心脾二经，上蒸于喉，结成如菌。"

（三）七情内伤

情志失调，抑郁愤怒，导致肝气上逆，血随气逆，延及咽喉，瘀久化热而成本病。《咽喉经验秘传》曰："喉菌，因忧郁血热气滞而生。"

喉菌初起，常由起居不慎，风邪外侵，邪热袭肺，留滞不去，加之长期进食膏粱炙煿厚味，脾胃积热，或由情志不遂，内伤于肝，以致气滞血瘀，热毒凝聚，碍于咽喉，日久变生肿块，其病机以火毒邪实为主。随着病情发展，邪正相争，痰热内盛，灼肌腐肉，至后期邪盛正伤，气血亏败，阴液枯竭，造成本虚标实的局面，疾病恶化，治疗棘手，是喉癌的晚期转归。

中医认为正虚邪实为本病发病之关键。本病的病机主要为内有火毒，肝气郁结，阴虚火旺，气血亏虚，或再感受六淫邪毒日久化火，侵袭于肺，肺失宣发，脉络不畅，气道阻塞。临床上以咽喉异物感，咯血，声音嘶哑，甚至失音，呼吸困难等为主要表现。

【诊断要点及鉴别诊断】

（一）诊断要点

1. 临床表现

喉癌一般早期症状不典型，仅有轻微咽喉不利，咽干微痛，或见声嘶，时轻时重。病情发展可见颈部肿块恶核，咽喉疼痛加剧，痰液增多，夹带脓血，咽喉阻塞感明显，气促，喉间痰鸣。晚期见患者气低声微，甚至失声，全身大肉削脱，痰液臭秽，无法进食，呼吸困难。

喉癌的临床表现根据发生部位的不同有所区别。

声门上型为原发于声带以上的肿瘤，如会厌、杓会厌襞、室带等。此型分化较差，发展快，较早即可发生颈部淋巴结转移；声门型肿瘤发源于声带，常以声嘶为首发症状，由于声带淋巴管少，不易转移至颈部淋巴结，肿物增大可阻塞声门，出现喉鸣和吸气性呼吸困难。

声门下型是位于声带以下、环状软骨下缘以上部位的癌肿，早期可无症状，且由于部位隐蔽，不易在常规喉镜检查中发现，晚期常有吸气性呼吸困难，甚至穿透环甲膜，侵入甲状腺、颈前软组织，出现颈部肿块。

跨声门癌原发于喉室黏膜，可于完整的黏膜下形成肿块，有时需要反复于深部活检才能获得阳性结果，一般以声嘶为首发症状，发展较慢，常先有声带固定，多呈声门旁间隙广泛浸润生长，容易破坏喉软骨。

2. 喉镜检查

凡年龄超过 40 岁，出现 4 周以上的持续性声嘶，必须进行喉镜检查。采用间接喉镜、直接喉镜及导管纤维喉镜可直接观察声门上、声门及声门下区，肿瘤常呈菜花型、结节型和浸润型，表面可有溃疡。跨声门癌由于藏于完整黏膜下，常容易漏诊。因此，对一侧声带活动受限或固定，尤其是室带表面膨隆者，应进一步检查。

3. 影像学检查

喉部体层摄片可显示声带闭合开张相，了解声门上下侵犯情况，CT 扫描可详细判断癌肿部位，并显示有无支架软骨破坏、颈部肿大淋巴结以及肿块与颈部大血管的关系等。喉癌患者可能有多个原发灶（多位于上呼吸道、消化道或胃肠），应常规进行胸部 X 线片和腹部 B 超检查，必要时进行消化道造影或纤维胃镜检查。

4. 病理检查

确诊喉癌必须以病理活检证实，可在间接喉镜、直接喉镜或导管纤维喉镜下钳取组织送检。如患者已有呼吸困难症状，最好先做气管切开，以免检查时发生窒息。

（二）鉴别诊断

喉癌主要与喉结核、声带小结及息肉、喉乳头状瘤、喉淀粉样变等咽喉科疾病相鉴别。

1. 喉结核

病灶多位于批裂（杓状软骨）间隙，表现为有脓性分泌物覆盖的浅表溃疡，肺部大多有结核病灶存在，可伴有咳嗽、胸痛、午后潮热等症状。

2. 声带小结及息肉

声带小结及息肉好发于声带的前中 1/3 交界处，声带息肉的表面光滑，灰白色，常有蒂，随呼吸活动。声带小结常为双侧，对称性，大小如米粒，基底充血。

3. 喉乳头状瘤

喉乳头状瘤可见于儿童或成年人，表现为乳头状突起，可单发或多发。成人乳头状瘤应视为癌前病变。

4. 喉角化症及喉白斑

临床表现为声嘶、喉内不适。间接喉镜可见声带增厚，呈粉红色或白色斑块。病理组织学特点为不同程度的上皮增生和角质层出现。黏膜下炎症细胞浸润，可伴有角化不全和乳头瘤样增生。

5. 喉淀粉样变

喉淀粉样变病因不明，为一种良性病变。主要累及室带和声带，呈黏膜下结节状或斑块状突起，病程长，患者全身状况良好。经病理切片检查可确诊。

【辨证论治】

（一）辨证要点

喉菌总因喉部气血痰浊凝结而成。喉菌的辨证，应将全身与局部证候结合起来，进行综合辨证分析。现将辨证要点分列如下。

1. 辨声嘶

喉菌初期即有声音嘶哑，喉部声带肿物充血明显，多为实热火毒之证；语言难出，喉鸣如锯，为痰热内盛，阻塞气道，系危急重证；声嘶日久，时轻时重，咽喉干痛而不喜饮者，多为阴精亏虚，咽喉失于濡养所致。

2. 辨咽痒

咽痒、异物感是喉菌的早期症状。如咽痒，喉部肌膜微红，多有风热实证；如咽中有异物，而吞咽无碍，肌膜不红，多为肝气郁结、痰气交阻之证；若咽痒而干，咳嗽时作，多属阴虚表现。

3. 辨疼痛

喉菌疼痛往往较剧烈，可向侧耳部放射，或伴大便闭结，多为肺胃火毒上攻咽喉之证；疼痛不适，喉部肿物较大，色淡红，或凹陷成洼者，或伴颈部恶核，一般为脾肾气虚、邪毒内陷之证。

4. 辨颈部肿块

颈部恶核皮色未变，质硬固定，无压痛者为正气亏虚、痰毒流注经络所致；颈部红肿疼痛，连及胸部，甚至溃烂流脓，气味恶臭，或伴发热者，乃毒蕴化热，腐蚀筋骨肌膜所致，亦为晚期重证。

喉菌辨证应属本虚标实，早期偏实证，病情发展，尤其是病至晚期，气虚、阴虚证为主。喉菌之病，多属于火，火分虚实，应区分其性质，分别采取清泻实火、滋阴降火、甘温除热等法。

（二）临床分型

1. 肺经蕴热型

主证：声嘶，咽喉不利，咽干微痛，咳嗽；或见痰中带血丝，舌淡红、苔薄白或薄黄，脉数。局部检查见喉部肿块呈结节状隆起，色淡红，表面见黄白色分泌物。

治法：清肺泄热，解毒利咽。

方药：银翘散（《温病条辨》）合消瘰丸（《医学心悟》）加减。

金银花 30 g　连翘 15 g　荆芥 10 g　玄参 15 g　煅牡蛎 30 g（先煎）　浙贝母 15 g　桔梗 10 g

方中以金银花清肺泄热、解毒散结为君药。连翘清肺泄热，荆芥疏风宣肺，玄参养阴利咽，三药合而为臣药。佐以牡蛎、浙贝母软坚散结，桔梗止咳利咽、开宣肺气，并引药直达病所。

若咽痛、音哑明显，可加射干、黄芩增清热利咽之功；咽喉分泌物夹脓血，可加马勃、白及祛腐生肌。

2. 痰火内盛型

主证：咽喉疼痛剧烈，连及头部。声嘶，咳嗽，咳吐黏稠痰液，并见臭秽脓血，呼吸困难，口干，尿赤，便秘，发热，舌红苔黄腻，脉滑数。局部检查见喉部肿物突起色红，充血明显，或溃烂翻花，表面分泌物较多。

治法：泻火解毒，化痰散结。

方药：清咽利膈汤（《喉症全科紫珍集》）加减。

金银花 30 g　大黄 6 g（后下）　黄芩 15 g　连翘 15 g　栀子 15 g　玄明粉 6 g（冲服）　玄参 15 g　薄荷 5 g（后下）　牛蒡子 15 g　防风 15 g　荆芥 10 g

方中金银花清解肺热，大黄“上病下取”，通腑泻实，二药共奏泄肺胃火毒之功，合而为君药。臣以连翘、黄芩善清肺热，栀子清三焦火毒，玄明粉助大黄通便软坚，玄参滋阴润喉，并增水行舟。佐以薄荷、牛蒡子清热利咽，防风、荆芥宣透邪气。诸药合用，使里热下泄，邪毒顿挫。

若痰多黏稠，可加僵蚕、胆南星、海浮石豁痰消肿；高热，可加生石膏、龙胆草；头痛剧烈，加五灵脂、三七。

3．肝郁血瘀型

主证：咽中如有物，梗塞不利，声音嘶哑，头痛而眩，胸胁胀痛，耳鸣耳聋，心烦口苦，颈部肿块，舌暗红苔薄白，脉弦。局部检查见喉部肿块暗红，或见血丝缠绕。

治法：疏肝解郁，行气散结。

方药：逍遥散（《太平惠民和剂局方》）合半夏厚朴汤（《金匮要略》）加减。

柴胡 15 g　当归 10 g　半夏 15 g　厚朴 15 g　白芍 20 g　茯苓 15 g　生姜 10 g　薄荷 5 g（后下）

方中柴胡疏肝解郁，当归养血补肝，半夏、厚朴化痰散结，行气宽胸，四药合而为君药。白芍助当归养血柔肝，茯苓佐半夏健脾除痰，生姜辛以散结，薄荷芳香可疏通气郁，载药上行。四药共为臣佐药。

若见发热，心烦易怒，可加丹皮、山栀清热凉血；颈部肿块明显，加山慈菇、猫爪草以增解毒散结之功；出现舌面瘀点瘀斑，刺痛，痛点固定等血瘀象，可加桃仁、红花、三棱、莪术等。

4．肺肾阴虚型

主证：咽喉干涩疼痛，如有芒刺，吞咽困难，声音嘶哑，消瘦，腰酸腿软，口干，舌红苔少，脉细。局部检查见喉部肿物溃烂如菜花状，边缘参差不齐，表面附着灰黄腐物。

治法：滋补肺肾，降火养阴。

方药：知柏地黄丸（《医宗金鉴》）加味。

熟地 20 g　知母 15 g　山茱萸 15 g　山药 15 g　黄柏 12 g　泽泻 10 g　茯苓 12 g　牡丹皮10 g　麦冬 10 g

方中重用熟地补血养阴，滋肾填精，知母性寒质润，清火生津，二药共为君药。臣以山茱萸养肝肾，山药健脾和胃，黄柏助知母泻下焦之火。泽泻淡泄肾浊，茯苓渗湿健脾，牡丹皮泄肝火，再加麦冬养肺润燥，四药共为佐使。

咯血者加侧柏叶、茜草、藕节等凉血收敛止血；低热不退加桑白皮、地骨皮、青蒿等；阴损及阳，出现音低气怯、咳喘气逆、形寒肢冷及肿块凹陷，分泌物量多臭秽等可加党参、黄芪、阿胶、首乌、黄精、五味子、马勃等补气养血，除腐生肌。

【辨病治疗】

（一）内服

1．常用中草药

（1）桔梗：苦、辛，味平。行气利咽止痛。在喉科常用作引经载药上行之剂。《本草纲目》："其治少阴证二三日咽痛，亦用桔梗、甘草，取其苦辛散寒，甘平除热，合而用之，能调寒热也。后人易名甘桔汤，通治咽喉口舌诸病。"内服煎汤，3～10 g。

（2）马勃：辛，平。清解肺热，解毒利咽，消肿止血。马勃主要用于热性喉病。《本草衍义》："去膜，以蜜拌揉，少以水调呷，治喉痹咽疼。"内服煎汤，3～6 g，包煎。

（3）射干：苦，寒，有毒。降火解毒，消痰散结。《本草纲目》："射干能降火，故古方治喉痹咽痛为要药。……皆取其降厥阴相火也，火降则血散肿消，而痰结自解，癥瘕自除矣。"内服煎汤，5～10 g。

（4）山豆根：苦，寒，有毒。清热解毒，消肿止痛，常用于咽喉肿痛属实热证者。《本草求真》："大苦大寒，功专泻心保肺，及降阴经火逆，解咽喉肿痛第一要药……脾胃虚寒作泻者禁用。"内服煎汤，6～10 g；或磨汁服。

（5）僵蚕：辛、咸，平。祛风化痰，行气散结。《嘉祐本草》："焙研末，姜汁调灌，治中风喉痹欲绝，下喉立愈。"内服煎汤，10～15 g；或研末吞服，1～1.5 g。

2. 常用中成药

（1）六神丸（《雷允上诵芬堂方》）：具有清热解毒、消肿止痛的功效。适用于咽喉肿痛、喉痹失音。每日3次，每次10～15粒，含服或温开水送服。

（2）梅花点舌丹（《外科证治全生集》）：具有清热解毒、消肿止痛的功效。主治喉癌热毒证。每日2～3次，每次3粒，温开水送服。

（二）外治

（1）珠黄散（《喉症全书》）：含珍珠、牛黄、人中白、冰片、青黛。治喉疳肿腐。将药粉均匀吹布于患处，药粉有芳香气味，需密封保存。每日可吹药5～6次。

（2）消瘤碧玉散（《重楼玉钥》）：含硼砂、冰片、胆矾。治喉瘤郁热证，可吹药，也可用箸头蘸药点敷患处。

（3）八珍散（《喉科经验全书》）：含薄荷、朱砂、儿茶、珍珠、甘草、牛黄、冰片等。治口舌喉内结毒生疮者，吹敷患处。

【急症与兼症】

（一）咽喉疼痛

咽喉疼痛可见于喉癌病程各期。疼痛剧烈时可连及同侧头部、耳部。乃因火毒上攻，气血停聚，肉腐脉损而致，可伴局部肿物出血，流臭液。治宜泻火解毒，活血祛瘀，方选清咽利膈汤（《喉症全科紫珍集》）加减，酌加露蜂房、三七、五灵脂、蔓荆子等，并用六神丸缓缓含服。病至晚期，气阴俱损，治宜健脾补肾、益气养阴法，方选归脾汤、四君子汤等。

（二）气道梗阻

喉菌多生于声门部位，肿块增大，可致声嘶、失音，甚至气道阻塞，呼吸困难、喘促致窒息。《咽喉经验秘传》云："咽喉为人身呼吸饮食门户，方寸之地，受病危险。"气道梗阻为喉科急症，宜选清解毒邪、利咽散结，直达病所之药，可用珠黄散（《绛囊撮要》）吹药喷喉，一日多次，针灸取穴合谷、少商、少泽、曲池等穴，用泻法，不留针。严重者需行气管插管或气管切开。

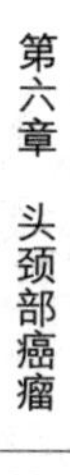

【治疗进展论述】

近年来，我国喉癌患者呈增多趋势，发病率也有地区差别。国内报道，我国华北和东北地区发病率高，而且城市高于农村，重工业城市高于轻工业城市，男性发病率明显高于女性。目前，喉癌的治疗多主张手术加放疗的综合方法，同时配合中医药治疗，可提高疗效，效果优于单纯手术治疗，并且全身及喉功能恢复情况也比较理想。

有中医药研究证明，活血化瘀中药具有缓解血管痉挛，改善微循环，促进侧支循环，增加血流量，抑制血小板聚集，调节结缔组织代谢等作用。[①] 不仅能提高放疗疗效，预防和减少放疗的副反应，更重要的是巩固放疗效果，防止复发和转移，改善生活质量，提高生存率。

对于喉癌术后患者，中医药具有提高免疫力、预防复发和转移的作用。郑氏等观察到喉癌手术后多出现咽干、咽燥、乏力、汗出、五心烦热、咳痰不利、声嘶、舌红苔少等阴虚证表现，认为手术创伤、耗血劫阴是术后阴虚证的根本原因，宜大补阴液，选用西洋参、生地、玄参、麦冬、石斛、百合等养阴润喉生津，白术、山药、陈皮、鸡内金等健脾益胃，助阴液渐生，可以改善术后症状，恢复体力。

【名家治验及医案】

（一）谷铭三医案[②]

医案：朱某，男，68 岁，1957 年 8 月因声音嘶哑，咽喉部异物感就诊。喉镜检查发现声带充血，有颗粒状物。经病理检查确诊为喉癌，同月手术切除。术后因原位复发，曾于 1959 年 2 月、9 月及 1960 年 3 月 3 次再行手术切除。1960 年 5 月初发现右颈部肿大淋巴结，逐渐增大至鸡卵大，无法再行手术。1960 年 4 月初诊。患者咽喉发干冒火，喜冷饮，吞咽疼痛，放射至右侧耳部。颈部活动不适，呼吸困难，食欲尚佳。检查：右颈部胸锁乳突肌前下方有 4 cm × 5 cm 肿块，质地较硬，与基底粘连。舌绛少苔欠润，脉沉细数。证属喉菌，系气阴两亏，痰浊流注。治宜化痰散结、益气养阴生津。

处方：生地 25 g、玄参 15 g、山萸肉 15 g、金银花 10 g、瓜蒌 25 g、知母 25 g、山豆根 10 g、浙贝母 10 g、山慈菇 25 g。患者先后就诊 4 次，共服前方 30 剂，马钱子丸 7 g，右侧颈部肿块明显缩小，咽喉部干燥及吞咽疼痛等症状亦有缓解。后投以六味地黄丸加山豆根、山慈菇、浙贝母水煎服。继续配服马钱子丸，5 年后仍病情稳定。

按语：本例因在 3 年内数次手术，气血亏损，津液暗耗，正气衰败，故痰火乘虚流注，出现淋巴转移。结者散之，治以益气养阴、化痰散结为主，方中六味地黄丸加玄参、

① 高冲，刘璐，胡爱菊，等. 活血化瘀中药的药理作用研究进展［J］. 药物评价研究，2013，36（1）：64 – 68.

② 谷言芳，张天文，牛煜，等. 谷铭三治疗肿瘤经验集［M］. 上海：上海科学技术出版社，2002.

知母以滋补肝肾，育阴清热；瓜蒌、浙贝母清热化痰且能消肿散结；山豆根、山慈菇善治喉痹以消肿止痛；金银花解毒泻火，加马钱子以增解毒散结功效。诸药配合，使肝肾阴亏恢复，虚火得清，痰浊得化。

（二）华良才医案①

医案：徐某，女，51岁。1978年2月8日初诊。患者6个月来自觉咽喉不适，时有疼痛，声音嘶哑，日渐严重，有时进食发呛。间接喉镜及直接喉镜检查，会厌喉面部有肿物，呈菜花状，质硬而脆，触之易出血。因肿物较大，未能暴露声带。触及颈上深部肿大淋巴结3枚，黄豆大小，活动，无粘连，无融合，中等硬度。病理检查报告为喉癌（混合型）、Ⅰ级鳞状上皮细胞癌。患者营养较差，消瘦，拟法软坚散结。方用：夏枯草15 g、山慈菇15 g、七叶一枝花15 g、鸡内金15 g、威灵仙15 g、太子参15 g、猫爪草25 g、生牡蛎30 g、焦神曲10 g、麦芽10 g、山楂10 g，米醋20 mL（分两次入药中），药渣用纱布包裹，温熨局部。另配散剂：守宫25条、蛤粉50 g、粳米60 g（三药同炒至米焦黄），僵蚕15 g、全蝎15 g、硼砂15 g、蜈蚣10条、露蜂房30 g，共研细末，装入胶囊，每次服4粒，每日3次，治疗3个月后，咽痛大减，进食已不发呛，声音嘶哑明显好转。4月后症状全消，间接喉镜及直接喉镜检查喉部肿物已无，声带运动闭合良好。颈上深部肿大之淋巴结已消。再服散剂半年。随访7年未见复发。

按语：华氏认为此例在喉部肿物已增大，生长迅速，质坚硬，未溃，无颅内和内脏重要器官转移，正气尚可，可采用软坚散结法。此时应慎用大量活血化瘀药，以防癌瘤扩散。常用软坚药物包括：昆布、海藻、夏枯草、山慈菇、七叶一枝花、威灵仙、猫爪草、硼砂、射干、牡蛎、蛤粉、白矾、核桃枝、蜈蚣、鸡内金、全蝎、僵蚕、露蜂房等。

（蒋梅）

第八节　甲状腺癌

甲状腺癌是头颈部常见的恶性肿瘤，也是内分泌系统最常见的恶性肿瘤，约占全身恶性肿瘤的1%。除髓样癌以外，绝大部分甲状腺癌起源于滤泡上皮细胞。甲状腺癌的发病率具有地区差异。美国2008年癌症统计预测甲状腺癌在女性中的发病率排在第6位，占所有恶性肿瘤的4%。我国长期水源性高碘的河北黄骅地区，甲状腺癌的发病率达11.73/10万②。据全国肿瘤登记中心数据显示，2011年大连市是我国甲状腺癌发病率

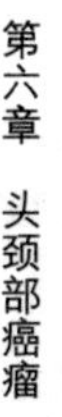

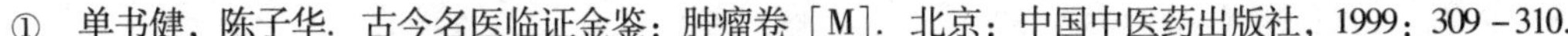

① 单书健，陈子华. 古今名医临证金鉴：肿瘤卷［M］. 北京：中国中医药出版社，1999：309－310.
② 万德森. 临床肿瘤学［M］. 4版. 北京：科学出版社，2015：160.

最高的城市，男女发病率分别为12.94/10万和36.31/10万①。浙江省2007—2011年间甲状腺癌发病率平均为8.37/10万，占恶性肿瘤总数的2.91%，其中男性发病率为3.61/10万，女性发病率为13.23/10万，男女比率将近1∶3.66，女性明显高于男性②。在全国范围内，《2012中国肿瘤登记年报》③报道，城市甲状腺癌发病男女性别比为1∶3.2，农村男女性别比为1∶3.85，各地区女性发病率普遍高于男性。

甲状腺癌的发病与多种因素有关，包括放射线、遗传易感性、癌基因改变、女性激素、饮食因素和甲状腺良性疾病等。常见的病理类型包括乳头状癌、滤泡性癌、髓样癌和未分化癌，其中乳头状癌和滤泡性癌合称为分化型甲状腺癌。近年来，不少学者提出在分化型甲状腺癌和未分化癌之间存在另一类的甲状腺癌，称为低分化癌。不同的甲状腺癌预后差别很大，有的发展缓慢，很少致死，有的进展迅速，死亡率很高。对甲状腺癌的预后有显著影响的因素主要包括：病理类型、原发灶大小、分期、远处转移、治疗方式和年龄等。另外，有些基因的表达情况对甲状腺癌的预后有影响，如RET、BRAF和p53等是分化型甲状腺癌的常用的分子预后指标。

【文献概述】

中医学文献在很早以前就有类似本病症状和体征的记载，对本病的认识主要归属于“瘿病”“石瘿”“石疽”等，瘿病记载首见于春秋战国时期，《庄子·德充符》就有瘿病的记载，“瘿同婴，婴之义为绕，因其在颈绕喉而生，状如缨侪或缨核而得名”；《吕氏春秋·季春纪》谓“轻水所，多秃与瘿人”，指出瘿病的发病与地理环境密切相关。汉代许慎《说文解字》说：“瘿，颈瘤也”，刘熙《释名》谓：“瘿，婴也，在颈婴喉也”，可见其文献记载瘿的疾病特征与甲状腺肿瘤的病灶位置相符。

隋朝《诸病源候论·瘿候》谓：“瘿者……初作与瘿核相似，而当颈下也，皮宽不急，垂槌槌然是也。”“瘿者，由忧恚气结所生”，“动气增患”，指出瘿病发病于颈部且与情志关系密切。《诸病源候论》卷三十三：“此由寒气客于经络，与血气相搏，血涩结而成疽也。其寒毒偏多，则气结聚而皮厚，状如痤疖，硬如石，故谓之石疽也。”石疽多受寒邪、气血结聚影响，质硬如石，其特征与甲状腺癌有相似之处。

宋代陈无择提出石瘿、肉瘿、筋瘿、血瘿、气瘿的五类分法，在《三因极一病证方论·瘿瘤证治》谓：“坚硬不可移者，名曰石瘿；皮色不变，即名肉瘿；筋脉露结者，名筋瘿；赤脉交络者，名血瘿；随忧愁消长者，名气瘿。”其中，石瘿的症状与甲状腺癌最相似。

---

① 穆慧娟，礼彦侠，张蕊，等．辽宁省五市2000—2011年甲状腺癌发病、死亡现状及流行趋势分析［J］．中国肿瘤，2015，24（11）：889－895．

② 龚巍巍，胡如英，罗胜兰，等．浙江省2007—2011年甲状腺癌发病及死亡特征分析［J］．浙江预防医学，2014，26（5）：433－437．

③ 赫捷，陈万青．2012中国肿瘤登记年报［M］．北京：军事医学科学出版社，2012：105－108．

《太平圣惠方·瘿气咽喉肿塞》谓："咽门者，胃气之道路；喉咙者，肺气之往来。今二经俱为邪之所乘，则经络痞塞气不宣通，故令气结聚成瘿，致咽喉肿塞也。"指出瘿病可压迫食管、气管。

明代陈实功《外科正宗·瘿瘤论》谓："夫人生瘿瘤之症，非阴阳正气结肿，乃五脏瘀血、浊气、痰滞而成"，并提出行散气血、行痰顺气、活血散坚等治法。

清代沈金鳌《杂病源流犀烛·瘿瘤》谓："瘿瘤者，气血凝滞，年数深远，渐长渐大之证。"指出瘿瘤的病机是气滞、痰凝、血瘀三者壅结于颈部所致。

【病因病机】

中医学认为甲状腺癌病位在颈，其发生不外乎情志内伤，肝失条达，气滞血瘀以及饮食水土失宜，脾失健运，水湿内停，聚而成痰，痰浊内阻，导致气凝血瘀痰凝于颈部而成本病。初期多为气机郁滞，津液痰聚，痰气搏结颈前所致，日久引起血脉瘀阻，使气、痰、瘀三者合而为患。

（一）情志内伤

忿郁恼怒或忧愁思虑日久，使肝气失于条达，气机郁滞，则津液不得正常输布，易于凝聚成痰，气滞痰凝，壅结颈前，则形成瘿病。如《诸病源候论·瘿候》所言："瘿者，由忧恚气结所生。"

（二）食养失宜

饮食失调，或居住在高山地区，水土失宜，一是影响脾胃的功能，使脾失运，不能运化水湿，聚而成痰；二是影响气血的正常运行，致气滞、痰凝、血壅结颈前则发为瘿病。

（三）体质因素

妇女的经、孕、产、乳等生理特点与肝经气血有密切关系，遇有情志、饮食等致病因素，常引起气郁痰结、气滞血瘀及肝郁化火等病理变化，故女性易患瘿病。另外，素体阴虚之人，痰气郁滞之后易于化火，更加伤阴，常使病机复杂，病程缠绵。

本病的成因主责肝脾，与心有关。肝郁则气滞，脾伤则气结，气滞则津停，脾虚则酿生痰湿，痰气交阻，血行不畅，则气、血、痰壅结而成瘿病。瘿病日久，在损伤肝阴的同时，也会伤及心阴，出现心悸、烦躁、脉数等症。瘿病的病理性质以实证居多，久病由实致虚，可见气虚、阴虚等虚候或虚实夹杂之候。

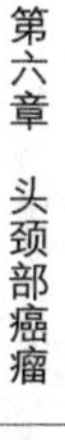

【诊断要点及鉴别诊断】①

（一）诊断要点

1．临床表现

甲状腺癌早期可发现甲状腺内有质硬结节，随吞咽上下移动。肿瘤增大至一定程度

---

① 万德森．临床肿瘤学［M］．4版．北京：科学出版社，2015：161－163．

时，常可压迫气管，使气管移位，并有不同程度的呼吸障碍症状；侵犯气管时可产生呼吸困难或咯血；压迫气管可引起吞咽障碍；侵犯喉返神经时可出现声音嘶哑。甲状腺癌的症状因其不同的病理类型和生物学特性而表现各异。①乳头状瘤：初起肿瘤生长缓慢，多为单发，少数为多发或双侧，质较硬不规则，边界不清，活动性差。②滤泡状癌：病程长，肿块生长缓慢，直径一般为数厘米或更长，多为单发，少数为多发或双侧，实性硬韧，边界不清。③髓样癌：发展缓慢，病程较长，肿块多局限一侧腺叶，偶见多发，有家族倾向性。④未分化癌：发展迅速，肿块可于短期内突然增大，形成双侧弥漫性甲状腺巨大肿块，固定，广泛侵入临近组织。

2．影像学检查

（1）超声检查是评价甲状腺肿物的大小和数目较为敏感的方法，可显示甲状腺结节的存在、囊实性及有无钙化等。甲状腺癌特点包括：①有沙砾样钙化。②结节的回声低。③富血管。④结节边界不规则，并向周围浸润。⑤横截面前后径大于左右径。超声检查对鉴别甲状腺良恶性的准确率可达80%～90%。

由于大多数分化型甲状腺癌都有摄碘功能，核素扫描可表现为温结节，如有囊性变，则可表现为凉结节或冷结节。若临床检查、B超和CT检查等均认为是实性肿物，核素扫描为凉结节或冷结节者也应考虑到癌的可能性。

（2）CT检查可显示肿物的位置、数目、有无钙化、内部结构情况、边界是否规则等，对甲状腺肿物的定性和定位诊断很有帮助。一般表现为不规则或分叶状的软组织肿物影，大多密度不均，边界不清，可伴有钙化，增强后呈不规则强化。MRI检查对甲状腺癌的定位诊断及其与周围器官、血管和组织的关系显示良好。X线检查包括气管正侧位、食管吞钡等，可显示肿瘤内钙化灶、相邻气管及食管受压情况。由于分化型甲状腺癌细胞分化较好，其摄取^{18}F－DG的能力有限，所以在^{18}F－DG－PET显像中SUV值升高不明显，对分化型甲状腺癌的诊断意义不大，但PET－CT在髓样瘤、未分化癌的诊断价值较高。

3．血清学检查

主要包括甲状腺功能检查、血清降钙素等。所有甲状腺肿物患者都应行甲状腺功能检查，包括血清促甲状腺激素（TSH）、甲状腺素（T4）、三碘甲状腺原氨酸（T3）测定等。甲状腺癌患者的甲状腺功能绝大多数是正常的，但高水平的TSH被认为与分化型甲状腺癌风险相关。甲状腺髓样癌患者的血清降钙素水平常有明显升高，有甲状腺髓样癌家族史或多发性内分泌肿瘤家族史者，应分别检测基础状态和刺激状态下的血清降钙素水平。甲状旁腺增生或甲状旁腺瘤常常导致甲状旁腺激素水平升高，检测甲状旁腺素水平有助于排除部分甲状旁腺疾病。

4．细胞学、病理学诊断

细针穿刺细胞学（FNAC）是目前甲状腺结节术前定性诊断最常用的方法，其优点是安全、方便、便宜，准确性可达90%以上。对于甲状腺结节较小或位置较深、在体表不易定位的病例，可在超声引导下行细针穿刺细胞学检查或活检，提高诊断准确率。

（二）鉴别诊断

甲状腺癌主要与结节性甲状腺肿、甲状腺腺瘤、亚急性甲状腺炎、慢性淋巴细胞性甲状腺炎（桥本氏甲状腺炎）、纤维性甲状腺炎（慢性木样甲状腺炎）、甲状腺囊肿相鉴别。

1. 结节性甲状腺肿

常见原因是单纯性甲状腺肿，多见于中年以上妇女，病程可达十几至数十年，可为单结节或多结节，病变常可累及甲状腺双侧叶，结节大小不一，表面光滑，病程长者，可伴有囊性变化或钙化，可压迫甲状腺周围器官或侵入胸骨后间隙。

2. 甲状腺腺瘤

多见于20～40岁的年轻人，特别是女性较多，多数为生长缓慢的颈前肿块，肿物较小时，无任何症状；有时肿物突然增大并伴有痛，常为囊性出血所致。检查多为单结节，边界清，表面光滑，无颈淋巴结转移和远处转移灶，一般无神经损害症状。

3. 亚急性甲状腺炎

较常见于中壮年妇女，多认为是病毒感染所引起，病期数周或数月，发病前常有呼吸道感染病史，伴有轻度发热和其他全身症状，约经数周的病程，可自愈。局部变现为甲状腺的肿大和触痛。

4. 慢性淋巴细胞性甲状腺炎（桥本氏甲状腺炎）

又称自身免疫性甲状腺炎，多发于40岁以上的妇女，为慢性进行性甲状腺双侧或单侧叶肿大，橡皮样硬实，表面有结节感，临床上与癌难以鉴别，血清学显示抗甲状腺蛋白抗体（TGAb）和抗甲状腺微粒体抗体（TM）阳性。有学者认为桥本氏甲状腺炎合并癌症发生率达10%以上，建议桥本氏甲状腺炎合并甲状腺结节者应积极行外科治疗。

5. 纤维性甲状腺炎（慢性木样甲状腺炎）

为慢性纤维增殖性疾病，常发生于50岁左右的妇女，病史较长，平均病程2～3年，甲状腺呈弥漫性增大，质硬如木样，常保持甲状腺的外形。有进行性发展的倾向，常与周围组织固定并出现压迫症状。确诊依赖手术活检，可行手术探查并切除峡部，以缓解或预防压迫症状。

6. 甲状腺囊肿

囊肿内含血液或清澈液体，与周围甲状腺组织分界清楚，可相当坚硬，B超常有助于诊断，临床上除甲状腺肿大和结节外，大多无功能改变。

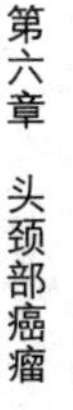

【辨证论治】

（一）辨证要点

1. 辨气血

颈前肿块光滑、柔软，属气郁痰凝，病在气分；病久肿块质地较硬，甚则质地坚硬，表面高低不平，属痰结血瘀，病在血分。

2. 辨虚实

本病多属实证邪毒为主，治疗时重在祛邪解毒。结合病机当疏肝理气解郁，化痰软坚散结，活血化瘀消瘿。如病邪迁延日久不愈，气血暗耗，阴精受损，则由实转虚，尤以气虚、阴虚为主，以致成为虚实夹杂之证，应详加辨治。

3. 辨瘤体

肿块质地坚硬，触之不移，表面粗糙者，多为硬实，治宜软坚散结、化痰祛瘀；肿块表面柔软光滑，触可移动者，多为囊实，受痰气交阻而成，适用疏导气机、化痰散结为法。《太平圣惠方》："气结聚成瘿，致咽喉肿塞也。"肿块体积大者，易阻塞淋巴，压迫气管，危及生命。

（二）临床分型

1. 肝郁痰湿型

主证：颈部出现肿块质硬，随吞咽而上下，活动受限，伴有胸胁胀痛，颈部胀满发憋或咳吐痰涎，舌质淡红，苔薄白腻，脉弦滑。

治法：理气消瘿，化痰散结。

方药：海藻玉壶汤（《医宗金鉴》）。

海藻 30 g　昆布 15 g　海带 15 g　青皮 6 g　陈皮 10 g　半夏 10 g　贝母 15 g　连翘 10 g　当归 15 g　川芎 10 g　甘草 6 g

方中以海藻、昆布、海带化痰软坚、消瘿散结为君药。青皮、陈皮、半夏、贝母、连翘理气化痰散结为臣药。当归、川芎养血活血为佐药。甘草调和诸药为使药。

肿块较硬者加黄药子、三棱、莪术、露蜂房、穿山甲加强活血软坚之力；胸胁胀痛者加柴胡、郁金、玄胡加强理气开郁止痛。

2. 气滞血瘀型

主证：颈前肿物坚硬如石，固定不移，胸闷气憋，呼吸、吞咽困难，颈前刺痛，入夜尤甚，舌质紫暗或有瘀斑，苔薄白，脉弦涩。

治法：理气化痰，行瘀散结。

方药：通气散坚丸（《外科正宗》）。

当归 20 g　川芎 15 g　莪术 6 g　丹参 10 g　海藻 20 g　胆南星 5 g　穿山甲 10 g　夏枯草10 g　干蟾皮 5 g　白英 10 g　龙葵 10 g

方中以当归、川芎、莪术、丹参活血行瘀为君药。海藻、胆南星、穿山甲、夏枯草、干蟾皮化痰软坚散结为臣药。佐以白英、龙葵解郁散结。

气郁化火，症见心烦易怒，口苦口干者，加丹皮、山栀、黄药子以清肝泻火；瘀血不去，新血不生，而致血虚，症见头晕目眩者，加鸡血藤、枸杞子、龙眼肉以加强养血。

3. 毒热蕴结型

主证：颈部肿块凹凸不平，发展迅速，灼热作痛，连及头颈，声音嘶哑，呼吸、吞咽不适，咳吐黄痰，大便干结，小便短赤，舌质绛，苔黄燥，脉弦数。

治法：清热解毒，散结消瘿。

方药：清肝芦荟丸（《外科正宗》）。

青黛3 g　芦荟5 g　牙皂1.5 g　草河车10 g　山豆根10 g　鱼腥草12 g　白花蛇舌草15 g　野菊花15 g　青皮6 g　海蛤壳15 g（先煎）　瓜蒌10 g　天花粉10 g

方中以青黛、芦荟、牙皂清肝泄热为君药。草河车、山豆根、鱼腥草、白花蛇舌草、野菊花清热解毒为臣药。佐以青皮、海蛤壳、瓜蒌、天花粉理气化痰散结润燥。

毒热炽盛，大便干结不通者，加桃仁、玄参、首乌润肠通便；火毒伤阴，症见口干多饮，小便短赤者，加旱莲草、石斛、沙参、麦冬。

4. 心肾阴虚型

主证：颈部肿块，伴有局部疼痛，心悸气短，全身乏力，自汗盗汗，精神萎靡，头晕目眩，腰膝酸软，舌质暗淡，苔薄，脉沉细。

治法：养心益肾，化痰散结。

方药：生脉散（《医学启源》）合二至丸（《医方集解》）加味。

党参15 g　麦冬15 g　五味子5 g　女贞子10 g　旱莲草10 g　黄芪15 g　黄精15 g　仙灵脾10 g　牡蛎20 g　海藻10 g　黄药子15 g　山慈菇10 g

方中以党参、麦冬、五味子、女贞子、旱莲草益气养阴、清心滋肾为君药。黄芪、黄精、仙灵脾加强补肾益气为臣药。佐以牡蛎、海藻、黄药子、山慈菇泻火解毒、软坚散结。

阴虚明显，口干口渴，苔少者，加玉竹、鲜旱莲草、芦根；疼痛剧烈者，加玄胡、两面针、川楝子以止痛行血。

【辨病治疗】

内服

1. 常用中草药

（1）黄药子：苦，寒。具有清热解毒、散结消瘿的功效。治甲状腺癌中属痰瘀互结，火毒内郁者。《本草经疏》："黄药根，解少阴之热，相火自不妄动而喉痹瘳矣。蛇犬咬毒，亦血分受热所伤故也。苦寒能凉血，得土气之厚者，又能解百毒也。"煎服，3 ~ 9 g。

（2）海藻：苦、咸，寒。具有消痰软坚散结、利水消肿的功效。治甲状腺癌中属痰气结聚，水饮失调者。《神农本草经》："主瘿瘤气，颈下核，破散结气，痈肿癥瘕坚气，腹中上下鸣，下十二水肿。"煎服，6 ~ 12 g。

（3）干蟾皮：辛，凉，有小毒。具有清热解毒、利水消肿的功效。治甲状腺癌中属邪毒内热者。《本草纲目拾遗》："贴大毒，能拔毒，收毒。"煎服，3 ~ 6 g，研末入丸散。

（4）夏枯草：辛、苦，寒。具有清肝泻火、散结消肿的功效。治甲状腺癌中属肝热内盛，气滞痰凝者。《滇南本草》："祛肝风，行经络。治口眼歪斜，行肝气，开肝郁，止筋骨疼痛，目珠痛，散瘰疬，周身结核。"煎服，9 ~ 15 g。

（5）猫爪草：甘、辛，温。具有化痰散结、解毒消肿的功效。治甲状腺癌中属痰瘀互结者。《中药材手册》："治颈上瘰疬结核。"煎服，15～30 g。

（6）半夏：辛，温，有毒。具有燥湿化痰、降逆止呕的功效。治甲状腺癌中属痰阻呕逆者。《神农本草经》："主伤寒寒热，心下坚，下气，喉咽肿痛。"炮制后煎服，3～9 g。

2. 常用中成药

（1）小金丹（《外科证治全生集》）：具有活血化瘀、散结止痛的功效。适用于甲状腺癌瘀血内结，肿块坚硬者。制成每丸0.6 g，每次服2丸，每日2次，用黄酒或温开水送下。

（2）内消瘰疬丸（《疡医大全》）：具有化痰散结的功效。适用于甲状腺癌各期。每服6～9丸，温开水送下，每日3次。

【急症与兼症】

（一）颈部淋巴结肿大

甲状腺癌常转移到颈部淋巴结，而兼见颈部淋巴结肿大坚硬疼痛，伴有低热，口干咽燥，大便干结。舌质干红少苔，脉细数。治宜清热化痰、软坚散结。方用消痰软坚汤（《中西医肿瘤诊疗大全·甲状腺癌》）：夏枯草、生牡蛎、玄参、土贝母、海藻、昆布、白芥子、桔梗、山慈菇、海浮石、黄药子、王不留行、生白芍、制香附。

（二）呼吸衰竭

肿块增大压迫气管出现呼吸困难，终致呼吸衰竭为最常见危候。症见呼吸困难，气不得续，冷汗淋漓，张口抬肩，甚至神志恍惚。舌淡、苔薄白而少，脉微弱。切除肿物，解除梗阻为根本方法。这里仅介绍不宜手术的患者的内科治疗。蟾蜍粉每次10 mg，每日3～6次，淡盐水冲服；针刺大椎、风门、肺俞，重症加刺内关、三阴交，手法为平补平泻。重症孤阳欲脱者，急用参附汤加龙骨30 g、牡蛎粉30 g，并吞服黑锡丹6～9 g，每日3～4次，并可配合低流量吸氧以及西药治疗。

（三）内分泌治疗后阴虚内热

内分泌治疗又称为促甲状腺素（TSH）抑制治疗，目前分化型甲状腺癌术后行TSH抑制治疗（即服用甲状腺素）已成为常规做法。长期使用这类药物，对部分患者可引起心动过速、头痛、神经质、兴奋不安、失眠、出汗、潮红、怕热、腹泻、呕吐、体重减轻等类似甲状腺功能亢进的症状。中医认为，甲状腺素片药性温热，损及肝肾，耗伤阴液，多见心烦失眠、心悸心慌、胸闷汗多、舌红、苔少、脉细数等阴虚内热之象。中药多以滋阴清热、化痰散结为法，可采用生地黄、玄参、天花粉、夏枯草、山慈菇、桔梗等品。中成药可配合服用知柏地黄丸、六味地黄丸、杞菊地黄丸等。

【治疗进展述评】

分化型甲状腺癌约占全部甲状腺癌的85%以上，主要包括甲状腺乳头状癌（papillary thyroid carcinoma，PTC）与甲状腺滤泡状癌（follicular thyroid carcinoma，FTC）两种病理类型。分化型甲状腺癌最常用的手术方式为腺叶切除或全叶切除术，而对于肿块最长径小于 1 cm 的甲状腺微小乳头状癌（papillary thyroid microcarcinoma，PTMC），有前瞻性研究[①]显示其绝大多数为非进展性，部分患者可推迟手术或不手术。分化型甲状腺癌一般预后较好，10 年生存率高达 95% 以上，但仍有约 10% 的病例经常规治疗效果不佳，此类患者多对放射性碘治疗不敏感，且有 1 个或多个癌基因的突变，易发生术后局部复发及远处转移。对已发生转移且对放射性碘治疗抵抗的甲状腺癌，多激酶抑制剂索拉非尼、乐伐替尼被认为具有良好疗效，能够明显延长患者的无进展生存期[②]。

中医药对本病的认识源远流长，在甲状腺癌的综合治疗方面发挥着一定优势。甲状腺癌中医辨证分型研究多以术前肿块、痰瘀等实证为主，而目前临床多见术后病例。手术、放疗、内分泌治疗均会对证候造成较大影响，如术后证多属虚实夹杂，在气阴两虚、气血不足或阴阳虚衰的基础上夹有气滞、痰凝、瘀毒内结等。由于本病术前、术后的病机特点存在一定差异，必须重视甲状腺癌术后、放疗后及内分泌治疗中患者的康复调护，对于规范治疗后的庞大患者群进行积极中医辨治。对于碘难治性甲状腺癌（radioactive iodine-refractory differentiated thyroid cancer，RAIR－DTC），服用靶向药物发生皮疹、手足综合征、腹泻、纳呆、乏力等不良反应的概率较高，可采用相应的中医药治疗减轻毒性，并可望起到增效以及延缓耐药发生的作用。

【名家治验及医案】

（一）周仲瑛医案[③]

周仲瑛治疗肿瘤采取复法大方。其针对肿瘤多重复杂病机，所包含治法一般在 3 种以上，处方药味数在 15 味以上，常多达 20～30 味，强调“轻灵不能隔靴搔痒，重剂不能孟浪太过，复法大方必须组合有序，独行必须药证合拍”。

医案：高某某，男，34 岁。患者近月来发现右颈部淋巴结多处肿大成串，B 超示：甲状腺肿块。病理活检为：淋巴转移性腺癌。已住院化疗 2 疗程，淋巴结未有缩小，且副反应剧烈，拒绝化疗而就诊。症见：右颈部淋巴结肿大，有胀痛感，右腋下胀，舌根部肿痛不适，咽暗红充血，咽部窒塞，声音沙哑，偶有胸闷。舌苔黄、质红，脉细滑。辨证属痰热瘀毒互结，肝失疏泄，阴伤气耗。治当清热解毒、化痰祛瘀、疏肝散结、益气养阴。

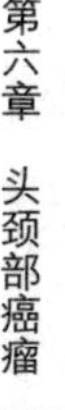

① GSCHWANDTNER E，KLATTE T，SWIETEK N，et al. Increase of papillary thyroid microcarcinoma and a plea for restrictive treatment：a retrospective study of 1,391 prospective documented patients ［J］. Surgery，2016，159（2）：503－511.

② 郭晔. 晚期分化型甲状腺癌的分子靶向治疗［J］. 中国癌症杂志，2016，26（1）：31－34.

③ 马骅，苏克雷. 周仲瑛运用复法大方治疗甲状腺癌淋巴转移验案 1 则［J］. 江苏中医药，2010，42（1）：43－44.

处方：醋柴胡5 g、炙鳖甲15 g（先煎）、炮山甲10 g（先煎）、地鳖虫5 g、桃仁10 g、山慈菇15 g、制南星15 g、猫爪草25 g、漏芦15 g、白毛夏枯草15 g、炙僵蚕10 g、泽漆15 g、牡蛎25 g（先煎）、海藻10 g、玄参10 g、炙蜈蚣3 g、守宫3 g、南北沙参各10 g、天冬麦冬各10 g、天花粉10 g、生黄芪15 g、龙葵20 g、半枝莲20 g、白花蛇舌草20 g、八月札12 g、炒白芥子10 g、路路通10 g、青皮10 g、皂角刺6 g。14 剂。用法：每日1 剂，水煎，分2 次服。

二诊：声音沙哑好转，淋巴结肿痛减轻，但有触痛，咽仍有塞感，时有咯痰，舌根肿痛不适，舌苔黄薄腻、质暗红，脉小弦滑。原方去白芥子，加大贝母10 g、山豆根6 g、蚤休10 g、知母10 g。继服14 剂。后仍以上方为基础进行加减，先后佐加肿节风20 g、法半夏10 g、露蜂房10 g、凤凰衣6 g。服药半年余，症情平稳。

按语：本方以抗癌解毒为总纲，分别以山慈菇、泽漆、漏芦、法半夏、制南星、牡蛎、炒白芥子、大贝母、海藻、皂角刺化痰软坚散结；白毛夏枯草、龙葵、白花蛇舌草、肿节风、漏芦、猫爪草、半枝莲清热解毒；炮山甲、地鳖虫、桃仁活血化瘀以消癌；炙蜈蚣、炙僵蚕、露蜂房、守宫等虫类药以毒攻毒；以上4 类正好针对痰、热、瘀、毒4个病机证素。癌症患者正气虚弱，益气容易壅滞气机，故以醋柴胡、八月札、青皮疏肝理气，肝气条达，则胃气和，纳食馨。路路通为引经药，“大能通十二经穴”，主要针对患者腋胀而用。纵观全方，虽然药味较多，但井然有序，各司其功。

（二）陈如泉医案①

陈如泉认为气阴两虚为甲状腺癌术后病理状态，癌毒残留是复发的根源。甲状腺癌术后放射性核素清甲、清灶，虽能有效杀灭肿瘤细胞，但又是一种热毒，容易伤人阴津；术后常用左甲状腺素片，其剂量不易把握，用量不足可能会导致水肿、畏冷等，难以防治甲状腺功能减退的形成，用量过大会导致心慌、多汗等毒性反应。中医药联合左甲状腺素片治疗，可减少左甲状腺素片的用量，减轻其毒副作用。术后甲状腺功能减退当属肾阴肾阳失衡，可采用养阴温肾法治之，平衡阴阳。

陈如泉以“益气养阴，软坚散结，扶正解毒”为基本治则，在沙参麦冬汤或者二至丸的基础上化裁，对伴随症状的选药有独到之处。若自汗加浮小麦、防风、牡蛎，盗汗加糯稻根、知母、黄柏；睡眠差，用莲子、五味子、伏神补肾宁心安神，或者夜交藤、酸枣仁养血安神；口干较甚者用天花粉、芦根生津止渴；手术瘢痕较疼痛者用玄胡、川楝子、白芍；残留甲状腺肿大者，用浙贝母、瓜蒌皮、陈皮化痰散肿；术后声音嘶哑者，加蝉蜕、桔梗、诃子利咽开音；对放疗后恶心、欲吐者，加旋覆花、代赭石、姜半夏。

医案：苏某，女，41 岁。四月前发现颈前包块，在某医院诊断为甲状腺癌，行手术治疗，病理切片示甲状腺滤泡状癌。现服左甲状腺素片100 μg，qd，查甲状腺功能正常。症见：时有口干、咽干，乏力，易疲劳，睡眠欠佳，二便正常。查体：甲状腺不肿大，

① 赵勇，徐文华. 陈如泉运用益气养阴扶正法治疗甲状腺癌术后经验［J］. 湖北中医杂志，2013，35（11）：24－25.

可见一长约 5 cm 手术疤痕，舌暗红少苔，脉细。

处方：麦冬 10 g、天冬 10 g、玄参 15 g、生地 15 g、当归 12 g、龙葵 24 g、白花蛇舌草 24 g、黄芪 24 g、瓜蒌皮 15 g、半枝莲 24 g、夜交藤 24 g、甘草 10 g。每日 1 剂，水煎分两次服。经上方加减治疗半年，患者症状明显改善，未见复发。

（蒋梅）

第七章 胸部癌瘤

第一节 肺 癌

原发性支气管肺癌，简称肺癌，是起源于支气管黏膜或肺泡细胞的恶性肿瘤，是严重危害人类健康的恶性肿瘤之一。2018 年全球有 18 078 957 新增癌症病例，其中肺癌居首位，占发病率的 11.6%①。我国无论是男性还是女性，发病率和死亡率在国际上均处于较高水平，2013 年全国估计肺癌新发病例约 73.28 万例，占全部恶性肿瘤新发病例的 19.90%，位居恶性肿瘤发病第一位，按性别统计，肺癌在男性的发病显著高于女性，男性肺癌发病率 70.10/10 万，为女性肺癌发病率水平 36.78/10 万的 1.91 倍。

世界卫生组织将肺癌的组织学表现分为鳞癌（表皮样癌）、腺癌、大细胞癌和小细胞未分化癌四类，其中前三类统称为非小细胞肺癌（NSCLC）。由于肺癌就诊时 70% ~ 80% 已属晚期，因此肺癌的预后较差。据美国统计，2007—2013 年全美国肺癌患者 5 年生存率只有 18%。但近年来，随着靶向治疗、免疫治疗的发展，一部分肺癌患者的生存期得到明显延长。

【文献概述】

本病属于中医“肺积”“息贲”等范畴，在中医古文献中未见有肺癌之病名，但有类似肺脏肿瘤的记载。如我国现存最早的医著《素问·奇病论》就提到：“病胁下满，气逆，二三岁不已……病名曰息积。”东汉以前医书《难经·五十六难》谓：“肺之积，名曰息贲，在右胁下，覆大如杯，久不已，令人洒淅寒热，喘咳，发肺痈。”南宋医书《济生方》亦云：“息贲之状，在右肋下，覆大如杯，喘息奔溢是为肺积；诊其脉浮而毛，其色白，其病气逆，背痛少气，喜忘，目瞑，肤寒，皮中时痛，或如虱喙，或如针刺。”北宋医书《圣惠方》尚有治疗息贲上气咳嗽、喘促咳嗽、结聚胀痛、腹胁胀痛、

① 王宁，刘硕，杨雷，等. 2018 全球癌症统计报告解读［J］. 肿瘤综合治疗电子杂志，2019（1）：87 -97.

呕吐痰涎、面黄体瘦等症的药方记载。金元时期李东垣创制有息贲丸，所治之病证类似于肺癌。明代张景岳说："劳嗽，声哑，声不能出或喘息气促者，此肺脏败也，必死。"其对劳嗽症状的描述，大抵与晚期肺癌纵隔淋巴结转移压迫喉返神经而致声哑者相似。清代医书《杂病源流犀烛》对肺癌的病因病机和治疗都有了详细的记载，书中提到："邪积胸中，阻塞气道，气不得通，为痰，……为血，皆邪正相搏，邪既胜，正不得制之，遂结成形而有块。""息贲，肺积病也，……皆有肺气虚，痰热壅结也，宜调息丸、息贲丸，当以降气清热，开痰散结为主。"

【病因病机】

中医认为肺癌的发生与正气虚损和邪毒入侵关系较密切。正气内虚，脏腑阴阳失调，是罹患本病的主要基础。正如金代《活法机要》云："壮人无积，虚人则有之。"明代《医宗必读》谓："积之成也，正气不足，而后邪气踞之。"而诸如烟毒、山岚瘴气、工业废气、矿石粉尘等则是形成本病的常见原因。肺为娇脏，易受邪毒侵袭，致使肺气肃降失司，郁滞不宣，脉络不畅，气血瘀滞，毒瘀互结，久而形成肿块。脾为生痰之源，肺为贮痰之器，脾失运化，水谷精微不能生化输布，致聚湿生痰，留于肺脏；或饮食不节，水湿痰浊内聚，痰贮肺络，肺失宣降，痰凝气滞，导致气血瘀阻，毒聚邪留，郁结胸中，渐成肿块。常见的病因病机可归纳为以下四方面。

（一）肺郁痰瘀

肺主气，司呼吸，主布津液，外邪犯肺，肺气郁结，宣降失司，水湿停滞，聚而成痰，痰凝气滞，血停成瘀，痰瘀搏结，郁久化热，日久成积，积留于肺，发为本病。

（二）脾虚痰湿

脾为后天之本，主运化水液，如饮食不节，劳累过度，或情志不畅，肝气郁结，横逆犯脾，均可使脾气受损，运化无力，水湿不化，聚而生痰。脾为生痰之源，肺为贮痰之器，痰湿循经上贮于肺，日久发为本病。

（三）阴虚痰热

肺为清虚之体，不耐寒热。外感风热、暑热之邪，或过食辛热厚味，或长期嗜好烟酒，或脏腑功能失常，阴阳气血失调，均可导致热毒内燔，炼津成痰，灼伤肺阴，痰热互扰，日久终成本病。

（四）气阴两虚

肺为娇脏，其性喜润恶燥，邪毒、痰浊、瘀血在肺中相互搏结，发为肺积。积蓄日久，常化热化火，易造成肺之气阴耗损。

总之，肺癌是因虚得病，因虚致实，病位在肺，与脾、肾密切相关。虚以脾虚、阴虚、气阴两虚多见，实以气滞、血瘀、痰凝、毒聚为主，是一种全身属虚、局部属实的疾病。

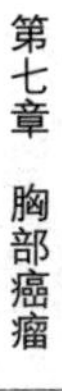

【诊断要点及鉴别诊断】

（一）诊断要点

肺癌的诊断主要依靠临床表现和相关检查。反复发作的呛咳或干咳持续数周，经常规治疗无效；或反复、间断咯吐血痰；或有不明原因的胸痛、气急、消瘦、疲乏等；若同时具备年龄在40岁以上的男性，有长期吸烟史者，吸烟指数达400支/年以上时，则应高度怀疑患肺癌的可能，应进一步检查。

1．临床表现

（1）咳嗽：通常为肺癌的首发症状，中央型肺癌尤为突出。其特点是阵发性刺激性咳嗽为主，无痰或少量泡沫白痰，不易为药物控制，合并感染时痰多黄稠，经抗感染治疗吸收后可见好转。

（2）咯血：多由癌瘤侵犯支气管黏膜微细血管所致，其特征为间断性反复少量血痰，偶见大咯血，持续时间长短不一。

（3）发热：可由肿瘤压迫或阻塞支气管引起阻塞性肺炎导致，也可由癌肿坏死毒素或骨髓转移所致，抗感染治疗往往效果不明显。

（4）胸闷胸痛：早期仅表现为轻度的胸闷，肿瘤累及壁层胸膜或直接侵犯胸壁、肋骨时可引起固定部位的持续性疼痛，疼痛较剧烈。

（5）气促：肿瘤压迫或阻塞大气管引起阻塞性肺炎或肺不张是肺癌气促的主要原因之一。晚期癌肿在肺内广泛播散、大量胸腔积液、心包积液时亦会出现严重气促。

（6）其他症状：压迫或侵犯喉返神经可引起声嘶；肿瘤直接压迫或右上纵隔淋巴结转移压迫上腔静脉时，上腔静脉回流受阻，可出现上腔静脉综合征，具体表现为头颈部甚至双上肢浮肿、颈部和胸壁静脉怒张、毛细血管扩张，伴随气促、胸闷、头昏、眼花等症状；压迫交感神经时，表现为患侧眼球凹陷、上眼睑下垂、瞳孔缩小、睑裂狭小、胸壁无汗；同时也可产生臂丛神经的压迫症状，表现为腋下为主向上肢内侧放射的火灼样疼痛，晚间尤甚；肺癌晚期，癌肿邪毒可导致消瘦和虚损证候；不同部位的远处转移常可引起相应症状的发生。

2．实验室检查

目前常用的肿瘤标志物有以下4种。

（1）癌胚抗原（CEA）与鳞状细胞癌抗原（SCC）：特异性较低，仅作为肺癌的辅助诊断。

（2）细胞角蛋白19片段（Cyfra21-1）：是鳞状上皮细胞癌目前首选的肿瘤标志物，灵敏度可达60%，特异性可达95%，对非小细胞肺癌的早期诊断、疗效监测和预后判断均有重要意义。

（3）神经元特异性烯醇化酶（NSE）：小细胞肺癌患者NSE水平明显高于非小细胞肺癌患者，可用于鉴别诊断，监测疗效。治疗有效时NSE浓度逐渐降低至正常水平，复发或进展时血清 NSE 水平升高。

（4）其他：肺癌患者中某些酶的活性可升高，如血清肌酸激酶（CK）、芳烃羟化酶（AHH）、磷酸己糖异构酶、淀粉酶等。研究表明：单克隆抗体、染色体、癌基因等在肺癌诊断和治疗方面具有潜在应用的价值。

3. 影像学诊断

（1）X 线检查：大多数周围型肿瘤直径大于 1 cm 时胸部 X 线片上才能见到，中央型肿瘤可由于生长在大气道内或是纵隔内，早期无法发现，若高度怀疑肿瘤，可行体层或气管斜位片，也可行 CT 检查。

（2）支气管造影：现多采用经纤维支气管镜做选择性造影，引导支气管镜进入病灶，或了解癌灶位置，供经支气管镜活检参考。

（3）CT：胸部 CT 检查目前已成为判断肺癌胸内侵犯程度及范围的常规方法，尤其在肺癌的分期上有着无可替代的作用。胸部 CT 的优点在于能发现常规 X 线检查难以发现的、位于重叠解剖部位的肺部病变，容易判断肺癌与周围组织器官的关系，对肺门尤其是纵隔淋巴结的显示也比常规 X 线要好得多。其他部位包括脑、肝、肾上腺的 CT 检查，主要目的是排除肺癌相关部位的远处转移。近年来发展起来的低剂量螺旋 CT 扫描技术在肺癌的筛查方面具有重要的意义。

（4）核磁共振（MRI）：MRI 对软组织密度分辨率高，较 CT 可更容易鉴别实质性肿块与血管的关系，而且能显示气管、支气管和血管的压迫、移位与阻塞。

（5）正电子发射型计算机断层显像（PET）：PET - CT 系采用图像融合技术，将 PET 的代谢显像和 CT 的形态显像图像融合在一起，使其兼具代谢的定性优点和形态的定位优点，因而诊断更为准确。

4. 病理学诊断

（1）细胞学检查：肺癌的细胞学检查主要针对痰液、胸水、支气管吸出液及灌洗液等，以及各种穿刺物如经纤维支气管镜肺活检、支气管黏膜下穿刺、淋巴结穿刺、皮下肿块、恶性积液沉淀物等。痰细胞学检查的阳性率随肿瘤部位、病理类型、采集方式、检测水平的不同而不同，阳性率为 40% ~80%；血性胸水癌细胞的检出率较高。

（2）纤维支气管镜活检：纤维支气管镜可视范围大，主支气管、叶支气管、段和次支气管的病变均可看到，患者痛苦少，确诊率高，比较容易做支气管刷片和活检。对中央型肺癌，活检阳性率可达 90% 左右，再结合细胞学检查，总阳性率可达 95% 以上。纤维支气管镜检查在肺癌诊治方面的另一个重要作用是对肺癌的定位和对支气管壁侵犯范围的定位，这对手术治疗方案的设计有极为重要的指导作用。

（3）经皮肺细针穿刺活检：对于肺部的病变经常规的痰细胞学或支气管纤维镜等检查仍不能确诊的病例，可考虑行此项检查。由于本项检查属于损伤性检查方法，宜选择直径小于 2.0 mm 穿刺针，以减少并发症。对肺动脉高压、重症肺气肿、肺动—静脉瘘、上腔静脉综合征、有出血倾向者视为相对禁忌证。

（二）鉴别诊断

1．肺结核

周围型肺癌与结核球的鉴别在病灶直径小于3.0 cm时较困难。结核患者年龄一般较轻，病变多见于上叶尖段、后段、下叶背段；病灶大小多在3.0 cm以内，较常见卫星灶；主病灶多为圆形或椭圆形，密度不均，有密度增浓影或钙化；直径超过3.0 cm结核球可显示透光区空洞，壁薄，内壁光滑；生长速度慢，病程长。细支气管肺泡上皮癌须和粟粒型肺结核鉴别，后者以干咳为主，急性期可有结核中毒症状，无明显气促表现；X线可见病灶多为中上野密集，较少融合，密度较低，病灶大小较均匀，边缘较清楚，相关结核检查阳性，抗结核治疗有效。

2．结核性胸膜炎

肺癌合并有大量胸水时，由于病灶被掩盖，难与结核性胸水区别。癌性胸水量大，增长迅速，常为血性，半数以上可查到癌细胞，pH大于7.40；结核性胸膜炎胸水较少，为草黄色，pH小于7.30，抗结核治疗有效。

3．肺良性肿瘤

肺良性肿瘤占肺肿瘤的10%左右，包括错构瘤、纤维瘤、畸胎瘤等，绝大多数患者无临床症状，肿瘤生长缓慢，有完整的包膜，多为圆形或卵圆形，边缘光滑无毛刺，很少分叶。

4．肺炎

肺炎应与癌性阻塞性肺炎相鉴别。肺炎起病急，先出现寒战、高热等毒血症状，再出现呼吸道症状，抗生素治疗病灶吸收迅速。但当出现反复迁徙不愈的局限性肺炎时，应高度怀疑肺癌的存在。痰细胞学检查或纤维支气管镜检查有助于鉴别诊断。

【辨证论治】

（一）辨证要点

肺癌是一种因虚得病，因虚致实的全身属虚、局部属实的疾病。治疗上主张“扶正”与“祛邪”相结合的原则，早期患者以祛邪为主，辅以扶正；中期患者扶正与祛邪并用；晚期患者以扶正为主，辅以祛邪。患者随着正邪盛衰的变化，各型之间常发生转变，应随着病情变化辨证施治。由于肺癌患者正气内虚，御邪乏力，虚损情况突出，因此，治疗中应注意维护正气。肺癌的整个发病过程中，贯穿着痰、瘀、毒、虚四字。扶正重在补益肺脾肾，调整气血阴阳平衡，祛邪重在化痰、祛瘀、解毒。

（二）临床分型

1．肺郁痰瘀型

主证：咳嗽不畅，咳痰不爽，胸闷气急或胸胁背痛，痰中带血，大便秘结，舌质暗红，苔黄或白腻，脉弦。

证候分析：肺气郁结，肺失宣降，故咳嗽不畅，咳痰不爽，胸闷气急；痰瘀阻内，不通则痛，故胸胁背痛；肺络受损，故痰中带血；肺与大肠相表里，肺失宣降，腑气不通，故大便秘结；舌质暗红，苔黄或白腻，脉弦亦为肺郁痰瘀之象。

治法：清肺除痰，化瘀散结。

方药：苇茎汤（《千金要方》）和桃红四物汤（《医宗金鉴》）加减。

苇茎 30 g　桃仁 15 g　薏苡仁 30 g　冬瓜仁 24 g　红花 6 g　赤芍 15 g　川芎 15 g　生地黄 15 g　当归 10 g　甘草 6 g

方中苇茎之轻浮而甘寒者，解阳分之气热；桃仁活血化瘀，泻血分之结热共为君药。薏苡仁、冬瓜仁清热利湿祛痰；红花、赤芍、川芎活血祛瘀、消癥散结共为臣药。生地黄、当归活血养血为佐药。甘草调和诸药为使药。

痰郁化热者加银花、连翘、黄芩；胸胁胀痛者加全瓜蒌、制乳香、制没药、延胡索。

2. 脾虚痰湿型

主证：咳嗽痰多，胸闷，纳呆，神疲乏力，短气，腹胀，大便溏，舌质淡胖，边有齿印，苔白腻，脉濡缓。

证候分析：脾气虚弱，故神疲乏力，纳呆，短气，腹胀，大便溏；脾为生痰之源，肺为贮痰之器，痰湿内生，蕴积于肺，故咳嗽痰多，胸闷；舌质淡胖，边有齿印，苔白腻，脉濡缓亦为脾虚痰湿之象。

治法：健脾祛湿，化痰散结。

方药：六君子汤（《医学正传》）加减。

人参 10 g　半夏 15 g　胆南星 15 g　陈皮 10 g　白术 15 g　茯苓 20 g　桔梗 12 g　甘草 6 g

方中人参健脾补中益气为君药；半夏、胆南星燥湿制痰、陈皮理气化痰共为臣药；白术、茯苓健脾益气利湿为佐药；桔梗开宣肺气，甘草调和诸药为使药。

胸闷喘咳者加枳壳、款冬花；肿核明显者加猫爪草、海蛤壳、炮山甲等。

3. 阴虚痰热型

主证：咳嗽痰少，或干咳无痰，痰中带血，胸翳，气促，心烦失眠，口感便秘，潮热盗汗，舌质红，苔少或薄黄，脉细数。

证候分析：痰热内盛，肺失宣降，故咳嗽，胸翳，气促，口干；热灼肺络，故时痰中带血；痰热扰心，故心烦失眠；阴虚则痰少，或干咳无痰，口干，大便秘结，潮热盗汗；舌质红，苔少或薄黄，脉细数亦为阴虚痰热之象。

治法：滋肾清肺，豁痰散结。

方药：沙参麦冬汤（《温病条辨》）加减。

沙参 15 g　麦冬 15 g　守宫 6 g　猫爪草 15 g　生薏苡仁 30 g　玉竹 15 g　天花粉 15 g　生扁豆 10 g　桑叶 15 g　甘草 6 g

方中沙参、麦冬清养肺胃为君药；守宫、猫爪草、生薏苡仁豁痰散结，玉竹、天花粉生津解渴为臣药；生扁豆益气培中、甘缓和胃，配以桑叶，清宣燥热，共为佐药；甘草调和诸药为使药。

咯血不止者加白茅根、白及、田七粉；自汗气短者加人参、黄芪、五味子；便秘者加柏子仁、火麻仁、玄参。

4. 气阴两虚型

主证：咳嗽少痰，咳声低微，痰中带血，神疲乏力，纳少短气，口干不多饮，舌质红，苔薄，脉细弱或细数。

证候分析：多见于晚期患者，患病日久，耗气伤阴，而成本证。气虚则咳声低微，神疲乏力，纳少短气。阴虚则咳嗽少痰，痰中夹血丝，口干；舌质红，苔薄，脉细弱或细数亦为气阴两虚之象。

治法：益气养阴，化痰散结。

方药：生脉散（《内外伤辨惑论》）加减。

西洋参 6 g　党参 15 g　黄芪 15 g　麦冬 15 g　天冬 15 g　百合 15 g　浙贝母 15 g　山慈菇 10 g　仙鹤草 15 g　五味子 6 g　甘草 6 g

方中西洋参益气养阴为君药；党参、黄芪补益肺气，麦冬、天冬、百合养阴生津，浙贝母、山慈菇、仙鹤草化痰散结为臣药；五味子滋补肺津为佐药；甘草调和诸药为使药。

痰中带血者，加白及、花蕊石、三七；胸背疼痛者，加延胡索、枳壳、郁金；高热不退者，加水牛角、白薇、紫雪丹；大便干结者，加柏子仁、生地、玄参。

【辨病治疗】

（一）内服

1. 常用中草药

（1）壁虎：咸，寒，有小毒。具有祛风定惊、散结止痛的功效。《本草纲目》记载本品："主治久年惊痫、小儿撮口……瘰疬初起，篾只成块。"用于多种癌瘤中属风热瘀结者。内服煎汤 2 ~ 5 g。

（2）天南星：辛、苦，温，有毒。具有燥湿化痰、祛风止痉的功效。《开宝本草》云："主中风，麻痹，除痰，下气，破坚积，消痈肿，利胸膈。"常用于多种癌瘤中属痰湿壅滞、瘀血凝结者。内服煎汤 3 ~ 9 g，宜久煎。

（3）半夏：辛、苦，温，有毒。具有燥湿化痰、降逆止呕、消痞散结的功效。《主治秘要》云："燥胃湿，化痰，益脾胃气，消肿散结，除胸中痰涎。"用于癌瘤中属痰湿内阻者。内服煎汤 3 ~ 9 g，宜久煎。

（4）黄芪：甘，微温。具有补中益气、固表、利水、托脓、生肌的功效。《本草汇言》载："黄芪，补肺健脾，卫实敛汗，驱风运毒之药也。"常用于治疗癌瘤放、化疗后或脾气亏虚者。内服煎汤 9 ~ 15 g。

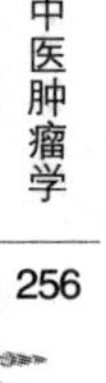

(5) 僵蚕：咸、辛，平。具有熄风止痉、祛风止痛、解毒散结的功效。内服煎汤3～10 g。

(6) 山慈菇：甘、辛，寒，有小毒。具有清热解毒、散结消肿的功效。《本草拾遗》曰："主臃肿疮瘘，瘰疬结核等。"用于癌瘤中热毒瘀结者。内服煎汤3～10 g；或磨汁；或入丸、散。

2. 常用中成药

(1) 清金得生片（广州中医药大学第一附属医院院内制剂）：由麦冬、人参、关黄柏、法半夏、紫河车等组成，具有清肺解毒、扶正消瘤之功效。适用于原发性支气管肺癌及转移性肺癌。每片0.4 g，每次3片，每日3次。

(2) 鹤蟾片：具有解毒除痰、凉血祛瘀、消癥散结之功效。适用于原发性肺癌或转移性肺癌。每片0.4 g，每次6片，每日3次，温开水送服。

(3) 参一胶囊：具有培元固本、补益气血的功效，可抑制术后及放疗、化疗后肿瘤的复发转移；提高放、化疗疗效，改善患者气虚症状，提高机体免疫功能。饭前空腹口服，每次2粒，每日2次。

（二）中药针剂

(1) 鸦胆子油乳注射液（《中药成方制剂》）：具有抗癌扶正、保护骨髓的作用。使用于中晚期肺癌，可与放疗、化疗联合用药。用法：每次10～30 mL，加入0.9%氯化钠注射液250 mL中，静脉滴注，每日1次，30天为1个疗程。

(2) 榄香烯注射液（《新药转正标准》）：具有扶正抗癌作用。适用于中晚期肺癌，特别是有胸膜转移者，可单用或与放疗、化疗联合应用。用法：①静脉注射：每次400～600 mg，每日1次。2～3周为1个疗程。②胸腔注射：一般200～400 mg/m^2，抽胸水后，胸腔内注射，每周1～2次或遵医嘱。

(3) 康莱特注射液：具有益气养阴、消癥散结的作用。适用于不宜手术的气阴两虚、脾虚湿困型原发性非小细胞肺癌，可与放疗、化疗联合应用。缓慢静脉滴注200 mL，每日1次，21天为1个疗程，间隔3～5天后可进行下一疗程。联合放、化疗时，可酌减剂量。

（三）针灸

处方：以手太阴肺经腧穴和肺的俞、募穴为主。肺俞、中府、太渊、膏肓、丰隆、足三里。

方义：病变在肺，按俞募配穴法取肺俞、中府调理肺脏气机，宣肺化痰；孔最为手太阴郄穴，配肺俞可宣通肺气；太渊为肺经原穴，本脏真气所注，配肺俞可宣肺化痰。膏肓为主治诸虚百损之要穴，具有理肺补虚之效。丰隆为豁痰散结要穴，补胃经合穴足三里，意在培补后天之本，培土生金，诸穴合用可收祛邪化痰、益气宣肺之功。

辨证配穴：肺郁痰瘀加膻中、三阴交行气活血，健脾化痰。脾虚痰湿证加脾俞、阴

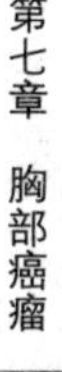

陵泉，健脾利湿化痰。阴虚痰热证加尺泽、然谷，肺经子穴尺泽，配肾经荥穴然谷，可清虚热而保阴津。气阴两虚加太溪、气海益气养阴。

随症配穴：胸痛加膻中穴、内关宽胸理气；胁痛加支沟、阳陵泉疏利少阳；咽喉干痒加照海滋阴利咽；痰中带血加鱼际清肺止血；咯血者，加阴郄、地机；盗汗加阴郄、复溜滋阴敛汗；肢体浮肿、小便不利加阴陵泉、三阴交健脾利湿；肺癌放疗、化疗后呕吐、呃逆加内关、膈俞；肺癌放疗、化疗后白细胞减少加大椎、膈俞。

刺灸法：常规针刺，平补平泻为主，虚证加灸。胸背部穴位不宜深刺。

耳针法：肺、气管、大肠、胸、肝、脾、神门、轮4—6反应点。针双侧，用中等刺激，留针10～20 min，或用王不留行籽压贴，每日1次。

【急症与兼症】

（一）咯血

咯血证属燥热伤肺者，治法清热润肺、宁络止血，方选桑杏汤加减；证属肝火犯肺者，治法宜清肝泻肺、凉血止血，方选黛蛤散合泻白散加减；证属阴虚肺热者，治法滋阴润肺、降火止血，方选百合固金汤加减。另可配云南白药口服，每次0.25～0.5 g，每日4次。放疗后咯血一般属气阴两虚，治法当以养阴润肺、益气摄血为法，方选沙参麦冬汤（《温病条辨》）合当归补血汤（《内外伤辨惑论》）加减。

（二）恶性积液

肺癌恶性积液者可称为“悬饮”“支饮”，因饮为阴邪，得温则行，遇寒易凝，“病痰饮者，当以温药和之”，故治疗多以温化为原则。寒饮伏肺者，治以宣肺化饮，方选小青龙汤；无寒热、身痛等表征，动则喘甚、易汗，为肺气已虚，改用苓甘五味姜辛汤；饮多寒少，胸满气逆，可用葶苈大枣泻肺汤加白芥子、莱菔子等泻肺通饮。若邪实犯肺，饮邪壅盛，当泻肺祛饮，方选十枣汤，或泽漆汤；若痰饮郁久化热伤及阴津，阴虚内热，治以滋阴清热，方选沙参麦冬汤和泻白散（《小儿药证直诀》）；属脾肾阳虚者，治以温脾补肾，以化水饮，方选金匮肾气丸合苓桂术甘汤；若心下悸，头晕目眩，可用五苓散化气行水。

（三）呼吸困难

呼吸困难可分为实喘和虚喘。实喘者证属痰热遏肺者，治法清泻痰热，方选桑白皮汤或千金苇茎汤加减；证属痰浊阻肺者，治法化痰降逆，方选二陈汤合三子养亲汤加减；证属水凌心肺者，治法温阳利水、泻壅平喘，方选真武汤合葶苈大枣泻肺汤加减。虚喘者证属肺气虚者，治法补肺益气，方选补肺汤（《永类钤方》）和玉屏风散加减；证属肾气虚者，治法补肾纳气，方选金匮肾气丸合参蛤散加减；证属喘脱者，治法扶阳固脱、镇摄肾气，方选参附汤加减。

【治疗进展述评】

现代医学治疗措施（主要包括手术、放疗、化疗、靶向治疗以及免疫治疗等）在肺癌的综合治疗中发挥了重要的作用，是目前医学界治疗肺癌的主要手段，但同时也存在许多不足和问题，如毒副反应大、易复发转移及耐药等，临床上大部分肺癌患者被确诊时已属中晚期，错过手术的最佳时机，部分中晚期肺癌的患者因身体无法耐受放、化疗的毒副作用而终止治疗，基因低突变率也限制了靶向药物的使用，昂贵的价格以及治疗体系的不成熟让大部分患者无法接受免疫治疗。中医药的参与在很大程度上改善了上述问题。近年来，也有多项临床研究显示中医药治疗肺癌具有缓解症状、改善生存质量、延长生存期等作用。

对于ⅢA 期以内的患者，术后中药主要以扶正补虚为主，可明显改善患者生存质量及临床症状，调节患者免疫功能，并且无严重不良反应，具有促进机体康复，减少并发症发生，减少术后复发转移的作用。

周岱翰、林丽珠等学者以益气除痰法为主治疗肺癌，临床效果良好。他们承担的“十五”国家科技攻关计划课题“提高肺癌中位生存期的临床研究”，通过组织全国 6 个单位，对 294 例Ⅲ、Ⅳ期非小细胞肺癌患者进行了前瞻性临床随机对照研究，以益气除痰法为基本大法，以中西医结合（中药加化疗）、西医“化疗”为对照组，结果显示：中医药的治疗能有效地延长中晚期非小细胞肺癌患者的生存期，可使Ⅲ、Ⅳ期患者的中位生存期达到近 10 个月，与化疗配合应用可达到 21 个月，同时可以保持相对较高的生存质量，提示中医药与化疗联合应用有协同作用。①

肺癌的发病随年龄增长而呈上升趋势，老年患者常常体力状态较差，身体机能减退，基础疾病多，临床并发症多，这些不可忽视的因素，经常影响治疗措施的实施。科技部“十一五”国家科技支撑计划项目“老年非小细胞肺癌的中医药综合治疗方案研究”中研究发现中医药综合治疗在延长Ⅲ、Ⅳ期老年非小细胞肺癌的中位生存期与控制肿瘤进展方面，均与化疗作用相当，对于老年晚期非小细胞肺癌患者是一种有效的替代治疗方案。②

放疗患者临床多表现为热毒伤阴，故中药多以清热解毒、益气养阴之品为主，常用药物有西洋参、太子参、麦冬、沙参、金银花、玄参、生地黄、丹参、白花蛇舌草等。化疗后常见的副作用主要有胃肠道反应、骨髓抑制等，胃肠道反应患者常采用健脾益气、和胃止呕的中药，如陈夏六君子汤加代赭石、旋覆花、鸡内金、佩兰等；而对于化疗后骨髓抑制患者，常以补肾固本、填精生髓之品为主，如黄芪、当归、枸杞子、女贞子、山萸肉、鸡血藤等。

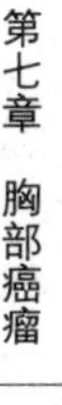

---

① 周岱翰，林丽珠，田华琴，等．益气化痰法为主中医药治疗方案对老年非小细胞肺癌中位生存期的影响：一项多中心、前瞻性临床队列研究［J］．世界中医药，2014，9（7）：833－834．

② 周岱翰，林丽珠，周宜强，等．中西医结合治疗非小细胞肺癌近期疗效观察［J］．中国中西医结合杂志，2005，25（12）：1061－1065．

【名家治验及医案】

（一）朱丹溪医案

一妇人患肺热久嗽，身热肌瘦，以枇杷叶、木通、款冬、紫菀、杏仁、桑白皮、大黄制成蜜丸治愈。

一患者咳嗽咯血、发热消瘦，脉涩，用补法治疗多年不愈，朱丹溪认为其病机荣卫不行、瘀血内积、肺气壅遏，并指出“治肺壅非吐不可，精血耗非补不可。惟倒仓法二者兼备”。后以此法兼灸肺俞而治愈。又载：一患者喘息咳逆兼咯血，又见发热脉数，医者认为其病机脾肺俱虚、火热乘金，并言“若补金，则虑金与火持，而喘咳益增；泻火则虚火不退位，而痃癖反甚”，故以补中益气汤稍加消导药治疗。①

（二）朴炳奎医案

导入语：朴氏认为，治病求本是中医临床的精髓、核心，只有抓住根本病机，才能抓住病变实质，治病才能做到有的放矢，直中病所，他认为以肺脾两脏为根本，治疗宜“培土生金”，以益气为主，佐以养阳。

医案：李某，男，64 岁，2002 年 4 月 26 日初诊，阵发刺激性呛咳、痰中带血 1 月余。2002 年 3 月 17 日患者因感冒后诱发阵发刺激性呛咳，胸闷，咯吐血丝黏痰，在北京某医院胸片及 CT 提示左肺上叶占位病变，肿块大小 1.5 cm×2.2 cm。4 月 3 日在某综合医院痰涂片检查报告：发现腺癌细胞，分化程度较好。诊断左肺腺癌（T1N0M0），因患者拒绝手术及放、化疗，故来就治。刻诊：当地医院经抗感染治疗后咳嗽减轻，仍感胸闷，左侧胸痛，咯少量血丝黏痰，乏力，纳差，失眠，便干，咽干，手足心发热，舌质淡红，苔薄白少津，脉滑，尺脉重按无力。治以益气养阴、清热解毒、祛痰化瘀。

处方：全瓜蒌 15 g　杏仁 10 g　桔梗 10 g　浙贝母 20 g　海蛤壳 15 g　黄芪 30 g　沙参 10 g　太子参 15 g　麦冬 10 g　白术 15 g　山药 12 g　肉苁蓉 15 g　女贞子 15 g　当归 15 g　炒三仙 30 g　白蔻仁 5 g　仙鹤草 15 g　侧柏炭 15 g　甘草 10 g

方服 15 剂后患者精神较前好转，某次咳嗽时咯吐较多黏痰，随后痰量明显减少，胸闷、胸痛、乏力、咽干、手足心发热明显减轻，唯时有咳嗽，咯痰偶见血丝，汗多，失眠，纳少，舌质暗淡，舌苔略厚，脉沉滑。仍遵前法，此后辨证加减。连服数月，诸症消失，后改服上述成药。带瘤生存至 2010 年 1 月失访。

按语：肺癌早期病在肺脾，多选用可入肺、脾两经，具有滋肺阴补脾气功效的药物为底方，如沙参、麦冬、白术、山药、黄芪等，遵循了“培土生金”“虚则补其母”的治则。为使补而不滞，在上方中加入白蔻仁芳香醒脾之药，既助脾之运化，又符合脾喜

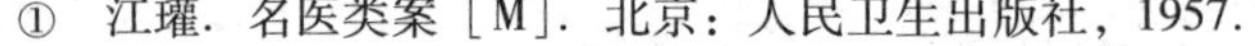

① 江瓘. 名医类案［M］. 北京：人民卫生出版社，1957.

燥恶湿的特性。早期肺癌遵患者意愿纯中医治疗，获得8年以上带瘤生存，实属良效。①

（三）孙桂芝医案

孙桂芝认为，肺癌是一种全身疾病的局部病变，其局部热毒壅盛，炼液为痰，痰瘀互阻，凝结成块，甚至热腐成痈，血肉腐败，而全身则由于“壮火食气”，气血津液俱损，而呈现气血亏虚、气阴不足，甚至阴阳两虚之象。总属本虚标实，治当以人为本，以正气为先，固护人体气血津液，守护阴阳，在此基础上辅以祛邪解毒、去腐生新。

医案：左某，男，51岁。患者长期接触有毒化学物质。自1984年春节后无明显诱因出现胸内刺痛，时发时止，尤在夜间加重，服止痛药可缓解。曾按冠心病治疗无效，日渐消瘦，2月内体重减轻5公斤多，疲乏无力，胸痛咳嗽，痰中带血。在当地医院拍X片，发现右肺中外部有阴影，周围毛刺状，并有肺门淋巴结肿大。转来北京肿瘤医院行支气管镜检查，活检病理诊断为右肺小细胞性未分化癌，劝其住院治疗。患者恐惧化疗，自动出院，于同年7月来我院门诊治疗。症见：胸痛胸闷，咳嗽无痰，消瘦乏力，心悸失眠，舌质红，苔薄，脉细稍数。予瓜蒌薤白半夏汤合通宣理肺汤加减：瓜蒌15 g、清半夏10 g、薤白10 g、橘红10 g、桔梗10 g、苏梗10 g、浙贝母10 g、款冬花10 g、夏枯草15 g、鱼腥草15 g、延胡索10 g、郁金10 g、草河车15 g、白屈菜15 g、莲子心10 g、甘草10 g。

连服7剂后胸痛胸闷好转，眠可，食欲增加，精神改善。1984年8月开始用中药联合化疗。化疗结束后复查X线发现肿瘤未完全消失，建议行放疗5周，放疗期间配合中药滋阴清热，解毒抗癌：沙参15 g、麦冬15 g、天冬12 g、金银花15 g、连翘10 g、板蓝根15 g、生黄芪30 g、生薏苡仁30 g、生地12 g、枸杞子15 g、清半夏10 g、淡竹茹10 g、甘草10 g。

后因血象降低，肝功能损伤停止放疗。复查X线肿瘤基本消失。放疗后口干咽燥，咳嗽有黄痰，予千金苇茎汤合百合固金汤加减：苇茎30 g、桃仁10 g、杏仁10 g、冬瓜仁10 g、生薏苡仁15 g、百合15 g、生地黄12 g、沙参15 g、百部15 g、川贝母12 g、鱼腥草15 g、桔梗12 g、生黄芪30 g、紫菀10 g、败酱草12 g、白屈菜15 g、草河车15 g。配以加味西黄胶囊，辅以气功和饮食治疗，随访至1990年，期间患者复查除肺纹理增粗外，肺门阴影无改变，肝功能已恢复正常。

按语：该病初诊时见气滞血瘀证，故处方以行气活血止痛，后因化疗及放疗致阴虚津伤，故生内热，此时治疗又转以滋阴清热为主，疗效显著。此见，肺癌的诊治过程中，气滞、痰热、瘀毒、津伤分别见于不同的治疗时期，中医药治疗不能一贯而终，应当审时度势，轻重有序。②

（陈锐深、曹洋）

① 郑红刚，花宝金．朴炳奎辨治肺癌学术思想与经验探析［J］．中医杂志，2010，51（4）：304－306.

② 孙桂芝．孙桂芝实用中医肿瘤学［M］．北京：中国中医药出版社，2009.

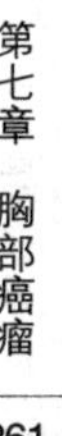

第二节　食　管　癌

食管癌是指发生于食管黏膜上皮的恶性肿瘤，是常见的消化道恶性肿瘤之一。从世界范围来看，食管癌居癌症死因顺位的第6位。2012年全球约有45.6万食管癌新发病例，占全部癌症发病的3.2%；死亡病例约40万，占全部癌症死亡人数的4.9%。我国是食管癌的高发国家，又是食管癌病死率最高的国家，其发病率在我国大陆地区居各类肿瘤第5位，病死率居第4位。食管癌的发病率在我国呈现明显的地区差异，某些地区的绝对高发与周边地区的相对低发形成鲜明的对比，构成我国食管癌最典型的流行病学特征。① 我国中西部地区的食管癌发病水平高于东部地区，河南、河北和山西三省交界的太行山地区，特别是河南林县、辉县和山西阳城，河北磁县等，是世界上食管癌发病率和病死率较高的地区。②

食管癌的发病与吸烟、饮酒、摄入高亚硝胺及霉变食物、环境微量元素以及遗传等因素有关；现代分子生物学研究发现食管癌的发生和发展涉及多种抑癌基因（p53，APC，DDC，Rb）和原癌基因（周期素D1，EGFR，HER－2，TGF－α）的异常表达。

早期食管癌的大体病理可分为隐伏型、糜烂型、斑块型以及乳头型，中晚期则分为髓质型、蕈伞型、溃疡型以及缩窄型，根据食管癌的组织学特点可分为鳞状细胞癌、腺癌、腺棘癌、小细胞未分化癌以及癌肉瘤等五型，其中鳞癌占90%以上。因食管无浆膜层，肿瘤穿透肌层后很容易穿过疏松的食管外膜而达邻近的器官，如气管、支气管、肺、胸膜、心包膜、主动脉等；此外，食管癌还可以经淋巴转移及血源性转移等途径发生周围淋巴结及远处部位的肿瘤转移。

【文献概述】

祖国医学对于食管癌的认识，在病名方面较为统一，多称之为“噎膈”“噎”“膈”“反胃”“翻胃”等。

《素问·阴阳别论》谓：“三阳结，谓之膈。”《素问·通评虚实论》曰：“膈塞闭绝，上下不通，则暴忧之病也。”《灵枢·四时气》曰：“食饮不下，膈塞不通，邪在胃脘。”隋代巢元方在《诸病源候论》中根据病因的不同而将“噎”分为“五噎”，“膈”分为“五鬲”：“夫五噎，谓一曰气噎，二曰忧噎，三曰食噎，四曰劳噎，五曰思噎……噎者，噎塞不通也。”“五鬲气者，谓忧鬲、恚鬲、气鬲、寒鬲、热鬲也。”并列出了各种“鬲”的症候。

① 孙桂芝．孙桂芝实用肿瘤学［M］．北京：中国中医药出版社，2009.

② 张庆慧，刘晓波，李胜保，等．食管癌的发病现状及趋势分析［J］，湖北医药学院学报，2019，38（2）：192－193.

明代张介宾在《景岳全书》中解释："噎膈者，膈塞不通，食不能下，故曰噎膈。"对其病因病机，张介宾指出："噎膈一证，必以忧愁、思虑、积劳、积郁，或酒色过度损伤而成。"至于噎膈、反胃之症状，赵献可《医贯·噎膈论》云："噎膈者，饥欲得食，但噎塞迎逆于咽喉胸膈之间，在胃口之上，未曾入胃，即带痰涎而出。若一入胃下，无不消化，不复出矣。""翻胃者，饮食倍常，尽入于胃矣。但朝食暮吐，暮食朝吐。或一两时而吐，或积至一日一夜。腹中胀闷不可忍而复吐，原物酸臭不化，此已入胃而反出。"认为噎膈以饮食未能入胃，即夹痰涎吐出为特征；反胃则以饮食下咽如常人、经过一段时间滞留复吐出为特征。赵氏对于噎膈、反胃之病机，认为"三阳结，谓之膈"，其根本又在于肾阴亏虚，云："皆肾之病也"，"盖肾主五液，又肾主大小便，肾与膀胱为一脏一腑，肾水既干，阳火偏盛，熬煎津液，三阳热结，则前后闭涩，下既不通，必反于上，直犯清道，上冲吸门喉咽，所以噎食不下也"。徐春甫在《古今医统大全》中强调其发病与酒色、情志有关："嗝噎始因酒色过度，继以七情所伤。"

清代李中梓认为与脾虚痰郁有关，"大抵气血亏损，复因悲思忧恚，则脾胃受伤，血液渐耗，郁气而生痰，痰则塞而不通，气则上而不下，妨碍道路，饮食难进，噎塞所由成也。"

【病因病机】

食管癌的发病，张子和在《儒门事亲》中解释："三阳者，谓大肠、小肠、膀胱也。结谓热结也。小肠热结则血脉燥，大肠热结则不圊，膀胱热结则津液涸。三阳既结，便秘不通，火反上行，所以噎食不下。"在病因病机方面，多数医家认为与热结、血燥、津亏有关。综各家所述，结合临床表现，食管癌的发病应是内外多种因素相互影响，形成阴亏热结，痰瘀内阻，导致食道梗阻、食物梗噎不下而发病。

（一）七情内伤

七情内伤，因忧思抑郁，或恼怒伤肝而成。忧思伤脾，脾伤则气结，水湿失运，滋生痰湿，痰气相搏，阻于食道；或恼怒伤肝，肝郁气滞，气滞血瘀，气血不通，气、痰、瘀胶结，阻于食道，致食道不通，梗噎不下。明代邵达在《订补明医指掌》中指出："（噎膈）多起于忧郁，忧郁则气结于胸，臆而生痰，久则痰结成块，胶于上焦，道路窄狭，不能宽敞，饮或可下，食则难入，而病已成矣。"

（二）酒食所伤

嗜酒无度，过食肥甘，恣食辛辣，或助湿生热，酿成痰浊，阻塞食道，或津伤血燥，失于濡润，食道干涩，均可引起咽下噎塞而成噎膈。明代邵达在《订补明医指掌》中指出："好酒之徒患此者，必是顽痰。盖酒能发火，火能成痰……胶结不开，阻塞道路，水饮下咽，亦觉痛涩。"清代叶天士在《临证指南医案·噎膈反胃》中也提到："酒湿厚味，酿痰阻气，遂令胃失下行为顺之旨，脘窄不能纳物。"何梦瑶在《医碥》中也有："酒客多噎膈，饮热酒者尤多，以热伤津液，咽管干涩，食不得入也。"皆强调了酒色痰浊致病的机制。

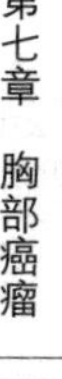

（三）肾虚不足

患者年迈肾虚，或素体肾亏，或纵欲太过，致真阴亏损，阴液不足，无以上承濡润咽嗌，食管干涩，咽下噎塞而成噎膈。如《景岳全书》中曰："酒色过度则伤阴，阴伤则精血枯涸，气不行则噎膈病于上，精血枯涸则燥结病于下。"《金匮翼》则强调："噎膈之病，大都年逾五十者，是津液枯槁者居多。"

噎膈之病因，主要与情志失调，饮食所伤，肾虚不足有关。其病理特点，主要为气结、痰阻、血瘀、津亏。病位在食道，为胃气所主，在脏腑关系上，除与脾胃有关外，还与肝肾密切相关。临证时，须明辨虚实，实者，由气结、痰阻、血瘀阻于食道，使食管狭窄；虚者，由津亏热结血燥致食管干涩。病程迁延日久，往往由实转虚，致虚实夹杂，或阴损及阳，命门火衰，终致阴阳两虚。

【诊断要点及鉴别诊断】

（一）诊断要点

1. 临床表现

初起咽部或食道内有异物感，吞咽时噎塞不顺，以硬食为甚，饮食尚可咽下，胃脘不适，烧灼痛，进食痛甚，胸内疼痛。继则固体食物难以下咽，汤水可入，终致汤水不入，食入即吐，甚则吐白沫，或如赤豆汁，吞咽时胸膈疼痛，大便燥结如羊屎，形体羸瘦，肌肤甲错，面容憔悴，精神疲惫；末期大肉尽脱，形销骨立而危殆难医。

2. 影像学诊断

X 线钡餐检查，是诊断食管癌和贲门癌的重要手段之一。典型的食管癌 X 线征表现为黏膜破坏，不规则充盈缺损，大小不等的龛影形成，管腔狭窄，管壁僵硬，病灶上方管腔扩张。食管 CT 检查，对早期黏膜病变的价值不如 X 线钡餐，但对于观察黏膜下肿瘤浸润和肿瘤外侵范围，以及和邻近结构的关系、淋巴结侵犯情况等则优于 X 线。

3. 细胞学、病理学诊断

食管拉网脱落细胞学检查，简便易行，损伤小，其准确率在 90% 以上，为食管癌大规模普查的重要方法。纤维食管镜或胃镜可在直视下观察肿瘤部位、形态、范围，在肿瘤不同部位做定点活检，与 X 线检查结合可提高食管癌诊断的准确性。

4. 生物标记物及免疫组织化学诊断

目前食管癌的生物标志物特异性均不甚理想，常用的有 CEA 及 CA19－9，对食管癌诊断符合率均不超过 50%。

5. 超声内镜

食管腔内超声显像对于局限于黏膜层的食管癌的诊断优于食管钡餐检测，对于肿瘤侵犯深度和胸腔内淋巴结转移的诊断亦优于 CT 及 MRI，其与 CT 结合时 TNM 分期更准确。主要缺点是对肿瘤侵犯范围的整体显像不如 CT、MRI 直观，遇到食管内严重狭窄者探头难以通过。急性上呼吸道感染、近期咯血或呕血、严重的心肺功能不全、重症高血压、严重的脊柱畸形、主动脉瘤、颈椎结核及喉结核是其禁忌证。

（二）鉴别诊断

1. 食管炎

食管炎主要由于外伤或病菌感染引起。临床常见咽部、胸骨后或剑突下刺痛或烧灼样疼痛，疼痛往往与吞咽动作有关，咽下热食或刺激性食物时，疼痛可能加剧。与食管癌不同的是，无明显的进行性吞咽梗阻症状，用汤水伴送食物时，症状不减轻，也无呕吐及食物反流现象。食管炎的钡餐显示局限性黏膜中断，增粗，致使食管管腔易激惹。通过食管细胞学检查可明确诊断。

2. 食管结核

食管结核是特异性炎症的一种，临床上罕见，一般为继发性，病变较轻可无症状，如呈增殖性变或形成结核瘤，则可导致不同程度的阻塞感或吞咽困难，甚至疼痛。病程进展较慢，青壮年患者较多，有结核病史，特别是开放性肺结核患者，有呼吸道症状，并有上述吞咽障碍者应考虑本病。X 线表现分为溃疡型和增生型，钡餐检查见食管管腔狭窄，溃疡，由于食管周围粘连，或纵隔淋巴结压迫，食管轮廓不规则。通过食管细胞学检查或食管镜检可明确诊断。

3. 食管平滑肌瘤

青壮年多见，食管各段均可发生，大多见于食管的中、下段，多为单发，肿瘤生长缓慢且症状轻微。小的肿瘤常无症状，肿瘤较大时可出现不同程度的吞咽困难和疼痛症状，高位巨大肿瘤压迫气管，则可出现呼吸道症状。X 线食管钡餐见光滑半球形或新月形充盈缺损，能随吞咽活动而改变位置，管壁软，肿瘤黏膜较完整，无断裂，病变附近黏膜皱襞正常，钡剂通过顺利，肿瘤上段食管无扩张。食管镜见腔内隆起肿瘤，表面黏膜有色泽变化，内镜通过时感觉肿瘤较硬，滑动，管腔稍狭窄。食管平滑肌瘤一般不主张直接做活检。

4. 食管息肉

食管息肉在食管良性肿瘤中仅次于平滑肌瘤。大多数发生于颈段食管，以环咽肌附近多见。息肉起源于黏膜下层，表面黏膜正常，息肉向腔内突出，有蒂，发展缓慢，病程长，偶有恶变，恶变时黏膜有溃疡，与腔内型食管癌类似。X 线钡餐见边缘光滑、锐利的充盈缺损。通过食管镜和细胞学检查能够确诊。

5. 食管憩室

食管憩室可单发或多发，老年多见，病程较长，咽下食物有停滞感和咽部异物感，伴有反流未消化食物，兼有炎症时可有疼痛症状。X 线食管钡餐可发现钡剂流入憩室。憩室一般分为牵出型和膨出型，膨出型在我国少见，食管钡剂能鉴别。憩室有癌变的倾向，或会与食管癌同时存在可能。

6. 食管失弛张症

本病属于功能性吞咽困难范畴，患者的咽部吞咽反射和咽食管括约肌的功能均正常。临床常表现为食物下咽不利，胸骨后阻塞感，甚或吞咽困难，食物反流，症状往往间歇出现，时轻时重，病程很长，与精神紧张有关，常在进食流质时开始出现，吞咽成形食物反较容易。采用解痉药物常可使症状缓解。钡餐显示，在食管下端及贲门处，钡剂通过缓慢，狭窄部分边缘平整，呈鸟嘴状或漏斗状，狭窄上方有不同程度扩张，蠕动减弱。食管细胞学检查为阴性。

【辨证论治】

（一）辨证要点

1. 辨明虚实

因忧思恼怒，饮食所伤，寒温失宜，而致气滞血瘀，痰浊内阻者为实；因热饮伤津，房劳伤肾，年老肾虚，而致津枯血燥，气虚阳微者属虚。新病多实，或实多虚少；久病多虚，或虚中夹实。吞咽困难，哽塞不顺，胸膈胀痛者多实；食道干涩，饮食不下，或食入即吐者多虚。然而临证时，多为虚实夹杂，当详辨。

2. 分别标本

噎膈以正虚为本，夹有气滞、血瘀、痰阻等标实之证。初起以标实为主，可见哽塞不舒，胸膈胀满，嗳气频作等气郁之证；胸膈疼痛，痛如针刺，痛处不移等瘀血之候；胸膈满闷，泛吐痰涎等痰阻的表现。后期以正虚为主，出现形体消瘦，皮肤干枯，舌红少津等津亏血燥之候；面色㿠白，形寒气短，面浮足肿等气虚阳微之证。临证时应仔细辨明标本的轻重缓急。

（二）临床分型

1. 痰气互阻型

主证：食入不畅，吞咽不顺，时有嗳气不舒，胸膈痞闷，伴有隐痛，口干。舌淡质红，舌苔薄白，脉细弦。

证候分析：本型多为病变初起，情志不畅，肝失调达，肝郁气滞，气滞血瘀，阻滞于食道，则见吞咽不利。“见肝之病，知肝传脾”，肝郁乘脾则纳食不行，脉弦细。肝经布胸胁，肝郁则胸胁胀闷。舌质淡红，舌苔薄白，脉细弦为痰气互阻之佐证。

治法：开郁降气，化痰散结。

方药：旋覆代赭汤（《伤寒论》）合四逆散（《伤寒论》）加减。

柴胡 10 g　枳壳 15 g　白芍 15 g　旋覆花 10 g　法半夏 15 g　郁金 15 g　陈皮 6 g　山豆根 10 g　草河车 15 g　代赭石 30 g

方中以旋覆花、代赭石降逆消痰为君药；以柴胡、枳壳、郁金、陈皮、法半夏开郁顺气、祛湿化痰为臣药；佐以山豆根、草河车、白芍解毒散结，柔肝缓急。

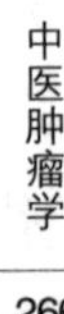

若疼痛明显者加延胡索、白屈菜；口干、津伤明显者加玄参、石斛；吞咽困难甚者加威灵仙、赤芍。

2. 血瘀痰滞型

主证：吞咽困难，胸背疼痛，甚则饮水难下，食后即吐，吐物如豆汁，大便燥结，小便黄赤，形体消瘦，肌肤甲错，舌质暗红，少津或有瘀斑瘀点，黄白苔，脉细涩或细滑。

证候分析：七情内伤，嗜酒无度，或过食肥甘辛辣，致生痰化瘀，日久痰瘀互结于食道成积，表现为吞咽苦难，甚则饮水难下，食后即吐，吐物如豆汁。“不通则痛”，食管走行于胸骨后，积块阻滞于局部，可引起胸背部疼痛。血瘀化热，并阻碍津液运行，会引起大便燥结，小便黄赤。肌肤甲错为血瘀之特征。舌质暗红，少津或有瘀斑瘀点，黄白苔，脉细涩或细滑为血瘀痰滞之候。

治法：解毒祛瘀，化痰散结。

方药：血府逐瘀汤（《医林改错》）加减。

当归 10 g　生地 15 g　桃仁 15 g　红花 10 g　枳壳 10 g　赤芍 15 g　川芎 15 g　柴胡 10 g　半夏 15 g　桔梗 10 g　急性子 15 g　瓜蒌 10 g

方中以桃仁、红花活血祛瘀为君药；川芎、赤芍活血行气，生地、当归养血和血为臣药；佐以柴胡、枳壳、桔梗疏肝理气，急性子、半夏、瓜蒌化痰散结。

若胸背痛甚者加延胡索、白屈菜、八月扎；便干者加郁李仁、火麻仁；口干舌红者加黄连、黄芩、麦冬、知母；合并出血者加三七、白及、血余炭。

3. 阴虚内热型

主证：进食哽噎不顺，咽喉干痛，潮热盗汗，五心烦热，大便秘结，舌干红少苔，或舌有裂纹，脉细而数。

证候分析：本型多见于年迈肾虚，或病变日久入于阴络，伤阴化热者。肿块日久渐大，则进食哽噎不顺。阴虚化热伤津，则见咽喉干痛，潮热盗汗，五心烦热，大便秘结。舌干红少苔，或舌有裂纹，脉细而数为阴虚内热之候。

治法：滋阴润燥，清热生津。

方药：一贯煎（《柳州医话》）合养胃汤（《温病条辨》）加减。

沙参 30 g　麦冬 20 g　石斛 20 g　玉竹 15 g　当归 10 g　川楝子 15 g　枸杞子 30 g　生地 20 g

以沙参、生地滋养肝肾为君药；麦冬、枸杞子滋阴养肝以加强养阴作用为臣药；佐以当归养血活血，川楝子疏肝泄热，使肝气条达则郁热可除，石斛、玉竹滋养胃津。

嗳气明显者加陈皮、半夏、旋覆花、茯苓以和胃降逆；潮热盗汗明显者加地骨皮、知母、鳖甲；肠中燥结、大便不通者加大黄、全瓜蒌。

4. 气虚阳微型

主证：晚期食管癌饮食不下，泛吐清水或泡沫，形体消瘦，乏力气短，面色苍白，形寒肢冷，面肢浮肿，舌质淡，脉虚细无力。

证候分析：经多种手段治疗后，正气大减，阳气衰微，肿块结聚，故饮食不下，阻碍口涎下行则泛吐清水或泡沫。阳虚则寒，故形寒肢冷，面色苍白。阳虚水泛，则面肢浮肿。正气虚衰，故形体消瘦，乏力气短。舌质淡，脉虚细无力为气虚阳微之佐证。

治法：益气养血，温阳开结。

方药：当归补血汤（《内外伤辨惑论》）合桂枝人参汤（《伤寒论》）加减。

黄芪 30 g　党参 20 g　当归 10 g　干姜 10 g　白术 15 g　桂枝 10 g　急性子 10 g　半夏15 g　熟地黄 20 g　白芍 15 g

以黄芪、党参、白术补脾益气以滋生血之源为君药；当归、熟地黄、白芍补血和营为臣药；佐以干姜温运中阳，桂枝、急性子、半夏温阳开结。

气逆呃逆者用威灵仙、丁香、柿蒂；呕吐黏痰者加陈皮、胆南星、青礞石；出血者加仙鹤草、露蜂房、白及、三七；畏寒肢冷明显者加炮附子；呕吐清水较多者用吴茱萸、黄连。

【辨病治疗】

（一）内服

1．常用中草药

（1）山慈菇：苦，温。有毒。具有止咳平喘、解毒散结、消肿止痛的功效。含秋水仙碱、异秋水仙碱、秋水仙胺等。本品所含秋水仙碱有毒。中毒表现为：恶心、呕吐，腹痛，腹泻，眩晕，乏力；然后口腔、咽喉烧灼和疼痛，吞咽困难，呕吐。腹泻、腹痛加重，甚则谵语、惊厥、血压下降、休克，常因呼吸中枢麻痹而死亡。内服煎汤，3 ~ 15 g。常规剂量极少见中毒反应。

（2）冬凌草：苦、甘，寒。清热解毒，活血消肿。常用治食管癌、贲门癌等癌瘤中属热毒瘀结者。内服煎汤，30 ~ 60 g。现已制成冬凌草片、冬凌草注射液等成药使用。

（3）白花蛇舌草：甘、淡、微苦，微寒。入心、肝、脾经。清热解毒，活血祛瘀，利水通淋。《泉州本草》："清热散瘀，消痈解毒。治痈疽疮疡，瘰疬。又能清肺火，泻肺热。治肺热喘促、嗽逆胸闷。"临床常用治食管癌、胃癌、直肠癌等癌瘤中属热毒瘀阻、水湿内停者。内服煎汤，15 ~ 60 g。

（4）蟾酥：辛，温。有毒。入胆、肾经。解毒止痛，开窍醒神。《本草纲目》指出本品："治发背疔疮，一切恶肿。"临床常用治食管癌、直肠癌、癌性疼痛等癌瘤中属瘀毒内阻者。内服：入丸、散用，0. 015 ~ 0. 03 g。外用：适量，研末调敷或掺入膏药内贴敷患处。

（5）半枝莲：辛、微苦，凉。清热解毒，活血祛瘀，利水消肿。《泉州本草》："内服主血淋，吐血，衄血……痈疽，疔疮，无名肿毒。"临床常用治胃癌、食管癌、贲门癌、直肠癌等癌瘤中属热毒蕴结、水湿内盛、瘀血阻滞者。内服：煎汤，10 ~ 30 g。

（6）半夏：辛、温。有毒。化痰止呕，消肿散结。《神农本草经》指出本品：“主伤寒寒热，心下坚，下气，咽喉肿痛，头眩，胸胀，咳逆，肠鸣，止汗。”临床常用于食管癌、胃癌等癌瘤中属痰湿内阻者。内服：煎汤，6～15 g。外用：适量，研末，水调敷或酒、醋调敷。

2. 常用中成药

（1）平消胶囊（《癌瘤中医防治研究》）：具有活血化瘀、止痛散结、清热解毒、扶正祛邪功效，用于治疗肺癌、肝癌、食管癌、胃癌、宫颈癌、乳腺癌等多种恶性肿瘤。每片含生药0.48 g。常用量为每天3次，每次4～8片，3个月为1个疗程。

（2）华蟾素注射液：功效为解毒、消肿、止痛，提高机体免疫功能。能明显抑制肿瘤细胞的DNA、RNA合成，适用于恶性肿瘤，特别对消化系统肿瘤疗效较好。静脉使用每次10～20 mL，用5%～10%葡萄糖注射液混匀后使用，每日1次，4周为1个疗程。口服每日2～3次，每次10 mL。

（3）安替可：具有软坚散结、解毒定痛、养血活血功效，临床上主要用于食管癌、胃癌、肝癌等消化系统恶性肿瘤。常用量为每天3次，每次2片，饭后服用，6周为1个疗程。

（4）六神丸：具有清热解毒、消肿止痛等功效。每天4次，每次10～15粒，空腹温开水送服。

（5）化癥回生口服液：具有活血化瘀、软坚散结及扶正固本之功。口服，每次10 mL，每日2次。

（二）外治

金仙膏（《理瀹骈文》）：由苍术、白术、川乌、生半夏、生大黄、生灵脂、生延胡索、枳实、当归、黄芩、巴豆仁、莪术、三棱、连翘、防风、芫花、大戟等百余种中药制成的药膏，按病情分次摊膏于纸上，外敷病处或选穴外贴，用于噎膈、反胃等多种病症。

（三）针灸

处方：天突、膻中、中脘、内关、太溪、足三里。

方义：穴位近取天突、膻中以宽胸理气解痉除痰，中脘和胃化痰，远取内关宽胸利膈，太溪滋养肾阴，足三里健脾胃以滋生化之源。

辨证配穴：痰气互阻加太冲、丰隆化痰降气；血瘀痰滞加膈俞、丰隆化痰祛瘀；阴虚内热加太溪、内庭养阴清热；气虚阳微加灸气海、肾俞益气温肾。

随症配穴：胸骨后痛配华盖、巨阙；胸痛引背配心俞及阿是穴；食管内出血配尺泽、孔最、郄门；痰多便秘配丰隆、上巨虚、天枢；进食困难甚或滴水不入者重刺内关加配公孙。

刺灸法：毫针刺，太溪、足三里行补法，余穴平补平泻，或加电针，每次30 min，每日1次，10日为1个疗程。

耳针：取肾、脾、胃、食管、贲门、交感、轮4—6反应点，留针20～30 min，每日1次，10日为1个疗程。或王不留行籽贴压，每日压按5～6次，留贴3日，间隔1日，用于食管癌吞咽梗阻，饮食不下。

拔火罐：取膈俞、脾俞、胃俞，或以痛为俞取穴，将火罐对准穴位，用闪火法迅速罩在穴位上。每次拔罐2～6个，留罐10～15 min，隔日1次，10次为1个疗程，间歇1周后再进行下一疗程。用于缓解食管癌疼痛。

穴位注射：取内关、公孙，注射$VitB_6$，可缓解食管癌梗阻。

推拿：推拿背部俞穴可缓解疼痛；揉按合谷、足三里、涌泉可扶正固本，启膈降逆。

【急症与兼症】

（一）放射性食管炎

放射性食管炎是放射治疗的常见并发症，从中医学范畴来看，放射反应和放射损害属“火邪热毒”，亦为外感六淫邪气的“火”之属。火邪热毒常常耗气伤阴，脾胃受损，影响气血生化之流通。

放射性食管炎常表现为吞咽疼痛，食道有烧灼感，口干咽燥，便秘或呕吐痰涎，舌红，苔黄厚，脉弦数。食道为胃之上口而归属于胃，放射治疗灼伤胃液，致胃阴不足，阴虚火旺，灼津成痰，治宜滋养胃阴，清热保津，方用清热保津汤（《时病论》）。若以阴虚火旺为主者，宜用沙参麦冬汤（《温病条辨》）加减，以滋阴降火；以津伤血瘀为主者，宜用血府逐瘀汤（《医林改错》）加减以凉血解毒化瘀。

（二）咳嗽

患者若突然出现咳嗽，尤以进食时为甚，且伴有胸痛、发热等症状时，往往提示食管穿孔、食管气管瘘等并发症的存在。在西医积极抗炎、胃肠外营养支持的同时，可予患者中医药治疗。中医辨证可归属于“肺痈”范畴。

瘀热内盛者，症见咳嗽气急，胸闷作痛，咳吐脓痰，舌红苔黄腻，脉滑数等症状，治宜清热解毒、化瘀散结，方用千金苇茎汤合西黄丸或桔梗汤（《千金翼方》）加减；痰湿蕴肺者多见咳声重浊，痰黏腻或稠厚成块，色白或带灰，痰多易出，胸闷脘痞，呕恶食少，神倦乏力，苔白腻，脉濡滑，宜用二陈平胃汤（《观聚方要补》）和三子养亲汤（《皆效方》）加减；脾肺气虚者多见咳嗽痰白量多、神疲乏力、纳少便溏、心悸气短、苔白脉细等症状，宜用益气健脾之法，方用参苓白术散为主；肝火犯肺者多见气逆作痰，或为呛咳，痰少黏难咳，咳时面赤，咽干口苦，苔薄白少津，脉弦数，治宜加减泻白散（《医学发明》）合黛蛤散（《医说》）加减；阴虚火旺多见干咳少痰、痰黏难咳心烦低热、乏力盗汗、舌红少苔、脉细数等症，宜用百合固金汤（《慎斋遗书》）以滋阴降火。

（三）反酸

癌瘤侵犯食管、贲门或术后患者，常出现胃、食管反流现象，主要症状为胸骨后有烧灼或刺痛感，严重者可出现呕血。

痰浊内盛所致者，以嗳腐口臭、脘痞厌食、苔黄而腻、脉滑或数为主症，宜用理气化痰、和胃降逆之法，常选用平胃散合二陈汤治疗；肝气犯胃所致的反酸以胸胁不舒、口干口苦、心烦易怒、舌苔薄黄、脉弦细为主症，宜用清肝理气、和胃降逆之法，方以左金丸合四逆散治疗；脾胃虚寒者，以胸脘痞闷、不思饮食、苔白滑、脉弦滑为主症，可选用理气和中的香砂六君子汤加减治疗。

（四）出血

由于肿瘤破溃或损伤血管，食管癌患者可出现呕血、黑便甚或便血，且常伴有胸骨后疼痛、反酸等症。由肝火犯胃引起的出血常见吐血量多、心烦胸闷、口苦胁痛、舌红苔黄、脉细数等症状，治宜泄热清肝、凉血止血，方用龙胆泻肝汤合犀角地黄汤；因胃热壅盛导致出血多见脘腹胀闷，甚则作痛、吐血色红、口臭、便秘、舌红、苔黄腻、脉滑数等症，治宜清胃泻火、化瘀止血，方用泻心汤合十灰散加减；气虚、气不摄血所致的出血以吐血不止、时轻时重、神疲乏力、心悸气短、面色苍白、舌淡脉细为主症，治宜健脾益气、温经止血，方用归脾汤。

【治疗进展评述】

食管癌的首选治疗方法是手术，其早期（0—I期）术后5年生存率高达90%，但在医院就诊患者中绝大多数为中晚期，可手术者仅占20%，术后5年生存率为20%～30%。放射治疗是食管癌主要的、有效的手段之一，其早期患者单一放疗的5年生存率为67.6%～75.0%，可手术者为23.3%，而局部晚期不能手术者仅占10%左右。作为全身性治疗手段的化疗虽然近期缓解率较高，但缓解期较短，目前主要应用于中晚期食管癌患者的姑息治疗[①]。

中医药治疗食管癌具有明显特色。《临证指南医案·噎膈反胃》云："噎膈之症，必有瘀血、顽痰、逆气阻隔胃气。"治疗上主张开郁化痰、降逆通络、调顺阴阳。阴阳平衡，气顺痰下，噎膈之疾无由作矣。针对中晚期食管癌、贲门癌引起的进食梗阻症状，可选择具有解毒散结、化痰祛瘀的中成药"豆根管食通口服液"，其使用山豆根、沉香、急性子、黄药子、姜半夏、三七、制南星、郁金等药物以通下攻积，化瘀解郁，对中晚期食管癌及不宜手术、术后复发或手术失败及放化疗失败者具有良好疗效。临床常用方剂包括：旋覆代赭汤、半夏厚朴汤、左金丸、乌贝散、启膈散、丹参饮、失笑散、通幽汤、茯苓泽泻汤等，随症加减。同时，中医药在阻断癌前病变，如慢性食管炎症、食管上皮增生、食管黏膜损伤、食管憩室、食管溃疡、食管白斑、食管瘢痕狭窄、裂孔疝、贲门失弛缓症等方面均有一定的疗效，预防食管癌的发生，以及在综合治疗中的减毒增效作用等方面都表现出了其独到的优势。实验研究表明，某些中药具有抑制肿瘤DNA合成、抑制肿瘤血管形成、诱导细胞分化、促进细胞凋亡、调节机体免疫功能等方面的作用，需进一步加以研究。以中医与西医（放、化疗）结合，取长补短，有利于更好地治疗食管癌。充分发挥中西医各自的优势，深究机理，探求病本和最佳的治疗方案，提高疗效，以期达到最理想的临床疗效。

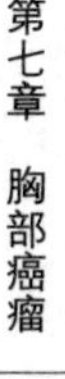

---

① 万德森. 临床肿瘤学［M］. 3版. 北京：科学出版社，2010：306.

【名家治验及医案】

（一）清代李中梓《医宗必读》治噎膈案[①]

明末清初医家李中梓指出："噎膈反胃，多因于内伤忧郁失志及恣意酒食、纵情劳役，以致阳气内结，阴血内枯而成也。"明确指出了噎膈反胃的基本病机乃因血液衰耗，胃脘干槁，以部位分噎膈与反胃，在用药中不禁用燥药，其处方药有大半夏汤等。

案一：南郡徐奉诚，噎膈不通，渣质之物不能下咽，惟用人乳醇酒数杯，吐沫不已，求治于余。余曰：口吐白沫，法在不治，脉犹未败。姑冀万一。用人参、黄芪、当归、白术、陈皮、桃仁、牛乳、白蜜、姜汁，连进十剂，白沫渐少，倍用参、术，三月全安。

案二：邑宰张孟端夫人，忧怒之余，得食则噎，胸中隐隐痛，余诊之曰：脉紧且滑，痰在上脘，用二陈加姜汁、竹沥。长公伯元曰：半夏燥乎？余曰：湿痰满中，非此不治。遂用四剂，病尚不减，改大半夏汤，服四贴，胸痛乃止。又四贴，而噎亦减，服廿剂而安。若泥半夏为燥，而以他药代之，其能愈乎？唯痰不盛，形不肥者，不宜与服也。

（二）施今墨医案[②]

施今墨根据食管癌病机，痰气交结，气血受阻，久则气血痰结，阻滞食管胸膈，遂成噎膈之证，以化痰解郁，调理气血为法则进行诊治。

医案：常某，男，38 岁。经北京协和医院检查，被诊断为食管癌。已半年余，近来每日只能食流质，喉间堵闷，胃部胀满，泛酸嗳气，口中痰涎多，背痛，精神倦息，医院拟手术治疗，患者不愿，故延中医治疗。舌苔厚腻，脉细软。辨证立法：痰气交结，气血运行受阻，久则气血痰结，阻滞食道胸膈，遂成噎膈之证，拟化痰解郁，调理气血为治。

处方：桃仁、杏仁各 6 g，大力子 6 g，法半夏 5 g，淮牛膝 10 g，紫厚朴 5 g，苦桔梗 5 g，薤白头 10 g，莱菔子 6 g，代赭石（旋覆花 6 g 同布包）12 g，全瓜蒌 20 g，茜草根 10 g，米丹参 15 g，广皮炭 6 g。

二诊：服 8 剂，噎减轻，泛酸，嗳气及背痛均稍好，已能食馒头及挂面等物，但食后不易消化。

处方：薤白头 10 g，全瓜蒌 25 g，桃仁、杏仁各 6 g，紫油朴 5 g，法半夏 5 g，代赭石（旋覆花 6 g 同布包）12 g，茜草根 10 g，丹参 15 g（米炒），淮牛膝 6 g，大力子 6 g，山慈菇 10 g，绿萼梅 6 g。

三诊：月余患者由山西家乡带信来云，第二次又服 10 剂，现在每顿饭吃 1 个馒头

---

① 唐先平，桑志成，张凤娟. 肿瘤古今名家验案全析［M］. 北京：科学技术文献出版社，2007：114.

② 唐先平，桑志成，张凤娟. 肿瘤古今名家验案全析［M］. 北京：科学技术文献出版社，2007：313－314.

1 碗面条，咽下慢，饮食在入胃时感到滞涩，不易消化，有时吐白沫，背仍常痛，精神觉比前强些。复信嘱其将二诊方加 3 倍量，研极细末分成 200 小包，每日早、午、晚各服 1 包，白开水送服。

按语：大力子，即牛蒡子的别名。缪希雍《本草经疏》称："为散风除热解毒之要药。辛能散结，苦能泄热，热结散则脏气清明。"王逊《药性纂要》谓："大力子，味辛苦气寒，有通达内外之功。外而疏壅滞去皮肤中风湿，细者斑疹，大者痈毒，服久能消。内而上利咽膈清风热，下利腰膝凝滞之气。"绿萼梅，即白梅花之异名，具有舒肝和胃化痰之功，治疗梅核气、肝胃气痛、食欲不振、瘰疬等。

（三）李修五医案①

李修五善用虫类药物解毒抗癌，创立抗癌经验方：虎七散。虎七散由壁虎、三七两味配制而成，取壁虎 70 条焙干研面，加三七粉 50 g 拌匀，空腹每次服 3 ~4 g，每日 2 次，黄酒或开水送下，以解毒抗癌。

医案：张某，男，65 岁。1994 年 9 月起吞咽困难，胸骨后痛，吐大量黏涎液，经胃镜检查示食管下段浸润型癌（约 5 cm），病理确诊为腺管状腺癌。患者不愿手术而来求治于李师。患者进食少，时暖气，消瘦，大便干，苔薄润，脉弦滑，辨为气滞、血瘀、痰凝结于食道而成噎膈。处散，每次 4 g，每日 3 次，冲服。配服汤剂：山慈菇 30 g、山豆根 30 g、半枝莲 30 g、茯苓 30 g、神曲 30 g、陈皮 15 g、炒卜子 40 g、山楂 80 g。服药 6 剂，诸症得减，胃纳好转，精神转佳。3 月后能食软食，胸骨后疼痛基本消失。又 2 月能进干饭，无梗阻感。经治 3 年余，患者饮食如常人，全身情况良好。胃镜复查，病灶缩小。

瘀毒阻滞明显者，以蜈蚣 30 g、全虫 30 g、土鳖虫 30 g、白花蛇 30 g、广木香 30 g、鸡内金 30 g、三七 15 g，共为细末，每服 3 g，每日 2 次，配合使用。

（林丽珠）

第三节　乳　腺　癌

乳腺癌来源于乳腺上皮，以乳腺肿块为主要临床表现，是女性最常见的恶性肿瘤之一，男性甚少见。全球每年约有 120 万妇女患乳腺癌，死亡约 50 万例。乳腺癌发病率存在明显的地区差异，北美、西欧、北欧是乳腺癌的高发地区，其发病率约为亚、非、拉地区的 4 倍。但从 20 世纪 70 年代起，亚洲的发病率出现上升趋势。② 我国近年来乳腺癌的发病率明显增高，年均增长速度高出高发国家 1 ~2 个百分点，且发病年龄呈逐渐年轻

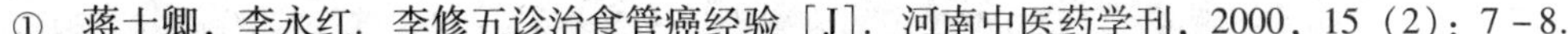

① 蒋士卿，李永红. 李修五诊治食管癌经验［J］. 河南中医药学刊，2000，15（2）：7 -8.

② 周岱翰. 中医肿瘤学［M］. 北京：中国中医药出版社，2011：187.

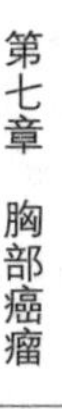

化趋势，尤其以上海、北京、天津及沿海地区为高发地区，已占女性恶性肿瘤发病率的首位①②。

乳腺癌家族史、月经史延长、初产晚、高脂饮食、激素替代治疗、肥胖及电离辐射等是乳腺癌发病的危险因素。常见组织病理类型有非浸润性癌（包括导管内癌、小叶原位癌）、浸润性癌（包括浸润性导管癌、浸润性小叶癌、单纯癌、髓样癌、硬癌、黏液腺癌、乳头状癌等）。乳腺癌的预后影响因素主要有原发灶大小和局部浸润情况，淋巴结转移，肿瘤的病理类型和分化程度，瘤体内微血管密度，血管是否受侵，雌、孕激素受体及表皮生长因子受体2（Her－2）表达，肿瘤组织基因检测状况等。一般来说，雌、孕激素受体阳性者对内分泌治疗敏感性高、预后较好。DNA 非整倍体、高 S 期细胞比例、Ki－67 指数高、CEA 阳性者提示预后差。

【文献概述】

乳腺癌中医学称“乳岩”“乳疳”“乳石痈”“妒乳”“石奶”“翻花奶”“奶岩”等。隋代巢元方《诸病源候论·乳石痈候》中曾记述：“石痈之状，微强不甚大，不赤微痛热，……但结核如石。”其记载的疾病特征与乳腺癌相似。

“乳岩”病名首见于宋代陈自明的《妇人大全良方》，文中将乳石痈与乳岩加以区分，提出乳岩初起“内结小核，或如鳖棋子，不赤不痛，积之岁月渐大，巉岩崩破如熟石榴，或内溃深洞，血水滴沥……此属肝脾郁怒，气血亏损，名曰乳岩，为难疗”。金代窦汉卿《疮疡经验全书》亦提出：“乳岩，此毒阴极阳衰，……捻之内如山岩，故名之，早治得生，迟则内溃肉烂，见五脏而死。”

元代朱丹溪《格致余论·乳硬论》称本病为“奶岩”，认识到女性发病的特征，认为其由“忧怒抑郁，昕夕积累，脾气消阻，肝气横逆”而成，“以其疮形嵌凹似岩穴也”，为“不可治”之证，预后凶险。并指出患者应保持心情舒畅，“若于始生之际，便能消释病根，使心清神安，然后施之以治法，亦有可安之理”。

明代陈实功《外科正宗》提出情志所伤为主要病因，与肝脾心三脏关系最为密切，“忧郁伤肝，思虑伤脾，积想在心，所愿不得志者，致经络痞涩，聚结成核”。并对其临床特点做了形象而详尽的描述：“初如豆大，渐若棋子；半年一年，二载三载，不疼不痒，渐渐而大，始生疼痛，痛则无解，日后肿如堆粟，或如覆碗，紫色气秽，渐渐溃烂，深者如岩穴，凸者如泛莲，疼痛连心，出血则臭，其时五脏俱衰，四大不救，名曰乳岩。”对其预后，明确指出：“凡犯此者，百人必百死，……清心静养、无挂无碍，服药

① 陈万青，郑荣寿．中国女性乳腺癌发病死亡和生存状况［J］．中国肿瘤临床，2015，42（13）：668－674．

② 郑莹，吴春晓，张敏璐．乳腺癌在中国的流行状况和疾病特征［J］．中国癌症杂志，2013，23（8）：561－569．

调理，只可苟延岁月。”

清代王洪绪《外科证治全生集·乳岩》提出本病“大忌开刀，开则翻花最惨，万无一活”，并指出“男女皆有此症”。清代吴谦《医宗金鉴·外科心法要诀·乳岩》记载了本病向胸腋转移的现象：“乳岩初结核隐疼，肝脾两损气郁凝，……耽延续发如堆粟，坚硬岩形引腋胸”；治疗上“若反复不应者，疮势已成，不可过用克伐峻剂，致损胃气，即用香贝养荣汤”，指出本病晚期不任攻伐，当以补虚为主。

【病因病机】

中医学认为，乳腺癌的发生是在正气亏虚、脏腑机能衰退的基础上，外邪与内生的痰湿和瘀血等相互搏结，造成机体阴阳失调，经络阻塞，气血运行失常，以致气滞、血瘀、痰凝、毒聚结于乳络而成。

（一）正气亏虚、外邪内犯

正气亏虚是癌瘤发生的内在基础。人体正气强弱主要取决于先天禀赋和后天调养。乳腺癌是恶性肿瘤中最早发现有家族遗传倾向的疾病之一。先天不足，具有乳腺癌基因特性，是其发病的重要因素。后天由于饮食、劳倦、七情内伤、衰老等导致正气虚弱，乳络空虚，风寒外邪乘虚而入，致阴寒内盛，阳气虚衰，寒凝血瘀，阻塞经络，气血运行不畅，津液输布受阻，致瘀血内停，痰浊内生，日久生毒，终致瘀血、痰浊、邪毒相搏，结于乳中而成块。《诸病源候论·妇人杂病诸候四·石痈候》曰：“有下于乳者，其经虚，为风寒气客之，则血涩结成痈肿，但结核如石，谓之石痈。”本虚乃发病之根本。

（二）郁怒忧思、气机阻滞

七情失调，郁怒伤肝，则肝失疏泄，气机郁滞；气能行血，气能行津，气机郁滞会导致血行不畅而血瘀，还会导致气滞津停而为痰，形成气滞、血瘀、痰浊相互搏结于乳络，日久蕴毒而成本病。思则气结，忧思伤脾，使脾气郁结，不能正常运化水液，水液内停形成痰浊，痰浊又可阻滞气机的流通而形成气滞，影响血的运行而形成血瘀，日久亦会形成气滞、血瘀、痰浊交阻于乳络进而形成本病。《格致余论》谓：“若不得于夫，不得于舅姑，忧怒抑郁，朝夕积累，脾气消阻，肝气积逆，遂成隐核，……名曰乳岩。”清代《医碥》谓：“女子心性偏执善怒者，则发而为痈，沉郁者则渐而成岩。”

（三）饮食肥厚、湿毒积聚

足阳明胃经行贯乳中，暴饮暴食，伤及脾胃，或恣食肥甘厚腻辛辣之品，湿热积滞，蓄结于脾胃，阳明经络阻滞，瘀积不去，致脾胃热毒壅盛搏结于乳而发病。

（四）冲任失调、肝肾受损

中医认为“冲为血海、任主胞胎”，冲任之脉起于气街（胞内），与胃经相连，循经上入乳房，隶属于肝肾，其功能与经孕产乳有关。冲任失调者可致津血不足，肝失濡养，肾精亏耗。日久可致月经紊乱，气血运行不畅，气滞血瘀，痰浊内生，阻滞乳络，日久成岩。

乳腺癌发病与肝、脾、胃、肾等脏腑功能失常关系密切，病机可概括为内虚与毒聚，内虚是冲任失调，肝、脾、肾等脏腑功能衰退，毒聚为寒凝、湿热、痰浊、瘀血聚结于乳中。总体来说，乳腺癌为整体属虚、局部为实、虚实夹杂的一类疾病。

【诊断要点及鉴别诊断】

（一）诊断要点

1. 临床表现

乳房肿块是乳腺癌最常见的首发症状，乳房外上方是其好发部位，约占36%。肿块多坚硬如石，凹凸不平，与周围分界不清，不红、不热、不痛。渐渐增大，可肿如堆粟，或似覆碗。随着病灶向四周扩展，可引起乳房外形的改变，“皮核相亲”，可见肿块表面的皮肤凹陷，乳房抬高，乳头内缩。肿块接近皮肤时，可影响血液回流，导致局部水肿，毛孔深陷，状如橘皮，称为“橘皮征”。肿瘤侵犯皮肤的库柏（Cooper）韧带，导致肿瘤表面皮肤发生凹陷，形如酒窝，又称“酒窝征”。晚期局部溃烂，边缘不整，或深如岩穴，或凸如泛莲，时流污浊血水，痛无休止。当侵及胸部肌肉时，则肿块固定于胸壁而不易被推动。当病变发生转移时，可在患侧腋下、锁骨下、锁骨上摸到肿大淋巴结。转移至肺、肝或骨时，则出现如咳嗽、黄疸、右胁下痞块、骨骼剧痛等相应症状。

2. 影像学检查

钼靶X线摄影是最基本的乳腺影像检查方法。常规摄片以内外斜位和上下位为主，辅以侧位。可显示块影，呈分叶状，密度高，边缘呈毛刺状，有细小密集的钙化影，有时可见增粗的血管影。有10%～15%的乳腺癌因乳腺致密缺乏对比、肿瘤过小、特殊的亚型（小叶浸润癌）而呈假阴性。乳腺癌B超声像图表现为低回声结节，往往回声不均，肿物前后径大于横径，轮廓不规则，有明显声影。

CT扫描可用于不能扪及的乳腺病变组织检查前定位，确诊乳腺癌的手术前分期，对纵隔、乳内淋巴结及胸骨病灶的诊断有较大优势。但CT不是乳腺癌常规的诊断方法。CT影像学显示不规则高密度肿块影，个别呈圆形或椭圆形，边缘不光滑或部分光滑，呈分叶状，有分布不均匀、长短不一的毛刺影，中央坏死区为低密度影，有颗粒状或丛状钙化。增强检查显示均匀或不均匀强化。MRI对病变定位及良恶性鉴别优于CT，特别对于乳腺癌的多发病灶及乳管内播散范围的判断，有助于保乳手术切除范围的确定及术式的选择。对乳腺癌术前新辅助治疗的疗效观察，应首选MRI。影像学T1加权图像呈低信号影，边缘不完整，有毛刺或分叶，T2加权图像呈高信号影，增强检查后明显强化。正电子发射计算机体层成像（PET）可以反映肿瘤代谢，获得功能和代谢信息，尽早发现远处转移灶。

3. 细胞学、病理学诊断

可采取乳头溢液、糜烂部位刮片或印片、细针吸取涂片进行细胞学检查。活组织取

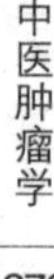

材的病理学检查方法可明确诊断。前哨淋巴结活检可利用放射性99mTc标记的硫胶体和（或）生物染料来定位前哨淋巴结，以避免不必要的腋窝淋巴结清扫，从而降低上肢并发症的发生率。

4. 肿瘤标志物及生化检查

雌激素受体（ER）、孕激素受体（PR）、表皮生长因子受体2（Her－2）检查主要用于制定乳腺癌术后辅助治疗方案及判断预后。乳腺癌的生物标志物特异性均不甚理想，常用的有癌胚抗原（CEA）及糖类抗原（CA153）。一般认为Her－2的过度表达者预后较差，建议使用Her－2抗体治疗。$BRCA_1$、$BRCA_2$、p53等抑癌基因的突变可导致罹患乳腺癌的危险性显著增加。

（二）鉴别诊断

乳腺癌主要与乳腺囊性增生病、急性乳腺炎、乳腺结核、乳腺纤维腺瘤、乳腺导管内乳头状瘤、乳腺恶性淋巴瘤相鉴别。

1. 乳腺囊性增生病

发病率较高，为临床上常见的乳腺组织病变，可引起乳房腺体增厚和数个颗粒样、片块样结节，质不硬，不与皮肤及胸壁粘连，可有程度不等的自觉疼痛或触痛，其症状体征常随月经周期而变化，一般无腋窝淋巴结肿大，钼靶X线摄影及活组织或细胞学检查可鉴别。

2. 急性乳腺炎

可能与炎性乳腺癌混淆，急性乳腺炎的局部炎症表现比炎性乳腺癌局限，但发热、白细胞增高等全身反应及局部疼痛、压痛的表现更明显。炎性乳腺癌很少发生于哺乳期，晚期乳腺癌破溃前，表面皮肤可出现红、肿现象，应与轻度乳腺感染区别。

3. 乳腺结核

临床表现为乳腺炎症性病变，常形成肿块，有时可有乳头内陷、乳头溢液、橘皮样变以及同侧腋窝淋巴结肿大等，易误诊为乳腺癌。本病多见于青中年，多数患者有结核病史，及结核病症状，抗结核治疗有效，活检可明确诊断。

4. 乳腺纤维腺瘤

多见于年轻妇女，肿块缓慢增大，少数可能增大较快，妊娠期常迅速增长，多单发，少数为多发，大多呈圆形或椭圆形，部分为结节状，边界清楚，表面光滑而有包膜感，活动度大，质地韧而呈橡皮感，肿块不痛或有轻度疼痛，乳腺X线片上纤维腺瘤为边界清晰，密度增高或降低，质地均匀的圆形或分叶状肿物。

5. 乳腺导管内乳头状瘤

该病是导致乳头溢液最常见的原因，肿块多不可触及，即使可触及肿块，直径也不超过1 cm，乳管X线造影和溢液涂片细胞学检查有助于鉴别诊断。

6. 乳腺恶性淋巴瘤

发病率低，临床表现为迅速增大的肿块，有时可占据整个乳房，肿块呈巨块或结节状、分叶状，边界清楚，质硬，有弹性，与皮肤及乳头等无粘连，肿块巨大时表面皮肤菲薄，血管扩张，并引起破溃，腋下淋巴结亦可同时受累。

【辨证论治】

（一）辨证要点

1. 辨病期

本病的发生发展存在着因虚致实、因实致虚、虚实夹杂的动态变化过程，一般认为，早、中期多以肝郁气滞、冲任失调、毒热蕴结的实象为主；随着疾病发展，或经手术、放化疗等可出现邪去正虚的表现，如脾肾亏虚、气血不足等，至肿瘤晚期，则见瘀毒内聚、虚实夹杂等邪盛正虚的征象。

2. 辨肿块

乳房肿块皮色如常，伴有情志不舒者属肝气郁结；乳房肿块皮色青紫，形体肥胖者属痰瘀互结；乳房结块坚硬，伴有月经不调者属冲任受损；若肿块溃烂，血水淋漓，臭秽不堪，色紫剧痛者属热毒蕴结。

3. 辨舌脉

舌脉可反映出疾病的寒热虚实。舌质红，舌苔黄，脉数者多为实热证；舌质淡，脉沉细者为虚证之表现；舌质紫黯或有瘀斑、瘀点，脉弦缓或弦滑者则属气滞血瘀之证。舌脉是临症的重要依据，仍需四诊合参，整体权衡。

（二）临床分型

1. 肝郁气滞型

主证：乳房结块，皮色不变，两胁胀痛，或经前乳房作胀，经来不畅，郁闷寡言，心烦易怒，口苦咽干，舌苔薄白或微黄，或舌边瘀点，脉弦或弦滑。

证候分析：本型多为肿块初起，情志不畅，肝气失于调达，阻滞乳中经络及胁络，气滞血瘀，日久变生乳中结块。不通则痛，见乳房、胸胁胀痛；若气郁化火生风，可见心烦易怒，口苦咽干，头晕目眩；舌苔薄白或微黄，或舌边瘀点，脉弦或弦滑为肝郁气滞之象。

治法：疏肝理气，化痰散结。

方药：逍遥散（《太平惠民和剂局方》）加减。

柴胡 10 g　川楝子 15 g　当归 15 g　白芍 15 g　白术 15 g　茯苓 20 g　甘草 6 g　瓜蒌15 g　夏枯草 15 g　浙贝母 15 g　山慈菇 15 g　青皮 6 g　郁金 10 g　生姜 6 g　薄荷 6 g（后下）

方中以柴胡疏肝解郁，使肝气得以条达为君药。川楝子苦寒清肝理气；当归甘辛苦温，养血和血，且气香可理气；白芍酸苦微寒，养阴敛阴，柔肝缓急，共为臣药。白术、茯苓、甘草健脾益气；瓜蒌、夏枯草、浙贝母、山慈菇除痰散结；青皮、郁金理气止痛，共为佐药。生姜和中，与当归、白芍合用以调和气血；薄荷增强柴胡疏肝解郁功效为使药。

火盛便秘者加丹皮、山栀、大黄等清泻肝胆；乳房胀痛明显者加王不留行、延胡索化瘀止痛。

2. 冲任失调型

主证：乳房内肿块，质地硬韧，粘连，表面不光滑，五心烦热，午后潮热，盗汗，口干，腰膝酸软，兼有月经不调，舌质红，苔少有裂纹，脉细或细数无力。

证候分析：肝肾阴虚，冲任失养，血脉不畅，阻于乳中，变生积块而成乳岩。阴虚火旺，则见五心烦热、午后潮热、盗汗、口干等症；腰为肾之腑，肾虚失养，则腰膝酸软；冲为血海，任主胞胎，肝肾阴虚，冲任失养而致月经不调；舌质红，苔少有裂纹，脉细数为阴虚内热之象。

治法：调理冲任，滋阴软坚。

方药：知柏地黄汤（《医宗金鉴》）加减。

熟地黄 30 g　山茱萸 15 g　玄参 12 g　知母 12 g　鳖甲 12 g　山药 30 g　白花蛇舌草 30 g　土贝母 10 g　山慈菇 15 g　石见穿 30 g　莪术 15 g　八月扎 15 g　鸡内金 15 g　蜂房 6 g　牛膝 10 g

方中熟地黄滋肾阴、益精髓为君药。山茱萸、玄参、知母、鳖甲滋养肝肾，山药大补脾阴为臣药。白花蛇舌草、土贝母、山慈菇解毒消痈，石见穿、莪术、八月札、鸡内金、蜂房祛瘀散结为佐药。牛膝引火下行为使药。

失眠者加酸枣仁、柏子仁、夜交藤养心安神；盗汗者加煅龙牡、浮小麦收敛止汗。

3. 热毒蕴结型

主证：乳房结块迅速肿大，隐隐作痛，或结肿溃破，甚则溃烂翻花，流水臭秽，痛引胸胁，烦热眠差，口干苦，大便干结，舌质红，苔黄白或厚腻，脉弦数或滑数。

证候分析：多见于癌瘤伴发感染及炎性的乳腺癌。乳房属足阳明胃经，为多气多血之经，胃经湿热蕴结，变生瘀毒，则肿块发展迅速，疼痛红肿，热毒腐蚀肌肉，则见结肿溃破，甚则溃烂翻花，流水臭秽；热毒内蕴，气机不利，肝络失和，胆不疏泄，可见胸胁引痛，口苦；热毒内结，心神被扰，见烦热眠差；口干欲饮，小便黄赤，大便秘结亦为热毒内蕴伤阴之象；舌质红，苔黄白或厚腻，脉弦数或滑数均属热毒蕴结之候。

治法：清热解毒，化瘀消肿。

方药：五味消毒饮（《医宗金鉴》）加减。

金银花 30 g　野菊花 15 g　蒲公英 15 g　紫花地丁 15 g　紫背天葵 15 g　桃仁 15 g　红花 10 g　露蜂房 6 g　皂角刺 15 g

方中金银花性味甘寒，最善清热解毒为君药。野菊花、蒲公英、紫花地丁、紫背天葵各有清热解毒之功，合用则清热解毒之力尤强而为臣药。桃仁、红花、露蜂房有化瘀消肿之功为佐药。用皂角刺拔毒消肿、通乳络为使药。

火结便秘者加大黄、厚朴、枳实等通腑泄热；热入营血者可加丹皮、生地、赤芍；晚期乳腺癌见消瘦乏力、面色不华、脉虚数者，可加黄芪、白术、当归。

4. 气血两虚型

主证：乳中结块，推之不移，或肿块溃烂，血水淋沥，疼痛难忍，头晕目眩，面色㿠白，神疲气短，舌质淡或淡胖，舌苔薄白，脉沉细无力。

证候分析：多见于乳腺癌晚期，或经多程放化疗后，正气大伤，邪毒炽盛。邪聚日久，痰浊、瘀毒内蕴，见乳中结块，推之不移，疼痛难忍；气虚不摄见血水淋沥，气血不足，机体失养，故见头晕目眩，面色㿠白，神疲气短；舌质淡或淡胖，舌苔薄白，脉沉细无力均为气血亏虚之象。

治法：健脾益气，化痰软坚。

方药：人参养荣汤（《太平惠民和剂局方》）加减。

人参 30 g　黄芪 20 g　白术 15 g　茯苓 15 g　熟地黄 15 g　大枣 10 g　川芎 10 g　远志 10 g　白芍 15 g　陈皮 6 g　炙甘草 6 g

方中以人参、黄芪大补元气为君药。白术、茯苓、熟地黄、大枣等补脾气，养肝肾为臣药。川芎、远志、白芍、陈皮疏肝理气，祛瘀通络为佐药。炙甘草益气和中，调和诸药，为使药。

若气虚卫表不固，自汗、易感冒，宜重用黄芪，加防风、浮小麦益气固表敛汗；脾虚湿盛泄泻或便溏者，当归减量，加薏苡仁、炒扁豆健脾祛湿。

【辨病治疗】

（一）内服

1. 常用中草药

（1）山慈菇：苦，寒，有毒。具有止咳平喘、解毒散结、消肿止痛的功效。用治乳腺癌、肺癌、恶性淋巴瘤属痰热瘀结者。《本草拾遗》谓：“主痈肿疮瘘，瘰疬结核。”含秋水仙碱、异秋水仙碱、秋水仙酰胺等。本品所含秋水仙碱有毒，中毒表现为恶心、呕吐、腹痛、腹泻，甚则休克，煎服，3～6 g，入丸散剂减半。外用适量。

（2）露蜂房：甘、辛，平，有毒。具有祛风攻毒、散肿止痛的功效。治乳腺癌中属风毒瘀阻者。《日华子本草》：“治牙齿疼，痢疾，乳痈；蜂叮，恶疮，即煎洗。”外用适量，研末油调敷；或煎水漱，洗患处。煎服，6～12 g。

（3）瓜蒌：甘，寒。具有清热化痰、利气宽胸、滑肠通便的功效。治乳腺癌中属痰热互结者。《本草纲目》：“润肺燥，降火。治咳嗽，涤痰结，利咽喉，消痈肿疮毒。”煎服，全瓜蒌 10～20 g，瓜蒌皮 6～12 g，瓜蒌仁 10～15 g，打碎入煎。

（4）夏枯草：苦、辛、微甘，寒。具有清泄肝火、化痰散结、平抑肝阳的功效。治乳腺癌中属痰火，热毒郁结者。《本草从新》：“治瘰疬、鼠瘘、瘿瘤、症坚、乳痈、乳岩。”煎服，10～15 g，或熬膏服。

（5）蒲公英：苦、甘，寒。具有清热解毒、消痈散结、利湿通淋的功效。治乳腺癌中属热毒蕴结者。《本草衍义补遗》："化热毒，消恶肿结核。"煎服，10～30 g，外用适量。

（6）天门冬：甘、苦，寒。具有清肺降火、滋阴润燥的功效。治乳腺癌中属肺肾阴虚者。《千金方》："治虚劳绝伤，年老衰损羸瘦，偏枯不遂，风湿不仁，冷痹，心腹积聚，恶疮，痈疽肿癞疾。"煎服，10～15 g。民间治乳腺癌用鲜天门冬每次 50 g 煎瘦猪肉内服。

2. 常用中成药

（1）小金丹（《外科证治全生集》）：具有化痰散结、祛瘀通络的功效。主治痰核流注、瘰疬、乳岩、阴疽初起。凡肿瘤患者证属寒湿痰瘀阻络者可使用。每日 3 次，每次 3 g，温开水送服。

（2）西黄丸（《外科证治全生集》）：具有解毒散结、消肿止痛的功效。主治乳腺癌及一切恶核。每日 3 次，每次 3 g，温开水送服。

（3）醒消丸（《外科证治全生集》）：具有活血散结、解毒消痈的功效。主治痈毒初起、乳痈乳岩、瘰疬鼠疮、疔毒恶疮、无名肿毒等。每日 2 次，每次 3 g，温开水送服。

（4）平消胶囊（《中国药典》）：具有活血祛瘀、解毒散结功效。主治乳腺癌等多种肿瘤。每日 3 次，每次 4～6 粒，温开水送服。

（二）外治

乳腺癌属于中医外科范畴，在外治法中有丰富的经验，古人反对局部刺溃肿瘤等不彻底的开刀，《外科证治全生集》谓："大忌开刀，开则翻花最惨。"

（1）生肌玉红膏（《外科正宗》）：由当归、白芷、血竭、紫草、甘草、轻粉、白蜡、麻油组成。具有活血祛腐、解毒镇痛、润肤生肌的功效。用于放射性皮肤溃疡日久不愈，术后切口感染或皮瓣坏死，晚期乳腺癌瘤块破溃。

（2）海浮散（《外科十法》）：由乳香（制）、没药（制）组成，有生肌、止痛、止血的功效。用于乳腺癌溃破。

（3）桃花散（《医宗金鉴》）：由白石灰、生大黄组成，可止血。用于晚期乳腺癌溃口出血不止。

（4）二黄煎（《中医外科证治经验》）：由黄柏、土黄连组成。具有清热燥湿、泻火解毒的功效。用于乳腺癌术后切口感染，皮瓣坏死，放射性皮炎或化疗药物静脉外漏引起的局部红肿或溃烂。煎水外洗或冷湿敷。

（三）针灸

处方：以足厥阴肝经、足阳明胃经、任脉经穴为主；屋翳、膻中、天宗、肩井、期门、三阴交、丰隆。

辨证配穴：冲任失调加肝俞、肾俞、关元补肾健脾调肝，调冲任。肝郁气滞加肝俞、太冲。热毒蕴结加内庭、行间点刺放血。气血两虚加灸脾俞、膈俞、足三里可健运脾胃，益气养血。

随症配穴：乳腺癌术后上肢水肿加极泉、青灵通络消肿；乳腺癌放疗后放射性肺炎加尺泽、孔最泻肺止咳；潮热者加百劳、膏肓；失眠心烦加大陵、神门。

操作：毫针刺，补泻兼施。每日1次，每次留针30 min，10次为1个疗程。虚证可加灸。

耳针法：内分泌、内生殖器、乳腺、胸。毫针刺，中强度刺激，每次留针30 min，间歇运针2~3次，10次为1个疗程。或用揿针埋藏或王不留行籽贴压，每3~5日更换1次。

拔罐法：选大椎 、第4胸椎夹脊点刺放血后拔罐，适用于热毒蕴结型。

挑治法：第3、4、5胸椎夹脊点或阳性反应点挑治，每周1次。

火针疗法：阿是穴。

【急症与兼症】

（一）乳癌术后出现皮瓣坏死及放疗后皮肤溃疡、化疗药外渗溃疡

乳癌术后皮瓣坏死糜烂，皮肤灰白暗滞，腐肉色暗，放疗及化疗药外渗溃疡久不愈合，系局部气血瘀滞，经脉受损，复受邪热感染，在扶正祛邪辨证治疗基础上加活血化瘀，清化湿毒之品，药用当归12 g、桃仁9 g、红花9 g、赤芍9 g、半枝莲15 g、白花蛇舌草30 g、鹿衔草30 g等。放射性皮炎（溃疡）多阴虚，再加石斛12 g、生地18 g、天花粉18 g。化疗药血管外渗溃疡多瘀毒，再加三七9 g、白药6 g、土茯苓30 g，创面脓腐未净，先用红油膏、九一丹祛腐，待脓腐已净，即用生肌散、白玉膏。

（二）乳腺癌术后上肢水肿

患者上肢水肿，上臂肘旁肿胀，肿甚则可连及手背、手指，指间关节板滞，皮肤麻木，此属中医“脉痹”范畴。中医学认为，本证由于术中创伤，损伤脉络、气血，故致术后气血不足，气血运行不畅，脉络瘀滞，血瘀水聚，溢于肌肤而发为本病，故治宜益气活血，通络消肿，药用黄芪、益母草益气活血消肿，桑枝、赤芍、红花、桃仁、忍冬藤、茯苓皮、丝瓜络等通经活络利湿。若因腋部淋巴肿大引起的上肢水肿，拟加化痰软坚消肿之品，如莪术、浙贝母、山慈菇、夏枯草、猫爪草等。

（三）乳腺癌放疗后放射性肺炎

中医学认为放射线属于“火邪”“热毒”，放疗所致的不良反应，主要表现为热毒伤阴、瘀毒化热等证。放射线热毒之邪灼伤肺脏津液，可导致火热极盛，从而使肺脏津液受损，气血失调，可出现放疗后咳嗽胸痛、干咳无痰，或痰带血丝、咯血、胸闷气急，舌红苔花剥或少苔，胸片示肺部纤维条索状增深影，此系热邪灼肺伤阴，加养阴清肺之品，如北沙参、天冬、野百合、紫菀、桑白皮、杏仁、冬虫夏草等。

（四）乳腺癌化疗后骨髓抑制

主要表现为白细胞、中性粒细胞，血小板减少，白细胞减少者，临床表现以正气虚居多，治宜健脾补肾，药用人参、黄芪、麦冬、五味子、黄精、山药、女贞子、枸杞子、菟丝子、补骨脂、紫河车等。血小板减少者，一般表现为气血两亏，治以补气摄血、凉血止血，药用生黄芪、仙鹤草、生地黄、玄参、大枣、鸡血藤、紫河车、女贞子、龟板胶、鳖甲胶等。

（五）乳腺癌化疗后消化道反应

许多抗肿瘤药物都会引起不同程度的消化道反应，化疗药物进入机体后致胃肠功能失司，胃失和降而致呕吐，大肠传导失司而致腹泻，中医常以健脾和胃、降逆止呕治疗，药用党参、白术、茯苓、薏苡仁、陈皮、竹茹、旋覆花、法半夏、佩兰、神曲、焦山楂、鸡内金、炒谷芽、炒麦芽等；腹痛者加广香、玄胡、白芍；腹泻者加肉豆蔻、山药、芡实、莲子肉等。肝木不疏，脾胃升降失常，出现胃伤而和降失职，脾虚而健运无权，故饮食不得下行，气逆上冲，非呕即吐，频频不止，胁痛，善太息，治当疏肝理气、和胃降逆，药用苏叶、半夏、茯苓、厚朴、生姜等。

（六）晚期、复发难治性乳腺癌

三阴性乳腺癌（TNBC）是指雌激素受体（ER）、孕激素受体（PR）和人表皮生长因子受体2（Her－2）表达均为阴性的乳腺癌，早期可接受手术、术后辅助放化疗，然而术后复发率极高，5年生存率不到15%，较其他肿瘤类型预后差。中医治疗以术后、放化疗后巩固疗效、预防复发转移为目的，针对肺、脑等转移易发部位采用补肺、透脑药物，如党参、黄芪、桔梗、全蝎、莪术等。

乳腺癌病至晚期，可见气郁化火、热毒结聚之象，如乳腺癌病灶溃破，渗流黄水或血水，气味臭秽，甚至翻花溃烂，伴发热、口渴等，由于邪毒内盛，耗损正气，则见消瘦、心悸气短、乏力纳呆、腰膝酸软、面色不华、经水断流、舌淡、脉细弱等一派虚象。终至元气大损，脏腑虚衰，癌毒扩散，阴阳耗竭。中医辨治首当扶正，补消并用，不可一味祛邪，削筏正气。补益气血、滋养肝肾可用生黄芪、当归、鹿角片，归脾丸、香贝养营汤、杞菊地黄丸等；晚期乳腺癌溃破流血，久不收口者，治宜益气养血、托疮生肌，药用黄芪、党参、茯苓、白术、当归、白芍、生地黄、赤芍、柴胡、青皮、木瓜等；乳房痛甚者可加王不留行、路路通以通络止痛；伴发热者加白花蛇舌草、银花、连翘、蒲公英、七叶一枝花、紫草根等清热解毒；破溃翻花、流脓恶臭者，加土茯苓、野菊花、忍冬藤、薏苡仁等渗湿除秽。

【治疗进展述评】

乳腺癌病程总体来说进展缓慢，尤其是雌、孕激素受体表达均阳性者，经积极治疗后大部分患者远期疗效较好，可获得长期生存。乳腺癌的发生与环境、生活方式密切相关，营养干预、减少超重和肥胖已被证实是有效的一级预防措施①。也可以通过人群筛查有效降低乳腺癌死亡率，改善生存。

作为一种全身性疾病，乳腺癌的发生、发展、演变是一个从量变到质变的渐进过程，存在着癌前期、围手术期、辅助治疗期、随访期和姑息治疗期等多个病程阶段。在整个治疗过程中，应强调中医整体观及个体化管理，在病理分子分型的基础上，掌握中医辨证与辨病相结合的原则，明确局部与整体、扶正与祛邪的辩证关系，避免过度治疗。

中医学认为，情志与乳腺癌的发生发展密切相关，心理干预在乳腺癌综合治疗中起到重要作用。在患者日常生活中，可发挥中医“治未病”的优势，根据辨证分型施行特色食疗、运动导引疗法。对于临床早期乳腺癌，以手术获得根治机会、术后辅助放化疗，中医药治疗以补益气血、清解余毒为原则，针对病机，分别采用健脾补肾、滋阴清热、祛瘀解毒法，以调节机体免疫力，预防肿瘤复发转移，提高无瘤生存率；晚期转移性乳腺癌强调在分子分型基础上的个体化综合治疗，如放化疗、内分泌治疗、分子靶向治疗、免疫治疗、中医药治疗等有机结合，以提高生活质量、延长生存时间为目的，从而获得“带瘤生存”。

【名家治验及医案】

（一）明代薛己《薛立斋医案全集》治乳岩医案②

明代薛己《薛立斋医案全集》录乳岩医案多则，认为乳岩发病主责七情内伤，肝经失调，日久导致血气枯槁而不治，用药尤重补消并采。

医案一：一男子年逾五十，患子不立事，左乳肿痛，左胁胀痛，肝脉弦数而涩，先以龙荟丸二服，诸症顿退；又以小柴胡汤对四物加青皮、贝母、远志，数剂而脓成，余欲针之，仍以养气血解郁结。彼不从，乃杂用流气败毒之剂，致便秘发热作渴，复请，余谓：“脓成不溃，阳气虚不能鼓舞也；便秘发热，阴血竭，不能濡润也。”辞不治，果死。

医案二：一妇人久郁，右乳内结三核，年余不消，朝寒暮热，饮食不甘，此乳岩也。乃七情所伤，肝经血气枯槁之症，宜补气血、解郁结药治之。遂以益气养荣汤百余剂，血气渐复，更以木香饼灸之，喜其谨疾，年余而消。

一妇人亦患此，余谓须多服解郁养气血药，可保无虞，彼不信，乃服克伐之剂，反大如覆碗，日出清脓，不敛而殁。

① 师金，梁迪，李道娟，等. 全球女性乳腺癌流行情况研究［J］. 中国肿瘤，2017，26（9）：683－690.

② 余桂清. 历代中医肿瘤案论选粹［M］. 北京：北京出版社，1988：12－13.

（二）《医宗金鉴》治验[①]

1. 祛腐生肌法

乳癌晚期，“潮热恶寒，始觉大痛，牵引胸腋，肿如覆碗坚硬，形如枣栗，高凸如岩，顶透紫色光亮，肉含血丝，先腐后溃，污水时津，有时涌冒臭血，腐烂深如岩壑，翻花突如泛莲，疼痛连心”，先用冰螺捻（硇砂、大田螺、冰片、白砒组成）将核消去，次用绛珠膏、生肌玉红膏外贴，生肌敛口自愈。绛珠膏“治溃疡诸毒，用之去腐、定痛、生肌，甚效”。药用天麻子肉（疑为马前子，待考）、鸡子黄、血余炭、黄丹、白蜡、珍珠、朱砂、轻粉、乳香、没药、儿茶、血竭、冰片、麝香。生肌玉红膏为“外科收敛药中之神药也”，药理研究证实马钱子、黄丹、轻粉、乳香、没药、儿茶、血竭、麝香、紫草皆具抗癌作用。

2. 精神疗法

乳腺癌的发病及转归与精神因素密切相关。情志不遂，气郁日久则伤肝，肝伤则失于疏泄而气结；思虑伤脾，思则气结，脾伤则湿动生痰，以致痰湿与气血搏结不散，积于乳内而成核。“若患者果能清心涤虑，静养调理，庶可施治”，故戒恼怒，清心寡欲，宽心静养，对治疗乳腺癌尤为重要。

（三）钱伯文医案[②]

钱伯文认为忧郁愁遏，乳腺癌乃成。早期患者尤见肝气郁结之象，当治以疏肝解郁、理气散结。用逍遥散、清肝解郁汤、柴胡疏肝散、神效瓜蒌散以及小金丹、牛黄醒消丸、西黄丸等加减。肿块质地坚硬而不疼痛者，可加露蜂房、白僵蚕、青皮、枸橘李等；肿块疼痛者，加瓜蒌皮、枸橘李、橘叶、乳香、没药等消肿止痛。乳腺癌晚期，气血亏虚，治宜益气养血，清热消肿，方用生黄芪、夏枯草、鹿角片、山慈菇、浙贝母、炮山甲、白术、银花、土茯苓、露蜂房、昆布、赤芍等。

医案：史某，女，61 岁。于 1964 年左乳房外上方发现 1 个肿块约 3 cm × 3.5 cm，诊断为乳腺癌，需进行手术。由于患者有高血压和冠心病史，要求中医药治疗。诊治时左臂胀痛，有时稍感麻木，面色萎黄，精神倦怠，舌苔薄腻，脉弦。辨证为肝气郁结、脾失健运、气滞血凝，用疏肝解郁、益气健脾、消肿软坚等法进行治疗。主要方药有：柴胡、橘皮叶、党参、黄芪、当归、白芍、香附、象贝、夏枯草、茯苓、生熟薏苡仁、生地、八月札、女贞子、佛手片、枸橘李、天龙。加减药物：蒲公英、瓜蒌皮、合欢皮、川楝子、炙鳖甲、生牡蛎、玫瑰花、露蜂房、山慈菇、丹参、赤芍等。酌加成药逍遥丸、小金丹、归脾丸、牛黄醒消丸等。

患者连服 1 年余，乳房肿块缩小，病情稳定，至 1978 年 10 月随访，肿块没有增大。

---

① 单书健，陈子华. 古今名医临证金鉴：肿瘤卷［M］. 北京：中国中医药出版社，1999：52－53.

② 贾立群，朱世杰. 现代名中医肿瘤科绝技［M］. 北京：科学技术文献出版社，2002：125－127.

本病例因年老体弱，故在早期即兼用益气健脾之品，攻补兼施，消补并用，肿块虽未消失，但能获得较长时间稳定。

（四）周仲瑛医案[①]

周仲瑛治疗乳腺癌以肝为先，首辨气郁，重视肝气的条达，注意其化火、生风及挟痰、挟瘀等变化，治疗多加用疏肝解郁之品，如柴胡、枳壳、芍药、香附、青皮、陈皮等。对于癌前病变，乳腺增生及腺瘤患者，予疏肝解郁、消肿散结、降火解毒等，以修复增生明显的细胞，预防恶变。认为术前证属多为肝郁化火，痰瘀互结，火郁阴伤；术后多为正虚，气阴两伤，热毒痰瘀互结；放疗或化疗（中）后期易出现肝胃不和，湿热中阻，肝肾阴虚；晚期多为热毒痰瘀久郁，肝肾阴伤。

医案：戎某，女，42 岁，工人，2006 年 10 月 11 日初诊。1998 年底行右侧乳腺癌手术，淋巴 1/8 转移，用三苯氧胺治疗 2 个月后因有子宫肌瘤停用。2005 年底咳引左侧胸痛，检查示胸骨转移，经治疗效不佳。2016 年 9 月 13 日在肿瘤医院查 CT，进行化疗，血象稍有抑制，目前一般情况尚可，稍有胃胀泛酸，食纳不香，口干，二便正常。舌质暗苔黄薄腻，脉细滑。CT 示：①左锁骨上及左腋下淋巴结稍肿大。②胸骨体骨质破坏伴胸骨右旁皮下软组织增厚肿胀与前变化不大。③右侧叶间胸膜及右肺外侧带小结节影。

辨证为肝经郁火、湿热痰瘀互结、肝肾阴伤，治拟疏肝解郁、化痰散瘀，培补肝肾。药用醋柴胡 5 g，炙鳖甲 12 g（先煎），白毛夏枯草 10 g，八月札 10 g，川楝子 10 g，山慈菇 12 g，猫爪草 20 g，泽漆 15 g，漏芦 15 g，法半夏 10 g，制胆南星 10 g，炙僵蚕 10 g，天冬 10 g、麦冬 10 g，煅瓦楞子 20 g（先煎），蛇舌草 20 g，龙葵 20 g，炒六曲 10 g，砂仁 3 g（后下），土鳖虫 5 g，女贞子 10 g，旱莲草 10 g，仙鹤草 15 g，鸡血藤15 g。

本例系由肝气郁结，脾气虚弱，湿热痰瘀互结，聚结而成癌毒。治以疏肝解郁、化痰散结、解毒化瘀之法。方中用醋柴胡、川楝子以疏肝解郁；白毛夏枯草、山慈菇、猫爪草、泽漆、漏芦、法半夏、制胆南星化痰散结；酌加蛇舌草、龙葵以防郁久化热，加速癌毒消散；用女贞子、旱莲草、仙鹤草、鸡血藤补肝益肾。

（五）孙桂芝医案[②]

孙桂芝认为乳腺癌宜以中西医结合治疗为佳，符合手术适应证的应及早手术治疗，术后可在放化疗基础上配合中药扶正祛邪，防止其复发转移。根据“乳腺”在肝胃经之所过，晚期常“烂开如翻花石榴”，借鉴“疡科”诊疗思想，予以“清上扶下”为指导原则，疏肝和胃、健脾养血、益肾填精、抗癌解毒、祛腐生肌等法治疗乳腺癌。

医案：金某，女，49 岁，山东人，2008 年 3 月来院初诊。患者因“左侧乳腺癌切除

---

① 陈鹰娜．周仲瑛从肝论治乳腺癌经验［J］．中国中医药现代远程教育，2011，9（20）：7－8.

② 顾恪波，王逊，何立丽，等．孙桂芝教授诊疗乳腺癌经验探析［J］．辽宁中医药大学学报，2013，15（5）：153－155.

术后1月余”来诊，病理诊断为“浸润性导管癌”，腋下淋巴转移2/6，雌激素受体、孕激素受体均为阳性，Her－2阴性。化疗2周期后，拟下一周再行化疗。就诊时症见：恶心、纳差，神疲乏力，面色萎黄，睡眠差，易烦躁、出汗，舌淡胖，苔薄白，脉弦细。辅助检查：①血常规：WBC 4.0×10^9/L，NEU 65%，Hb 102 g/L。②大便潜血试验（－）。③生化检查正常。④腹部超声未见异常。证属心脾两虚，胃失和降，肝经气滞，郁而成积，治以健脾和胃、益气养血、宁心安神、疏肝理气、解毒散结，方药以橘皮竹茹汤合黄芪健中汤、甘麦大枣汤化裁：橘皮10 g、竹茹10 g、清半夏9 g、枇杷叶10 g、生黄芪30 g、杭白芍15 g、太子参15 g、炒白术15 g、土茯苓30 g、生蒲黄10 g、露蜂房5 g、炮山甲6 g、炙鳖甲10 g、生龙牡15 g、山慈菇10 g、五味子5 g、绿萼梅10 g、佛手10 g、鸡血藤15 g、补骨脂10 g、白花蛇舌草30 g、草河车15 g、浮小麦30 g、大枣20 g、炙甘草10 g。14剂，每两日1剂，每天分2次早、晚服100 mL。以后随症加减，经治4年余，症状明显缓解，精神转好，胃纳、夜寐改善，大便通畅，情绪稳定，血常规及肿瘤标志物多次复查均在正常范围，淋巴结未触及肿大。

（周岱翰、蒋梅）

第四节　胸膜间皮瘤

胸膜间皮瘤分为局限型和弥漫型，弥漫型即为恶性胸膜间皮瘤，起源于胸膜间皮细胞，恶性程度极高。本节将着重讨论恶性胸膜间皮瘤。

恶性胸膜间皮瘤的首例报道在1870年，由于较为少见，在20世纪50年代前仅见零星报道。目前该病的发生率呈逐年上升趋势，男女比例在2.5∶1左右，最多发生于50～80岁男性。美国现在每年的发病为2 000～3 000例，欧洲约为5 000例。澳大利亚是至今发病率最高的国家，男性发病率每年为5.98/10万，女性为1.09/10万。预计2020—2030年，全球胸膜间皮瘤的发病将达到高峰。国内1958年首次报道该病，但至今尚无各地区有关胸膜间皮瘤发病率及死亡率的详细资料，据初步估计，发病率每年在0.1/10万～0.6/10万，且各地差异较大。[①] 80%恶性胸膜间皮瘤患者发病与石棉纤维的接触有关。

恶性胸膜间皮瘤约半数可出现转移。尸检见肿瘤以局部扩散为主，可侵犯膈肌、纵隔、肺、心包、腹膜、对侧胸膜以及胸壁，局部侵犯是多数患者的死亡原因。淋巴结转移在尸检中较常见，约40%可见纵隔淋巴结转移，21%见腹膜后淋巴结转移。血行转移也颇为常见，按转移部位的顺序排列，依次为肝、对侧肺、肾上腺、肾、骨、胰、脑、脾、皮肤、甲状腺、心肌、骨骼肌、前列腺和睾丸等。

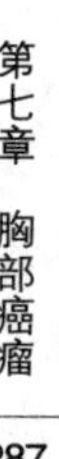

① 汤钊猷. 现代肿瘤学［M］. 3版. 上海：复旦大学出版社，2011.

【文献概述】

在中国古籍文献中，并无胸膜间皮瘤之名称，但有类似胸膜间皮瘤临床表现的记载，见诸“咳嗽”“息贲”“悬饮”等。如《素问·玉机真脏论》中说：“大骨枯槁，大肉陷下，胸中气满，喘息不便，内痛引肩项，身热。”从病因及症状上类似胸膜间皮瘤。《金匮要略·痰饮咳嗽病》：“饮后水流在胁下，咳唾引痛，谓之悬饮。”从症状上与胸膜间皮瘤相类似。《杂病源流犀烛》中说：“邪积胸中，阻塞气道，气不得通，为痰……为血，皆邪正相搏，邪既胜，正不得制之，遂结成形而有块。”说明此病多以正气虚损为本，邪气乘虚袭肺，郁结胸中，肺气抑郁，宣降失司，积聚成痰，痰凝气滞，瘀阻脉络，久而成块。

【病因病机】

中医认为该病是由于阳气素虚，肺、脾、肾三脏的气化功能失调，无力推动和气化所致。如肺之通调涩滞，脾之传输无权，肾之蒸化失职，此三者皆可导致水液停积为水。此外，如肝的疏泄功能失调，又可进一步加重气滞血瘀，导致痰瘀互阻，互结为瘤，停于胸膜腔内。

（一）肺气壅滞

肺主气，司呼吸，主宣发肃降、通调水道，外邪袭肺，肺气壅滞，宣降失司，水道不通，水湿内停，久聚成痰，痰凝气滞，血停成瘀，痰瘀搏结，日久成积，留于胸部，发为本病。

（二）气滞血瘀

情志内伤，抑郁不遂，肝失疏泄，气郁不舒，气机阻滞，行血乏力，或意外跌扑，闪挫外伤，伤及气血，血行不畅导致气滞血瘀，瘀结日久，结而成块，发为本病。

（三）饮停胸胁

因中阳素虚，气不化水，水停为饮，或因外邪侵袭，肺失通调，水液运行输布障碍，停聚为饮，流注胸腔，日久化痰，痰凝结块，发为本病。

（四）肺脾两虚

年老体弱，肺气不足，或久病咳喘，耗伤肺气，肺气先虚，不能助脾运化水谷精微，久而聚湿为痰饮；饮食不节，脾气受损，脾运不健，水湿停聚而成痰，“脾为生痰之源，肺为贮痰之器”，痰湿循经上贮于胸部，日久发为本病。

（五）气血两虚

患病日久，水湿痰瘀结于胸中，久积化火，耗气伤阴，气虚则生血无缘，或因癌毒消耗，气血皆损，而成本证。

【诊断要点及鉴别诊断】

（一）诊断要点

目前胸膜间皮瘤的诊断主要靠临床表现和相关检查。良性胸膜间皮瘤可无明显症状和体征，恶性胸膜间皮瘤常见胸腔积液、胸膜增厚等体征，发病隐匿，确诊需要病理阳性报告。石棉接触者应予重点关注。本病最常见的症状为胸痛，其次是气急。

1. 临床表现

（1）胸痛：为弥漫型胸膜间皮瘤的主要症状。胸痛剧烈，呈持续性钝痛、胀痛或刺痛，一般镇痛剂难以缓解。若病变位于纵隔胸膜，则有胸骨后闷痛；若病变位于膈胸膜，则有同侧肩胛区或上腹部疼痛。

（2）气急：胸膜间皮瘤病变广泛伴有大量胸腔积液时，患者可出现呼吸气促、频率增加，呈进行性加重，甚则出现呼吸困难。

（3）体征：X 线、CT 检查常见胸腔积液，胸膜增厚的体征，受累侧胸腔呼吸运动常下降，肋间饱满或膨出。长期胸膜病变可引起受累侧胸腔活动受限，肋间隙变窄，肋骨呈瓦片样重叠，叩诊呈浊音，听诊时可闻及胸膜摩擦音。

此外，随着病情发展，可出现咳嗽、乏力、消瘦、厌食、低血糖表现和杵状指等。晚期胸膜间皮瘤患者可出现淋巴结、肺、肝、肾上腺、骨、甲状腺以及脑等多处转移，并出现相对应的临床症状。

2. 实验室检查

（1）血清透明质酸测定：恶性胸膜间皮瘤患者血清透明质酸含量明显高于正常人。而且病情变化与透明质酸的含量也呈相应改变，有预示病情的作用。胸部其他恶性肿瘤和良性肿瘤，血清透明质酸含量明显低于恶性胸膜间皮瘤有一定鉴别诊断意义。

（2）胸水透明质酸测定：有研究显示，本病胸水透明质酸含量比肺腺癌高 40～230 倍，若胸腔积液中透明质酸含量大于 8 μg/mL 即可初步排除肺腺癌，并高度提示恶性胸膜间皮瘤。

3. 影像学诊断

（1）X 线检查：主要有三种表现，即胸膜增厚、肿块、胸腔积液。良性胸膜间皮瘤常表现为周围型，边缘清晰，与胸壁成钝角的肿块。恶性间皮瘤主要表现为胸膜明显增厚及胸腔积液。

（2）CT 扫描：胸部增强 CT 比胸部平片能更好地发现胸膜异常、少量胸腔积液和以胸膜为基底的小结节。此外胸部增强 CT 能够帮助了解是否有侵犯胸壁、肋骨和纵隔，对评估分期、临床制定治疗方案及评估疗效都有相当大的帮助。胸膜不规则增厚、胸膜多发的强化结节、大量胸腔积液是恶性胸膜间皮瘤的特征性表现。

（3）MRI：诊断准确率与 CT 相仿，但 MRI 在评估恶性胸膜间皮瘤患者病变范围以及有否侵犯胸内筋膜、心包、胸壁和膈肌方面具有较高的应用价值。在评判术后复发以及放、化疗疗效时MRI也比CT具有更高的准确率。

（4）B超：可以显示胸壁软组织肿块影，可以发现胸膜，特别是壁层胸膜的结节状病灶，还可以引导穿刺活检，对明确病变性质有重要意义。有助于判断胸腔积液，有利于区分均匀性胸膜包块与包裹性胸腔积液。

4．病理学诊断

（1）经皮胸腔穿刺或胸膜活检：良性胸膜间皮瘤有蒂者甚多，少数可在胸腔内有相当的移动度，因此行针吸活检时，可推动肿瘤使针吸不能成功。约1/3患者可取得足量组织而确诊间皮瘤。胸腔镜取材的确诊率可达到81%，剖胸探查活检的阳性诊断率高达93%以上。

（2）细胞学检查：胸水中的肿瘤细胞对诊断非常有价值，约81%可发现恶性细胞，64%可确诊为恶性胸膜间皮瘤。恶性胸膜间皮瘤患者的痰细胞学检查多为阴性。

（二）鉴别诊断

1．肺癌

临床表现有咳嗽、胸痛，当肺癌在大支气管部生长时，阻塞可出现气急、胸闷。晚期肿瘤在肺内广泛播散，侵犯胸膜腔时出现胸积液，而且，局限型胸膜间皮瘤在一般X线平片上，有时是圆形块状阴影，易与肺癌相混淆，这时应做CT检查，初步判定肿瘤是否与壁层胸膜相连，再考虑做胸膜活组织检查。

2．结核性胸膜炎

弥漫型胸膜间皮瘤伴大量胸腔积液者，往往积液为血性，增长迅速，胸痛较剧烈，多不发热；结核性胸膜炎常为浆液性，增长慢，胸痛不明显，抗结核药物治疗和抽液后胸水常迅速吸收。

3．转移性胸膜肿瘤

恶性间皮瘤组织结构复杂，与转移性胸膜肿瘤，尤其是肺腺癌相混淆，通过特殊染色，免疫组化新技术可做出较正确的诊断。经淀粉酶消化后PAS及黏液卡红染色，间皮瘤为阴性而肺腺癌为阳性；奥辛蓝及Hales胶体铁染色，间皮瘤呈阳性。角蛋白、波纹蛋白、上皮细胞膜抗原（EMA）、间皮单克隆抗体（EM）、酸性钙结合蛋白（S－100）存在，而癌胚抗原（CEA）及卵泡细胞抗原缺乏有助于间皮瘤诊断。

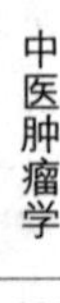

【辨证论治】

（一）辨证要点

胸膜间皮瘤早期以胸胁疼痛、咳嗽为主要症状，可以胸痹、胁痛、咳嗽来辨证治疗。发展到后期可出现呼吸困难的症状，表现为不能平卧或稍动则喘息不已，甚者张口抬肩，鼻翼翕动，可按喘证来辨证治疗。胸膜间皮瘤不仅与肺脏关系密切，与脾脏、肾脏也有关联，这是辨证治疗中需要注意的。

（二）临床分型

1．肺气壅滞

主证：咳嗽气短，胸闷咯痰或伴胸痛不适，舌淡或淡暗，苔薄或薄黄，脉细弦。

证候分析：肺气不通，宣降失司，故咳嗽气短，胸闷咯痰；痰瘀结于胸，阻滞气机，不通则痛，故胸痛不适；苔薄或薄黄，脉细弦亦为肺气壅滞之象。

治法：宣肺降逆，软坚化痰。

方药：导痰汤（《济生方》）加减。

制南星 10 g　枳实 15 g　橘红 9 g　法半夏 10 g　茯苓 15 g　牡蛎 30 g（先煎）　浙贝母 15 g　甘草 6 g

方中制南星燥湿化痰、祛风散结，枳实下气行痰，共为君药。橘红下气消痰，法半夏燥湿祛痰，合为臣药，辅助主药增强化痰顺气之力。茯苓渗湿，牡蛎、浙贝母软坚散结，甘草调和诸药为佐使药。全方共奏理气化痰、软坚散结之功效。

痰黄黏稠者加黄芩、杏仁；痰白清稀者加桂枝、细辛；气急者加桑白皮、葶苈子、苏子；纳差者加山楂、麦芽。

2．气滞血瘀

主证：胸闷胸痛，胁肋胀痛或刺痛，咳嗽不畅，痰中带血，喘促气急，舌质紫暗或有瘀斑，苔薄腻，脉弦。

证候分析：肺气郁滞，宣通不畅，故见胸闷、胸痛、咳嗽、喘促，肺络受损，则痰中带血，血瘀不行，停滞于胸，则胁肋刺痛，舌质紫暗或有瘀斑、苔薄腻，脉弦亦为气滞血瘀之象。

治法：通络止痛，活血散结。

方药：血府逐瘀汤（《医林改错》）加减。

桃仁 15 g　红花 9 g　赤芍 15 g　川芎 15 g　当归 15 g　柴胡 12 g　枳壳 15 g　桔梗 6 g　牛膝 15 g　生地黄 15 g　甘草 6 g

方中桃仁、红花活血祛瘀为君药。赤芍、川芎、当归活血养血为臣药。柴胡疏肝解郁、调畅气机；枳壳下气除痞、开胸行气；桔梗开宣肺气、载药上行；牛膝通行血脉、引血下行，四药相配升降并用，使清者升浊者降，血活而气行；生地黄清热凉血、清心除烦，配当归能养血润燥，上五味共为佐药。甘草调和诸药，为使药。合之共奏通络止痛、清热散结之功效。

若发热者加生石膏、黄芩；胸痛甚者加延胡索、三七粉；纳差者加麦芽、鸡内金、砂仁。

3．饮停胸胁

主证：胁痛，咳唾则更甚，转侧呼吸均牵引而痛，肋间饱满，气短息促，有时只能偏卧于一侧，纳差，便溏，舌苔薄白，脉沉弦。

证候分析：脾气不足，水液运化输布失司，悬停于胸胁，脉络受阻，肺气郁滞，则见咳唾胁痛，胸为肺之府，饮邪停胸，肺气不利，气机升降失常，则气短息促，不能平卧；舌苔薄白，脉沉弦亦为饮停胸胁之象。

治法：健脾益气，泻肺行水。

方药：四君子汤（《太平惠民和剂局方》）合葶苈大枣泻肺汤（《金匮要略》）加减。

人参 10 g　白术 15 g　茯苓 15 g　葶苈子 10 g　炙甘草 6 g　大枣 4 枚

方中人参甘温，入脾肺二经，大补元气，为君药。白术甘苦温，健脾燥湿，健胃和中，为臣药。茯苓甘淡而平，渗湿健脾，辅以白术、葶苈子使湿从小便而去，增强健脾除湿之功，为佐药。使以炙甘草甘温益气、调和诸药，大枣护正安中，使泻肺而不致伤正。

咯血不止者加白茅根、白及、田七粉；自汗气短者加黄芪、五味子；便秘者加柏子仁、火麻仁。

4. 肺脾两虚

主证：咳嗽痰多，胸闷气促，四肢倦怠，纳呆腹胀，大便溏薄，舌质淡胖，舌苔白腻，脉濡滑或濡缓。

证候分析：此证型多见于中晚期患者，患病日久，肺脾渐衰。肺气虚衰，水液积久成痰，则咳嗽痰多、胸闷气促，脾胃乃后天之本，主四肢肌肉，脾胃虚弱，则四肢倦怠，水谷运化乏力，则纳呆腹胀、大便溏薄。舌质淡胖、舌苔白腻，脉濡滑或濡缓亦为肺脾两虚之象。

治法：益气健脾，宣肺化痰。

方药：六君子汤（《医学正传》）合导痰汤（《济生方》）加减。

人参 10 g　白术 15 g　茯苓 15 g　半夏 10 g　陈皮 10 g　天南星 10 g　枳实 15 g　甘草 6 g

方中人参大补元气，为君药；白术健脾燥湿，为臣药；茯苓渗湿健脾，半夏、陈皮化痰降逆止呕，天南星燥湿化痰，枳实下气化痰，为佐药。甘草为使药，调和诸药。合之共奏益气健脾、宣肺化痰之功效。

咳嗽气促、难以平卧者加厚朴、杏仁、人参、麦冬、五味子；咳痰黄稠者加鱼腥草、瓜蒌。

5. 气血两虚

主证：气促咳嗽，咯痰黏稠，动则自汗，头晕目眩，神疲乏力，纳差，小便短少不利，面色无华，舌质淡，苔少，脉细弱无力。

证候分析：中晚期患者多见。久病脏腑气血亏虚，肾不纳气，上下气不相顺接则气促咳嗽，膀胱气化失司则小便短少不利，肺气虚衰，卫外不固则自汗，脾气虚则纳差，血虚不能滋养则头晕目眩、神疲乏力、面色无华，舌质淡、苔少，脉细弱无力亦为气血两虚之象。

治法：益气养血，补肾纳气。

方药：十全大补汤（《太平惠民和剂局方》）加减。

人参 15 g　熟地黄 20 g　白术 15 g　黄芪 30 g　当归 15 g　肉桂 3 g　茯苓 15 g　川芎 15 g　白芍 15 g　炙甘草 6 g

方中人参甘温益气、健脾养胃，熟地黄补肾滋阴养血，为君药。白术健脾燥湿，黄芪健脾益气，加强益气助运之力，当归补血养肝、和血调经，肉桂温运阳气，鼓舞气血生长，共为臣药。佐以茯苓健脾渗湿，配白术则有健脾祛湿之功，川芎活血行气，白芍养血和营增强补血之功。炙甘草益气和中，调和诸药为使。全方配伍，共奏益气养血、补肾纳气之功。

心动悸、脉结代者加人参、麦冬、五味子；肢冷畏寒、便溏者加桂枝、干姜。

【辨病治疗】

（一）内服

1. 常用中草药

（1）蚤休：苦，微寒，有小毒。具有清热解毒、消肿止痛、熄风定惊。始载于《神农本草经》，曰："主惊痫，摇头弄舌，热气在腹中，癫疾，痈疮，阴蚀，下三虫，去蛇毒。"用于治疗多种癌症引起的咳嗽、喘证、肺胀、恶性胸水等肺系疾病属热毒痰火引起者。煎服，5～10 g。因本品有小毒，用量不宜过大，阴证疮疡禁用。

（2）山慈菇：甘，微辛，性凉。具有清热解毒、消肿止痛的功效。《本草拾遗》曰："主臃肿疮瘘，瘰疬结核等。"用于各种癌瘤中属热毒瘀结者。内服煎汤 3～10 g；或磨汁；或入丸、散。

（3）葶苈子：辛，苦。具有泻肺平喘、行水消肿的功效。用于主治痰涎壅肺之喘咳痰多，肺痈，水肿，胸腹积水。《神农本草经》云："主癥瘕积聚结气，饮食寒热，破坚逐邪，通利水道，下膀胱水，伏留热气，及皮间邪水上出，面目浮肿，身暴中风，热痱痒，利小便。久服令人虚。又云疗肺壅上气咳嗽，定喘促，除胸中痰饮。"用治癌性胸水。煎服，5～10 g；研末服，3～6 g。

（4）瓜蒌：甘，微苦，性寒。具有宽胸散结、润肺祛痰、滑肠通便的功效。主治痰热咳嗽、肺虚燥咳、肠燥便秘、痈疮肿毒。用治癌瘤中属痰热互结者。内服汤煎 15～20 g。

（5）天南星：苦，辛，温，有毒。具有燥湿化痰、祛风止痉的功效。《开宝本草》谓"破坚积，消痈肿"。用于癌瘤中痰湿瘀阻、瘀血凝结者。内服煎汤 3～9 g，宜久煎。

2. 常用中成药

（1）西黄丸（《外科证治全生集》）：具有清热解毒、活血散结、化瘀止痛的功效。用于热毒壅结所致本病者。每次 3 g，每日 2 次。

（2）平消胶囊（《癌瘤中医防治研究》）：具有理气活血、祛瘀通络、攻坚破积的功效，适用于胸膜恶性肿瘤等癌瘤。每次 4～8 片，每日 3 次，温开水送服。3 个月为 1 个疗程。

3. 常用中药针剂

榄香烯注射液：具有扶正抗癌作用。适用于胸部恶性肿瘤，可单用或放疗、化疗联合应用，降低放、化疗的毒副作用，并可用于恶性胸腹水的治疗。用法：静脉注射：400～600 mg/次，每日1次。2～3周为1个疗程，宜采用中心静脉注射。胸腔注射：一般200～400 mg/m^2，抽胸水后，胸腔内注射，每周1～2次或遵医嘱。

（二）针灸

处方：以手太阴肺经腧穴和肺的俞、募穴为主。肺俞、中府、太渊、膏肓、丰隆、足三里。

方义：病变在肺，按俞募配穴法取肺俞、中府调理肺脏气机，宣肺化痰；孔最为手太阴郗穴，配肺俞可宣通肺气；太渊为肺经原穴，本脏真气所注，配肺俞可宣肺化痰。膏肓为主治诸虚百损之要穴，具有理肺补虚之效。丰隆为豁痰散结要穴，补胃经合穴足三里，意在培补后天之本，培土生金，诸穴合用可收祛邪化痰、益气宣肺之功。

辨证配穴：气滞血瘀者加期门、太冲行气活血。肺脾两虚者加脾俞、章门。气血两虚者加太溪、气海、血海益气养阴。

刺灸法：常规针刺，平补平泻为主，虚证加灸。胸背部穴位不宜深刺。

【急症与兼症】

（一）顽固性胸水

胸膜间皮瘤胸水大多以脾肾两虚，复加外感寒湿、饮食劳欲损伤，三焦气化失宣，肺脾肾对津液的通调传输蒸化失职，阳虚内盛，水饮内停。证属邪犯胸肺，治以和解宣利，方用柴枳半夏汤（《医学入门》），气急、胁痛加白芥子、桑白皮，心下痞硬、口苦干呕加黄连，高热咳嗽气粗可予加减麻杏石甘汤；若饮停胸胁，则以十枣汤（《伤寒论》）、控涎丹（《三因极一病证方论》）或椒目瓜蒌汤（《校注医醇剩义》）逐水祛饮，痰浊盛、胸闷者可加薤白、杏仁；体弱食少者加桂枝、白术、茯苓；络气不和当理气和络，方选香附旋覆花汤（《温病条辨》），胸闷、痰多、苔腻者加瓜蒌、枳壳，久痛如刺者加桃仁、红花、归须；脾肾阳虚甚者，当治以温脾补肾，以化水饮，方用金匮肾气丸合苓桂术甘汤；若脐下悸动、吐痰涎、头晕者可用五苓散。

（二）呼吸困难

胸膜间皮瘤可出现进行性气促，甚至呼吸困难。呼吸困难当分虚实，实证饮停胸胁者，治法泻肺祛饮，方选椒目瓜蒌汤合十枣汤或控涎丹；痰热郁肺者，治法清泻痰热，方选桑白皮汤；痰浊阻肺者，治法化痰降逆，方选二陈汤合三子养亲汤。虚证肺气虚者，治法补肺益气，方选补肺汤合玉屏风散加减；肾气虚者，治法补肾纳气，方选金匮肾气丸合参蛤散（《普济方》）加减；喘脱者，治法扶阳固脱、镇摄肾气，方选参附汤合黑锡丹（《太平惠民和剂局方》）。

【治疗进展述评】

部分恶性胸膜间皮瘤可做局部切除，但预后较差，复发率及转移率均较高。内科治疗主要是抑制肿瘤，控制胸腔积液，促进胸膜粘连，避免胸水再生。中医药在改善胸膜间皮瘤患者的生存质量、减轻症状、延长生存期方面有一定的优势，如对胸水、胸痛、胸闷、气短等常见临床表现和症状，从肺、脾、肾经入手，宣肺理气、健脾益气、补肾纳气、行气活血利水，多能取得较好的效果。

胸腔积液是困扰恶性胸膜间皮瘤患者的一大难题，单纯西医治疗效果不佳，而联合中医药治疗往往能得到改善。研究发现中药内服联合胸腔内注药对胸腔积液有确切疗效①，如内服益气利水消肿之品联合胸腔注射顺铂等药物，且联合治疗能较之单纯胸腔内注药的不良反应有所减少。葶苈大枣泻肺汤、榄香烯注射液也有相关报道证实其治疗恶性胸腔积液的有效性。

目前仍然需要积极开展中医药治疗恶性胸膜间皮瘤的临床研究，以丰富该病的治疗手段，提高患者的生存质量及延长生存期。

【名家治验及医案】

张士舜医案②

名老中医张士舜于2004年首创三辨治癌理论，即辨病理论治、辨证论治、辨病位论治。张老强调：中医抗癌不仅要突出传统的辨证论治，而且要结合现代医学做到辨病理、辨病位。在此理论的指导下总结出专门治疗胸膜恶性间皮瘤的验方，主要由土贝母、蛇六谷、茯苓、葶苈子、川贝母、杏仁、党参、肺形草组成。

医案：患者男，74岁。1月前无明显诱因出现咳嗽、咳白色黏痰，外院行胸部CT示：双侧胸腔积液，右侧为著，且伴邻近肺组织膨胀不全；右侧胸膜下结节状软组织影，建议穿刺活检除外恶性间皮瘤。遂行胸腔穿刺，胸腔积液送河北医科大学附属第四医院行细胞学检查：找到癌细胞，考虑间皮瘤。对症治疗后，症状改善不明显。患者以咳嗽、咳痰为主症，伴有胸背部疼痛，舌淡苔白腻，脉弦滑。

中医治则：化痰祛湿，扶正抗癌。

处方：土贝母15 g　猫尾木10 g　蛇六谷10 g　葶苈子10 g　云苓20 g　党参50 g　川贝10 g　杏仁10 g　肺形草5 g

7剂，每日1剂。

二诊时，前症减轻，仍有咳嗽，咳痰，将川贝、杏仁量调至15 g，葶苈子调至15 g，

① 高宏，殷东风，潘琳，等. 榄香烯治疗恶性胸腔积液29例临床观察［J］. 中国医药指南，2011，9（27）：133－134.

② 袁素，王永欣，李雪松. 三辨治癌治疗恶性胸膜间皮瘤经验［J］. 锦州医科大学学报，2017，38（3）：111－112.

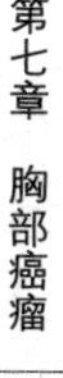

加商陆5 g、木防己10 g以加大利水力度。

三诊：前症消失，继服15剂，巩固治疗。2015年8月复查彩超：胸腔积液消失，患者纳可，一般情况可，舌淡，苔薄白，无明显不适。

按语：张氏认为该病以饮邪痹阻胸中作为主要病机，与肺脾两脏关系密切，脾为生痰之源，肺失通调水道，脾失运化水液，痰浊留于水之上源，影响肺朝百脉及主治节，气机不畅则气短，气血紊乱，痰瘀为患，肺络痞涩，不通则胸痛，水湿痰浊留滞胸中，日久致病。方药以土贝母为君药，臣以蛇六谷、猫尾木加强君药化瘀散结、抑制癌瘤之效，佐以云苓、葶苈子利水消肿，川贝、杏仁止咳化痰，肺形草引药入肺止咳化痰，同时配伍健脾益气之品共奏化痰祛湿、扶正抑瘤之功。

（曹洋）

第五节　胸 腺 肿 瘤

原发性胸腺肿瘤是指来源于胸腺上皮细胞的肿瘤，有别于胸腺非上皮来源的肿瘤，如淋巴瘤、脂肪瘤、精原细胞瘤等。WHO胸腺上皮性肿瘤分类依据形态学变化将胸腺上皮肿瘤分为A、AB、B1、B2、B3型胸腺瘤，胸腺癌及其他少数类型胸腺肿瘤。国际癌症研究机构2015年出版的WHO胸腺肿瘤分类中提出，除伴有淋巴样间质的微结节型胸腺瘤、微小胸腺瘤以外，其他所有胸腺瘤都视为恶性肿瘤①。

胸腺肿瘤的发病率很低，根据中国胸腺肿瘤协作组对1994—2012年间诊治的2 500例胸腺肿瘤的统计显示，胸腺肿瘤国内发病率约为3.93/100万，相比北美地区基于美国医疗保险监督、流行病学和最终结果（SEER）数据库统计的2.14/100万要高。男性发病率高于女性，年龄以41～60岁最常见。胸腺肿瘤在不同的种族和种属之间可能存在差异，在SEER数据库中，亚洲人的发病率（3.74/100万）比白人高（1.89/100万）②。胸腺肿瘤以胸腺瘤最为常见，胸腺癌及其他较少见，本节以叙述胸腺瘤为主。

【文献概述】

胸腺肿瘤大体属于中医学的“积聚”“肺积”“息贲”“胸痹”“痿证”“大气下陷”等病证范畴。中医历代文献中没有胸腺、胸腺瘤和重症肌无力的名称，但是有类似于胸腺肿瘤症状、体征的论述。《素问·痿论》中有皮痿、脉痿、筋痿、肉痿、骨痿之分，其中“脾气热，则胃干而渴，肌肉不仁，发为肉痿”的描述与胸腺瘤引起的重症肌无力

① 杜军，周晓军．新版WHO（2015）胸腺上皮性肿瘤分类解读［J］．诊断病理学杂志，2015，22（8）：449－451.

② 方文涛，傅剑华，沈毅，等．胸腺肿瘤的诊疗：基于中国胸腺肿瘤协作组多中心回顾性研究的共识［J］．中国肺癌杂志，2016，19（7）：414－417.

症状有类似之处。《难经》第五十五难：“积者，五脏所生；聚者，六腑所成也。积者，阴气也，其始发有常处，其痛不离其部，上下有所始终，左右有所穷处。”与胸腺肿瘤的胸部症状相类似。

宋代严用和《济生方》曰：“息贲之状，在右胁下，覆大如杯，喘息奔溢，是为肺积；诊其脉浮而毛，其色白，其病气逆，背痛少气，喜忘，目瞑肤寒，皮中时痛，或如虱喙，或如针刺。”描述了类似于胸腺肿瘤的症状及脉象。

明代张景岳《景岳全书·虚损》曰：“劳嗽、声哑、声不能出或喘息气促者，此肺脏败也，必死。”与现代医学中胸腺肿瘤引起的上腔静脉综合征相类似，并指出这类疾病如出现劳嗽、声哑、声不能出或喘息气促者，预后差。

清代张锡纯《医学衷中参西录》曰：“胸中大气下陷，气短不足以息。或努力呼吸，有似乎喘，或气息将停，危在顷刻。”与胸腺瘤伴重症肌无力危象的症状相类似，且指出了此类疾病病情凶险，预后不良。林佩琴《类证治裁·胸痹篇》曰：“胸痹，胸中阳微不运，久则阴乘阳位而为痹结也，其症胸满喘息，短气不利，痛引心背，由胸中阳气不舒，浊阴得以上逆，而阻其升降，甚则气结咳唾，胸痛彻背。”指出了胸腺肿瘤形成的病因病机。

【病因病机】

胸腺肿瘤的发生，多因正气亏虚、情志失调、饮食不节、六淫侵袭等，导致痰凝、气滞、血瘀，结于胸中，发为本病。其发生既有外因，又有内因的共同参与，特别是内因精神因素、先天不足及脏腑功能失调等在发病中具有重要性。伴发重症肌无力的病机，《素问·痿论》指出主要是“肺热叶焦”不能输精于五脏，因而五体失养，肢体萎软，发为痿症。说明痿症是根于内而发于外的病症。

（一）正气不足

隋代巢元方《诸病源候论》云：“积聚者，由阴阳不和，脏腑虚弱，受于风邪，搏于脏腑之气所为也。”明代李中梓《医宗必读·积聚》也指出：“积之成也，正气不足，而后邪气踞之。”明确指出外因（邪气）是通过内因（正虚）而致癌的。明代张景岳《景岳全书》云：“脾肾不足及脏腑虚弱气血失调之人，多有积聚之病。”说明先天禀赋不足，或年老体虚，脏腑虚损，发生功能紊乱，引起气血不调，气滞血瘀或痰浊内生，都是产生肿瘤的内在因素。

（二）七情内伤

《灵枢》在分析积聚病因时说：“内伤于忧怒……而积聚成矣。”《素问·痿论》曰：“思想无穷，所愿不得……发为筋痿。”明代秦景明《症因脉治·胸痛论》曰：“七情六欲，动其心火，……或过饮辛热，伤其上焦则血积于内，而闷闷胸痛矣。”

（三）六淫侵袭

《灵枢·九针论》曰：“四时八风之客于经络之中，为瘤病者也。”提出“八风”停留在经络之中而发生瘤病。《灵枢·百病》说："积之所生，得寒乃生，厥乃成积也。"指出了六淫侵袭在发病中的重要作用。《素问·痿论》曰："有渐于湿，以水为事，若有所留，居处相湿，肌肉濡渍，痹而不仁，发为肉痿。"此外，温毒内侵，伤筋耗气，"肺热叶焦"，不能润泽五脏，导致五脏失养，肢体肌肉痿弱。

胸腺肿瘤的主要病机为饮食不节、起居失宜、七情内伤、先天禀赋不足或年老体虚等因素，导致正气亏虚，脾胃受损，运化不健，不能传输水谷精微，湿浊凝聚成痰，或因痰湿、食积等有形之邪阻碍气机，或因情志不舒，或因气虚运行无力而气机郁滞，导致痰饮、瘀血停聚，脉络壅塞，痰浊与血搏结，结于胸中日渐增大，发为本病。久病耗伤气血，先天肾精耗竭，肾阳化生无源，无以温化脾阳，脾失健运，故疾病后期多见气血两虚、脾肾阳虚证候。本病多为本虚标实之证，其病位在胸膈，与肺、脾、肾密切相关。

【诊断要点及鉴别诊断】

（一）诊断要点①

1. 临床表现

胸腺瘤起病较隐匿，临床表现多样，多以呼吸系统疾病的首发症状为主（咳嗽、胸痛、胸闷），肿块较大时可引起上腔静脉压迫综合征；30% ~50% 伴有重症肌无力，但无肌萎缩，累及呼吸肌时可导致呼吸衰竭。40% 的胸腺瘤还可合并其他免疫状态异常，如强直性肌营养不良、Eaton-Lamber 综合征、纯红细胞发育不良、干燥综合征、类风湿、心肌炎、免疫球蛋白缺乏等。

2. 影像学诊断

X 线检查典型表现为前上纵隔内圆形或椭圆形边界清晰光滑、密度均匀的肿块，有时可一侧边缘模糊，另一侧边缘清楚；有时可见肿瘤内点状、线样或不规则状的钙化灶。CT 和 MRI 可以帮助判断肿瘤的形状、位置和良性、恶性。一般情况下，良性者形态规则，轮廓清晰，包膜完整，呈圆形或椭圆形多是良性或低度恶性胸腺瘤；而恶性者多呈分叶状，轮廓粗糙不规则，向一侧胸腔突出，以恶性胸腺瘤和胸腺癌居多，肿瘤呈囊性变时，25% 可见钙化灶。核磁共振或血管造影检查可进一步了解肿瘤与大血管的关系，以估计手术切除的可能性。

3. 细胞学、病理学诊断

经皮纵隔穿刺针吸活检可获取细胞学甚至组织学诊断，必要时行纵隔镜检查或开胸手术探查活检。胸腺有上皮细胞和淋巴细胞两种成分，大多数胸腺瘤由肿瘤性上皮细胞和非肿瘤性淋巴细胞混合组成。有重症肌无力者常以多边形上皮细胞为主要成分，而无重症肌无力者常以梭形细胞为主要成分。多呈膨胀性生长，少数肿瘤可侵犯周围器官，并可远达胸膜、心包、胸腔和腋窝下淋巴结。

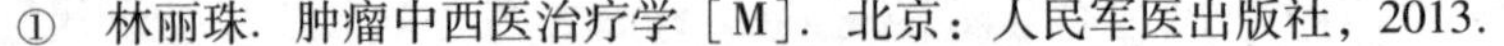

① 林丽珠. 肿瘤中西医治疗学［M］. 北京：人民军医出版社，2013.

（二）鉴别诊断①

1．中央型肺癌

有咳嗽、咯血、消瘦、发热、胸痛、声嘶等症状，体检可出现局限性哮鸣及肺气肿，或颈部、锁骨上淋巴结肿大、杵状指、膈肌麻痹、上腔静脉综合征等。X线可见肺门有块影，局限性肺气肿、阻塞性肺炎、肺不张等症，CT能更准确地判断肿瘤在肺内还是肺外，纤支镜可直接窥见肿瘤，痰脱落细胞检查可为阳性。

2．纵隔恶性淋巴瘤

实质是这类全身性疾病的纵隔表现，一般病程较短，症状发展快，常出现严重气管受压及上腔静脉压迫综合征，并可能伴有全身淋巴结肿大及肝、脾肿大。X线所见阴影大多在气管或支气管周围，迅速向两侧纵隔扩展，阴影呈明显分叶状，边缘锐利或模糊，部分病例可有胸水。

3．胸椎结核并发椎旁寒性脓肿

多见于青年或中年，常有结核病体质或症状，典型X线所见为后纵隔脊柱旁双侧性梭形阴影，其相应部位的脊椎骨有骨质破坏变形。

4．胸腺组织增生

本病多见于儿童、青少年。病变多为双侧性，也有单侧者，突向纵隔一侧。胸腺弥漫增大，密度较高。临床有重症肌无力者占50%左右。血清学检查若乙酰胆碱受体抗体值升高，则为诊断本病的有力参考指标。在临床上若认为系胸腺增生时可给予激素治疗性试验。

【辨证论治】

（一）辨证要点

内虚是胸腺肿瘤发生的基础，本病是全身属虚、局部属实的疾病，其病因多与痰浊、血瘀相关，病机为正气亏虚，痰湿内生，心胸气机不畅，胸膻痰阻，瘀血停聚，结于胸中。治疗应明标本、辨虚实，应用扶正与驱邪相结合的原则，实则攻，虚则补，虚实夹杂则攻补兼施，补虚以益肺健脾、滋补肝肾为主，攻邪以化痰软坚、活血化瘀为要，临床需根据患者具体情况灵活辨证。

（二）临床分型

1．脾虚痰湿

主证：胸部闷痛，咳嗽痰多，咯痰稀薄，气短心悸，疲乏懒言，纳呆，腹胀便溏，或伴浮肿消瘦，或伴眼肌下垂、四肢肌肉无力，或伴呼吸困难。舌淡胖，边有齿印，舌苔白腻，脉濡、缓、滑。

① 张熙曾．纵隔肿瘤学［M］．北京：中国医药科技出版社，2004．

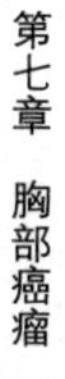

证候分析：脾气亏虚，失于运化，痰湿内生，上渍于肺故咳嗽痰多，咯痰稀薄；肺失宣降故胸闷气短、呼吸困难；脾不健运，故疲乏懒言，纳呆消瘦，腹胀便溏；脾失健运，水液运化失调，则浮肿；痰湿阻滞气机，不通则痛，故胸痛；脾为气血生化之源，脾胃亏虚，气血不足，肌肉失养，则眼肌下垂、四肢肌肉无力；舌边有齿印，舌苔白腻，脉濡缓滑均为脾虚夹痰湿的表现。

治法：健脾燥湿，理气化痰。

方药：星夏健脾饮（周岱翰方）。

生天南星 15 g　生半夏 15 g　壁虎 6 g　薏苡仁 30 g　全瓜蒌 15 g　浙贝母 15 g　桔梗 12 g　猪苓 20 g　茯苓 20 g　党参 30 g　白术 15 g

方中以党参、白术、生天南星、生半夏健脾消积为君药；壁虎、浙贝母化痰散结，茯苓、薏苡仁渗湿除痰为臣药；全瓜蒌、猪苓宽胸散结以利水之上源为佐药；桔梗开宣肺气为使药。

痰涎壅盛者加陈皮、牛蒡子；肢倦思睡者加人参、黄芪。

2．痰热郁肺

主证：胸痛不适，咳嗽喘息气粗，痰多，质黏厚或稠黄，咳吐不爽，口渴欲饮，面赤身热，溲黄便干，舌质红，苔黄或黄腻，脉滑数。

证候分析：心胸气机不畅，肺失宣降，痰浊内生，郁而化热，故胸痛不适，咳嗽喘息气粗，痰多，质黏厚或稠黄，咳吐不爽；痰浊内阻，郁而化热，热象明显，故口渴欲饮，面赤身热，溲黄便干；舌质红、苔黄或黄腻，脉滑数均为痰热郁肺之象。

治法：清肺化痰，降逆平喘。

方药：清气化痰丸（《医方考》）加减。

白花蛇舌草 30 g　蚤休 30 g　浙贝母 10 g　桑白皮 20 g　瓜蒌仁 20 g　胆南星 10 g　法半夏 10 g　陈皮 10 g　山慈菇 15 g　黄芩 15 g　茯苓 12 g　枳实 10 g　杏仁 10 g

方中胆南星、浙贝母、瓜蒌仁清热化痰为君药。桑白皮、黄芩清泻肺热，法半夏燥温化痰，蚤休、白花蛇舌草、山慈菇清热解毒，共为臣药。枳实、陈皮理气消痰，茯苓健脾渗湿，杏仁降利肺气以平喘，均为佐药。诸药合用，共奏清肺化痰、降逆平喘之功。

便秘者加大黄（后下）；痰有腥味者加鱼腥草、冬瓜子、芦根、薏苡仁。

3．气滞血瘀

主证：胸胁胀闷疼痛，或痛及肩部或上肢，或胸部刺痛，痛处固定不移，或颈部、胸部及上肢肿胀，声哑作堵，咳嗽，心悸，胸闷憋气，喘息急促，面色红暗或渐紫暗，手足厥冷。舌质暗或有瘀点，苔薄腻，脉涩弦紧。

证候分析：气机阻滞，血运失常，瘀积于胸中，出现胸部刺痛，痛处固定不移，心悸；气机郁滞，血行不畅，脉络瘀阻，则颈部、胸部及上肢肿胀或疼痛，面色红暗或渐紫暗；肺气不宣，则咳嗽、声哑、喘息憋气；阳气郁阻不能外达，则四肢厥冷；舌暗有瘀点，脉涩弦紧均为瘀血阻滞之象。

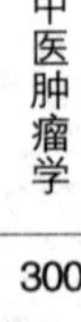

治法：宽胸理气，活血化瘀。

方药：血府逐瘀汤（《医林改错》）加减。

桃仁 12 g　红花 12 g　当归 15 g　生地 20 g　赤芍 12 g　枳壳 10 g　牛膝 15 g　川芎 10 g　肿节风 30 g　柴胡 12 g　桔梗 12 g　甘草 5 g

方中当归、桃仁、红花活血化瘀，为君药。川芎可行气活血，牛膝祛瘀通脉、引血下行，两者共为臣药。佐以枳壳、赤芍、桔梗、柴胡开胸、疏肝、解郁，生地清热凉血，肿节风活血散结。使药甘草解毒，调和诸药。

若气机郁滞较重，胸痛甚者，可去生地，加延胡索、香附、降香行气止痛；腹胀纳差者，加砂仁、厚朴、焦三仙行气醒脾。

4. 脾肾阳虚

主证：胸痛时作时止，遇寒加重，气短心悸，眼肌下垂，四肢肌肉无力，呼吸费力，神疲懒言，面色淡白，畏寒肢冷，腰酸膝软，身虚浮肿，或有低热，大便溏薄，小便清长，消瘦纳差。舌质淡，苔薄，脉细弱。

证候分析：疾病后期，先天肾精耗竭，肾虚不能荣府则腰酸膝软；肾阳化生无源，无以温化脾阳，脾失健运，故神疲懒言，纳差，消瘦；脾胃亏虚，气血不足，肌肉失养，则眼肌下垂、四肢肌肉无力；血虚不能上荣于面，故面色淡白；阳气不振，气血运行不畅，络脉拘急，故胸痛，遇寒加重；阳气不能通达四末，故畏寒肢冷；胸阳痹阻，故胸闷、气短、心悸；脾胃虚损，中气虚馁，升降失常，清阳下陷，阴火则上乘土位，故而发热；中焦虚寒，脾气不运，水湿不化，故身虚浮肿、大便溏薄、小便清长；舌脉均为脾肾阳虚的征象。

治法：温补脾肾。

方药：补中益气汤（《脾胃论》）合附桂八味丸（《金匮要略》）加减。

党参 10 g　黄芪 30 g　白术 10 g　升麻 6 g　柴胡 6 g　陈皮 6 g　附子 12 g　肉桂 10 g　山茱萸 15 g　山药 20 g　熟地 20 g　泽泻 12 g　丹皮 12 g　云苓 15 g　炙甘草 15 g

方中重用黄芪为君药，补中气、固表气，且升阳举陷；臣以党参、炙甘草健脾补气，熟地、山茱萸、山药补肾益精，附子、肉桂温肾助阳；佐以白术补气运脾，陈皮理气和胃，云苓、泽泻利湿泄浊，丹皮降相火，寓泻于补，使补而不滞；更加升麻、柴胡为佐使，升提下陷之中气。诸药合用，共奏温补脾肾之功。

短气乏力甚者，重用党参、黄芪以健脾益气；蓄水者，加桂枝、生姜以温阳化气、利水消肿；阳虚甚者，加淫羊藿、仙茅、菟丝子温补肾阳。

【辨病治疗】

（一）内服

1. 常用中草药

（1）半夏：辛，温，有毒。具有燥湿化痰、降逆止呕、消痞散结的功效；外用消肿止痛。《药性论》："消痰涎，开胃健脾，止呕吐，去胸中痰满，下肺气，主咳结，新生者摩涂痈肿不消，能除瘤瘿。"可用于痰湿凝结之瘰疬瘿瘤。煎服，3～10 g。内服一般制用。外用生品适量，磨汁涂或研末调敷患处。

（2）天南星：苦，辛，温，有毒。具有燥湿化痰、祛风解痉、外用消肿止痛的功效。《神农本草经》："主心痛，寒热结气，积聚伏梁，伤筋，痿，拘缓，利水道。"临床上常用于癌瘤中属痰湿壅阻、瘀血凝结者。煎服，5～10 g。宜久煎，或入丸散。

（3）瓜蒌：甘、微苦，寒。具有清热化痰、利气宽胸、散结消痈、润燥滑肠的功效。《本草纲目》："润肺燥，降火，治咳嗽，涤痰结，利咽喉。"用治癌瘤中属痰热互结者。煎服，10～20 g。

（4）浙贝母：苦，寒。具有清热散结、化痰止咳的功效。《本草正》："治肺痈、肺痿、咳喘、吐血、衄血，最降痰气，善开郁结，解热毒及疗喉痹，瘰疬，乳病发背，一切痈疡肿毒。"可用于痰火郁结之瘰疬瘿瘤。煎服，3～10 g。

（5）黄芪：甘，微温。补气升阳，益气固表，利水消肿，托疮生肌。《神农本草经》："主痈疽，久败疮，排脓止痛，大风癞疾，五痔，鼠瘘，补虚，小儿百病。"临床常用于多种肿瘤放、化疗期间或脾气亏虚的肿瘤患者。煎服，10～15 g；大剂量可用至30～60 g。

2. 常用中成药

（1）平消胶囊（《癌瘤中医防治研究》）：具有活血化瘀、清热解毒、止痛散结、扶正祛邪等功效。可治纵隔肿瘤、肺癌、乳腺癌、消化系统肿瘤等。用法：每日 3 次，每次 4～8 粒。

（2）复方斑蝥胶囊（《现代中医肿瘤学》①）：具有清热解毒、消瘀散结的功效，适用于多种肿瘤及术后的巩固治疗。用法：每日 2 次，每次 3 粒。

（3）鹤蟾片：具有解毒除痰、凉血祛瘀、消积散结的功效。临床上用于原发性支气管肺癌、肺部转移癌、纵隔肿瘤等。用法：每日 3 次，每次 6 片。

（二）外治

（1）蟾酥膏（刘嘉湘方）。具有活血化瘀、消肿止痛的功效。用于纵隔肿瘤疼痛的患者。用法：贴于疼痛处，1～2 日换药 1 次。

（2）双柏水蜜（广州中医药大学第一附属医院制剂）。主要成分为大黄、侧柏叶、黄柏、泽兰、薄荷。具有活血化瘀、清热解毒、消肿止痛的功效。用于治疗癌肿引起的肿胀疼痛。用法：外用，每日 1 次，1 周为 1 个疗程。

（3）十枣汤（《伤寒论》）加减。用生大黄、白芷、枳实、山豆根等研细粉做基质，石菖蒲、大戟、芫花、薄荷等为主药煎浓汁作为溶剂，外敷肺俞、膏肓俞等穴位。用于纵隔肿瘤合并有恶性胸腔积液者。用法：每日 1 次，每次敷 2～4 h，每敷 2 日停 1 日。

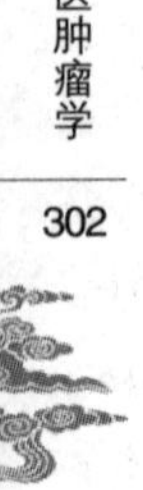

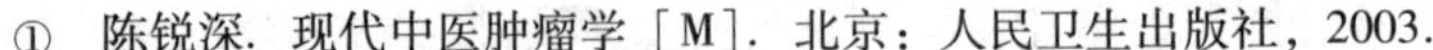

① 陈锐深. 现代中医肿瘤学［M］. 北京：人民卫生出版社，2003.

（三）针灸

处方：以任脉腧穴、足太阴脾经、足少阴肾经为主，取膻中、中脘、关元、气海、中极、三阴交、太溪。

辨证配穴：咳嗽配中府、列缺、太渊；肢体浮肿配阴陵泉；痰湿结聚配丰隆；瘀血内停配膈俞、血海；脾肾阳虚配脾俞、肾俞、命门。

处方（伴重症肌无力者）：以手足阳明经穴和夹脊穴为主，取肩髃、曲池、合谷、髀关、伏兔、阳陵泉、足三里、三阴交、夹脊穴。

辨证配穴：肺热伤津加尺泽、肺俞、二间；湿热袭络加阴陵泉、大椎、内庭；脾胃虚弱加脾俞、胃俞、关元；肝肾亏损加太溪、肾俞、肝俞。上肢肌肉萎缩加手阳明经排刺；下肢肌肉萎缩加足阳明经排刺。

【急症与兼症】

（一）上腔静脉综合征

上腔静脉综合征又称上腔静脉阻塞综合征，是肿瘤压迫上腔静脉或其主要属支引起上腔静脉完全或不完全性阻塞，导致经上腔静脉回流到右心房的血液部分或全部受阻，从而引起的病变。其临床表现主要为急性或亚急性的呼吸困难和上肢、颈和颜面部瘀血水肿，及上半身浅表静脉曲张，发绀，平卧时加重，坐位或站立时症状减轻或缓解，常伴有头晕、头胀、咳嗽、呼吸困难、进食不畅、声音嘶哑及 Horner 综合征等。若见有面部潮红、视物昏花，脉象弦短、促或虚数无力，则证属肝阳上亢，瘀血阻滞，宜平肝潜阳，活血化瘀，可选用石决明、川牛膝、山栀子、川楝子、瓜蒌、赤芍、全蝎、络石藤、刘寄奴等加减。若泛恶欲吐，为痰阻脾胃，胃气上逆，加制半夏、竹茹除痰止呕。

（二）重症肌无力

有 30% ~50% 的胸腺肿瘤患者可伴发重症肌无力，并逐渐进展，很少突发，其主要症状为肌肉无力、眼睑下垂、复视、吞咽困难、饮水呛咳，呼吸困难，劳则更甚，舌淡，脉弱。中医辨证属脾肾不足，气血亏虚。治宜益气养血，健脾温肾，可选用党参、白术、黄芪、升麻、柴胡、当归、熟附子、葛根、陈皮、麻黄、炙甘草等加减治疗。若症状较重者，可加重熟附子的用量。

【治疗进展述评】

对于胸腺瘤来说，由于放化疗敏感性不强，手术治疗成为首选。目前，选用电视辅助胸腔镜手术（VATS）治疗早期胸腺瘤，以及应用血管外科技术对较晚期侵袭性胸腺瘤和胸腺癌进行根治手术，正成为外科发展的方向。大多数人认为，浸润性胸腺瘤术后放疗有意义，而术前放疗则可以减少肿瘤的负载及术中播散。胸腺瘤至今尚无标准的联合化疗方案，目前大部分方案是以顺铂为基础的。常规治疗失败或不适合治疗的病例可以选择糖皮质激素治疗，中等剂量糖皮质激素足以获得以姑息为目的的长期生存。早期胸腺瘤患者预后较好，预后与有无并发症相关，有并发症者，如上腔静脉综合征、重症肌无力或合并其他肿瘤等预后较差。胸腺癌侵袭性强，容易发生远处转移，预后明显较差①。

中医认为胸腺肿瘤的主要病机为正气亏虚，痰瘀互结于胸中，治疗多以健脾补肾、化痰软坚、活血化瘀为主，临证上根据具体情况辨证施治，随症加减。如热毒壅盛者，宜清热解毒抗癌；脾虚气陷者，宜补中益气；有悬饮者，则当攻逐水饮。若合并重症肌无力者，多从脾胃虚弱、气血两虚等辨证施治。胸腺肿瘤辨证时应遵循辨病在先，辨证为主，治疗在整体扶正的同时，勿忘局部的邪实。中药尤其对胸腺瘤所致的重症肌无力有较好疗效，对配合手术和放化疗，减轻相应的毒副反应，提高治疗效果，改善患者症状，延长患者的生存期也有很大帮助。中西医结合是今后胸腺肿瘤治疗的一大趋势。

【名家治验及医案】

（一）刘嘉湘医案②

刘嘉湘认为胸腺瘤术后易于复发转移的特点与痰液具有重浊黏滞、流注不定的特点相似，“顽痰则软之”，治疗以半夏、胆南星、夏枯草、山慈菇、蛇六谷、海藻、昆布、生牡蛎、浙贝母等药物为主。刘老还认为无论患者是否有发热或内热的临床表现，但凡肿块形成，“痞坚之处，必有伏阳”，胸腺瘤乃痰毒蕴积而成，日久必生邪火，均可运用清热解毒法，采用白花蛇舌草、石见穿、干蟾皮等具有清热解毒、化痰软坚作用的药物。

医案：患者，女，43 岁，2008 年 10 月 29 日初诊。主诉：胸腺腺鳞癌术后 1 年余，伴腰酸 1 个月。2007 年 3 月，患者行胸腺瘤手术，术后病理示：腺鳞癌。曾行化疗及放疗。2008 年初，胸部 CT 检查示：两肺多发结节。症见：乍寒乍热，月经每月延期，腰酸，痛经，口干，舌质红、苔薄，脉细。

证属肾阴亏虚，痰毒内结。治以益肾养阴，清热解毒，化痰散结。

处方：北沙参 30 g、天冬 15 g、生地 15 g、熟地 15 g、山茱萸 12 g、牡丹皮 6 g、茯苓 15 g、山药 15 g、黄柏 9 g、知母 12 g、蛇六谷 30 g、山慈菇 15 g、白花蛇舌草 30 g、石见穿 30 g、淫羊藿 15 g、仙茅 9 g、当归 9 g、制香附 9 克、益母草 30 克。

患者服药半年后诸症减轻，后续根据辨证调整方药，随访 6 年未见明显不适。

本案中患者年逾四十，阴气自半，加之手术、放疗、化疗等多重损伤，阴液亏虚更甚，久病及肾，进而肾阴亏虚。虽行手术、放化疗治疗，但癌毒内结，不易清除，不到一载而转移到肺。故治疗在益肾养阴的同时，辅以清热解毒，化痰散结。药用以北沙参

① 孙桂芝．孙桂芝实用中医肿瘤学［M］．北京：中国中医药出版社，2009.

② 张怀宝．刘嘉湘教授治疗胸腺瘤经验［J］．中医研究，2014，27（5）：41－43.

养阴生津，熟地黄补血养阴共为君药；麦冬养阴，生地黄养阴凉血，知柏地黄丸合沙参麦冬汤益肾养阴，山慈菇、石见穿、白花蛇舌草、蛇六谷等清热解毒、软坚散结，二仙汤调节冲任，并且在本方配伍中起到“善补阴者，必以阳中求阴”的作用。

（二）邓铁涛医案①

邓铁涛认为胸腺瘤合并重症肌无力的基本病机以脾胃虚损为主，兼以影响他脏。依据“虚者补之，损者益之”的治疗原则，当以补脾益损、升阳举陷为治疗大法，故在选方上，多以李东垣的补中益气汤为基本方，并根据患者兼夹症不同，随症加减。如兼有肢体麻木者加用桑寄生、豨莶草祛风通络；畏寒肢冷者加巴戟天、淫羊藿以温补肾阳；夜寐多梦、心烦失眠者加用酸枣仁、夜交藤以养心安神；血瘀明显者，多合用补阳还五汤以补气、活血、通络等。

医案：李某，女，43 岁，于 2004 年出现双眼睑下垂、耳鸣，2005 年 3 月症状加重，双眼睑下垂，吞咽欠顺，言语欠清，全身乏力，呼吸稍困难，饮水呛咳，伴有头痛，项僵硬，症状较重时二便失禁。曾服用溴吡斯的明、强的松等，症状改善不明显。2005 年 3 月外院行 CT 显示：前纵隔肺动脉旁占位，异位胸腺瘤可能。症见：双眼睑下垂，耳鸣，全身乏力，呼吸困难，胸闷气短，饮水呛咳，颈项僵硬，下颌关节僵痛，进食时加重；偶有单侧或双侧头痛，目痛，流泪，恶心无呕吐，大便每日 4～5 次，质烂，小便尚可。舌淡、苔白，脉弦、尺部沉弱。

证属大气下陷，脾肾亏虚。治以补中益气为法，方拟补中益气汤加减。

处方：黄芪 120 g、五爪龙 50 g、党参 40 g、白术 20 g、熟地 24 g、当归头 15 g、云苓 15 g、巴戟天 15 g、柴胡 10 g、升麻 10 g、川芎 10 g、陈皮 5 g、甘草 5 g、炒白芍 12 g、淫羊藿 12 g。

患者服药半月，病情好转，眼睑时有下垂，双下肢可以站立，无呼吸困难、饮水呛咳、吞咽不顺等。于 2005 年 8 月 29 日好转出院。

本案中患者脉象尺部沉弱，为肾虚之征，“肾为胃之关”，故有吞咽困难表现，应在大剂补气的基础上加强补肾的药力。方中重用北芪以补中益气并能固本升阳；岭南药材五爪龙以助黄芪补气之功，并制黄芪温燥之性；党参、白术、云苓、甘草合成四君子汤健脾益气，使元气旺盛，清阳得升；陈皮理气调中，使补气而不滞气；当归头、川芎、熟地、白芍合成四物汤养血活血；升麻、柴胡升举下陷之阳；巴戟天、淫羊藿温补肾阳。

（周京旭、李东玲）

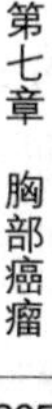

① 杨晓军，刘凤斌. 国医大师邓铁涛教授医案及验方：脾胃肌肉病篇［M］. 广州：中山大学出版社，2013.

第八章　腹腔癌瘤

第一节　胃　　癌

胃癌是指起源于胃黏膜上皮细胞的恶性肿瘤，其发病部位包括贲门、胃体、幽门。2018 年全球新增胃癌患者 103.4 万例，死亡 8.3 万例，分别居全球癌病发病和死亡的第 5 位和第 3 位①，严重威胁人类生命健康。胃癌的流行病学具有明显地域差异，超过 70% 的胃癌新发病例发生在发展中国家，约 50% 的病例发生在亚洲东部，主要集中在中国。据估计，2013 年我国胃癌新发病例约 43 万例，排在全部恶性肿瘤的第 3 位，其中男性约 30 万，女性约 13 万，男性发病率约为女性的 2.22 倍。①尽管在全球范围内胃癌的发病率及死亡率整体有下降趋势，但我国胃癌的发病率及死亡率仍处于较高水平，近年来，胃癌的发病年龄具有明显的年轻化趋势。过去以 40～60 岁年龄组居多，现在则以 35～55 岁年龄组为多。19～35 岁的青年发病率明显增加，占到胃癌总数的 6%～11%。江苏省、山东省、浙江省、上海市、辽宁省及福建省等沿江沿海地区为胃癌高发区，原因不明。

胃癌的发病机制复杂，较一致的认识是多因素综合作用的结果。其中，食物中含有的亚硝胺类化合物、多环芳香烃类化合物等化学致癌剂是主要的外界因素。遗传因素在胃癌的发病中亦起重要作用，而慢性萎缩性胃炎、胃息肉、手术后残胃以及胃黏膜巨大皱襞症等被视为癌前病变，与胃癌的发生有直接的关系。

胃癌好发于胃窦部，病理组织学分类绝大多数为腺癌，其余为未分化癌、印戒细胞癌、鳞癌、类癌等。本病的扩散以直接蔓延和淋巴管转移为主，晚期还可经血道转移。直接蔓延可至大网膜、胰、肝、横结肠、横结肠系膜、壁腹膜等。淋巴道转移发生较早，主要发生在胃大小弯、幽门上下、贲门旁、脾门、脾、肝总、胃左动脉、淋巴结及胰十二指肠后、腹腔动脉旁、腹主动脉、肝门、肠系膜根、结肠中动脉周围及左锁骨上

① 杨之洵，郑荣寿，张思维，等. 中国胃癌发病趋势及预测［J］. 中国肿瘤，2019，28（5）：321－326.

淋巴结。血行转移可至肝、肺、骨、脑、肾、脾等脏器，也可种植到大网膜、腹膜和其他脏器表面。

【文献概述】

祖国医学文献中没有胃癌的病名，但类似胃癌的记载多见于“胃反”“反胃”“翻胃”“噎膈”“积聚”“伏梁”“胃脘痛”等疾病范畴中。有关病名的记载，汉代张仲景《金匮要略》中有：“朝食暮吐，暮食朝吐，宿谷不化，名曰胃反。”在症状的描述上，《灵枢·四时气》谓：“饮食不下，膈塞不通，邪在胃脘。”清代李惺庵《证治汇补》云：“或食已则吐，或再食则吐，或朝食暮吐，或暮食朝吐，心胸痞闷，往来寒热，或大便不实，或嗳腐噫酸。”

关于本病的病因病机，隋代巢元方《诸病源候论》曰：“荣卫俱虚，其血气不足，停水积饮，在胃脘则脏冷，脏冷则脾不磨，脾不磨则宿谷不化，其气逆而成胃反也。”元代朱震亨《丹溪心法》提到：“翻胃，大约有四：血虚，气虚，有热，有痰。”

明代张介宾《景岳全书》认为：“或以酷饮无度，伤于酒湿，或以纵食生冷败其真阳，或因七情郁竭中气，总之无非内伤之甚，致损胃气而然。”戴思恭《证治要诀》曰：“翻胃入胸膈多为冷气所痞。”《证治汇补》中认为反胃“病由悲愤气结，思虑伤脾，或先富后贫之失精，或先贵后贱之脱营，抑郁无聊而寄情诗酒，或艳冶当前而纵饮高歌，皆能酿成痰火，妨碍饷道而食反出”。可见，古医家认为翻胃多与情志、正虚、饮食等因素有关。

【病因病机】

胃癌的发病，《丹溪心法》曰：“翻胃，大约有四：血虚，气虚，有热，有痰。”《景岳全书》曰：“（反胃）或以酷饮无度，伤于酒湿，或以纵食生冷败其真阳，或因七情郁竭中气，总之无非内伤之甚，致损胃气而然。”综各家所述，结合临床表现，胃癌的发病应是内外多种因素相互影响，致胃失和降，脾胃运化无权，痰气交阻，瘀热内结，积聚成块而发病。

（一）外感六淫

六淫外邪，从皮毛及脏腑，稽留不去，脏腑受损，阻滞气机，痰湿内生，瘀血留滞，脾胃升降失常，当升不升，当降不降，则成朝食暮吐，或暮食朝吐。《灵枢·五变》曰：“肠胃之间，寒温不次，邪气稍至，蓄积留止，大聚乃起，由寒气在内所生也，气血虚弱，风邪搏于脏腑，寒多则气涩，气涩则生积聚也。”

（二）内伤七情

忧思伤脾，脾伤则气结；恼怒伤肝，肝火横逆犯胃；脾胃升降失和，受纳运化水谷失常，而引起进食噎塞难下，或食入良久反吐。《素问·通评虚实论》曰：“隔塞闭绝，上下不通，则暴忧之病也。”

（三）饮食失调

饮食失当，或饥饱失调，或恣食肥甘厚腻，损伤脾胃，运化功能失常，饮食停留，终至尽吐而出。《景岳全书·反胃》曰："以酷饮无度，伤于酒湿，或以纵食生冷，败其真阳……总之无非内伤之甚，致损胃气而然。"

（四）正气不足

素体虚弱，脾胃虚寒；或劳倦过度；久病脾胃受伤，均致中焦受纳运化无权，水谷留滞。《医宗必读·反胃噎膈》中说："大抵气血亏虚，复因悲思忧恚，则脾胃受伤，……脾胃虚伤，运行失职，不能腐熟五谷，变化精微，朝食暮吐，暮食朝吐，食虽入胃，复反而出，反胃所由成也。"

胃癌的病变在脾胃，与肝肾两脏密切相关。胃主受纳，脾主运化，若因六淫外侵，七情受困，或饮食所伤，或素体不足，均致脾胃运化失常。肝主疏泄，肝郁气滞，影响脾胃气机的升降；疾病日久，脾肾阳虚，无法腐熟水谷，均致饮食停留。而气滞血瘀，痰湿内阻，是本病的主要病理特点。

【诊断要点及鉴别诊断】

（一）诊断要点

1. 临床表现

胃癌多为缓慢起病，先有胃脘痛、吞酸、嘈杂、食欲不振、食后脘腹痞胀等；若迁延失治，逐渐出现脘腹痞胀加剧，进食后尤甚，饮食不下，停积于胃脘，终至上逆而呕，呕吐特点为朝食暮吐，暮食朝吐，呕吐完谷，或伴痰涎带血丝，重者可呕血，便血，腹痛渐增，上腹扪及包块，日渐消瘦，面色萎黄，倦怠乏力；末期脘腹胀大，震摇腹部，闻漉漉水声。

2. 影像学诊断

X 线双重对比造影是胃癌诊断的重要手段之一，典型的胃癌主要表现为充钡的胃腔内出现菜花状或不规则的充盈缺损，或龛影，黏膜破坏、中断，病灶边缘较清楚并伴有局限性胃壁僵硬、蠕动减弱或消失。个别患者可出现典型的"革囊胃"、"肩胛征"或"袖口征"等。胃镜检查对胃癌的诊断具有很重要的意义，可以发现早期胃癌，对良恶性溃疡进行鉴别，确定胃癌的类型和病灶浸润的范围，也可对癌前期病变进行随访检查。B 型超声波检查可观察胃癌的发生部位、生长方式、浸润深度，了解胃癌与相邻重要脏器关系，也可作为胃癌保守治疗疗效、胃癌切除术后及胃"良性肿瘤"患者的观察手段。判定胃癌转移状况，包括肝、胰、胆系、腹腔淋巴结。CT 检查可显示胃癌累及胃壁向腔内和腔外生长的范围、邻近的解剖关系以及有无转移等，显像较 B 超清楚。PET－CT不常规推荐，但有研究显示，正电子发射体层摄影（PET）可发现约 17% 常规 CT 和磁共振成像（MRI）不能发现的病灶，特别是小的腹膜后淋巴结和骨转移灶。但

PET 对腹膜小转移灶的检测存在缺陷，约 36% 的病灶在 PET 检测中不显像。

3. 细胞学、病理学诊断

胃镜下对肿瘤不同部位做定点活检、术中冰冻切片活检和转移的浅表淋巴结活检，均可作为诊断指标，与胃镜或 CT 联合，可增加胃癌诊断的准确性。

4. 生物标记物及免疫组织化学诊断

癌胚抗原（CEA）、血清乳酸脱氢酶（LDH）、碱性磷酸酶（ALP）、糖类抗原 19－9（CA19－9）、糖类抗原 50（CA50）、糖类抗原 724（CA724）、糖类抗原 242（CA242）等仅做参考指标，不能仅以此确诊。

5. 超声内镜检查

对评价胃癌局部淋巴结转移情况及表浅部位的转移有一定价值，可作为术前分期的初步检查方法。经腹超声检查可了解患者腹腔、盆腔有无转移，特别是超声造影有助于鉴别病变性质。

（二）鉴别诊断

1. 胃溃疡

由于胃癌无特征性症状和体征，其临床表现类似胃溃疡，特别是年轻人胃癌常被误诊为胃溃疡。溃疡的疼痛较有规律，以饥饿痛为主，进食后痛减；胃癌初起，疼痛轻微，以后逐渐发展为隐痛或钝痛，伴溃疡时，亦可出现规律性疼痛。胃溃疡 X 线钡餐可见龛影突出于腔外，直径在 2 cm 以内，口部光滑整齐，周围黏膜呈辐射状，胃壁柔软可扩张等；而进展期溃疡型胃癌的龛影较大，且位于腔内，常伴有指压痕及裂隙征，胃黏膜皱襞破坏，局部胃壁僵硬，胃腔扩张性差，等等。但某些胼胝性溃疡易与溃疡型癌混淆，需行胃镜活检以鉴别。

2. 胃息肉

胃息肉又称胃腺瘤，是来源于胃黏膜上皮的良性肿瘤。以 60～70 岁多见，较小的腺瘤无特殊症状，较大者可引起上腹部饱胀不适、隐痛、恶心，带蒂的腺瘤可脱垂入十二指肠而引起间歇发作性幽门梗阻，甚至导致胃十二指肠套叠。腺瘤表面糜烂、出血可引起黑粪，易与胃癌相混淆。胃腺瘤 X 线检查一般在 1 cm 左右，为边界完整的充盈缺损，带蒂腺瘤推压时可移动。胃腺瘤需与隆起型早期胃癌相鉴别。当充盈缺损基底宽度大于高度，直径超过 2 cm，表面不完整且高低不平时，应考虑为恶性病变，进一步做胃镜活检。

3. 胃平滑肌瘤

多发于 50 岁以上患者，临床无特殊症状，常见上腹饱胀不适、隐痛等。病变好发于胃窦及胃体部，多为单发，直径 2～4 cm，呈圆形或椭圆形。按部位、形态可分为黏膜下型、浆膜下型及哑铃型 3 型。黏膜下型 X 线检查为圆形或椭圆形，边界清楚并充盈，表面溃疡时可见龛影，周围黏膜与胃蠕动正常。浆膜下型可见胃受压或推移现象，约有 2% 可恶变呈平滑肌肉瘤。胃镜检查可区别该病与胃癌。

4. 原发胃恶性淋巴瘤

占胃恶性肿瘤的0.5% ~8%，多见于青壮年，好发于胃窦、幽门前区及胃小弯。病变源于黏膜下层的淋巴组织，可向周围扩展而累及胃壁全层，病灶部浆膜或黏膜常完整。当病灶浸润黏膜，40% ~80%的患者出现大小不等、深浅不一的溃疡。按其大体形态可分为肿块型、溃疡型、浸润型和结节型。临床表现除上腹部饱胀、疼痛、恶心、贫血、乏力、消瘦等非特异症状外，有30% ~50%胃何杰金病患者可见持续性高热或间歇热。X线检查示：弥漫性胃黏膜皱襞不规则增厚，有不规则的图形多发性溃疡，溃疡边缘黏膜隆起增厚形成大皱襞；单发或多发性圆形充盈缺损，呈“鹅卵石样”改变。CT检查示胃壁厚度多大于2 cm，胃镜检查可见巨大胃黏膜皱襞、息肉样结节和肿瘤表面糜烂或溃疡。应借助组织活检明确诊断。

【辨证论治】

（一）辨证要点

1. 辨标本虚实

在诊病时应注意脘腹疼胀、饮食及大便等情况，辨其虚实。若脘部胀痛或刺痛，或疼痛持续，食后脘疼加重，多为实或虚中夹实。若脘部隐痛，喜按，疲劳后加重，为虚；喜凉者多实，喜温者多虚；拒按者多实，喜按者多虚；若便干或秘结多实，若便溏或质软不成形多虚；新病多实，久病多虚；脉实者多实，脉虚者多虚。本病以正虚为本，夹有气滞、血瘀、痰湿、邪热等标实之证，初起以标实为主，多见脘腹胀满，食后加重，痛而拒按，大便干结等证；后期以本虚为主，多见形体消瘦，腹部隐痛，喜温喜按，食少便溏，面色苍白等气血亏虚、脏气衰弱之证。

2. 辨急缓

若大便色如柏油，或呕吐大量鲜红色血液，为热迫血妄行，或癌毒侵犯血络引起胃出血，应急止其血。若呕吐苦水、酸水，纳食不下，甚则朝食暮吐、暮食朝吐，为癌肿渐大，影响进食所致，为病急。凡疾病渐发，无明显症状，或经积极治疗症状暂时缓解者为病缓。

（二）临床分型

1. 肝胃不和型

主证：胃脘胀满或疼痛，串及两胁，嗳气陈腐或呃逆，纳食少或呕吐反胃，舌质淡红，苔薄黄，脉弦。

证候分析：病变早期，郁怒伤肝，肝失疏泄，肝郁犯胃，胃失和降，故见胃脘胀满或疼痛，串及两胁，嗳气陈腐或呃逆，纳食少或呕吐反胃。舌质淡红，苔薄黄，脉弦为肝胃不和之候。

治法：疏肝和胃，降逆止痛。

方药：柴胡疏肝散（《景岳全书》）合旋覆代赭汤（《伤寒论》）加减。

柴胡 10 g　枳壳 10 g　白芍 15 g　郁金 15 g　厚朴 10 g　半夏 15 g　旋覆花 10 g　代赭石30 g　香附 10 g　木香 10 g　川楝子 15 g　陈皮 10 g

方中以柴胡、白芍、郁金舒肝解郁，旋覆花降气止呕，代赭石重镇逆气，共为君药；辅以枳壳、木香、厚朴、陈皮、半夏理气和胃、降逆止呕，共为臣药；以川楝子、香附理气止痛为佐使药。

体质未虚者可选半枝莲、七叶一枝花、徐长卿等以解毒抗癌；胀痛甚者可加延胡索；嗳腐胀满者加鸡内金、山楂、谷麦芽；胃中嘈杂、口干、舌红少苔者，可去木香、陈皮、半夏、厚朴，加砂仁、麦冬、石斛、佛手。

2. 痰湿结聚型

主证：脘腹满闷，食欲不振，腹部作胀，吞咽困难，泛吐黏痰，呕吐宿食，大便溏薄，苔白腻，脉弦滑。

证候分析：本证多因饮食不节，恣饮无度，或劳倦内伤，脾胃受损，中阳不振，脾失健运，水湿内停，湿聚为痰。痰湿结聚于胃脘，遏阻气机，故脘腹满闷，食欲不振，腹部作胀。胃失和降，痰湿随胃气上逆，故吞咽困难，泛吐黏痰，呕吐宿食。湿邪下注，故大便溏薄。苔白腻，脉弦滑为痰湿结聚之佐证。

治法：理气化痰，软坚散结。

方药：大半夏汤（《金匮要略》）加减。

法半夏 15 g　人参 10 g　陈皮 6 g　枳实 10 g　象贝母 15 g　茯苓 25 g　生牡蛎 30 g　山楂 10 g　神曲 10 g　海藻 20 g　昆布 20 g

以法半夏辛温性燥，善能燥湿化痰，且可降逆和胃为君药。辅以陈皮、枳实理气燥湿使气顺而痰消，加之人参、茯苓健脾渗湿，使湿无所聚，痰无由生为臣药。以海藻、昆布、生牡蛎、象贝母消痰散结，山楂、神曲消食和胃，共为佐使药。

脘痞腹胀者加厚朴；舌淡便溏、喜热饮者，属脾阳不振，可加干姜、草豆蔻、苍术。

3. 气滞血瘀型

主证：胃脘刺痛拒按，痛有定处，或可扪及肿块，腹满不欲食，呕吐宿食，或如赤豆汁，或见黑便如柏油状，舌质紫暗或有瘀点，苔薄白，脉细涩。

证候分析：气血瘀滞于胃脘，不通则痛，故胃脘部疼痛，其痛具有固定刺痛，拒按为特点，可扪及包块。胃失和降，受纳失司，则腹满不欲食，呕吐宿食。若瘀血阻滞脉络，使血液不能循经运行，而溢出脉外，则可见呕吐物如赤豆汁，或见黑便如柏油状。舌质紫暗或有瘀点，苔薄白，脉细涩为气滞血瘀之征。

治法：活血化瘀，理气止痛。

方药：膈下逐瘀汤（《医林改错》）加减。

当归 10 g　桃仁 15 g　红花 6 g　三棱 15 g　莪术 15 g　延胡索 10 g　五灵脂 10 g　香附 15 g　陈皮 6 g　山楂 15 g　赤芍 15 g　甘草 6 g

以当归、赤芍、桃仁、红花活血化瘀养血为君药；辅以三棱、莪术、五灵脂破血消积，共为臣药；香附、陈皮、延胡索、山楂理气活血止痛为佐药；甘草调和诸药为使药。

如中寒明显者可加附子、肉桂、高良姜温中散寒、通络止痛；瘀毒明显、肿块硬实者可加肿节风、徐长卿抗癌消积；瘀久损伤血络，而见大量吐血、黑便者，则应去桃仁、三棱、莪术、赤芍等，加用仙鹤草、蒲黄、槐花、三七等；胃痛甚者加三七粉冲服；呕吐甚者加半夏、生姜；胃中灼热者加蒲公英、栀子、白花蛇舌草。

4. 脾肾两虚型

主证：胃脘隐痛，喜温喜按，朝食暮吐，暮食朝吐，宿谷不化，泛吐清水，面色萎黄，大便溏薄，神疲肢冷，舌质淡，舌边有齿印，苔薄白，脉沉缓或细弱。

证候分析：病久致脾肾阳虚，阳虚阴盛，寒从内生，寒凝气滞，故胃脘隐痛，喜温喜按，神疲肢冷。胃失温煦，受纳、腐熟之功衰败，故朝食暮吐，暮食朝吐，宿谷不化，泛吐清水。舌质淡，舌边有齿印，苔薄白，脉沉缓或细弱为脾肾两虚的表现。

治法：温中散寒，健脾暖胃。

方药：理中丸（《伤寒论》）合六君子汤（《校注妇人良方》）加减。

党参 25 g　白术 15 g　半夏 15 g　良姜 10 g　吴茱萸 10 g　附子 10 g　干姜 5 g　甘草 6 g　陈皮 6 g　丁香 5 g　藤梨根 30 g　白蔻仁 10 g

以党参、白术、干姜温中补气健脾为君药；辅以良姜、附子、吴茱萸、丁香温中散寒，半夏、陈皮理气和胃降逆止呕为臣药；白蔻仁、藤梨根健脾祛湿，甘草温中健脾调和诸药，共为佐使药。

如脾肾阳虚，更见形寒肢冷者可加肉桂、补骨脂、仙灵脾等；大便质硬，数日一行者可加肉苁蓉；恶心、呕吐甚者加代赭石。

【辨病治疗】

（一）内服

1. 常用中草药

（1）冬凌草：苦、甘，寒。具有清热解毒、活血消肿的功效。常用治食管癌、贲门癌等癌瘤中属热毒瘀结者。内服煎汤，30～60 g。现已制成冬凌草片、冬凌草注射液等成药使用。《中华人民共和国药典》1977 年版将冬凌草收载。其主要活性成分冬凌草甲素和冬凌草乙素，具有良好的抗肿瘤作用。《中华本草》记载其可清热解毒、活血止痛。

（2）白花蛇舌草：甘、淡、微苦，微寒。入心、肝、脾经。具有清热解毒、活血祛瘀、利水通淋的功效。《泉州本草》曰："清热散瘀，消痈解毒。治痈疽疮疡，瘰疬。又能清肺火，泻肺热。治肺热喘促、嗽逆胸闷。"临床常用治食管癌、胃癌、直肠癌等癌瘤中属热毒瘀阻、水湿内停者。内服煎汤，15～60 g，外用适量捣敷。

（3）半枝莲：辛、微苦，凉。具有清热解毒、活血祛瘀、利水消肿的功效。《泉州本草》曰："内服主血淋，吐血，衄血；……痈疽，疔疮，无名肿毒。"临床常用治胃

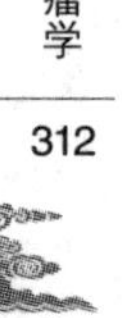

癌、食管癌、贲门癌、直肠癌等癌瘤中属热毒蕴结、水湿内盛、瘀血阻滞者。内服煎汤，10～30 g，或鲜品捣汁内服，外用适量，研末调敷或鲜品捣敷。

（4）半夏：辛，温。有毒。归脾、胃、肺经。具有燥湿化痰、降逆止呕、消痞散结的功效。唐代甄权《药性论》曰："能消痰涎，开胃健脾，止呕吐，去胸中痰满，下肺气，主咳结。新生者摩涂痈肿不消，能除瘿瘤。"临床常用治食管癌、胃癌、乳腺癌、宫颈癌、舌癌等癌瘤中属痰湿内阻者。煎服，3～9 g；内服一般宜制用，制法不同，功效有别：法半夏长于燥湿且温性较弱；姜半夏长于降逆止呕；清半夏长于化痰；半夏曲则有化痰消食之功；竹沥半夏性寒凉，善清热化痰熄风。本品剂量过大（30～90 g）或生品内服 0.1～2.4 g 可引起中毒，主要表现为口内苦涩流涎、口舌麻木、舌干、不能发音等。

（5）龙葵：苦，寒。有毒。具有清热解毒、活血消肿的功效。《唐本草》："食之解劳少睡，去虚热肿。"临床常用治疗胃癌、食管癌、癌性胸腹水等癌瘤证属热毒壅阻、瘀血郁结者。内服煎汤，15～30 g，外用适量，捣敷或煎水洗。

（6）白英：甘、苦，寒。具有清热解毒、祛风利湿的功效。《本草纲目拾遗》："清湿热，治黄疸水肿。"临床常用治胃癌、食管癌、肝癌等癌瘤中属热毒内盛、湿热蕴结者。内服煎汤，10～15 g，或捣汁浸酒服，或外用适量捣敷，或煎水洗。

2. 常用中成药

（1）华蟾素注射液：具有解毒、消肿、止痛，提高机体免疫的功效。能明显抑制肿瘤细胞的 DNA、RNA 合成，适用于恶性肿瘤，特别对消化系统肿瘤疗效较好。无明显毒副反应，少数患者长期使用可有局部刺激感或静脉炎。本品可供口服或静脉使用。静脉使用每次 10～20 mL，用 5%～10% 葡萄糖注射液混匀后使用。每日 1 次，每疗程 4 周。口服每日 2～3 次，每次 10 mL。

（2）小金丹（《外科证治全生集》）：主治痈疽肿毒、痰核流注、乳岩瘰疬、无名肿毒、阴疽初起。有报道用加减小金丹治疗中晚期胃癌术后，有延长患者生存期，提高生存率的作用。适用于病属寒痰瘀阻者。

（3）西黄丸（《外科证治全生集》）：主治乳岩、瘰疬、痰核、肺痈、肠痈。有报道用于治疗胃癌、肝癌、肺癌等证属热毒内攻、瘀血内结者，有一定疗效。

（4）平消胶囊（《癌瘤中医防治研究》）：具有活血化瘀、止痛散结、清热解毒、扶正祛邪功效，用于治疗肺癌、肝癌、食管癌、胃癌、宫颈癌、乳腺癌等多种恶性肿瘤。常用量为每天 3 次，每次 4～6 片。

（5）左金丸（《丹溪心法》）：由黄连和吴茱萸两味药组成。具有泻火、疏肝、和胃、止痛的功效。用于肝火犯胃，脘胁疼痛，口苦嘈杂，呕吐酸水，不喜热饮。口服，1 次 3～6 g，每日 2 次。

（二）针灸

主穴：中脘、足三里、内关、公孙、太冲、丰隆。

方义：胃之募穴中脘与下合穴足三里相配，能健脾和胃、理气化痰；内关、公孙是八脉交会穴相配，能宽胸理气、开郁止痛；太冲，肝经俞穴、原穴，能舒肝降逆气；丰隆，胃之络穴，功擅祛湿化痰。诸穴合之，共起健脾和胃、理气化痰、散结止痛之功效。

辨证配穴：肝胃不和者加期门、章门疏肝调胃；痰湿结聚者加灸脾俞、胃俞健脾化痰；气滞血瘀者加期门、膈俞行气活血化瘀；脾肾两虚者加灸脾俞、肾俞温补脾肾。

随症配穴：饮食难下者，天突穴或针或灸；吐血者，配地机、二白，平补平泻；顽固性呃逆者，补复溜、泻翳风。

刺灸法：毫针刺，平补平泻，或针刺得气后加电，留针 30 min。

耳针法：选脾、胃、肝、腹、耳中、神门、交感、皮质下、轮 4—6 反应点，每次取 5 ~ 6 穴，留针 20 ~ 30 min，每日 1 次，10 天 1 个疗程。或王不留行籽贴压，每日压按 5 ~ 6 次，留贴 3 天，间隔 1 天，可缓解胃癌腹痛、顽固性呃逆等。

穴位注射：用维生素 B_6、维生素 B_1 各 2 mL 取膈俞作穴位注射，可治疗胃癌化疗后胃肠道反应及顽固性呃逆；或取双侧足三里，穴位注射 654 - 2 各 10 mg，可治疗顽固性呃逆。

梅花针：叩打脊柱两侧，中度或较重刺激，可缓解胃癌疼痛。

【急症与兼症】

（一）血证

癌肿侵犯血管引起胃内出血，表现为呕血和便血两种，临床上以排柏油样大便较呕咖啡样液更为常见。有时黑便为唯一的症状。若症见脘腹胀闷，甚则作痛，吐血色红或紫黯，多夹有食物残渣，口臭，便秘或大便色黑，舌红，苔黄腻，脉滑数，属胃热壅盛者，治宜清胃泻火、化瘀止血，方用泻心汤合十灰散（《十药神书》）；若症见吐血色红或紫黯，口苦胁痛，心烦易怒，寐少梦多，舌质红绛，脉弦数，属肝火犯胃者，治宜泻肝清胃、凉血止血，方用龙胆泻肝汤加减；若症见吐血缠绵不止，时轻时重，血色暗淡，神疲乏力，心悸气短，面色苍白，舌质淡，脉细弱，属气虚血溢者，治宜健脾益气摄血，方用归脾汤加减；若症见便血鲜红，大便不畅或稀溏，或有腹痛，口苦，苔黄腻，脉濡数，属肠道湿热者，治宜清化湿热、凉血止血，方用地榆散（《普济方》）或槐角丸（《太平惠民和剂局方》）加减；若症见便血紫黯，甚则黑色，腹部隐痛，喜热饮，面色不华，神倦懒言，便溏，舌质淡，脉细，属脾胃虚寒者，治宜健脾温中、养血止血，方用黄土汤加减。

（二）虚劳

由于肿瘤的慢性消耗，便血或呕血，进食困难等原因，致气血两亏，症见短气，倦怠，面色苍白，形体瘦削，舌质淡，苔薄白，脉细弱，治宜补益气血，基本方用八珍汤加减。兼见心悸怔忡，健忘，失眠，多梦，面色不华，舌质淡，脉细或结代，证属心血虚，治宜养血安神，加用养心汤（《仁斋直指方论》）加减；兼见头晕，目眩，胁痛，肢体麻木，筋脉拘急，妇女月经不调甚则经闭，面色不华，舌淡脉弦细或细涩，证属肝血

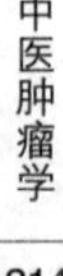

虚，可加制首乌、枸杞子、鸡血藤补养肝血，加柴胡、郁金、香附理气通络，加枸杞子、石决明以养肝明目。

（三）呕逆

癌肿发生于幽门前区者常伴有幽门梗阻，或扩展至贲门者则有进食梗阻或进行性吞咽困难、呕逆，中晚期出现频繁疼痛、呕血、消瘦、胃脘部肿块。汉代张仲景指出胃反乃难治之证。《金匮要略·呕吐哕下利病脉证治》云："胃反呕吐者，大半夏汤主之。"方由半夏二升、人参三两、白蜜一升组成。方中重用半夏为君药，温胃散寒、降逆止呕；辅以人参健中补脾，以助运化；佐白蜜补中润燥，以其甘缓之性，令诸药流连胃底不速下行。呕吐酸腐难闻者，多属食积内腐，治宜保和丸加减；呕吐浊痰涎沫者，多由痰饮中阻，治宜小半夏汤和苓桂术甘汤加减；呕吐清水，多属胃寒，治宜丁香柿蒂散（《卫生宝鉴》）加减；呕吐苦水、酸水，多属胃热，治宜陈皮竹茹汤加减。

（四）泄泻

胃癌影响受纳与消化，常见腹泻，症见饮食减少，大便溏薄，甚至水谷不化，四肢乏力，形体消瘦，胸脘闷胀，面色萎黄，舌苔白，质淡红，脉细缓或虚缓，多属脾胃虚弱，治宜参苓白术散加减。症见五更泄泻，下利清谷，形寒肢冷，或腹痛肠鸣即泻，泻后痛减，舌淡，脉沉细，多属脾肾阳虚，治宜附子理中丸或四神丸加减。

【治疗进展评述】

胃癌的预后与临床分期的早晚及治疗是否得当有密切关系。肿瘤浸润深度、淋巴结转移，以及手术方式和病理特点是影响胃癌预后的主要因素[①]。我国胃癌的早诊率偏低，早期胃癌所占比例不足10%[②]，多数患者在就诊时已处于进展期，即便是根治性切除，局部复发率仍然高达50%以上，淋巴结转移发生率在60%。

尽管手术方式在不断完善，新药方案也层出不穷，但术后及放化疗后机体损伤较大，直接或间接导致完全缓解率不高、生存期延长不显著、胃肠道反应重、骨髓抑制较普遍、易出现耐药性，同时造成患者体质减退，生活质量受损。胃癌的临床治疗仍面临巨大挑战。积极探索高效、低毒的中西医结合个体化治疗方案，对于改善胃癌患者的生存质量和延长生存期具有重要意义。

中医认为胃癌的发病多先有脾胃虚弱，气血亏损，在此基础上复因情志失调，饮食失节，而致痰气瘀热搏结，津枯血槁，发为本病。临床注重扶正为本，在顾护胃气，理气和胃的同时，将化痰祛瘀、清热解毒作为胃癌治疗的重要法则，扶正与祛邪并用。临床观察发现其在预防和治疗胃癌化疗中的副作用和术后的辅助治疗方面效果良好，可有

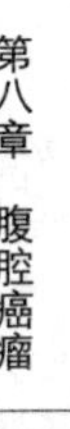

① 万德森．临床肿瘤学［M］．3版．北京：科学出版社，2010：363.

② Archie V，Kauh J，Jones DV，et al．Gastric cancer：standards for the 21st century［J］Critical Revieus in Oncology Hematology．2006，57（2）：123－131.

效改善患者生存质量，延长其生存期。中医药在防治胃癌术后复发转移中发挥了重要的作用。胃癌病死率高，根治性手术后肿瘤的复发转移是患者死亡的主要原因，中医药通过“整体观念、辨证论治”的思想改善全身并局部祛邪，在防治胃癌术后复发转移领域疗效具有特色。关于胃癌术后复发转移的中医病因病机，各医家持不同见解。总体认为，癌症复发转移之本在正气亏虚、脾胃虚弱，加之内蕴伏邪痰瘀毒等流窜经络，客于脏腑。因此，“养正驱邪”是中医药抗胃癌复发转移治则之核心①。

【名家治验及医案】

（一）刘嘉湘医案②

刘嘉湘认为胃癌的病机多为忧思过度，情志不遂，饮食不节，损伤脾胃，运化失司，痰湿内生，气结痰凝所致。胃癌有气结、瘀血、热结、食积及脾胃虚寒之证。痰气交阻大多出现在胃癌的中晚期，热结伤阴多见于胃癌晚期。在胃癌治疗中，注重扶正培本。

医案：李某，男，68 岁。2002 年 11 月 29 日初诊。2002 年 3 月因饮食时吞咽不畅而在某市一院诊治。胃镜、血糖生成指数（GI）检查确诊为：贲门癌。因家属及患者拒绝手术而至本院门诊。9 月复查时 BUS 示：肝内多发转移灶。食物难下，梗阻明显加剧 2 周而于本月中旬入院治疗。目前呕吐黏液频繁。仅能慢慢食入流质，大便干结。舌质淡红，少津，苔薄，脉濡滑。证属脾失健运，痰气交阻于中焦，传导受阻，治拟健脾理气降逆，化痰散结。

处方：旋覆花 12 g　代赭石 30 g（先煎）　太子参 15 g　生半夏 30 g　茯苓 15 g　枳实 12 g　八月札 30 g　枸橘李 30 g　藤梨根 30 g　野葡萄藤 30 g　菝葜 30 g　生马钱子 3 g（打碎）　川石斛 15 g　全瓜蒌 30 g　半枝莲 30 g　天龙 6 g　瓦楞子 30 g　制大黄 15 g　地龙 30 g

复诊：服上药 1 周后呕吐黏液明显减少，仅晨起吐一口，吞咽梗阻改善，可食用馄饨、干馒头，大便日行 1 次，自觉咽中干燥，脉滑濡，苔白根腻，舌质黯淡，证属脾虚痰湿气滞，治拟健脾理气，化痰散结，原方将生半夏由 30 g 改为 50 g，加水蛭 6 g 频服。

（二）巴坤杰医案③

巴坤杰认为湿热积滞、痰气互郁可造成胃脘气机阻滞，运化不足，升降失常，是产生胃脘痛、嗳气、便溏诸证的胃癌病机，以通为补，以降为和，祛邪所以安正，是符合胃的生理病理特点的重要治法。

医案：许某某，男，53 岁，发作性胃脘部疼痛多年，1 年前经胃镜诊为慢性萎缩性

① 陶倩逸. 中医药在防治胃癌术后复发转移中的研究进展［J］. 临床与病理杂志，2018，38（5）：1087－1089.

② 李和根. 刘嘉湘治疗胃癌经验述要［J］. 辽宁中医杂志，2005，32（7）：642－643.

③ 李济仁. 李济仁点评名老中医肿瘤验案［M］. 北京：中国医药科技出版社，2014：133－134.

胃炎，十二指肠球部溃疡。至1982年4月初出现黑便，钡餐提示：胃窦大弯侧癌。遂行胃大部分切除术、胃空肠吻合术，术中发现癌肿已广泛转移，无法行根治术，予以关腹。出院后手术切口愈合，但仍时有阵发性腹痛，伴恶心、腹肌紧张。术后1月时就诊，乏力自汗，气急眠差，嗳气频作，口干欲饮，大便稀溏，舌质鲜红，苔黄厚腻，中干，脉象细弱。中医辨证为湿热熏灼，瘀毒内阻，体虚气逆，中焦不运，升降失常。立清化湿热，理气和胃，佐以调益气血之法。

处方：淡吴茱萸3 g　黄连5 g　广木香5 g　陈皮9 g　姜半夏6 g　炒川楝子6 g　白芍10 g　佛手片10 g　木莲果10 g　炒谷芽10 g　炒麦芽10 g　全当归10 g　蒲公英12 g　太子参12 g

水煎服，每日1剂。服药5剂后，嗳逆已除，胃脘痛稍减，食欲转佳，大便稍好，仍苔黄口干，口苦。遂以原方继服12剂，痛势渐缓，伴胃脘嘈杂不适，大便微溏，每日2次，脉细弱无力，苔中黄腻尚未褪尽，续以辛开苦降，化湿泄热为治。原方去当归、太子参、木莲果，加败酱草、焦白术、炒党参各12 g，大麦冬10 g，水煎服，每日1剂。中药调治1月后，患者开始接受化疗。

按语：本案系胃癌切除术中见已广泛转移，无法行根治术而关腹。术后疼痛、嗳气症状明显而就诊中医。此由湿热积滞，痰气互郁所致，治以清化湿热，除痰理气为法。方用左金丸合二陈汤加清化湿热之蒲公英、木莲果，以木香、佛手、川楝子理气化痰，佐参、术、归调益气血，祛邪以安正，中医治疗虽仅1月，但使患者症状迅速改善，获得显效。

（三）孙桂芝医案①

孙桂芝认为胃癌是一种需要长期服药治疗的慢性疾病。长期坚持用药以增强抗病能力，加强防复发、抗转移。补脾益肾、顾护“先后天之本”是调节人体生理机能、提高抗病能力的有效途径。临床常用此法配合相应的解毒抗癌药物以扶正祛邪，多获良效。

医案：杨某，男，62岁，山东人。主因“上腹痛伴黑便2月余，进行性消瘦10余斤”于2007年6月在当地某医院就诊，行胃镜检查发现“幽门部巨大溃疡”，随即转当地肿瘤医院手术切除，术后病理诊断为“溃疡型中分化腺癌”，淋巴结3/19，遂在当地行化疗6周期，后继续口服希罗达治疗。2008年2月因出现“肠梗阻”行回肠造瘘术；5月查PET－CT示：残胃部肿瘤复发。遂再次行化疗。10月抽血查肿瘤标志物：CEA 7.41 μg/L，CA－125 35.26 U/mL，CA－199 40.82 U/mL。生化检查正常。遂从山东前来就诊。其时症见：上腹痛，反酸、烧心，口干、口苦，大便质软，2～3次/日，无黑便，夜眠可，小便调，舌红少苔，脉弦细小滑，重按无力。结合四诊，此属癌毒郁积、胃热伤阴，脾气不足、气阴两亏之“恶疮”，虽手术切除并行化疗，其后仍复发。再次化疗后肿瘤标志物仍高，故预后不佳，先予清热解毒、抗癌养阴、软坚散结为治，以期平其癌毒之亢盛而存护胃之气阴，稍后可缓图益气养阴之法，处方以小陷胸汤、左金丸、

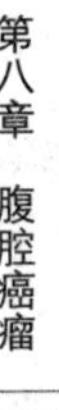

① 顾恪波，王逊，何立丽，等．孙桂芝教授诊疗胃癌经验［J］．辽宁中医药大学学报，2012，14（10）：173－174.

玉女煎、"小胃方"、"藤虎汤"化裁。

处方：全瓜蒌 15 g　清半夏 9 g　黄连 10 g　吴茱萸 5 g　生石膏 30 g　知母 10 g　麦冬 10 g　生地 15 g　牛膝 10 g　生蒲黄 10 g　白芷 10 g　蜂房 5 g　血余炭 10 g　藤梨根 15 g　虎杖 10 g　炮山甲 6 g　鳖甲 10 g　香虫 6 g　土鳖虫 6 g　地龙 10 g　水红花子 10 g　桃仁 6 g　莲子肉 10 g　芡实米 10 g　生甘草 10 g

14 剂，水煎，造瘘管饲入 100 mL 2 次/日，每剂药服 2 天。胃火渐清之后，改为归脾汤、黄芪健中汤等继续加减化裁，存活 4 年余，病情仍稳定。

（四）林丽珠医案①

胃癌属中医"胃脘痛""噎膈""反胃""癥积"等病范畴，临床常见肝胃不和、胃热津伤、痰瘀互结、脾肾亏虚等症候，临证处方注重辨病与辨证论治相结合，用药以理气和胃、清热解毒、化痰祛瘀、补益脾肾为法，每获良效。

医案：张某，男，68 岁，2005 年 10 月 18 日初诊。主诉：胃癌术后 1 月余。病史：于 2005 年 8 月因腹胀纳差在中山大学附属第三医院就诊，行胃镜检查提示：胃癌。病理提示：低分化腺癌并淋巴结转移。遂于 2005 年 8 月 29 日行"全胃切除 + 食道空肠吻合术"，术中见：肿瘤侵犯全胃，大小 10 cm × 9 cm，肿瘤浸润浆膜外，术中见贲门周围的膈肌受侵，行膈肌部分切除。术后病理示：胃低分化腺癌，淋巴结 18/27 见腺癌转移，肠系膜根部见腺癌转移，分期为 T3N3M1，Ⅳ期。术后行"艾素 + 希罗达"方案化疗一程，化疗后出现恶心呕吐等严重胃肠道反应，患者拒绝再行化疗。初诊时症见：进软食，反酸，咽部灼热感，吞硬物时咽痛，纳呆，夜寐尚可，二便调。舌红苔黄，脉细滑。诊断：中医诊断：胃积；西医诊断：胃癌并膈肌转移瘤、肠系膜淋巴结转移（T3N3M1，IV 期）辨为肝胃不和、痰热蕴结证，治以疏肝和胃、清热化痰为法。

处方：柴胡 15 g　土鳖 6 g　苦参 10 g　槟榔 15 g　木香 10 g（后下）　厚朴 15 g　守宫 6 g　八月札 15 g　蒲公英 30 g　连翘 15 g　桔梗 10 g　甘草 6 g　黄芩 15 g

每日 1 剂，水煎服。2005 年 12 月 5 日诊：服上方 7 剂后，咽痛好转，反酸较前减少，仍进食梗阻感，时有打嗝，胃纳一般，二便调，舌暗红苔白，脉细滑。治以理气化痰，祛瘀散结，于上方减连翘、八月札、蒲公英，加法夏 10 g、云苓 25 g、浙贝母 15 g、蜈蚣 3 条。7 剂，水煎服。后以上方加减服用 100 余剂。2006 年 2 月诊：诸症消失，无明显不适，无反酸呃逆，无口干苦，纳眠可，二便调。舌淡红苔薄白，脉弦细。治以健脾益气，化痰祛瘀。方用四君子汤加味。随访至 2014 年 6 月，生活如常。

按语：此例患者术后无力坚持化疗，予门诊坚持中医药调治，至今已 8 年余，未见复发及转移，足见中医辨证治疗的优势。

（林丽珠）

① 林丽珠，肖志伟，张少聪. 中医治肿瘤理论及验案［M］. 北京：中国中医药出版社，2016：151－152.

第二节　原发性肝癌

肝癌又指原发性肝癌，是指原发于肝细胞或肝内胆管上皮细胞的恶性肿瘤，病理组织学可分肝细胞癌、胆管细胞癌和混合型肝癌，其中肝细胞癌为最常见类型，占90%；胆管细胞癌和混合型细胞癌各占5%。原发性肝癌是世界最常见的恶性肿瘤之一，从发病率来说，在全球位居男性癌症第五位、女性癌症第七位，且发病率呈上升趋势，高发于东南亚、非洲、西太平洋地区。我国是肝癌高发地区，有近全球一半的肝癌病例，发病率及死亡率均很高。我国2013年肝癌新发36.2万例，占全国癌症发病总数的9.8%、居第4位，发病粗率（CR）为26.63/10万，ASR为18.15/10万；死亡31.6万例，占死亡总数的14.2%，居第2位，CR为23.22/10万，ASR为15.65/10万，发病率及死亡率均高于世界平均水平。① 从我国肝癌的地理分布特点来看，沿海高于内地，东南和东北高于西南、西北和华北，沿海江河海口和岛屿高于沿海其他地区。② 本病男多于女，男女之比为（3～5）：1，可发生于任何年龄，平均患病年龄为43.7岁③；在高发区，肝癌高发病年龄趋于年轻化。其发病因素与肝炎病毒感染、黄曲霉素、水源污染、血吸虫感染、农药、亚硝胺、饮酒等相关，在我国，乙型肝炎病毒和丙型肝炎病毒感染是导致发生肝癌的最直接原因。国外，酒精性肝硬化是本病的重要原因之一。肝癌恶性程度高，进展快，自然生存期短，当前临床确诊后，如不积极医治，一般生存期不超过半年。病期的早晚、发现肝癌时肝功能的状态、肝癌病理类型等影响肝癌的预后和转归。肝癌早期起病隐匿，症状无特异性，常表现为一般消化道症状，如：上腹部不适、腹胀、纳呆、乏力，时有腹痛、胁痛等；晚期则以腹部肿块、持续性疼痛、腹胀、纳差、黄疸、腹水、消瘦等为主要表现；如患者出现肿瘤破裂出血、消化道出血、肝昏迷等并发症，多危及生命。

【文献概述】

祖国医学文献中类似肝癌症状、体征（如痛在胁下、痞块、黄疸）记载较多，归属于“鼓胀”“黄疸”“积聚”“癥瘕”“暴癥”等范畴。

《素问·腹中论》谓：“有病心腹满，旦食不能暮食，此为何病？对曰：名鼓胀。”《灵枢·水胀》谓：“腹胀身皆大，大与肤胀等也，色苍黄，腹筋起，此其候也。”描述了鼓胀的主要特征。

汉代张仲景《金匮要略》论“黄疸”病因谓：“黄家所得，从湿得之。”

---

① 朱笑生，刘文超．原发性肝癌全球流行情况和危险因素的新进展［J］．现代肿瘤医学，2018，26（14）：2297－2301．

② 左婷婷，郑荣寿，曾红梅，等．中国肝癌发病状况与趋势分析［J］．中华肿瘤杂志，2015（9）：691－696．

③ 王燕．肝癌患者睡眠质量影响因素调查［J］．临床医药文献电子杂志，2018（42）：26－28．

隋代巢元方《诸病源候论·黄疸候》谓："黄疸之病，此由酒食过度，脏腑不和，水谷相并，积于脾胃，复为风湿所搏，瘀结不散，热气郁蒸，如食已如饥，令全身面目爪甲及小便尽黄，而欲安卧……面色微黄，齿垢黄，爪甲上黄，黄疸也。"又谓："积聚者，由阴阳不和，脏腑虚弱，受于风邪，搏于腑藏之气所为也"，"诊得肝积，脉弦而细，两胁下痛，邪走心下，足胫寒。胁痛引小腹……身无膏泽，喜转筋，爪甲枯黑，春瘥秋剧，其色青"，"水饮停滞，积聚成癖，因热气相搏，则郁蒸不散，故胁下满痛，而身发黄，名为癖黄"。分别对黄疸、积聚、肝积等的病因病机和临床表现做了详细的描述。

唐代王焘《外台秘要》对"暴癥"的描述为："暴癥者，由脏气虚弱，食生冷之物，脏既本弱，不能消之，结聚成块，卒然而起，其生无渐，名之暴癥也。本由脏弱，其癥暴生，至于成病毙人则速"，"腹中有物，坚如石，痛如刺，昼夜啼呼，不疗之百日死"。

宋代《圣济总录》谓黄疸若"心间烦闷，腹中有块，痛如虫咬，吐逆喘粗，此是血黄"，"如齿及鼻黑，发直者死"。又谓："积气在腹中，久不瘥，牢固推之不移者，症也。饮食不节，致脏腑气虚弱，饮食不消。按之其状如杯盘牢结，久不已，令人身瘦而腹大，至死不消。"

清代喻昌《医门法律》认为："凡有癥瘕，积块，即是胀病之根，日积月累，腹大如箕，腹大如瓮，是名单腹胀。"

【病因病机】

原发性肝癌病变在肝，中医的脏腑学说认为肝为刚脏，主疏泄、喜条达而恶抑郁，肝藏血，其生理特点为体阴用阳，肝病时则疏泄无权，肝气郁结，肝血失养，导致伤元气，耗肝阴；当肝气郁结犯脾，则脾气虚；肝阴耗损及肾，则肾水亏。肝阴受损，水不涵木，则现王旭高《西溪书屋夜话录》中所提出的病机："肝火燔灼，游行于三焦，一身上下内外皆能为病。"

（一）正气亏虚

先天不足，禀赋薄弱，或后天失养，正气亏虚，不能抵御外邪侵袭；或他病日久，耗伤正气，致阴阳失调，气血逆乱，脏腑功能紊乱，瘀血留滞不去，而成积聚。《诸病源候论》中云："积聚者，由阴阳不和，腑脏虚弱，受于风邪，搏于脏腑之气所为也。"

（二）外感邪毒

本病因正气虚弱，时邪外感，侵犯机体，或寒或热，入里转化，致脏腑失和，气血运行不畅，变生积块；或外受毒邪，邪郁日久，化毒成瘀，毒瘀内聚，终成"癥积"。《金匮翼·积聚通论》曰："积聚之病，非独痰、食、气血，即风寒外感，亦能成之。"

（三）酒食不节

饥饱失常，或嗜酒过度，或恣食肥甘厚味，或饮食不洁，皆能损伤脾胃，脾失健运，不能输布水谷之精微，湿浊凝聚成痰，痰阻气机，血行不畅，脉络壅塞，痰浊与气血搏结，致生痞块，久而不消，病成癥积；或进食霉变食品，邪郁日久，化毒成瘀，毒瘀内聚，终成癥积。如《卫生宝鉴》曰："凡人脾胃虚弱或饮食过常，或生冷过度，不能克化，致成积聚结块。"

（四）情志郁怒

肝主疏泄，主藏血，《血证论》曰："肝属木，木气冲和条达，不致遏抑，则血脉得畅。"若情志郁怒，可使情志不得发泄而致肝气郁结，气滞则血瘀、瘀血结于腹中，日久可变生积块。如《难经本义》所述："积蓄也，言血脉不行，蓄积而成病也。"

肝癌的病机首要由肝火燔灼，劫血烁阴，肝不藏血，致肝阴亏虚，血耗阴虚所致；病情发展，肝失所养，肝木乘土，肝气横逆，侮脾犯胃，致脾气虚；肝肾之阴，相互资生，肝血不足，肝阳妄动，下劫肾阴，致肾阴不足，肾水枯竭。故肝癌的发病涉及肝、脾、肾三脏。其病性常虚实夹杂，虚以脾气虚、肝肾阴虚及脾肾阳虚为主；实以湿热瘀毒、气滞血瘀为患。本病早期临床表现不明显，一旦发病，病情复杂，发展迅速，病机转化急剧，预后极差。

【诊断要点及鉴别诊断】

（一）诊断要点

1．临床表现

原发性肝癌起病隐匿，早期肝癌称为亚临床肝癌，可无任何临床症状与体征，或仅出现肝病所致的临床表现，如胁痛、纳呆、消瘦等，从中医的辨证角度分析，则多数患者素有情志不畅，烦躁易怒，口苦咽干，疲倦纳呆等"肝失疏泄""肝盛脾虚"的症状。一旦出现肝癌临床表现，则多已至中晚期，其症状以肝区疼痛为主，可伴有腹胀、纳差、呃逆、发热、腹泻、消瘦、呕血、便血、衄血、皮下瘀斑等，查体常见黄疸、肝大（质地硬，表面不平，伴有或不伴结节，血管杂音）和腹腔积液等。

2．实验室检查

甲胎蛋白（AFP）：血清 AFP 及其异质体是诊断肝癌的重要指标和特异性最强的肿瘤标记物，国内常用于肝癌的普查、早期诊断、术后监测和随访。对有乙肝病史患者，AFP≥400 μg/L 超过 1 个月，或 AFP≥200 μg/L 持续 2 个月，排除妊娠、生殖腺胚胎癌和活动性肝病，应该高度怀疑肝癌。尚有 30% ~40% 的肝癌患者 AFP 检测呈阴性，因此，仅靠 AFP 不能诊断所有的肝癌，强调需要定期检测和动态观察，并且要借助于影像学检查甚或 B 超导引下的穿刺活检等手段来明确诊断。

其他肿瘤标志物：其他可用于肝癌辅助诊断的标志物还有多种血清酶，包括 γ－谷氨酰转肽酶（GGT）及其同工酶、α－L－岩藻苷酶（AFU）、异常凝血酶原（DCP）、高尔基体蛋白 73（GP73），5－核苷酸磷酸二酯酶（5′NPD）同工酶、醛缩酶同工酶 A（ALD－A）和胎盘型谷胱甘肽 S－转移酶（GST）等，还有异常凝血酶原（DCP）、铁蛋白（FT）和酸性铁蛋白（AIF）等。部分肝癌患者，可有癌胚抗原（CEA）和CA19－9等异常增高。

3．影像学检查

超声（BUS）、电子计算机断层扫描（CT）、核磁共振扫描（MRI）是肝癌诊断中三种重要的影像学检查技术，均具有各自特点，优势互补，应该强调综合检查，全面评估。

超声检查：肝脏超声检查结合APF检测是肝癌筛查的标准方法。B超可确定肝内有无占位性病变，占位性病变性质、位置与肝内血管关系，是否存在癌栓等均有较好的指示意义。此外，术中超声能提高小肝癌的检出率，超声造影大大提高超声检查在肝癌的诊断价值。

电子计算机断层扫描（CT）：CT是目前肝癌定位和定性诊断中最重要的常规检查项目。能提供较全面的信息，如肿瘤大小、部位、数目等情况，增强扫描有助于了解病变性质和侵犯范围。

核磁共振扫描（MRI）：对肝癌病灶内部的组织结构变化，对良、恶性肝内占位鉴别，小肝癌的判断均优于CT和BUS。此外MRI功能成像技术及肝细胞特异性对比剂的应用，进一步提高肝癌的检出敏感率和准确率，全面、准确地评估多种局部治疗的疗效。

选择性肝动脉造影（DSA）：是一种有创性检查，可用于其他检查后仍未能确诊的患者。DSA检查意义不仅在于诊断，且可估计病变范围、肝内播散子灶情况；也为重要血管的解剖关系及门静脉浸润提供信息，对制定手术方案等具有重要价值。

其他的影像学检查手段主要有：正电子发射计算机断层成像（PET－CT）、发射单光子计算机断层扫描仪（ECT）等，PET－CT目前不推荐其作为肝癌诊断的常规检查方法，可以作为其他手段的补充。ECT全身骨显像有助于肝癌骨转移的诊断。

4．细胞学和病理学诊断

凡肝组织学证实为原发性肝癌或肝外组织病理检查为肝细胞癌者皆可确立诊断。

（二）肝癌临床诊断标准①

在所有的实体瘤中，唯有肝细胞癌（HCC）采用临床诊断标准，国内、外都认可，其非侵袭性、简易方便和可操作强，一般认为主要取决于三大因素，即慢性肝病背景，影像学检查结果以及血清AFP水平。但是学术界的认识和具体要求各有不同，常有变化，实际应用时也有误差。因此，结合我国的国情、既往的国内标准和临床实际，专家组提议宜从严掌握和联合分析，要求在同时满足以下条件中的（1）+（2）①两项或者（1）+（2）②+（3）三项时，可以确立HCC的临床诊断。

（1）具有肝硬化以及HBV和/或HCV感染（HBV和/或HCV抗原阳性）的证据。

（2）典型的HCC影像学特征：同期多排CT扫描和/或动态对比增强MRI检查显示

① 中华人民共和国卫生和计划生育委员会医政医管局．原发性肝癌诊疗规范（2017年版）[J]．传染病信息，2017，16（3）：705－720．

肝脏占位在动脉期快速不均质血管强化（arterial hypervascularity），而静脉期或延迟期快速洗脱（venous or delayed phase washout）。

①如果肝脏占位直径≥2 cm，CT 和 MRI 两项影像学检查中有一项显示肝脏占位具有上述肝癌的特征，即可诊断 HCC。

②如果肝脏占位直径为 1～2 cm，则需要 CT 和 MRI 两项影像学检查都显示肝脏占位具有上述肝癌的特征，方可诊断 HCC，以加强诊断的特异性。

（3）血清 AFP≥400 μg/L 持续 1 个月或 AFP≥200 μg/L 持续 2 个月，并能排除其他原因引起的 AFP 升高，包括妊娠、生殖系胚胎源性肿瘤、活动性肝病及继发性肝癌等。

（三）鉴别诊断

1. 肝血管瘤

临床多见，为肝脏的良性肿瘤，发展缓慢，无明显临床表现，多在体检时发现，不影响肝功能，AFP 正常，必要时可行核素血池扫描与肝癌鉴别。

2. 肝囊肿

为先天性肝脏良性肿瘤，多与肾囊肿伴发，可单发亦可多发，发展缓慢，患者一般情况良好，多于体检时发现。肝功能及 AFP 正常，B 超检查多可明确诊断。

3. 肝转移癌

患者常有胃、肠、胰腺、乳腺、肺等部位的原发癌或恶性黑色素瘤病史，一般情况较差，B 超见肝内多个大小不等的结节，AFP 可轻度增高。

4. 肝硬化

病程发展缓慢，肿大的肝脏仍保持正常的轮廓。超声波检查，放射性核扫描和血清 AFP 测定，有助于鉴别。但当肝硬化肝脏明显肿大，质硬而呈结节状；或因肝脏萎缩，硬变严重，在放射性核素肝扫描图上表现为放射性稀疏区时，鉴别不易。应密切观察，并反复测定血清 AFP 及行影像学复查（MRI、PET－CT）以作动态观察。

5. 肝脓肿

可有阿米巴痢疾、败血症、胆系感染等病史。有炎症表现，如发热、寒战、白细胞计数及中性粒细胞升高，伴肝区叩击痛。超声或 CT 示液性暗区，暗区周围见低密度炎症反应区。肝穿刺见脓性液体。

6. 肝包虫病

多发生于有牧区居住史或与狗有密切接触者。一般无症状及肝病背景。超声或 CT 示囊性液性暗区，伴或不伴分隔。子囊包于母囊内、囊壁见环状钙化、囊壁与分隔可被强化为特征性征象。

7. 肝血吸虫病

多见于疫区的农民和渔民。肝血吸虫病的 B 超和 CT 图像随感染程度不同呈现多种

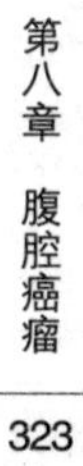

表现，特征性图像为肝包膜钙化，肝实质的间隔样钙化，共同围成“地图肝”或“龟背样”表现。

【辨证论治】

（一）辨证要点

1. 辨神色

中医诊病，不离四诊八纲，望神察色是望诊中最重要的内容之一，色的润泽与枯槁能说明胃气强弱盛衰。在肝癌临证中需要注意观其神色，以察胃气；而胃气之盛衰，也有助于判断肝癌的轻重缓急及预后。肝癌患者面色明润光泽，神色自然，对答流利，如有黄疸则色鲜明，若有紫癜则颜色鲜，舌苔薄或厚而有根，脉从容和缓为有胃气，病之初起或病邪不深，或病情好转；若面色暗晦、形容枯槁、面目黄染色深暗，或患者面目无华，神志错乱，舌光红无苔或苔厚如齑粉而无根，脉促急或细数无力，则示预后不良，甚则可出现血证（上下血溢）、神昏等危象。

2. 辨腹

辨腹包括腹诊及辨腹胀。中医腹诊包括心下、左胁下、右胁下、左腰、右腰、脐部、小腹、左少腹、右少腹九个区域（如下图所示）。肝癌腹诊作为重要的诊察手段，对于判别体质状况，分析病因病机，判断病性之表里寒热虚实、在气在血、在脏在腑，诊断及鉴别诊断疾病，辨别证候，指导遣方用药，评判疗效及判断疾病的预后转归等均有重要的临床意义。肝癌常可在肝区触及肿块，通过动态对比可判断肿瘤进展情况和疗效：胁肋部积块，固定不移，胀痛不适，疼痛游走不定则肝郁气滞，需行气解郁、消癥散积；若积块明显，质地较硬，固定不移，刺痛明显则有瘀血之征，治宜活血化瘀。辨腹胀：腹胀为肝癌最常见症状，临床中要注意分清是气胀、水胀还是鼓胀，一般气胀时消时长，叩之如鼓，治当疏肝健脾、理气消胀；水胀则缓慢增长，伴体重增加，持续难消，腹如蛙状，治以通利二便为主兼以温阳益气；鼓胀多伴有疼痛，固定不移，可触及包块，或现腹部青筋，呃逆频作，影响进食，治以健脾温肾、软坚散结。

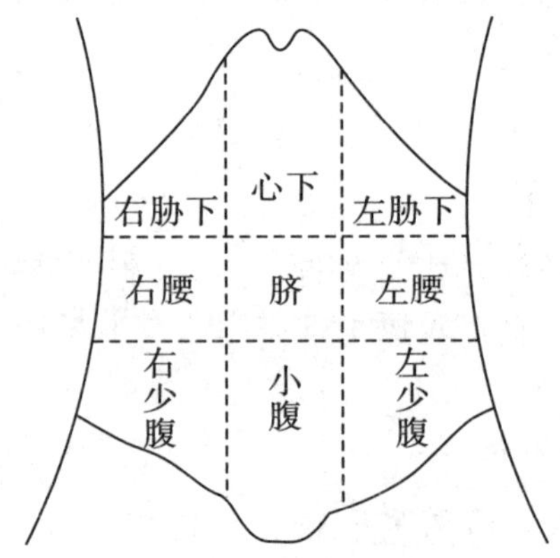

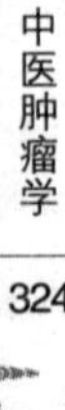

3. 辨血瘀与出血

血瘀为肝癌的基本病因病机，而中、晚期肝癌又多出现鼻衄、齿衄及黑便等，甚至呕血便血等出血证候，要注意整体状况，兼顾多脏器损害，故要谨慎合理地使用活血化瘀之剂。有些患者虽有明显的血瘀征象，常须顾及健脾摄血，不宜多用久用活血化瘀之品，以免引起出血。

4. 辨舌脉

临证察肝癌的舌象时，除察舌质、舌苔外，还注重观察舌边、舌下静脉，并常以舌之津液辨病势凶吉；肝癌初中期，以肝郁脾虚或肝郁血瘀为主，病邪相对较浅，舌质红或暗红、苔多呈白苔或黄厚苔；病至晚期，肝肾亏虚，阴亏精竭，则见舌光无苔，抚之无津；如舌质青紫，多见于热毒夹瘀的病例；舌边见瘀斑点，即肝瘿线，与肝掌、蜘蛛痣并称为肝三征，为肝热血瘀之肝癌征象，因此，察舌可知疾病的预后。此外，弦脉主肝，从脉之缓急可测预后，弦而数者，为疾重病进，弦而细为邪盛正虚，兼涩者为血瘀，兼滑者为湿聚，细缓或滑缓者胃气尚存，病情发展相对缓慢，数甚或数而无根，为病情急进；脉细如丝，重按中空，形如雀啄，多见于癌块破裂或消化道出血；从脉象的变化，还可辨知病机，临证时须舌脉互参，以求其本，若病者大肉尽脱，舌红绛少苔，而脉象反呈弦数有力，乃邪重病进之征，须防血证之变。

（二）临床分型

1. 肝热血瘀型

主证：上腹肿块质硬如石，疼痛拒按，或胸胁掣痛不适，烦热口干，或烦躁口苦喜饮，大便干结，尿黄或短赤，甚则肌肤甲错，舌质红或暗红，边尖有瘀点瘀斑，舌苔白厚或黄，脉弦数或弦滑有力。

证候分析：肝气郁结，气滞血瘀，瘀血结于腹中而见上腹肿块质硬如石，疼痛拒按。肝热内盛，经气不利，以致胸胁掣痛不适。肝气郁结，日久化火，火热燔灼，故见烦热口干，口苦喜饮，大便干结，尿短黄赤。瘀血内阻，气血运行不利，肌肤失养，则皮肤粗糙如鳞甲。舌质红或暗红，边尖有瘀点瘀斑，苔白厚或黄，脉弦数或弦滑有力为肝热血瘀之象。

治法：清肝解毒，祛瘀消癥。

方药：莲花清肝汤（周岱翰方）。

半枝莲 30 g　七叶一枝花 30 g　白花蛇舌草 30 g　蜈蚣 5 条　莪术 15 g　桃仁 15 g　红花 10 g　柴胡 12 g　白芍 18 g　人工牛黄 1.5 g（冲）　延胡索 12 g　田七 5 g

方中半枝莲、七叶一枝花清热凉血解毒，为君药；蜈蚣、白花蛇舌草、莪术、桃仁活血解毒散结共为臣药；佐以柴胡、白芍、延胡索、田七、红花疏肝祛瘀止痛，用人工牛黄引药达病所。

如腹部疼痛或胸胁掣痛者酌加徐长卿、蒲黄、五灵脂活血止痛；大便干结者加生地、大黄通便。

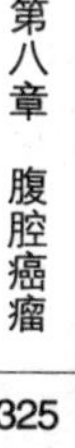

2. 肝胆湿热型

主证：身黄、目黄、黄疸日深，经久不退，发热胁痛，心烦易怒，恶心纳差，口苦干，食少，腹胀满，胁肋刺痛，局部痞块，小便短赤，大便干结，舌红或绛，苔黄糙或焦黄，脉弦或滑数。

证候分析：多为湿热之邪内侵，邪毒内阻，湿热熏蒸致胆汁外溢于肌表则见黄疸明显，身黄、目黄，湿热邪毒胶结羁绊阻于肝胆，则黄疸经久不退；肝气失于疏泄，气滞血瘀，则口苦干，发热胁痛，胁肋刺痛，局部痞块；肝木横逆侮土，湿热壅结，气机受阻故恶心呕吐、大便不爽甚或秘结；无汗而热不得外越，小便不利则湿不得下泄，脾运失健，胃失和降，故恶心纳差，食少，腹胀满，舌红或绛，苔黄糙或焦黄，脉弦或滑数为湿热内蕴于肝胆之征。

治法：清肝利胆，化瘀祛湿。

方药：茵陈蒿汤（《伤寒论》）加减。

绵茵陈 30 g　栀子 15 g　大黄 10 g　溪黄草 30 g　猪苓 15 g　柴胡 10 g　白芍 15 g　郁金 15 g　女贞子 15 g　桂枝 10 g　半枝莲 30 g　七叶一枝花 30 g

茵陈蒿汤为治疗湿热黄疸之常用方。绵茵陈苦泄下降，善能清热利湿，为治黄疸要药，溪黄草清利湿热、退黄疸共为君药。以猪苓、栀子、半枝莲、七叶一枝花通利三焦，导湿热下行；大黄泻热逐瘀，通利大便，导瘀热从大便而下共为臣药。柴胡、白芍、郁金疏肝解郁，女贞子补益肝肾为佐药。桂枝通络和营为使药。

黄疸明显，以阳黄为主者加金钱草、黄芩；包块明显者加半枝莲、半边莲、败酱草以清热散结；胁肋部疼痛明显者可加金铃子、延胡索、八月札等。

3. 肝盛脾虚型

主证：上腹肿块胀顶不适，消瘦乏力，倦怠短气，腹胀纳少，进食后胀甚，眠差转侧，口干，大便溏薄，小便黄短，甚则出现腹水、黄疸、下肢浮肿，舌质胖，舌苔白，脉弦细。

证候分析：多见于肝癌中期。脾气亏虚，水湿内停，聚而成痰，痰邪内阻于中焦，则见上腹肿块胀顶不适。肝气郁结，木盛乘土，致脾气亏虚，健运失常，饮食不为所化，故见消瘦乏力，倦怠短气。脾虚不运，故腹胀纳少，进食后胀甚。火热内扰，神魂不安，故眠差转侧。津为火热所灼，故口干，小便黄短。脾虚不能运化水湿，肝气疏泄失常，故见大便溏薄、腹水、尿少、下肢浮肿。舌质胖，舌苔白，脉弦细为肝郁脾虚之象。

治法：健脾益气，泻肝消癥。

方药：逍遥散（《太平惠民和剂局方》）合四君子汤（《太平惠民和剂局方 》）加减。

党参 30 g　白术 20 g　云苓 20 g　桃仁 10 g　柴胡 15 g　当归 10 g　白芍 15 g　栀子 15 g　八月札 25 g　莪术 15 g　甘草 6 g

方中以党参大补脾气，白术苦温健脾燥湿，茯苓甘淡健脾渗湿共为君药。柴胡疏肝解郁，栀子散肝郁而生之热，当归、白芍养血柔肝，共为臣药。八月札、桃仁、莪术活血疏肝；甘草益气补中，缓肝之急，为佐使之品。如此配伍，既补肝体又助肝用，气血兼顾，肝脾并治。

短气乏力甚者用生晒参易党参；腹胀顶甚者加槟榔、木香；有黄疸明显者酌加蒲公英、茵陈、徐长卿、泽泻。

4. 肝肾阴虚型

主证：鼓胀肢肿，蛙腹青筋，四肢柴瘦，唇红口燥，神疲乏力，短气喘促，纳呆畏食，烦躁不眠，小便短少，上下血溢，甚则神昏摸床，舌质红绛，舌光无苔，脉细数无力，或脉如雀啄。

证候分析：多见于晚期或终末期肝癌。肝肾阴虚，津液不能输布，水液停聚，血瘀不行，故鼓胀肢肿，蛙腹青筋。肝火内灼，病久致肝肾阴液亏虚，形体不充，故见四肢柴瘦。阴虚津液不能上承，故唇红口燥。阴虚不能敛阳，故见短气喘促。胃液干涸，故见纳呆畏食。内扰心神，见烦躁不眠。阴虚阳微，气化不利则尿短。阴虚火旺，迫血妄行，可见上下血溢。阴虚风动，气血逆乱，以致神昏摸床。舌质红绛，舌光无苔，脉细数无力，或脉如雀啄，为肝肾阴液枯竭、阴虚火旺之象。

治法：滋阴柔肝，凉血软坚。

方药：滋肾养肝饮（周岱翰方）。

女贞子 20 g　山萸肉 15 g　生地黄 30 g　西洋参 10 g　麦冬 15 g　白芍 20 g　仙鹤草 20 g　七叶一枝花 30 g　半枝莲 30 g　知母 15 g　黄柏 15 g　丹皮 15 g

本方以女贞子、山萸肉滋养肝肾为君药。生地黄、白芍养肝育阴，西洋参、麦冬益气复脉为臣药。佐以仙鹤草、七叶一枝花、半枝莲、丹皮凉血解毒。黄柏、知母走下焦而清相火之热为使药。

腹水胀顶者酌加木香行气消胀；肝性脑病神昏者加服安宫牛黄丸醒脑开窍；上下血溢者加鲜旱莲草叶、鲜藕汁、水牛角凉血止血。

【辨病治疗】

（一）内服

1. 常用中草药

（1）大黄：苦，寒。归脾、胃、大肠、心包、肝经。具有攻积滞、清湿热、泻火凉血、祛瘀解毒等功效。大黄是肝癌治疗中的要药，是大黄䗪虫丸、下瘀血汤、鳖甲煎丸、茵陈蒿汤等方药的重要成分。《神农本草经》记载："大黄味苦寒有毒。主下瘀血，血闭，寒热，破癥瘕积聚，留饮宿食，荡涤肠胃，推陈致新，通利水谷，调中化食，安和五脏。"大黄有将军之雅誉，临床常用治肝癌、消化道癌瘤、妇科肿瘤中属瘀毒内蕴或大便不通者。煎汤内服或入丸散剂，6～20 g，用于泻下不宜久煎。外用适量，研末敷于患处。

（2）水蛭：咸、苦，平。有小毒。归肝经。具有破血逐瘀之功效。《神农本草经》曰："味咸平。主逐恶血、瘀血、月闭，破血瘕积聚，无子，利水道。"内服煎汤或入丸散剂 3～10 g。

（3）蜈蚣：辛，温。有毒。归肝经。具有攻毒散结，通络止痛，熄风止痉之功效。《神农本草经》云："主啖诸蛇虫鱼毒，温疟，去三虫。"临床常用治肝癌、鼻咽癌、骨癌等癌瘤中属瘀毒内蕴，或见肝风内动者。煎服，3～5 条。研末吞服，2～4 条，黄酒送服。

（4）半枝莲：辛、微苦，凉。归肺、肝、肾经。具有清热解毒、活血祛瘀、利水消肿的功效。《泉州本草》云："内服主血淋，吐血，衄血……痈疽，疔疮，无名肿毒。"临床常用治肝癌、胃癌、肠癌、肺癌等癌瘤中属热毒蕴结、水湿内盛、瘀血阻滞者。煎服，用量 15～30 g，大量可用至 60 g；外用适量，鲜品捣烂敷患处。

（5）七叶一枝花：亦称蚤休、重楼、草河车。苦、辛，微寒。有小毒。归心、肝、肺、胃、大肠经。具有清热解毒、平喘止咳、熄风止痉、活血止痛等功效。《神农本草经》曰："主惊痫，摇头弄舌，热气在腹中，癫疾，痈疮，阴蚀……"临床常用治肝癌、胃癌、结肠癌、恶性淋巴瘤等癌瘤中属热毒瘀阻者，煎服，10～20 g，外用适量。

（6）莪术：辛、苦，温。归肝、脾经。具有破血祛瘀、行气止痛的功效。《日华子本草》曰："治一切气，开胃消食，通月经，消瘀血，止扑损痛，下血及内损恶血等。"临床常用治膀胱癌、宫颈癌、肝癌、胃癌等癌瘤中属血瘀气滞者。煎服，10～20 g。醋制后可加强祛瘀止痛作用，外用适量。

2. 常用中成药

（1）大黄䗪虫丸（《金匮要略》）：具有活血祛瘀、消肿散结的功效，适于各期肝癌正气未全虚者。每次 3～6 g，每日 3 次。

（2）片仔癀（漳州片仔癀药业股份有限公司）：具有清热解毒、凉血化瘀、消肿止痛的功效。对肝癌癌性发热、黄疸、肝昏迷等有较好的作用。每次 1/2～1 粒，每日 1～2 粒。

（3）化癥回生口服液：具有消癥化瘀、益气养血、健脾补肾的功效。用于治疗肝癌、肺癌，还可用于治疗胃癌、食道癌、结肠癌、卵巢癌等。每次 10 mL，每日 3 次。

（4）槐耳颗粒（《中国药典》）：具有扶正固本、活血消癥的功效。适用于正气虚弱，瘀血阻滞，原发性肝癌不宜手术和化疗者辅助治疗用药，有改善肝区疼痛、腹胀、乏力等症状的作用。口服，一次 20 g，每日 3 次，一个月为 1 个疗程，或遵医嘱。

（5）参一胶囊：具有培元固本、补益气血的功效。与化疗配合用药，有助于提高原发性肺癌、肝癌的疗效，可改善肿瘤患者的气虚症状，提高机体免疫功能。饭前空腹口服，一次 2 粒，每日 2 次，8 周为 1 个疗程。禁忌证：有出血倾向者忌用。注意事项：火热证或阴虚内热证者慎用。

（6）亚砷酸注射液：主要用于急性早幼粒细胞白血病、原发性肝癌，对胰腺癌、胃癌、肠癌、肺癌、巨核细胞白血病、B 细胞性淋巴瘤等也有一定的疗效。用法与用量：亚砷酸注射液 10 mg 加生理盐水或 5% 葡萄糖 500 mL 静脉滴注，每日 1 次。禁忌证：对本品过敏者禁用，肝肾功能损害者及孕妇慎用。不良反应：白细胞过多综合征、皮疹、心电异常改变、消化道不适、皮肤干燥、色素沉着、谷丙转氨酶增高，上述反应停药后逐渐恢复正常。

（二）外治

外用药物作用于体表，可使药物透过皮毛腠理，内达脏腑，调整机体阴阳偏性，祛除病邪。《理瀹骈文》谓："外治之理，即内治之理，外治之药，亦即内治之药，所异者法耳。"

（1）阿魏化痞膏（《中国药典》）。具有消痞散结的功效。主治腹部肿块、胀满疼痛。外用，用火将阿魏化痞膏烘烊，贴患处。

（2）双柏散（广州中医药大学第一附属医院经验方）。具有活血祛瘀、消肿止痛的功效。主治跌打损伤早期，疮疡初起，局部红肿热痛或局部包块形成而未溃疡者。用法用量：外用。用蜜糖水调敷或煎水熏洗患处。

（3）解毒得生煎（周岱翰经验方）。

主要成分：生大黄、黄柏、山栀子、蒲公英、金银花、红花、苦参。功效：通腑泄热、祛瘀散结。主治：肝胆湿热、瘀毒蕴结之肝癌、结直肠癌、妇科肿瘤等。用法用量：将上方药物加水 800 mL，煎至 200 mL。直肠内滴注。每日 1 次，15 日为 1 个疗程。

（三）针灸

处方：取足厥阴肝经，足少阳胆经穴为主。取穴：肝俞、期门、日月、胆俞、阳陵泉、支沟、太冲。

方义：足厥阴、少阳之脉同布胁肋，期门、肝俞、日月、胆俞为肝胆经俞募相配，疏肝利胆。支沟即飞虎穴为治胁痛之验穴，阳陵泉为胆经下合穴，一上一下和解少阳。太冲以助疏肝调肝、清泄肝热。

辨证配穴：肝热血瘀证加膈俞、血海配三阴交以活血祛瘀，行间、侠溪点刺放血泻肝热；肝胆湿热证取穴胆俞、阳陵泉泻肝利胆；肝盛脾虚证加脾俞配足三里以健脾益气，可灸；肝肾阴亏证加肾俞、太溪。

随症配穴：口苦配丘墟、大陵；呕恶者，加中脘、内关；痛甚则加神门、外丘调神止痛；腹胀便溏甚者，加天枢、关元，可加灸；黄疸加至阳、阴陵泉；神疲畏寒甚者，加关元、命门；腹水明显加神阙，隔甘遂末灸 3 壮；肝昏迷、神昏谵语者，加中冲、少冲点刺出血。

【急症与兼症】

（一）血证

血证症见脘腹胀大，腹壁青筋暴露，呕血、便血、鼻衄、齿衄、肌衄，见于晚期肝癌合并消化道出血、皮下出血或肝破裂导致腹腔血性积液，鼻血、口腔出血等，为肝癌晚期常见危急重症。因脾气虚弱致脾不统血，腹、臀、大腿两侧皮下大片斑点，大便色黑，伴神疲乏力，心悸气短，面色苍白，舌质淡，宜健脾益气、摄血止血，方用归脾汤合清热地黄汤加减；因肝火犯胃所致伴口苦、胁痛、心烦易怒、寐少、梦多、舌红绛，宜泻肝清胃、凉血止血，方用龙胆泻肝汤（《医方集解》）合十灰散加减，亦可用冰冻紫地合剂（广州中医药大学院内制剂）灌胃。严重者配合相关抢救和支持治疗。

（二）肝性脑病

肝性脑病症见精神恍惚，心神不宁，或表情淡漠，语言謇涩，或烦躁易怒，胡言乱语，双目发黄，小便黄短，舌红少苔或无苔，脉细数，见于肝癌晚期合并肝性昏迷，辨证为心肝血虚、清窍失养，治宜养心安神、调肝活血，方用甘麦大枣汤（《金匮要略》）合人参鳖甲煎丸（《金匮要略》）加减，亦可用醒脑静注射液清热开窍、清肝凉血。肝癌所致的神昏一证，多有瘀血内阻，如舌质紫黯，舌下静脉曲张，脉涩等，治疗应配合活血化瘀之法，可适当配伍熊胆、地龙、石菖蒲等活血化瘀之品。肝癌临床过用耗血破气及苦寒泻下之药，亦能诱发肝性脑病。中成药安宫牛黄丸、醒脑静注射液等有清热涤痰、醒脑开窍之功，可酌情加用。

（三）黄疸

黄疸症见身目俱黄、尿黄短、纳呆、恶心、皮肤瘙痒、大便干结或溏烂，属阳黄者黄色鲜明，属阴黄者黄色晦暗。阳黄者舌红苔黄腻、脉弦数，中医辨证为肝胆湿热、瘀毒内聚，治宜清热利湿、祛瘀解毒，方用茵陈蒿汤（《伤寒论》）合甘露消毒丹（《医效秘传》）加减，大便干结者可用大柴胡汤（《伤寒论》）；阴黄者舌淡、苔白腻，脉细涩或弦细，辨证为脾虚湿聚、瘀毒胶结，治宜健脾利湿、化瘀消癥，方用茵陈五苓散（《金匮要略》）合下瘀血汤（《金匮要略》）加减，并选用鳖甲煎丸（《金匮要略》）。对于黄疸的辨病治疗，茵陈、车前草、溪黄草、田基黄等均可选用，而去湿利小便为黄疸的治疗大法，故《金匮要略》曰："诸病黄家，但利其小便。"

（四）腹水

肝癌的腹水，以腹胀大，皮色苍黄，腹壁青筋暴露为特征，常伴双下肢水肿，面色晦暗，口干舌燥，舌红绛少津，脉弦细数者，为肝肾阴虚、湿毒停聚，治宜滋养肝肾、解毒利水，方用济生肾气丸合清热地黄汤；若面色苍黄，脘闷纳呆，神倦怯寒，舌质胖淡紫，脉沉细者，为脾肾阳虚、水毒内聚，治宜健脾温肾、利水解毒，方用附子理中汤合五苓散加减。古代文献有类似现代腹腔穿刺放腹水的记载，《千金方》谓："凡水病忌腹上出水，出水者月死，大忌之。"清代俞东扶《古今医案》谓："今有专门治肿胀者，用铜管子，从脐下刺入，出水如射，顷刻盈缶……以此水露一夜，明晨视之，浮面者是清水，中央者是淡血，沉底者是脂膏。盖病者，清浊不分，气血皆变为水，决而去之，去水即去其气血也。虽一暂快，或半月或一月，肿胀仍作，再针之亦死矣。"认为去腹水不能舍本逐末，急功近利，突出了中医学治病必求于本的道理。当腹胀难忍，痛苦不堪，不得不"急则治标"之际，在适当引流腹水的同时，予以腹腔内灌注中药制剂如羟基喜树碱、康莱特等可减少腹水的生成。直肠内滴注给药既有通利之功，又无伤脾之虞，采用解毒得生煎（含大黄、黄柏、栀子、红花等）也在一定程度上达到减轻腹胀的效果，临症屡获良效。

【治疗进展述评】

肝癌是我国常见的恶性肿瘤，其发病率及病死率均较高，预后较差。中医药在肝癌的全程治疗中均可发挥作用。中医肿瘤学认为肝癌是一种以局部病变为主的全身性疾病，其发病背景多有慢性肝炎、肝硬化致瘀毒内聚、肝郁脾虚，而肝功能损害（瘀毒、脾虚）既是疾病的演变结果，也是影响治疗效果的主要矛盾。目前中医药在肝癌治疗中主要起以下作用：①保肝抑瘤，促进肝细胞修复。②术后促进康复愈合，预防复发转移。③与 TACE、化放疗等手段联合能减毒增效。④对晚期患者，能减轻其症状，改善生活质量，延长生存期。

中医治疗肝癌是整体观指导下的辨证与辨病施治，是全身整体治疗与个体化治疗相结合的模式。肝癌病治疗应充分体现中医治疗的时空概念。时间概念指辨别患者处于病程中具体阶段，采取不同的治疗理念；空间概念为治疗肝癌不单指瘤体本身，还应以"人"为本，结合患者全身状态，具体症状，肝功能和营养情况，甄别患者寒热虚实，以辨证治疗，并予照顾患者心理层面、职业情况等，以充分发挥中医治疗的优势，改善患者生活质量，延长生存期。

【名家治验及医案】

（一）周岱翰医案[①②]

周岱翰临证强调以清肝利胆、健脾益气为要，常用茵陈、栀子、大黄、溪黄草清肝利胆；女贞子、旱莲草、白芍滋养肝阴；党参、白术、薏苡仁健脾益气；并配以土鳖、地龙、半枝莲、仙鹤草解毒抗癌。其中尤推崇大黄之清利肝胆、活血祛瘀的功用，其用大黄与诸药同煎，使泻下作用减弱而祛瘀力增，免除伤脾碍胃之虞。周氏认为中晚期肿瘤治疗倡导带瘤生存是中医临床特色之一。带瘤生存观念体现肝癌治疗过程中的务实态度，避免不切实际的过度治疗。晚期肝癌，即使出现远处转移或黄疸腹水，及时进行多学科结合的姑息治疗，亦有获得改善肝功能和全身状况，延长生存期的机会。

医案：何某，男，49 岁。患者于 1986 年 2 月初因右胁疼痛，明显消瘦，食少腹胀在某医院就诊，经 B 超及 CT 等检查发现肝右后叶（3 cm × 4 cm）及肝左叶（5 cm × 6 cm、3 cm × 3 cm）多处占位性病变；实验室检查：甲胎蛋白（AFP）3 900 μg/L，ALT 366 U/L，

① 李杰．名老中医肿瘤辨治枢要［M］．北京：北京科学技术出版社，2017：85 – 87.

② 周岱翰．中医肿瘤学［M］．北京：中国中医药出版社，2011：78 – 88.

余项肝功能检查在正常范围；血沉（ESR）53 mm/h。西医诊断为原发性肝癌（Ⅲ期）。因无法手术切除，要求转中医治疗。患者于同年2月底来我院就诊。诊见：形体消瘦（体重50 kg），面如蒙尘，右胁胀痛，纳呆眠差，潮热口干，小便黄，大便结，舌质绛紫、苔薄黄，脉弦数。体查：无黄疸，有肝掌及蜘蛛痣，浅淋巴结无肿大，心肺正常，腹软，无腹水征，肝大锁骨中线右肋下3 cm，剑突下4 cm，脾不大。证属肝热血瘀，治以清肝解毒、祛瘀消癥。

处方：茵陈24 g　大黄12 g　薏苡仁30 g　仙鹤草30 g　半枝莲30 g　徐长卿30 g　重楼30 g　栀子15 g　白芍15 g　丹参15 g　山楂15 g　三七3 g　地鳖虫10 g　蜈蚣4条　人工牛黄2 g（冲）

每天1剂，水煎服。并用莲花片每次5片，每天3次口服；配合西洋参15～20 g每天早上煎服；另以冬虫夏草15 g，水鸭适量，加水炖服，每周3～4次。守法加减治疗8月。1986年9月复查CT示：肝右叶病灶缩小至2 cm×3 cm，肝左叶病灶液化，见6 cm×4 cm液平面；ALT 107 U/L，AFP 1 300 μg/L。体重增加6 kg，面色红润，已无胁痛，但进食后有胀感，大便溏，仍用前法，佐以健脾益气，上方去茵陈、大黄、薏苡仁、重楼、栀子、丹参、山楂、人工牛黄，加党参、茯苓、女贞子、旱莲草各20 g，五味子10 g。莲花片同前，加服西黄丸，每次3 g，每天3次。1996年12月复查B超及CT等提示未发现占位性病变；ALT正常，AFP转阴性。临床疗效评价完全缓解。患者连续服莲花片及西黄丸3年余，间断服用清肝利胆解毒类中药，随访8年余均正常生活。

（二）李仲守医案①

李仲守认为原发性肝癌病属正虚邪实，治则应攻补兼施：以补为主，以攻为辅，但亦应根据不同病程阶段的不同表现具体辨证，不可拘泥，若为大积大聚之症，需搜而逐之。李氏把肝癌分为：肝郁脾虚、湿热瘀滞、脾肾两虚、脾虚湿热、肝肾阴虚、瘀毒凝结六型进行治疗。

医案：罗某某，为71岁广东籍男性，1983年5月首诊入院。1982年3月曾行B超检查提示：肝左叶占位性病变。1982年4月复查B超：肝左叶7 cm×8 cm包块，考虑肝癌，放射性核素扫描提示为：肝左叶占位（肝癌可能），当时除有腹部包块外无其他相关症状，未予治疗，1983年2月突发左上腹部持续性疼痛，阵发性加剧，伴腹泻，水样便，日数十次，无发热，无里急后重等。入院查肝功能属正常范围，甲胎球蛋白阴性，血沉48 mm/h。经相关科室会诊意见为肝左外叶肿瘤肝癌可能性大，建议手术治疗，患者要求纯中医治疗。入院时见形体消瘦，面色萎黄，神疲乏力，动则气促，左上腹疼痛明显。查体可及左上腹包块，7 cm×6 cm，质硬有明显压痛及叩击痛。纳呆口淡，大便溏2～3次/日，睡眠欠佳易惊醒，舌质暗苔薄白，口唇淡白，脉弦细弱。证属气血亏虚气滞血瘀，立大补气血、行气活血、软坚消积。

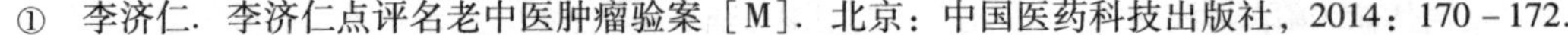

① 李济仁. 李济仁点评名老中医肿瘤验案［M］. 北京：中国医药科技出版社，2014：170－172.

处方一：黄芪 20 g　党参 20 g　制首乌 20 g　紫花地丁 15 g　白芍 15 g　丹参 12 g　延胡索 10 g　枳壳 10 g　青皮 10 g　素馨花 10 g　鳖甲 30 g（先煎）　甘草 5 g

处方二：黄芪 20 g　党参 20 g　制首乌 20 g　白芍 15 g　丹参 15 g　鸡内金 12 g　山楂12 g　延胡索 10 g　素馨花 10 g　鳖甲 30 g（先煎）　甘草 5 g

处方三：黄芪 20 g　党参 20 g　制首乌 20 g　白术 12 g　丹参 12 g　鸡内金 12 g　山楂12 g　茯苓 15 g　延胡索 10 g　素馨花 10 g　鳖甲 30 g（先煎）　甘草 5 g

处方一服 10 剂后精神好转，疼痛减轻；处方二连服两周精神、胃纳明显好转；处方三服两周症状基本消失，面色润泽精神转佳，体重增加，复查 B 超提示肝内未见明显占位性病变。继续原方服用 3 月，精神、体力、胃纳、睡眠以恢复正常。

李氏引《沈氏尊生书》所述："若积之既成，又当调营养卫，扶胃健脾，使元气旺而间进以去病之剂，从容调理，俾其自化，夫然后病去人亦不伤。"治疗之方药中重用黄芪、党参以补气扶正，白术、茯苓以健脾渗湿，山楂、鸡内金以消滞醒脾且能化积，丹参、首乌、白芍养血活血，尤其用丹参取古人云"一味丹参功同四物之意"，鳖甲能软坚散结通瘀，配以行气止痛之枳壳、延胡索、素馨花，使得该方温而不燥，凉而不寒，补而不滞，攻而不伤。因病症相符，使正气渐复，邪气渐衰，正胜邪退，故临床取得较为满意的疗效。

（三）梁剑波医案①

梁剑波对于消化道肿瘤的治疗具有独到见解，其遵《素问·平人气象论》："人无胃气曰逆，逆者死。"重视补土扶正，常使危重患者带病延年。梁氏认为肝癌多由肝炎迁延不愈、肝失条达之瘀血内停所致，辨证气血瘀滞胁下癥积者，治宜疏肝理气，化瘀软坚，自拟行瘀除癥汤治之；辨证火毒内盛，热扰心营者，治宜泻火解毒，凉血清营，自拟清火漏芦汤治之。常用治疗肝癌中药有三棱、莪术、当归、赤芍、桃仁、丹参、香附、郁金、八月札、泽泻、葫芦茶、土茵陈等，具有活血通经、清热利水的针对性作用。

医案：男，67 岁，离休干部，1987 年 5 月 11 日初诊患者在 1986 年 9 月经 CT、B 超等确诊为原发性肝癌，同年 11 月行右叶癌灶切除手术，随后进行化疗。至 1987 年 3 月肝右叶又发现包块，腹水剧增，身体孱弱，其家属已被告知一月内为其准备后事。来诊时患者呈恶病质，言语低微，腹胀如鼓，腹水征（+++），青筋暴露，胁痛纳呆，肝脾触诊不满意，脚肿尿少，舌质暗红，边带瘀斑苔黄腻，脉沉弦。症属鼓胀，气亏血瘀胁下癥积，治宜益气活血，消癥逐水，行瘀除癥汤加减。

处方：黄芪 60 g　白术 15 g　赤芍 12 g　丹参 15 g　炒穿山甲 20 g　郁金 25 g　香附 12 g　莪术 10 g　三棱 10 g　泽泻 30 g　葫芦茶 60 g

清水煎服。另每天早晚服西黄丸一瓶，高丽参 10 g 炖服。经治疗一个半月病情控制，腹水消退，纳增。此后完全停服西药及化疗，此方与人参养荣丸、杞菊地黄丸等扶正袪

① 梁宏正，梁剑波．名老中医梁剑波治疗肝癌验案一则［J］．实用医学杂志，1994，10（2）：10.

毒，增强免疫力方药，及与食疗等配合，患者贫血纠正，身体日渐康复，每天能跑步并坚持冬泳，精神旺盛，判若两人。B超提示：肝右叶肿块较前缩小约3 cm，腹水消失，如是带瘤生存近6年。

（周岱翰）

第三节　胆系肿瘤

胆系肿瘤主要是指原发于胆道系统的肿瘤，包括胆囊肿瘤和胆管肿瘤。胆道恶性肿瘤在中国消化道肿瘤中位居第5~6位，其中最常见的是胆囊癌，约占胆道肿瘤的1/3，胆囊癌多见于50~70岁的老年女性。在欧美国家，胆囊癌为胆管癌的1.5~5倍，日本的资料则显示胆管癌多于胆囊癌男女之比为1：（1.5~3.0）。胆囊癌女性发病率常高于男性，是后者3~4倍，常发生于40~60岁年龄段者，90%以上年龄超过50岁，40岁以下者罕见。胆管癌发病的平均年龄大约为50岁，男性的发病率约为女性的1.5倍。①

胆囊癌的病因一般认为与胆囊的慢性感染、结石的机械刺激、寄生虫、胆囊乳头状瘤等有关，多发生在胆囊底和体部，晚期可累及胆囊周围、肝脏、十二指肠和胃等其他邻近器官。90%以上的胆囊癌为腺癌，少数为腺鳞癌、退行性癌、类癌、未分化癌、内分泌小细胞癌和巨细胞癌等。胆管癌是指原发于左右肝管汇合部至胆总管下端的肝外胆管恶性肿瘤，其病因可能与胆管结石、原发性硬化性胆管炎等疾病有关。根据解剖学发生部位，广义上胆管癌可分为肝内胆管癌、肝门胆管癌和肝外胆管癌。胆管癌中肝门胆管癌占50%，肝外胆管癌占40%，肝内胆管癌不到10%。根据WHO分类，混合肝细胞型胆管癌（也称胆管癌合并肝癌）是最近才被认识的一种肝外胆管癌亚型，在所有类型肝癌中不到1%。肝外胆管癌一般包括以下几类：左右肝管癌、肝总胆管癌、胆囊管癌、胆总管癌。

胆系肿瘤起病隐匿，早期诊断困难，大多数患者被确诊时已经处于晚期，预后较差，5年生存率为2%~5%，80%以上的患者在诊断后1年内死亡。②

【文献概述】

胆囊癌、胆管癌与古代中医文献中很多相关描述相类似，根据其临床表现属于祖国医学中“胆胀”“肝胀”“胁痛”“肝胃气痛”“积聚”“黄疸”等范畴。《灵枢·胀论》记载：“胆胀者，胁下胀痛，口苦，善太息。”“肝胀者，胁下满而痛引少腹。”《素问·缪刺论》云：“邪客于足少阳之络，令人胁痛不得息，咳而汗出。”《难经·五十二难》曰：“积者，五脏所生，聚者，六腑所成也。积者阴气也，其始发有常处，其痛不离其

①② 林丽珠．肿瘤中西医治疗学［M］．北京：人民军医出版社，2013．

部，上下有所终始，左右有所穷处……”提示邪如侵入足少阳胆之络脉，则痛甚；邪气如不去，久之可导致气血凝滞，终致积聚形成。《伤寒论》太阳病描述“结胸证”的症状“膈内疼痛、拒按、气短、心下部坚硬胀满、身发黄”等，与胆囊癌、胆管癌较为相似。《外台秘要》中对心腹积聚、症癖的描述与胆管癌的三联征（腹痛、上腹部包块和黄疸）极为相似：“心腹积聚，日久症癖，块大如杯碗，黄疸，宿食，朝起呕变，支满上气，时时腹胀，心下坚硬，上来抢心，旁攻两胁，彻背连胸，痛无常处。”张介宾《景岳全书》论述了黄疸及其发病机理，《景岳全书·黄疸》中记载：“盖胆伤则胆气败，而胆液泄，……”关于预后，《外台秘要》记载：“腹中痃气癖硬，两胁脐下硬如石，按之痛，腹满不下食，心闷咳逆，积年不愈。”《圣济总录》曰：“积气在腹中，久不瘥，牢固推之不移者，……按之其状如杯盘牢结，久不已，令人身瘦而腹大，至死不消。”

【病因病机】

中医学认为，胆与肝相表里，胆附于肝，二者经脉相连，胆汁来源于肝，受肝之余气而成，注之于小肠，为消化饮食不可缺少的物质，因而胆系肿瘤的成因与肝胆疏泄功能的失常密切相关。内、外因致病因素均可使肝胆疏泄失职，胆汁的分泌和排泄发生障碍。外因可由湿热内客于胆，胆液排泄障碍，热毒内聚，注于胆腑，最终成瘤；内因可由忧怒太过，内伤肝胆，肝郁气滞，胆失和降，气滞痰结，日久不散，结聚成癌；或因过食辛辣，偏嗜酒肉，肥甘厚味，聚湿生热，湿遏热郁，蕴结成毒，热毒内逼于胆，聚而成癌。

（一）湿热内侵

感受湿热毒邪、暑湿之邪，郁而不化，由表及里，内客胆腑，脾胃运化失常，肝胆疏泄失职，胆液不得下泄，导致气血凝滞，痰浊内生，湿热与痰浊交织，蕴结成毒，日久生成本病。

（二）情志不调

《金匮翼·积聚通论》云：“凡忧思郁怒，久不得解者，多成此疾。”即指肝胆性喜疏泄条达，恶抑郁，忧怒太过，情志不畅，易伤肝胆，气机郁结不行，气血郁滞，肝胆疏泄失职，亦可影响胆汁的正常排泄，郁而化热，湿热蕴结，最终结而成瘤。

（三）嗜肥酗酒

偏食肥腻之食，经常过量饮酒，肥则滞阳生热，酒能伤阴化热，热邪蕴遏成毒，热毒内攻于胆，胆毒结聚不散，从而生成癌。饥饱失宜，损伤脾胃，运化失常，痰湿内生，气血运化不畅，以致气血痰热互结于胆，亦可导致本病。

（四）其他因素

主要指地理、水土因素等。如久居潮湿或涉水，导致湿邪内停，脾土运化受阻，转而影响肝胆疏泄，日久也可发病。

【诊断要点及鉴别诊断】

（一）诊断要点

1．临床表现

（1）早期症状：缺乏特异性临床表现，常因合并胆石症或胆囊炎而仅表现为上腹不适、厌食油腻等症状，易被忽视。

（2）中晚期症状：①右上腹疼痛：最为常见，表现为持续性隐痛或钝痛，有时伴阵发性剧痛并向右肩放射。②消化道症状：如消化不良，厌油腻、恶心呕吐、嗳气、胃纳减少等症状也非常多见。③皮肤、巩膜黄染：是胆系肿瘤晚期的常见症状，出现皮肤、巩膜黄染多由肿瘤侵犯胆管导致梗阻性黄疸所致。④消化道梗阻症状：肿瘤侵犯十二指肠可出现消化道梗阻症状，如恶心、呕吐。⑤转移部位的症状：出现远处转移时常可表现出相应转移部位的症状。⑥全身症状：发热、消瘦、乏力、腹胀甚至恶病质等表现也可见于晚期患者。

（3）体征：主要表现为黄疸、肿瘤所致右上腹包块以及十二指肠梗阻所致包块等。

2．血生化、肿瘤标记物检查

（1）血生化指标：梗阻性黄疸患者总胆红素可明显增高，可出现胆固醇、碱性磷酸酶增高等。胆汁淤滞亦可导致转氨酶升高、血沉增快。

（2）肿瘤标记物检查：部分胆系肿瘤患者，可见癌胚抗原、CA19－9等肿瘤标记物异常升高，具有一定的辅助诊断价值。

3．影像学检查

（1）超声检查：诊断早期胆系肿瘤较为有效的方法。早期可无典型表现，对胆囊显示较清，囊壁增厚或软组织隆起。晚期可探及不规则胆囊壁增或胆管壁厚、腔狭小、闭塞、内实性光团等，可见梗阻及肝胆管扩张，区域淋巴结转移或肝转移灶。

（2）CT检查：对判断胆囊大小、形态、位置，增强扫描胆囊壁的厚度超过3.5 mm，呈局限、不规则、腔内面不光滑时，提示恶性可能大。可显示肝内胆管是否扩张、肝内转移病灶以及周围转移情况。

（3）MRI检查：对胆系肿瘤的诊断价值与CT相仿，而磁共振胰胆管造影（MRCP）由于能清晰地显示肝内外胆道树图像，可了解合并黄疸的患者胆管是否受累及其程度。

（4）内镜超声：可探测肿瘤侵犯的深度，有利于早期诊断和提供手术方式。

（5）内镜下行逆胆管造影（ERCP）：能显示胆囊及胆管内充盈缺损，胆囊不显影，胆管狭窄、梗阻等。

4．细胞学、病理学检查

超声、CT影像引导下行胆囊及胆管病变部位细针穿刺取活检、超声内镜下活检、胆道子母镜经皮经肝胆囊镜检查（PTCCS）活检、经腹腔镜取活检以及胆汁脱落细胞学检查等，均是胆系肿瘤定性诊断的可靠方法。

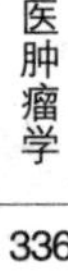

（二）鉴别诊断

胆管癌与胆囊癌早期均缺乏特异性临床表现，上腹隐痛、腹胀、食欲减退、消瘦、乏力是常见的症状，后期出现黄疸。二者起病症状类似，仅凭症状难以互相鉴别，B 超和 CT、MRI 等影像学检查有助于明确病变来源部位，确诊须做病理学检查。胆系肿瘤主要需与黄色肉芽肿性胆囊炎、原发性肝癌、胆囊息肉样病变等良恶性疾病相鉴别。

1. 黄色肉芽肿性胆囊炎

最易与胆囊癌混淆，其临床表现常与早期胆囊癌相似，CT 表现为胆囊壁极度增厚、外壁不规则、内壁光滑，局部肝实质呈不规则低密度影，增强不明显。术中可见胆囊壁增厚，与大网膜、结肠肝曲、十二指肠粘连紧密。鉴别要点在于该病在胆囊边缘处胆囊挛缩，而胆囊癌则表现为向肝内的灰白色肿瘤浸润。

2. 胆囊息肉样病变

泛指胆囊壁向腔内呈息肉状生长的所有非结石性病变总称，从病理角度来看，包括腺瘤样息肉、胆固醇性息肉、增生和炎症性息肉、胆囊腺肌病。多数学者认为腺瘤是胆囊癌的癌前病变，腺瘤直径小于1.0 cm 恶变率较低，当腺瘤大于1.5 cm 恶变率明显升高。胆固醇性息肉在 B 超影像上与胆囊腺瘤的声像区别不大，故术前从声像上不易将其分辨清楚。鉴别要点是胆固醇性息肉常为多发性，直径很少超过 1 cm，多在 0.5 cm 左右。

3. 胆囊腺肌病

由黏膜上皮细胞与肌纤维增生所致。增生性息肉常无蒂、表面光滑，多发或单发，临床症状较轻，常伴有胆囊结石，病理组织检查以黏液腺化生的上皮细胞增生为主，一般无上皮细胞异型性。B 超检查是首选的方法，但诊断良性还是恶性胆囊隆起性病变尚缺乏特异性检查方法，应加强随访，必要时行手术切除，定性诊断仍依据组织病理检查为主。

4. 原发性硬化性胆管炎（PSC）

PSC 在表现上可与胆管癌混淆，且易伴发胆管癌。管周浸润型（PI 型）胆管癌可能产生跳跃性病变，与 PSC 中表现的多处狭窄非常相似。对于 PI 型胆管癌，病变通常局限于胆道系统的某一部分，但对于 PSC 患者，病变通常分布于整个胆道系统。影像检查及组织活检可助鉴别。

5. 肝癌胆管癌栓

原发性肝癌伴胆管癌栓，特别是原发病灶不明显的患者，与肝门部胆管癌，尤其是腔内生长型的在影像上可能有一定的类似处，都可以表现为肝门部的胆管梗阻，胆管腔内有充盈缺损。患者有肝癌病史，或伴慢性肝炎、肝硬化病史等可助鉴别。

6. 嗜酸性胆管炎和淋巴浆细胞增多性胆管炎

嗜酸性胆管炎是一种罕见的炎性实性占位，在炎性组织周围可见大量的嗜酸性粒细胞，通常认为是由过敏性原因所致。狭窄病变可以较长且多发。嗜酸性胆管炎患者对全身类固醇给药反应良好。类固醇给药既可以是治疗方案也可以作为诊断试验。淋巴浆细胞增多性胆管炎具有自身免疫性疾病的特点，影响胰腺的情况更为常见。

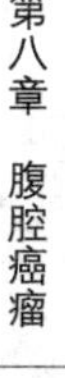

7．良性炎性肿瘤

也称为肝脏炎性假瘤、良性纤维化性疾病和肝门处假恶性瘤等。肿块由慢性炎性细胞和纤维化组织构成。良性炎性肿瘤最常见于肝外上段胆管，也见于肝内，最少见于下段胆管。这种良性炎性肿瘤占所有肝门肿瘤发病率的13%～24%。良性炎性肿瘤与肝门部恶性胆道阻塞相似，会造成黄疸。治疗方式可行手术切除，并可在术中对病变处直接活检。

8．胆石症和胆总管结石病

发生Mirizzi综合征时，发炎胆囊的颈处结石可压迫胆总管，引起黄疸、发热和胆绞痛也比较常见。通过CT、MRI、术中超声或触诊检测到结石可以确诊。

9．胆管腺瘤

胆管腺瘤是一种罕见的良性肿瘤，腺瘤也可能恶变为乳头状胆管癌，容易与局灶性IG型肿瘤（乳头状胆管癌）相混淆。这类肿瘤特征性表现为黄疸或胆绞痛，可呈息肉状，并随体位移动，MRCP和CT影像上可见有胆管内的充盈缺损。如果怀疑为腺瘤，可选择局部胆道切除术。

10．胆道神经内分泌肿瘤

一种罕见的增长缓慢的肿瘤，可有黄疸。小型肿块可呈现动脉相增强。通常需实施肿瘤和胆管的局部切除术。

11．粒细胞肿瘤

可能源于施旺氏细胞，发生于胆道系统的病例非常罕见。胆总管或左右肝管汇合处肿瘤可引起胆道阻塞。治疗方法可手术切除，预后较好。

12．胆管肉瘤

一种非常罕见的肿瘤，可出现黄疸，可发现肿块，病理通常为胚胎性横纹肌肉瘤或平滑肌肉瘤。

【辨证论治】

（一）辨证要点

胆附于肝，与肝相表里，肝的疏泄功能可直接控制和调节胆汁的排泄，故临证常胆病以肝求之。而肝疏泄功能与脾关系密切，因此，疏肝利胆、健脾和胃为治疗胆系肿瘤的基本大法。

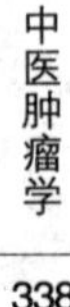

1．辨虚实主次

《医宗必读·积聚》云："初者，病邪初起，正气尚强，邪气留浅则任受攻；中者，受病渐久，邪气较深，正气软弱，任受且攻且补，未者，病魔经久，邪气侵凌，正气消残，则任受补。"胆系肿瘤病位在胆，涉及肝及脾胃等脏腑，一般初病多实，久则多虚实夹杂，后期则正虚邪实。应根据病程长短，邪正盛衰等辨清其虚实不同情况。若患者正气虚，当补益气血，培本为主；肝胆气滞者，当理气解郁为主；而湿热蕴结者，当清热化湿、理气散结为主。而始终注意保护正气，攻伐不宜太过，以免伤正。所谓“大积大聚，其可犯也，衰其大半而止”。

2. 辨标本缓急

胆系肿瘤病程中常出现一些并发症、急症，如因肝胆郁滞，胆汁不能循其常道而外溢出现黄疸；因肝胆失疏，胃失和降，出现剧烈呕吐；胃气上逆，毒邪壅滞，气血凝聚，而发生剧痛等，常需急者治其标，或标本兼治。

（二）临床分型

1. 肝郁气滞

主证：右侧胁肋胀痛，甚可扪及肿块，低热发热，恶心呕吐，饮食减少，抑郁寡言，心烦易怒，口苦咽干，头晕目眩，舌淡红苔薄白或微黄，脉弦缓。

证候分析：本型多为肿块初起，情志不畅，肝气失于调达，阻滞胁络，不通则痛，故见胸胁胀痛；气滞血瘀，日久变生癌肿；若气郁化火生风，可见低热发热，心烦易怒，口苦咽干，头晕目眩；肝胆郁滞，横逆犯胃，故有恶心，食欲不振；舌苔薄白或微黄，脉弦为肝郁气滞之象。病机肝郁失疏，肝气郁结。

治法：疏泄肝胆，理气解郁。

方药：柴胡疏肝散（《景岳全书》）合逍遥散（《太平惠民和剂局方》）加减。

柴胡 15 g　当归 12 g　白芍 15 g　枳壳 12 g　青皮 15 g　陈皮 12 g　香附 15 g　白术 15 g　茯苓 15 g　山慈菇 15 g　半枝莲 30 g　白花蛇舌草 30 g　煨姜 15 g　薄荷 10 g

方用柴胡疏肝解郁，使肝气得以条达为君药。当归甘辛苦温，养血和血；白芍酸苦微寒，养阴敛阴，柔肝缓急，二者合为臣药。枳壳、青皮、陈皮、香附理气解郁；白术、茯苓健脾益气；山慈菇、半枝莲、白花蛇舌草清热解毒，共为佐药。煨姜和中、调和气血；薄荷增强柴胡疏肝解郁功效，俱为使药。

若痛重可加郁金、川楝子、延胡索等理气止痛；恶心呕吐者可加姜半夏、竹茹等和胃降逆；伴有黄疸者可加山栀、大黄、金钱草等清泻肝胆。

2. 肝胆湿热

主证：目肤黄染，恶心呕吐，食欲不振，疲乏无力，右上腹积块，胁肋疼痛，发热不扬，舌质色红，舌苔黄腻，脉弦或弦滑数。

证候分析：由于肝胆感受外邪，或过食肥甘，产生湿热，湿热交蒸，胆汁外溢肌肤，则面目身黄。湿热壅滞中焦，胃失和降而上逆，则恶心呕吐。湿热壅滞脾胃，纳运失常，则食欲不振。湿热困脾，则肢体疲乏无力。湿热滞中，土壅木郁，肝气失畅，肝经循行两胁，故胁肋疼痛。舌苔黄腻，脉象滑数等，均为湿热之征。病机湿蕴热郁，胆失降泄。

治法：清热化湿，利胆降浊。

方药：龙胆泻肝汤（《医方集解》）合茵陈五苓散（《金匮要略》）加减。

龙胆草 15 g　黄芩 15 g　山栀 15 g　枳实 15 g　柴胡 12 g　茵陈 20 g　猪苓 15 g　茯苓 15 g　泽泻 15 g　当归 15 g　生地黄 15 g　车前子 15 g　木通 10 g　桔梗 10 g　甘草 6 g

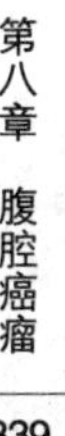

方用茵陈、龙胆草为君药，清热利胆退黄。黄芩、山栀苦寒泻火，助清肝胆湿热，为臣药。枳实、柴胡疏肝理气；猪苓、茯苓、泽泻甘淡渗湿，使湿从小便而去；当归、生地黄活血凉血；车前子、木通清热利湿，引热从小便出，共为佐药。桔梗引药上行，甘草解毒调味，俱为使药。

如身热不迟者可加蒲公英、银花、白花蛇舌草、连翘等清热解毒；黄疸较深者可加金钱草、溪黄草等清热利胆；若呕恶者加陈皮、竹茹以降逆止呕；若腹胀甚者加大腹皮、厚朴以行气除胀。

3. 脾虚湿阻

主证：右上腹包块，右胁腹隐痛，或胀痛绵绵，全身黄染，色泽较淡，神疲乏力，面色无华，形体羸瘦，面目虚肿，畏寒身冷，气短心悸，脘闷腹胀，纳差，大便溏。舌质淡胖，舌苔白腻，脉象沉细，或濡细。

证候分析：脾胃虚弱，运化无权，水湿内生。水谷不能化为精微，气血生化不足，肝胆之脉失于濡养，故胁部隐痛或胀痛绵绵。水湿运化无力，湿浊之邪泛滥，则见全身黄染，色泽较淡。湿阻中焦，脾阳不振，运化失常，则脘闷腹胀不舒、纳差。脾胃气虚，肌体失养，故见神疲乏力、面色无华、形体羸瘦。水谷不化，清浊不分，故大便溏。舌质淡胖，舌苔白腻，脉象沉细，或濡细均属脾虚湿阻之象。

治法：健脾和胃，利湿退黄。

方药：参苓白术散（《太平惠民和剂局方》）合茵陈五苓散（《金匮要略》）加减。

党参 30 g　白术 20 g　茯苓 25 g　山药 20 g　法半夏 15 g　夏枯草 30 g　扁豆 30 g　砂仁 10 g（后下）　桂枝 10 g　泽泻 10 g　薏苡仁 30 g　陈皮 6 g　茵陈 30 g　炙甘草 6 g

方中党参、山药益气健脾和胃，茵陈利湿退黄为君药。白术、茯苓、法半夏、陈皮等健脾理气和胃化湿，茵陈、夏枯草等清肝利湿，扁豆、泽泻、薏苡仁健脾渗湿；共为臣药。佐以炙甘草益气和中，砂仁和胃醒脾、理气宽胸。使以桂枝温阳化气，以化水湿。

若纳食少者，可加山楂、谷麦芽、炙鸡金、神曲等；腹胀者，可加大腹皮、槟榔、枳壳等；积块明显者，可加三棱、莪术、鳖甲、山甲等；有恶心、呕吐者，可加旋覆花、代赭石、竹茹等。

4. 痰瘀互结

主证：上腹积块，右胁刺痛或胀痛，身目黄染，脘闷不饥，大便溏，小便黄，舌质黯，舌苔白腻，脉弦细或涩。

证候分析：肝失条达，气机郁滞，木郁脾虚，脾不运化，无力升清，痰浊内生，痰结、气阻、血瘀日久化生积块。气滞血瘀，故右胁胀痛或刺痛。胆不疏泄，胆汁离经外溢，故身目、小便黄染。胃气不降，则脘闷不饥。痰湿困阻脾胃，浊邪不化，则大便溏垢。瘀血内停，故舌质黯、脉涩；痰浊内阻，故舌苔白腻，脉弦细。

治法：健脾化瘀，疏肝退黄。

方药：茵陈蒿汤（《伤寒论》）合桃红四物汤（《医宗金鉴》）及温胆汤（《三因极一

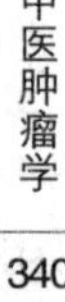

病证方论》）加减。

茵陈15 g　栀子10 g　桃仁10 g　红花10 g　当归10 g　熟地黄15 g　白芍药15 g　川芎10 g　法半夏10 g　陈皮6 g　白术10 g　茯苓15 g　甘草6 g

方用茵陈清肝利胆退黄，桃仁、红花活血祛瘀，法半夏健脾化痰，共为君药。以陈皮健脾理气化痰，栀子清热利湿退黄，当归、熟地黄活血补血为臣药。以白术、茯苓健脾益气化痰，白芍、川芎活血养血，甘草调和诸药为使佐。

恶心、呕吐者加竹茹15 g、生姜10 g；胸闷腹用者加瓜蒌皮15 g、枳壳15 g；上腹疼痛较甚者加三棱10 g、莪术10 g、川楝子10 g、延胡索15 g；若大便干结者，加芒硝6 g、厚朴15 g行气除胀；小便黄甚者，加金钱草15 g、滑石10 g、车前子15 g利尿泄热；口渴欲饮者，加生地15 g、玄参15 g、麦冬15 g清热生津；热毒炽盛、神昏谵语者可以犀角地黄汤加减。

5. 肝肾阴虚

主证：右胁部隐痛，遇劳加重，口干咽燥，午后潮热或五心烦热，头晕目眩，形体消瘦，腰酸脚软，舌红少苔或光剥有裂纹，脉弦细或细数。

证候分析：毒邪蕴结胆腑，化火伤阴，或病久体虚，耗伤阴血，肝失濡养，出现右胁隐痛。阴虚内热，故有口干咽燥，午后潮热或五心烦热等征象。阴血亏虚，无法上荣于脑，则见头晕目眩。舌红少苔，脉弦细或细数均为阴虚内热之象。

治法：养阴柔肝、疏肝行气。

方药：一贯煎（《续名医类案》）合二至丸（《医方集解》）加减。

生地黄20 g　枸杞子15 g　北沙参20 g　麦冬15　当归10 g　川楝子15 g　女贞子15 g　旱莲草20 g　枳壳15 g　虎杖20　肿节风30 g　甘草6 g

方中生地黄、枸杞子、女贞子、旱莲草为君药，滋养肝肾；北沙参、麦冬、当归为臣药，养阴柔肝；川楝子、枳壳疏肝行气，虎杖、肿节风清热消肿，俱为佐药；甘草为使药，调和诸药。

若潮热、烦热明显者，加黄柏、胡黄连、白薇；神疲乏力、气短心悸，兼自汗者，加西洋参、黄芪、五味子；盗汗明显者，加煅牡蛎、浮小麦；衄血、牙龈出血、皮下出血、舌尖红绛者，加水牛角、紫草根、旱莲草、白茅根。

【辨病治疗】

（一）内服

1. 常用中草药

常用胆系肿瘤的抗癌中草药有白花蛇舌草、半枝莲、莪术、龙葵、苦参、藤梨根等，临证可酌情加减。

（1）白花蛇舌草：味甘淡，性凉。归肝、膀胱经。具有清热解毒、活血祛瘀、利水通淋的功效。煎剂一般15～60 g。外用适量捣敷。

（2）半枝莲：辛、微苦，凉。具有清热解毒、活血祛瘀、利水消肿的功效。内服煎汤，15 ~60 g，或鲜品捣汁内服，外用适量，研末调敷或鲜品捣敷。

（3）莪术：味苦、辛，温。归肝、脾经。具有行气破血、消积止痛等功效。可应用于多种肿瘤。常用量：入煎剂每日 3 ~12 g，大量可用 30 g。

（4）龙葵：苦，寒。有毒。具有清热解毒、活血消肿的功效。内服煎汤，15 ~30 g，外用适量，捣敷或煎水洗。

（5）苦参：性味苦，寒。具有清热燥湿、杀虫利尿的功效。《神农本草经》云："主心腹结气，癥瘕积聚，黄疸……" 6 ~10 g，煎服，外用适量。反藜芦。

（6）藤梨根：性味苦、涩，寒。具有清热利尿、活血消肿的功效。30 ~60 g，煎服，外用适量。

2. 常用中成药

胆系肿瘤常用的中成药有小金丹、西黄丸、化癥回生片、冬凌草片等，静脉注射液可选用鸦胆子油乳注射液、茵栀黄注射液等。

（1）小金丹（《外科证治全生集》）：主治痈疽肿毒、痰核流注、乳岩瘰疬、无名肿毒、阴疽初起等病属寒痰瘀阻者。每次服 1 ~2 粒，每日 2 次。

（2）西黄丸（《外科证治全生集》）：具有解毒散结、消肿止痛的功效。主治多种恶性肿瘤。每日 3 次，每次 3 g，温开水送服。

（3）化癥回生丹（《温病条辨》）：具有扶正祛邪、清热解毒、软坚散结的功效。可直接抑杀癌细胞，增加细胞免疫功能，防治放、化疗引起的白细胞减少症。每次 2 粒，每日 3 次。

（4）冬凌草片（《现代中药学大辞典》）：具有清热解毒、活血祛瘀、消炎去肿的功效。主治食管痛、胆囊癌、胆管癌、胃癌、肝癌、肺癌等多种肿瘤。每日 3 次，每次 6 ~10 片。

（二）外治

胆系肿瘤各期均可在局部外敷中药，外用药物作用于体表，可使药物透过皮毛腠理，内达脏腑，配合内服药物，以助消积除痹、软坚散结之作用，可提高疗效。

（1）双柏散（广州中医药大学第一附属医院经验方）。具有活血祛瘀、消肿止痛。可用于局部疼痛而不属于虚寒者。用法用量：每次 100 ~200 g，加适量温水和蜂蜜混匀并适当加热后外敷疼痛区域。局部有皮损者忌用。

（2）阿魏化痞膏（《内科摘要》）：具有消痞散结。主治腹部肿块、胀满疼痛。用法用量：外用摊贴患处。每日 1 次。用火将阿魏化痞膏烘烊，贴患处。

（3）麝香止痛膏（九寨沟天然药业集团有限公司）：主要成分有樟脑、薄荷脑、冰片、水杨酸甲酯、桂皮醛、丁香酚、麝香酮等，是一种常用的传统中药膏剂，具有祛风湿、活血止痛等功效。可用于局部疼痛而无皮肤破损者。

（4）血竭膏（《古今医统大全》《普济方》）：香油 150 g，血竭 10 g，松香 12 g，羊胆5个，冰片3 g，麝香3 g，乳香、没药各20 g。将香油煎沸，加松香熔后离火，均匀撒血竭粉于液面，以深赤色为度，再下羊胆汁，加至起黄色泡沫为止，待冷却后加入冰片、麝香即成。摊在胶布上贴于痛处。具有活血化瘀、解毒消癥的功效。

（三）针灸

体针：取阳陵泉、足三里、胆囊穴、中脘、丘墟、太冲、胆俞为主穴；痛剧加合谷；高热加曲池；恶心呕吐加内关。用深、强刺激手法，每日1～2次，留针半小时，用电针更佳。

耳针：取交感、神门、肝、胆为主穴；出现休克者取涌泉、足三里、人中、十宣穴；或耳针取皮质下、内分泌、肾上腺等穴。

穴位注射：疼痛剧烈者，采用穴位注射疗法，用维生素 B_{12} 500 mg、维生素 $B_1$100 mg、2%利多卡因3 mL混合，取足三里、阳陵泉穴封闭。

【急症与兼症】

（一）梗阻性黄疸

胆系肿瘤患者中黄疸的发生率很高，常可以黄疸为其首发症状，多为肿瘤直接压迫、侵犯肝外胆管或发生胆管转移导致梗阻性黄疸，也有肝转移等导致的肝细胞性或混合性黄疸。梗阻性黄疸需手术切除肿瘤，以解除梗阻。内科治疗可做内引流术，或外引流术，或胆管内支架置入术等以解除和缓解黄疸。中医治法主要以利胆退黄为原则，并结合抗肿瘤药物进行辨证与辨病相结合治疗。常用的方剂有茵陈蒿汤、茵陈五苓散、茵陈术附汤、茵陈四逆散等，可加用具有利水退黄作用的中药，如车前子、猪苓、泽泻、冬瓜皮、薏苡仁、浮萍、金钱草、玉米须等，现代药理研究证实该类中药有利尿作用，通过增加尿量，胆红素得以适量排出，控制或缓解黄疸。也可配合使用茵栀黄注射液等静脉注射制剂。

（二）胆管感染

胆系肿瘤并发胆管感染时可有上腹痛加剧，呈阵发性绞痛或持续性胀痛，可伴有寒战高热、黄疸等临床表现，起因多为胆汁淤积，造成血循环、淋巴管及胆管直接逆行而来的细菌感染，以革兰阴性菌及厌氧菌感染为多见。急性发作时，可予阿托品肌内注射解痉止痛，合并抗感染治疗，同时要注意宜低脂饮食，维持水、电解质与酸碱平衡。中医常用方剂有龙胆泻肝汤、黄连解毒汤、大黄牡丹汤，常用药物有黄芩、虎杖、大黄、金钱草、枳壳、白芍、柴胡、木香等，辨证与辨病相结合用药。现代研究表明这些中药具有控制感染、排除结石和调节胆管功能等作用。

（三）放疗、化疗后消化道症状

胆系肿瘤各期都会出现一些非特异的消化道症状，如呕吐、胁痛、善太息等，乃为肝木不疏，脾胃升降失常，脾虚运化失司，饮食不得下行，气逆上冲所致，治当疏肝理气，和胃降逆，药用苏叶、半夏、茯苓、厚朴、生姜等。在放疗、化疗期间，上述症状更易加重。治疗上常采取健脾和胃、降逆止呕的原则，药用党参、白术、茯苓、薏苡仁、陈皮、半夏、旋覆花、神曲、山楂、鸡内金、谷芽、麦芽等；腹泻常因大肠传导失司而致，可加肉豆蔻、山药、芡实等。

【治疗进展述评】

胆系肿瘤起病隐匿，早期诊断率较低，50% ~70% 患者发现时已处晚期。对于早期患者，外科手术仍然是胆系恶性肿瘤的主要治疗方式。本病确诊时患者大多已进入中晚期，手术根治率低，为 10% ~27% 。对于有梗阻性黄疸不能行手术切除者，内引流术或外引流术，或胆道支架植入术是有效的微创姑息治疗手段，对缓解黄疸有较好疗效。胆系肿瘤一般对化疗、放疗均不甚敏感。吉西他滨 + 顺铂联合化疗方案通常用于不能手术的患者。分子靶向药物虽有临床应用于胆系肿瘤的报道，但总体而言未取得突破性进展。

早期胆系肿瘤术后中医药治疗有利于术后恢复，中医药早期参与有助于发挥其抗复发、抗转移的优势。临床多数患者发现时已处晚期，多表现为寒热混杂、虚实夹杂的情况，正虚邪陷为其主要病理特点。一方面，胆系癌肿生成势必影响胆腑的贮藏和“泻而不藏”的功能，采用疏肝利胆类中药可缓和胆腑的功能失职。另一方面，肿瘤的形成大多是在人体正虚的条件下，邪毒乘虚而入，导致气血运行失常，日久成瘤，所谓“邪之所凑，其气必虚”。脾为后天之本，肝的疏泄功能与脾的运化功能常相互影响，“见肝之病，知肝传脾，当先实脾”，故需注意保护后天之本。因此，疏肝利胆、健脾和胃为治疗胆系肿瘤的基本大法。采用扶正与抗癌相结合的方法，可以使患者肝脏代谢改善，胆道局部梗阻或炎症等情况得到缓解，有利于病情控制与恢复。

如何提高胆系肿瘤的早期诊断率和确诊率，改善患者生活质量，延长患者生存时间，控制医疗费用，在循证医学的基础上，采取综合治疗原则指导下的个体化诊治可能是较理想的选择。中医药治疗胆系肿瘤目前缺乏大宗病例的系统观察研究，尚须在挖掘古方的基础上，结合现代研究，筛选组配新方，开展前瞻性研究，提高疗效。

【名家治验及医案】

（一）路志正医案①

国医大师路志正教授认为胆囊癌病位在胆，而胆附于肝，今肝胆同病，疏泄失职，胆汁得不到疏泄，必郁滞成块而致胆管扩张，“不通则痛”，故胁痛时作。治法当宗“木郁达之”之旨，以疏利肝胆气机为主，并兼清湿热为治。

医案：傅某某，男性，32 岁，1995 年 3 月 11 日首诊。患者 4 个月前行胆囊癌根治术、T 形管引流术、空肠造瘘术，术后病理证实为胆囊颈腺癌、胆囊乳头状腺癌，Ⅱ级，

① 刘宗莲，高荣林. 路志正医案 2 则［J］. 中医杂志，1999（7）：402－403.

浸达浆膜层，手术过程顺利。之后常感胁痛隐隐，痛无定处，每因情绪变化而增减，伴胸闷纳呆，困倦乏力。B 超显示：肝内外管明显扩张，胆总管上 1.1 cm，管内可见不规则中强回声反射团块。就诊时症见：患者面色萎黄，舌质暗，苔薄黄微腻，脉弦有力。辨证为肝郁湿热，治以疏利肝胆气机为主，兼清湿热。方选四逆散合新绛汤加减。

处方：柴胡 10 g　炒白芍 12 g　炒枳壳 10 g　旋覆花 10 g（包煎）　绿萼梅 15 g　谷麦芽各 15 g　清半夏 9 g　预知子 9 g　玫瑰花 12 g　金钱草 15 g　红花 6 g　甘草 2 g　生姜 1 片

15 剂，水煎服，隔日 1 剂。

5 月 10 日复诊，胁痛胸闷减轻，纳食渐增，体力有所恢复，偶有口干口苦，为湿热未清，遂以前方酌减白芍、绿萼梅，加杏仁、薏苡仁各 10 g，黄芩 9 g，以加重清化湿热之作用，继进 15 剂。

8 月 9 日三诊，胁痛大减，唯因天热而食欲不振，余无明显不适。因正值暑天，将治法改为芳香化浊、清热利湿为主，兼以行气和络，方选三仁汤加减，药用：藿香梗、紫苏梗各 10 g（后下）、杏仁 10 g、炒薏苡仁 15 g、厚朴 10 g、清半夏 10 g、陈皮 10 g、金钱草 15 g、茯苓 15 g、玫瑰花 12 g、绿萼梅 15 g、醋香附 10 g、甘草 15 g，水煎服，隔日 1 剂。

10 月 25 日四诊，胁痛明显减轻，唯情绪不畅或劳累后稍觉不适。复查 B 超显示：肝内外胆管微扩张，胆总管内径较前缩小到 0.8 cm，其内未见异常团块。

（二）何任医案①

医案：沈某某，男，45 岁，职工，1991 年 6 月 6 日初诊。患者因右上腹持续性疼痛 4 个月，伴恶心、呕吐、发热，于 1991 年 4 月 13 日在嘉兴当地医院检查、治疗。经 B 超、CT 等检查，初诊为肝癌晚期。半月后在硬外麻下做剖腹探查，确诊为胆囊癌晚期肝浸润（癌肿 12 cm × 10 cm），并认为已无法医治。未做切除手术，缝合后 4 天送上海某医院，检查结果完全一样，亦认为晚矣，无法医治，并预言只能存活 20 天左右，患者与其家属深感绝望。后经朋友介绍来何老处求诊，何老根据其亲属代诉及综合嘉兴、上海二地医院的病案记录、检查结果，诊断为证属肝郁气滞，血瘀热毒内积，日久正虚不胜邪而发。治则蠲痛祛邪，佐以扶正。

处方：白芍 15 g　炙甘草 9 g　延胡索 9 g　川楝子 9 g　金钱草 20 g　海螵蛸 9 g　石打穿 15 g　半枝莲 15 g　猪苓 18 g　白花蛇舌草 15 g　党参 15 g　黄芪 15 g

10 月 21 日复诊：患者一人亲自来杭州复诊，诉服上药后，疼痛、恶心等减轻，自感有效而用原方续服，逐渐体征消失，精神振奋，饮食、二便正常，体力增复，并于 10 月 1 日、10 月 15 日先后到当地及上海原检查诊断医院进行复查。经 B 超、CT 等检查，两个医院结果一样：癌肿未见。现未感到任何不适，以原方续服。12 月 12 日再诊：诉服药后一切稳好，经嘉兴及上海二地医院再次 B 超、CT 等复查，癌肿消失，未见异常，已于 12 月 2 日上班工作。

---

① 何钧．国医大师何任医案墨迹［M］．北京：科学出版社，2011．

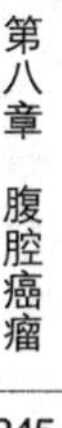

（三）孙桂芝医案①

孙桂芝教授认为，胆囊癌多因郁化火，灼津为痰，结而成疾。蕴生湿热，遏阻中焦，清阳失权，致脾失健运。故胆囊癌应从肝脾论治，以和解法为主。疏肝理气为主，兼以健脾益气、软坚散结、解毒抗癌。

医案：李某，女，70 岁。初诊时间：2012 年 10 月 22 日。患者主因“发现胆囊癌伴肝转移 1 月，胆囊癌切除术后 1 周”前来就诊，患者 1 个月前，无明显诱因出现右上腹部不适，自行服用中成药（具体不详）后，症状不缓解，遂于外院行腹部 B 超检查，结果显示：胆囊增大形态失常，胆囊结构不清，考虑胆囊占位（恶性肿瘤，待除外），后行腹部 CT，考虑胆囊占位（恶性程度大），肝内多发低密度影，肝尾叶及胆周多发淋巴结肿大。建议手术。1 周前，患者于全麻下行胆囊全切术，术后病理示：胆囊中分化腺癌，术后未行放化疗。患者既往 2 型糖尿病 10 余年，就诊时症见：胁肋部胀满不适，背部疼痛，纳差，眠可，二便尚调。舌胖略红，苔薄黄腻，脉细滑。

辨证：肝郁脾虚，湿热内蕴。

治法：清热除湿，疏肝健脾，兼软坚散结、解毒抗癌。

处方：杏仁 9 g　白豆蔻 10 g　生薏苡仁 15 g　滑石 15 g　清半夏 9 g　丹皮 10 g　栀子10 g　柴胡 10 g　当归 15 g　白芍 15 g　土茯苓 30 g　炒白术 15 g　黄芩 10 g　太子参 15 g　金钱草 15 g　凌霄花 15 g　八月札 10 g　炮山甲 6 g　鳖甲 10 g　代赭石 15 g　生麦芽 10 g　鸡内金 30 g　生蒲黄 10 g（包煎）　蜂房 5 g　全蝎 5 g　荜茇 6 g　白花蛇舌草 30 g　半枝莲 15 g　生甘草 10 g

14 剂，水煎服，每剂煎出 400 mL，每次服 100 mL，每日 2 次。

2013 年 3 月 6 日二诊：患者胁肋胀满明显减轻，近日出现入睡难，大便溏，口干、眼干、盗汗等症状，舌质略红，苔薄黄，脉细。上方去杏仁、白豆蔻、生薏苡仁、滑石、清半夏，加天冬 10 g、麦冬 10 g、炒枣仁 20 g、桃仁 6 g、地龙 10 g、全蝎 5 g、蜈蚣 2 条，以疏肝健脾、滋阴清热、养心安神。14 剂，煎服法同上。

（四）史伟医案②

医案：胡某某，男，68 岁。患者反复右上腹疼痛一年之多，从 2014 年 11 月开始，四处求医。先后经过多家医院检查治疗，诊断为“胃溃疡，非萎缩性胃炎”，一直未见缓解。人逐渐消瘦，后又在上海昆山医院诊断为“胰腺炎”，住院好转后出院。2015 年下半年，病情加重，每天上腹疼痛不止。患者于 2015 年 9 月 29 日，因为全身发黄入成都市第三人民医院住院治疗，诊断为：“①梗阻性黄疸：胆总管占位，ERCP 术后，十二指肠乳突切开成形术鼻胆管引流术后。②慢性浅表性胃炎。③抑郁症。④高脂血症。

① 孙桂芝．孙桂芝实用中医肿瘤学［M］．北京：中国中医药出版社，2009.

② 刘鲁明．肿瘤科疾病临床诊断与鉴别诊断［M］．北京：科学技术文献出版社，2005.

⑤高血压病2级高危。⑥结石性胆囊炎。⑦重度营养不良风险。⑧双肾囊肿。⑨双肺肺炎。⑩左肾结石。⑪左侧肝管结石”。患者于2015年10月15日病情好转出院。出院没几日，于10月22日，又病情加重住进成都军区总医院。出院诊断为：“①梗阻性黄疸。②肝内外胆管扩张。③胆总管下段梗阻，胆管癌伴转移（临床诊断）。④胆囊结石伴胆囊炎。⑤肝功能损害。⑥双肾囊肿。⑦高血压2级中危”。结合病史以及检查结果，考虑胆总管下段肿瘤、胰腺肿瘤可能性大，有手术指征，术前检查未见绝对手术禁忌，拟定于在全麻下行胰十二指肠切除术，患者家属拒绝胰十二指肠切除术，要求行姑息性手术，于2015年11月4日在全麻下行胆囊切除术、胆肠吻合、胃空肠吻合术。安置T管引流。要求术后40天回医院拔出T管。

2015年12月10日初诊。奔赴病家，见患者面色萎黄，形体消瘦，精神衰疲，手扶引流管，勉强坐起。现患者极度厌食，全身疲乏无力，整个中下腹部疼痛，腹部胀满矢气多。每天靠服用曲马多止痛。大便两天一次，干结。小便黄，短少。每天勉强进极少流质饮食，恶心欲吐，时呃逆。人极度消瘦，喝水难以下咽，舌淡苔白薄，脉细弱。如此重症，当前宜以疏肝和胃，益气生津，荡涤肠胃为治。

处方：竹叶柴胡各25 g　炒枳实30 g　炒厚朴25 g　春砂仁15 g　茯苓30 g　法半夏30 g　陈皮15 g　竹茹15 g　白芍60 g　甘草10 g　黄芩15 g　白蔻仁10 g　川楝子15 g　太子参30 g　大黄5 g（后下）　生姜1块

煎汤尽量服下，少少与之。西洋参30 g、麦冬20 g、五味子10 g，另包煎汤，频频当茶饮。

2015年12月13日二诊。患者家属抓药煎熬后，当晚即服用少量，安然入睡。但是第二天家属回复微信，服药后呕吐。此为药物格拒，吩咐用砂仁10 g，加生姜一小块，煎汤单独频频服用，待呕吐稍制止，依然用药。服药时候，药物不要太温，稍凉点服用。

2015年12月14日三诊。患者家属微信告知，近来几天，患者精神情况好转，呕恶情况好转，每天可以进少量饮食，每天服药物也不呕吐，疼痛大为缓解。药物继续在服用，已经快服用三剂，要求家属尽快来调整处方。

2016年元月27日四诊。患者儿子前来给父亲抓药，代诉父亲全身情况好转，电话问诊患者已经能进食，并且下地在屋内外轻微活动。处方以疏肝理气，健脾和胃，佐以化瘀散结。

按语：《伤寒论·少阳病篇》曰：“伤寒发热，汗出不解，心中痞硬，呕吐而下利者，大柴胡汤主之。”《金匮要略·腹满寒疝宿食病脉证并治》曰：“按之心下满痛者，此为实也，当下之，宜大柴胡汤。”原方用柴胡、黄芩、大黄、枳实、半夏、白芍、大枣、生姜等8味药。原方为治疗少阳阳明合病。往来寒热，胸胁苦满，呕不止，郁郁微烦，心下痞鞕或心下满痛，大便不解或下利，舌苔黄，脉弦数有力者。本方系用小柴胡汤合小承气汤加减而来。方中小柴胡汤中的柴胡、黄芩以和解少阳为主；小承气汤中的大黄、枳实以泻阳明实热，并有杜绝邪热全入阳明成腑实证之意；白芍助柴胡、黄芩以清肝胆；半夏和胃降浊以治呕逆不止，重用生姜，配合大枣，既助半夏和胃止呕，又可缓和枳实、大黄泻下伤胃之弊，并能调和营卫而和诸药。

临床以往来寒热，胸胁苦满，心下满痛，呕吐，苔黄，脉弦数有力为证治要点。兼黄疸者，可加茵陈、栀子以清热利湿退黄；胁脘痛剧者，可加川楝子、延胡索以行气活血止痛；胆结石者，可加金钱草、海金砂、郁金等以化石解郁。急性胰腺炎、急性胆囊炎、胆石症、胃及十二指肠溃疡等属少阳阳明合病者，均可用之。《医宗金鉴·删补名医方论》曰："柴胡证在，又复有里，故立少阳两解法。以小柴胡汤加枳实、芍药者，仍解其外以和其内也。去参、草者，以里不虚。稍加大黄，以泻结热。倍生姜者，因呕不止也。斯方也，柴胡得生姜之倍，解半表之功捷；枳、芍得大黄之少，攻半里之效徐，虽云下之，亦下中之和剂也。"

（王树堂）

第四节　大　肠　癌

大肠黏膜上皮起源的恶性肿瘤被称为大肠癌，包括结肠癌和直肠癌，是我国常见的恶性肿瘤之一。根据世界卫生组织报道，在全球范围内结直肠癌是男性第三位和女性第二位常见的恶性肿瘤。2012 年全球男性结直肠癌新发病例为 746 298 例，占所有恶性肿瘤 10%；女性为 614 304 例，占所有恶性肿瘤 9.2%。在全球 1 360 602 例新诊断的结直肠癌中，中国新发病例数达到 253 427 例，占全球新发病例的 18.6%。2012 年结直肠癌在我国发病率和死亡率均居常见恶性肿瘤的第五位[①]。我国大肠癌高发地区以东南沿海为主。流行病学研究还发现，大肠癌的发病高与环境因素有关，与生活习惯、饮食方式的关系很密切，如饮食中脂肪含量高，纤维素含量较低，其他如血吸虫病、大肠腺瘤、大肠炎症、吸烟、某些微量元素如钼的缺乏等，与大肠癌的发生有一定的关系。临床上大肠癌以腺癌为最常见的病理类型。

大肠癌的预后为常见消化道肿瘤中最好者，上海报告 1 385 例大肠癌的 5 年、10 年生存率分别为 48.9% 和 43.6%，1 061 例直肠癌术后 5 年、10 年生存率分别为 47.2% 及 40.3%，324 例结肠癌术后 5 年、10 年生存率分别为 54.6% 及 53.9%。

【文献概述】

大肠癌相当于祖国医学文献中的"脏毒""锁肛痔""积聚"等病。在《内经》中，就有近似于大肠癌的临床症状和体征的记载。《灵枢·五变》谓："皮肤薄而不泽，肉不坚而淖泽。如此，则肠胃恶，恶则邪气留止，积聚乃伤脾胃之间，寒温不次，邪气

① 李道娟，李倩，贺宇彤. 结直肠癌流行病学趋势［J］. 肿瘤防治研究，2015，42（3）：305－310.

稍至。蓄积留止，大聚乃起。”《灵枢·百病始生》曰：“起居不节，用力过度，则络脉伤。……阴络伤则血内溢，血内溢则后血。肠胃之络伤，则血溢于肠外，肠外有寒，汁沫与血相博，则并合凝聚不得散而积成矣。”指出起居无常与大肠癌的发病有一定关系。

金代窦汉卿《疮疡经验全书》谓：“脏毒者……皆喜怒不测，饮食不节，阴阳不调，脏腑不和，或房劳太过，或饮醇戾之酒，或食五辛炙煿等味，蓄毒在内，流积为痈。”“治法大要，先当解散脾胃风邪，热则败毒散，冷则不换金正气散加川芎、当归，后随其冷热治之。其或内伤阳气不足，下焦之阴，无元阳以维之而下血者，宜补中益气汤、六君子汤及参苓白术散加芎、归、枳壳、地榆、槐花等。盖血气出于谷气，故必赖补中升阳以胃药收功。胃气一回，血自循经络矣。”此书对脏毒的病因和治疗有了较详细的描述。

明代陈实功《外科正宗·脏毒论》认为本病乃“蕴毒结于脏腑，火热流注肛门，结而为肿，其患痛连小腹，肛门坠重，二便乖违，或泻或秘，肛门内蚀，串烂经络，污水流通大孔，无奈饮食不餐，作渴之甚，凡犯此未得见其有生”。所述之脏毒症状近似于直肠癌，指出本病预后极差。

迨至清代，唐容川《血证论》谓：“脏毒者，肛门肿硬，疼痛流水。”高秉钧《疡科心得集》谓：“阴络伤，则血内溢而便血，人惟醉饱房劳，坐卧风湿，生冷停寒，酒面积热，使阴络受伤，肠胃虚损，外邪得以乘之，以致营血失道，渗入大肠而下，久则元气愈陷，湿热愈深，而变为脏毒矣。”对脏毒的发病和治疗做了进一步的补充。其清热解毒之治法，后世多有效法。

【病因病机】

大肠者，属手阳明经，与肺相表里。“传导之官，变化出焉。”大肠为六腑之一，“六腑者传化物而不藏”。大肠对水谷的传化，需要不断地受纳、消化、传导和排泄，是个虚实更迭，动而不居的过程，宜通而不宜滞。如各种致病因素影响大肠正常的传导功能，湿热瘀毒蕴积于肠内，瘀结不通，日久变生本病。大肠癌的病因，如金代窦汉卿《疮疡经验全书》中提到：“多由饮食不节，醉饱无时，恣食肥腻……任情醉饱，耽色，不避严寒酷暑，或久坐湿地，恣意耽着，久不大便，遂致阴阳不和，关格壅塞，风热下冲乃生五痔。”《景岳全书》指出：“饮食失节，起居不时，以致脾胃受伤，则水反为湿，谷反为滞，精华之气不能输化，乃致合污下降而泻利作矣。”从以上文献论述中可知大肠癌的病因主要有以下因素，现分述如下。

（一）湿热蕴结

饮食不节，恣食肥甘、烟酒等燥热之品，日久则脾胃功能受损，脾失健运，滋生痰浊，气、血、痰互相搏结，大肠传导功能失常，而引起积聚；湿从内生，郁而化火，湿热蕴毒下注，下迫大肠，瘀积成块而为癌毒。明代陈实功《外科正宗·下部痈毒门》曰：“又有生平性情暴急，纵食膏粱，或兼补术，蕴毒结于脏腑，火热流注肛门，结而为肿。”

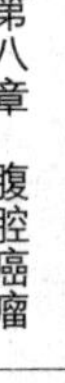

（二）情志失和

七情过激。情志失调，肝失疏泄，肝逆犯胃，肝胃失和，肝脾气滞，由气及血，凝结成块，滞于肠道，气滞血瘀，日久蕴结成瘤，而发为本病。如宋代严用和《济生方·积聚论治》所说："忧、思、喜、怒之气，人之所不能无者，过则伤乎五脏，……留结而为五积。"

（三）脾肾亏虚

久病体虚，或先天禀赋不足，正气亏虚，脾胃受损，复感湿热邪毒，邪毒留滞，结于肠腑渐成本病。正如明代张景岳《景岳全书·积聚》亦说："凡脾肾不足及虚弱失调之人，多有积聚之病。"

（四）气血两虚

久病体虚，或术后气血耗损，脾胃受损，摄入不足，气血生化乏源，气虚则摄纳推动无力，气血津液失其所常，湿热内蕴下注大肠，日久而生癌肿。

本病病位在大肠，与脾脏密切相关。脾主运化，胃主受纳，脾升胃降，共同调节机体对饮食的吸收、运化和排泄。如脾胃受伤，或脾气亏虚，健运失司，则易致水湿内停，聚于大肠，与体内痰瘀交结，日久变生瘀毒而成本病。

【诊断要点及鉴别诊断】

（一）诊断要点

1. 临床表现

大肠癌因部位和病期的不同，临床表现也各异。早期病例可无临床症状，其后随病情发展可出现不同程度的症状。把它归纳为：①肠功能疾患或其他慢性疾病症状：大便习惯和性状改变，如大便带血或黏液、便秘、腹泻或两者交替，或排便不尽，大便变形、变细等；腹部不适，隐痛或胀气；贫血、消瘦、乏力；腹部触及肿块；等等。②急性肠梗阻症状。③急性肠穿孔和腹膜炎症状。

大肠癌临床常见的特点是：右结肠癌以腹块、贫血、全身中毒症状为主；左结肠癌以肠梗阻常见；直肠癌以大便习惯改变，黏液血便为其突出症状。

凡35岁以上的男女患者有以下症状者应警惕大肠癌的可能：无特殊诱因的大便习惯改变，出现持续性腹泻或便秘；无痢疾、肠炎、痔疮、瘘等病史，出现便频、粪便伴脓血、黏液、血便；近期出现持续性腹痛、胀气、腹部不适，经一般治疗无效者；有肠梗阻症状逐渐加剧者；原因不明的贫血、消瘦或体重减轻者；腹部出现包块，左下腹或右下腹部尤为多见；连续出现黑色或柏油样粪便，潜血试验阳性，镜检出现红细胞、白细胞者，均应做进一步检查。

2. 实验室检查

（1）大便潜血试验。大肠癌40%～60%有出血而大便潜血呈阳性。大便潜血阳性是大肠癌早期发现的检查手段之一。

(2) 直肠肛门指检法。一般可发现距肛门 8 cm 以内的中下段直肠癌，直肠癌占大肠癌的 40% 左右，有 70% ~80% 的直肠癌可经肛门指检发现。因此在任何被疑及有大肠癌可能的患者都应该进行规范的肛门直肠指检。

(3) 血清癌胚抗原（CEA）检查。在大肠癌组织中 CEA 含量明显高于正常组织，可作为临床辅助诊断，对术后随访预测是否转移，特别是肝转移者具有一定帮助。

3. 影像学检查

(1) 结肠造影检查。气钡双重对比造影的目的是观察大肠形态的全貌，有无多发性息肉和多发癌瘤。在有经验的医师检查下，肠癌的检出率可达 96%，接近结肠镜结果。

(2) 内镜检查。临床上分为直肠镜、乙状结肠镜、60 cm 纤维结肠镜和全结肠纤维肠镜。肠镜是临床诊断大肠癌最可靠的方法。肠镜能直接观察到病灶的情况，并能取活检做病理检查。

(3) CT 或 MRI 检查。主要用于腹内转移病灶的诊断及术后复发病灶的检测。对大肠癌原发病灶的诊断价值有限。

4. 病理学诊断

大肠癌的组织学分型：大肠腺癌主要由柱状细胞、黏液分泌细胞以及未分化细胞构成，部分肿瘤可含有少量神经内分泌细胞及潘氏细胞。根据肿瘤细胞的组成及其组织结构特点，大肠腺癌可分为管状腺癌及乳头状腺癌等类型。管状腺癌为最多见类型，可分为高分化腺癌、中分化腺癌、低分化腺癌，其他如未分化癌、小细胞癌、腺鳞癌、类癌、鳞癌、恶性淋巴瘤等较罕见。

（二）鉴别诊断

1. 痔疮

痔疮患者会有血便，但多是便后带血、点滴而下甚或一线如箭，色鲜红。直肠指检结合肛窥镜检查一般不难做出诊断。

2. 结直肠腺瘤和息肉

腺瘤和息肉是最常见的大肠良性肿瘤，是大多数大肠癌的癌前病变，往往随着体积的增大，其癌变机会越大，尤其是直径大于 2 cm 的，均应行电子镜检查并取活组织送病理检查。

3. 大肠恶性黑色素瘤

恶性黑色素瘤多发生于皮肤，消化道少见。消化道中以肛管直肠发生率最高。文献报道，肛管直肠黑色素瘤占肛管直肠恶性肿瘤的 0.25% ~2.5%。其主要临床表现为便血，混有黏液，或有黑色溢液，味恶臭；由于肿瘤多向直肠腔内突出，常有直肠刺激症状，如肛门坠胀不适、大便习惯的改变、便秘与腹泻交替出现等；直肠指检于直肠腔可扪及隆起肿块，大小不等，外形似蕈伞状或结节状，质脆易出血，大部分呈黑色或褐色，少数呈灰白色。病理组织学检查可明确诊断。

4．大肠恶性淋巴瘤

大肠恶性淋巴瘤，可发生于大肠相关淋巴组织，也可是全身恶性淋巴瘤累及大肠。早期常不易确诊，它的临床表现与大肠癌相似，但相对病史长，以持续反复不明原因的发热为首发症状，如合并有明显的消耗症状者，应考虑到本病。通过活检可明确诊断。

5．大肠平滑肌瘤

本病来自平滑肌细胞，有良、恶性之分。本病生长缓慢，无症状或症状较隐匿，即使有症状亦缺乏特异性，当病情发展到一定程度后，表现为便血、排便习惯改变、便秘、贫血、肛门坠胀或异物感等症状。内窥镜检查见覆盖正常黏膜的突向肠腔的肿物，肿物区黏膜可呈苍白样变化。由于肿瘤位于黏膜下，活检不当往往出现阴性结果，活检时应深取材、多取材，有可能获得正确的病理诊断。

6．细菌性痢疾

可有大肠肿瘤的大部分临床表现及症状，如黏液脓血便、腹痛等，尤其是慢性菌痢。但菌痢患者较大肠肿瘤患者年轻，而且多有不洁饮食史，里急后重感及腹泻症状明显，大便菌培养呈阳性。

7．溃疡性结肠炎

溃疡性结肠炎亦有黏液血便、消瘦乏力、贫血等表现，对于有10年以上的溃疡性结肠炎患者，应高度警惕癌变的可能，须通过内窥镜的检查才能鉴别。

【辨证论治】

（一）辨证要点

1．辨腹痛

若腹痛拒按，面赤口干，溲赤便秘者，多属实；若腹痛隐隐，绵绵不休，喜温喜按者，多属虚；兼见腹胀痛、胁满者，以气滞为主；见腹部刺痛，痛有定处，舌青紫者，以血瘀为主；腹痛兼面色少华，畏寒气短者，以阳气虚为主。

2．辨大便

如大便黄褐恶臭，黏液脓血，里急后重，肛门灼热，腹痛拒按，多属实热证；病程迁延不愈，大便泻下赤白黏液，肛门下坠，腹痛隐隐，体瘦神衰，多属虚寒证。

（二）临床分型

1．大肠湿热型

主证：腹痛腹胀，便下黏液臭秽或便夹脓血，里急后重，肛门灼热，口干口苦，溺黄，或伴发热、恶心等症。舌质红，苔黄腻，脉滑数。

证候分析：饮食不节，恣食肥甘厚味、燥热辛辣之品，日久损伤脾胃功能，导致脾失健运，湿热内蕴，下迫大肠，阻遏气机，则见腹部胀痛。热伤肠络，则见便血。湿阻肠道，气机不畅，则里急后重。热邪伤津，则见口干口苦。下注膀胱则见溺黄。舌质红，苔黄腻，脉滑数为湿热内蕴之象。

治法：清热利湿。

方药：槐角丸（《太平惠民和剂局方》）或清肠饮（《辨证录》）加减。

槐角 15 g　地榆 15 g　黄芩 12 g　金银花 15 g　薏苡仁 30 g　枳壳 15 g　当归尾 10 g

方中以槐角、地榆清肠凉血止血为君药；辅以黄芩、金银花健脾祛湿，清热解毒；佐以枳壳宽肠行气，当归尾活血祛瘀。

若腹痛、里急后重明显者可加木香、台乌以理气止痛；湿热内阻，便下臭秽者可加败酱草、白头翁、黄连以助清热利湿之力；下痢赤白者可加罂粟壳、禹余粮、木棉花以收涩止痢；便血不止者可加仙鹤草、大黄炭、山栀炭以收敛止血。

2. 瘀毒蕴结型

主证：下腹疼痛，痛有定处拒按，便下脓血黏液，或里急后重，发热，心烦躁怒，或便溏便细。舌质暗红或有瘀斑，苔薄黄，脉弦数。

证候分析：饮食不节，情志内伤，损伤脾胃，脾失健运，湿毒内蕴，下注大肠，阻遏气机，则见下腹疼痛，痛处固定拒按。热伤肠络，则见黏液便血。湿阻肠道，气机不畅，大便不通，则里急后重。久郁化火则发热，心烦躁怒。舌质暗红或有瘀斑，苔薄黄，脉弦数为瘀毒内蕴之象。

治法：化瘀解毒。

方药：膈下逐瘀汤（《医林改错》）或桃红四物汤（《医宗金鉴》）加减。

当归尾 10 g　桃仁 10 g　红花 10 g　赤芍 15 g　五灵脂 10 g　香附 10 g　乌药 10 g　枳壳 15 g　川芎 10 g　延胡索 12 g　甘草 6 g

方中以当归尾、桃仁、红花、赤芍、五灵脂活血化瘀为君药，辅以香附、乌药、枳壳行气止痛，佐以川芎、延胡索通络止痛，甘草调和诸药。

湿热明显者可加白花蛇舌草、黄连、土茯苓以利湿解毒；腹痛明显、腹部包块可及者加三棱、莪术、土鳖虫以活血消癥；肿物增大合并有肠梗阻者可选加大黄、川朴、枳实、槟榔以通腑泄热，并可配合中药灌肠以助瘀毒外泄。

3. 脾肾亏虚型

主证：腹痛隐隐，腹部肿物渐大，久泻久痢，便下脓血腥血，形体消瘦，面色萎黄，声低气怯，纳呆，腰膝酸软，畏寒肢冷。舌质淡胖边有齿印，苔白，脉沉细。

证候分析：久病体虚，或后天失调，脾失健运，气血化生不足，则见形体消瘦，面色苍白，不荣则痛。正气不足，肾阳亏虚，五脏失其温养，则见畏寒肢冷，声低气怯，肾虚无力固摄，则久泻久痢，腰膝酸软。舌质淡胖边有齿印，苔白，脉沉细为脾肾亏虚之象。

治法：健脾固肾，消癥散积。

方药：参苓白术散（《太平惠民和剂局方》）合四神丸（《证治准绳》）加减。

党参 15 g　山药 15 g　白术 20 g　白扁豆 15 g　莲子肉 10 g　砂仁 10 g　茯苓 15 g

薏苡仁 30 g　肉豆蔻 3 g　补骨脂 10 g　五味子 10 g　吴茱萸 10 g　桔梗 10 g　炙甘草 6 g

方中以党参、山药、白术健脾益气为君药；辅以白扁豆、莲子肉、砂仁以健脾醒胃；佐以茯苓、薏苡仁渗湿泄浊，桔梗载药上行，炙甘草调和诸药同为使药；肉豆蔻、补骨脂、五味子、吴茱萸以温肾固脱。

如久泻不止者可加石榴皮、五倍子、罂粟壳固摄止泻；肛门灼痛者，可选加苦参、木香、黄连以清热燥湿；便下赤白，出血多者加槐花、地榆、大黄炭等以凉血止血。

4. 气血两虚型

主证：腹部隐痛，大便黏液腥臭，面色苍白，气短乏力，纳呆，头晕体倦，便溏。舌质淡，苔薄白，脉细。

证候分析：脾主运化，胃主受纳，为气血化生之根本，脾虚则气血化生不足，或失血过多均致气血亏虚，见面色苍白，体倦乏力，清阳不升，脑海失养，则头晕眼花。气虚则推动无力，气血瘀滞见腹部隐痛不适，湿毒内阻则大便滞下，黏液腥臭。舌质淡，苔薄白，脉细为气血亏虚之象。

治法：补气养血。

方药：归脾汤（《济生方》）加减。

黄芪 20 g　党参 15 g　白术 15 g　龙眼肉 15 g　当归 10 g　大枣 15 g　木香 10 g（后下）　炙甘草 6 g

方中以黄芪、党参健脾补气为君药，臣辅以白术、龙眼肉助君药以补脾益气，当归、大枣补血滋阴，佐以木香行气止痛，炙甘草、大枣补脾温中，调和诸药为使药。

如兼有瘀血者可加三七、丹参以活血祛瘀。兼有湿热内阻者则可加苦参、川黄连以清热燥湿。贫血明显者可加阿胶、首乌、鸡血藤以滋阴补血。

大肠癌临床上往往见病程迁延难愈，证候错综复杂，寒热虚实兼夹。但其病因病机与“脾虚”“湿毒内阻”关系最大，故临证时须抓住其疾病之本质，分清标本虚实，健脾益气，化湿解毒为其基本治则。根据病情程度，疾病之发生部位，充分发挥中医中药的治疗优势，灵活运用辨证与辨病相结合、内服与灌肠相结合、内服与外洗相结合之治疗方法。保留灌肠以清热解毒为基本原则，基本方取大黄、黄柏、白头翁、赤芍、红花、苦参、蒲公英、七叶一枝花、地榆。此外，在药物治疗的同时，还应注意饮食调理，避免油炸辛辣刺激性食物，适当进食蔬菜、水果等富含维生素食物，才能有助于提高疗效。

【辨病治疗】

（一）内服

1. 常用中草药

（1）苦参：性味苦，寒。具有清热燥湿、杀虫利尿的功效。临床常用治肠癌、宫颈癌、食管癌及热毒血痢、肠风下血等。《神农本草经》谓：“主心腹结气，癥瘕积聚，黄疸……”6～10 g，煎服，外用适量。反藜芦。

（2）白头翁：性味苦，寒。具有清热解毒、凉血止痢的功效。临床常用治肠癌、宫颈癌、甲状腺癌、细菌性痢疾及热毒血痢等。《神农本草经》谓：“……癥瘕积聚，瘿气，逐血止痛，金疮。”6～15 g，煎服。

（3）白花蛇舌草：性味微苦、甘，寒。可清热解毒，利湿通淋。临床常用治各种肿瘤，尤其是消化道肿瘤及淋巴系统肿瘤。《潮州志·物产志》曰：“茎叶榨汁饮服，治盲肠炎，又可治一切肠病。”15～60 g，煎服，外用适量。

（4）马齿苋：性味酸，寒。具有清热解毒、凉血止痢的功效。临床常用治食管癌、大肠癌、细菌性痢疾、急性胃肠炎、急性阑尾炎、乳腺炎、痔疮出血等。《开宝本草》谓：“主目盲白翳，利大小便，去寒热，杀诸虫，止渴，破癥结痈疮。”30～60 g，煎服，鲜品加倍，外用适量。

（5）藤梨根：性味苦、涩，寒。具有清热利尿、活血消肿的功效。临床常用治食管癌、直肠癌、胃癌、肝癌、腹泻、黄疸等。《河南中草药手册》云：“清热解毒，祛风除湿，利尿，止血。”30～60 g，煎服，外用适量。

（6）败酱草：性味辛、苦，微寒。具有清热解毒、消痈排脓、祛瘀止痛的功效。临床常用治肠癌、膀胱癌、宫颈癌、喉癌、乳腺癌、绒毛膜上皮癌等。《药性论》谓：“治毒风顽痹，主破多年瘀血，能化脓为水。”6～15 g，煎服，外用适量。

2. 常用中成药

（1）平消胶囊（《癌瘤中医防治研究》）：功效为活血化瘀，止痛散结，清热解毒，扶正祛邪。口服，每次4～8粒，每日3次。

（2）槐耳颗粒（单个药物提取的有效成分，无处方来源）：功效为扶正活血。有明显的抗肿瘤作用，能增强机体的免疫功能。可用于不宜手术和化疗的肠癌肝转移的辅助治疗，有改善肝区疼痛、腹胀、乏力等症状作用。口服，每次20 g，每日3次，一个月为1个疗程。

（3）鸦胆子油乳注射液：功效为清热解毒。静滴，每次10～30 mL，每日1次，用灭菌生理盐水250 mL稀释后使用。

（4）复方苦参注射液（《中药成方制剂》）：功效为清热利湿、凉血解毒、散结止痛。用于癌肿疼痛、出血。肌注，每次2～4 mL，每日2次；静滴，每次12 mL，用生理盐水200 mL稀释后使用，每日1次；儿童酌减。全身用药总量200 mL为1个疗程，一般可连续使用2～3个疗程。

（二）外治

（1）肛管癌溃烂者可外敷九华膏（《中医外科学》）或黄连膏（《疡科纲要》卷下）、四黄膏（《朱仁康临床经验集》）等。

（2）熏洗法（《临床中医肿瘤学》）：蛇床子 30 g、苦参 30 g、薄荷 10 g，加水 1 000 mL，煮沸后加入生大黄，煎 2 min，将煮沸的汤药倒入放有雄黄 10 g、芒硝 10 g 的盆中搅拌，乘热气上蒸之际，患者蹲于盆上，熏蒸肛门处，待水变温后则改为坐浴，每晚 1 次。本法可适用于各型肠癌，对肛管癌尤为适宜。

（3）保留灌肠（《临床中医肿瘤学》）：鸦胆子 15 粒，白及 15 g，苦参、白头翁、徐长卿、乳香、没药各30 g，加水 800 mL，煎至 200～300 mL，放至温热后用空针抽取，保留灌肠，隔日 1 次。本法可适用于各型肠癌。有腹痛、脓血便或便血甚者，加罂粟壳 15 g、五倍子 15 g 收敛止血。高热、腹水者加白花蛇舌草 30 g、半边莲 30 g、芒硝 15 g。

（4）药栓疗法（《临床中医肿瘤学》）：硇砂 3 g、鸦胆子 10 g、乌梅肉 15 g、冰片 1.5 g，制成 3 个等量栓子，每天 1～2 次，每次 1 粒塞肛，对直肠癌肠腔狭窄，大便困难者有效。该药有腐蚀作用，用时慎防大便出血。

（三）针灸

处方：取足阳明经，背俞穴为主。取穴：天枢、关元、下巨虚、上巨虚、商丘。

方义：天枢、关元为大、小肠募穴，下巨虚、上巨虚为大小肠下合穴，募合相配以疏调肠腑脏气；商丘为治肠癌的经验穴，兼具健脾助运之功。

辨证配穴：湿热型者加阳陵泉、阴陵泉、三阴交清利湿热。瘀毒型者加膈俞、血海活血祛瘀，配以大椎、委中点刺放血。脾肾亏虚型者加灸肾俞、命门补肾阳。气血亏虚型者加足三里、血海补气养血，可灸。

随症配穴：胁痛者加阳陵泉。小腹痛甚加次髎。里急后重者加气海；黏液便者加阳陵泉、三阴交；便秘者加支沟、照海；血便肛门痛者加孔最、承山。

操作：毫针刺，补泻兼施。每日 1 次，每次留针 30 min，10 次为 1 个疗程。虚证可加灸。疏密波，频率为 2/15 Hz，持续刺激 20～30 min。

耳针法：内分泌、缘中、大肠、肺、直肠、腹。恶心呕吐取贲门、胃；食欲不振取胃、交感；呃逆取耳中。2～3 穴，毫针刺，中强度刺激，每次留针 30 min，间歇运针 2～3 次，10 次为 1 个疗程。或用揿针埋藏或王不留行籽贴压，每 3～5 日更换 1 次。

穴位注射：脾俞、胃俞、三焦俞、大肠俞、秩边等，每次取 2～4 穴，用胎盘针、胸腺肽或转移因子等药，注射量根据不同的药物及具体辨证而定。局部常规消毒，在选定穴位处刺入，待局部有酸麻或胀感后再将药物注入。隔日 1 次。

挑治法：大肠俞、八髎穴或阳性反应点挑治，每周 1 次。

隔姜灸：神阙、关元、天枢、脾俞、胃俞、足三里，每次 3 壮，每日 1 次。适用于虚寒症。

【急症与兼症】

（一）肠梗阻

肿瘤增大可以导致肠腔狭窄，肠内容物通过障碍，而导致机械性梗阻，也可在肿瘤造成狭窄的基础上局部发生炎性水肿及食物堵塞等引起。临床表现为腹胀、腹痛、肛门停止排气排便、肠鸣音亢进、肠型明显、呕吐等。完全性肠梗阻当以手术为首选，不完全性肠梗阻时中药治疗宜通腑泻下，方用承气汤类（大黄、枳实、厚朴等）加减。

（二）便血

便血有近血和远血之分。《景岳全书·便血证治》指出："血在便前者，其来近，近者或在广肠，或在肛门；血在便后者，其来远，远者或在小肠或在于胃。"大肠癌的便血，多为近血。一般下血鲜红，或先血后便，口苦，舌苔黄腻，脉象濡数，多属湿热，治宜清化湿热、和营止血，方用地榆散（《普济方》）合赤小豆当归散（《金匮要略》）加减。下血紫暗，甚则色黑，腹部隐痛，面色无华，神疲懒言，舌质淡，脉细，多属气虚，治宜健脾温中、益气摄血，方用黄土汤（《金匮要略》）加减。

（三）贫血

贫血症见面色苍白，形体瘦削，精神疲乏，舌质淡，苔薄白，脉细弱。发病初期正气尚盛全身症状不明显，病至中晚期症状多见纳谷减少，脾胃运化功能下降，加之肿瘤的慢性消耗、便血而致气血两亏，治宜补益气血，方用八珍汤（《瑞竹堂经验方》）加减。

【治疗进展评述】

大肠癌的预后在常见消化道恶性肿瘤当中相对较好，靶向药物与化疗的联合应用已使晚期大肠癌的中位生存期延长到30个月以上。大肠癌的发生与环境、生活方式密切相关，高脂低纤维饮食和家族遗传性多发息肉病已被证实是大肠癌发生的高危因素。通过对高危人群的定期体检和筛查可增加早期发现率，从而有效地降低大肠癌的死亡率。

作为一种全身性疾病，大肠癌的发生、发展、演变是一个从量变到质变的渐进过程，存在着癌前期、围手术期、辅助治疗期、随访期和姑息治疗期等多个病程阶段。在整个治疗过程中，应强调中医整体观及个体化管理，在病理分子分型的基础上，掌握中医辨证与辨病相结合的原则。

中医学认为，饮食与大肠癌的发生发展密切相关，在日常生活中，应指导患者养成良好的饮食习惯，建议高纤维饮食，可根据辨证分型施行特色食疗、运动引导疗法。对于临床早期大肠癌，以手术获得根治机会、术后辅助放化疗，中医药治疗以益气健脾、清解余毒为原则，针对病机，分别采用健脾补肾、清热利湿、祛瘀解毒法，以调节机体免疫力，预防肿瘤复发转移，提高无瘤生存率；晚期转移性大肠癌强调在分子分型基础上的个体化综合治疗，如放化疗、内分泌治疗、分子靶向治疗、免疫治疗、中医药治疗等有机结合，以提高生活质量、延长生存时间为目的，从而能够"带瘤生存"。

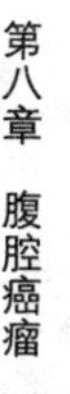

【名家治验及医案】

（一）明代陈实功《外科正宗》治脏毒

明代陈实功在《外科正宗·下部痈毒门》对脏毒的病因及治疗有详细描述，认为脏毒分为内外阴阳之别，治法治则不同，其预后也不同：发于外者，多为实热，属阳，易治；发于内者，多为虚热，属阴，难治。文曰："夫脏毒者，醇酒厚味、勤劳辛苦，蕴毒流注肛门结成肿块。其病有内外之别，虚实之殊。发于外者，多实多热，脉数有力，肛门突肿，大便秘结，肚腹不宽，小水不利，甚者肛门肉泛如箍，孔头紧闭，此为外发，属阳易治。宜四顺清凉饮、内消沃雪汤通利大小二便；痛甚者，珍珠散、人中白散搽之；脓胀痛者针之。发于内者，属阴虚，湿热渗入肛门，内脏结肿，刺痛如钟，小便淋沥，大便虚秘，咳嗽生痰，脉数虚细，寒热往来，遇夜尤甚，此为内发，属阴难治。宜四物汤加黄柏、知母、天花粉、甘草，兼以六味地黄丸调治，候内脏脓出则安。"

（二）清代王泰林治肠覃、脏结

清代王泰林善治内外科痼疾，重视脾胃调护。曾治肠覃及脏结，脏结者相当于晚期大肠癌合并肠梗阻，王泰林直言脏结者为险候，非下不能破其结，下后若仍不能通便，则为死症。

医案：范某，素有肝胃气痛，兼挟寒积。脘腹胀满，痛及于腰，咳不可忍，舌苔白腻，渴不欲饮，大便似利不利，脉沉弦而紧。恐属脏结，颇为险候。非温不能通其阳，非下不能破其结，予温脾法。制附子、干姜、肉桂、川朴、生大黄、枳实。复诊，脘腹胀满，上至心下，下连少腹，中横一纹，如亚腰葫芦之状。中宫痞塞，阴阳结绝，上下不通，势濒于危。勉进附子泻心一法，温阳以泻浊阴，冀其大便得通。制附子、川连、川朴、生大黄，长流水煎，再服备急丸七粒，砂仁汤送下。三诊，两投温下，大便仍然不通，胸腹高突，汤水下咽辄吐，肢渐冷，脉渐细，鼻煽额汗厥脱可忧。下之不通，胀满急甚，乃太阴脾脏受伐，清阳失于转运，此证死。

（三）钱伯文医案

钱伯文认为大肠之发病与脾密切相关，既属中医的腑"肠"，又属中医的脏"脾"，腑气宜通、宜降，泻而不藏；脾气宜守、宜升，藏而不泻。治疗时宜通下与升提并用。常用通下法有清下、温下、润下、下瘀四法。清下，即清热攻下，适用于热毒结聚于肠中之证，常用大黄、芒硝等药；温下，即温脾攻下，适用于寒湿结于腑中，便下脓冻之证，常用炮姜、木香等；润下，即润燥通下，使用于肠中津少，或血亏，或气阴两虚而便闭者，常用生地、当归、火麻仁等；下瘀，即攻逐下瘀，适用于腹中疼痛，固定不移，大便变细等，常用乳香、没药、当归、丹参、赤芍、莪术等。升提法则主张在健脾益气时注意升提清气，如配伍黄芪、柴胡等。

医案：关某某，女，32 岁。因大便出血，肠道气钡造影诊断为结肠肿瘤，并手术治疗，手术病理示结肠腺癌已侵犯肌层。术后4个月复查发现脐右下肿块。初诊时下腹块似鸡蛋大小、质硬，伴腹痛、腹泻、胃纳不佳、形体消瘦等症状。苔薄白，质淡，脉细无力。辨证为脾肾阳虚，湿浊凝聚。治以温补脾肾，佐以健运。主要方药：党参、白术、当归、黄芪、茯苓、陈皮、木香、香附、枳壳、山药、白花蛇舌草、桂枝、乳香、淫羊藿、甘草、补骨脂、牛膝、八月札、肉苁蓉等。经过一段时间治疗，体力稍有恢复，改用理气活血、消肿为主，适当加入益气补肾药。加减治疗用药：枸橘李、山楂、丹参、赤芍、附子、苍术、薏仁、旱莲草、生地、陈香橼、熟地、瓜蒌皮、没药、乳香、玫瑰花、寻骨风、青皮、三棱、山萸肉、肉桂、锁阳、桑寄生、蜈蚣、夏枯草等。酌情加用成药：人参鳖甲煎丸、六味地黄丸、天龙丸。巩固阶段用药：党参、合欢皮、熟地、白术、扁豆、甘草、茯苓、薏仁、陈皮、山药、淫羊藿、木香、旱莲草、桑寄生、黄精、白芍、补骨脂等。经过3个多月治疗，肿块开始缩小而至逐渐消失。

本例乃脾肾阳虚，致胃肠运化功能失常，水谷精微吸收不足导致气虚血衰，因此治疗初期应温补脾肾，佐以健运，患者症状有所减轻，体力显著增加，但肿块未见缩小，于是改用理气活血消肿药物，以祛邪消癥，收到良好效果。

（四）金国良医案

金国良将大肠癌按腹泻型和便秘型辨证论治。腹泻型临床较常见，特别是术后的患者尤多，预后相对较好。其病机为久病及手术损伤元气，致脾胃虚弱，运化功能失调，湿痰浊瘀之邪滞留，肠道分清泌浊功能失司，水谷难化，清浊混杂而泻出。病位在肠，脾失健运是关键。病理因素与湿邪关系最大。故其治疗以健脾化湿为主要原则，强调健脾与运脾灵活运用。健脾者多用参苓白术散、四君子汤为基础加减；运脾者，燥湿之谓，即芳香化湿，常用药有苍术、厚朴、藿香、白豆蔻之类。腹泻者，脾为湿困，中气下陷，可加入升阳药，使气机流畅，恢复转枢，如升麻、柴胡、防风、葛根、黄芪之类。便秘型，临床相对少见，常常是晚期不能手术的患者，预后通常较差。其病机为久病痰瘀湿浊胶结难解，致谷道欠通。另外，肺与大肠相表里，久病伤正，肺气不足，气阴两伤，既无力推动粪便下行，又缺乏行舟之液，故糟粕难下。其治疗以益气养阴、攻逐通腑为主要原则，因久病正虚邪盛，故常以润下之增液承气汤为主加减。

医案：王某，女，61岁。结肠癌术后，极度消瘦（身高160 cm，体重34 kg），贫血，面色苍黄，腹痛腹胀，肠鸣，大便每天20余次，粪质稀溏伴黏液脓血，夜寐差，伴易疲劳乏力，腰酸，口干，纳差，畏寒，舌淡红，苔薄黄，脉弦细。辨病为大肠癌（腹泻型），证属脾肾亏虚，湿浊下注，治以健脾益肠，扶正祛邪，予参苓白术散加减。处方：红藤、苍术、白术、白芍、薏苡仁、山药、杜仲、夜交藤、酸枣仁、炙黄芪、黄精、北沙参、续断、蜀葵、黄连、延胡索、茯苓、五味子、山萸肉、远志、香附、乌药、生晒参、炙甘草，7剂，每日1剂，水煎服。服药一周后复诊，大便次数减少到每日10次左右，黏液脓血量减少，腹胀痛明显缓解。予原方加减服药2月余，大便基本正常，每日1~2次，无黏液脓血，无腹痛腹胀，纳可，精神佳，面色转红润，仍显消瘦。至目前病情稳定，复查肿瘤标志物正常。

本例患者因术后损伤，脾肾亏虚，湿浊内生，困于大肠，大肠传导不利所致之泄泻。故而治疗上予参苓白术散加减以健脾化湿，补肾益肠，佐以养阴安神，切中病机，收效颇佳。

（吴玉生、郑心婷）

第五节　胰　腺　癌

胰腺癌是原发于胰腺的癌肿，是一种临床表现隐匿、发病迅速、恶性程度极高、预后极差的常见消化系统恶性肿瘤。近几十年来，胰腺癌的发病率逐年上升。在欧美多数国家，胰腺癌的发病率每年为9/10万~10/10万，自1930年以来美国胰腺癌发病率增加了3倍，英国在同期内增加了2倍，日本则增加了4倍。

据我国国家癌症中心2018年发布的统计数据①，2014年我国胰腺癌新发病例约9.22万，占全部恶性肿瘤发病的2.42%，位居恶性肿瘤发病的第10位。2014年我国胰腺癌死亡病例约8.11万，占全部恶性肿瘤死亡的3.53%，位居恶性肿瘤死亡的第6位。胰腺癌发病率和死亡率随年龄增长而逐渐升高，44岁之前处于较低水平，40~44岁年龄组发病率仅为1.63/10万，45岁以后上升迅速，80~84岁年龄组达到发病高峰（发病率为53.24/10万），而85岁以上年龄组发病率呈下降趋势。男性发病率明显高于女性，城市地区普遍高于农村地区。

因胰腺无包膜，故胰腺癌容易在早期就发生扩散和转移，其扩散转移方式有如下几种：①胰内扩散：癌细胞穿破胰管管壁在胰内扩散。②向胰周组织侵犯：可侵犯十二指肠、胃、空肠、横结肠、肝等。③淋巴道转移：如腹腔、腹膜后淋巴结转移。④血道转移：属于晚期表现，可转移到肝、肺、胸膜、腹膜等处。⑤沿神经束转移：癌组织沿胰腺内的神经束扩散到胰腺外的神经丛，压迫或侵蚀神经丛，导致持续性剧痛。

胰腺癌的发病比较隐匿，容易发生误诊、漏诊，当明确诊断时多数已属晚期，治疗效果差。据统计，在确定诊断后只有12%~15%的病例可进行手术根治，术后5年生存率低于10%，90%以上的患者在确诊后1年内死亡，平均存活期少于6个月。

【文献概述】

在祖国医学文献中没有胰腺癌这个病名，也没有“胰腺”一词，“胰腺”是现代医学的解剖名词，中医古籍中提到的“津管”“总提”“胰子”等大致与现代医学的胰腺相当。

① 杨军，李贺，郑荣寿，等. 2014年中国胰腺癌发病与死亡分析［J］. 中国肿瘤，2018，27(6)：420-425.

春秋战国时代，许多论述包括了胰的功能及其病变，论点较广泛。如《难经·五十六难》篇：伏梁“起脐上，大如臂，上至心下”。痞气“在胃脘，覆大如盘，久不愈，令人四肢不收，发黄疸，饮食不为肌肤”。汉代张仲景《伤寒论》里的“结胸”“膈痛”“心痛”之类疾病，都可能包括胰腺癌的病变。

宋金元时期，论述了胰腺的形态与位置，但是以脾脏代替或概括了胰腺。如金代李东垣《脾胃论》认为“脾长一尺掩太仓”。元代滑寿《十四经发挥》云：“脾广三寸，长五寸，掩手太仓，附着于脊之第十一椎。”又如宋代宋徽宗《圣济总录》卷第七十二记载：“积气在腹中，久不瘥，牢固推之不移者癥也，此由寒温失宜，饮食不节。致腑脏气虚弱，食饮不消，按之其状如杯盘牢结。久不已，令人身瘦而腹大，至死不消。”认为本病预后不佳。

清代以后，中医解剖学有了新的发展，胰腺的概念也较前清晰。如清代王清任《医林改错》云：“津管一物，最难查看，因上有总提遮盖。总提俗名胰子，其体长于贲门之右，幽门之左，正盖津门，总提下前连气府，接小肠。”“胃外津门左名总提，肝连于其上”，“肚腹结块，必有形之血”。王清任观察了胰腺的解剖位置及其邻近器官，认为肿块与肝脏、脾脏和胰腺在生理功能与病机方面互相关联。

古代医家在长期的临床实践中积累了不少类似胰腺癌症状和转移灶体征的描述，现将主要论述摘录如下。

伏梁：《难经·五十六难》云：“心之积名曰伏梁，起脐上，大如臂，上至心下。”即是指心下至脐有肿物，犹梁之横架于胸膈。

积聚：唐代王焘《外台秘要》云：“心腹积聚，久症癖，块大如杯碗，黄疸，宿食，朝起呕变，支满上气，时时腹胀，心下坚结，上来抢心，傍攻两胁，彻背连胸”；“腹中痃气癖硬，两胁脐下硬如石，按之痛，腹满不下食”。

积气：宋代宋徽宗《圣济总录》云：“积气在腹中，久不瘥，牢固推之不移者癥也，……按之其状如杯盘牢结，久不已，令人身瘦而腹大，至死不消。”

综上所述，胰腺癌大致属于祖国医学“伏梁”“积聚”“积气”等病症的范畴。

【病因病机】

中医学认为胰腺癌的发生与痰、湿、瘀、毒等病邪搏结于腹部有关，正气虚弱、脏腑失调是发病的内在条件。现分述如下。

（一）酒食不节、饥饱失宜

胃主受纳、消化，小肠主分清泌浊，大肠主传导糟粕。脾胃受损而运化失调、升降不和，可致湿浊内生、邪毒留滞，日久痰浊气血互结，遂成本病。

（二）情志抑郁、肝气不舒

脏腑失于调和，气机阻滞，脉络不通，痰浊内生，气血痰浊积聚而成。

（三）起居失宜、寒温失调

脏腑气血失和，复因调摄不当，致气机失常，诸邪与气血互相搏结，积而成形。

（四）他病迁延、日久成毒

诸如黄疸、胆石、虫阻等，经久不愈，致气机不利、脾湿困郁，郁久化热，湿热蕴结，日久成毒，湿热与瘀血热毒交阻，结为积块。

本病之病位在上腹部，胃主受纳、消化，小肠主分清泌浊，大肠主传导糟粕。如病邪蕴结于“胰子”则致上腹部胃肠气机郁滞不畅，可见腹胀、呃逆、呕吐、纳呆等症状；脾胃受损而受纳、运化失调，水谷精微不化，气血生化乏源可致消瘦倦怠，不思饮食等；中焦气机不畅，运化失司、水湿困滞，郁久化热，湿热蕴结，日久成毒，湿热熏蒸肝胆可致身、目、小便俱黄；气滞、痰湿、瘀毒交阻，腑气或经隧不通可致上腹或腰背疼痛；气滞血瘀或痰瘀搏结于腹部则见腹部包块。然究其发病之根本，则跟机体正气虚衰有关，金代张元素《活法机要》谓：“壮人无积，虚人则有之。脾胃怯弱，气血两衰，四时有感，皆能成积。”明代李中梓《医宗必读·积聚》云：“积之成也，正气不足，而后邪气踞之。”说明正气亏虚、痰湿热毒内阻、气滞血瘀为胰腺癌的主要病机，其发病与脾、胃、肝、胆功能失调密切相关。

【诊断与鉴别诊断】

（一）诊断要点

1．临床表现

胰腺癌的常见症状主要有进行性消瘦、消化不良、上腹或腰背疼痛、黄疸等，晚期可出现腹部包块、腹水、远处转移等。

（1）进行性消瘦：发生率90%左右，其特征是发展速度快，主要与胰液和胆汁缺乏、消化吸收差、食欲不佳、睡眠及精神负担及癌细胞直接作用等相关。

（2）消化道症状：包括食欲减退、消化不良、恶心呕吐、腹泻、便秘或黑便等症，均常有发生，但不具有特异性。

（3）上腹部或腰背疼痛：发生率75%以上，腹痛定位比较模糊，范围较广。典型部位是中上腹和左季肋部，可向背、前胸、右肩胛部放射。查体可有上腹部压痛。腹痛可表现为钝痛、重压痛、啃咬痛等，多呈持续性，可在饭后加重。随肿瘤的生长，影响内脏被膜所致的牵拉反应，会使疼痛日渐加重。

（4）黄疸：约70%的患者在病程中出现黄疸，查体可见胆囊肿大。主要见于胰头癌患者，而早期胰体、尾癌可无黄疸。胰腺癌患者的黄疸属梗阻性黄疸，由癌肿阻塞或压迫胆总管下端所致。

（5）腹部包块：由于胰腺深藏于腹腔后部，一般不易触及癌肿本身，但在晚期胰腺癌深触诊时可扪到固定、坚硬的结节样包块。约70%的患者有肝大，一般因肝淤血所致。

若癌栓阻塞脾静脉时可扪及脾肿大。个别患者由于胰腺癌压迫肠系膜上动脉、腹主动脉或脾动脉，腹部可出现吹风样血管杂音。

（6）肿瘤转移引起的症状：晚期胰腺癌患者，可发生颈部、腋下等处淋巴结转移而在局部扪及肿大的淋巴结；若胰腺癌发生纵隔、肺部转移可出现胸痛、咳嗽、咯血、呼吸困难等；转移到肝脏可出现肝区胀闷、疼痛等症状。胰腺癌晚期可因腹膜转移、门静脉血栓形成或癌肿压迫门静脉，而出现腹水征。

（7）其他继发病症：在一些患者中，症状性糖尿病可能在出现上述各种症状之前 2～3 个月出现，亦可出现原来控制较好的糖尿病无特殊原因突然加重。部分患者可有焦虑、抑郁、失眠、个性改变等表现，约有 10% 的患者在病程中出现发热，可表现为低热、高热、间歇热或不规则热等，发热原因与癌细胞本身释放的致热源或继发性胆道感染有关。

2. 影像学检查

主要有 B 超、CT、MRI、PET－CT、胃肠 X 线钡餐等检查。

（1）B 超检查。B 超检查能显示 2 cm 以上的胰腺占位病变，是理想的首选检查。B 超对胰头癌的诊断阳性率高达约 80%，胰体、胰尾癌略差，约 70%。

（2）CT 检查。在 B 超发现可疑病灶后，可用 CT 进一步检查。既可以直接观察病灶，又可以了解肿瘤浸润程度和转移程度，判断肿瘤分期，实用价值较大。

（3）MRI。对病变的性质、位置、形态和大小以及有无转移的判断有较高的参考价值，但在胰腺癌的诊断中并不比 CT 优越。

（4）PET－CT。PET－CT 在肿瘤显像方面最常用的显像剂是 18F－FDG（氟代脱氧葡萄糖），它能较好地反映局部葡萄糖摄取及代谢，当肿瘤局部 18F－FDG 摄取异常增加，提示肿瘤的恶性度高且预后较差。

（5）胃肠 X 线钡餐检查。早期仅对胰头癌意义较大，对胰体、胰尾癌意义不大。胰头部癌肿可显示十二指肠球部的扩大；胰体或胰尾部癌时，于胃大弯或十二指肠第三部分或结肠有受外物压迫的现象。

3. 细胞学、病理学诊断

主要是胰腺活组织检查：在 B 超或 CT 引导下行细针穿刺活检有助于确诊；或利用特殊穿刺针在纤维十二指肠镜胰管插管下负压吸取胰腺组织，做病理检查。

4. 肿瘤标志物及生化检查

（1）肿瘤标志物检查：肿瘤标志物是指由肿瘤细胞表面的抗原物质或者是肿瘤细胞所分泌的物质。目前临床常用的有 CA19－9、CA50、CA242、CEA 等。肿瘤标记的检测对胰腺癌的筛选、诊断、术后复发及转移的监测，以及胰腺良恶性肿瘤的鉴别都有着重要作用。其中 CA19－9 在胰腺癌的阳性率达 85% 以上，特异性则稍差（70% 左右）；CA50 的阳性率与 CA19－9 相同，特异性低于 CA19－9；CA242 的敏感性和特异性均低于 CA19－9 和 CA50。以上三项在胰腺癌中敏感性和特异性基本一致，CA19－9 略好，与 CA50 和 CA242 联用可提高敏感性。CEA（癌胚抗原）的特异性不高，但可用于预后判断。

（2）血液生化检查：当癌肿堵塞胰管或并发胰腺炎时，血清淀粉酶和脂肪酶含量可高于正常范围。当有阻塞性黄疸时，可有血清直接胆红素增高及γ-谷氨酰转肽酶、碱性磷酸酶增高。当癌肿破坏胰岛细胞时，常有空腹血糖增高。中晚期患者血沉大多增快。

（二）鉴别诊断

胰腺癌应与慢性胰腺炎、黄疸型肝炎、胆石症、原发性肝癌、胃癌、胃溃疡、十二指肠溃疡等疾病鉴别。

1. 慢性胰腺炎

易与胰腺癌混淆，也难以与早期胰腺癌鉴别，若X线腹部平片或B超和CT发现胰腺部位的钙化点，则对慢性胰腺炎的诊断有帮助。如经剖腹探查，鉴别仍有困难时，需进一步做深部穿刺或活检方能确诊。

2. 黄疸型肝炎

黄疸型肝炎（包括病毒性肝炎和药物性肝炎）和胰头癌均可出现恶心、食欲差、厌恶油腻、脘腹胀闷、大便时溏时秘、易疲劳、肝区不适或刺痛或隐痛、肝功能异常等。黄疸型病毒性肝炎的确诊主要根据血清肝炎病毒检测；药物性肝炎有服药史，如长期服用氯丙嗪、消炎痛、苯巴比妥类、磺胺类、对氨基水杨酸、卡巴肼等可致药物性肝炎，血清丙氨酸氨基转移酶升高明显是其特征；而胰头癌的起病相对缓慢，或隐匿发病，患者消瘦明显，上、中腹区疼痛持续加重，黄疸呈进行性加深，碱性磷酸酶、胆固醇及γ-谷氨酰转肽酶升高，B超、CT及磁共振检查可发现肿物、胆囊肿大或胆管扩张等异常情况。

3. 胆石症

胆石症较多见于中年妇女，常有反复发作急性上腹绞痛史，并放射至肩背部，黄疸与腹痛发作有关，呈间歇性。碱性磷酸酶、胆固醇、γ-谷氨酰转肽酶等增高，腹部B超或胆道造影可发现胆囊或胆管结石。

4. 原发性肝癌

上腹部疼痛、胆囊肿大、黄疸、食欲减退、进行性消瘦等在原发性肝癌和胰腺癌均属常见，须注意鉴别。相对而言，原发性肝癌的肿瘤病灶更容易为体格检查和B超检查所发现，而胰腺癌的肿瘤病灶则较为隐蔽，大多数须经过CT或MRI检查才能发现。另外，原发性肝癌血清甲胎蛋白检测大多明显升高，而胰腺癌则以CA19-9明显增高为多见，可资鉴别。

5. 胃癌

因胰腺癌往往无特异性症状，主要表现为上腹不适，往往出现隐痛、胀痛、钝痛等，餐后症状加剧，可有上腹部压痛或扪及包块，与胃癌的症状、体征极为相似。而进展期溃疡型癌的龛影较大，且位于腔内，常伴有指压痕及裂隙破坏，局部胃壁僵硬，胃腔扩张性差等。电子胃镜得以诊断，通过进一步的检查如血清肿瘤相关抗原（CA19-9、CEA等）以及B超、CT及MRI检查可资鉴别。

6. 胃、十二指肠溃疡

有些胰腺癌患者的临床表现并不典型，仅出现上腹部不适或隐痛，常被误诊为胃、十二指肠溃疡，故须仔细鉴别。胃、十二指肠溃疡通常可以通过X线钡餐造影检查或电子胃镜得以诊断，通过进一步的检查如血清肿瘤相关抗原（CA19－9、CEA等）以及B超、CT及磁共振检查可资鉴别。

【辨证论治】

（一）辨证要点

1. 辨虚实

胰腺癌在临床上往往表现为全身属虚，局部属实，虚实夹杂的证候，属虚者多见脾胃气虚或气血两虚之证，属实者多见气滞、痰湿、瘀毒之证。

2. 辨痞满燥实

清代王清任《医林改错》云："总提俗名胰子，其体长于贲门之右，幽门之左……接小肠。"胰腺癌由于原发病灶的增大及其对邻近组织器官如胃、十二指肠、肝、胆、腹膜等的压迫或侵犯，可引起程度不等的痞满、胀闷、疼痛等不适。辨清胰腺癌局部病变的痞满燥实特性，对胰腺癌的辨证论治、预后判断等方面具有重要的参考价值。

痞，是指自觉胸脘闷塞不舒，但切诊时觉抵抗感小，甚至无抵抗感，且无压痛或仅有轻度压痛。即古人所说的"心下痞，按之濡"，"按之濡"就是没有抵抗感。治疗上以理气消痞为主。

满，是指除了自觉脘腹胀满外，按之有抵抗感，而且有比较明显的压痛。治疗上宜行气散结为主。若按之坚硬有块，则宜兼以活血化瘀。

燥，指燥伤津液。胰腺癌由于内热蕴结，热邪与肠内糟粕互结，灼伤津液，使得糟粕成为燥屎，主要表现为肠中燥屎干结难下，舌苔黄燥或焦黑。治疗上以增液生津、润肠通便为原则。

实，包括大便秘结不通和腹痛拒按两个主要证候，临证时需佐以脉象，脉实有力者为正气未亏，治疗以攻为主，脉虚无力者提示正气亏虚，要攻补兼施。

3. 辨病机

如症见进行性消瘦、食欲减退等，多因脾胃受损而受纳、运化失调，水谷精微不化，气血生化乏源所致；黄疸多为中焦气机不畅，运化失司，水湿困滞，郁久化热，湿热蕴结，日久成毒，湿热熏蒸肝胆而致身、目、小便俱黄；上腹或腰背疼痛多因气滞、痰湿、瘀毒交阻，腑气或经隧不通所致；腹部包块多为气滞血瘀或痰瘀搏结。临证时须抓住其主要病机，分清标本虚实，灵活运用健脾理气、化痰祛湿、祛瘀散结等治法，然"扶正祛邪"为本病的主要治疗原则，应根据疾病的不同阶段和邪正盛衰情况而有所侧重。

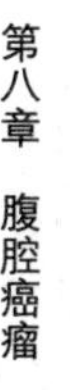

（二）临床分型

1. 脾虚痰湿型

主证：上腹部不适或疼痛按之舒适，面色少华，消瘦倦怠，不思饮食，胸脘胀闷，恶心呕吐，口干不多饮，大便溏泄，舌质淡，苔薄或薄腻，脉细或细弦。

证候分析：饮食不节或情志失和，肝气犯脾，均可导致脾胃亏虚，气机不畅，传导失常，运化失职，日久气滞、痰湿之邪内生，痰湿交阻，留滞腹中发为本病。脾气虚弱，脾失健运，化源不足，形体失养，故见面色少华、消瘦倦怠；痰湿中阻，纳运失常，则不思饮食、胸脘胀闷、恶心呕吐、口干不多饮、大便溏泄；舌质淡、苔薄或薄腻、脉细或细弦为脾虚气滞、痰湿内阻之征。

治法：健脾理气、化痰祛湿。

方药：香砂六君子汤（《古今名医方论》）加减。

木香 6 g（后下）　砂仁 6 g（后下）　党参 25 g　白术 15 g　茯苓 25 g　炙甘草 6 g　陈皮 10 g　法半夏 10 g　胆南星 10 g　厚朴 10 g　大腹皮 15 g

香砂六君子汤由陈夏六君子汤加木香、砂仁而成。方中人参（以党参代替）益气健脾，为君药。白术健脾燥湿，加强益气助运之力，为臣药。茯苓健脾渗湿，木香行气止痛，砂仁、陈皮、法半夏、胆南星、厚朴、大腹皮化湿和中，共为佐药。炙甘草益气和中，调和诸药，为使药。

疼痛较甚者可加玄胡、徐长卿；腹部结块较硬者可加猫爪草；尿少肢肿者可加车前草、木瓜；乏力气短较甚者可加黄芪；食欲不振较甚者可加山楂。

2. 湿热蕴结型

主证：上腹部胀满不适或胀痛，发热缠绵，口渴而不喜饮，或见身黄、目黄、小便黄，口苦口臭，恶心呕吐或呃逆，便溏臭秽，舌红苔黄或腻，脉数。

证候分析：饮食不节或饮食不洁，或忧思抑郁，久泻久痢，或感受外邪等，致使湿热蕴结腹中而成本病。邪结腹中，气机运行不畅，聚而作痛，故见上腹胀满或胀痛；湿热内蕴，熏灼肌肤或肝胆，则见发热缠绵、口渴不喜饮、口苦口臭或身黄、目黄、小便黄等症；湿热下注大肠则见便溏味重；痰热中阻，纳运失常，则见恶心呕吐或呃逆；舌红苔黄或腻、脉数为湿热内阻之征。

治法：清热化湿，解毒利胆。

方药：茵陈蒿汤（《伤寒论》）合大柴胡汤（《金匮要略》）加减。

绵茵陈 30 g　栀子 10 g　大黄 10 g　柴胡 15 g　黄芩 10 g　枳实 10 g　白芍 15 g　炙甘草 10 g　法半夏 15 g　白花蛇舌草 30 g　半枝莲 15 g

方中重用绵茵陈为君药，清热利湿退黄，为治黄疸要药。栀子清热降火，通利三焦，助茵陈引湿热从小便而去；大黄配枳实以泻热逐瘀、行气消痞，引导瘀热从大便而下；柴胡配黄芩和解清热，以除少阳之邪，共为臣药。白芍柔肝缓急止痛，法半夏和胃降浊

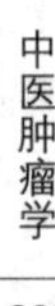

以治呕逆；白花蛇舌草、半枝莲清热解毒抗癌，共为佐药。炙甘草调和诸药，为使药。

胸胁不畅者可加川楝子、青皮；疼痛较甚者可加延胡索、徐长卿；腹胀较甚者可加厚朴、大腹皮；小便不利者可加白茅根、车前草；口干烦躁者可加葛根、知母。

3. 肝郁血瘀型

主证：上腹痞块，胀满疼痛拒按，痛无休止，痛处固定，恶心呕吐或呃逆，面色晦暗，形体消瘦，纳呆食少，便秘或溏，舌质青紫，边有瘀斑，苔薄白，脉弦细或涩。

证候分析：饮食不节或情志失和，肝气犯脾，导致中焦气机不畅，气滞日久，瘀血内生，留滞腹中，故见上腹痞块；气滞血瘀，经隧不通，不通则痛，故见腹部胀满疼痛拒按；中焦气机不畅则见恶心呕吐或呃逆、纳差；瘀血不去则新血不生，形体失养故见形体消瘦；舌质青紫、边有瘀斑，苔薄，脉弦细或涩为气滞血瘀之征。

治法：活血祛瘀，行气止痛。

方药：膈下逐瘀汤（《医林改错》）加减。

桃仁 10 g　红花 10 g　当归 10 g　川芎 10 g　丹皮 10 g　赤芍 10 g　五灵脂 10 g　香附 10 g　制乌药 10 g　枳壳 10 g　延胡索 10 g　炙甘草 10 g

方中桃仁、红花、当归、川芎、赤芍活血化瘀，共为君药；丹皮清热凉血化瘀，五灵脂破血逐瘀止痛，香附、制乌药、枳壳、延胡索疏肝解郁、行气止痛，共为臣药；炙甘草调和诸药，为使药。

若病程迁延，乏力甚者，去五灵脂，加党参、白术、茯苓；瘀血内结较甚者加三棱、莪术；腹胀明显者加木香、大腹皮；兼有痰湿，呕吐较甚或大便溏薄者加陈皮、法半夏；若有黄疸者加茵陈、溪黄草。

4. 阴虚内热型

主证：上腹部胀满不适或胀痛，低热，盗汗，午后颧红，心烦不寐，咽干口燥，口干喜饮，便燥行艰，舌质红苔燥或少苔，脉细数。

证候分析：患病日久，耗伤阴津，阴虚则阳亢，内热由此而生。虚火上炎，故低热、盗汗、午后颧红；虚火内扰，故心烦不寐；阴虚津液不能上承，故见咽干口燥、口干喜饮；津伤不能濡润肠道，则便燥行艰；舌红燥或少苔、脉细数均为阴虚内热之象。

治法：养阴清热，生津润燥。

方药：青蒿鳖甲汤（《温病条辨》）合一贯煎（《柳州医话》）加减。

青蒿 10 g　鳖甲 15 g　生地 30 g　知母 10 g　丹皮 10 g　北沙参 15 g　麦冬 15 g　枸杞子10 g　当归 10 g　川楝子 10 g　玄参 15 g　火麻仁 15 g

方中青蒿苦寒清热、辛香透散，善使阴分伏热透达外散，为阴虚发热要药；鳖甲滋阴潜阳、软坚散结、退热除蒸，亦为阴虚发热要药。二药合用，透热而不伤阴，养阴而不恋邪，共为君药。生地甘凉滋阴，知母苦寒滋润，助鳖甲以退虚热；丹皮凉血透热，助青蒿以透泄阴分之伏热；北沙参、麦冬、枸杞子生津润燥；当归养血柔肝，配合君药以加强养阴清热之功，共为臣药。川楝子疏肝泄热、理气止痛；玄参、火麻仁滋阴降火、润肠通便，共为佐药。

腹部肿块坚实者可加三棱、莪术；大便秘结严重者可加大黄、芒硝；黄疸者可加绵茵陈、溪黄草；腹胀明显者，加大腹皮、香附；兼血虚者，加鸡血藤、制首乌。

【辨病治疗】

（一）内服

1. 常用中草药

（1）白花蛇舌草：甘、淡、微苦，微寒。具有清热解毒、利水通淋等功效，用于肠痈（阑尾炎），疮疖肿毒，湿热黄疸，小便不利等症。《广西中药志》云："治小儿疳积，毒蛇咬伤，癌肿。"本品可应用于各种肿瘤，常与半枝莲同用。常用量：每日 15～30 g，入煎剂或制成浸膏、片剂、冲剂。

（2）半枝莲：辛、苦，寒。具有清热解毒、化瘀利尿的功效。2010 年版《中国药典》中描述："用于疔疮肿毒，咽喉肿痛，跌扑伤痛，水肿，黄疸，蛇虫咬伤。"本品可应用于多种肿瘤，常与白花蛇舌草同用。常用量：每日 15～30 g，入煎剂或制成浸膏服用。

（3）冬凌草：苦、甘，微寒。具有清热解毒、活血止痛等功效。2010 年版《中国药典》："用于咽喉肿痛，癥瘕痞块，蛇虫咬伤。"本品可应用于多种癌症，常与半枝莲同用。常用量：每日 30～60 g，入煎剂服用。外用适量。

（4）三棱：辛、苦，平。具有破血行气、消积止痛的功效。《本草纲目》云："三棱（治）老癖、症瘕、积聚、结块，破血中之气。""三棱能破气散结，故能治诸病。"本品常用于中晚期胰腺癌见有腹部结块的瘀血证的治疗。常用量：每日 5～10 g，入煎剂或制成浸膏服用。注意：孕妇禁用；不宜与芒硝、玄明粉同用（牙硝畏三棱，同用会降低疗效）。

（5）茵陈：苦、辛，微寒。具有清利湿热、利胆退黄的功效。其去根幼苗名为绵茵陈，功效基本相同。《本草纲目》云："茵陈治通身黄疸，小便不利。阳黄，同大黄用；阴黄，同附子用。"因胰腺癌患者常见口干口苦甚或黄疸等湿热症状，所以茵陈蒿在临床上常用于治疗胰腺癌湿热证，常与大黄、栀子联合组成茵陈蒿汤应用。常用量：每日 10～15 g，入煎剂。外用适量，煎汤熏洗。

2. 常用中成药

（1）槐耳颗粒：主要成分为槐耳菌质，具有扶正固本、活血消癥的功效。适用于正气虚弱、瘀血阻滞之证，并可作为化疗者辅助治疗用药，有改善腹痛、腹胀、乏力等症状的作用。临床上有槐耳颗粒治疗胰腺癌的报道①。用法用量：口服，每次 20 g，每日 3 次。1 个月为 1 个疗程，或遵医嘱。

---

① 李凯，陶京，李弢，等. 槐耳对胰腺癌切除术后化疗病人免疫功能的影响［J］. 腹部外科，2007，20（2）：123－124.

（2）金龙胶囊：具有破瘀散结、解郁通络的功效。可用于血瘀郁结型胰腺癌患者，缓解期胸胁疼痛、神疲乏力、腹胀、纳差等症状。据报道，金龙胶囊可配合化疗[①]、动脉灌注化疗[②]应用于胰腺癌的治疗。用法用量：口服，每次 4 粒，每日 3 次。1 个月为 1 疗程，或遵医嘱。

（3）西黄丸（《外科证治全生集》）：具有解毒散结、消肿止痛的功效。用于痈疽疔毒、瘰疬、流注、癌肿等病症，也可应用于胰腺癌的治疗[③]。用法用量：每次 3 g，每日 2 次，温开水送服。

（4）大黄䗪虫丸（《金匮要略》）：具有活血破瘀、通经消癥的功效。主治瘀血内停所致的癥瘕、闭经，症见腹部肿块、肌肤甲错、面色黯黑、潮热羸瘦、经闭不行，可应用于胰腺癌血瘀证[④]。用法用量：每次 3 g，每日 2 次。

（5）复方红豆杉胶囊：具有祛邪扶正、通络散结的作用。可用于胰腺癌的治疗[⑤]。用法用量：口服，每次 2 粒，每日 3 次。

（二）外治

外治疗法主要用于胰腺癌患者出现癌性疼痛、腹水等情况时的对症治疗。一般认为，胰腺癌的外治以不损伤皮肤为度。

1．胰腺癌疼痛

可选用五味双柏散、加味双柏膏、中药热奄包等外敷疼痛区域。

（1）五味双柏散（广州中医药大学第一附属医院经验方[⑥]）：主要由大黄、黄柏、侧柏叶、薄荷、泽兰等组成，具有活血祛瘀、消肿止痛的功效。可用于胰腺癌局部疼痛而辨证不属于虚寒证者，每次 100 ~ 200 g，加适量温水和少量蜂蜜混匀并适当加热后外敷疼痛区域。局部有皮损者忌用。

（2）加味双柏膏（广州中医药大学第一附属医院经验方）：主要由侧柏叶、大黄、黄柏、薄荷、泽兰等组成，具有活血祛瘀、消肿止痛的功效。可用于胰腺癌局部疼痛者，

---

① 黄作超，曾春生，郭守俊，等．金龙胶囊联合 GP 方案治疗晚期胰腺癌临床观察［J］．赣南医学院学报，2016，36（1）：61 – 63.

② 邹嵩，汪琛，邱克勤，等．金龙胶囊在中晚期胰腺癌动脉灌注化疗中的作用［J］．中国肿瘤临床，2014，41（2）：127 – 130.

③ 张莹，贾英杰，孙一予，等．西黄丸联合吉西他滨对中晚期胰腺癌临床受益的疗效分析［J］．中成药，2010，32（1）：13 – 15.

④ 孙鹏．大黄蛰虫丸配合化疗治疗胰腺癌血瘀证的临床研究［J］．现代诊断与治疗，2014，25（21）：4872 – 4873.

⑤ 朱奇，康静波，李建国，等．复方红豆杉联合体部伽玛刀治疗局部晚期胰腺癌临床研究［J］．世界中医药，2016，11（11）：2333 – 2335，3339.

⑥ 李丹青，孙玲玲，林洁衡．局部外敷五味双柏散对原发性肝癌癌性疼痛的缓解作用及对血液流变学指标的影响［J］．广州中医药大学学报，2017，34（2）：177 – 180.

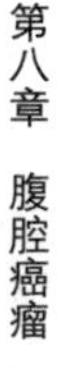

每次1～2贴，适当加热后外敷疼痛区域。局部有皮损者忌用。

（3）中药热奄包疗法：又称中药热敷法，源自《黄帝内经》中的“熨”法即热敷法，是将加热好的中药药包置于身体的患病部位或身体的某一特定位置如穴位上。通过奄包的热蒸气使局部的毛细血管扩张，血液循环加快，同时通过热蒸气促使奄包内中药渗透到患者病痛所在，利用其药效和温度达到温经通络、活血化瘀、祛湿驱寒目的的一种外治方法。可选用雄黄60 g、明矾60 g、冰片10 g、青黛60 g、皮硝60 g、乳香60 g、没药60 g、血竭30 g（江苏省中西医结合医院经验方①），研细末和匀，以布包好入锅，加水3 000 mL，煮沸后加入治疗巾，同煮1 h，取出甩干，温度降至40 ℃左右进行外敷，敷于腹部或（和）腰背部，每日1次，每次30～40 min，治疗14日休息7日为1周期，效果良好。

2. 胰腺癌合并腹水

中药穴位外敷（浙江省宁波市中医院经验方②）：可选用透骨草、茯苓各50 g，川乌、大黄、甘草、木通各20 g，姜黄、苍术各30 g，槟榔、白及各25 g，当归、芫花各15 g，三七、白胡椒各10 g。上药研细末搅拌成稠糊状，待冷却后放冰片。取神阙、中脘、天枢、腹结、气海、关元等穴，每处取药泥3 g，用宣纸包裹后外敷，24小时换药1次，21天为1个疗程。

（三）针灸

处方：中脘、日月、梁门、足三里、阳陵泉、梁丘。

方义：胰腺有疾，邻近胃胆，取胃募中脘，胆募日月通调腑气而和胃止痛，加梁门可疏通胃脘局部经气。“合治内腑”，足三里是胃的下合穴，阳陵泉是胆的下合穴。梁丘是胃经郄穴，镇痛止痉，长于治疗急性发作性痛证。

辨证配穴：脾虚痰湿证加灸脾俞、丰隆；湿热蕴结证加内庭、侠溪；气滞湿阻证加三阴交、太冲；阴虚内热证加然谷、内庭；气滞血瘀证加支沟、膈俞。

随症配穴：恶心、呕吐者，加内关、公孙；目黄、身黄、小便发黄者，加三阴交、阴陵泉；大便秘结者，加支沟、天枢；腹水明显加神阙隔生甘遂灸。

操作：毫针刺，补泻兼施。每日1次，每次留针30 min，10次为1个疗程。虚证可加灸。痛甚加电针：在体针的基础上，将电针输出电极连接梁丘、足三里、阳陵泉等远端腧穴，连续波，快频率，强电流，持续刺激20～30 min。

耳针法：皮质下、脑干、胰腺、胃、十二指肠、腹、轮4—6反应点。恶心呕吐加贲

① 钱丽丽，孙爱云．热奄包技术治疗胰腺癌疼痛33例临床观察［J］．江苏中医药，2010，42（7）：33－34．

② 徐弋．中药穴位外敷治疗恶性肿瘤腹水125例临床观察［J］．浙江中医杂志，2014，49（8）：576．

门、胃；呃逆加耳中；便秘加大肠、便秘点。毫针刺，中强度刺激，每次留针 30 min，间歇运针 2～3 次，10 次为 1 个疗程。或用揿针埋藏或王不留行籽贴压，每 3～5 日更换 1 次。

拔罐法：选第 6—11 相应背俞穴拔罐。

挑治法：第 6—11 脊椎夹脊点或阳性反应点挑治，每周 1 次。

隔姜灸：第一组中脘、神阙、关元、天枢，第二组膈俞、脾俞、胃俞、胰俞，两组交替，每次 3 壮，每日 1 次。

火针疗法：阿是穴。

【急症与兼症】

（一）黄疸

治疗可参考《金匮要略》"诸病黄家，但利其小便"的法则。阳黄：身目俱黄，颜色鲜明，恶心，纳呆，小便色黄而短，大便干结，舌红苔黄腻，脉弦数。当辨证为肝胆湿热、瘀毒内聚，治宜清热利湿、化瘀解毒，方可选用茵陈蒿汤（《伤寒论》）加减。阴黄：身目俱黄，颜色晦暗无泽，纳呆，恶心，皮肤瘙痒，小便色黄而短，大便溏。当辨证为脾阳不振、湿毒内聚，治宜温通脾阳、化湿解毒，方选茵陈五苓散（《金匮要略》）加减。

（二）腹水

1. 阴津亏损，湿毒内聚

证见腹胀大，皮色苍黄，并伴双下肢水肿，口干烦躁，舌红绛少津，脉弦细。治宜滋养阴液、利水消肿。方可用一贯煎（《柳州医话》）加减。

2. 脾阳不足，水毒泛滥

证见腹胀大，皮色苍黄，面色萎黄，纳呆，神倦畏寒，舌胖色淡紫，脉沉细，治宜温通脾阳、利水解毒。方用五苓散（《伤寒论》）加减。

（三）胰腺癌化疗时化疗药外渗溃疡

化疗药外渗溃疡久不愈合，系局部气血瘀滞，经脉受损，复受邪热感染，在扶正祛邪辨证治疗基础上加活血化瘀、清化湿毒之品，药用当归 12 g、桃仁 9 g、红花 9 g、赤芍 9 g、半枝莲 15 g、白花蛇舌草 30 g、鹿衔草 30 g、三七 9 g、白药 6 g、土茯苓 30 g。创面脓腐未净，先用红油膏、九一丹祛腐，待脓腐已净，即用生肌散、白玉膏。

（四）胰腺癌化疗后消化道反应

许多抗肿瘤药物都会引起不同程度的消化道反应，化疗药物进入机体后致胃肠功能失司，胃失和降而致呕吐，大肠传导失司而致腹泻，中医常以健脾和胃、降逆止呕治疗，药用党参、白术、茯苓、薏苡仁、陈皮、竹茹、旋覆花、法半夏、佩兰、神曲、焦山楂、鸡内金、炒二芽等；腹痛加广香、玄胡、白芍；腹泻加肉豆蔻、山药、芡实、莲子肉等。

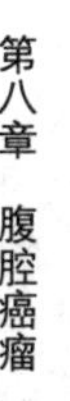

肝木不疏，脾胃升降失常，出现胃伤而和降失职，脾虚而健运无权，故饮食不得下行，气逆上冲，非呕即吐，频频不止，胁痛，善太息，治当疏肝理气、和胃降逆，药用苏叶、法半夏、茯苓、厚朴、生姜等。

【治疗进展述评】

胰腺癌是一种侵袭性较强、病程进展迅速的恶性肿瘤。由于胰腺癌临床症状出现较晚，早期症状隐匿或缺乏典型性，多数患者确诊时已属中晚期，并且病变已侵犯胰周组织，仅有少数患者具备手术的条件，且5年生存率相对较低。因此早期发现、早期诊断和早期治疗是降低胰腺癌患者死亡率、提高5年生存率的关键。

胰腺癌虽然原发部位在胰腺局部，但随着病情发展，癌细胞会侵犯邻近组织、器官，甚至可以经淋巴道、血管转移到全身各部位，所以胰腺癌属于一种全身性疾病。在其发生、发展的不同阶段，需针对性采用相应的治疗手段。早期以根治性手术治疗为主，个别早、中期病例在术后尚需进一步接受辅助性放化疗；对于不能手术的胰腺癌患者，则以姑息性放疗或化疗为主；对于既不能手术，又不能接受放化疗者，可选择分子靶向药物治疗；中医药治疗可在辨证论治的基础上，结合辨病论治选用具有抗肿瘤功效的中药、中成药，应用于胰腺癌的各个阶段，与现代医学各类治疗手段相配合，起到减轻不良反应和协同治疗的作用，对于不能接受现代医学治疗的晚期患者可考虑纯中医治疗，起到缓解疼痛，延长生命的治疗目的。

在中医药治疗胰腺癌的过程中，须注意处理好扶正与祛邪、治标与治本、辨证论治与辨病论治的关系，避免偏颇。

【名家治验及医案】

（一）邱佳信医案①

邱佳信认为，胰腺癌患者尽管有时有毒热、湿阻、痰凝、气滞血瘀等表现，但其都是在脾虚的基础上衍生而来，脾虚是患病的根本，治疗上必须以健脾益气为基本原则，在此基础上，根据患者的临床表现，适当加用清热解毒、祛湿化痰软坚、行气活血的药物，可取得较好疗效。

医案：陆某，男，68岁。因皮肤黄、巩膜黄而行腹部CT检查，诊为胰腺占位疾病，于1998年5月20日在某院行剖腹探查，术中见胰头部肿块直径约6 cm×6 cm×7 cm，质硬，与门静脉粘连浸润，未能切除，而行空肠—胆总管吻合术（内引流）。术后病理：胰头黏液腺癌。于1998年6月9日开始在本科门诊服用中药治疗。初诊时，患者神疲乏

① 杨金祖，邱佳信．邱佳信教授治疗胰腺癌的经验介绍［J］．陕西中医，2001，22（6）：354－355.

力、食欲不振、腹胀、巩膜轻度黄染。实验室检查，总胆红素 34 μmol/L。舌苔薄白腻，舌边有齿印，脉弦细。对此患者从脾胃入手，给予健脾益气为主，辅以清热解毒，化痰软坚。方用：太子参、炒白术、茯苓、鸡内金、红藤、黄柏、佛手、香橼、茵陈、山栀、川朴、枳壳、生牡蛎、夏枯草等。服药 14 剂后，精神转佳，食欲好转，食量增加，腹胀有所减轻。原处方稍加减，又服 30 剂，腹胀消失，黄疸消退，饮食睡眠可，精神尚可，复查总胆红素 16 μmol/L。以该基本方加减治疗服药至今，无明显不适。

（二）刘鲁明医案①

刘鲁明认为胰腺癌的发病是由于湿、热、毒邪外侵或脾胃失运，湿热内生，化热成毒，湿、热、毒邪互结日久，聚集不散，阻滞气机，积久成瘤。而“湿热毒聚，积久成瘤”是胰腺癌发病的关键环节，是其基本的病机。由此确立“清热解毒、化湿散积”的基本治疗原则，并结合现代药理研究，筛选药物创立“清胰化积方”作为基本方。本方由白花蛇舌草、半枝莲、蛇六谷、绞股蓝、白豆蔻等组成，临床上可在清胰化积方基础上随症加减。黄疸加用茵陈、青蒿、栀子；腹痛者加用延胡索、川楝子、八月札、香附、木香；痞块者加用干蟾皮、蜂房、山慈菇、浙贝母、天龙；消化道出血加用三七粉、茜草、蒲黄、白茅根；便秘者加用虎杖、蒲公英、大黄；腹泻患者可加用防风、土茯苓；厌食者加用山楂、六神曲、鸡内金、莱菔子；腹水患者加用车前子、大腹皮、泽泻等；阴虚者配伍沙参、石斛、芦根等。

医案：陈某，男，70 岁。2006 年 11 月 24 日因胰腺癌行手术切除，术后病理：（胰尾）导管腺癌（Ⅱ～Ⅲ级），伴囊性变，侵犯中型动脉肌层，腔内癌栓形成，侵犯大量神经束。术后选择单药化疗 18 次，末次化疗时间 2008 年 6 月 5 日，2007 年 7 月 5 日复查发现肝脏转移，行 2 次肝介入术。2007 年 9 月 26 日复查肿瘤标志物：CA19－9 为 2 657 U/mL。2007 年 10 月 4 日来诊要求予中药配合化疗。来诊诉右上腹不适，纳差，倦怠乏力，查体：面色萎黄，精神不振，舌红苔薄腻，脉弦。中医诊断：伏梁（湿热内蕴型）。治法：清胰化积。清胰化积方加减。

处方：白花蛇舌草 30 g　蛇六谷 15 g　半枝莲 30 g　薏苡仁 30 g　白术 10 g　八月札 30 g　灵芝 30 g　山楂炭 30 g　六神曲 30 g　鸡内金 10 g　延胡索 30 g　红枣 30 g　全蝎 10 g　山慈菇 15 g　川楝子 30 g　蜂房 30 g　天龙 6 g

患者服药后症状逐渐缓解，先后多次复查肿瘤标志物 CA19－9 均大于 1 000 U/mL。但患者精神依然很好，至发稿时仍病情稳定，无任何特殊不适。

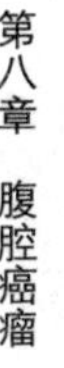

① 王晓戎，刘鲁明. 刘鲁明教授运用病机理论治疗胰腺癌经验介绍［J］. 云南中医学院学报，2009，32（6）：60－61.

（三）刘嘉湘医案①

刘嘉湘认为胰腺癌是全身属虚，局部属实之病证，正虚是胰腺癌发生的基本病机，也是其发展、演变的关键所在，强调扶正法可以贯穿胰腺癌治疗的始终。在综合治疗中，中医药治疗可应用于疾病的各个阶段，可与手术、放疗、化疗介入治疗同用，以减轻放、化疗不良反应，提高放、化疗疗效，促进术后机体恢复；中晚期不适合手术、放化疗的患者，以扶正为主、祛邪为辅的辨证治疗可作为主要治疗方法之一。

医案：葛某某，男，56 岁，2011 年 3 月初诊。因“胰头十二指肠切除术后 2 月”就诊，术后病理胰头腺癌，第 7、8、9、13、16 组淋巴结未见癌转移，切缘阴性，拟化疗，脉细苔净质暗红，无明显自觉症状。

处方：党参 9 g　生白术 9 g　茯苓 15 g　川石斛 12 g　山药 15 g　生薏苡仁 30 g　八月札 12 g　莱菔子 9 g　红藤 15 g　野葡萄藤 30 g　菝葜 15 g　山慈菇 15 g　天龙 6 g　生牡蛎 30 g　鸡内金 9 g　生山楂 9 g　黄连 6 g　苏叶 9 g　石苇 30 g　大枣 9 g

5 月 17 日起口服特罗凯 3 个月，面部皮疹作痒，脉细弦，苔薄质红，原方加半枝莲 30 g、蛇六谷 30 g、大枣 9 枚。药后无明显不适，此后随症加减，服药一年余，复查 PET－CT及肿瘤指标未见异常。

（四）周仲瑛医案②

周仲瑛认为，胰腺癌多为湿热瘀毒互结而致癌毒，搏结痰瘀，癌瘤形成，脏腑失调，耗气伤津，癌毒走注，机体步入损途的致病过程。治疗以抗癌解毒为基本大法，辅以软坚散结，扶正祛邪，调理脏腑。

医案：陈某，女，58 岁，退休职员。初诊：2006 年 3 月 16 日。2005 年 9 月腹痛，查为胰腺部肿瘤，术中发现广泛转移，无法进一步手术。目前化疗 1 个疗程，热疗 1 次，面色萎黄，形体瘦弱，两侧少腹疼痛，小腹有坠感，大便用通泻药能行，否则便结难下，气短，咳嗽无力，痰多，心慌，腿软无力，口干，时有恶心欲吐，淡黄薄腻，质淡紫，脉小弦滑。辨证：湿热毒瘀互结，肝胃失和，脾虚不健，化源匮乏，腑气不调，虚实夹杂。治法：疏肝和胃，理气通腑，清化湿浊，扶正抗癌。

处方：熟大黄 6 g　黄连 4 g　吴茱萸 3 g　赤芍 12 g　藿香 10 g　苏叶 10 g　九香虫 5 g　炒延胡索 10 g　川楝子 10 g　青皮 10 g　乌药 10 g　法夏 12 g　煅瓦楞子 20 g（先煎）　独角蜣螂 2 g　泽漆 15 g　潞党参 12 g　北沙参 10 g　肿节风 20 g　仙鹤草 15 g　炒六曲 10 g　砂仁 3 g（后下）　蔻仁 3 g（后下）

---

① 朱才琴，丁尧光，刘嘉湘. 刘嘉湘中医药治疗胰腺癌心得体会［J］. 内蒙古中医药，2013，(33)：41－42.

② 黄淑霞，赵智强. 略论周仲瑛教授从癌毒辨治胰腺癌经验［J］. 四川中医，2014，32（11）：1－3.

30剂，水煎，每日分两次温服。此后定期复诊，随症加减，持续服药至2006年6月21日，腹痛基本缓解，精神好转，食纳知味，可食干饭，大便每日1～2次，成形，苔薄黄，质暗红，脉细弦滑，病情好转、稳定。

本案病性虚实兼挟，病位涉及肝胆脾，表现为肝胃失和，脾虚不运，腑气不调；然终由湿热癌毒瘀结胁腹，升降失司，损伤正气使然。治疗以疏肝和胃、清化湿浊、理气通腑为主，兼以扶正抗癌。因诊时诉两侧少腹疼痛较剧，故止痛也应一并考虑。方用黄连、吴萸泄肝和胃；炒延胡索、川楝子、青皮、熟大黄、赤芍行气活血疏肝，其中炒玄胡、川楝子与乌药、九香虫、煅瓦楞子相配，尚能定痛；法夏、炒六曲、砂仁、蔻仁、藿香、苏叶理气化湿和胃；独角蜣螂、泽漆通幽化痰，以防阻隔；潞党参、北沙参、仙鹤草、肿节风抗癌解毒。

（李永浩）

第九章　泌尿及男性生殖系统癌瘤

第一节　肾　　癌

肾癌是指发生于肾实质细胞、肾盂移行上皮及输尿管的一类恶性肿瘤。肾癌又称肾细胞癌，起源于肾小管的上皮细胞，可发生于肾实质的任何部位，但以上、下极为多见，少数侵及全肾，左、右肾发病机会均等，双侧病变占1%～2%。肾癌是一种少见的肿瘤，占全身肿瘤的2%～3%，占成人肾脏恶性肿瘤的80%～90%，为泌尿生殖系第二位恶性肿瘤，仅次于膀胱癌。而我国肾癌发病率也呈逐年上升趋势，在2008年已经成为我国男性恶性肿瘤发病率第10位的肿瘤，成为威胁健康的最重要的肿瘤之一。根据2013年中国老年人群恶性肿瘤发病情况估计，肾癌发病率为22.20/10万，位居第10位，且城市地区发病率比农村地区发病率高①。

肾癌的病因目前尚不完全清楚。现代医学认为肾癌的发生与遗传因素、吸烟、肥胖、高血压、放射线、工业因素有一定的相关性。肾癌的预后主要与肿瘤大小、肿瘤的病理类型、临床分期和分化程度等因素有关。临床分期和治疗以及患者自身的免疫功能状态是影响预后的关键因素。透明细胞癌恶性程度较低，预后较好；颗粒细胞癌恶性程度较高，预后较差；梭形细胞癌分化最差，预后也最差。

【文献概述】

我国古代医学中并无肾癌这一病名，有关肾癌的论述类似于“腰痛”“尿血”“肾积”“癥积”等疾病范畴。而中医文献中“肾岩”一词，有别于现代医学所指的肾癌，一般是指阴茎癌，临床应注意区分。

中医文献中有一些描述与肾癌的症状相似。《素问》记载：“胞移热于膀胱，则癃溺血”；“少阴涩则病积溲血”；“腰者，肾之府，转摇不能，肾将惫矣”。《灵枢·百病始

① 陈万青，郑荣寿，张思维，等. 2013年中国老年人群恶性肿瘤发病和死亡分析［J］. 中华肿瘤杂志，2017，39（1）：60－66.

生》中类似肾癌的相关记载称，“其著于膂筋，在肠后者饥则积见，饱则积不见，按之不得。其著于输之脉者，闭塞不通，津液不下，孔窍干壅”。《难经·五十五难》云：“肾之积，名曰贲豚。”《金匮要略》曰：“热在下焦者，则尿血，亦令淋秘不通”；“肾著之病，腰以下冷痛，腹重如带五千钱”。《诸病源候论》指出：“血淋者，是热淋之甚则尿血，则小肠气秘，气秘则小便难，痛者为淋，不痛者为尿血。”《医学入门》曰：“溺血……乃心移热于小肠。”《类证治裁》指出：“溺血与血淋异，痛为血淋，不痛为溺血，痛属大盛，不痛属虚。”《疡医大全》中也有所描述：“石疽生腰胯之间，肉色不变，坚硬如石，经月不变，若黑陷不起，麻木不痛，呕哕不食，精神昏乱，脉散或代者死。”《丹溪心法》记载：“腰痛主湿热，肾虚，瘀血，挫闪，有痰积。”奠定了对腰痛辨证的基础。明代张景岳认为：“腰痛之虚证十居八九。”强调肾虚在腰痛中的发病作用。《证治汇补·腰痛》在治疗腰痛方面指出：“惟补肾为先，而后随邪之所见者以施治，标急则治标，本急则治本，初痛宜疏邪滞，理经隧，久痛则宜补真元，养血气。”其治疗原则，至今在临床仍然有指导意义。

【病因病机】

本病多因肾气亏虚，水湿不化，湿毒内生，或外受湿热邪毒，湿热下注，入里蓄毒，气滞血瘀阻结水道所致。其病理特点属本虚标实，本虚乃肾虚，标实乃湿、热、瘀毒蕴结，病机关键是肾虚。本病的病位在肾，与脾、肝关系密切。

其证候可分为实证、虚证两类。实证以风、寒、暑、湿、热、燥、火等外邪损及肾脏，以尿血、腰痛为主证，多属湿热下注膀胱，外伤气滞血瘀引起；虚证以肾气不足，或气血双亏，血无所统，溢于脉外，下注膀胱则可见无痛性血尿。肾者水脏，肾气虚则气化不利，水湿滞留于体内，瘀结成毒，久而成块，乃至肾癌。临床上随不同病因及患者体质状态等可表现为不同的证候特点。

（一）湿热蕴结

外感湿热之邪入里，或脾失健运，湿浊内生，湿毒火热，下注膀胱，阻滞经脉，络脉受损，湿热蕴结成块，久结成瘤，侵及腰部而发病。

（二）瘀血内阻

外伤跌仆损伤经脉气血，或因久病，气血运行不畅，导致经络气血阻滞不通，气滞血瘀，凝聚互结成块。

（三）肾虚毒蕴

素体肾虚，或年老肾精亏虚、阴虚火炎，导致气化不利，水湿不化，瘀结成毒，滞留腰部而成块。

（四）气血亏虚

多因久病不愈，或脾虚则水谷精微化生不足，气血化生之源枯竭致气血亏虚所致。肾气不足，不能摄血，尿血日久导致气血双亏，脏腑功能失调。

【诊断要点及鉴别诊断】

（一）诊断要点

1. 临床表现

肾癌的主要表现为血尿、腰痛、腰部肿块，临床上三者同时出现时也称为肾癌三联征。但早期肾癌多无明显的临床症状，常在超声或放射线检查时发现。无痛性、间歇性血尿为最常见的症状，约60%的患者有肉眼或镜下血尿，多表明肿瘤已经侵入肾盂、肾盏等集合系统。腰痛是因肿瘤长大后肾包膜张力增加或侵犯周围组织而发生，表现为持续性肾区钝痛。腰部肿块质硬，表面不光滑，若肿块固定不动表示肿瘤已侵入周围组织。

临床上大部分患者就诊时常见一个或两个症状为主，也有些患者症状很不典型，如表现出不明原因的发热、消瘦等。早期肾癌多以无痛性血尿为主，一旦发生腰部持续性钝痛则多属晚期，少数早期患者可无血尿。肾癌晚期患者还可出现发热、乏力、贫血、食欲减退、消瘦等恶病质表现。亦有临床报道，肾癌可分泌多种内分泌素引起一系列症状，如促皮质激素、甲状腺激素和胰高血糖素等。

2. 实验室检查

（1）尿常规检查。部分患者可见镜下血尿；如若通过尿液细胞学检查发现癌细胞则可确诊，但其阳性率一般较低，诊断意义不大。

（2）血生化检查。可发现部分患者血沉增快，LDH 升高，血钙升高，但其敏感性及特异性不强。

（3）肾脏肿瘤标记物。是利用实验室检验某些化学成分含量，协助对肾癌患者进行病情监测和判断预后。如肾癌患者血清铁蛋白浓度可增高，但肾良性肿瘤患者血清铁蛋白在正常水平，该指标作为肾癌肿瘤标志物缺乏特异性，但有助于鉴别肾脏良恶性肿瘤。

3. 影像学诊断

（1）B 超。B 超检查具有简便无创性，可作为首选的影像学检查。它可以很容易地鉴别肾癌与肾囊肿、肾积水等疾病，其准确率较高，并且还可了解肾门、腹膜后淋巴情况和肝脏、肾上腺及有无转移，同时还有助于了解肿瘤瘤栓侵犯静脉的程度。

（2）X 线检查。它是诊断肾癌的重要方法。腹部平片可见患侧肾影不规则增大，腰大肌影模糊，少部分肾癌患者在肿块周围可见钙化影。肾盂造影及逆行尿路造影片可见肾盂或肾盏是否存在受压、变形、拉长或扭转、充盈不全等情况，甚至出现患肾不显影。而腹主动脉和肾动脉造影是肾癌早期诊断的重要手段。通过造影显示其迂曲、不规则、粗细不一的血管影，且常常包绕成团。下腔静脉造影可以了解下腔静脉、肾静脉内有无癌栓，有无受到肿块的压迫浸润等改变。

（3）CT。CT 是目前可靠的诊断肾癌的影像学方法。对囊性实性占位的鉴别准确率高，对肿瘤范围及是否存在浸润、淋巴转移、远处播散都有一定的诊断意义。

（4）MRI。MRI 在显示肾静脉或下腔静脉、周围器官的侵犯及鉴别良性肿瘤或囊性占位等方面有较大的意义。

（5）放射性核素检查。它对脏器的形态及功能的了解有重要的价值，更适合不能做 X 线检查的患者。

4. 病理学诊断

透明细胞、颗粒细胞、乳头状细胞和肉瘤样细胞是肾细胞癌的四种基本病理学类型。最常见是透明细胞类型。颗粒细胞癌的细胞生长活跃，恶性程度较透明细胞癌高。这两种类型可单独存在，也可同时出现在同一瘤体内。肾穿刺活检能早期获取病理形态学诊断。

（二）鉴别诊断

肾癌主要与膀胱癌、前列腺癌、肾结核、肾积水、多囊肾、泌尿系统结石及肾错构瘤等相鉴别。

1. 膀胱癌

主要以无痛性肉眼血尿或镜下血尿为主要症状，多表现为间歇性、全程血尿。其次还可伴有膀胱刺激征、排尿困难、上尿路阻塞症状等表现，结合膀胱镜、B 超及 CT 检查可协助诊断。

2. 前列腺癌

其临床表现与分型有关，局部症状与前列腺增生症相类似，而部分患者则以腰背痛、坐骨神经痛等转移症状为主；直肠指检可早期发现，经直肠穿刺或经会阴切开前列腺活检则较准确，同时 B 超及 X 线检查可发现前列腺改变及转移病灶情况。

3. 肾结核

有结核病史，大多伴有膀胱刺激征和脓尿，尿中可查到结核杆菌，肾盂造影有助于诊断。

4. 肾积水

病程较长，一般有原发病史，多由肾盂肾炎、泌尿系统结石等引起。可见脓尿，很少出现肉眼血尿。巨大肾积水能触及肿块，可时大时小，触之有囊性感，肾盂造影可协助诊断。

5. 多囊肾

常为双侧，表面欠光滑，多伴有肾功能不全和血压升高，病程长，可有家族史或其他脏器囊性病变，B 超可协助诊断。

6. 泌尿系统结石

多有腰痛、肾绞痛、膀胱刺激征和排尿困难，X 线平片、B 超或 CT 检查可确诊。

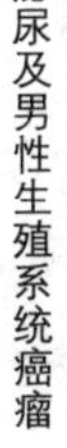

7. 肾错构瘤

肾错构瘤是一种较为常见的肾脏良性肿瘤，典型的肾错构瘤由于有脂肪成分的存在，在B超、CT和MRI图像上都有助于定性诊断。

【辨证论治】

（一）辨证要点

肾癌与腰痛、尿血、癥积等病辨证有相同之处，可参考之。本病辨证当辨明病期早晚，标本虚实，邪正盛衰。肾癌标实证多以湿热蕴结为主，小便色泽常为黄赤浑浊。晚期多属本虚标实，以肾虚毒蕴、气血双亏为主，血尿色泽淡红，腰痛日夜不休，伴有消瘦、乏力等。临证应注意审察标本缓急，肾癌多以肾气亏虚为本，湿热邪气为标，肾癌病因为本，尿血、腰痛等证候为标。

（二）临床分型

1. 湿热蕴结型

主证：尿血，为无痛性血尿，或有腰痛、坠胀不适、腰腹部肿块，伴发热、口渴、纳呆，或有恶心呕吐，舌质暗红，舌苔黄腻，脉滑数。

证候分析：外感湿热之邪入里，迫血妄行则为尿血；湿热火毒蕴结腰腹，痹阻经络，不通则痛，故见腰痛，肿块有形；湿热困脾，脾失健运，胃失和降则见纳呆、恶心呕吐等证；舌质红，苔黄腻，脉滑数均为湿热内盛之证。

治法：清热利湿，凉血散结。

方药：八正散（《太平惠民和剂局方》）加减。

车前子15 g　滑石20 g　通草10 g　瞿麦15 g　萹蓄15 g　栀子15 g　大黄10 g　甘草梢6 g　龙葵15 g　蛇莓15 g　延胡索10 g　灯心草5 g

方以车前子、滑石清热利湿通淋为君药，使湿热从小便去。栀子、大黄、通草、萹蓄、瞿麦等五味皆为苦寒之品，能清热泻火，共为臣药。龙葵、蛇莓清热解毒、利湿消肿，延胡索活血止痛，灯心草清心除烦，共为佐药。甘草梢调和诸药，为使药。

纳呆者加山楂、麦芽、神曲等健脾消食，尿血不止者加小蓟、生侧柏叶、仙鹤草等凉血止血。

2. 瘀血内阻型

主证：腰腹部肿物日渐增大，肾区肿胀不适，腰痛加剧，多呈刺痛或钝痛，痛有定处，血尿或夹血块，面色晦暗，舌质紫暗或见瘀斑，苔薄白，脉弦或涩或结代。

证候分析：瘀血阻滞经脉，导致气血运行不畅，脉络阻塞故见腰部疼痛，肿块逐渐增大。面色晦暗，舌质紫暗或见瘀斑，苔薄白，脉弦或涩或结代，均为瘀血内阻之证。

治法：理气活血，化瘀散结。

方药：身痛逐瘀汤（《医林改错》）加减。

川芎 10 g　桃仁 10 g　红花 10 g　没药 6 g　当归 10 g　五灵脂 6 g（炒）　香附 10 g　牛膝 15 g　延胡索 10 g　山慈菇 15 g　土鳖虫 9 g　白花蛇舌草 20 g　甘草 6 g

方中当归、川芎、桃仁、红花活血祛瘀共为君药。臣以没药、五灵脂活血止痛并加强祛瘀之力，香附、延胡索行气以活血。牛膝引血下行，山慈菇、土鳖虫、白花蛇舌草消肿散结，共为佐药。甘草调和诸药，为使药。

痛甚者加乳香、白芍以行气止痛；出血量多者加大蓟、小蓟、三七粉以化瘀止血。

3．肾虚毒蕴型

主证：腰腹肿块，尿血或腰痛，腰膝酸软，潮热盗汗，口燥咽干，耳鸣或耳聋，舌质红少津，脉细数。

证候分析：素体肾虚，或年老肾精亏虚，气化不利，水湿不化，毒聚下焦而成腰腹肿块；腰为肾府，肾精亏虚则腰失所养，故见腰膝酸软、腰痛、潮热盗汗、口燥咽干、耳鸣或耳聋；舌红少津，脉细数为阴虚内热之证。

治法：补肾养阴，凉血解毒。

方药：六味地黄丸（《小儿药证直诀》）加味。

熟地黄 24 g　龟板 24 g（先煎）　山茱萸 12 g　山药 20 g　泽泻 15 g　茯苓 15 g　丹皮 15 g　菟丝子 15 g　牛膝 15 g　半枝莲 15 g　白花蛇舌草 15 g　土茯苓 15 g　甘草 6 g

方中重用熟地黄，滋阴补肾，填精益髓，为君药。龟板、山茱萸、山药滋阴益肾健脾，共为臣药。佐以泽泻泄肾浊，丹皮泻肝火，茯苓渗利水湿，菟丝子、牛膝强腰膝、健筋骨，半枝莲、白花蛇舌草、土茯苓清热解毒。使以甘草，调和诸药。

五心烦热者加黄柏、知母、地骨皮以清虚热。痛甚者加白芍、延胡索。纳少者加陈皮、砂仁、白术理气醒脾。

4．气血亏虚型

主证：神疲乏力，面色苍白或萎黄，自汗，心悸失眠，纳呆，形体消瘦，腰或腹部肿块明显增大，腰痛，肉眼血尿，舌质淡暗，苔白，脉细弱。

证候分析：肾癌晚期正气虚损，毒邪日盛，故见肿块明显增大，腰痛；气随血耗，则神疲乏力；气虚不能摄血则见肉眼血尿；血虚肌体失于荣养，则面白无华、形体消瘦、心悸等症；舌质淡，苔白，脉细弱为气血亏虚之证。

治法：补气养血，解毒散结。

方药：八珍汤（《正体类要》）加减。

党参 30 g　白术 20 g　白茯苓 30 g　当归 15 g　白芍 20 g　熟地黄 30 g　炙甘草 10 g　女贞子 12 g　枸杞子 12 g　僵蚕 9 g　半枝莲 20 g　白花蛇舌草 20 g

方中党参、熟地黄益气补血，共为君药。白术益气健脾，当归补益阴血，同为臣药。白芍养血敛阴，白茯苓健脾渗湿，女贞子、枸杞子养肝阴，僵蚕、半枝莲、白花蛇舌草攻毒散结，俱为佐药。炙甘草调和诸药，为使药。

短气、纳差者加黄芪、鸡内金以补气健脾。腰痛甚者加乳香、没药以行气止痛。

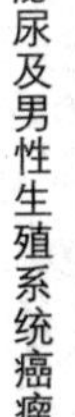

【辨病治疗】

（一）内服

1. 常用中草药

（1）半边莲：味辛、甘，性微寒。具有清热解毒、利水消肿的功效。《陆川本草》曰："解毒消炎，利尿，止血生肌。治腹水，小儿惊风，双单乳蛾，漆疮，外伤出血，皮肤疥癣，蛇蜂蝎伤。"半边莲有抗癌活性作用，半边莲碱对癌细胞有抑制作用，临床上多用于消化道系统和泌尿系统肿瘤。煎服，15～30 g。

（2）猪苓：味甘、淡，性平。具有利水渗湿、除痰散结的功效。《本草纲目》曰："开腠理，治淋肿，脚气，白浊，带下，妊娠子淋，胎肿，小便不利。"猪苓有抗癌及提高机体免疫功能的作用，可用于多种肿瘤，对各种肿瘤伴有水肿或恶性积液效果尤佳。煎服，15～30 g。

（3）土贝母：味苦，性凉。具有清热解毒、消肿散结的功效。《本草纲目拾遗》曰：其能"治乳岩""治疬串"。土贝母不仅不引起白细胞下降，而且有升高白细胞作用。煎服，15～30 g。

（4）冬虫夏草：味甘，性温。具有益肾补肺、止血化痰的功效。《本草从新》："保肺益肾，止血化痰，已劳嗽。"可用于各种肿瘤及其各个阶段的治疗。通过调节其机体的体液免疫及细胞免疫的功能，抑制肿瘤生长。煎服，5～10 g。

2. 常用中成药

（1）六味地黄丸（《小儿药证直诀》）：具有养阴补肾的功效。每次 6 g，每日 2 次。适用于肾癌肾阴亏虚者。

（2）西黄丸（《外科证治全生集》）：具有清热解毒、和营消肿功效。每日 1 丸，开水送服。适用于肾癌邪实等证型。

（3）金匮肾气丸（《金匮要略》加味肾气丸别名）：由熟地黄、山药、山茱萸、茯苓、牡丹皮、泽泻、桂枝、附子（制）、牛膝、车前子组成。具有温补肾阳、化气行水的功效。每次 4～5 g，每日 2 次。适用于肾癌肾阳亏虚者。

（二）外治

双柏散（广州中医药大学第一附属医院验方）：黄柏、泽兰、大黄、薄荷、侧柏叶，上药适量共研为细末，用蜜糖调制，热敷腰部疼痛处。

【急症与兼症】

（一）腰痛

腰痛是肾癌的主要症状之一，临证中常见到患者以此为就诊的主诉。临床上可将腰痛辨为瘀血腰痛、肾虚腰痛。瘀血腰痛多见腰部刺痛，痛有定处，日轻夜重，痛处拒按，尿血或尿中有血块，舌质暗紫，或有瘀斑，脉弦涩或结代，治宜活血化瘀、理气散结，方用桃红四物汤（《医宗金鉴》）加减。肾虚腰痛常见腰膝酸软，卧则减轻，偏阳虚者，则面色㿠白，手足不温，少气，舌淡，脉沉细，治宜温补肾阳，方用金匮肾气丸（《济生方》）加减；偏阴虚者，则口燥咽干，面色潮红，盗汗，手足心热，舌红少苔，脉弦细数，治宜滋补肾阴，方用六味地黄丸加减。

除内服外，外敷药散止痛也具有较好止痛效果。如用冰片、藤黄、麝香、生南星适量共研细末，酒、醋各半调成糊状，涂于腰部肿痛处，药干则换之，适用于晚期肾癌局部疼痛者；或用癌痛散：乳香、没药、姜黄、栀子、白芷、黄芩各 20 g，小茴香、丁香、赤芍、木香、黄柏各 15 g，蓖麻仁 20 粒。上药共为细末，用鸡蛋清调匀外敷肾穴位，6～8 h 更换 1 次。适用于肾脏肿瘤疼痛者；或用双柏水蜜膏外敷腰部肿痛处。

（二）尿血

无痛性血尿为肾癌最常见的症状，肾癌大部分患者都有肉眼或镜下血尿，最常见的表现为间歇性、全程性、无痛性肉眼血尿。由于尿血的主要病机是热伤脉络及脾肾不固，故在临证中常将尿血辨为湿热下注型、阴虚火旺型、脾肾气虚型。湿热下注型多见尿血鲜红伴腰痛，坠胀不适，舌质红，舌苔黄腻，脉滑数，治宜清热泻火、凉血止血，方用小蓟饮子（《济生方》）加减；阴虚火旺型多见尿血，头晕耳鸣，神疲，形体消瘦，潮热盗汗，咽干颧红，五心烦热，舌红少津，脉细数，治宜滋阴降火、凉血止血，方用六味地黄丸加减；脾肾气虚型多见反复持续肉眼或镜下血尿，小便色淡红或小便清长色淡，头晕耳鸣，腰膝酸软，面色不华，体倦乏力，舌质淡，苔白，脉细弱或沉细，治宜补益脾肾、固摄止血，方用归脾汤加减。对于顽固性长期血尿不止者，或见患者表现为尿中有血块，面色晦暗，舌黯红或有瘀斑，脉涩或结代等，可在辨证论治的基础上加用活血化瘀之药，如蒲黄、赤芍、丹皮等。

【治疗进展述评】

随着诊断技术的不断进步，肾癌患者能得到较早期的治疗，肾癌总体的 5 年生存率达到 74%，晚期转移者仅为 12%①。其中 20%～30% 肾癌患者就诊时即为晚期肾癌，已出现远处转移的表现，从而失去手术根治机会②。因此，定期复查、早期发现、早期积极干预治疗、防治结合尤为重要。

目前，美国 FDA 批准的靶向药物包括：舒尼替尼、索拉非尼、帕唑帕尼、阿昔替尼、替西罗莫司、依维莫司、贝伐珠单抗联合干扰素等。由于肾癌细胞独特的生物学特

① SIEGEL R L, MILLER K D, JEMAL A. Cancer statistics, 2017 [J]. CA A cancer journal for clinicians, 2017, 67 (1): 7－30.

② LJUNGBERG B, BENSALAH K, CANFIELD S, et al. EAU guidelines on renal cell carcinoma: 2014 update [J]. Eur Urol, 2015, 67 (5): 913－924.

性，其对放化疗均不敏感，而生物治疗获益人群有限。中医药的加入，使患者的生存期及生活质量较单纯西医治疗有明显提高。

通过实验发现，部分单味中药如白藜芦、姜黄、薯蓣、榼果藤等，其有效成分能够抑制肾癌细胞的增殖、侵袭和迁移。相关研究也表明①运用中成药可以提高转移性肾癌患者的免疫功能；而根治术后中药干预治疗②同样可减轻肾癌患者消化道反应、骨髓抑制、神经系统等副作用的发生率。中医药治疗在提升正气、稳固癌灶、改善生活质量、延长生存期等方面具有一定的优势，其疗效机制值得进一步深入探讨研究。

【名家治验及医案】

周仲瑛复方大法治肾癌③

周仲瑛治疗肿瘤善用复法大方。所谓复法大方指的是针对疾病的多重复杂病机，组合运用数种治法，处方药味数目超过常规的一种特别的治疗方法。它不是简单的堆砌多种药物，而是通过辨证论治，将具体治法和方药进行有机结合。本例辨证其为癌毒走注，下焦湿毒瘀浊互结，肺肾两伤，并从抗癌解毒、活血化瘀、祛湿化痰散结等方面综合治疗。方选用鳖甲煎丸等方加减化裁。药用炮山甲、熟大黄、土鳖虫、桃仁、刺猬皮等活血化瘀；九香虫、延胡索、青皮、乌药等行气止痛；鬼馒头、泽漆、龙葵、半枝莲、制南星、露蜂房、蜈蚣、菝葜、土茯苓等抗癌解毒，散结止痛；鳖甲滋补肝肾，软坚散结；天花粉清热生津。用药虽多，但组方严密，以攻为主，佐以扶正。治疗过程，根据出现的兼杂症加减化裁，如大便量少去熟大黄，加生大黄泻下攻积；阴下肿块胀痛，加水蛭、独角蜣螂、莪术、山慈菇等活血化瘀、抗癌解毒；食纳不馨加法半夏、陈皮、砂仁、佩兰、炒六曲等燥湿化痰、健脾和胃；晚蚕砂祛湿泄浊。

医案：孙某，男，65 岁，2010 年 6 月 9 日初诊。2008 年 7 月行右肾盂移行细胞癌手术，化疗 5 次，2009 年 9 月左肺转移，行全肺切除术，化疗 4 程后出现会阴转移，阴茎根与阴囊交界处有鸡蛋大小肿块，胀痛连及会阴臀部，小便不爽，大便少行，便意不畅，口干饮水不多。舌质暗紫，舌苔淡黄腻，脉细。辨证：癌毒走注，下焦湿毒浊瘀互结，肺肾两伤。

处方：炙鳖甲 15 g（先煎） 炮山甲 10 g（先煎） 熟大黄 6 g 土鳖虫 5 g 桃仁 10 g 九香虫 5 g 炙刺猬皮 15 g 鬼馒头 20 g 泽漆 15 g 龙葵 20 g 半枝莲 20 g 制南星 15 g 露蜂房 10 g 炒玄胡 15 g 炙蜈蚣 3 条 白花蛇舌草 20 g 青皮 10 g 乌药 10 g 菝葜 25 g 土茯苓 25 g 天花粉 10 g

① 崔洪泉，赵俊峰，李保东，等．复方苦参注射液对转移性肾癌患者免疫功能的影响［J］．中医学报，2014（12）：1710－1711.

② 张凯，朱永士，马楠，等．肾癌根治性切除术后应用中药联合干扰素的疗效观察［J］．中医药临床杂志，2011，23（8）：672－673.

③ 李英英，贾晓玮，郭立中．周仲瑛教授辨治肾癌转移 1 例［J］．吉林中医药，2011，31（9）：903－904.

上方 14 剂，每日 1 剂，水煎，早晚分服。

二诊：2010 年 6 月 23 日，近来阴下肿块痛胀尚能稳定不重，大便量少不爽，日2～3次，欲便难行，小便分叉不畅，食纳不馨，面色欠华。苔淡黄腻，质暗紫，脉细。

处方：6 月 9 日方去熟大黄，加生大黄 6 g（后下） 炙水蛭 3 g 法半夏 10 g 陈皮 6 g 炒六曲 10 g 砂仁 3 g（后下） 佩兰 10 g

上方 14 剂，每日 1 剂，水煎，早晚分服。

三诊：2010 年 7 月 7 日，会阴部胀痛，不能坐凳，外用止痛膏药尚能减轻，大便 2～3 天 1 次，量少，小便欠畅，纳差。苔淡黄腻，质暗淡隐紫，脉细。

处方：6 月 9 日方去熟大黄，加生大黄 9 g（后下） 晚蚕砂 15 g（包煎） 炙水蛭 4 g 法半夏 10 g 陈皮 6 g 山慈菇 15 g 独角蜣螂 2 只 莪术 10 g 炒六曲 10 g 砂仁 3 g（后下）

上方 14 剂，每日 1 剂，水煎，早晚分服。三诊之后，会阴部肿块缩小，疼痛好转，可以坐凳，整体病情尚属稳定。

（叶小卫）

第二节 膀 胱 癌

膀胱癌是指发生于膀胱黏膜的恶性肿瘤。膀胱癌是泌尿系统中最常见的恶性肿瘤，在我国泌尿系统恶性肿瘤中居第一位，在世界则仅次于前列腺癌而居第二位。世界各国膀胱癌的发病率相差可达十倍之多，西欧和北美最高，东欧和亚洲国家比较低。城市发病率高于农村，男性发病率远高于女性。无论男性还是女性，发病率均随年龄的增加呈先升高后降低的趋势。30 岁前发病率很低，30 岁以后迅速升高，80 岁之后有所降低。①。膀胱癌的病因至今尚未完全明确，比较公认的有：①长期接触芳香族类的工种，如染料、皮革、橡胶、油漆工等。②吸烟也是一种增加膀胱癌发生率的原因。③体内色氨酸的代谢异常。④膀胱黏膜局部长期遭受刺激，如长期慢性感染、膀胱结石的慢性刺激均可诱发膀胱癌。⑤寄生虫病如果发生在膀胱内，亦可诱发膀胱癌。本病多发生于膀胱三角区、两侧壁及颈部。膀胱尿路上皮细胞癌约占 90% 以上，腺癌、鳞癌及平滑肌肉瘤等则较少见。膀胱癌以淋巴道转移和局部扩散为主，晚期出现血行播散。膀胱癌在非治疗情况下自然生存期为 16～20 个月，经治疗者生存期不等，长的可达几十年。

【文献概述】

膀胱癌根据其临床特点，应属中医文献中“尿血”“癃闭”“淋病”等病范畴。战国

① 陈晓芳，陈万青，周薇薇，等. 2013 年中国膀胱癌发病和流行状况分析［J］. 中国肿瘤，2018，27（2）：81－85.

秦汉时期已有上述病名记载，如《素问·至真要大论》谓：“岁少阳在泉，火淫所胜，民病溺赤，甚则血便。”《金匮要略》记载有：“淋之为病，小便如粟状，小腹弦急，痛引脐中。”隋《诸病源候论》则概括该病是“由肾虚而膀胱热之故也”，说明本病发病的机理是正虚邪实，正虚为本，邪实为标。

唐宋时期对于该病可能出现的急症的处理、鉴别诊断和病机进一步总结，《备急千金要方·膀胱腑》记载“以葱叶除尖头，内阴茎孔中深三寸，微用口吹之，饱胀，津液大通，便愈”，这是最早用导尿术治疗小便不通的文献记录。《三因极一病证方论·卷之九·尿血证治》曰：“病者小便出血，多因肾气结所致，或因忧劳、房事过度。此乃得之虚寒，故养生云：不可专以血得热为在淖溢为说，二者皆致血尿。与淋不同，以其不痛，故属尿血，痛则当在血淋门。”

元明清时期，诊疗已经更加系统，《丹溪心法·溺血》曰：“溺血属热，用炒山栀，水煎服；或小蓟，琥珀。血虚，四物汤加牛膝膏；实者当归承气汤下之。后以四物加山栀。痛者为淋，不痛者为溺血。溺血先与生料五苓散加四物汤。若服不效，其人素病于色者，此属虚，宜五苓散和胶艾汤吞鹿茸丸，或辰砂香散，或四物加生地黄、牛膝，或四物加黄连、棕灰。又六味地黄丸为要药。”《医学纲目·溺血》曰：“小便出血，是心伏热在于小肠，宜镜面草自然汁，加生蜜一匙服之，以八正散加麦门冬，葱煎服；如小便涩痛，以海金砂细末调治之。”膀胱癌进展可出现尿路梗阻、小便不通。《证治汇补·癃闭》曰：“有热结下焦，壅塞胞内，而气道涩滞者；有肺中伏热，不能生水，而气化不施者；……有久病多汗，津液枯耗者；有肝经忿怒，气闭不通者；有脾虚气弱，通调失宜者。”《类证治裁·闭癃遗溺篇》更指出“闭者，小便不通……癃者，小便不利……”，并形象地描述：“闭者点滴难通，癃者滴沥不爽。”

【病因病机】

中医学认为，外感邪毒、饮食损伤、情志不调、脾肾亏虚等是本病发生的主要原因。以脾肾亏虚为本，湿热瘀毒为标。脾肾亏虚，湿热瘀毒积聚于膀胱是膀胱癌的主要病因和病机。

（一）脾肾亏虚、瘀毒蕴结

先天禀赋不足或后天感受六淫之邪或为饮食、劳倦、情志所伤，致脾肾亏虚；脾虚则脾失健运，气血津液的正常输布功能受影响，停聚成湿，湿邪郁久化热，湿热郁结，气机不畅，气滞血瘀；肾虚则气化不利，水湿不化，湿浊不排，积聚成毒；湿热瘀毒蕴结于膀胱，而成膀胱癌。

（二）热结下焦、湿热下注

血尿是膀胱癌的主要临床表现。血尿的生成责之于“气”与“火”。《金匮要略·五脏风寒积聚病》谓：“热在下焦者，则尿血。”

（三）脾不统血，肾气不固

膀胱癌虚证多为脾不统血，肾气不固，或气血两虚，血失统摄，或肾虚火旺，迫血妄行，出现尿血。《慎斋遗书·卷七·尿血》谓“尿血者，精不通行而成血，血不归精而入便。然其原在肾气衰而火旺……”

综上所述，膀胱癌病位在膀胱，与脾肾相关，证属本虚标实，早期常呈实证，晚期则以虚证为主。

【诊断要点及鉴别诊断】

（一）诊断要点

1. 临床表现

间歇性无痛性肉眼血尿或镜下血尿是膀胱癌的典型和常见症状。镜下血尿出现在肉眼血尿之前，病期相对早。大多数患者以肉眼血尿就诊，多为全程血尿，也可表现为排尿初期或终末血尿。血尿多呈间歇性发生，一般早期间隔时间较长，随着病情的进展，间隔期逐渐缩短。

有20% ~30%的患者会出现尿频、尿急、尿痛的膀胱刺激症状，但较少见于早期患者。若膀胱癌肿累及膀胱颈部和前列腺或大块坏死脱落的癌组织阻塞膀胱颈口，会出现排尿困难，引发尿潴留。

2. 影像学诊断

（1）X线检查。膀胱区平片主要表现为细小斑点状高密度影。静脉肾盂造影则可显示膀胱肿块的大小、位置，同时还可通过静脉肾盂造影明确肾功能和上尿路的情况。膀胱造影不必作为常规检查，可用于补充膀胱镜的不足。

（2）B超。膀胱癌的B超检查有三种途径，分别为经腹部、经直肠和经尿道。经腹部B超可了解肿块的大小、数目、位置等基本图像，具有操作简单、无创、可重复等优点；经直肠B超能显示肿瘤基底部周围膀胱壁受累的情况，可以确定肿瘤浸润的范围，但对顶、颈部病变显示不理想；经尿道B超可清晰地显示膀胱肿瘤的大小、位置，准确判定肿瘤浸润膀胱壁的深度，对分期和选择手术方式有实际意义。

（3）CT及MRI。CT检查是较为准确的无创性膀胱肿瘤分期方法。可灵敏地检查出直径甚至是0.5 cm的肿块，并可清晰地显示肿瘤浸润膀胱壁的深度、周围组织的情况及盆腔肿大的淋巴结，对憩室和膀胱壁内癌有特殊的诊断价值。盆腔MRI可显示膀胱肿瘤浸润的深度及盆腔转移淋巴结，对膀胱癌的诊断准确率为64% ~95%。

3. 实验室检查

（1）尿液常规：是一种简单易行的实验室检查，可在离心后高倍显微镜视野下找红细胞，对于非肉眼血尿尤为重要。

（2）尿液脱落细胞学检查：对有血尿的患者应作为常规检查。以晨尿或新鲜尿液阳性率较高，一般连续查3天。其阳性率与肿瘤病理分级有关，分级越高，细胞学检出的阳性率也越高。Ⅰ级阳性率为10%，Ⅱ级为50%，Ⅲ级为90%。

（3）膀胱拉网脱落细胞学检查：用人工方法增加尿液中脱落细胞，提高了阳性率。

4．细胞、病理学诊断

（1）膀胱尿道镜检查是诊断膀胱癌最重要的方法，不但可以明确肿瘤是否存在，还可观察到肿瘤的发生部位、大小、数目、生长方式及形态（乳头状、扁平状、是否带蒂等），并可通过膀胱镜同时取活体组织检查以明确肿瘤的生物学活性。

（2）尿液流式细胞仪检查可快速定量分析尿液细胞DNA含量、增殖活性等多项活性指标，是通过测定细胞DNA含量检查膀胱肿瘤。

（二）鉴别诊断

1．非特异性膀胱炎

以已婚女性多见，血尿为突然发生，但血尿发生在尿频、尿急、尿痛等尿路刺激症状之后。

2．尿路结石

主要为疼痛性血尿，一般血尿较轻，且多数无膀胱刺激症状。

3．尿路结核

血尿则在长期尿频后出现，终末加重，尿量少，可伴有潮热、盗汗、消瘦等症状，多有其他结核病史。

4．放射性膀胱炎

盆腔脏器肿瘤经放疗后可能出现放射性膀胱炎。患者均有放疗病史。膀胱炎多在放疗后两年出现，但也有少部分在多年后出现。应用膀胱镜等检查可以鉴别。

【辨证论治】

（一）辨证要点

膀胱癌以各种各样的血尿为主要症状。尿血由火热熏灼，热迫血行引起者为多。但火热之中，有实火和虚火的区别。一般初病多实，久病多虚；由实火所致者属实，由阴虚火旺、气虚不摄甚至阳气虚衰所致者属虚。证候的寒热虚实不同，则治法各异，应注意辨明。

（二）临床分型

1．湿热下注型

主证：血尿鲜红，频频出现，或小便时有灼热疼痛，少腹拘急疼痛，伴有低热，口干口苦，乏力，纳呆，恶心呕吐，舌质红，苔黄腻，脉滑数。

证候分析：湿热下注于膀胱，与瘀毒互结，发为膀胱癌。湿热灼伤血络，迫血妄行，见血尿，且血色鲜红；湿热下注而见小便灼热疼痛；湿热积聚于下焦而见少腹拘急疼痛；

湿热内蕴，中焦气机不利，见纳呆，恶心呕吐；低热，口干口苦，舌质红，苔黄腻，脉滑数均为湿热之象。

治法：清热利湿，活血散结。

方药：八正散（《太平惠民和剂局方》）加减。

栀子 15 g　生大黄 12 g　萹蓄 15 g　瞿麦 15 g　木通 15 g　滑石 15 g　车前子 15 g　薏苡仁 30 g　小蓟 15 g　土茯苓 15 g　侧柏叶 15 g　甘草 6 g

方中以栀子、生大黄、薏苡仁清热消肿为君药；辅以萹蓄、车前子、木通利尿；与滑石、瞿麦等配伍有清热利湿的功效；佐以小蓟、土茯苓、侧柏叶、甘草以清热解毒，凉血活血止血，增强抗癌之力。

尿血重或伴有血块者加三七、白茅根、仙鹤草；腹满纳呆重者可加枳壳、鸡内金。

2. 瘀毒蕴结型

主证：血尿，尿中可见血块，或尿恶臭带腐肉，小便点滴而下或尿细如线，甚则小便阻塞，完全不通，少腹坠胀疼痛，舌质暗，瘀点瘀斑，脉沉细。

证候分析：瘀毒内阻膀胱，与湿热互结发为膀胱癌。瘀血内阻，血不循经，而见血尿，且尿中可见血块；瘀血郁积于膀胱，下焦不通，小便点滴而下或尿细如线，甚则小便阻塞，完全不通；瘀血内阻少腹，而见少腹坠胀疼痛；舌质暗，瘀点瘀斑，脉沉细均为瘀血内阻之象。

治法：化瘀散结，活血止血。

方药：桃核承气汤（《伤寒论》）加减。

桃仁 15 g　大黄 12 g　桂枝 6 g　甘草 6 g　芒硝 6 g　牛膝 15 g　小蓟 15 g　仙鹤草 15 g　延胡索 15 g　白芍 15 g

方中以桃仁破血祛瘀、大黄下瘀泄热为君药；辅以桂枝通行血脉，延胡索、小蓟散瘀解毒，仙鹤草、白芍解毒补虚，芒硝泄热软坚为臣药；佐以牛膝引药下行；以甘草调和诸药为使药。

3. 肾虚火旺型

主证：尿血鲜红，小便短赤不畅，腰膝酸软，头晕耳鸣，五心烦热，潮热颧红，舌红少苔，脉细数。

证候分析：癌瘤内蕴，耗伤肾阴，阴虚火旺，血液妄行，故见尿血鲜红，小便短赤不畅；肾虚而见腰膝酸软，头晕耳鸣；五心烦热，潮热颧红，舌红少苔，脉细数均为阴虚火旺之象。

治法：滋阴降火，凉血止血。

方药：知柏地黄丸（《医宗金鉴》）加减。

熟地黄 25 g　山茱萸 15 g　山药 15 g　泽泻 10 g　丹皮 10 g　茯苓 10 g　黄柏 25 g　知母 25 g　仙鹤草 15 g

方中以熟地黄滋肾阴、益精髓为君药。山茱萸滋肾益肝，山药滋肾补脾为臣药。辅以泽泻泻肾降浊，丹皮泻肝火，茯苓渗脾湿，黄柏清热泻火，知母滋阴降火，仙鹤草补虚止血为佐使药。

血尿量多者加阿胶（烊化）可补虚收敛止血治“贫血衰弱精力痿顿”；腰痛甚者加延胡索活血止痛；短气乏力甚者加党参；腹胀，纳呆者加木香、神曲。

4. 脾肾阳虚型

主证：血尿，血色淡红，呈间歇性、无痛性，伴头晕耳鸣，腰膝酸软，乏力口淡，恶心呕吐，舌质淡，苔白，脉沉细。

证候分析：脾肾两虚，湿热瘀毒郁结于膀胱发为癌瘤。脾肾两虚，气不摄血，血溢脉外，而见血尿，且血色淡红，呈间歇性；肾虚，故见头晕耳鸣，腰膝酸软；脾虚而见乏力口淡，恶心呕吐；舌质淡，苔白，脉沉细，均为脾肾阳虚之象。

治法：健脾益肾，软坚散结。

方药：右归丸（《景岳全书》）加减。

党参 15 g　白术 15 g　熟地黄 12 g　山茱萸 12 g　山药 20 g　菟丝子 12 g　枸杞 12 g　杜仲 12 g　鳖甲 15 g　僵蚕 12 g　甘草 6 g　附子 10 g

方中以党参、白术补中益气健脾为君药。辅以熟地黄、山茱萸、山药补益肝肾；菟丝子、枸杞、杜仲滋补肾阴；并用小量附子温阳暖肾，意在微微生火，以鼓舞肾气。佐以鳖甲、僵蚕软坚散结。甘草缓急止痛，调和诸药。

血尿者加血余炭、仙鹤草；乏力、嗜睡者加黄芪；恶心呕吐者加柿蒂、砂仁。

【辨病治疗】

（一）内服

1. 常用中草药

（1）猪苓：甘、淡，平，归肾、膀胱经。具有利尿渗湿的功效。治小便不利，水肿胀满，脚气，泄泻，淋浊，带下。《珍珠囊》云：“渗泄，止渴，又治淋肿。”用法用量：煎服，5～10 g。

（2）薏苡仁：甘、淡，凉，归脾、胃、肺经。具有健脾、补肺、清热、利湿的功效。治泄泻，湿痹，筋脉拘挛，屈伸不利，水肿，脚气，肺痿，肺痈，肠痈，淋浊，白带。《本草纲目》云：“薏苡仁，阳明药也，能健脾益胃。虚则补其母，故肺痿、肺痈用之。筋骨之病，以治阳明为本，故拘挛筋急、风痹者用之。水能胜水除湿，故泄泻、水肿用之。”用法用量：煎服，10～30 g。

（3）茯苓：甘、淡，平，归心、脾、肾经。具有渗湿利水、益脾和胃、宁心安神的功效。治小便不利，水肿胀满，痰饮咳逆，呕哕，泄泻，遗精，淋浊，惊悸，健忘。《名医别录》云：“止消渴，好睡，大腹，淋沥，膈中痰水，水肿淋结。开胸腑，调脏气，伐肾邪，长阴，益气力，保神守中。”用法用量：煎服，10～15 g。

（4）泽泻：甘，寒，归肾、膀胱经。具有利水、渗湿、泄热的功效。治小便不利，

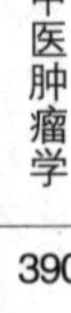

水肿胀满，呕吐，泻痢，痰饮，脚气，淋病，尿血。《名医别录》曰："补虚损五劳，除五脏痞满，起阴气，止泄精、消渴、淋沥，逐膀胱、三焦停水。"用法用量：煎服，5～10 g。

（5）斑蝥：辛，寒，有毒，归肝、肾、胃经。具有攻毒、逐瘀的功效。外用治恶疮，顽癣，口眼歪斜，喉蛾；内服治瘰疬，狂犬咬伤。《日华子本草》曰："疗淋疾，敷恶疮瘘烂。"用法用量：内服多入丸散，0.03～0.06 g；外用适量，研末敷贴，或酒、醋浸涂，或作发泡用。内服需以糯米同炒，或配青黛、丹参以缓其毒。

2. 常用中成药

复方斑蝥胶囊（康赛迪胶囊）①：具有清热解毒、消瘀散结的功效。可用于膀胱癌术后巩固治疗，也可与放、化疗配合治疗晚期患者。用法用量：口服，每日 2 次，每次 3 粒。

（二）外治

羟基喜树碱注射液②：膀胱内灌注羟基喜树碱适用于表浅膀胱癌或膀胱癌术后预防复发。首次剂量可由 10 mg/次，逐渐加到 20 mg/次，每周 2 次，10～15 次为 1 个疗程。

【急症与兼症】

（一）血尿

症见小便红赤或有血块，伴面白乏力，消瘦食少，舌淡脉弱等；也可见排尿时下腹胀痛，舌质紫暗，或有瘀斑，脉细涩。中医学认为，尿血与下焦热盛及脾肾不足有关。属下焦热盛者，取小蓟饮子加减治疗；属肾虚火旺者，以知柏地黄丸加减；属脾不统血者，以归脾汤加减治疗。如出血较急、出血量多者，可用中草药鲜品大剂量捣汁饮，如白茅根、小蘖、大蓟等。如果中药治疗不满意，应及时采取措施清除血块，保持尿道通畅，必要时电凝止血或膀胱内灌注药物止血。

（二）癃闭

症见下腹持续胀痛，进行性加重，下腹膨隆、压痛，多因膀胱癌晚期，湿热瘀毒蕴结，阻塞水道而致。伴烦躁口渴、夜寐不安、舌红、苔黄腻、脉滑数者，治宜清热利湿、行气利小便，方选八正散加减；伴消瘦、乏力、气短、神疲、面白、肢冷、舌淡苔白、脉细弱无力等脾肾两虚之证者，治宜健脾补肾、化气利水，方选补中益气汤合肾气丸加减。必要时配合西医治疗。

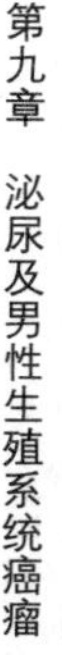

---

① 宋文辉，马洪顺，杨世强，等. 复方斑蝥胶囊对膀胱癌术后化疗患者免疫功能的影响分析[J]. 转化医学电子杂志，2017，4（10）：40－42.

② 王蓉，刘付盈，郭海华，等. 吡柔比星与羟基喜树碱对浅表性膀胱癌的预防及安全性的 meta 分析［J］. 中国现代应用药学，2017，34（7）：1035－1041.

（三）肾功能衰竭

多因尿路阻塞致肾损害，症见少尿、无尿、恶心呕吐、胸闷心悸、神情淡漠，甚则谵语神昏。中医学认为，该证属肾阳衰惫，命门火衰，三焦气化无权之象，治宜温补脾肾，和胃降逆。方取千金温脾汤合吴茱萸汤。同时积极配合饮食控制，限制蛋白质的摄入，纠正水、电解质紊乱及酸碱平衡失调状况，并酌情采取透析等治疗。

【治疗进展述评】

膀胱癌复发率较高，有 30% ~70% 的患者经尿道切除膀胱肿瘤术（TURBT）后 2 年内复发。根治性膀胱癌 5 年总体生存率为 54.5% ~68%，转移膀胱癌的 5 年生存率仍低。近年来，免疫治疗药物，如阿特珠单抗（Tecentriq，Atezolizumab）等被批准用于接受过含铂药物化疗后耐药的患者①。

中医治疗可以贯穿膀胱癌治疗始终，全程管理。膀胱癌典型症状为间歇性、无痛性血尿，随着疾病进展可出现感染、尿道梗阻、恶病质等，所以膀胱癌在中医学中多归属于"溺血""血淋""癃闭""虚劳"等范畴，故膀胱癌中医病因、病机、症状及治疗方面也多借鉴了上述"溺血""血淋"等病症的经典论述并不断发展。现代医家也多认为，膀胱癌为本虚标实之病，脾肾亏虚为本、湿热瘀毒为标，治疗上扶正祛邪抑瘤相互协调，辨病辩证结合。

有研究表明中药配合膀胱灌注治疗较单纯西药治疗能明显降低患者的复发率，中药还能明显地提高患者对膀胱灌注治疗的耐受性，能有效地维持中晚期患者病情，防止肿瘤的转移，延长寿命，减轻患者的痛苦。

【名家治验及医案】

（一）《医宗金鉴》治验

小便不通：小蓟饮子，血淋心遗热小肠，实热仍宜下之良，清热小蓟栀滑淡，归藕通蒲草地黄（注：淡，淡竹叶也。藕，藕节也。蒲，蒲黄也）。

溺血：牛膝四物汤，尿血同出痛淋血，尿血分出溺血名，溺血精窍牛四物，淋血八正地金通（注：淋血、溺血二证，若尿与血同出而痛，名曰淋血。尿与血分出，名曰溺血。溺血为精窍之病，用四物倍加牛膝。淋血为尿窍之病，用八正散，加木通、生地、郁金治之）。

按语：膀胱癌根据其临床特点，应属中医文献中"尿血""癃闭""淋病"等病范

① PLIMACK E R，BELLMUNT J，GUPTA S，et al. Safety and activity of pembrolizumab in patients with locally advanced or metastatic urothelial cancer（KEYNOTE - 012）：a non-randomised，open-label，phase 1b study［J］. Lancet Oncol，2017（18）：212 - 220.

畴。古代医家常用导赤散、五淋散、八正散、珀珠散、海金沙散、通关丸等治疗溺血、血淋、小便不通等病症。

（二）孙宜麟医案[①]。

医案：王某，男，65 岁，居住地位沈阳市，1978 年 6 月 1 日初诊。患者于 1973 年 6 月出现尿不禁与尿道痛。未经检查，至 1977 年 6 月又见尿中带血，用青霉素、氯霉素治疗不效，于 1977 年 6 月沈阳医科大学第一附属医院 4 次膀胱镜及 3 次病理组织学检查均诊断：移行上皮癌（2 次病理号分别为：495 及 575）。患者拒绝手术治疗，遂至中医内科求治。症见尿中带血，尿道灼痛，尿色黄。舌质赤，苔白，脉象沉细略数。尿常规示蛋白（+），红细胞 30～40/高倍视野，白细胞 1～2/高倍视野。中医诊断：尿血，证属湿热蕴结下焦。膀胱气化不畅，灼伤血络，乃致尿血。治法立清热利湿，佐以止血之法。

处方：1 方：墨旱莲、石韦、生意苡仁各 50 g，瞿麦、扁蓄各 40 g，女贞子 25 g，血余炭 20 g，益母草 30g。水煎服，每日 1 剂，2 煎，空腹服。2 方：马齿苋注射液，2 mL/支，每次肌内注射 2 支，每天 1 次。3 方：蟾皮豆油煎，蟾蜍皮 2 个（头身剥皮），豆油 100 g。将蟾蜍皮放在豆油内，慢火煎沸稍许，取油。每次服 10 mL，每天服 2 次。

二诊（1978 年 7 月 11 日）：前以 1、2 方同用，尿血及尿道痛减轻，尿常规示：蛋白微量，红细胞 10～15/高倍视野，白细胞 5～6/高倍视野。剩 1、2、3 方同用，观察。

三诊（1978 年 11 月 27 日）：尿已不带血，尿道亦不痛，唯劳累时尚有尿道不适感，停服汤药，继用马齿苋注射液及蟾皮豆油煎观察。

四诊（1979 年 3 月 27 日）：无明显症状，饮食睡眠均好。尿常规示：蛋白（－），红细胞 0，白细胞 0～1/高倍视野。

治疗显效，患者临床症状消失，1981 年 9 月 27 日随访，停药半年，体健，治后存活 2 年 8 个月。

按语：孙宜麟验案以尿中带血，尿道均痛为主症，由湿热下注膀胱、热伤血络、气化不利所致。属实证，实则泻之。故立清利湿热、凉血止血之法。方中石韦、瞿麦、萹蓄、生薏苡仁清和湿热；女贞子、旱莲草、益母草、血余炭凉血止血，并有益肾滋阴之功，以防热灼肾阴之弊；再加马齿苋注射液肌内注射、蟾皮豆油煎内服，加强清利湿热、解毒抗癌之力。故湿热邪毒得去，血热得凉，尿血即止，已存活 2 年 8 个月，体健。

（黄学武）

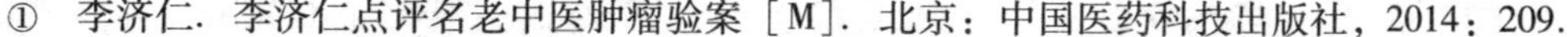

① 李济仁. 李济仁点评名老中医肿瘤验案［M］. 北京：中国医药科技出版社，2014：209.

第三节 前列腺癌

前列腺癌是发生于前列腺体的恶性肿瘤。前列腺癌是男性特有的老年性疾病，极少在50岁以前发病，发病高峰在70~90岁，诊为前列腺癌时的平均年龄在72岁。前列腺癌在我国等东亚地区发病率相对较低，但在欧美等发达地区发病率较高，已发展成对男性健康有严重威胁的第二大恶性肿瘤。据美国癌症学会发表的美国癌症统计数据预测，2015年中国肿瘤登记年报显示，前列腺癌是我国男性癌症发病率升高的6种癌症之一，位居人类十大恶性肿瘤的第9位和男性恶性肿瘤的第6位。

前列腺癌发病隐匿，生长缓慢，早期症状不明显，不易被发现，确诊时多数已属中晚期。前列腺癌的确切病因尚未清楚，一般认为与体内雄激素和雌激素水平紊乱有关，并与种族、遗传和年龄增长、饮食有关。前列腺癌绝大多数为腺癌，少数为鳞状上皮细胞癌或移行上皮癌，75%发生在前列腺的后叶，其次为前叶和侧叶，亦有部分为多发性。本病经淋巴系统可转移到髂内、髂外、主动脉旁、纵隔和锁骨上淋巴结，亦可经血行转移到骨（如骨盆、腰椎、股骨、肋骨等）、肺、肝、脑、肾上腺、胸膜、皮肤等，绝大部分发现时已有转移。内分泌治疗是目前晚期前列腺癌的主要治疗方法，大多数前列腺癌患者起初都对内分泌治疗有反应，但经过中位时间后，几乎所有患者病变都将逐渐发展为去势抵抗性前列腺癌，中位生存期小于20个月。

【文献概述】

中医学无前列腺这一器官名称，但将其功能概括于肾、膀胱、三焦等脏腑之内，前列腺癌在古代中医典籍中类似于“尿血”“癃闭”“淋证”“积聚”等疾病。

祖国医学对本病无专门的论述，但类似症状早在《黄帝内经》中就有记载，如《素问·气厥论》云：“胞移热于膀胱，则癃溺血”；《素问·宣明五气》指出“膀胱不利为癃，不约为遗溺”；《素问·标本病传论》说：“膀胱病，小便闭”。

论及尿血的成因时则有“劳伤而生客热，血渗于胞故也，血得热而妄行，故因热流散渗于胞而尿血”。

论及淋证，证述颇多，如《诸病源候论·气淋候》谓：“膀胱小便皆满，尿涩常有余沥。”《医宗金鉴》谓：“闭即尿闭无滴出，少腹胀满痛难伸，癃即淋沥点滴出，茎中涩痛数而勤。”清代沈金鳌《杂病源流犀烛》云：“血淋者，小腹硬，茎中痛欲死”，又有“闭癃之异，究何如哉，新病为溺闭，点滴难通也，久病为溺癃，屡出而短少”；或伴有血尿。《诸病源候论》谓：“小便如有小豆羹汁状者，蓄作有时也。”

论及癃闭的病因，宋元时期朱丹溪《丹溪心法·小便不通》对其病因则有“小便不通，有气虚、血虚、有痰、风闭、实热”的描述，并将探吐一法运用于临床，“譬之滴水之器，闭其上窍，则下窍不通，开其上窍，则下窍必利”。明代《景岳全书·癃闭》

云："有因火邪结聚小肠、膀胱者，此以水泉干涸而气门热闭不通也；有因热居肝肾者，则或以败精，或以槁血，阻塞水道而不通也；有因真阳下竭，元海无根，气虚不化而闭的，有因肝强气道，移碍膀胱，气实而闭的。"

而对于其治疗，则有张景岳《景岳全书》"火在下焦而膀胱热闭不通者，可以利之；肝肾实火不清者可去其火，水必自通，肝强气道壅闭不通者，可破气行气"的记载。

对于前列腺癌等恶性肿瘤的预后，《景岳全书》有谓"小水不通，是为癃闭，此最危最急证之一，不辨其所致之本，无怪其多不治也"，明代申斗垣更有"癌发四十岁以上，气亏血虚，厚味过多所生，十全一二"的描述。

【病因病机】

祖国医学认为本病病位在膀胱，但与三焦之气化、肺之宣发肃降、脾之运化水湿、肾之开阖功能都有密切关系。病因不外外邪和内伤两大类，外邪多由外感六淫和饮食不节，内伤多因情志所伤、房劳过度、久病失治误治和禀赋不足几个方面，从而表现为湿热蕴结，瘀血内阻，肾气亏虚。

（一）湿热蕴结

若因下阴不洁，秽浊之邪侵入下焦，或因多食辛热肥甘之品，或嗜酒过度，致酿成湿热，湿热互结，阻滞膀胱，致使膀胱气化不利而发本病。或湿热互结，酿成痰浊，或热炼津液，瘀血内阻，经脉不通，而致疼痛。《金匮要略·五脏风寒积聚病脉证并治》谓："热在下焦者，则尿血，亦令淋秘不通。"《丹溪心法·淋》谓："淋有五，皆属乎热"。《诸病源候论·淋病诸候》谓："诸淋者，由肾虚而膀胱热故也。"又谓："肾虚则小便数，膀胱热则水下涩，数而且涩，则淋沥不宣，故谓之淋。"《景岳全书·淋浊》说："淋之初病，则无不由乎热剧，无容辨矣。"可见，本病初发时多为湿热蕴结。

（二）瘀血内阻

七情内伤致肺气郁结，疏泄失常，血为之凝涩或因久病失治误治，瘀血内停，或因年高体衰，血脉运行不畅而致瘀血内生，或因热炼津液，血为之凝积，皆可成瘀血之候。《素问·调经论》云："五脏之道，皆出于经遂，以行血气，血气不和，百病乃变化而生。"瘀血内结，膀胱气化不利而成癃闭、淋浊之候。

（三）肾气亏虚

苦因房劳过度，久淋不愈，湿热耗伤正气，或年高体弱，皆可导致肾阳亏损，命门火衰，致使膀胱气化无权，尿不得出。或下焦积热，津液耗伤"无阴则阳无以化"，也可形成癃闭。《金匮要略·血痹虚劳病脉证治》谓："男子脉虚沉弦，无寒热，短气里急，小便不利，面色白，时目瞑兼衄，少腹满，此为劳使之然"，又谓"虚劳腰痛，少腹拘急，小便不利者，八味肾气丸主之"。由此可见，肾气亏虚也是导致癃闭的重要原因。

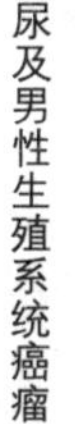

从以上论述可以看出，前列腺癌的病因虽多，但病理转归不外湿、热、瘀、虚。内外邪作用于人体，首先引起湿热蕴结或瘀血内阻。病久而引起肾气亏虚或虚实夹杂。湿热瘀血一方面加重病情进展，从而出现一系列变化，如淋巴道转移或血道转移。另一方面，又影响了脏腑功能失调。气血亏损，体质衰弱，无力抵抗病邪，致病情日渐加重，因此，湿热、瘀血是本病致病之原，脏腑功能失调是本病发展恶化之本，而肾脏亏虚是发病的内在条件。

【诊断要点及鉴别诊断】

（一）诊断要点

前列腺癌的诊断主要依靠临床表现及相关检查。前列腺癌早期多无症状，只有当肿瘤增大至阻塞尿路时，才会出现排尿困难、小便淋沥，进而有排尿费力、尿线变细、尿潴留、尿失禁等，凡 50 岁以上患者出现上述症状都要高度怀疑前列腺癌的可能，而病理学或细胞学检查是本病确诊的依据。

1. 临床表现

（1）小便淋沥：前列腺癌初起时表现为尿流变细或缓慢，继而为尿频尿急，或尿流中断、淋漓不尽，尿道涩痛。主要是肿瘤不断增大至阻塞尿路时，出现膀胱颈梗阻症状。

（2）排尿困难：排尿困难是指排尿无力，排尿不尽，甚至尿失禁。

（3）会阴部疼痛：会阴部疼痛可为酸沉感、胀满感，或下坠感、清冷感、针刺感，痛势可急、可缓。

（4）前列腺硬结：前列腺指诊是本病的重要检查诊断方法之一，简便易行，诊断价值较大。早期须在肛门指检中方能扪及，初起多为后叶或腺体边缘的硬结，常坚硬如石，大小不一，表面异常突起，中央沟消失；发展到晚期，可侵及精囊、膀胱三角、直肠前壁，此时前列腺多固定，盆底为一片癌肿浸润区，称为“冰冻盆腔”。

2. 实验室检查

（1）前列腺特异性抗原（PSA）的测定：一般认为超过 10 ng/mL 已有诊断意义，其值与前列腺癌分期分级均有关，另外前列腺特异性抗原指数（PSAI）、前列腺特异性抗原密度（PSAD）及血清游离 PSA 与血清总 PSA 测定（F/T）均有助于与前列腺增生症鉴别。

（2）前列腺癌无远处转移者中 20% 有前列腺特异酸性磷酸酶升高；有远处转移者则 60% 升高。若碱性磷酸酶升高说明患者有骨转移。

3. 影像学检查

（1）超声波检查：该检查为常用检查手段，以经直肠超声检查为佳，可见前列腺呈不对称、变形、前后径增大，被膜失去连续性、不规则，回声不均匀、紊乱、增强之征象。

（2）膀胱镜检查：可出现前列腺癌侵入后尿道、膀胱颈或膀胱三角区，膀胱颈部和底部隆起，膀胱壁、输尿管下端有肿瘤浸润。

（3）CT及MRI：该检查对前列腺癌Ⅲ期以上诊断阳性率可达95%左右，并可判断周围浸润程度及盆腔淋巴结转移情况。新型扫描机可提供更大分辨率的、更薄的断层，可更精确、更敏感地显示矢状面、冠状面甚至是三维空间结构，有助于局部肿瘤分期。

（4）放射性核素检查：^{99}锝进行骨扫描可比X射线检查更早发现骨转移。

（5）骨骼X线平片：可见骨骼成骨性变化，即可见密度增加的阴影，骨小梁消失。也有表现为溶骨性或混合性转移的变化。

4．细胞学及病理学诊断

（1）尿液细胞学检查结果阳性，才有临床意义。前列腺液细胞学检查法有可能造成癌细胞的扩散、转移。但在按摩液量多的病例中，癌细胞阳性率可高达90%以上。骨髓穿刺细胞学检查能够见到癌细胞，病变多属晚期。

（2）活检取得病灶，转移灶组织，证实为原发性癌。主要为腺癌，少数为黏液癌、移行上皮癌、肉瘤、鳞状上皮癌。腺癌又分为高分化、中分化、低分化癌3种。

（二）鉴别诊断

1．肉芽肿性前列腺炎

以严重的下尿路感染症状出现，前列腺指诊可触及有弹性的较大结节，形状不规则，软硬程度不一，前列腺组织活检以泡沫样细胞为主。

2．前列腺结石

有慢性前列腺炎史，前列腺质韧，可扪及质硬且有捻发感的结石，B超及盆腔摄影可协助诊断。

3．前列腺增生症

早期症状很相似，但直肠指诊前列腺呈弥漫性增大，光滑有弹性，无硬结；B超检查前列腺呈对称性增大，回声均匀，包膜完整且连续，与周围组织界线清楚。

4．前列腺结核

有前列腺硬结，似与前列腺癌相似。但患者年龄轻，有生殖系统其他器官如精囊、输精管、附睾结核性病变或有泌尿系统结核症状，如尿频、尿急、尿痛、尿道内分泌物、血精等。尿液、前列腺液、精液内有红细胞和白细胞。X线平片可见前列腺钙化阴影，前列腺活组织检查可见典型的结核病变等。癌肿结节有坚硬如石之感，且界限不清、固定。

【辨证论治】

（一）辨证要点

前列腺位于膀胱颈部，肝经的经脉包绕阴部（前列腺），肾与膀胱相表里，前列腺癌的辨证常着眼于膀胱、肝、肾三脏，即病变表现在膀胱，病之根源在肝、肾。膀胱为州都之官，气化水始能出，若湿热毒邪客于膀胱，水道不利，则小便短涩难出；若肝气郁结，脉络瘀阻，气火郁于下焦，亦致膀胱气化不利，小便短涩瘀痛；中医认为肾主水液而司二便，若肾气亏损，肾精不足，可致膀胱气化无权，溺不得出，遂成癃闭。辨证要点亦着重辨明邪正的盛衰，正虚则侧重肝肾亏虚；邪盛则在于火热、痰湿、瘀毒。

（二）临床分型

1. 湿热蕴结型

主证：小便不畅，滴沥不通或成癃闭，偶有血尿，口苦口黏，渴而不欲饮，时有发热起伏，腰痛不适，小腹胀满，会阴部胀痛，拒按，舌质红，苔黄腻，脉滑数。

证候分析：湿热蕴结膀胱，气化失调，故小便滴沥不畅，甚或闭而不通；热迫血行则可见血尿；湿热内盛，则可见口苦口黏，或渴而不欲饮，或发热起伏；湿热蕴结，气滞于下则见小腹胀满，气血运行不畅，经脉受阻，故腰痛、会阴部疼痛；舌质红，苔黄腻，脉滑数皆为湿热蕴结之象。

治法：清热利湿，通淋散结。

方药：八正散（《太平惠民和剂局方》）加减。

瞿麦 30 g　萹蓄 30 g　泽泻 10 g　车前子 15 g　滑石 30 g　栀子 10 g　灯心草 6 g　大黄 10 g　木通 6 g　生甘草 6 g

方中以木通、滑石、车前子、瞿麦、泽泻、萹蓄利水通淋、清利湿热为君药；以栀子清泻三焦湿热，大黄泄热降火为臣药；灯心草导热下行为佐药；甘草和药缓急为使药。诸药共奏清热泻火、利水通淋之效。

尿血明显者加大蓟、小蓟、地榆、白茅根凉血止血；大便秘结者加重大黄，另加芒硝；毒热壅盛，尿痛较明显，发热较高者加白花蛇舌草、龙葵。

2. 瘀毒内阻型

主证：小便点滴而下，尿如细线，或时而通畅，时而阻塞不通，少腹胀满疼痛，或少腹积块，尿血色紫暗有块，伴腰背、会阴疼痛，行动艰难，烦躁不安，舌质紫暗或有瘀点，苔薄，脉涩或细数。

证候分析：瘀毒内结下焦，膀胱气化失司，故小便点滴而下，或尿如细线，或癃闭不通，或尿血中夹血块；瘀血阻滞经脉，气血运行不畅，故少腹胀满疼痛，腰背、会阴疼痛；瘀毒结聚下焦，久之成积，故少腹结块；舌质紫暗或有瘀点，苔薄，脉涩或细数，皆为瘀阻下焦之候。

治法：化瘀散结，活血止痛。

方药：桃仁红花煎（《素庵医案》）加减。

桃仁 15 g　红花 9 g　生地 20 g　赤芍 15 g　当归 10 g　川芎 6 g　制香附 10 g　丹参 10 g　青皮 10 g　穿山甲 10 g　延胡索 10 g

方中以桃仁、红花入血分逐瘀行血为君药，当归、川芎、赤芍、生地、丹参补血活血为臣药，制香附、青皮、穿山甲、延胡索破气行血、逐瘀止痛为佐使，共奏破气行血、逐瘀止痛之功。

伴右胁疼痛者加柴胡、郁金；会阴部痛甚者加制马钱子0.9 g；口舌生疮者合导赤散；口黏无味，咳吐白痰者加半夏、桔梗；下肢肿甚者加白术、泽泻。

3. 肾阳亏虚型

主证：小便不通或点滴不爽，排尿乏力，神疲怯弱，腰膝冷痛，下肢酸软，畏寒肢冷，喜温喜按，大便溏泻，尿流渐细，舌淡，苔润，脉沉细。

证候分析：小便不通或点滴不爽，排尿乏力，尿如细线是肾阳不足、气化无权之象；神疲怯弱，畏寒肢冷是元气衰惫之证；腰膝冷痛，下肢酸软，舌淡，脉沉细均为命门火衰、气化不及所致。

治法，温补肾阳，渗利水湿。

方药：真武汤（《伤寒论》）加味。

制附子15 g　白术15 g　茯苓15 g　白芍10 g　生姜9 g　龙葵15 g　白英15 g

方中君以制附子之大辛大热，温肾暖土以助阳气；臣以茯苓之甘淡渗利，健脾渗湿以利水邪；生姜辛温，既助附子之温阳祛寒，又伍茯苓以温散水气；佐以白术健脾燥湿以扶脾之运化；白芍取其利小便、缓拘急止腹痛。诸药相伍，温中有散，利中有化，脾肾双补，阴水得制，酌加龙葵、白英以祛除余毒。

尿血多者加黄芪益气摄血；脾虚纳差者加党参、白术；大便溏泻明显者加党参、山药。

4. 气阴两虚型

主证：尿流变细，排出无力或点滴不通，面色无华，贫血消瘦，倦怠乏力，心悸怔忡，动则气促，头晕眼花，饮食减退，身疼腰痛，潮热盗汗，舌红，苔少或无苔，脉细数。

证候分析：病程日久，耗气伤阴，气虚不化则尿流变细，排出无力或癃闭；倦怠乏力，心悸怔忡，动则气促，饮食减退均为气虚之证；阴血亏虚，不能荣润则面色无华，贫血消瘦，身疼腰痛；虚火上炎则潮热盗汗；舌红，苔少或无苔，脉细数均为气阴两虚之征。

治法：益气健脾，养阴滋肾。

方药：生脉散（《医学启源》）加味。

太子参15 g　麦冬12 g　五味子6 g　制首乌12 g　枸杞子12 g　生黄芪15 g　炙鳖甲15 g　炙龟甲30 g　白英15 g　蛇莓10 g

本型多见于前列腺癌之终末期，方中取黄芪、太子参补气健脾为君药；臣以麦冬、制首乌、五味子、枸杞子养阴生津，滋阴补肾，炙鳖甲、炙龟甲取之滋阴潜阳；白英、蛇莓之祛除余邪，共奏益气养阴、清除余毒之功。

眩晕，耳鸣者加杭菊、女贞子；伴津亏便结者加玄参、决明子、肉苁蓉；血虚甚者加熟地、阿胶。

【辨病治疗】

（一）内服

1. 常用中草药

（1）琥珀：甘，平，具有镇惊安神、散瘀止血、利水通淋、去翳明目的功效。用于治疗前列腺癌属湿热瘀结者。《本草经疏》："琥珀，专入血分。……不利虚人。大都从辛温药则行血破血，从淡渗药则利窍行水，从金石镇坠药则镇心安神。"内服：入丸、散，1.5～3 g。外用：研末点、撒。

（2）雷公藤：辛、苦，凉，大毒，具有祛风除湿、活血通络、消肿止痛、杀虫解毒的功效。用于治疗前列腺癌等属湿热瘀毒内结者。《湖南药物志》云："杀虫，消炎，解毒"。本品毒性大，中毒者先感恶心、呕吐，腹痛腹泻，血压下降及呼吸困难，最后因心脏及呼吸抑制导致麻痹。内服：煎汤，去皮根木质部分15～25 g；带皮根10～12 g，均需文火煎1～2 h。也可制成糖浆、浸膏片等。研粉装胶囊服，每次0.5～1.5 g，每日3次。外用：适量，研粉或捣烂；或制成酊剂、软膏涂擦。

（3）龙葵：苦，寒，有毒。具有清热解毒、活血消肿的功效。含龙葵碱、澳洲茄边碱等多种生物碱，它们的苷元均为澳洲茄胺，另含皂苷、维生素A、维生素B等。用治前列腺癌等癌瘤中属热毒壅阻、瘀血郁结型。《本草正义》云："龙葵，可服可敷，以清热通利为用，故并治跌仆血瘀，尤为外科退热消肿之良品也。"煎汤内服，每次15～30 g。

（4）白英：甘、苦，寒。具有清热解毒、祛风利湿的功效。用治前列腺癌属热毒内盛、湿热郁结者。《本草纲目拾遗》："清湿热，治黄疸水肿……"煎汤内服，每次10～15 g。

（5）老鹳草：苦、辛，平。具有祛风活血、清热解毒的功效。用治前列腺癌属热毒内盛者。《滇南本草》曰："……利小便，泻膀胱积热，攻散诸疮肿毒……"。煎汤内服，每次9～15 g。

2. 常用中成药

（1）小金丹（《外科证治全生集》）：功能：活血化瘀、散结止痛，用于前列腺癌瘀血寒痰内结者。每次0.6 g，每日3次。

（2）参一胶囊：具有培元固本、补益气血的效能，可改善前列腺癌患者的气虚症状，提高机体免疫功能。饭前空腹口服，每次2粒，每日2次。少数患者服药后可出现口干、口舌生疮，如果过量服用可能出现咽干、咽痛、头晕、耳鸣、鼻中血丝、胸闷、多梦等。

（3）百令胶囊：具有补肺肾、益精气的功效，可提高机体免疫力，改善前列腺癌患者肾气亏虚、肾不纳气等证。每次5～10粒，每日3次。

（二）外治

因为前列腺位置特殊，既不在内，也不在外，周围正常组织较多，外治法难以直达病所。外治法主要能够缓解尿潴留。

（1）大葱白矾散（《现代中医药应用与研究大系》）：大葱白 9 cm、白矾 15 g，以上 2 味共捣烂如膏状贴肚脐上，每日换 1 次，贴至尿通为度，此方能软坚通尿，适用于前列腺癌小便不通、点滴难下。

（2）蚯蚓田螺散（《现代中医药应用与研究大系》）：白颈蚯蚓 5 条、小田螺 5 个、荜澄茄 15 g，以上 3 味共捣烂，伴米饭为丸，敷脐上，此药能温肾散寒、行气利水，对前列腺癌癃闭、尿塞不通、少腹胀痛难忍者有效。

（3）甘遂（《前列腺病中医诊疗学》）：甘遂 2 g，研为细末，用醋调膏，纱布包裹，外敷脐部，以通为度。

（4）取嚏（《前列腺病中医诊疗学》）：取皂角末 0.5 g，吹鼻取嚏，具有开肺气，举中气，而通下焦的功效，是一种简单有效的通利小便的方法。

【急症与兼症】

（一）成骨性骨破坏

成骨性骨破坏症见腰酸或腰背部疼痛，或为坐骨神经痛，可向会阴部放射，疼痛初起可为轻痛，疼痛逐渐加剧，最后致夜不能寐，甚者出现病理性骨折或截瘫，前列腺癌因早期缺乏特异性表现，诊断时多已出现成骨性骨破坏，按转移部位依次为盆骨、腰椎、股骨和肋骨，辨证为肾元亏虚、热毒寒浊塞滞于骨，因阴毒塞滞而致骨质形成过多者症见局部酸楚疼痛、皮色不变，遇寒加重，舌淡、苔白、脉沉迟者，治宜温阳通络、祛寒化滞，用阳和汤（《外科证治全生集》）加减；因气滞血瘀者，症见局部疼痛如刀割、局部紫暗、舌边尖有瘀点、舌质紫暗、脉涩，治宜破血化瘀、解毒散结，用逐血破瘀汤（《赵柄南临床经验集》）加减。

（二）尿毒症

尿毒症症见呕吐不止、饮食不进、小便少甚或无尿、大便秘结、伴呃逆不止，多见于晚期前列腺癌，为肿瘤压迫输尿管致尿路不通而引起肾衰竭，辨证为脾胃阳气衰败，津液枯竭，治疗宜镇逆止呕、泻浊解毒，可用镇逆承气汤（《医学衷中参西录》）加减，重症患者需中西医结合治疗。

（三）肢肿

肢肿症见初起时多为足踝部稍肿，后期下肢肿胀逐渐加剧，甚至肿大如象皮腿，按之久不能起，行走不便，多因气血痰浊、热毒塞滞于局部所致。因邪热蕴结、腰酸腿痛、舌苔黄腻、舌质紫绛，治宜破气活血、清热解毒散结，用寒通汤（《医学衷中参西录》）加减；因水湿互结者伴少腹胀满、大便干燥、胸闷、纳差、口黏无味、舌质淡胖、苔厚腻、脉濡滑者，治宜利水祛湿、解毒利尿，用橘核丸（《济生方》）合导痰汤（《济生方》）加减。

【治疗进展评述】

祖国医学认为前列腺居于下焦，与肾密切相关，前列腺癌多表现为肾元亏虚，湿热、瘀血、痰毒互结为病。虽然经手术及内分泌治疗使得前列腺癌的死亡率出现了下降，肿瘤的复发、转移及去势抵抗仍是前列腺癌治疗所面临的难题。中医学认为前列腺癌多为本虚标实之证，久病或行双侧睾丸切除术后，虽癌病得以控制，但肾之精气骤减，天癸枯竭，冲任二脉空虚，气血失和，阴阳失调，临床上多以潮热、汗出为典型表现，中医多归之为肾元亏虚，治疗宜从补肾入手，调整阴阳，平和气血，辨证论治，多能取得较好疗效。对于早期患者适合根治性手术或根治性放疗者，应用中医药配合治疗能促进手术患者尽快恢复，有效减轻放疗患者的毒副作用，且术后及放疗后应用中药能明显减少复发及转移的概率；对于晚期患者，在应用内分泌治疗过程中，配合中药不仅可以减轻患者的临床不良反应，还可延长患者去势抵抗的时间；对于晚期不能耐受化疗、放疗及去势抵抗者，单纯应用中医药治疗亦可明显提高生活质量，延长患者生存期。①

【名家验案及医案】

（一）清代凌奂《凌临灵方》治疗癃闭溺血

钦（左，望丹桥，三月）阴虚阴火下注，小便淋浊，溺管塞痛，脉小弦数，治宜清理。

冯左（六月）胞移热于膀胱则癃溺血，又云膀胱不利为癃，小便癃闭溺血，此由阴虚火炽，心火妄动使然，脉象弦数，治宜清降。

处方：血余炭　童木通　西琥珀　仙鹤草　旱莲草　甘草梢　赤苓　麋衔草　丹皮　海金沙　泽泻　车前子

按语：此二例均为小便癃闭不通，或伴溺血，病机总属热盛阴伤，治以清热降火以保阴，兼以凉血止血而收效。

（二）清代王式钰《东皋草堂医案》论治癃闭

一人小便不通，少腹苦急，先其时口苦舌碎，左脉洪数。余曰：此心移热于小肠，小肠移热于膀胱也。用琥珀末一钱，木通一钱，滑石一钱，赤茯苓八分，甘草三分，连轺五分，灯心二分，生地一钱，葱白二个，朴硝三分，煎服而愈。

按语：此例亦为小便不通，但基于症状出现的先后而辨证，其病机为“胞移热于膀胱”，故以清心降火、利尿通淋为治而获良效。

（三）贾英杰医案

贾英杰曾治疗一马姓患者，男，68岁，2002年3月主因“小便不通”就诊于天津某医院，确诊为前列腺癌，未发现转移，临床分期Ⅱ期，于2002年4月行前列腺左右叶切除术，术后病理：前列腺癌 Gleason Ⅱ～Ⅲ级；（双侧）睾丸、附睾、输精管组织未见显

① 陈志强，王树声，白遵光，等. 前列腺癌分期论治策略与实践［J］. 中国中西医结合杂志，2016，36（6）：749－752.

著病变。术后间断服中药汤剂治疗，2004 年患者复查前列腺 B 超示：残余前列腺内小结节，患者拒绝手术，以中医药配合内分泌治疗为主。2004 年 6 月 13 日复诊，症见易汗出，量多，潮热，时有潮热心烦，下腹不适，纳可，夜寐尚安，小便可，大便时干时溏，舌暗红，苔黄，脉沉弦。辨证为湿热壅盛，毒瘀互结。治法以清热解毒、祛瘀利湿为主，佐以益气养血、敛阴止汗，处方：黄芪、防风、赤芍、知母、生地黄、苍术、虎杖、白芍、糯稻根、车前草、白花蛇舌草、预知子、当归、王不留行、莪术各 15 g，郁金、姜黄、川芎、黄柏各 10 g，浮小麦 30 g。服药 14 剂后，下腹部不适及心烦潮热较前明显减轻，汗出量多较前减轻，仍易汗出，纳可，夜寐尚安，小便可，大便调，舌暗红，苔黄，脉沉弦。上方去苍术、知母，加生牡蛎 30 g、夏枯草 10 g、玉竹 15 g，服药 14 剂后，患者汗出症状明显改善，继以上方加减服用巩固疗效。2004 年 12 月 8 日患者病情基本稳定，精神状态良好，无明显不适，复查前列腺 B 超示：前列腺钙化斑。PSA 0. 08 ng/mL，FPSA 0. 08 ng/mL。之后患者坚持中药结合间歇内分泌治疗，每隔半年复查一次，FPSA、PSA 均在正常范围内。2005 年 12 月 13 日复查前列腺 B 超示：前列腺萎缩，伴微小钙化。PSA 0. 08 ng/mL，FPSA 0. 05 ng/mL。2008 年 11 月 24 日复查 PSA 1. 23 ng/mL，FPSA 0. 66 ng/mL，腹部 B 超示：肝、胆、胰、脾、双肾、前列腺未见明显异常。随访至 2012 年 4 月，生存期 10 年。

按语：前列腺癌术后治疗主要以预防复发、转移为主，而术后患者多伴有阴阳失调、正气亏虚之症，同时又伴有一系列不良反应和并发症，中医治疗的主要目的在于减毒增效，改善临床症状，扶正祛邪以稳定病灶，提高生活质量，延长生存期。本病例为术后 2 年的患者，残余前列腺内再生结节，有复发可能，而患者同时伴有易汗出，量多，时有潮热心烦、下腹不适，大便时干时溏等症，舌暗红，苔黄，脉沉弦，辨证属湿热壅盛，毒瘀互结证，治法以清热解毒、祛瘀利湿为主，佐以益气养血、敛阴止汗，方中黄柏、知母、苍术、虎杖、车前草、白花蛇舌草清热解毒利湿，赤芍、王不留行、莪术、姜黄、川芎、郁金、预知子理气活血散结，黄芪、当归、生地黄、白芍、防风、糯稻根、浮小麦益气养阴敛汗，后随症加减，症状得到明显改善，获得了长期生存。

（李猛）

第四节　阴　茎　癌

阴茎癌（carcinoma of penis）是原发于阴茎龟头、冠状沟、包皮内板、包皮系带或外尿道口边缘的恶性肿瘤，是男性泌尿生殖系统常见的肿瘤。阴茎癌的发病年龄 19 ~ 80 岁，以 31 ~ 60 岁最常见。其发病率由于地域、民族、卫生习惯等因素的不同很不一致。在欧洲和美国，阴茎癌占所有男性恶性肿瘤的 0. 4% ~ 0. 6%；但是在亚洲、非洲和南美洲的部分经济欠发达地区，阴茎癌占比高达 10%。而犹太民族及信奉伊斯兰教的国家，发病率很低。20 世纪 50 年代以前，中国阴茎癌发病率为 2.57/10 万，居男性恶性肿瘤的第 10 位。随着经济、文化和卫生条件的改善，本病的发病率逐渐下降至与发达国家相似的水平。①

【文献概述】

本病属于祖国医学“肾岩”“肾头生疮”“蜡烛花”“风飘烛”“包茎疮”“肾岩翻花”等范畴。肾岩是发生于阴茎部的岩肿。因其溃后如翻花，故又名肾岩翻花、翻花下疳。传统医学对阴茎癌的认识历代医籍都有散在记录，但对本病论述最为详尽的是清代高秉钧所编著的《疡科心得集》，书中提到：“本病初起马口之内，生肉一粒，如竖肉之状，坚硬而痒，即有脂水。延至一两年后……觉疼痛应心，玉茎渐渐肿胀，其马口之竖肉处，翻花若石榴子样……渐至龟头破烂，凸出凹进，痛楚难胜，甚或鲜血液流注，斯时必脾胃衰弱，饮食不思……形神困惫……则玉茎尽为烂去……”这种肾岩晚期症状描述，颇似现代医学的阴茎癌。

中医学认为本病的发生与机体内外多种致病因素有关，尤其与肝肾亏虚、湿火侵袭关系密切。如清代高秉钧《疡科心得集》认为“肾岩翻花疮”，“由其人肝肾素亏，或又郁虑忧思，相火内灼，水不涵木，肝经血燥，而络脉空虚，久之损者愈损，阴精消涸，火邪郁结，遂遘疾于肝肾部分”。

【病因病机】

足厥阴肝经走行绕阴部，肝主筋，阴茎为宗筋之所聚，主督脉经络，肾开窍于耳和二阴，阴茎为肾之外窍，故阴茎为肝、肾、督脉三经所属。阴茎癌的发生总以肝肾亏虚为根本，郁热、湿毒等为标，虚实夹杂，蕴结于下焦而发为本病。

（一）先天不足，肝肾亏虚

如肝肾阴虚，相火内灼，水不涵木，肝经血燥而络脉空虚。足三阴之脉皆从足走腹，湿气先自下受，湿火之邪乘虚侵袭，结聚肝肾，遂成此恶疾。或房事过度，阴精不足，阴虚则火旺，肝属木，肾属水，根据五行滋生制约的关系，阴虚则水不涵木，肝经血燥，络脉空虚，火邪郁结于阴茎部而成。《医宗必读》言：“积之成者，正气不足而后邪气踞之。”恶性肿瘤患者大多肝肾阴虚互见，以致正不胜邪，使邪毒内侵，机体免疫功能受损。房劳过度或先天不足，肾阴亏虚，水不涵木，肝经血燥，久之内火炽盛，终至肝肾阴精消涸，火邪郁结，聚于玉茎，发为此病。

（二）忧思郁虑，相火内燔

或郁怒伤肝，肝气郁结，气有余便是火，火能伤津耗血（肝经血燥，络脉空虚）清

① 熊蔚，吴小候. 阴茎癌的治疗进展［J］. 重庆医学，2016，45（16）：2279－2282.

代高思敬《外科问答》指出“筋瘤……此证得自郁怒伤肝，忧虑伤脾伤肾”，“肾花岩，与乳岩仿佛，由肝郁不舒，木火鸱张而得，甚不易治。情志抑郁或暴怒伤肝，肝失条达，疏泄不利，气机阻滞，血行瘀阻，瘀久化热，结毒玉茎，发为本病”。《谦益斋外科医案》云：“肝火不遂，抑郁不畅，肿疡生焉。此非寻常时毒，乃肝经本病。”

（三）下身不洁，湿毒侵袭

包茎或包皮过长，污垢难清，久则酿毒化热，结于玉茎；或素嗜酒酪，伤及脾胃，脾失健运，湿热内蕴，循肝经下注，结毒于玉茎，发为本病。

（四）气血亏损

忧虑或郁怒过多，耗伤血液，阻滞气机，气血运行不畅，影响脾胃化生；或病延日久，热毒不能外出，耗气伤血，气血亏虚，无以濡养，发为此病。

【诊断要点及鉴别诊断】

（一）诊断要点

1．临床表现

包皮能翻转者早期在龟头或包皮内板可见阴茎小疮、丘疹、湿疹、疣、溃疡、白斑及鳞屑状斑疹，发展缓慢，常缺乏自觉症状。肿物逐渐增大呈菜花型或结节样，或溃疡型，表面可有脓血性分泌物，恶臭，继而侵及龟头大部，尿道口移位发生疼痛和尿流变形，并可能触及肿块。病程长短不定，平均从发病至就诊1~2年。

包皮不能翻转者开始仅感包皮内瘙痒、烧灼、疼痛，继而能触到包皮内肿块。溃疡时流出恶臭脓性分泌物，出现排尿疼痛等。

可伴见食欲不振、胃纳差、消瘦、贫血、恶病质等全身症状。

如晚期癌瘤侵及尿道可致尿瘘。癌瘤扩散和溃疡形成，也可侵犯阴囊导致阴囊局部缺血坏死。晚期可转移至腹股沟淋巴结或腹膜后淋巴结。

2．影像学检查

X线、B超对于了解患者是否有肺、肝转移有意义。CT、MRI对明确患者腹股沟及盆腔淋巴是否有转移较为有效。

3．细胞学、病理学诊断

对临床可疑患者，需做病灶部刮片行细胞学检查，而活体组织检查可以明确诊断。

初期表现局部隆起，逐渐增大，肉眼形态可分为乳头状癌及浸润性癌二类：前者外生为主，晚期菜花状；后者生长快，易发生溃疡，并迅速向深部浸润，浸润性癌恶性度高。镜下主要为鳞癌，分化大多为Ⅰ、Ⅱ级。阴茎癌的癌前病变有阴茎白斑、干燥性闭塞性龟头炎和疣状癌。阴茎癌原位癌有凯腊氏增殖性红斑（Queyrat's erythroplasia）、Bowen's病和鲍温样丘疹病（Bowenoid papulosis）。

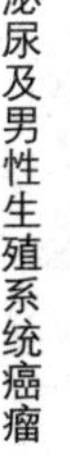

4. 实验室检查

长期病变和局部感染可见贫血或血象白细胞升高。部分有腹股沟淋巴结转移但无骨转移的患者中血清钙升高，手术切除淋巴结后血清钙恢复正常。

（二）鉴别诊断

1. 阴茎乳头状瘤

可发生于阴茎包皮，阴茎头及冠状沟等处。肿瘤表面呈淡红色或红色，质软，可有蒂或无蒂，边界清楚，表面可形成溃疡或出血。继发感染可有恶臭分泌物。对较大的乳头状瘤应注意与阴茎乳头状癌相鉴别。本病属良性肿瘤，但可癌变，可行局部切除治疗并送病理学检查。

2. 软性下疳

在阴茎头或包皮等处初起为充血性红点，1～2 天后脱皮，1 周内发展成为典型的溃疡，溃疡面较清洁、表浅、无痛、扁平，肉芽呈紫红色，边缘隆起而发硬，底部有血清渗出，患部硬如橡皮，并超出其溃疡的边界。分泌物镜下可查到梅毒螺旋体。

3. 阴茎结核

可发生于阴茎头及包皮系带处，初起为红色脓疮，破溃后可形成表浅溃疡，如溃疡继续扩大可累及阴茎海绵体，严重者可破坏阴茎头，有的可产生尿道瘘。可做溃疡分泌物涂片检查，如查到抗酸杆菌即可确诊。必要时可做活体组织检查。

4. 尖锐湿疣

可发生于龟头、冠状沟及包皮内板，病变突起呈菜花状、乳头状、颗粒或结节状，呈紫红色，大小和数目不定，可有蒂，表面可糜烂。

【辨证论治】

（一）辨治要点

本病初期患者常以湿热下注和热燔毒结为主，治疗宜以清热利湿、通淋散结或清热降火、解毒散结为主。可用八正散或龙胆泻肝汤加减治疗。中期患者多表现为正虚毒蕴，治疗宜以补虚扶正、攻邪解毒为主，可用大补阴丸加减治疗。晚期患者多表现为气血两亏，则宜益气养血、扶正抗癌，可服用八珍汤加减治疗。

（二）临床分型

1. 湿热下注型

主证：食少纳呆，身倦困重，口渴不思饮，小便疼痛，龟头有恶臭性分泌物，局部肿块或破溃，舌体胖大，苔白腻中黄，脉滑数。

证候分析：平素摄生不慎，脉络空虚，湿热乘机侵袭，流注下焦，郁结于阴茎部，遂成此恶疾，而见阴茎部局部肿块或破溃，小便疼痛，龟头有恶臭性分泌物，湿热困脾，故见食少纳呆，身倦困重，口渴不思饮，舌体胖大，苔白腻中黄，脉滑数皆为湿热侵袭，

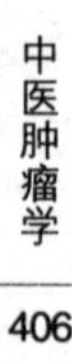

困阻脉络之象。

治法：清热利湿，通淋散结。

方药：八正散（《太平惠民和剂局方》）加减。

木通 10 g　瞿麦 10 g　萹蓄 10 g　车前子 12 g　滑石 15 g　金银花 15 g　马鞭草 15 g　龙葵 20 g　白花蛇舌草 15 g　半枝莲 15 g　白茅根 15 g　生地 20 g　泽兰 10 g

方中瞿麦、萹蓄清利膀胱湿热引热下行，马鞭草、龙葵清热解毒，活血利水，共为君药。滑石、木通与车前子清热利尿通淋利窍，金银花、白花蛇舌草、半枝莲、白茅根清热解毒、清瘀散结，同为臣药。生地养阴清热以防通利太过而伤阴津，泽兰芳香醒脾并利水湿共为佐使。诸药合用，共奏清热利湿、通淋散结之功。

血热出血者可加三七、藕节、蒲黄；疼痛明显者可加延胡索、徐长卿；湿热重者加用绵茵陈、藿香、砂仁等。

2. 热燔毒结型

主证：阴茎结节或溃疡，肿胀疼痛，有恶臭性分泌物，刺痛灼热，痛甚难忍，排便加重，溃烂穿通可成尿瘘。舌质红，苔黄，脉弦数。

证候分析：忧思郁虑，相火内燔，热毒循经郁结于阴茎部，故见阴茎结节或溃疡，肿胀疼痛，有恶臭性分泌物，火热熏燔，则见恶臭分泌物，刺痛灼热，痛甚难忍，甚则溃烂穿通成尿瘘，舌质红，苔黄，脉弦数皆为热燔毒结之象。

治法：清热降火，解毒散结。

方药：龙胆泻肝汤（《医方集解》）加减。

龙胆草 15 g　柴胡 10 g　栀子 15 g　木通 15 g　黄柏 10 g　知母 12 g　半边莲 15 g　马鞭草 15 g　龙葵 15 g　紫草 12 g　莪术 15 g　夏枯草 20 g　石见穿 15 g　白英 20 g　干蟾皮 3 g

方中龙胆草、夏枯草、干蟾皮清火利湿，解毒散结为君药。栀子、石见穿、莪术清热泻火，散结止痛为臣药。半边莲、马鞭草、龙葵、木通、白英清热利湿；黄柏、知母、紫草养阴清热，凉血解毒，共为佐药。柴胡引诸药入经为使药。诸药合用，共奏清热泻火、解毒散结之效。

疼痛明显者可加延胡索、徐长卿、五灵脂等；出血明显者可加三七、藕节、蒲黄等。

3. 肾虚毒蕴型

主证：头晕目眩，失眠多梦，腿软肢肿，龟头肿块，破溃脓臭分泌物，包皮内瘙痒灼痛。舌体消瘦或肿大有齿痕，脉沉细或沉缓。

证候分析：肾岩病久，失治误治，毒蕴日深。久病及肾，肾气亏虚，则见头晕目眩，失眠多梦，腿软肢肿；邪毒蕴深，故见龟头肿块，破溃脓臭分泌物，包皮内瘙痒灼痛；舌体消瘦或肿大有齿痕，脉沉细或沉缓皆为正虚毒蕴之象。

治法：补虚扶正，攻邪解毒。

方药：大补阴丸（《丹溪心法》）加减。

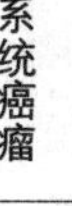

知母 12 g　黄柏 12 g　生地 20 g　天花粉 15 g　玄参 15 g　女贞子 15 g　旱莲草 12 g　杭白芍 15 g　丹参 15 g　莪术 15 g　白花蛇舌草 15 g　白英 15 g　龙葵 20 g　藤梨根 15 g

方中黄柏、知母、生地滋阴降火为君药。玄参、女贞子、旱莲草滋补肝肾，莪术、白花蛇舌草解毒散结，共为臣药。白英、龙葵、藤梨根清热利湿，天花粉、杭白芍、丹参养阴生津，同为佐药。诸药合用以达滋阴扶正、解毒攻邪之功效。

小便淋漓不通者可加土茯苓、薏仁、泽泻；腰酸明显者，可加牛膝、鸡血藤等。

4. 气血两亏型

主证：龟头溃烂，凸出凹进，痛楚难胜，脓血流注，恶臭难闻，饮食不思，形神困惫，脉沉细，舌瘦，苔少。

证候分析：肾岩后期，气血伤败，邪毒深陷；气血两虚则见不思饮食，形神困惫；邪毒深陷流注，故见龟头溃烂，凸出凹进，痛楚难胜，脓血流注，恶臭难闻；舌瘦，苔少，脉沉细皆为气血两亏之象。

治法：益气养血，扶正抗癌。

方药：八珍汤（《正体类要》）加减。

党参 15 g　白术 15 g　茯苓 25 g　熟地 20 g　当归 15 g　川芎 12 g　白芍 15 g　炙甘草 6 g　蚤休 15 g　猫爪草 15 g

方中党参大补元气，熟地补血，共为君药。白术健脾化湿，当归补血活血，助党参、熟地益气养血之力，共为臣药。茯苓渗湿健脾，川芎理血中元气，白芍敛阴养血，使补气补血不留邪，加蚤休、猫爪草解毒散结，共为佐药。炙甘草甘湿润中，同和诸药为使药。诸药合用，共奏益气养血、扶正抗癌之效。

血虚明显者可加阿胶、红枣、鸡血藤等；出血明显者可加三七、藕节。

【辨病治疗】

（一）内服

1. 常用中草药

（1）白花蛇舌草：味微苦、甘，性寒。具有清热解毒、利湿通淋的功效。用治阴茎癌属热燔毒结、瘀血阻滞者。《泉州本草》云："清热散瘀，消痈解毒。治痈疽疮疡，瘰疬。又能清肺火，泻肺热。"每日 15～60 g，水煎服。

（2）半边莲：味辛、甘，性微寒。具有清热解毒、利水消肿的功效。用治阴茎癌证属湿热下注型。《陆川本草》："解毒消炎，利尿，止血生肌。治腹水，小儿惊风，双单乳蛾，漆疮，外伤出血，皮肤疥癣，蛇蜂蝎伤。"每日 15～30 g，水煎服。

（3）蚤休：苦，微寒。有小毒。具有清热解毒、活血散瘀、消肿止痛的功效。用治阴茎癌证属湿热瘀毒者。《本草汇言》："蚤休，凉血去风，解痈毒之药也。但气味苦寒，虽云凉血，不过为痈疽疮疡血热致疾者宜用，中病即止。又不可多服久服。"每日 15～30 g，水煎服。

2. 常用中成药

（1）小金丹（《外科证治全生集》）：每次 0.6～1.2 g，每日 2 次，口服，或小金片，每次 3 ~ 4 片，每日 3 次，口服。具有逐寒湿、消肿痛、通血络、祛痰毒的功效。适用于早中期阴茎癌。

（2）大补阴丸（《丹溪心法》）：每次 9 g，每日 2 ~ 3 次，口服。具有养阴益精、扶正祛毒的功能。适用于晚期阴茎癌。

（3）龙胆泻肝丸（《兰氏秘藏》）：每次 9 g，每日 2 ~ 3 次，口服。具有泻肝胆实火、清下焦湿热的功能。适用于阴茎癌下焦湿热较甚者。

（二）外治

八湿膏（中国人民解放军第四七七医院方）：煅石膏、硼砂各 30 g，樟丹 9 g，密陀僧 6 g，冰片 1 g，将各药混合研为细末，用凡士林调和消毒备用。八湿膏生肌抗感染，主治阴茎癌。

（三）针灸

处方：以足厥阴肝经、足太阳膀胱经、足阳明胃经经穴为主：足三里、三阴交、肾俞、肝俞、太冲。

辨证配穴：热毒蕴结加内关、昆仑；气血两虚加灸中脘、关元、气海可健运脾胃，益气养血。

操作：毫针刺，补泻兼施。每日 1 次，每次留针 20 ~ 30 min，10 次为 一疗程。虚证可加灸。

【急症与兼症】

（一）疼痛

部分阴茎癌患者可出现疼痛，合并感染或肿瘤发生较大范围浸润、转移时，则更为常见。阴茎疼痛的类型主要有勃起疼痛、射精疼痛、排尿疼痛、阵发疼痛及持续疼痛等。应分型施治。

1. 湿热下注型

主要表现是排尿时茎中灼痛，不排尿时则不痛，常伴有尿频尿急，或射精疼痛，甚或尿石、尿血、血精，舌苔黄腻。治宜清热利湿，方用八正散加减，药用黄柏、萹蓄、瞿麦、蒲公英、石韦、滑石、车前草、金钱草、甘草梢等。若局部红肿结块，甚至溃烂，持续疼痛或排尿时茎中灼热刺痛，尿道口有脓性分泌物，可伴有发热恶寒，或腹股沟淋巴结肿痛，口干口苦，尿赤便干，舌红苔黄，脉弦数者，治宜清热解毒，方用五味消毒饮（《医宗金鉴》）与黄连解毒汤加减，药用蒲公英、紫花地丁、银花、野菊花、天葵子、黄连、黄芩、黄柏、栀子、甘草梢等。

2. 痰瘀互结型

主要表现是阴茎勃起时疼痛，或同房射精时疼痛，或呈持续性隐痛而阵发性刺痛，或呈间歇性刺痛，疼痛与排尿无关，龟头紫黯，或阴茎青筋暴露，或阴茎体可触及硬结包块并有触痛，可伴有性功能减退。治宜活血化痰，方用桃红四物汤与消瘰丸加减，药用当归、川芎、赤芍、桃仁、红花、郁金、延胡索、川牛膝、浙贝母、生牡蛎等。

3. 阴虚火旺型

主要表现是阴茎勃起时疼痛，阳事易举，且常持续勃起，甚至久举不衰，龟头色红，常伴有五心烦热，或梦遗滑精。治宜滋阴降火，方用知柏地黄丸加减，药用黄柏、知母、生地黄、丹皮、泽泻、玄参、龟板、玄明粉、甘草等。

阴茎癌转移至腹腔脏器时，症见腹部胀痛，时发时止或时轻时重，舌质淡红，苔白，脉弦，属气机壅滞所致，治宜行气止痛为主，方用金铃子散（《太平圣惠和剂局方》）：川楝子、延胡索各 30 g，共为细末，每服 9 g，酒调下，每日 3 次。

阴茎癌发生转移并侵犯骨、胸腹膜或外周神经时，症见骨骼或胸腹刺痛，痛处固定，舌紫暗或见瘀斑，脉涩，为瘀血内阻所致，治宜化瘀通络止痛，方用活络效灵丹（《医学衷中参西录》）：当归、丹参、乳香、没药各 15 g，水煎服，每日 1 剂。亦可试用蛇水方（山西省长治市商业职工医院验方）：先将活蛇数条置玻璃缸内，2 ~ 3 天后加凉开水淹至蛇体一半，经 2 天后再加水淹没全身，又 2 天即为蛇水。另取红花、木香各 150 g，水煎至 4 kg 左右，加入蛇水 6 000 mL，即为本方。每次服 100 g（约 100 mL），日服 3 次，饭前温服为宜，有化瘀止痛作用，尚未发现有副作用。

（二）出血

肝虚血燥、热毒伤络或脾不统血，邪毒结聚玉茎，溃后胬肉突出，其状如菌，生长迅速，损破后流血不止。阴茎癌在原发灶或转移淋巴结坏死溃烂之后，可出现局部渗血或流血，或仅见血性分泌物。伴见口干口渴，身热心烦，舌红苔黄，脉数，为热毒伤络所致，治宜凉血止血，方用四生丸（《妇人良方》）：生柏叶、生地黄、生艾叶、生荷叶各等份，研末为丸，如鸡子大，每服 1 丸，每日 3 次。或每药各取 30 g，水煎服，每日 1 剂。阴茎癌的中晚期，或经多次放、化疗后，局部渗血或流血，血色黯淡，或伴见尿血、便血、皮下瘀斑等，面色苍白或萎黄，纳呆乏力，气短懒言，舌质淡，苔白，脉弱无力，为气虚不摄之故，治宜益气摄血，方用归脾汤（《济生方》）加减：白术 10 g、茯苓10 g、黄芪 12 g、龙眼肉 10 g、酸枣仁 10 g、人参 12 g、木香 5 g、炙甘草 5 g、仙鹤草 15 g、蒲黄 10 g，水煎服，每日 1 剂。同时局部配合云南白药粉外敷。

（三）癌性溃疡

癌性溃疡患者多属局部晚期肿瘤，临床症见头晕目眩，心悸气短，神疲乏力，失眠盗汗，大便溏薄，小便清长，舌质淡苔白腻，脉沉细无力。整体属气血两虚，局部属毒瘀积聚；治则宜益气养血、解毒祛瘀；方用香贝养荣汤加减：香附、贝母、党参、茯苓、陈皮、熟地、当归、白芍、白术、凤尾草、鹿衔草、草河车、鹿角胶、蜈蚣、茯神、枣仁、远志。局部处理：初期选用藜芦膏（藜芦、生猪脂），外敷。若疮已腐溃，状如菜花，时流污秽脓血，酌情分别选用皮癌净（红砒、指甲、头发、大枣、碱发白面）、五虎丹、消癌散（红矾、红粉、紫硇砂、花粉、达克罗宁）等，直接外涂在疮面，或以植物油调成敷状，涂疮面上，待瘤体组织完全腐蚀脱落后，再用生肌长肉药以收功。阴茎癌严重溃烂及合并感染者可用：苦参 30 g、野菊花 30 g、蒲公英 30 g、天葵 30 g、黄柏 30 g、地丁 30 g、雄黄 15 g、蛇床子 30 g、冰片 10 g。以上药物混合，水煎至沸后熏洗局部，或煎液反复冲洗溃烂部位，或用纱布浸药液外敷局部。

【治疗进展述评】

目前约 80% 的阴茎癌可治愈。部分阴茎切除术对患者自尊和性功能有负面影响。随着治疗方法的进步，保留器官方案因在改善生活质量和性功能方面的优势而被认可。如果条件允许，均应推荐保留器官方案，并加强对患者的心理支持。

对于阴茎癌的治疗，亦要遵循肿瘤的中医治疗原则，即治病求本、标本缓急、扶正祛邪、三阴制宜、辨病与辨证相结合等原则，临床中需结合患者临床症状及分期综合评估以选择最合适的治疗方案。对于阴茎癌的治疗，现代医学主要以手术为主，同时配合化疗及放疗，而近期因内外对于阴茎癌的靶向治疗方面也有一定的探索，应用表皮生长因子受体（EGFR）单克隆抗体取得了一定的疗效。中医药对于阴茎癌的治疗在整体辨证论治的基础上，根据患者病情的不同阶段发挥不同的作用：早期患者适合手术治疗者，配合手术能促进患者尽快恢复；对于中晚期不适合手术者，结合化疗、放疗可明显减轻化、放疗的毒副作用，增加临床疗效，能极大地提高患者的生活质量，缩短患者的恢复时间；对于晚期不能耐受化疗、放疗者，单纯应用中医药治疗亦可明显提高患者生活质量，延长患者生存期。

【名家治验及医案】

（一）清代高秉钧《疡科心得集》辨肾岩翻花绝证论

清朝高秉钧《疡科心得集》认为本病的病因为肝肾素亏、郁虑忧思，病机为肝肾亏虚、火邪郁结，临床表现为龟头肿物，硬痒而痛，逐渐增大，阴茎肿胀，甚则溃烂出血，治疗主要以养阴清热、益气补血为法，预后极差。

夫肾岩翻花者，俗名翻花下疳。此非由交合不洁、触染淫秽而生。由其人肝肾素亏，或又郁虑忧思，相火内灼，水不涵木，肝经血燥，而络脉空虚。久之损者愈损，阴精消涸，火邪郁结，遂遘疾于肝肾。初起马口之内，生肉一粒，如竖肉之状，坚硬而痒，即有脂水。延至一两年，或五六载，觉疼痛应心，玉茎渐渐肿胀，其马口之竖肉处，翻花若石榴子样，此肾岩已成也。渐至龟头破烂，凸出凹进，痛楚难胜，甚或鲜血流注，斯时必脾胃衰弱，饮食不思，即食亦无味，形神困惫；或血流至两三次，则玉茎尽为烂去；如精液不能灌输，即溘然而毙矣。此证初觉时，须用大补阴丸，或知柏八味，兼用八珍、十全大补之属。其病者，再能怡养保摄，可以冀其久延岁月。若至成功后，百无一生，必非药力之所能为矣。此与舌疳、失营、乳岩为四大绝证，犹内科中有疯、痨、鼓、膈，不可不知。

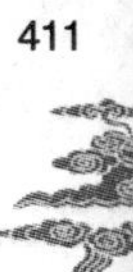

（二）清代马培之《马培之医案》论治肾岩

清代马培之认为本病是外科一种恶候，治疗颇为棘手，很少能见到明显疗效，虽然能一定程度软化、缩小肿块，但需防止出血，而出血后需峻补真阴而防阳火外越。

肾岩乃疡科恶候，鲜有收功。经治以来，翻花肿硬虽见松轻，究未可恃也。仍宗前法进步。用药：红枣、藕、怀山药、当归、黄柏、泽泻、茯苓、知母、麦冬。

坚岩肿势较平，慎防出血，拟方多服保守而已。用药：怀山药、当归、川连、生地、黄柏、赤白芍、泽泻、龟板、茯苓、知母、乌鲗骨、丹皮。

玉茎者，即宗筋也，乃肾脏之主。又十二经络之总会马口，端属手少阴心经。肾脏阴虚火郁，心肝二脏之火复会于此。始时茎头马口痒碎，渐生坚肉，业已年余。今夏破溃翻花，出血数次，火郁日久，必致外越，血得热而妄行。经云："实火可泻，虚火可补。且龙雷之火不宜直折，脉细数，阴分大伤，急当峻补真阴，兼介类潜阳之法。俾龙雷之火得以归窟，而外患方保无虞。"

用药：西洋参、麦冬、丹皮、天冬、小生地、元武板、粉萆、泽泻、白芍、藕。

（李猛）

第五节　睾丸肿瘤

睾丸肿瘤为原发于睾丸生殖细胞或其附属组织的肿瘤，绝大多数为恶性肿瘤。生殖细胞来源的肿瘤占全部睾丸肿瘤的90%，占男性全部恶性肿瘤的1%～2%，占泌尿生殖系统恶性肿瘤的3%～9%，在我国发病率及死亡率均在1/10万左右。尽管其发病率较低，但恶性肿瘤发生的比例较高，约95%以上，且多发生于性功能最活跃的时期，25～45岁患者约占60%，也是20～34岁男性最常见的恶性肿瘤。

目前关于睾丸肿瘤的确切病因尚未明确。其中隐睾是最主要的危险因素，有7%～10%的睾丸肿瘤患者是有隐睾病史，此外，遗传、激素等因素也与睾丸肿瘤发病相关。不育症及精子质量低下也是睾丸癌的高危因素，无精子症患者的睾丸癌发病率较高。睾丸癌包括胚胎细胞肿瘤、性索间质肿瘤和混合性肿瘤三类。胚胎细胞肿瘤占90%～95%及以上，主要包括精原细胞瘤、胚胎癌、卵黄囊肿瘤、畸胎瘤和绒癌等组织类型，其中精原细胞瘤最为多见。胚胎癌、卵黄囊肿瘤、畸胎瘤和绒癌又统称为非精原细胞瘤。性索间质肿瘤在睾丸肿瘤中占比不足5%，主要包括支持细胞肿瘤、间质细胞肿瘤等。①

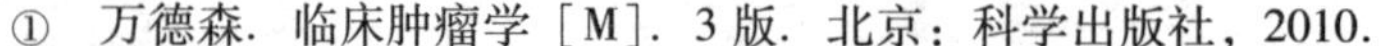

① 万德森. 临床肿瘤学［M］. 3版. 北京：科学出版社，2010.

【文献概述】

中医古籍瀚如烟海，但并没有明确睾丸肿瘤或睾丸癌这类病名的记载，根据古代中医典籍对其相关症状体征的记载，大致类似于“子痈”“子痰”“囊痈”“脱囊”等疾病。

子痈源于《外科证治全生集》中所述：“肾子作痛，下坠不能升上，外现红色者，子痈也。”又名肾子痈。汉代华佗《华佗神医秘传·卷四》云：“子痈者谓肾子作痛，溃烂成脓，不急治愈，有妨生命。”对此类疾病各病程阶段的不同表现及其预后做了详尽的论述。子痈多因湿热痰浊等邪阻滞肾子（睾丸）所致。

子痰，又名穿囊漏。《外科启玄·阴囊破裂漏疮》云：“外囊破裂漏水脏臭，久治不痊。”子痰是因肝肾亏损，痰浊凝聚所致。以肾子（睾丸）出现发展缓慢的无痛肿块，久则破溃成漏为主要表现的疾病。

囊痈之名出自《外科启玄·肾阴发》云：“此疮发于肾囊，一名悬痈，又名囊痈。”囊痈是因肝肾湿热下注，或外湿内侵蕴酿成毒所致。

脱囊之病名首见于《疡科心得集》：“脱囊，起始寒热交作，囊红睾丸肿，皮肤湿裂，隔日即黑，间日腐秽，不数日间，其囊尽脱。”清代鲍相璈《验方新编·卷之六》云：“阴囊肿烂肾子落出，此名囊脱，又名囊痈。”脱囊多因肝经湿热邪毒下注阴囊所致。以急起阴囊红肿，继而溃烂皮脱，睾丸外露甚至脱落为主要表现的疾病。所述病症与晚期睾丸肿瘤的临床表现极其相似。①

【病因病机】

祖国医学认为，睾丸肿瘤的发生，既可因天生禀赋不足，亦可因后天失调如纵欲过度、情志失调、外邪入侵或外伤留瘀，致肝肾虚损、阴虚毒聚或气滞血瘀而成。《华佗神医秘传·卷四》云：“本症（囊痈）由肝肾阴虚，湿热下注所致。”故本病多因先有脏腑机能失调或先天禀赋不足，致肝肾阴虚，阴虚毒聚而成。

（一）情志失调，肝经郁热

情志不舒或恼怒过度，气机郁滞，肝经气血运行不畅，郁久化热，循肝经之所过，邪结肾囊，发为本病。

（二）阴阳失调，阴虚毒聚

先天肾气不足，睾丸不降，隐于腹壁或腹中，致其经脉壅滞，肝肾之阴不能下达，肾子失养，阴虚火旺，日久酿毒，发为囊痈。或后天纵欲过度，耗损肝肾之阴，阴虚火旺，酿生热毒，炼液为痰，痰毒结聚，发为本病。

（三）外伤留瘀，瘀久成毒

由于跌扑碰撞，击中阴囊，损伤睾丸，致瘀阻经脉，日久不散，酿生热毒，发为囊痈。

---

① 陈锐深．现代中医肿瘤学［M］．北京：人民卫生出版社，2003．

【诊断要点及鉴别诊断】

（一）诊断要点

1．临床表现

最常见症状是无痛性阴囊肿胀，初始外观无红热，触摸可及硬实睾丸，逐渐增大，常感到睾丸沉重。约10%患者因睾丸内出血或坏死而出现睾丸急性疼痛。当患者病情出现转移时伴有咳嗽、骨痛、下肢肿胀疼痛等相应系统的症状。约10%的患者无症状，外伤时或被配偶偶然发现肿瘤。

多数患者有睾丸肿块或睾丸弥漫性增大，肿块质硬但无压痛，与附睾分界清楚，透光试验为阴性。

2．影像学检查

B超检查：能直接而准确地测定睾丸大小、形态、有无肿块；还可探测腹膜后肿块、肾蒂转移性淋巴结、腹腔脏器转移灶，有助于肿瘤分期和疗效观察；也是探查性腺外生殖细胞瘤和睾丸肿瘤筛选诊断的重要手段。

X线检查：双侧下肢或经精索淋巴结造影可观察淋巴结有无转移，推测转移的范围和程度，亦有助于设计治疗方案。胸部X线、腹部X线可了解有无局部转移，骨骼X线拍片可了解有无骨转移。

CT及MRI检查：腹部CT可显示肿瘤三维大小及与邻近组织的关系。MRI软组织的对比度较好，可显示血管结构。如果腹盆腔CT示腹膜后病变或胸片示异常结果应行胸部CT检查。

3．细胞学、病理学诊断

一般不主张行睾丸穿刺活检，因睾丸肿瘤容易发生转移，且穿刺所得的部分组织标本不能完全显示混合型病变。病理组织学诊断只能在睾丸切除术后对标本进行多处连续切片和完整的阅片后方可获得。

4．肿瘤标志物及生化检查

肿瘤标志物在睾丸肿瘤的诊断、鉴别诊断、分期、疗效评估、肿瘤残留和病情监测等方面具有重要价值，其在不同时间段的变化对再发肿瘤诊断有重要意义。甲胎蛋白（AFP）和绒毛膜促性腺激素β亚单位（β－HCG）在术后3年内升高者，多为肿瘤复发或转移，而3～5年后升高，多提示再发对侧睾丸肿瘤。

绒毛膜促性腺激素β亚单位（β－HCG）：正常值血清浓度低于1 mg/L，生殖细胞肿瘤患者的β－HCG经常增高，其中绒毛膜上皮癌者100%增高，胚胎癌40%～60%升高，纯精原细胞瘤仅5%～10%增高。当病灶去除后β－HCG会下降，肿瘤复发时又会升高。

甲胎蛋白（AFP）：正常血清含量小于25 mg/L，绒毛膜上皮癌和精原细胞瘤患者血清AFP不升高，卵黄囊肿瘤和胚胎癌AFP含量升高者占75%～90%。手术后AFP持续升高表示手术不彻底或癌细胞已转移。AFP升高比临床症状及体征要早几个月出现。

乳酸脱氢酶（LDH）：LDH 可作为睾丸肿瘤的临床分期参考，在Ⅰ期病人 LDH 升高者占 8%，Ⅱ期占 32%，Ⅲ期占 81%。另外治疗前 LDH 升高与否亦可提示预后，如Ⅰ、Ⅱ期患者疗前 LDH 已升高者，治疗后复发率达 77%，而疗前 LDH 正常者其疗后复发率仅为 40%。不过由于 LDH 普遍存在于不同组织的细胞中，因而特异性差，易造成假阳性。①

（二）鉴别诊断

睾丸肿瘤初诊误诊率高达 25%，睾丸肿瘤被误诊的最常见疾病是附睾炎或睾丸炎，其次为睾丸鞘膜积液。

1. 睾丸炎及附睾炎

急性期睾丸炎睾丸肿大、触痛，睾丸疼痛明显，伴有发热。B 超可见睾丸结构正常，而组织水肿。有流行性腮腺炎史，或其他感染史。慢性附睾炎一般无特殊症状，但肿块位于附睾头或尾部。睾丸炎及附睾炎经治疗后短期内可以缓解。

2. 睾丸鞘膜积液

有囊性感，透光试验阳性。有 5% ~10% 的睾丸肿瘤合并睾丸鞘膜积液，B 超和 CT 检查有助于鉴别诊断。

3. 睾丸结核

产生结节，与睾丸肿瘤相似，但睾丸结核主要侵犯附睾尾部，常伴输精管串珠样结节和肺内结核病变，抗结核治疗有效。

4. 睾丸梅毒

睾丸肿大，有硬结，但睾丸较小，肿块坚硬光滑，无明显沉重感，血清梅毒反应为阳性。

【辨证论治】

（一）辨证要点

本病多以睾丸肿大、疼痛、转移症状为主要表现。初期可望及肿大睾丸，一般无明显气味，如有溃烂，可闻及腐臭味，伴有局部肿胀疼痛，可触及质地坚硬之睾丸。后期可见饮食乏味，形瘦神疲等全身症状。睾丸肿瘤病位在睾丸，与肝、脾、肾关系密切。病性属本虚标实。以先天肾气不足或后天阴阳失调为本，阴虚毒聚、经脉壅滞、瘀毒结聚、痰瘀互结或痰凝毒聚为标。在早期患者常以肝经郁热和瘀毒结聚为主；中期患者多为虚实夹杂，多表现为阴虚毒聚；晚期患者由于久病而体虚，常见虚证，表现为气血两亏。当然，病情的不断变化，各证型之间可发生转变，亦可出现证型相互交错的情形，辨证施治时要灵活变通。

① 俞天麟. 实用泌尿系及男性生殖器肿瘤学［M］. 北京：人民军医出版社，2001.

（二）临床分型

1. 肝经郁热型

主证：平素性情抑郁或急躁易怒，睾丸肿硬胀痛，伴胁肋或少腹串痛，遇情志不畅或恼怒则加重，心烦失眠，口干口苦，舌边尖红，苔薄黄或黄腻，脉弦滑。

证候分析：患者平素性情抑郁，情志失调，气机郁滞，肝经气血运行不畅，郁久化热，循肝经之所过，邪结阴囊，故见睾丸肿硬胀痛。肝经气滞，故见胁肋或少腹串痛，遇情志不畅或恼怒则加重。肝火上扰心神，则见心烦失眠，口干口苦，舌边尖红。苔薄黄或黄腻，脉弦滑皆肝经郁热之象。

治法：清肝泄热，解毒散结。

主方：龙胆泻肝汤（《医方集解》）加减。

龙胆草 15 g　黄芩 12 g　栀子 12 g　柴胡 12 g　泽泻 15 g　木通 12 g　车前子 15 g　当归 12 g　生地 20 g　夏枯草 12 g　海藻 12 g　昆布 12 g

方中以龙胆草清肝泄热，为君药。黄芩、栀子清热解毒以加强龙胆草清肝之力，是为臣药。柴胡疏肝泄热，泽泻、木通、车前子通利小便、导热下行以协助龙胆草清解热毒，当归、生地养血益阴以防肝经热毒耗血伤阴，夏枯草、海藻、昆布软坚散结，共为佐使药。

疼痛较甚者可加徐长卿、青皮；心烦失眠者加丹参、莲子芯；腹胀便秘者可加大黄（后下）、芒硝。

2. 瘀毒结聚型

主证：睾丸肿块，疼痛重坠，少腹疼痛，阴囊皮色青紫，甚或腹股沟或腹部结块，舌质紫暗或有瘀点瘀斑，苔薄白或薄黄，脉涩。

证候分析：外伤留瘀，瘀久成毒　由于跌扑碰撞，损伤睾丸，致瘀阻经脉，日久不散，酿生热毒，发为囊痈。故见睾丸肿块，疼痛重坠。肝肾经脉壅滞，气血阻滞，故见少腹疼痛，阴囊皮色青紫，瘀毒结聚日久，流布全身，可见腹股沟或腹部结块。瘀毒结聚故见舌质紫暗或有瘀点瘀斑，苔薄白或薄黄，脉涩。

治法：活血化瘀，解毒散结。

主方：少腹逐瘀汤（《医林改错》）加减。

蒲黄 12 g　五灵脂 12 g　没药 15 g　当归 15 g　川芎 12 g　赤芍 15 g　小茴香 6 g　白花蛇舌草 15 g　夏枯草 12 g　昆布 12 g　海藻 12 g　延胡索 12 g

方中以蒲黄生用，重在活血祛瘀，五灵脂重在止痛而不损胃气，二者共奏活血祛瘀，散结止痛之功，为君药。川芎、当归乃阴中之阳药，血中之气药，配合赤芍补血行气活血、散滞调经，为臣药。没药利气散瘀、消肿定痛，小茴香、延胡索行气止痛，白花蛇舌草、夏枯草清热解毒，昆布、海藻软坚散结，共为佐使之药。

疼痛较甚者可加制乌药、田七；腹股沟或腹部结块者可加三棱、莪术。

3. 阴虚毒聚型

主证：有外感温毒史或隐睾史，睾丸逐渐增大，质地变硬，有下坠感或疼痛感，可伴午后低热、腰背酸软、失眠多梦、口干咽燥等症，小便黄，大便干，舌质红，苔薄黄或少苔，脉细数或弦细。

证候分析：先天肾气不足，肝肾之阴不能下达，肾子失养，或后天失养，外感温毒，耗损肝肾之阴，阴虚火旺，酿生热毒，炼液为痰，痰毒结聚，发为囊痈，故见睾丸逐渐增大，质地变硬，有下坠感或疼痛感。肝肾阴虚，故见午后低热、腰背酸软。阴火不扰，则见失眠多梦、口干咽燥。舌质红，苔薄黄或少苔，脉细数或弦细，皆为阴虚毒聚之象。

治法：滋阴清热，解毒散结。

主方：六味地黄汤（《小儿药证直诀》）合滋阴内托散（《外科正宗》）加减。

熟地 20 g　山药 20 g　山茱萸 15 g　丹皮 15 g　泽泻 15 g　茯苓 15 g　蚤休 12 g　半枝莲15 g　夏枯草 15 g　白芍 15 g　川芎 12 g　当归 15 g　皂角刺 15 g

方中以熟地、山药、山茱萸、丹皮、泽泻、茯苓滋阴清热为君药。白芍、川芎、当归、皂角刺和营活血散结，共为臣药。辅以蚤休、半枝莲、夏枯草清热解毒为佐使。诸药合用，共奏滋阴清热、解毒散结之效。

如睾丸疼痛明显者可加延胡索、青皮；虚火甚者可加知母、黄柏；腰膝酸软者可加牛膝、川断；口干便秘者可加玄参、玉竹。

4. 气血两虚型

主证：睾丸肿大，质地坚硬，表面凹凸不平，面色苍白或萎黄，神疲乏力，气短懒言，心悸怔忡，食欲不振，舌质淡黯，苔薄白，脉细无力。此型多见于病久失养或经多程放化疗后未及调养者。

证候分析：久患囊痈，睾丸肿大，质地坚硬，失于调治，病久伤及脾胃，脾胃失运，气血生化无源，致令气血虚衰。气虚则见神疲乏力，气短懒言。血虚则见面色苍白，心悸怔忡，舌质淡黯。苔薄白，脉细无力皆为气血虚衰之象。

治法：益气养血，解毒散结。

主方：八珍汤（《正体类要》）加味。

党参 15 g　熟地 15 g　白术 15 g　茯苓 20 g　炙甘草 6 g　当归 12 g　白芍 15 g　川芎12 g　半枝莲 15 g　海藻 12 g　昆布 12 g　白花蛇舌草 15 g

方中以党参、熟地益气养血，为君药。辅以白术、茯苓、炙甘草健脾益气，当归、白芍养血和营，川芎活血行气，以加强益气养血之力。佐以半枝莲、白花蛇舌草清解热毒，海藻、昆布软坚散结以兼顾驱邪。

如气短乏力较甚者可加黄芪，用生晒参易党参；心悸较甚者可加酸枣仁、柏子仁；食欲不振较甚者加山楂、鸡内金。

【辨病治疗】

（一）内服

1．常用中草药

（1）海藻：咸，寒。主归肝、肾经。具有消痰软坚、利水消肿的功效。《神农本草经》谓其主治“瘿瘤结气，散颈下硬核，痈肿癥瘕坚气，腹中上下鸣，下十二种水肿”。常用量：9～15 g，浸酒或入丸、散剂适量。反甘草。脾胃虚寒蕴湿者慎用。

（2）昆布：咸，寒。入肝、肾、胃经。具有软坚散结、化痰利水的功效。《本草从新》云：“功同海藻而少滑，性雄，治瘿瘤水肿，阴㿗膈噎，顽痰积聚。”临床上常与海藻同用，常用于睾丸肿瘤，常用量：9～15 g，入煎剂。

（3）夏枯草：苦、辛，寒。入肝、胆二经。具有清肝火、消郁结等功效。《神农本草经》云：“主寒热瘰疬，鼠瘘，头疮，破癥，散瘿，结气，脚肿，湿痹。”常用于睾丸肿瘤，常用量：6～15 g，入煎剂。

（4）茴香：辛，温。入肾、膀胱、胃经。具有温肾散寒、和胃理气的功效。《本草品汇精要》曰：“主一切冷气及诸疝疔痛。”常用于寒气凝滞、水湿不化、痰湿结聚的睾丸肿瘤、盆腔肿瘤及直肠癌。常用量：3～15 g，入煎剂。

2．常用中成药

（1）茴香橘核丸（《济生方》）：主要成分为茴香（盐制）、橘核（盐制）、肉桂、荜茇、乌药、桃仁、昆布、海藻、关木通等。全药共奏温经止痛、疏肝散结的功效。对于睾丸癌表现为烦躁、胁肋疼痛、小腹疼痛、阴囊坠胀、睾丸肿大坚硬者较为适宜。本药为水丸剂，每次9 g，口服，每日2次，空腹时温服或淡盐汤送服。

（2）小金丹（《外科证治全生集》）：具有破瘀通络、祛痰化湿、消肿止痛等功效。可用于睾丸肿瘤。本方药力猛峻，唯体实者相宜，正虚者宜慎用。

（3）龙胆泻肝丸（《医方集解》）：主要成分为龙胆草、柴胡、泽泻、车前子、木通、生地、当归、黄芩、栀子，制成蜜丸。用法用量：每次9 g，每日2～3次。有清肝泄热功效，适用于睾丸肿瘤辨证偏于肝经郁热型患者。

（4）六味地黄丸（《小儿药证直诀》）：用法用量：每次9 g，每日2次。有滋补肝肾功效，适用于睾丸肿瘤辨证偏于肝肾阴虚型患者。

（二）外治

如意金黄散（《外科正宗》）：适用于睾丸肿瘤红赤肿痛、发热坠重而未成脓者，用葱汤同蜜调敷，夏月温热红肿甚者改用温茶汤同蜜调敷。

（三）针灸

睾丸肿瘤取穴以足厥阴肝经为主，可配合脾、肾经穴位。睾丸坠胀不适者，可取太冲、行间、曲泉、气冲、阴谷、横骨等；急性睾丸疼痛者，可取太冲、阴廉、急脉、交信、横骨、五里、中封等；内分泌失调男性乳房肥大、性早熟或女性化者，可取太冲、太溪、曲泉、气穴、照海等。

取穴：三焦俞、肾俞、阴谷、气海、委阳、太冲、行间。用平补平泻手法每日针刺1次，2周为1疗程。适用于睾丸肿瘤证属肝郁气滞者。

取穴：三阴交、阴陵泉、中极、肾俞、脾俞。用泻法，每日1次，10日为1个疗程。

【急症与兼症】

（一）疼痛

睾丸疼痛的病因主要有热毒、气滞、瘀血等。睾丸肿瘤在临床上较易发生转移，如转移到腹股沟或锁骨上淋巴结可以引起该处淋巴结肿大和疼痛；转移到腹膜后淋巴结可引起腹部或腰背部等处疼痛；转移到骨骼会出现骨痛。症见局部痛如锥刺或刀割，痛有定处，或痛处可扪及包块，舌紫暗或有瘀点瘀斑，脉涩，为瘀血阻络，治宜活血化瘀止痛，可予活络效灵丹（《医学衷中参西录》）或云南白药（中成药，每次0.5 g，每日3次）服用。症见腹部或腰背部胀痛，时聚时散，得嗳气或矢气则舒，遇忧思恼怒则甚，舌淡红，苔薄白，脉弦，为气机阻滞，治宜理气止痛，可予四逆散（《伤寒论》）或金铃子散（《太平圣惠方》）服用。

（二）局部溃烂

病初阴囊色红、剧痛，皮肤裂开，潮湿，甚至紫黑溃烂，渗出血性臭味液体，伴恶寒发热，口干口苦，舌淡红苔黄腻，脉洪数。治宜清热利湿、解毒散痈，方用龙胆泻肝汤加土茯苓、紫花地丁、半边莲等。中期阴囊皮肤红肿溃腐渐脱，疮口渗流血水，睾丸坠痛，红肿界限清楚，恶寒发热，口干口苦，舌质红苔黄，脉略数。治宜扶正托毒，方用四妙汤加土茯苓、黄柏、银花、皂角刺等。后期阴囊皮肤不红不肿，微痛，溃面清楚，疮口难愈，神疲乏力，舌红少苔，脉细或缓。治宜益气生血，方用八珍汤（《正体类要》）加山药、陈皮、沙参、麦冬等。局部处理包括红肿期间用如意金黄散、玉露散以水加少量蜂蜜调敷。阴囊坏死腐烂时，用三黄洗剂或紫苏煎汤清洗及冷敷。坏死组织脱落后，疮面用生肌玉红膏和生肌白玉膏外涂。如阴囊皮损面积过大，无法遮盖睾丸时，待腐肉脱尽后，用缝线将残余囊皮加以缝合，以利愈合。

（三）肠梗阻

睾丸肿瘤如发生腹腔内脏器或淋巴结的转移灶压迫或浸润可导致不同程度的肠梗阻。如症见腹部胀满，阵发性腹痛，腹部可扪及痞块，大便不通或反复呕吐，吐出酸馊食糜或腐臭液体，舌暗红，苔白腻或黄厚，脉沉弦，为腑气不通、浊气上逆，治宜通腑降浊，予大承气汤（《伤寒论》）加减，服药困难者可改为肛管滴注。

（四）下肢水肿和腹水

腹内淋巴结转移灶压迫下腔静脉及乳糜池可引起下肢水肿和/或腹水。如下肢水肿和/或腹水伴见纳呆乏力，大便溏泄，口淡无味，舌质淡，苔白，脉细，证属脾虚水停，治宜健脾利水，可予五苓散（《伤寒论》）加减；如下肢水肿和/或腹水伴见烦热口苦，渴不欲饮，小便短赤，大便秘结，或身目发黄，舌边尖红，苔黄腻，脉弦数，证属湿热中阻，治宜清利湿热、行气逐水，予中满分消丸（《兰室秘藏》）加减。

【治疗进展述评】

目前，睾丸肿瘤的预后已获得明显改善。一般认为，非精原细胞瘤较精原细胞瘤的预后稍好。如非精原细胞瘤局限于睾丸内的早期患者经过睾丸根治性切除术加腹膜后淋巴结清扫术后5年生存率高达96%～100%，腹膜后淋巴结转移灶大于2 cm的非精原细胞瘤患者经过睾丸切除术、化疗及腹膜后淋巴结清扫后，5年生存率也可达55%～80%。[①]

中医治疗可以贯穿睾丸肿瘤治疗始终，在中医整体观及个体化管理的指导下，在正确的临床与病理分期基础上，掌握中医辨证与辨病相结合的原则，明确局部与整体、扶正与祛邪的辩证关系，避免过度治疗。此外，睾丸肿瘤的治疗是一个全程化的过程，在此过程中，我们应发挥中医"治未病"的优势，根据辨证分型施行特色食疗、运动导引疗法。对于临床早期睾丸肿瘤，以手术获得根治机会、术后辅助化疗，中医药治疗以补益气血、清解余毒为原则，针对病机，分别采用健脾补肾、滋阴清热、祛瘀解毒法，以调节机体免疫力，预防肿瘤复发转移，提高无瘤生存率；晚期转移性睾丸肿瘤，在正确的临床及病理分期的基础予以个体化综合治疗，以提高生活质量、延长生存时间为目的，从而实现"带瘤生存"。

因本病治疗以手术摘除睾丸为主，术后患者有可能产生被阉割感和自卑感，有一部分患者需进一步行术后放、化疗，这些疗法均可损害患者的性器官、性功能和生育能力，令其感到巨大的心理压力，应鼓励患者正视疾病，树立战胜疾病的信心，并可利用音乐歌舞、琴棋书画、观光旅游等多种方式，减轻患者的异常情志反应、消除病理性情志因素，从而达到疾病痊愈和身心康复。

【名家治验及医案】

孙桂芝医案[②]

孙桂芝认为，肝、肾、脾亏虚在睾丸癌的发生中具有重要的作用。针对睾丸癌的病因病机，孙教授提出睾丸癌的治法应着重于补肝肾、温下焦、散寒湿、破积气、和气血、通血脉、除恶毒。根据患者不同的病期和临证时具体症候不同，灵活选用。

医案：翟某，男，29岁，河北人。2008年7月初诊。患者无意中发现睾丸肿块，就

---

① 孙燕．内科肿瘤学［M］．北京：人民卫生出版社，2001．

② 王辉，孙桂芝．孙桂芝教授治疗睾丸癌经验［J］．辽宁中医药大学学报，2011，13（12）：131－132．

诊于当地医院，诊断为睾丸癌，并接受睾丸切除手术，病理示精原细胞癌，腹膜后淋巴结转移。既往有隐睾病史。顺铂/表阿霉素方案化疗后，放射治疗。就诊时症见：头晕、耳鸣、失眠、多梦、口苦咽干、腰膝酸软、脉沉细数、舌红苔薄黄，证属肝肾两虚。

处方：知母 10 g　炒黄柏 10 g　生地黄 10 g　熟地黄 10 g　丹皮 10 g　泽泻 20 g　山萸肉10 g　山药 10 g　炒柴胡 10 g　黄芩 10 g　茯苓 10 g　炒白术 15 g　女贞子 15 g　旱莲草 10 g　天麻 10 g　清半夏 9 g　合欢皮 30 g　炒枣仁 30 g　炮山甲 8 g　鳖甲 10 g　牛膝 10 g　炒杜仲 10 g　白花蛇舌草 30 g　生甘草 10 g

14 剂，2 日 1 剂。1 个月后复诊，诸症好转，略有加减，继续服用，服用至发稿时间（2001 年），未见复发及转移。

（黄学武）

第十章 妇科癌瘤

第一节 子宫颈癌

子宫颈癌是指发生在宫颈阴道部或移行带的鳞状上皮细胞及宫颈管内膜的柱状上皮细胞交界处的恶性肿瘤，是妇女最常见的恶性生殖系统肿瘤。在经济欠发达国家和地区的妇女中其发病率居第1位，而在发达国家的妇女中其发病率远低于乳腺癌、子宫内膜癌、卵巢癌，居第4位。在我国，子宫颈癌死亡率占总癌症死亡率的第4位，为女性癌的第3位①，近20多年来，我国子宫颈癌发病率呈下降趋势，但年轻患者发病率在逐步上升。子宫颈癌的发生，与人乳头瘤状病毒（HPV）感染、单纯疱疹Ⅱ型病毒（HSV－Ⅱ）感染等原因相关。此外，性生活过早、性交过频、性混乱、早育、多产、吸烟等也是子宫颈癌的危险因素。早期子宫颈癌可无明显特异性症状，其最常见症状为阴道出血和阴道流液，晚期患者根据病灶侵犯范围出现继发性症状，病灶侵犯盆腔结缔组织、骨盆壁、压迫输尿管或直肠、坐骨神经时，常诉尿频、尿急、肛门坠胀、大便秘结、里急后重、下肢肿痛等，疾病末期，患者可出现消瘦、贫血、发热及全身衰竭等情况。子宫颈癌的常见病理组织类型以鳞状细胞癌为多，其次是腺癌，腺鳞癌及其他类型如未分化癌、恶性淋巴瘤、恶性黑色素瘤等占10%左右。由于治疗技术的提高及方法的改进，其5年生存率已达60%～65%，死亡率已由20世纪70年代的10/10万左右下降至90年代的3/10万～4/10万。子宫颈癌未能适当治疗仅能存活2～5年。目前子宫颈癌的治疗，多采用中药协同手术、化疗、放疗相结合，取得满意疗效，早期患者5年生存率可达95%～100%，中晚期患者5年生存率可达40%～73%。子宫颈癌的常见转移途径为直接蔓延和淋巴转移，肿瘤直接向邻近组织和器官浸润蔓延，侵犯宫体、两侧宫旁组织、盆腔、阴道等，晚期也可向后侵犯直肠、乙状结肠，向前侵犯膀胱而出现相应症状。淋巴道转移多见，可转移至闭孔、髂内外淋巴结，髂总、腹主动脉旁，腹股沟淋巴结，晚期可见锁骨上淋

---

① 乔友林，赵宇倩. 宫颈癌的流行病学现状和预防［J］. 中华妇幼临床医学杂志（电子版），2015，11（2）：1－6.

巴结转移。血行转移较少见。子宫颈癌根治术后，盆腔、子宫残端是易复发部位。本病的预后主要与临床分期、肿瘤大小、浸润范围、淋巴结转移、组织学类型、病理分级和治疗方法等因素有关。由于子宫颈癌的发生与人乳头状病毒感染密切相关，因此近年来研发的人乳头瘤状病毒（HPV）疫苗在妇女中的接种和应用将显著减少未来子宫颈癌发生率及死亡率。

【文献概述】

古代中医学中虽无子宫颈癌的病名，但类似子宫颈癌相关症状的描述散见于历代医家文献之中，可归于中医“带下病”“崩中”等疾病范畴。《内经》云：“任脉为病，女子带下瘕聚。”“盖冲任失调，督脉失司，带脉不固，因而带下。”明代张景岳《妇人规》更提出“交接出血而痛”，这与现代医学描述子宫颈癌的主症之一“接触性出血”相一致。

本病与冲任密切相关，冲任之脉系于肝肾，冲为血海，故辨治与肝、脾、肾三脏密切相关。汉代张仲景在《金匮要略·妇人杂病脉证并治》提到：“妇人之病，因虚，积冷，结气……血寒积结，胞门寒伤，经络凝坚。……或有忧惨，悲伤多嗔，此皆带下，非有鬼神。”并认识到性生活不洁与此病发生相关。隋代巢元方在《诸病源候论》中提出：“带下病者，由劳伤血气，损伤冲脉任脉，致令其血与秽液相兼带而下也。”“崩中之病，是伤冲任之脉，冲任气虚，不能统治经血，故忽然崩下……伤损之人，五脏皆虚者，故五色随崩俱下。”“若经血未尽而合阴阳，即令妇人血脉挛急，小腹重急支满……结牢恶血不除，月水不时，或月前或月后，因生积聚，如怀胎状。”金代李东垣指出：“妇人崩中者，由脏腑损伤冲任二脉，气血俱虚故也。二脉为经脉之海，血气之行，外循经络，内荣脏腑……若劳动过极，脏腑俱伤，冲任之气虚不能制约其经血，故忽然而下，谓之崩中暴下。”

除了冲任之脉的影响，古人对子宫颈癌的其他病因也有较多论述。宋代陈自明《妇人大全良方》云：“产后血气伤于脏腑，脏腑虚弱，为风冷所乘，搏于脏腑，与血气相结，故成积聚癥块也。”此外亦云：“妇人脏腑调和，经脉循环，则月水以时，故能生子无病。若乘外邪而合阴阳，则小腹胸膀腰背相引而痛，月事不调，阴中肿胀，小便淋沥，而色黄黑，则瘕生矣。”清代《医宗金鉴·妇科心法要诀》说：“妇人产后经行之时，脏气虚，或被风冷相干，或饮食生冷，以致内与血相搏结，遂成血瘕。”《医林改错》提出：“气无形不能结块，结块者，必有形之血也。”而妇人以血为本，经孕产乳均以血为用。

对于子宫颈癌相关疾病的治疗，古代医家也有不同处理：明代张景岳在《妇人规》中云：“凡妇人交接即出血者，多由阴气薄弱，肾元不固，或阴分有火而然。若脾虚气陷，不能摄血者，宜补中益气汤，或补阴益气煎；若脾肾虚弱，阴气不固者，宜寿脾煎，归脾汤；若肝肾阴虚不守者，宜固阴煎；若阴火动血者，宜保阴煎。”傅青主在《傅青主女科》则把带下分为“白带”“青带”“黄带”“黑带”“赤带”进行辨证施治。

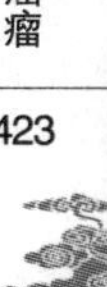

【病因病机】

祖国医学认为子宫颈癌的发生，与多种病因相关，如由于素体亏虚并产后、经行不慎，风、寒、湿、热之邪内侵，尤以湿热之邪为主；或七情、饮食内伤，导致脏腑功能失常、气血失调；或冲任损伤，瘀血、痰饮、湿毒等有形之邪相继内生，留滞小腹、胞中、冲任，积结不解，日久渐成。冲任损伤，肝脾肾诸脏虚损为内因，外受湿热，或湿郁化热，或积冷结气，血寒伤络，郁阻胞络所致。故本病病机以正虚冲任失调为本，湿热瘀毒聚为标。

（一）素体亏虚

或因禀赋不足或精血不足，冲任诸脉失于调养；或因阴虚而产生内热，虚火妄动，脉络受损，致交接出血，而生崩漏；或因年老体衰，下元虚寒，天癸竭，冲任脉虚，阴阳失调；或因房事不节，多产多育，损伤肾气，肾阳不足，命门火衰，温煦无能，以致胞脉气血运行受阻，瘀毒内结，血败内腐，终成恶症。

（二）外感六淫

外感湿热瘀毒之邪，多由经行、产后，损伤冲任，血室正开，胞脉空虚，风寒湿毒乘虚而入，瘀阻于胞宫，或湿邪郁久化热，或久遏成毒，湿热下注，而成崩漏带下之证。

（三）七情所伤

七情过极，导致五脏气血乘逆，如怒则伤肝，忧思伤脾，因情志疏泄失常，以致气滞血瘀，久而成癥瘕之证。

（四）房劳及经产失摄

妇女受病，尤以产后、经期不注意调摄，损伤肾气，邪毒内侵；早婚、早产、多产及性生活紊乱，肾气亏虚，冲带失调，并邪毒内侵下注于宫颈，而致本病发生。

本病的发病由脾湿、肝郁、肾虚，脏腑功能亏损，致冲任失调，督带失约。临证时，应明辨虚实，分清脏腑，或疏肝理气，或健脾祛湿，或补肾固涩，或清利湿热。

【诊断要点及鉴别诊断】

（一）诊断要点

1. 临床表现

早期可无显著特异性症状，进展期或中晚期症状较为多见，常见症状主要有：阴道出血、阴道流液、疼痛等。阴道出血：早期为少量的接触性阴道出血，常见于性生活后和妇检后。随着病情的发展，阴道流血的频度和每次出血量增加，如侵犯大血管，可发生大出血。阴道流液：早期为白带增多，是由于宫颈腺体受癌灶刺激或伴有炎症，分泌增加所致。随着病情的发展，流液增多，稀薄似水样，呈腥臭，合并感染时伴有恶臭或

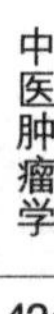

呈脓性。疼痛：多发生于中、晚期患者，疼痛部位多位于下腹、臀部或骶尾部。下腹正中疼痛可能是子宫颈癌灶或宫旁合并感染或宫腔积液、积脓，导致子宫收缩所致。下腹一侧或双则的痉挛性、发作性疼痛，可能为肿瘤压迫或浸润导致输尿管梗阻扩张所致。臀、骶部疼痛，多为盆腔神经受肿瘤压迫或浸润引起。其余症状如泌尿系症状多为感染引起，可出现尿频、尿急、尿痛。随着癌的发展，可侵犯膀胱，出现血尿、脓尿，以致形成膀胱阴道瘘。病灶向主韧带浸润，压迫或侵犯输尿管，引起肾盂积水，最后导致尿毒症。当子宫颈癌灶向主韧带、骶韧带扩展时，可压迫直肠，造成排便困难，肿瘤侵犯直肠，可产生血便，最后可形成直肠阴道瘘。晚期可伴有全身症状，如发热、消瘦、贫血、浮肿、乏力等。

妇科检查：早期镜下浸润癌可无肉眼可见病灶，当子宫颈肿瘤增大可见宫颈糜烂状或颗粒状，或有结节状肿物存在，或呈内生菜花样生长，或为溃疡型，呈“火山口”状溃疡改变，等等。疾病进一步进展，则可触及子宫旁结节状病灶或进一步形成“冰冻骨盆”。

2. 影像学检查

根据患者具体病情，选择进行相应检查，如胸部 X 线、静脉肾盂造影、CT、MRI、膀胱镜、直肠镜、结肠镜等，以了解肿瘤的浸润、转移情况。

（1）阴道镜检查：阴道镜在强光源下用双目立体放大镜直接观察子宫颈、阴道的病变，主要用于检查子宫颈癌及癌前病变。检查时主要观察血管形态、毛细血管间距、上皮表面、病变界限等，在异常部位进行定位活检即可明显提高诊断的准确性。

（2）宫颈碘试验：正常宫颈阴道部鳞状上皮含丰富的糖原，碘溶液涂染后呈棕色或深褐色，不染色区说明该处上皮缺乏糖原，可能有病变。在碘不染色区取材活检可提高诊断率。

（3）CT 检查：CT 不能诊断宫颈原位癌，CT 扫描主要是观察肿瘤侵犯范围、是否向周围扩散、盆壁浸润及盆腔转移等，从而有利于肿瘤分期，为临床治疗计划提供有力依据。

（4）MRI 检查：MRI 是目前子宫颈癌较好的影像检查方法之一，对子宫颈癌的临床分期明显优于超声或 CT 检查，具有很高的精确性、敏感性和特异性，是进行术前分期、放疗靶区勾画、疗效评价等的重要手段。

3. 实验室检查

HPV DNA 检测：HPV 感染已被证明是引起子宫颈癌及其癌前病变的病因，世界范围内几乎所有（99.7%）子宫颈癌组织中均可检测到 HPV DNA。HPV DNA 检测能大大改进子宫颈癌细胞学筛查的有效性并提高效益。目前在临床上用于对子宫颈癌的筛查。

子宫颈癌目前尚无特异性的肿瘤标记物，关系较为密切的主要有癌胚抗原（CEA）、宫颈癌相关抗原（TA－4）、鳞形细胞癌相关抗原（SCC）、血清肿瘤相关抗原（CA－125）、尿促性腺素片断（UGF）等，其中 SCC 对于子宫颈鳞状细胞癌的诊断尤为重要，血清学水平超过 1.5 ng/mL 被视为异常，在临床上 SCC 是子宫颈鳞状细胞癌最常检测的血清学标志物。

4. 病理学诊断

(1) 宫颈刮片细胞学检查：是子宫颈癌筛查的主要方法，应在宫颈转化区取材。原有的巴氏5级分类法不能很好地反映癌前病变，由于有较高的假阴性率，目前国外普遍采用TBS（the Bethesda System）分类系统，该系统较好地结合细胞学、组织病理学与临床处理方案。

(2) 宫颈和宫颈管活组织检查：为确诊子宫颈癌及子宫颈癌前病变的最可靠依据。宫颈有明显病灶，可直接在癌灶取材。宫颈无明显癌变可疑区时，可在转化区3、6、9、12点4处取材或在碘试验、阴道镜下取材做病理检查。所选组织应包括间质及邻近正常组织。宫颈刮片阳性，但宫颈光滑或宫颈活检阴性，应用小刮匙搔刮宫颈管，刮出物送病理检查。

(3) 宫颈锥切术：适用于宫颈刮片检查多次阳性而宫颈活检阴性者；或宫颈活检为原位癌需确诊者。可采用冷刀切除、环形电切除（LEEP）或冷凝电刀切除，切除组织应做连续病理切片（24～36张）检查。

（二）鉴别诊断

子宫颈癌中、晚期容易诊断，但早期往往需与宫颈糜烂、宫颈息肉、宫颈结核、宫腔或宫颈黏膜下肌瘤相鉴别。

1. 宫颈糜烂

可有月经间期出血，或接触性出血，检查时宫颈外口周围有鲜红色小颗粒，子宫颈外口周围有颗粒状糜烂，触之易出血，拭擦后也可出血，故难以与早期子宫颈癌鉴别。检查时触及糜烂处质软，而癌变处则质较硬。有怀疑时可做宫颈刮片或取活检，通过阴道镜或宫颈活体组织检查以明确诊断。

2. 子宫颈外翻

外翻的黏膜过度增生，表面也可呈现高低不平，较易出血。与早期宫颈癌不易鉴别。但外翻的宫颈弹性好，边缘较整齐。宫颈刮片及活组织检查可鉴别。

3. 宫颈息肉

息肉为炎变，临床上可有月经间期出血或接触性出血，应与早期息肉状宫颈癌相鉴别。宫颈息肉表面较为光滑，弹性好，病理检查可以鉴别。但宫颈恶性肿瘤有时呈息肉状，故凡有息肉应切除，并送病检。

4. 宫颈结核

较少见，外观宫颈糜烂、溃疡、乳头状或息肉样生长，好发于年轻妇女，伴有不育史、月经异常，结合活检可确诊。

5. 宫颈尖锐湿疣

与HPV病毒感染相关，临床上以外生殖器及肛周部位尖锐湿疣发病较为常见，宫颈尖锐湿疣的发病及临床报道较为少见。病损表现为宫颈赘生物，表面多凹凸不平，有时融合呈菜花状，取病灶组织做病理检查，可明确诊断。

6. 宫腔或宫颈黏膜下肌瘤

多见于30～50岁的妇女。子宫黏膜下肌瘤是突向子宫腔内生长的子宫肌瘤，当肌瘤脱入阴道，可有痛经，合并感染或坏死，双合诊时可扪及瘤蒂，质硬均匀不脆，无癌瘤的侵蚀感。

7. 子宫内膜癌

子宫内膜癌是发生于子宫内膜的上皮性恶性肿瘤，好发于围绝经期和绝经后女性，有不规则阴道出血及白带增多，检查时可发现子宫增大，宫颈腔变大，宫颈正常或轻度糜烂。可行分段刮宫病理检查加以鉴别。

【辨证论治】

（一）辨证要点

子宫颈癌辨证需要辨明邪正虚实，正虚要辨清肝、脾、肾之阴阳，邪实要辨明湿热瘀毒之状况，抓住出血、疼痛、带下三个主症结合舌象进行辨证论治。

1. 辨出血

阴道流血，血色鲜红，血量较多，兼有胸胁胀满，心烦易怒，带下赤白有臭味，舌质红脉弦或滑数，多为火盛熏灼脉络，迫血妄行者。若阴道流血，血色暗红，量少，伴腰膝疲软，白带清稀，多因久病脾肾阳虚，固摄无权。

2. 辨白带

白带为子宫颈癌常见的主证之一。若带下量多，色黄，赤白或如米泔，恶臭，多属湿热瘀毒；若白带清稀量少，伴少腹坠胀，腰背酸痛，伴气短乏力，面色无华，舌淡，脉沉细者，多为肝肾亏虚。

3. 辨疼痛

下腹部疼痛隐隐，痛连腰背，伴乏力身疲，带下清稀或出血稀淡，则为脾肾阳虚；若疼痛明显，痛有定处，拒按，入夜明显，出血色暗夹有血块，则多有瘀血之象。

4. 辨舌苔

舌质暗或有瘀斑，苔薄白，脉弦或涩为肝郁气滞，冲任失调；舌质红，苔黄腻，脉滑数或弦数为肝经湿热，毒蕴下焦；舌红少苔，脉沉细或弦细而涩为肝肾阴虚，瘀毒内蕴。

（二）临床分型

1. 肝郁气滞型

主证：少腹胀痛，善叹息而口苦咽干，白带增多，微黄夹血，阴道流血夹瘀块；情志郁闷，心烦易怒，胸闷脘胀，舌苔薄白或有瘀点，脉涩或弦。

证候分析：宫颈属冲任之脉，冲脉隶属于肝，肝气郁结则见情志郁闷，胸闷脘胀或少腹胀痛；肝木乘脾，湿浊下注则成白带；舌苔白或有瘀点，脉弦，为肝郁脾虚，气机

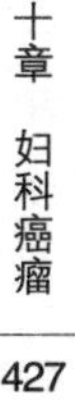

失调之候。

治法：舒肝解郁，凉血解毒。

方药：逍遥散（《太平惠民和剂局方》）加减。

柴胡 12 g　当归 15 g　白芍 12 g　青皮 10 g　郁金 12 g　川楝子 10 g　蚤休 10 g　半枝莲15 g　白花蛇舌草 15 g　茯苓 20 g　白术 15 g　薄荷 6 g　生姜 3 片　炙甘草 6 g

方中柴胡疏肝解郁，使肝气得以条达为君药。白芍酸苦微寒，养血敛阴柔肝缓急；当归甘辛苦温养血和血，当归、白芍与柴胡同用，补肝体而助肝用，使血和则肝和，共为臣药。白术、茯苓、炙甘草健脾益气，实土抑木，使营血生化有源，蚤休、半枝莲、白花蛇舌草清热凉血解毒，共为佐药。青皮、郁金、生姜、川楝子、薄荷行气舒肝引药至病所，同为使药。

若肝郁化火，证见头晕口苦目赤者，加菊花、珍珠母、苦丁茶；纳少腹胀者，加炒麦芽、鸡内金以消食助运；神疲、乏力者，加黄芪、党参以健脾益气。

2. 湿热瘀毒型

主证：带下量多，赤白相兼，色黄如脓，或如米泔，污秽腥臭，阴道流血，暗紫或有瘀块，口苦咽干，腰酸困痛，尿黄便干，舌红苔黄腻，脉滑数。

证候分析：本型为外受湿热邪毒成瘀，损伤冲任，带脉失约，故带下量多色如米泔，污秽腥臭；湿热下注则尿黄便干；督脉失护则腰酸困痛；舌红苔黄或腻，脉滑数为湿热之象。

治法：清热化湿，解毒散结。

方药：四妙丸（《成方便读》）加减。

黄柏 12 g　苍术 15 g　半枝莲 15 g　蒲公英 20 g　败酱草 12 g　蚤休 12 g　土茯苓 30 g　莪术 15 g　八月札 15 g　薏苡仁 15 g　猪苓 15 g　怀牛膝 12 g　甘草 6 g

方中黄柏、苍术清热燥湿解毒为君药；半枝莲、蒲公英、败酱草、蚤休、土茯苓诸多清热利湿解毒之品，配以莪术活血化瘀，八月札理气活血，共为臣药；薏苡仁、猪苓渗湿利水，怀牛膝引热下行为佐药；甘草调和诸药为使药。诸药合用，共奏清热利湿、化瘀解毒之功效。

疼痛出血明显者，加用蒲黄、三七等祛瘀止血；大便秘结者，加大黄、厚朴以行气通便；阴道出血较多者，可加用血余炭、白及以收摄止血。

3. 肝肾阴虚型

主证：阴道不规则出血，量多色红，头晕耳鸣，腰背酸痛，手足心热，低热盗汗，舌红少苔，脉细数或沉细。

证候分析：冲任受损，肝肾两亏，临床表现为头晕耳鸣，腰背酸痛。湿热瘀毒耗伤阴液，阴虚则生内热，症见手足心热，低热盗汗，舌红少苔，脉细数。热伤冲任，可见带下增多，阴道不规则出血，多见于早期、糜烂型者。

治法：养阴清热，滋补肝肾。

方药：知柏地黄丸（《小儿药证直诀》）加减。

熟地黄 24 g　山茱萸 12 g　干山药 15 g　泽泻 10 g　牡丹皮 10 g　茯苓 15 g　知母 10 g　黄柏 10 g

方用熟地黄滋肾养阴为君药。山茱萸、干山药滋肾补肾为臣药。佐以泽泻泻肾降浊、牡丹皮配山茱萸泻肝火，茯苓配干山药渗脾湿，知母、黄柏滋肾泻火。诸药合用，共奏滋养肝肾、滋阴降火之功。

热象明显者，加用草河车、山慈菇等凉血解毒；少腹痛，痛如针刺，口干欲频频少饮者，加鳖甲（先煎）、乳香、没药以滋阴活血祛瘀；胸闷心烦易怒者，加郁金、柴胡以疏肝清热。

4. 脾肾阳虚型

主证：神疲乏力，腰膝酸冷，小腹坠胀，纳少便溏，白带清稀而多，崩中漏下，面目浮肿，神疲乏力，腰酸背痛，四肢畏冷，纳食量少，大便溏薄，小便清长，四肢不温，舌淡胖，苔白润，脉沉细或细弱。

证候分析：子宫颈癌后期脾肾虚损，阳气受损，脾主运化，肾主水液，脾肾阳虚则水湿潴留致面目浮肿，神疲乏力，纳食甚少，大便溏薄，小便清长。脾主四肢，脾阳不振致四肢不温。命门火衰，固摄无权，故见小便清长。舌淡胖，苔白润，脉沉细或细弱为阳虚之舌脉。

治法：温肾健脾，祛寒散结。

方药：附子理中丸（《太平惠民和剂局方》）加减。

干姜 10 g　附子 10 g　人参 15 g　白术 15 g　甘草 10 g

附子理中丸在理中丸方基础上加入一味附子所成，方中附子大辛大热，与干姜配伍共为君药，温阳散寒，以消阴翳；人参、白术益气健脾，为臣药；甘草补中和调和诸药为使佐药。诸药合用，共奏温阳散寒、益气健脾之功。

若腰膝酸痛者加可酌加狗脊、桑寄生、续断以补肝益肾。纳差、腹胀者，加神曲、鸡内金以行气助运。

【辨病治疗】

（一）内服

1. 常用中草药

（1）莪术：味辛、苦，性温。归肝、脾经。具有活血攻积、化瘀破积、行气止痛的功效。作煎剂，一般用 3 ~ 12 g，大量可用 30 g。《药品化义》曰："蓬术味辛性烈，专攻气中之血，主破积消坚，去积聚癖块，经闭血瘀，扑损疼痛。"适用于湿热瘀毒型子宫颈癌。治肿瘤多用注射液，1% 莪术针每次 5 ~ 10 mL，宫颈局部注射；30% 莪术针 100 ~ 300 mL，每日 1 次。具有活血化瘀、消癥散结的功效，适用于子宫颈癌湿热瘀毒型患者。饮片行气止痛多生用，破血祛瘀宜醋炒。

（2）守宫：咸，寒。具有祛风、定惊、止痛、散结之功效。制法：将壁虎置砂缸中干烧，令勿焦，初研磨成粗末，再置砂锅中焙干，再研，经筛，成守宫粉。每 65 g 守宫粉加蛋粉 70 g，或 90 g 守宫粉加蜈蚣粉 10 g，每日服 2～3 次，每次 1 匙，空腹服下，为民间治子宫颈癌之验方。

（3）掌叶半夏（独角莲）：味辛、苦，性温。具有燥湿痰、利胸膈、消痈肿、祛风止痉的功效。其提取物针剂每支 2 mL，含生药 10～20 g，每日 1～2 次肌注或作局部注射。无明显局部刺激及不良反应，对老年体弱或伴有各种内科并发症、不适宜手术或放疗者可以作为治疗手段。

（4）天南星：味苦、辛，性温。有毒。归肺、肝、心、脾经。具有燥湿化痰、祛风止痉的功效。《神农本草经》曰："主心痛，寒热，结气，积聚，伏梁，伤筋，痿，拘缓，利水道。"内服：煎汤制品 5～10 g，宜久煎；或入丸、散。外用：研末撒或调敷。

2. 常用中成药

（1）桂枝茯苓丸（《金匮要略》）：具有活血化瘀、缓消癥块的功效。适用于子宫颈癌盆腔转移、下腹部包块硬实者。每日服 1～2 丸，温开水送服。

（2）化癥回生丹（《温病条辨》）：具有活血祛瘀、消癥散结的功效。适用于子宫颈癌正虚邪实、下腹隐痛不适者。每次7.5 g，空腹温开水或黄酒送服。

（3）大黄䗪虫丸（《金匮要略》）：具有破血消肿、逐瘀通经之功效。适用于瘀血内结者。成人每次服 1 粒，每日服 3 次。本丸药力较猛，血虚经闭者忌用，孕妇禁用。

（4）小金丹（《外科证治全生集》）：每次口服 1 丸，每日 1～2 次，陈酒送下；或小金片每次 3～4 片，每日 3 次。具有破瘀通络、祛痰化湿、消肿止痛的功效。适用于子宫颈癌患者。

（二）外治

（1）三品一条枪（《外科正宗》）锥切治疗早期子宫颈癌（江西省妇产医院经验）：具有祛腐拔毒、止血生肌功效。适应证：宫颈重度非典型增生、宫颈鳞状上皮原位癌（包括累及腺体）、宫颈鳞癌Ⅰa 期（早期间质浸润癌，浸润深度≤3 mm）。

（2）催脱钉（中医研究院广安门医院妇科妇瘤组经验）：药物组成为山慈菇、枯矾各 18 g，白砒 9 g，蛇床子、硼砂、冰片各 3 g，雄黄 2 g，麝香 0.9 g。制法：诸药研为细末，加适量江米糊，制成 1 mm 左右钉剂，阴干。适应证：以早期子宫颈癌为主，宫颈鳞状上皮细胞非典型增生。

（3）麝胆栓（贵阳市解放军 44 医院经验方）：药物组成麝香、枯矾、雄黄、猪胆汁、冰片、硼砂、青黛、白花蛇舌草、茵陈、黄柏、百部、蓖麻油等，制成栓剂，阴道给药，每晚 1 粒，10 次为 1 个疗程。具有清热解毒、软坚化腐、收敛生肌、止痛止血之功效，适用于宫颈癌患者。

（三）针灸

处方：遵循《内经》"郁者散之""陷者举之"的法则，采取循经取穴，以通调冲任

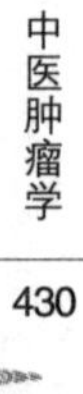

为主，佐以培养脾胃以升降气血；取足厥阴肝经，足阳明经，任脉经穴为主。取穴：关元、中极、子宫、蠡沟、三阴交、太冲。

方义：关元、中极疏通胞宫，调理冲任。子宫近处取穴疏通气血。蠡沟、太冲、三阴交疏肝实脾，活血行气祛瘀。

随症配穴：有崩漏者灸中极、关元、地机等穴；赤白带下加次髎；大便不通加取大肠俞、合谷；小便不通加取水道、曲骨、曲泉：腰酸加取肾俞；少腹瘕块攻痛加取归来；血崩不止加取隐白、血海；阴道刺痛者加取大敦。

操作：毫针刺，导气法留针，每日 1 次，每次留针 20 min，10 次为 1 个疗程。

耳针法：内生殖器、内分泌、膀胱、三焦。毫针刺，每次选 2 ~ 3 穴，中等刺激强度，每日 1 次，每次留针 15 ~ 20 min，亦可用揿针埋藏或用王不留行籽贴压，每 3 ~ 5 日更换 1 次。

【急症与兼症】

（一）阴道出血不止

子宫颈癌进一步发展，可出现局部大出血，表现为阴道大量流血。属脾虚不固者，用补中益气汤合小蓟炭、阿胶、三七、紫草根；属阴虚火旺者，用杭白芍、黄柏、阿胶、炙龟甲、炙鳖甲、白莲须、椿根皮、藕节炭、墨旱莲、地榆，另加云南白药 0. 5 g，每日 3 次，吞服。或用验方：人参、阿胶、田七、地榆炭、白及、仙鹤草，水煎服，每日 1 剂。

（二）小便异常

放射性膀胱炎为子宫颈癌放疗后最常见的并发症，发生率为 2% ~ 10%。晚期放射性膀胱炎以尿血为常见，常表现为突发性，其特点为突然出现血尿，可自行好转。此外尿血持续不愈或反复发作，呈顽固性。血尿常由劳累、放疗后膀胱充盈弹性不好，黏膜变薄，血管壁变脆的血管破裂所致。若保持膀胱空虚并予以对症处理，能很快得以好转。若血尿持续不愈呈顽固性，则应予以抗炎、止血，亦可在膀胱镜下电烙止血。中药则常用瞿麦、甘草梢、仙鹤草、木通、车前子、赤小豆、黄柏、白茅根、大蓟、小蓟、六一散、栀子等辨证配伍治疗。少数膀胱阴道镜瘘及由于盆腔纤维化所致输尿管梗阻病例，应依患者具体情况考虑处理。癌瘤压迫输尿管或浸润膀胱，表现为小便淋漓不畅，或刺痛或涩痛，或夹有血块，常伴有小腹疼痛，可用凉血止血、利水通淋法，方用小蓟饮子加减治疗；若肾阴虚者，可加用知母、黄柏、车前草、牛膝以清热养阴，并加用白茅根、旱莲草、紫珠草、阿胶等止血养血。

（三）大便异常

大便异常出现于放射性直肠炎、乙状结肠炎、直肠阴道瘘、肠粘连、肠梗阻、肠穿孔等肠道并发症，往往出现在放疗半年以后，按程度一般分为轻、中、重三度。轻度主要为少量便血，往往不伴其他症状或伴轻度腹部不适；中度则为反复出现多量血便及黏液便，伴里急后重；重度则更为严重，直至发展为肠道溃疡、狭窄、肠瘘等，必须进行处理。一般肠道放疗远期并发症为10% ~20%，而瘘为1% ~5%。对轻度患者不必特殊处理，中度则必须予以消炎、止血、解痉等药物处理。直肠下坠明显者可予复方樟脑酊或鸦片酊服用，并可用氢氧化铝内加用樟脑酊及鸦片酊作保留灌肠用。中药如地榆炭、槐角、白头翁、败酱草、仙鹤草、薏苡仁、当归、陈皮、尾莲、阿胶、金银花、棕榈炭、赤白芍等辨证配伍。直肠阴道瘘为癌瘤浸润盆腔、肠道受压所致。症见大便秘结，里急后重，黏液血便，肛周疼痛，坠胀不适。以清热泻火、祛瘀解毒法，方用麻子仁丸合下瘀血汤加减；若阴虚内热明显者，可选加知母、黄柏、玄参、生地、生首乌、牛膝、桃仁、白头翁等。对阴道直肠瘘或严重直肠瘘、狭窄导致肠梗阻及严重出血者可行横结肠造瘘。

【治疗进展述评】

中医中药对子宫颈癌有较好的疗效，辨证论治内服中药配合局部外用中药进行治疗是中医药治疗本病的一大特色，对于早期子宫颈癌效果尤佳。外治法可直接作用于肿瘤局部，使肿瘤凝固、坏死、溶解、脱落，起着圆锥形筒状切除的作用，能使绝大部分早期子宫颈癌患者获得近期治愈的效果。另外，外治法还可缓解宫颈水肿，减少或控制出血，抑制局部感染，促进肿瘤溃烂面愈合，便于手术操作。因此外治法可用于保守治疗和改善放疗患者临床症状，减轻痛苦，同时也可作为宫颈癌的术前准备用药。具有直达病所、起效快速、简便易行而副作用少的优势。临床上应用可以中药制成的栓剂（如麝胆栓）、杆（三品杆）、饼（三品饼药物制成饼状）、钉（催脱钉）及膏状制剂（如20%蟾蜍软膏）敷贴于子宫颈部，或插置于子宫颈管。此外中医药在宫颈癌的防治中也有较好的临床疗效，中药复方保妇康栓局部治疗在HPV感染的宫颈病变中有较好的临床疗效。中药及相关护理能有效减轻宫颈癌患者术后或放化疗后的不良反应，改善患者的免疫状态等。

【名家治验及医案】

（一）钱伯文医案①

钱教授认为，子宫颈癌之成是由于冲任损伤或外受湿热，毒邪凝聚，阻塞胞络；或肝气郁结，疏泄失调，气血凝滞，瘀血蕴结；或脾虚生湿，湿蕴化热，久遏成毒，湿毒下注，以及身体虚弱，脉络亏损等影响所致。根据患者的临床表现，详审邪正盛衰的情况，治本病大致从以下两方面着手：早中期子宫颈癌患者，多呈湿聚毒盛之象，治宜湿

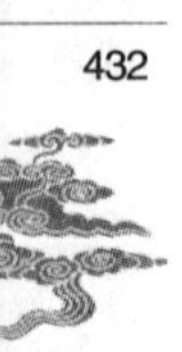

① 单书健，陈子华，等. 古今名医临证金鉴：肿瘤卷［M］. 2版. 北京：中国中医药出版社，2011：363 –374.

聚毒成、祛邪兼调气血。选用四妙丸合五苓散、萆薢分清饮等加减。晚期脉络亏损，扶正辅以固脱：阴虚者用六味地黄丸、杞菊地黄丸、知柏地黄丸等加减；脾肾阳虚则选参苓白术散、附桂八味丸、金匮肾气丸、右归丸等。

医案：张某，女，58 岁，以阴道流黄水及不规则流血，约 5 个月来诊，发病后身体逐渐消瘦，大便秘结，下腹疼痛，面部浮肿，体力极度衰弱。1974 年在某医院妇科检查：阴道黏膜萎缩，弹性减弱，宫颈凹凸不平，两侧穹隆有浸润现象，并将延及盆壁，窥镜检查见子宫颈，呈菜花样，表面有坏死。诊断为宫颈癌，2－3 期，因患者不愿做手术，故用中药治疗，诊治时，面色萎黄，精神倦怠，腰际酸楚，带多腥臭，舌苔黄腻，脉象细涩，治拟益气健脾利湿、佐以消肿解毒。主要方药如下：炒白术、生黄芪、茯苓、粉萆薢、生薏苡仁、熟薏苡仁、土茯苓、露蜂房、天龙、木馒头、紫草根、赤芍、白芍、桑寄生、肥知母、黄柏、制苍术、白莲须、续断。加减药物：三七、莪术、熟地、生地榆、生地、山药、炙甘草、牡蛎、广木香、川楝子、苦参片、小茴香、乌贼骨、椿根皮、艾叶等。

酌情加用的成药：云南白药、小金片、牛黄醒消丸、归脾丸等。

连续服药 10 个多月，临床症状完全消失。1977 年随访，患者身体健康，两年未复发。由于患者常至农村休养，未进行复查。本病为脾虚失运，湿蕴于下，毒邪内侵，而投以益气健脾，运化水湿，以治其本；消肿解毒，祛除毒邪，以治其标。其中露蜂房、木馒头、紫草根等不仅有解毒和清热凉血等功效，对子宫颈癌也有一定的治疗作用，尤其是露蜂房效果更好，但以癌肿未溃破前用之比较合适。

（二）施今墨医案

医案：赵某，女，46 岁。1954 年 4 月发现阴道少量出血，即往某医院妇科，做活体组织检查，诊断为子宫颈癌并骨盆浸润，无手术适应证，予放疗，放疗过程中出现无力、衰弱、消瘦、阴道分泌物增加，大便时肛门剧烈疼痛，大汗出，每日以吗啡 2 次注射，以得稍缓。患者惧痛而不敢食，仅以流质，配合葡萄糖、维生素等静脉营养，维持一年，病情愈益加重，身体衰弱。首诊：危重面容，形瘦骨立，气息微弱，面色苍白而浮肿，呻吟床第，呼号无力，痛剧难忍时，辄注射吗啡针，饮食极少，仅以流质维持。舌苔光嫩而有齿印，脉象沉细无力，乃气血俱虚、心力将竭、血液损耗之象。脉症综合，险象环生，图治非易，先拟调气血，冀减轻痛楚。

处方：青皮炭 10 g　盐橘核 10 g　广皮炭 10 g　晚蚕砂（皂角子 10 g 炒焦用布包）10 g　盐荔枝 10 g　川楝子 10 g（醋炒）　炒枳实 15 g　杭白芍 12 g（柴胡 6 g 同炒）　绿升麻3 g　炒枳壳 5 g　台党参 10 g　油当归 12 g　炙绵芪 20 g　淡苁蓉 15 g　台乌药6 g　紫油朴 5 g　仙鹤草 25 g　炙甘草 5 g

另用槐花 30 g、苏木 30 g 煮汤代水煎药。

二诊：服药 3 剂痛楚有所缓解，余症同前，而吗啡注射仍不能停，脉象舌苔无改变，再以前方加力。原方继续服用，加服丸剂。

处方：瓦楞子 30 g　蚕砂 35 g　牡蛎 30 g　台乌药 15 g　酒杭芍 30 g　柴胡 8 g

朝鲜参15 g　广木香5 g　绵芪45 g　鹿角胶30 g　紫油朴12 g　莪术12 g　京三棱12 g　小青皮10 g　白术25 g　醋延胡索15 g　淡茱萸8 g　沉香3 g　炙甘草27 g　酒当归15 g

共研细末，炼蜜为丸，早晚各服6 g。

三诊：服汤药2剂，疼痛继续减轻，脉象虽仍沉细，较前有力，精神已显和缓，虚羸太极，不任攻补。加以调和气血、固本求元、祛瘀生新之药。

四诊：疼痛大减，自觉轻松舒适，阴道排出核桃大组织块，饮食略增。继续调气血，扶正气，调摄冲任，祛瘀生新。后服丸药半年，诸症大为好转，大便已基本正常，食欲增加，脉症参合，病情稳定，改处丸药方，适当投入培元之品。先后服药1年，至1957年5月1日能自己下床活动，脉象平和，体力恢复。此期间，再去肿瘤医院妇瘤组检查，述子宫颈癌已愈。自此每年检查，未发现转移及复发，随访7年健康如常。

（李穗晖）

第二节　子宫体癌

子宫体癌为原发于子宫内膜的上皮性恶性肿瘤，因其大多数起源于内膜腺体，故又称子宫内膜癌。子宫体癌为女性生殖器官常见的恶性肿瘤之一，占20%～30%，在全球女性癌症排名中排名第六，与子宫颈癌、卵巢癌一起并列为最常见三大妇科肿瘤。全球不同国家年龄标准化发病率为1/10万～30/10万，人口发展指数较高的国家发病率居高，约占所有病例的2/3。在美国、欧洲等发达地区，目前子宫体癌发病率已接近新发妇科恶性肿瘤的50%，2015年美国子宫内膜癌的新发病例54 870例，死亡病例10 170例[①]；撒哈拉沙漠以南的非洲、中东和中亚一些国家发病率则比较低。在我国子宫体癌的发病率，仅次于子宫颈癌及卵巢癌，近年发病率有不断上升的趋势。据估计，2014年全国子宫体癌新发病例约6.41万，占女性恶性肿瘤发病构成的3.79%[②]。激素在子宫内膜癌中发挥重要作用，包括月经初潮较早、绝经较晚、不育或者少育、外源性雌激素、肥胖等是该病的主要危险因素，其他危险因素还包括垂体功能紊乱、女性化卵巢疾病及子宫内膜癌家族史、抗雌激素药物应用；而生育次数较多、初产或末次生育年龄较大、雌孕激素口服避孕可以降低疾病风险。常见组织病理类型有子宫内膜样腺癌、浆液性腺癌、鳞状细胞癌、透明细胞癌、未分化癌等。子宫体癌的预后与肿瘤临床分期、病理类型、肌层浸润程度、治疗的充分与否、肿瘤ER和PR水平的高低及患者年龄等因素有关。

---

① 杨曦，马珂，吴成. 子宫内膜癌的流行病学及高危因素［J］. 实用妇产科杂志，2015，31（7）：485－488.

② 宋冰冰，孙惠昕，陈王洋，等. 2014年中国子宫体癌发病与死亡分析［J］. 中国肿瘤，2018，27（10）：733－737.

【文献概述】

在古代中医文献中并无子宫体癌之病名，但有类似记载，可归属于“崩漏”“五色带下”“癥瘕”等范畴。

隋代巢元方《诸病源候论》认为：“带下病者，有劳伤血气，伤动冲任脉，致令血与秽液兼带而下也。”肝肾阴虚，冲任二脉功能失调、虚火上炎、灼伤脉络、经血离经而行，故症见崩中漏下、赤白带下、脾虚水湿不化。湿浊蕴久化热，湿热与瘀毒瘀结于胞宫，则下腹包块、经行色黑质稠。

南宋陈自明《妇人大全良方》中明确指出：“妇人癥痞，由饮食失节，脾胃亏损，邪正相搏，积于腹中，牢固不动，故名曰瘕。”

金元李东垣《兰室秘藏》云：“妇人血崩，是肾水阴虚，不能镇守胞络相火，故血走而崩也。”

明代李梴《医学入门》曰：“凡非时血行，淋漓不断，谓之漏下；忽然暴下，若山崩然，谓之崩中。”

清代唐宗海《血证论》曰：“崩漏者，非经期下血之谓也。”吴谦《医宗金鉴·妇科新法要诀》中认为五色带下成因“皆湿热所化”。又云：“……更审其带久淋沥之物，或臭或腥秽，乃败血所化，是胞中病也，若似疮脓，则非瘀血所化，是内痈脓也。”

【病因病机】

子宫体癌属于古代文献中“崩漏”“五色带下”“带下”“石瘕”“癥瘕”“经断复行”等病范畴，古代医学家认为多与冲任损伤、湿热之邪内侵有关。《素问·骨空论》中有“任脉为病……女子带下瘕聚”记载，此外也与素体肝肾阴虚，或抑郁化热，或湿毒郁结相关。

（一）素体亏虚，冲任失养

禀赋不足或后天失养，冲任诸脉失于调养；或房劳过度，冲任失调；或肝肾阴虚而产生内热，虚火妄动，脉络受损，而生崩漏。

（二）邪毒内侵

外感寒、湿、热之邪，留而不去致脏腑失和，气血运行不畅，痰湿瘀毒阻滞于胞宫而为本病。

（三）饮食不节

嗜食肥甘厚味，辛辣之品，或饮食不节，损伤脾胃，脾失健运，湿浊内结，痰浊阻滞，血脉瘀阻而生癥瘕。

（四）七情内伤

情志抑郁或过极致肝气不舒，脾气郁结，气机阻滞，由气及血，血行不畅，经隧阻滞，脉络瘀阻，致瘀血停于胞宫。

其中素体亏虚、冲任失养为本，饮食不节、邪毒内侵、七情内伤为标，病位在下，责之肝肾，病机之根本在于肝肾亏虚、湿热痰瘀互结阻于胞宫发而为本病。

【诊断要点及鉴别诊断】

（一）诊断要点

1. 临床表现

（1）阴道出血：阴道出血不是子宫内膜癌的特异症状，但各类型的阴道出血是本病最多见、最突出的症状。本病的发病平均年龄为55岁，因此绝经后阴道出血更应重视。对于未绝经患者，则表现为不规则出血、淋漓性出血或经量增多、经期延长。

（2）阴道排液：是子宫内膜癌的常见症状，是肿瘤渗出或继发感染所致。可表现为单纯阴道排液或同时伴发阴道出血。

（3）下腹痛：子宫内膜癌患者下腹痛并不常见，但当宫腔形成积血或积脓时发生疼痛。当癌症发展到晚期，肿瘤压迫神经丛可引起腰腿痛、下腹痛。

（4）其他症状：当肿瘤扩散或转移到身体其他部位，有相应的症状。

2. 体格检查

通过妇科检查可以发现宫口的血性分泌物或液体外溢，也可以发现子宫增大、宫旁组织增厚。早期子宫大小形态可无改变，当病情逐渐发展，子宫增大、稍软。到晚期，或合并肌瘤、腺肌病、宫腔积液、积血者，则子宫增大，甚至可在下腹触及性状不一的包块，偶见癌组织自宫口脱出，质脆，触之易出血。癌灶向周围浸润，子宫固定或在宫旁或盆腔内扪及不规则结节状块物。绝经后患者的子宫不仅不萎缩，反而饱满、变硬。卵巢可正常或增大，或伴有内分泌肿瘤。晚期可在盆腔内触诊到转移灶。怀疑子宫体癌时体表淋巴结检查应特别注意。

3. 影像学检查

（1）阴道超声：超声是首选的有效检查方法。当子宫内膜厚度在5 mm以下时，超声的阴性预测价值较高。当子宫内膜增厚超过10 mm时，有10%～20%为癌。此外经阴道超声可较准确地诊断内膜癌肌层浸润。

（2）MRI和CT：MRI和CT主要目的是在术前对病情进行评价，评价腹膜后淋巴结情况和是否存在远处转移。MRI扫描能较准确评估病变深度和宫颈侵犯，在手术治疗和放疗中都有较强指导意义。在评估淋巴结转移方面CT和MRI作用相同，评估是否存在肺转移时则胸部CT更为有效。但是两者均不能替代手术评估。

4. 宫腔镜检查

近年来，宫腔镜已广泛应用于子宫内膜病变的早期诊断。其可直接对可疑部位进行活检，提高诊断准确性，避免常规诊刮的漏诊。因使用膨宫剂时有可能引起子宫内膜癌的扩散，在选用进行辅助诊断时应予注意，以经阴道B超检查子宫内膜无明显增厚和病

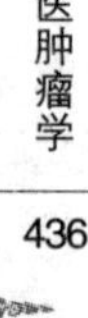

变，或经诊刮后活检呈阴性，仍有反复阴道出血的患者为宜。

5. 细胞学、病理学检查

子宫内膜活检或诊断性刮宫可获得诊断。子宫内膜的组织学检查是诊断的必须依据，包括刮取活检和诊断性刮宫。刮取活检简便、创伤少，但只能反应部分内膜情况。而诊断性刮宫可以在刮取活检不能确诊时使用，通常需采用分段刮宫的方法，刮出的组织注明部位，分别送病理检查。

（二）鉴别诊断

子宫体癌主要与更年期功能性子宫出血、老年性阴道炎、子宫内膜增生或息肉、子宫肌瘤、子宫颈癌、老年性子宫内膜炎合并宫腔积脓等相鉴别。

1. 更年期功能性子宫出血

主要表现为月经紊乱，如经量过多、经期延长、经间期出血或不规则流血等。妇科检查无异常发现，与内膜癌的症状和体征相似，临床上难以鉴别。对于老年妇女阴道炎异常流血，不应主观诊断为功能性子宫出血即行治疗，应先行分段刮宫，明确诊断后对症处理。

2. 老年性阴道炎

可见阴道壁充血或黏膜下散在出血点，内膜癌患者见阴道壁正常，排液来自宫颈管内。老年妇女还须注意两种情况并存的可能。

3. 子宫内膜不典型增生和息肉

子宫一般不大或稍大，不规则出血的症状和内膜癌相似，但血性分泌物或排液现象少见。前者发病年龄较轻且治疗后反应较好，鉴别需靠子宫内膜病理检查。

4. 子宫肌瘤

一般有子宫增大、出血等症状，肌层内或浆膜下肌瘤的子宫大而硬，且常不对称，多发肌瘤可能摸到多个突起，均有别于内膜癌。但因两者的合并率很高，应避免片面地用肌瘤解释而丧失对癌的警惕性。单纯黏膜下肌瘤，临床表现与子宫内膜癌十分相似，但可通过 B 超、CT、MRI、PET－CT、子宫碘油造影和子宫内膜活检进行鉴别诊断。

5. 子宫颈癌

一般不难鉴别，但如子宫体癌已累及宫颈，则极难和原发子宫颈癌区别，活检组织检查也只具有参考价值。一般来说，如病理检查为鳞状细胞癌则考虑来源于宫颈；如为腺癌则有时难以鉴别其来源，但如能找到黏液腺体，则原发于颈管的可能性大。

6. 老年性子宫内膜炎合并宫腔积液

常表现为阴道排液增多、浆液性、脓性或脓血性。子宫正常大小或增大变软，扩张宫颈管及诊刮即可明确诊断。扩张宫颈管后即可见脓液流出，刮出物见炎性细胞，无癌细胞。子宫体癌合并宫腔积液时，除有脓液流出外，还应刮出癌组织，病理检查即可证实，同时也应注意两者并存的可能性。

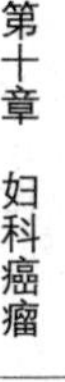

7．原发性输卵管癌

主要表现为阴道排液、阴道流血和下腹疼痛。其与子宫体癌的鉴别是前者诊刮呈阴性，宫旁扪及肿块；而后者诊刮呈阳性，宫旁一般无肿块扪及。B超检查有助于鉴别，也可通过腹腔镜明确诊断。

【辨证论治】

（一）辨证要点

1．辨出血

阴道出血：子宫体癌极早期无明显症状，如出现症状多是不规则阴道流血或绝经后再现持续性或间歇性流血。出血量多，色红黏稠，伴胸胁胀满，苔薄黄，脉弦数者，为肝郁血热证；若出血量多，色红，伴带下黄赤为湿热蕴毒证；若出血挟有血块者，则为瘀血；若出血淋漓不尽，色淡质清稀，伴神疲乏力，浮肿肢冷，小便清长，大便溏者，为脾肾阳虚证；若出血量多少不一，色鲜红，伴形体消瘦，头晕目眩，耳鸣心悸，五心烦热，两颧红赤者，为肝肾阴虚证。

2．辨带下

早期可为浆液性或浆液血性分泌物，晚期合并感染呈脓血性排液并有臭味。带下量多，色黄，赤白或如米泔，恶臭，多属湿热瘀毒；若带下清稀量少，伴少腹坠胀，腰背酸痛，伴气短乏力，面色无华，舌淡，脉沉细者，多为肝肾亏虚。

3．辨疼痛

下腹部疼痛隐隐，痛连腰背，伴乏力身疲，带下清稀或出血稀淡，则为脾肾阳虚；若疼痛明显，痛有定处，拒按，入夜明显，出血色暗夹有血块则多有瘀血之象。晚期患者可有下腹部和腰骶部疼痛，并向下肢和足部放射，常合并贫血、消瘦、恶病质等。

本病初期多为正盛邪实，表现为经期紊乱，出血量多，质黏稠，或有血块，腹痛拒按者，或伴胸胁胀满，带下黄赤等；本病后期，多属邪盛正虚，表现为经期紊乱，出血量少质稀，形体消瘦，神疲乏力，腰膝酸软等，此为疾病后期，预后不良。

（二）临床分型

1．肝郁血热型

症状：阴道突然大出血或出血淋漓，血色鲜红，伴胸胁胀满，心烦易怒，口干口苦，小便赤黄，舌红，苔薄黄，脉弦数。

证候分析：肝气郁结，日久化热，热伤冲任，迫血妄行，故阴道突然大出血或出血淋漓；肝郁气滞，经脉滞涩，肝络失和，胆不疏泄，故胸胁胀满，口干口苦；小便赤黄，舌红，苔薄黄，脉弦数，均是肝郁血热之征。

治法：舒肝清热，凉血止血。

方药：丹栀逍遥散（《太平惠民和剂局方》）加减。

柴胡 15 g　丹皮 12 g　山栀 12 g　白芍 15 g　茯苓 10 g　薄荷 6 g　甘草 6 g　当归 12 g

方中柴胡疏肝解郁，使肝气得以条达为君药。白芍养血敛阴柔肝缓急，当归养血和血，当归、白芍与柴胡同用，补肝体而助肝用，使血和则肝和，血充则肝柔，共为臣药。茯苓、甘草健脾益气，实土以抑木，使营血深化有源，丹皮、山栀清热凉血，薄荷疏散郁遏之气，透达肝经郁热合而为佐使。

若阴道出血量多者加大蓟、小蓟、茅根、旱莲草以凉血止血；肝郁化火较重者加茜草、益母草、败酱草以凉血疏肝。

2．瘀毒内结型

症状：阴道出血，色紫黑，有血块，小腹可触及肿块，腹痛如针刺刀割，疼痛部位固定，舌质暗，有瘀点，脉涩。

证候分析：瘀滞冲任，血不循经，故阴道出血；冲任阻滞，经血运行不畅，故血色紫黑，有血块；胞脉停瘀，故小腹可触及肿块；不通则痛，故腹痛；痛如针刺刀割，舌质暗，有瘀点，脉涩，为血瘀之征。

治法：活血化瘀，消癥止痛。

方药：少腹逐瘀汤（《医林改错》）加减。

当归 15 g　赤芍 15 g　小茴香 15 g　干姜 9 g　延胡索 9 g　没药 12 g　川芎 9 g　肉桂 6 g　五灵脂 12 g　蒲黄 9 g

方中以肉桂、干姜温里祛寒，温补脾肾共为君药。当归、赤芍、川芎活血化瘀共为臣药。小茴香、延胡索、没药、五灵脂、蒲黄温经散寒止痛，引药至病所，合为佐使药。

若瘀毒甚者加露蜂房、郁金、紫草、桃仁等以祛瘀解毒；少腹痛甚者加乌药、青木香。

3．湿热下注型

症状：阴道不规则出血，带下色黄赤，臭秽难闻，小腹坠痛，口黏口苦，纳呆腹胀，小便黄浊，大便不畅，舌质红，苔黄腻，脉滑数。

证候分析：湿热蕴积而下，损伤冲任，迫血妄行，故阴道出血，带下量多，色黄赤，臭秽难闻；湿热蕴结，瘀阻胞脉，则小腹坠痛；湿热熏蒸，则口黏口苦；湿热内阻，则纳食较差；湿热下移膀胱，则小便黄浊；湿热下迫大肠，则大便不畅；舌质红，苔黄腻，脉滑数，为湿热之征。

治法：清热利湿，解毒化浊。

方药：黄连解毒汤（《肘后备急方》）合三妙散（《医宗金鉴》）加减。

黄芩 15 g　黄连 10 g　黄柏 15 g　栀子 15 g　苍术 15 g　牛膝 20 g

黄连解毒汤泻火解毒，三妙散导湿热下行。方中黄柏善祛下焦之湿热，黄芩、黄连配合黄柏泻三焦实火，为君药；苍术燥湿健脾，使湿去而不复生为臣药；栀子通泄三焦，导热下行，牛膝载药下行，共为佐使药。

阴道出血过多者加仙鹤草、白茅根、三七末等。

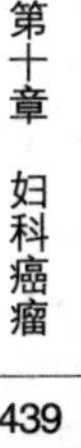

4．脾肾亏虚型

症状：阴道出血不止，流出瘀血块或腐肉，带下赤白量多，腰痛，小腹冷痛，浮肿肢冷，食少便溏，小便清长，舌淡苔白，脉沉细无力。

证候分析：脾肾阳虚，冲任不固，血失封藏，故阴道出血不止，流出血块或腐肉；脾阳虚弱，运化失职，水湿内停，湿浊下注，损伤任带二脉，约固无力，故带下赤白量多；肾阳虚外府失荣，故腰痛；肾阳虚胞络失于温煦，故小腹冷感；火不温土，则食少便溏；膀胱失于温煦，气化失常，故小便清长；浮肿肢冷，舌淡苔白，脉细无力，皆为脾肾两虚之象。

治法：温肾健脾，益气固涩。

方药：右归丸（《景岳全书》）合附子理中丸（《阎氏小儿方论》）加减。

人参 15 g　干姜 5 g　白术 15 g　制附子 10 g　当归 12 g　熟地 20 g　山药 20 g　山茱萸 15 g　枸杞子 15 g　菟丝子 30 g　鹿角胶 12 g　杜仲 15 g　肉桂 6 g　甘草 5 g

右归丸温补肾阳，附子理中丸温补脾阳。方中以人参补中益气，培补后天之本，白术燥湿健脾，制附子、肉桂、干姜温中祛寒共为君药。鹿角胶培补肾中之元阳，温里祛寒，熟地、山茱萸、枸杞子、山药滋阴益肾养肝补脾，填精补髓，菟丝子、杜仲补肝肾，健腰膝，共为臣药。当归养血和血为佐药。甘草补脾益气，调和诸药为使。

若阴道出血量多者加黄芪、血余炭、侧柏叶。若潮热盗汗、口干者加鳖甲、女贞子、旱莲草。

【辨病治疗】

（一）内服

1．常用中草药

（1）紫草根：苦，寒。具有凉血、活血、清热、解毒的功效。取 60 g，加蒸馏水 500 mL，浸泡 30 min，再用砂锅煮沸过滤，每日 100 mL，分 4 次服完。

（2）莪术：《本草图经》：“今医家治积聚诸气为最要之药。与荆三棱同用之良。妇人药中亦多使。”辛、苦，温。用于气滞血瘀所致的癥瘕、积聚、经闭以及心腹瘀痛等。10～15 g，煎服。

（3）仙鹤草：苦、涩，平。入肺、肝、脾经。具有收敛止血、解毒消肿、消积止痢、补虚健脾、杀虫止痒的功效。临床用治子宫内膜癌属热毒壅滞、正气不足，或明显出血者。内服：煎汤，10～15 g，大剂量可用 30～60 g；或鲜品捣汁；或入丸、散剂。外用：适量，调敷。

（4）土茯苓：甘、淡，凉。入肝、胃经。具有清热解毒、清利湿热、通利关节的功效。明代李时珍《本草纲目》指出本品“健脾胃，强筋骨，去风湿，利关节，止泄泻，治拘挛骨痛，恶疮痈肿，解汞粉银朱毒”。

（5）龙葵：苦，寒。有小毒。具有清热解毒、活血消肿、利水通淋的功效。临床用于治疗妇科肿瘤引起的腹水。单用120 g，煎服，每日1次。

2. 常用中成药

（1）桂枝茯苓丸（《金匮要略》）：具有活血化瘀、缓消癥块的功效。适用于妇科肿瘤如宫体癌、宫颈癌等属血瘀证者。每次服1丸，每日3次，饭前温开水冲服。

（2）大黄䗪虫丸（《金匮要略》）：适用于子宫体癌偏于瘀血内结者。本药为蜜丸，每丸重6 g，成人每次服1丸，每日服3次。本品药力较猛，体虚者不可用。

（3）化癥回生丹（《温病条辨》）：具有活血祛瘀、消癥散结的功效。适用于子宫内膜癌正虚邪实、下腹隐痛不适者。每次6 g，空腹温开水或黄酒送服。

（4）平消胶囊：具有活血化瘀、止痛散结、清热解毒、扶正祛邪的功效。适用于多种肿瘤，如子宫体癌、子宫颈癌等辨病选用。每次4～8粒，每日3次。

（二）外治

双柏散（广州中医药大学第一附属医院院内制剂）：具有活血祛瘀、消肿止痛的功效，广泛用于治疗急性软组织损伤、疮疡、急腹症、慢性盆腔炎等。临床适用于子宫内膜癌因肿物坏死或合并感染，表现为局部红肿，或有发热、小腹疼痛，证属毒瘀互结者。

（三）针灸

取穴任脉下脘、石门、关元、中极，足阳明胃经天枢、足三里，用补泻结合手法，每天1次，每次15～30 min，适用于子宫内膜癌患者。

随症配穴：子宫内膜癌疼痛者可取督脉腰俞及命门、足太阳膀胱经次髎、足太阴脾经三阴交、足少阳胆经带脉等穴，用补泻结合手法，每天1次，每次15～30 min；带下较多者，取穴带脉、五枢、气海、三阴交、中极、阴棱泉等穴，用泻法，每天1次，每次15～30 min。

【急症与兼症】

（一）阴道出血

子宫内膜癌患者可出现突然阴道大出血或反复少量出血淋漓不尽，出血量多时常夹有血块，血色或鲜红或紫暗，味腥臭，部分患者可伴有脓性或血性分泌物。常伴有贫血症状，属中医“崩漏”范畴。《医学入门》谓：“凡非时血行，淋漓不已，谓之漏下；忽然暴下，若山崩然，谓之崩中。”子宫内膜癌的急症首数崩中，以阴道突然大出血为临床特点，若不快速、有效地止血，常会导致气随血脱，甚至危及生命。因此，止血防脱为当务之急，止血治疗，宜“急则治其标”，采用中西医结合的方法，中药可用独参汤、冰冻紫地合剂、云南白药等止血固脱，在此基础上，再以辨证止血以治其本。临床上，属血热者，为阴道出血，量多势急，色鲜红或紫红，或夹有血块、质黏稠、有味，常伴身热心烦，口渴引饮，大便秘结，舌质红，苔黄而干，脉滑数或弦数。以清热凉血、固经止血法，选用生地、地骨皮、炒栀子、黄芩、龟甲、地榆、藕节、阿胶、棕榈炭、生

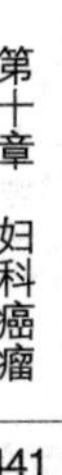

甘草、煅牡蛎。若血块多、小腹疼痛者加三七粉 3 g（冲服）、茜草 10 g 以化瘀止痛。属阴虚火旺者，为阴道突然下血，色鲜红、质黏稠，伴潮热汗出，五心烦热，头晕耳鸣，口咽干燥，夜间尤甚。舌质红或嫩红，少苔，脉细数。治宜滋阴清热、固冲止血法，选用清热地黄汤加地骨皮、黄柏，或四生丸（生荷叶、生艾叶、生柏叶、生地黄）加减。属脾肾两虚者，为阴道突然大出血，色淡、质稀，伴面色㿠白，腰膝酸软无力，心悸失眠，精神不振，唇爪色淡，舌质淡，苔白，脉沉细无力。治宜补益脾肾、固冲止血，选用红参（另煎）、黄芪、杜仲炭、山萸肉、熟地、鹿角胶、升麻、炙甘草、茜草、乌贼骨、阿胶、何首乌或用补中益气汤合无比山药丸加减。

（二）腹痛

早期患者无明显的盆腔疼痛或轻微疼痛，腹痛多为下腹部酸胀不适感。在宫腔出血较多或积有血块时，患者可感到阵发性疼痛，随积血或血块排出而减轻。晚期由于肿瘤侵及或压迫盆腔神经丛造成持续性疼痛，且常较剧烈。合并宫腔感染也可造成疼痛。若表现以胀痛为主的，以香附、乌药理气止痛；以刺痛为主的，用益母草、当归、五灵脂、蒲黄祛瘀止痛；若影像学检查提示有积液或积脓者，可加用木通、车前子、川萆薢、茯苓皮等利水渗湿。

（三）发热

子宫内膜癌患者可合并感染而出现发热，可为高热或低热，常伴有疼痛等症状。口干尿黄，或伴带下黄稠腥臭，舌红苔黄，脉数，则为热象明显，证属湿热者，以疏肝清热、除湿解毒法，可用止带汤加减，可酌加金银花、连翘、蒲公英等以清热解毒。

【治疗进展述评】

子宫体癌以阴道不规则流血、带下、腹痛为主要表现，中医多以热、毒、瘀、虚进行辨证。谷氏①认为子宫体癌多见血证，以血热妄行、血瘀下血、脾不统血进行辨证，治疗在扶正固本、益气健脾的基础上清肝利湿、败毒抗癌，用药常以大剂量莪术（25 g 以上）配合石见穿、墓头回等，疗效颇佳。任氏②则将子宫体癌分为：血热型、气虚型、血瘀型、肾虚型进行辨证论治。马氏③认为子宫体癌乃肝肾阴虚、湿热蕴胞所致，以清利湿毒加以软坚消癥之法治疗颇有疗效。目前中药治疗子宫体癌的机制研究主要集中在：中药通过引发雌激素受体拮抗雌激素、引起癌细胞 DNA 损伤、阻滞子宫内膜癌细胞周

---

① 谷言芳，张天文，牛煜等．谷铭三治疗肿瘤经验集［M］．上海：上海科学技术出版社，2002：157－165.

② 任天贵．子宫内膜癌的中医治疗［J］．山西医药杂志（下半月刊），2012，41（7）：755－756.

③ 单书健，陈子华．古今名医临证金鉴：肿瘤卷［M］．2 版．北京：中国中医药出版社，2011：374－377.

期、促进细胞凋亡、抑制其细胞侵蚀力等不同方面①。华蟾素②通过降低 RRM2 在子宫内膜癌组织中的表达来治疗子宫内膜癌。王清莹等③研究发现白藜芦醇（Res）对高转运低分化子宫内膜癌细胞株 AN3CA 具有增殖抑制作用，将周期阻滞于 G0 /G1 期。丹参酮ⅡA在体外可能将子宫内膜癌 KLE 细胞阻滞于 G0—G1 期，而具有显著的抗肿瘤效应④。临床研究中发现中医药对稳定瘤体、改善子宫体癌的症状、减轻化疗副作用、提高生活质量方面具有独特的效果，值得深入研究。王氏⑤采用中药调理配合宫腔镜电切术治疗早期子宫内膜癌，观察 78 例患者，发现中医药调理能明显提高患者生存质量和满意度，减少复发转移率、住院和发热天数，值得临床借鉴。张氏等⑥采用自拟方“宫康”与术后化疗联用，改善患者的机体症状，延长患者生存期，提高生存质量。

【名家治验及医案】

马龙伯医案⑦

马教授认为，子宫体癌多发于 50 岁以上妇女，任脉已虚，太冲脉亦衰少，肝肾阴虚，或脾虚湿盛，郁热与湿热毒邪乘虚侵害胞宫。其常运用清热利湿、软坚消癥之法，方可使湿邪得祛，瘀滞得散，疾病告愈。

医案：杨某，女，58 岁，1960 年 11 月 1 日初诊。

患者 1 年前开始出现左腿疼痛，之前曾有阴道排液，量多色黄，由某医院确诊为“子宫体癌”，于 1960 年 1 月在武汉手术治疗，术后进行放疗。三四个月后腿痛加重，经北京某医院检查为“子宫体癌术后再发”。现觉腿痛，胫骨下端明显，左腿为重，行走不便。形体羸瘦，面色枯白，声息怯弱，阴道少量排液色黄。舌苔垢腻，脉沉而数。综观脉证，此属湿热内盛，蕴积成毒，搏结肝胆，下注冲任，伤及带脉，侵淫胞宫、胞脉所致。放疗后正气受损，肝胆湿毒搏结更甚，筋络血脉受困加深，故腿痛加重。治宜清

---

① 黄彩梅，夏亦冬，胡国华．中药治疗子宫内膜癌作用机制研究进展［J］．吉林中医药，2015，35（9）：969－972.

② 冯坤，周怀君，胡娅莉，等．华蟾素对子宫内膜癌 Ishikawa 细胞株裸鼠皮下移植瘤生长及 RRM2 基因表达的影响［J］．中国中西医结合杂志，2010，30（11）：1183－1185.

③ 王清莹，姜飞洲，庄玉玉，等．白藜芦醇对人子宫内膜癌细胞系 AN3CA 增殖和凋亡效应及其机制探讨［J］．现代生物医学进展，2011，11（13）：2401－2404，2426.

④ 张玥，张英姿，孙聪聪，等．丹参酮ⅡA 对子宫内膜癌 KLE 细胞增殖及凋亡的影响［J］．山东医药，2012，52（19）：32－34.

⑤ 王容．宫腔镜电切术配合中药调理治疗早期子宫内膜癌的临床研究［J］．实用癌症杂志，2015，30（7）：1016－1018.

⑥ 张华，吴德明，沈冰冰．中药汤剂“宫康”对子宫内膜癌术后化疗增效减毒作用的临床研究［J］．江苏中医药，2014，46（6）：39－40.

⑦ 单书健，陈子华．古今名医临证金鉴：肿瘤卷［M］．2 版．北京：中国中医药出版社，2011：374－377.

除湿毒，宣通经络。主要方药如下：忍冬藤20 g、金银花20 g、连翘10 g、蒲公英30 g、败酱草20 g、薏苡仁15 g、萹蓄12 g、五加皮10 g、桑寄生30 g、生白芍15 g、全蝎3 g、海藻10 g、昆布10 g。小金丹6粒，随药吞服。

上方随症加减：入晚即感上身发热加青蒿；手足发麻加车前草；左腿夜间抽筋加伸筋草；鼻衄加藕节；头晕加夏枯草。共诊18次，服药53剂，治疗约9个月（当中曾停药4个月），病基本痊愈，腿痛消失，阴道黄水已无。后经肿瘤医院检查，结果为“涂片镜检未见癌细胞”。

（李穗晖）

第三节　卵　巢　癌

卵巢癌是发生于卵巢组织的恶性肿瘤，是女性生殖器官常见肿瘤之一。在全球范围内，发达国家的卵巢癌发病率为9.1/10万，发展中国家为5.0/10万。2017年美国约有22 440例女性罹患卵巢癌，14 080例死于卵巢癌。2015年我国约有52 100例女性被确诊为卵巢癌。城市地区卵巢癌的发病率和死亡率均明显高于乡村地区，多数卵巢癌发生在50岁以上。[①]

卵巢癌的高危因素包括：遗传因素［如遗传性卵巢癌综合征（HOCS），以BRCA1和BRCA2突变最为密切］，生殖因素，环境因素，行为因素，精神心理因素等[②]。其常见的组织病理类型有卵巢上皮癌（包括浆液性癌、黏液性癌、子宫内膜样癌、Brenner瘤和移行细胞癌），卵巢性索间质肿瘤（包括颗粒细胞瘤、泡膜细胞瘤、成纤维细胞瘤、支持细胞或间质细胞发生的肿瘤），卵巢恶性生殖细胞瘤（包括胚胎癌、内胚窦瘤、未成熟畸胎瘤、无性细胞瘤）[③]。从整体上看，卵巢癌是妇科常见恶性肿瘤中疗效最差者，国内资料显示卵巢癌Ⅰ、Ⅱ、Ⅲ、Ⅳ期的5年生存率分别为：86%、50%、19%和3%。卵巢癌的预后影响因素主要有原发灶大小和局部浸润情况、淋巴结转移、肿瘤的病理类型和分化程度。目前，卵巢癌尚无统一推荐的可靠筛查方法，因此寻找早期诊断方法，提高确诊率，实施理想的肿瘤减灭术和按期完成足够疗程的化疗仍是改善预后的重要途径。

【文献概述】

卵巢癌见于中医文献的“癥瘕”“积聚”“肠覃”等。

① 狄文，胡媛．卵巢癌的大数据研究［J］．中国实用妇科与产科杂志，2018，34（1）：18－22.

② 屈巧俊，李燕，土增荣．卵巢癌高危因素研究进展［J］．山西医药杂志，2015，44（15）：1769－1772.

③ 马亚琪，王昀，刘爱军，等．WHO（2014）卵巢肿瘤组织学分类［J］．诊断病理学杂志，2014，21（8）：1201－1202.

《灵枢·水胀》曰："黄帝曰：肠覃如何？岐伯曰：寒气客于肠外，与卫气相搏，气不得荣。因有所系，癖而内著，恶气乃起，息肉乃生。其始生也，大如鸡卵，稍以益大，至其成，如怀子之状，久者离岁，按之则坚，推之则移，月事以时下，此其候也。"

晋代葛洪《肘后备急方》云："凡癥坚之起，多以渐生，如有卒觉，使牢大，自难治也。腹中有结积，便害饮食，转羸瘦。"又说："治卒暴症，腹中有物如石，痛如刺，昼夜啼呼，不治之百日死。"

隋代巢元方《诸病源候论·癥瘕候》云："癥者，由寒温失节，致脏腑之气虚弱，而饮食不消，聚结在内，染渐生长，块段盘牢不移者，是症也。言其形状，可证验也。若积引岁月，人即柴瘦，腹转大，遂致死。其症不转动者，必死。"

明代李中梓《医宗必读·积聚》云："初者，病邪初起，正气尚强，邪气尚浅，则任受攻；中者，受病渐久，邪气较深，正气较弱，任受且攻且补；末者，病魔经久，邪气侵凌，正气消残，则任受补。"

清代程钟龄《医学心悟》云："治积聚者，当按初、中、末三法焉。邪气初客，积聚未坚，宜直消之，而后和之；若积聚日久，邪盛正虚，法从中治……俾荣卫流通，而块自消矣，更有虚人患积者，必先补其虚，理其脾，增其饮食，然后用药攻其积，斯为善治，此先补后攻之法也。初治，太无神功散主之；中治，和中丸主之；末治，理中汤主之。予尝以此三法，互相为用，往往有功。"

【病因病机】

中医学历代古籍对"癥瘕""积聚""肠覃"等病癥的论述，成为中医肿瘤学对卵巢癌病因病机认识的理论内容。中医肿瘤学强调脏腑虚弱、冲任督带失调是卵巢癌发病的首要内因，复加六淫、七情、饮食劳逸相互作用、相互影响而导致本病。宋代陈言《三因极一病证方论·妇人女子众病论证治法》曰："多因经脉失于将理，产褥不善调护，内作七情，外感六淫，阴阳劳逸，饮食生冷，遂致营卫不输，新陈干忤，随经败浊，淋露淋滞为癥瘕。"明代张景岳《景岳全书》指出："癥瘕之证，或由经期，或由产后，凡内伤生冷，或外受风寒，或恚怒伤肝，气逆而血留；或忧思伤脾，气虚而血滞；或积劳积弱，气弱而不行；总由血动之时，余血未净，而一有所逆，则留滞日积，而渐以成癥矣。"其病因可有下面几方面。

（一）禀赋不足，脏腑虚弱

患者先天禀赋不足，正气内虚，邪毒外侵，留而不去，阻滞气血津液的正常运行和输布，或脏腑虚弱，正气亏虚，气血津液运行和输布失常，均可导致瘀血、痰饮内生，积聚胞宫生为本病。明代李中梓《医宗必读·积聚》云："积之成也，正气不足，而后邪气踞之……久之不除也。"

（二）饮食不节，损伤脾胃

患者平素饮食不节，脾胃受损，运化失常，痰湿内停，积聚胞中，发为本病。《诸病源候论·癥瘕候》谓："癥瘕者，皆由寒温不调，饮食不化，与脏气相搏结所生也。"

（三）情志内伤，肝气郁结

患者平素情志失调，肝气郁结，气滞血瘀，阻于胞中，癥瘕内生。《灵枢·寿夭刚柔》指出："忧恐忿怒伤气，气伤脏乃病。"明代李梴在《医学入门·积聚皆属于脾》提出："郁结伤脾，肌肉消薄，与外邪相搏，而成肉瘤。"认为内伤情志引起的积聚与脾关系密切。

（四）冲任失调，瘀阻胞宫

冲任督带的生理功能与女子的女子胞关系密切，冲任督带功能失调则可导致气血的功能失调，气滞血瘀，积聚成块阻滞胞宫，或气血亏虚，气虚不能推动血液运行，瘀血停滞胞中，发为本病。《素问·骨空论》谓："任脉为病，……女子带下瘕聚。"

总之，卵巢癌的发生，在脏腑经络功能失常的基础上，外邪内侵、七情饮食内伤，脏腑经络功能进一步失调，气机紊乱，血行瘀滞，痰饮内停，有形之邪阻于冲任督带，结聚胞宫而成。病位在胞宫，与肝、脾、肾三脏，冲、任、督、带四脉关系密切。

【诊断要点及鉴别诊断】

（一）诊断要点

1．临床表现

早期可无明显临床表现，常发生于40～60岁之间的女性，在绝经期前后，出现不明原因的胃肠道症状、消瘦、下腹疼痛或不适、腹部包块、不规则阴道出血。体检时触及盆腔不规则包块，呈实性或囊实性，且相对固定。

2．影像学诊断

（1）B型超声检查：是盆腔肿瘤首选的筛选诊断技术，能发现妇检时不能扪清的卵巢小肿块，并显示肿块的部位、大小、质地，能分辨肿瘤的囊实性。若有明显乳头突起及邻近器官受累，可提示恶性肿瘤。B超还可以探及腹水及腹盆腔内播散病灶，帮助确定卵巢癌的扩散部位，如肝、脾、肾等。阴道B超分辨率高，且阴道探头距盆腔器官更近，能更清楚地观察卵巢大小和形态。

（2）CT或MRI检查：能发现B超难以发现的小病灶，且分辨率高，有助于盆腔肿块的定位。胸部CT检查可了解有无肺部及胸膜转移。上述检查有助于明确临床分期及制定治疗方案。

3．细胞学、病理学诊断

（1）脱落细胞学检查：近年来腹水或腹腔灌洗液内找恶性细胞成为卵巢癌的重要诊断方法，被广泛用来诊断卵巢癌的细胞类型。卵巢癌腹水为渗出液，多可找到腺癌细胞。

（2）病理学检查：诊断有困难者可经阴道、腹部行穿刺检查，也可以从浅表淋巴结获取组织病理学检查。

4．腹腔镜检查

腹腔镜检查可以直接窥视腹腔，看到盆腔肿块，还可进行活体组织检查，对卵巢癌的鉴别诊断、确定分期、判断复发、指导治疗等方面均有一定的价值。

5．肿瘤标志物

与卵巢癌相关的肿瘤相关抗原主要有糖类抗原125（CA125）、糖类抗原15－3（CA15－3）、糖类抗原19－9（CA19－9）、癌胚抗原（CEA）等，一般多个肿瘤标志物联合检测具有较高的敏感性和特异性。

（1）CA125：为卵巢癌特异性肿瘤标志物，临床符合率达80%。

（2）CEA：25%～50%的卵巢癌妇女血清CEA水平升高，在卵巢黏液性囊腺癌患者中阳性率较高。

（3）绒毛膜促性腺激素（HCG）：卵巢生殖细胞肿瘤水平升高。

（4）甲胎蛋白（AFP）：恶性生殖细胞肿瘤升高。

（二）鉴别诊断

1．卵巢良性肿瘤

也表现为卵巢肿块，但多发生在生育期年龄组，多为单侧，表面光滑，可推动，有囊性感，生长缓慢，无腹水。B超检查多为囊性影像，血清CA125检测为阴性或低水平上升。

2．盆腔炎性包块

多有长期盆腔炎反复发作史，有发热，下腹痛，肿块固定、结节感、与周围组织粘连，有明显的触痛感，经抗感染治疗后症状缓解，盆腔肿块可缩小。

3．子宫内膜异位症

其病理变化为异位内膜周期性出血，与周围组织粘连并纤维化，可形成与卵巢癌相似的病灶，但本病多发于生育年龄妇女，特征性表现为进行性痛经、下腹部疼痛、月经失调及不孕，但无腹痛、恶病质等。B超监视下可以从后穹隆穿刺出巧克力样囊液，经黄体酮类药物治疗可缓解症状，甚至使包块缩小。

4．结核性包块

多伴有潮热、消瘦、腹水等症状，检查腹部有特征性的柔韧感，抗酸菌检和腹水细胞学检查有助于诊断。

5．肝硬化腹水

卵巢癌伴腹水易与肝硬化腹水相混淆，但后者有肝硬化病史，盆腹腔检查未触及包块，肝功能检查异常。B超或CT检查可见肝脏异常，腹水脱落细胞检查未见癌细胞。

【辨证论治】

（一）辨证要点

1．辨腹痛

腹中癥积，或胀，或痛，为卵巢恶性肿瘤最常见症状。冷痛拘急多为寒；灼热肿痛多为热；沉着重痛多为湿；满闷胀痛多为滞；刺痛不移多为瘀；绵绵隐痛多为虚。

2．*辨虚实*

患者早期多见痰湿蕴结，气滞血瘀之实象；中期湿热毒结，暗耗气血，多表现虚实夹杂；晚期久病多为虚实夹杂，治疗当扶正祛邪兼顾。治疗过程尤须注意调理冲任。

3．*辨病与辨证相结合*

在辨证的同时进行辨病，结合中医药多年的传统理论与经验，针对药物的性、味、功效与临床运用特点，选择一些有抗癌功效的药物进行辨病治疗。常用辨证用药有半枝莲、龙葵、白花蛇舌草、白英、土茯苓。

（二）临床分型

1．*气滞血瘀型*

主证：少腹包块，坚硬固定，胀痛或刺痛，痛而拒按，夜间痛甚，或伴胸胁不舒，月经不调，甚则崩漏，面色晦暗，肌肤甲错，舌质紫暗有瘀点，瘀斑，脉细涩。

证候分析：证由气病及血而成，“气为血之帅，血为气之母”，气滞为主者攻撑胀痛，肝气郁结则胸胁不舒；血瘀为甚者刺痛不已，瘀血结块则肿块坚硬，痛而拒按，肌肤甲错；瘀血内阻，冲任失调而出现月经不调、崩漏，而舌质紫暗，脉细涩皆为血瘀之象。

治则：行气活血，祛瘀消癥。

方药：蓬莪术散（《太平圣惠方》）加减。

莪术 15 g　三棱 15 g　枳壳 12 g　鳖甲 30 g（先煎）　桂枝 10 g　槟榔 15 g　大黄 10 g　木香 10 g（后下）　赤芍 15 g　当归 15 g　柴胡 15 g　桃仁 15 g　红花 10 g

方中莪术、三棱、鳖甲破积通瘀，共为君药；枳壳、桂枝、木香、槟榔等理气以助通瘀之功，共为臣药；大黄破结通下，赤芍、当归、柴胡、桃仁、红花养血活血，共为佐使药。

腹部肿块坚硬者加土鳖虫、穿山甲、水蛭；阴道出血过多者加仙鹤草、阿胶、三七末；身热口干苦者加蒲公英、苦参；腹胀甚者加枳实、九香虫；腹水多者加大腹皮、八月札、猪苓；潮热、盗汗、口干者加女贞子、山萸肉、知母；胁痛者加玄胡、白芍、郁金等。

2．*痰湿蕴结型*

主证：少腹部胀满疼痛，痛而不解，或可触及质硬包块，胸脘痞闷，面浮懒言，带下量多质黏，舌淡胖或红，舌苔白腻，脉滑或滑数。

证候分析：证由禀赋不足或脾气受损所致，“脾为生痰之源，后天之本”，能化生气血精微。若素体脾虚或饮食伤脾，水谷精微不能化生，水反为湿，湿聚成饮、成痰，久之有形实邪结于少腹，故出现胀满疼痛，多属“不通则痛”；痰饮为患，无处不到，停滞上、中二焦，气机受阻则面部浮肿、胸脘痞闷；“湿性重浊，其性趋下”，而见带下量多质黏，而舌淡胖或红，苔白腻，脉滑或滑数皆为痰湿蕴结或化热之征象。

治则：健脾利湿，除痰散结。

方药：导痰汤（《济生方》）加减。

茯苓 15 g　枳壳 15 g　陈皮 10 g　胆南星 10 g　法半夏 10 g　苍术 12 g　人参 15 g　甘草 6 g

方中法半夏、胆南星行气化痰散结为君药；陈皮、枳壳理气燥湿为臣药；人参、苍术、茯苓健脾燥湿为佐药；甘草为使药调和诸药。

少腹包块坚硬者，加鳖甲、穿山甲、乳香、没药、山慈菇、夏枯草；身倦乏力重者，加白术、黄芪；大便干硬秘结者，加生大黄、麻子仁、白芍。

3. 肝肾阴虚型

主证：下腹疼痛，绵绵不绝，或可触及包块，头晕目眩，腰膝酸软，四肢无力，形体消瘦，五心烦热，月经不调，潮热盗汗，舌红少苔，脉细弦数。

证候分析：证由肝气不疏、肝阴耗竭，久病及肾所致，“女子以肝为先天”，肝气郁结，肝脏“体阴而用阳”，疏泄失司，肝阴首当其冲，肝阴受耗，肝血不藏，阴血不足，故头晕目眩，疼痛绵绵；“肝肾同源”，“胞脉系于肾”，病久则暗耗肾阴，不能资助冲任二脉，出现腰膝酸软，形体消瘦，五心烦热，月经不调。而舌红少津，脉细弦数皆为阴虚内热之征。

治则：养阴清热，滋补肝肾。

方药：知柏地黄丸（《小儿药证直诀》）加减。

熟地黄 24 g　山茱萸 12 g　山药 12 g　泽泻 9 g　牡丹皮 9 g　伏苓 9 g　知母 6 g　黄柏 6 g

方中重用熟地滋阴补肾，填精益髓为君药，山茱萸、山药补肾健脾为臣药，佐以泽泻利湿泻肾浊、丹皮配山茱萸泻肝火、茯苓配山药淡渗脾湿，三药均为佐药，知母、黄柏滋肾泻火，共奏滋养肝肾，滋阴降火之功。

腹胀痛者加川楝子、延胡索、水红花子；神疲乏力者加黄芪、党参、首乌、熟地黄；腹大如鼓者加大腹皮、川楝子、车前草。

4. 气血两虚型

主证：腹痛绵绵，或有少腹包块，伴消瘦乏力，面白神倦，心悸气短，动则汗出，纳呆，口干不多饮，舌质淡红，脉沉细弱，虚大无根。

证候分析：患者病程日久，气血亏虚，则见腹痛绵绵，或有少腹包块；气虚则见消瘦乏力，神倦，纳呆，甚至动则汗出；血虚心失所养，则见心悸气短；气血不能上荣于面，故见面白；气血两虚而见口干不多饮。舌质淡红，脉沉细弱，虚大无根为气血两虚之象。

治则：益气养血，滋补肝肾。

方药：人参养荣汤（《太平惠民和剂局方》）加减。

西洋参 20 g　白术 20 g　黄芪 30 g　熟地黄 15 g　大枣 10 g　川芎 15 g　制远志 15 g　白芍 15 g　五味子 12 g　茯苓 15 g　陈皮 6 g（后下）　甘草 6 g

方中以西洋参为君药；辅以白术、黄芪、熟地黄、大枣等养营血、泽气津、滋养肝肾为臣药；佐以川芎、制远志、白芍、五味子、茯苓、陈皮等调肝健脾；甘草为使调和诸药。

食少纳呆者加焦山楂 15 g、炒麦芽 15 g；阴道出血不止者减川芎，加三七 15 g、阿胶 15 g。

【辨病治疗】

（一）内服

1. 常用中草药

（1）半枝莲：辛、微苦，凉。具有清热解毒、活血祛瘀、利水消肿的功效。《泉州本草》："内服主血淋，吐血，衄血……痈疽，疔疮，无名肿毒。"体外实验，对小鼠肉瘤－180、艾氏腹水癌、脑癌 B_{22} 有抑制作用。内服：煎汤 10～30 g；或鲜品捣汁内服。外用：适量，研末调敷或鲜品捣敷。用于气滞血瘀、痰湿蕴结型卵巢癌患者。

（2）白花蛇舌草：甘、淡、微苦，微寒。具有清热解毒、活血祛瘀、利水通淋的功效。《泉州本草》："清热散瘀，消痈解毒。治痈疽疮疡，瘰疬。"水煎液对小白鼠子宫颈癌－14、小鼠肉瘤－180、小白鼠淋巴肉瘤－1 号腹水型有不同程度的抑制活性。内服：煎汤，30～60 g，大量可用至 90～100 g。外用：适量，捣敷。主要用于热毒蕴结的卵巢癌患者；肝肾阴虚型、气阴两虚型患者出现腹水者，亦可辨病结合辨证应用。

2. 常用中成药

（1）复方红豆杉胶囊：功能祛邪散结。主要用于气滞血瘀、痰湿蕴结型中晚期卵巢癌患者的治疗。每次 2 粒，每日 3 次，21 天为 1 个疗程。

（2）参一胶囊：有培元固本、补益气血的功效。饭前空腹口服，每次 2 粒，每日 2 次，连续两个月为 1 个疗程，适用于各期卵巢癌患者。

（二）外治

薏苡附子败酱散（《金匮要略》）：取薏苡仁 30～60 g、败酱草 15～30 g、熟附子 5～10 g，加水煎 2 次，分 3 次将药液温服，药渣加青葱、食盐各 30 g，加酒炒热，乘热布包，外敷患处，上加热水袋，使热气透入腹内，每次 1 小时，每天 2 次。如热象重者附子减半量，加红藤 30 g、蒲公英 15 g、地丁 15 g、制大黄 10 g（后下）；发热重者加柴胡 10 g、黄芩 10 g；湿象重者加土茯苓 30 g、泽兰 10 g、苍术 10 g；血瘀重者加三棱 12 g、莪术 12 g、失笑散 12 g；包块坚硬者加王不留行 10 g、水蛭 5 g、蜈蚣 2 条。具有清热利湿散结的功效，适用于卵巢癌。

（三）针灸

主穴：取足厥阴肝经，足阳明经，任脉经穴为主。关元、气穴、中极、天枢、三阴交、太冲。

方义：关元、中极、气穴疏通胞宫，调理冲任。天枢是治疗癥瘕经验穴并理气活血。太冲、三阴交疏肝实脾，活血行气。

辨证配穴：气滞血瘀型加肝俞、膈俞、血海以行气散瘀。痰湿蕴结型加脾俞、足三里、丰隆补益脾胃，除湿化痰。肝肾阴虚型加肝俞、肾俞、太溪滋补肝肾。气血两虚型加足三里、血海补气养血，可灸。

随症配穴：胁痛者，加阳陵泉。小腹痛甚加次髎。

操作：毫针刺，补泻兼施。每日 1 次，每次留针 30 min，10 次为 1 个疗程。虚证可加灸。电针用疏密波，频率为 2/15 Hz，持续刺激 20 ~ 30 min。

耳针法：内分泌、皮质下、脑干、肝、盆腔、内生殖器、肾、轮 4—6 反应点。毫针刺，中强度刺激，每次留针 30 min，间歇运针 2 ~ 3 次，10 次为 1 个疗程。或用揿针埋藏或王不留行籽贴压，每 3 ~ 5 日更换 1 次。

穴位注射：痞根、次髎、肾俞、腰眼、肝俞、丰隆等，每次取 2 ~ 4 穴，用胸腺肽等药。局部常规消毒，在选定穴位处刺入，待局部有酸麻或胀感后再将药物注入。隔日 1 次。

挑治法：八髎穴或阳性反应点挑治，每周 1 次。

隔姜灸：神阙、关元、天枢、脾俞、胃俞、足三里，每次 3 壮，每日 1 次。适用于虚寒症。

【急症与兼症】

（一）鼓胀

卵巢癌并发恶性腹水多因腹腔广泛转移或压迫所致，其中医分型多按气滞湿阻、湿热蕴结辨证，与肝、脾、肾三脏有关。气滞湿阻型：治以理气活血、除湿消满；方选柴胡疏肝散合平胃散加减。湿热蕴结型：治以清热利湿、攻下水饮；方选取中满分消丸（《兰室秘藏》）合舟车丸（《医方集解》）加减。若兼挟感受外邪可选用防己黄芪汤（《金匮要略》）合五苓散（《伤寒论》）加减。血瘀重者加丹参、红花、牡丹皮等；兼脾虚者加党参、白术、茯苓等；兼肾虚者加菟丝子、附子、桂枝、巴戟天等。

（二）腹痛

因肿物压迫或浸润周围组织所致，“不通则痛”，在辨证用药的基础上胀痛者加香附、乌药、木香理气止痛；刺痛者加当归、五灵脂、蒲黄、桃仁祛瘀止痛。血瘀征象明显者，也可以选用双柏水蜜膏外敷患处，持续 2 ~ 4 h，具有活血、祛瘀、止痛的功能。

（三）癃闭

卵巢癌晚期压迫尿路所致的排尿困难。治当行瘀散结，通利水道。方选大黄䗪虫丸加减。久病气血亏虚者，酌加黄芪、人参等；小便不通，小腹胀痛难忍者，酌加麝香少许吞服。

【治疗进展述评】

卵巢癌是预后较差的妇科恶性肿瘤，发病率仅次于子宫颈癌和子宫内膜癌，5 年生存率仅为 20% ~ 30%，对妇女生命造成严重威胁。目前卵巢癌的治疗以手术治疗加放化疗的综合治疗为主。手术、放化疗为卵巢癌治疗的主要治疗手段，靶向治疗的应用已取得较好疗效。中医药作为祖国传统医学，以其独有的药物及用药特点，在卵巢癌的治疗中发挥着一定的积极作用，应贯穿于治疗的全过程以减轻手术、放化疗带来的副作用以及增效减毒的作用。临床实践证明，中医治疗卵巢癌方面确有疗效，如莪术油、鸦胆子油乳，以及中药复方针剂，如艾迪注射液和康艾注射液，而在中医外治法、中医针灸方面还有很大的发展空间。

【名家治验及医案】

（一）郁仁存医案①

郁仁存认为手术前后服用中药能明显提高手术效果，调整脏腑功能，增加免疫力，减少术后并发症，提高远期生存率，常用药物为黄芪、刺五加、当归、女贞子、川楝子、延胡索、白花蛇舌草、蛇莓等。化疗为毒热之邪，对人体的气阴损害较重。在放疗期间服用益气养阴、清热解毒的中药，常用中药为西洋参、黄芪、白蒺藜、生地、沙参、麦冬、玄参、天花粉、女贞子、枸杞子等。卵巢癌患者均有不同程度的免疫功能低下，在免疫治疗的同时配合服用温补气血、滋补肝肾类中药，可提高免疫效果。喜用药物为黄芪、党参、红参、紫河车、龙眼肉、枸杞子、补骨脂、菟丝子、仙茅、淡附片等。

医案：李某某，女，59 岁。2000 年 1 月 24 日在北京某医院行全子宫、双附件、大网膜切除术，术中见双侧卵巢正常，右输卵管伞端直径 1.0 cm 菜花状结节，腹主动脉旁、双腹股沟淋巴结多发肿大，片状融合。右输卵管冰冻病理为转移癌。探查肝、脾、胆、胰、胃、大网膜、结肠、回肠、回盲部、阑尾等均未见明显占位。术后病理示：右输卵管伞部灶状腺癌细胞浸润，并于浆膜层形成癌细胞浸润结节，可见脉管癌栓，右卵巢未见特殊。术前癌胚抗原（CEA）>500 μg/L，糖类抗原 125（CA－125）>600 U/mL，术后半个月肿瘤标记物未下降。2000 年 3 月初开始进行化疗，应用治疗胃肠道肿瘤的方案顺铂（DDP）/全氢叶酸（LV）/5 氟尿嘧啶（5－FU）/表阿霉素（EPI）×3 周期，CEA 降至正常，但 WBC 下降［(1.8～2.0)×10^9/L］，血小板降至（23～40）×10^9/L，2000 年 5 月出院。此后因血象低，被迫停用化疗 1 年。由于患者瘀象明显，攻伐之品主要为动物类活血药：僵蚕、全蝎、蜈蚣、九香虫等。补益药多用：生黄芪、太子参、女贞子、枸杞子、鸡血藤、山萸肉、紫河车等。患者血象逐渐恢复正常，病情稳定。2001 年 8 月，

① 徐咏梅. 郁仁存中西医结合治疗卵巢癌的经验［J］. 北京中医药，2006（9）：534－535.

CEA 上升至 24 μg/L，CT 检查示：手术残端有复发，因无法定位未做放疗（阴道残端），经妇科会诊认为本病例符合卵巢癌特殊类型中腹膜癌特点，改用治疗卵巢癌的方案环磷酰胺（CTX）/EPI/DDP 化疗 7 周期，CEA 下降至正常，2002 年 7 月结束化疗。在化疗过程中，充分发挥中药补益扶正的作用，为化疗保驾护航，方药主要为生血汤（生黄芪 30 g、太子参 30 g、鸡血藤 30 g、白术 10 g、茯苓 10 g、女贞子15 g、枸杞子 15 g、菟丝子 15 g）加减，患者化疗期间未再发生血象下降、影响下一周期化疗的情况。其后每 3 个月复查 1 次，一直正常。在化疗结束后补益药多用生黄芪、太子参、党参、菟丝子、枸杞子、女贞子等，解毒抗癌药多用草河车、白花蛇舌草、白英、龙葵、金荞麦、土茯苓、蛇莓等。患者服用汤药已 4 年有余，病情一直稳定，生活起居如常。

（二）吴良村医案①

吴良村认为许多卵巢癌肿瘤患者经过手术、化疗、放疗的治疗，身体状况相对较差，治疗较为棘手。其强调中医药治疗肿瘤疾病需辨证论治，但遣方用药切勿拘泥于分型。只要能准确抓住卵巢癌本虚标实的病机，在治疗上以扶正固本为主，辅以散寒、行气、活血、祛湿、化痰，可大大改善患者在手术及放化疗后的生活质量，缓解患者的临床症状。

医案：患者黄某某，女，58 岁。2014 年 3 月因下腹部胀痛 1 月余就诊浙大附属妇产科医院，腹部增强 CT：盆腹腔内可见一巨大、菜花状囊实性肿块，为 15 cm × 10 cm × 13 cm，病灶界不清。于 2014 年 4 月 3 日行卵巢癌根治术（双附件切除 + 子宫全切 + 大网膜切除 + 阑尾切除 + 盆腔肿块切除 + 肠粘连分离术）。术后病理：左附件、右卵巢、子宫浆膜肌层、左卵巢血管区、盆腔肿块、阑尾浆膜肌层、大网膜浆液性癌Ⅲ级；子宫肌层脉管内见癌栓，子宫内膜静止期；子宫平滑肌瘤，子宫颈黏膜慢性炎症，鳞化；右卵巢血管阴性，pT3c N1M0（ⅢA 期）。于 2014 年 4 月 14 日起共进行 8 次化疗，末次化疗后出现明显呕吐、腹泻反应。患者于 2014 年 11 月 3 日初诊。患者面色㿠白，精神萎靡，神疲乏力明显，纳差，食后腹胀，夜寐不安，多梦盗汗，语声低微，舌淡苔白，脉细弱。中医诊断：癥瘕，气血两虚证。治以益气健脾，养血安神。

处方：太子参 15 g　白术 10 g　茯苓 15 g　红枣 10 g　山药 15 g　薏苡仁 30 g　当归 10 g　川芎 6 g　芍药 10 g　炒稻芽 10 g　神曲 6 g　酸枣仁 10 g　夜交藤 15 g　淮小麦 15 g　石斛 12 g（先煎）　甘草 6 g

7 剂，水煎服，日 1 剂。

于 2014 年 11 月 10 日复诊，患者自诉服药后夜寐盗汗较前改善，乏力稍有好转，时有恶心呕吐，余症如前。上方减夜交藤，加半夏 10 g、生姜 6 g，7 剂，水煎服，日 1 剂。

① 莫建澍，王彬彬，沈敏鹤. 吴良村论治卵巢癌临床经验探析［J］. 浙江中医药大学学报，2016，40（9）：663 - 665.

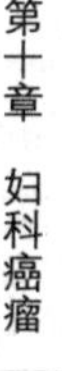

于2014年11月17日三诊，诉胃纳渐佳，未有恶心呕吐，大便偏干，稍有口渴，故予减半夏、生姜，加五味子6 g、知母12 g，7剂。

于2014年11月24日四诊，患者自诉精神较前明显改善，可以进行轻便家务劳动，大便质软易解，口渴较前好转，故守方减知母，再服一周，诸症改善。

按语：吴良村认为此型患者多见于素体亏虚，又逢刀圭，元气大伤，再加多次化疗后，恶心呕吐反应严重，损伤脾胃，耗气伤阴，终导致气血两亏。气血亏虚，不能上荣于头面，则见面色㿠白；气虚则形神失养，故见神疲乏力明显，语声低微；心主血藏神，血虚则心脏失养，神明失守，故失眠多梦；脾气虚弱，运化失职，则胃纳不佳，食后腹胀明显；治疗上重在调理脾胃，补益气血，脾胃之气上升，气血化生有源，故治以益气健脾，养血补血，方中以白术、茯苓、山药、薏苡仁益气健脾，当归、熟地、川芎养血补血，淮小麦收敛止汗，酸枣仁、夜交藤养心安神。二诊自诉恶心呕吐，故加小半夏汤和胃止呕。三诊自诉大便偏干，口渴，加五味子、知母滋阴润燥。

（刘展华）

第四节　外阴及阴道癌

外阴癌是指发生于女性外阴部的恶性肿瘤。外阴癌并不常见，好发于绝经后的妇女，发病高峰年龄为60～80岁。外阴癌病理类型包括鳞状细胞癌、基底细胞癌、Paget's病、汗腺癌、恶性黑色素瘤及来自特殊腺体的前庭大腺癌、尿道旁腺癌。其中以鳞状细胞癌最常见，占90%以上；本病的恶性程度以恶性黑色素瘤最高，腺癌和鳞癌次之，基底细胞癌恶性程度最低。外阴癌的转移以淋巴转移为主，其次为直接向周围蔓延，经血行转移较少见，可转移至肝、肺、肾、乳腺、骨等器官。外阴癌的5年存活率约60%。本病的病因尚不清楚，可能与人乳头瘤病毒感染（HPV）、性病、外阴营养不良、卵巢功能早衰及吸烟等因素相关。

阴道癌是指发生于阴道壁组织的恶性肿瘤。原发阴道癌非常少见，仅占女性生殖系统恶性肿瘤的2%。阴道是妇科恶性肿瘤和全身其他部位恶性肿瘤如膀胱、尿道或尿道旁腺、乳腺或肺的常见转移部位，由这些部位转移或蔓延而来者为继发性阴道癌。大多数阴道癌发生于绝经后或老年妇女，阴道癌发病年龄为26～72岁，平均为51.8岁。阴道癌的病理类型包括鳞状上皮细胞癌、腺癌、阴道肉瘤及阴道恶性黑色素瘤，其中鳞癌最常见，占90%以上。其5年生存率约38%。本病病因仍未明了，可能与人乳头瘤病毒感染、盆腔放射治疗、雌激素缺乏等因素有关。

【文献概述】

本病属于中医“癥瘕”“阴疮”“阴蕈”“阴菌”“阴蚀”等疾病的范畴，在中医古文献中未见有外阴癌及阴道癌的病名，但有类似此类疾病症状、体征、病因病机及辨证论治方面的记载。

隋代巢元方《诸病源候论》说："阴疮者，由三虫九虫动作侵食所为也。……若五脏调和，血气充实，不能为害。若劳伤经络，肠胃虚损，则动作侵蚀于阴，轻者或痛或痒，重者生疮也。"

金代窦汉卿《疮疡经验全书》："阴中肿块如枣核者，名阴茄；匾如蕈者，名阴蕈；阴中极痒者名蚀疮。"

明代李梴《医学入门·妇人门》说："善治癥瘕者，调其气而破其血，消其食而豁其痰，衰其大半而止，不可猛攻峻施，以伤元气，宁可扶脾胃正气，待其自化。"薛己《校注妇人良方》云："妇人少阴脉数而滑者，阴中有疮，名曰㾿，或痛或痒，如虫行状，脓水淋沥。""妇人腹中瘀血者，由月经闭积。或产后余血未尽，或风寒滞瘀，久而不消，则为积聚癥瘕矣。"

清代张景颜《外科集腋》谓："阴菌由肝郁脾虚，兼湿热与心火相击而生。"吴谦《医宗金鉴·妇科心法要诀》云："五色带下也，皆湿热所化。"张路《张氏医通》："阴菌肿痛者，四物加柴胡、山栀、丹皮、胆草；湿痒者，归脾汤加山栀、柴胡、丹皮；淋沥者，龙胆泻肝汤加白术、丹皮；溃腐者，加味逍遥散；肿闷脱坠者，补中益气汤加山栀、丹皮，佐以外治之法可也……外治之法，以桃仁研膏和雄黄末、轻粉，涂猪肝纳阴中，并用肥汤煎苦参洗涤，或以鲫鱼胆涂之。"

【病因病机】

本病的成因多为情志失调，七情郁火而损伤肝脾，导致水谷精微不能生化输布，湿聚成痰，郁久化热而致；或先天禀赋不足，后天生活不节、经行产后，忽视卫生，或阴户破损，感染邪毒；或湿热毒邪，蕴积于下，伏于肝经，与血气相搏，郁结成疮。其病因可有下面几方面。

（一）正气不足，脏腑虚弱

患者素体正气不足，气血劳伤，脏腑虚弱，或经行产后忽视卫生，或阴户破损，感染邪毒，蕴积于下，与血气相搏，郁结成疮。《诸病源候论》指出："带下病者，由劳伤血气，损动冲脉、任脉，致令血与秽液兼带而下也……五脏之色，随脏不同，伤损经血，或冷或热，而五脏俱虚损者，故其色随秽液而下，为带下五色俱下。"或"由胞络虚损，冷热不调，风邪客之，邪气乘于阴，搏于血气变而生息肉也。"

（二）情志不畅，损伤肝脾

患者素体情志不畅，肝气郁结，日久化火，肝盛乘脾，脾失健运，致水湿不化，聚而成痰，痰浊与气血相搏，积而不散而成本病。《校注妇人良方》云："妇人少阴脉数而滑者，阴中有疮，……皆由心神烦郁，脾胃虚弱，气血流滞耳。”《张氏医通》中谓：“妇人阴疮，乃七情郁火伤损肝脾，湿热下注。”

（三）湿热毒邪，蕴积于下

素体湿热，又过食肥甘厚味，蕴积于下，伏于肝经，与血气相搏，蕴结阴户，致局部气血壅滞，壅遏不得行，故大热不止，热胜则肉腐，肉腐则为脓。《景岳全书·妇人规》云：“妇人阴中生疮，多湿热下注，或七情郁火，或纵情敷药，中于热毒。”

总之，本病病位在前阴部，其病机可归纳为虚、热、瘀之本虚标实证。机体脏腑功能虚衰，邪毒外袭，瘀、毒互结而发病。治疗以清热解毒化瘀、滋补肝肾、调理冲任为主。

【诊断要点及鉴别诊断】

（一）诊断要点

1. 临床表现

（1）症状。外阴癌临床多见外阴瘙痒及出现外阴肿物，早期即可在外阴部发现小而硬的结节，初起常呈结节状，肿物增大后变成菜花状或溃疡状；阴道癌最常见的临床症状是阴道出血及阴道分泌物增多。阴道出血可表现为不规则阴道出血、接触性阴道出血、绝经后阴道出血等；阴道分泌物增多可表现为白带增多，甚至阴道有水样、血性分泌物并伴有恶臭。

（2）体征。妇科检查时，外阴可见新生物，可发生于外阴的任何部位，多位于阴唇部。癌灶既可单发，又可多发。局部可见有结节状的肿块或菜花样质脆的肿物，亦有的是深而发硬的不规则溃疡。阴道触诊可发现新生物。中晚期可见肿瘤侵犯邻近组织及盆壁。当发生远处转移时，可扪及两侧腹股沟及锁骨上淋巴结肿大，质硬而固定，边缘欠清。

2. 病理活检

组织病理学检查是确诊外阴癌及阴道癌最可靠的方法。对一切外阴赘生物，包括菜花灶、结节灶、溃疡灶、白色病灶等均需做活体组织检查。

3. 影像学检查

CT 及 MRI 检查有助于了解病灶的范围、周围组织器官的情况，盆腹腔、腹股沟淋巴结转移情况。在治疗前还需要完善胸部 X 线或胸部 CT 检查，酌情行全身骨 ECT 等检查。

（二）鉴别诊断

1. 阴道炎

阴道炎表现为外阴及阴道瘙痒，阴道分泌物增多，与早期阴道癌及外阴癌相似，临证时应注意外阴皮肤或阴道黏膜局部有无结节状肿块，或菜花样质脆的肿物。

2. 子宫颈癌

临床上可有阴道出血或接触性出血。宫颈癌可以向外侵犯阴道上段，上段的阴道癌亦可累及宫颈，诊断原发性阴道癌必须区分是否由宫颈癌蔓延至阴道。视诊和直肠指诊可探明子宫颈是否正常及子宫旁组织有无浸润，如两者均无异常则可排除子宫颈癌。

3. 子宫内膜癌

有不规则阴道出血及白带增多，与阴道癌相似，但子宫内膜癌检查时可发现子宫增大，宫腔变大。

4. 绒癌

绒癌常转移至阴道，可见阴道转移灶呈紫蓝色结节，质软，破溃后出血多的特点，有时易与阴道癌相混淆，但绒癌具有 HCG 阳性，可资鉴别。

5. 外阴湿疣

本病是由于人乳头瘤病毒感染（HPV），常发生于年轻妇女，表现为质地较柔软而无溃疡，呈乳头状向外生长的肿块，与外阴癌类似，诊断时宜行活体组织检查以排除外阴癌。

6. 外阴瘤样病变

外阴汗腺腺瘤、皮脂腺囊肿、外阴纤维瘤、脂肪瘤等外阴常见良性肿瘤，均可在外阴部扪及肿块，但根据其生长缓慢、边界清楚、质软、活动度良好及与前庭大腺开口的关系等特点，即可与之鉴别。当肿瘤发生溃烂时不易与外阴癌相鉴别，此时必须通过活体组织检查来鉴别。

【辨证论治】

（一）辨证要点

首先辨别阴阳，若红肿热痛，发热急骤，分泌物脓稠臭秽，或伴全身发热者，为湿热证属阳；肿块坚硬，皮色不变，日久不消，或溃后脓稀淋沥，形体虚羸者，为寒湿属阴。其次要辨善恶，溃疡症轻，毒浅，体健者，多属善候；疮疡溃腐，久不收敛，脓水淋沥，恶臭难闻者，多属热毒蕴瘀，而气血衰败之恶候。治疗原则，应按热者清之、寒者温之、湿者化之、坚者削之、虚者补之、下陷者托之的原则处理，常采用内外合治的方法。

（二）辨证论治

1. 气滞血瘀型

主证：阴部肿物胀痛，下腹不适，或阴道出血，色瘀暗，面色晦黯，形体消瘦，肌肤甲错，腹痛拒按，二便不畅，舌质紫黯有瘀斑，脉弦细涩。

治法：理气活血，化瘀散结。

方药：桂枝茯苓丸（《金匮要略》）加味。

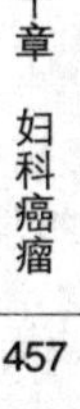

桂枝 15 g　茯苓 10 g　赤芍 15 g　桃仁 15 g　丹皮 15 g　当归 10 g　川芎 10 g　川楝子 15 g　龙葵 15 g　没药 10 g

方中桂枝、当归温通经脉以行瘀滞，为君药；赤芍、桃仁、没药活血祛瘀，助君药以化瘀消癥，为臣药；龙葵、丹皮化瘀血并能清瘀热，川芎、川楝子合没药行气止痛，活血散结，茯苓健脾益气，扶助正气，以助消癥之力，均为佐药；诸药合用，共奏理气活血、化瘀散结之功效。

加减：阴部肿物痛甚者加延胡索、五灵脂；胸胁胀满者加乌药、香附；血瘀甚者加三棱、莪术；阴痒者加白鲜皮、土槿皮。

2. 湿热瘀毒型

主证：阴部肿物，红肿热痛，接触性出血，或阴道出血，色紫暗，或伴五色带下，味秽臭，阴道疼痛或灼热感，小便黄或短赤，大便干结。舌质红，苔黄腻，脉滑数。

治法：清热祛湿，化瘀解毒。

方药：龙胆泻肝汤（《医方集解》）加减。

龙胆草 15 g　柴胡 10 g　半枝莲 15 g　乳香 10 g　没药 10 g　当归 10 g　生地 15 g　蚤休 30 g　土茯苓 30 g　甘草 6 g

方中龙胆草利肝胆湿热，泻火除湿，为君药；半枝莲、蚤休、土茯苓燥湿清热加强君药泻火除湿之力，为臣药；乳香、没药活血化瘀，当归、生地养血滋阴，使邪去而阴血不伤，皆为佐药；柴胡舒畅肝胆之气，甘草调和诸药，二药并兼佐使之用。诸药合用，共奏清热祛湿、化瘀解毒之功。

加减：口苦心烦者加赤芍、绵茵陈；阴痒者加白鲜皮、仙鹤草。

3. 肝肾阴虚型

主证：阴部干涩，奇痒难忍，或阴道流血色红量少，带下赤白，头晕目眩，形体瘦削，口苦咽干，手足心热，腰腿酸痛，便难尿赤，舌质红，苔少或光剥，脉弦细。

治法：滋补肝肾，养阴清热。

方药：知柏地黄丸（《医宗金鉴》）加味。

知母 15 g　黄柏 10 g　熟地黄 30 g　山药 15 g　山萸肉 15 g　茯苓 15 g　泽泻 15 g　丹皮 10 g　半枝莲 20 g　龙葵 30 g　甘草 6 g

方中熟地黄滋阴补肾，填精益髓，为君药；山萸肉、山药滋肾益肝，龙葵、半枝莲清热凉血解毒为臣药；黄柏、知母滋肾泻火，泽泻泻肾降浊，丹皮配山萸肉泻肝火，茯苓配山药渗脾湿为佐药；甘草调和诸药为使药。诸药合用，共奏滋补肝肾、养阴降火之功。

加减：阴痒者加白鲜皮、制首乌；大便干者加火麻仁、瓜蒌仁。四肢浮肿者加熟附子、桂枝。

4. 气血两虚型

主证：面色苍白，气短乏力，纳呆，头晕体倦，便溏，外阴或阴道肿物溃烂，流血量多，色淡，伤口久不收口，舌质淡，苔薄白，脉细。

治法：益气养血，健脾补中散结。

方药：归脾汤（《济生方》）加减。

黄芪 20 g　党参 30 g　白术 15 g　龙眼肉 15 g　续断 15 g　山慈菇 15 g　当归 10 g　大枣 10 g　木香 10（后下）　龙葵 20 g　白英 20 g　甘草 6 g

方中以黄芪、党参健脾补气为君药，辅以白术、龙眼肉助君药以补脾益气，当归、大枣补血滋阴为臣药，佐以木香、续断行气止痛，龙葵、白英、山慈菇解毒、软坚散结，甘草、大枣补脾温中，调和诸药均为使药，诸药合用，共奏益气养血、健脾补中散结之功。

加减：食少纳差者，加焦山楂、炒麦芽；肿物溃烂出血不止者，加三七、阿胶。

【辨病治疗】

（一）内服

1. 常用中草药

（1）莪术：辛、苦，温。破血祛瘀，行气止痛。《药性论》："治女子血气心痛，破痃癖冷气。"用于血瘀气滞之外阴及阴道癌患者。内服：煎汤，10～20 g。

（2）仙鹤草：苦、涩，平。收敛止血，解毒消肿，消积止痢，补虚健脾，杀虫止痒。《百草镜》："下气活血，理百病，散痞满；跌扑吐血，血崩，痢，肠风下血。"用于热毒壅滞型外阴及阴道癌伴有阴道出血患者。内服：煎汤，10～15 g，大剂量可用 30～60 g；或鲜品捣汁；或入散剂。外用：适量，捣敷。

（3）半枝莲：辛、微苦，凉。清热解毒，活血化瘀，利水消肿。《泉州本草》："内服主血淋，吐血，衄血；……痈疽，疔疮，无名肿毒。"用于热毒。瘀血内结型之外阴及阴道癌患者。内服：煎汤，10～30 g；或鲜品捣汁内服。外用：适量，研末调敷或鲜品调敷。

（4）白鲜皮：苦、寒。清热燥湿，泻火解毒，祛风止痒。《神农本草经》："主头风，黄疸，咳逆，淋沥，女子阴中肿痛，湿痹死肌，……"用于湿热内盛、瘀毒内结型外阴及阴道癌伴有阴道瘙痒患者。内服：煎汤，5～15 g；外用：适量，煎水洗。

2. 常用中成药

（1）大黄䗪虫丸（《金匮要略》）：具有活血化瘀、消肿散结之功效，适用于瘀血内结者。成人每次服 3～6 g，每日服 3 次。本丸药力较猛，血虚经闭者忌用，孕妇禁用。

（2）西黄丸（《外科证治全生集》）：具有行瘀散结、解毒消肿的功效，适用于癌瘤热毒瘀血内结者。成人每次服 3～6 g，每日服 2 次，血虚经闭者忌用，孕妇禁用。

（3）安康欣胶囊：具有活血化瘀、软坚散结、清热解毒、扶正固本的功效。每日 3 次，每次 4～6 粒，饭后温开水送服。

（4）复方苦参注射液：具有清热利湿、凉血解毒、散结止痛的功效。静脉滴注，一日 1 次，每次 20～30 mL，加入 250 mL 生理盐水注射液滴入。

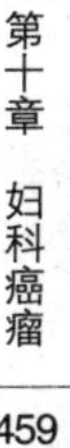

（二）外治法

（1）如意金黄散（《外科正宗》）：具有清热除湿、散瘀解毒、止痛消肿功效。用于肿瘤初期，外阴肿物呈红肿疼痛，但未腐烂者。

（2）三品一条枪（《外科正宗》）：消毒阴道，先用凡士林油纱条保护好阴道及穹隆部未破损处，在肿物上贴敷三品饼，5～7天后有坏死组织脱落，待三品饼吸收后，组织脱落前敷换中药“双紫粉”（紫草、紫花地丁、草河车、黄柏、旱莲草各30 g，冰片少许，共为细末，高压消毒）；应在月经后5～7天至月经前5天用药。本法具有解毒祛瘀、抗癌消肿作用。有严重肝肾功能损害者禁用。

（三）针灸

处方：关元、气海、三阴交、足三里、肾俞、隐白。

随症配穴：血热者配血海，湿热者配阴陵泉，气郁配太冲，血瘀配地机，盗汗配阴郄，不寐配神门。

针灸法：毫针刺，隐白行泻法，关元行平补平泻，气海、三阴交、足三里、肾俞行补法或施灸，或加电针，每日1次，留针20～30 min，10日为1疗程。

穴位注射：关元、气海、三阴交、足三里、肾俞等，每次选2～3穴，用维生素B_{12}注射液或胸腺肽等药，注射量根据药物情况及辨证而定，每日1次。

隔姜灸：关元、气海、三阴交、足三里、肾俞，每次3壮，每日1次，适用于肝肾亏虚证。

【急症与兼证】

（一）排尿困难

外阴及阴道癌侵犯尿道或膀胱，导致阴道膀胱瘘，症见小便涩痛或疼痛，或尿频、尿急和血尿，或浑浊如米泔水。其病因病机为下焦气化不利，无以分清泌浊，若口苦咽干，舌红，苔腻，脉数者，证属湿热下注，治以清热利湿，分清泌浊，方用程氏萆薢分清饮；若形体日渐消瘦，头昏无力，腰膝酸软，舌红，脉细数者，证属肝肾阴虚，治以滋阴清热，补虚止血，方用知柏地黄丸；若小便点滴而下，或时而通畅，时而阻塞不通，小腹胀满疼痛，舌紫暗，或有瘀点，脉涩或细数，证属瘀阻气滞，治以活血行瘀，方用抵当丸。

（二）排便困难

晚期癌肿侵犯肛门周围和肛管，压迫直肠致大便不畅，症见排便困难、里急后重，或有黏液脓血，或伴头痛烦躁，小腹疼痛，舌红或舌质瘀暗，脉细数，证属热毒瘀结，治以清热凉血，祛瘀解毒，方以白头翁汤合下瘀血汤加减。并配合“解毒得生煎”直肠内给药，处方：大黄20 g、黄柏15 g、山栀子15 g、蒲公英30 g、金银花20 g、红花15 g、苦参20 g，具有清热解毒、荡邪通腑、祛瘀消癥的功效。加减法：腹痛、脓血便或便血者，易山栀子为栀子炭，加罂粟壳 15 g、五倍子 15 g；高热、腹水者，加白花蛇舌草 30 g、徐长卿 30 g、芒硝 15 g，上药加水 1 200 mL，煎至 300 mL，滤过药渣后保持 38～40 ℃备用，患者取侧卧位，从肛门插入导尿管 20～25 cm（达乙状结肠处），将中药液放进 500 mL 输液瓶内，如静脉滴注操作接通已置入直肠内的胶管，保持滴注速度为 20 滴/分，滴注完毕后最好在肠管内保持 1 小时后排便，每天 1 次。

（三）外阴感染或溃烂

外阴恶性肿瘤放射治疗时，可出现不同程度的皮肤炎症，表现为局部皮肤红、热、痛或溃疡，可用中药如意金黄散（《外科正宗》）、生肌膏外涂或水煎坐浴，以清热止痛，祛腐生新。阴道癌放疗后出现放射性盆腔炎者可予生地、太子参、蒲公英各 15 g，赤芍、沙参、蚤休、败酱草各 12 g，当归、延胡索、女贞子、旱莲草、熟地、麦冬各 10 g，五味子 9 g。水煎服，每日 1 剂，分 2 次服。具有清热解毒、养阴活血的功效。

【治疗进展评述】

目前外阴癌及阴道癌的治疗仍以手术及放疗为主，临床上，中医药在外阴癌及阴道癌的防治中均可发挥重要作用，在疾病的早、中期配合现代医学的手术及放疗手段，有助于减少手术、放化疗对人体正气的损伤。同时可对放疗所致的常见并发症如放射性肠炎、放射性阴道炎起到治疗作用。在晚期外阴癌及阴道癌治疗中，中医药可起到改善患者生活质量，延长患者生存期的作用。

【名家治验及医案】

中医药治疗外阴癌以药物外治为主，并可根据病情辨证用药内服。常用外用药有雄黄、矾石、狼牙、苦参、地肤子、黄柏、青黛等。刘氏①报道，治疗外阴癌放疗后复发 1 例，先以祛湿解毒方：白花蛇舌草 120 g、生苡仁 30 g、重楼 15 g、没药 9 g、乳香 3 g、蜈蚣 10 条、僵蚕 30 g、生牡蛎 30 g、当归 30 g、黄芪 15 g、白术 15 g、香附 12 g，每日 1 剂；后以大补气血方：黄芪 120 g、当归 30 g、白术 30 g、山药 30 g、生地 30 g、重楼 30 g、乳香 9 g、没药 9 g、香附 12 g、僵蚕 15 g、蜈蚣 3 条，每日 1 剂，经 6 个多月治疗，服药一百余剂，获得“治愈”效果。作者认为重用白花蛇舌草、黄芪是取效的主要药物，其中白花蛇舌草用药量至 120 g；另外，蜈蚣每剂的用药最大量达 10 条，未发生不良反应。在内服药的同时还可配合外治法。

（刘展华）

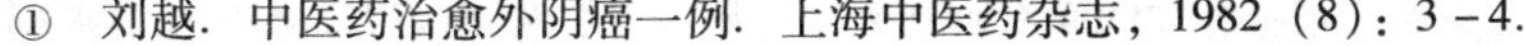

① 刘越. 中医药治愈外阴癌一例. 上海中医药杂志，1982（8）：3－4.

第五节　恶性滋养细胞肿瘤

恶性滋养细胞肿瘤（malignant gestational trophoblastic tumours）是指发生于胎盘外层的绒毛膜上皮细胞（即滋养叶细胞）的恶性肿瘤。本病以东南亚国家常见，而欧美国家少见，在我国多见于沿海地区，南方地区多于北方地区。据相关学者报道，葡萄胎的平均发生率为290/10万，而侵蚀性葡萄胎的发生率占葡萄胎的5%～20%，各生育年龄的妇女均可发生，亦可见于初孕或初产妇，绝大多数继发于正常或不正常的妊娠之后[①]。

本病病因目前认为与遗传物质异常、营养不良、孕卵缺陷等因素有关。恶性滋养细胞肿瘤从组织病理学类型上主要包括侵蚀性葡萄胎和绒毛膜癌两大类，具有较强的侵蚀性，恶性滋养细胞肿瘤的恶性程度高，但联合化疗效果好，早期患者治愈率可达90%以上，但晚期患者的疗效仍不满意[②]。

【文献概述】

恶性滋养细胞肿瘤属于中医的“癥瘕”“鬼胎”“崩中”范畴。

明代张景岳《景岳全书》曰：“妇人有鬼胎之说……此不过由本妇之气质。盖或以邪思蓄注，血随气结不散，或以冲任滞逆，脉道壅瘀不行，是皆内因之病，而非外来之邪。盖即血癥气瘕之类耳，当以癥瘕之法治之。”

明代王化贞《产鉴注释·妊娠鬼胎》谓：“妊娠鬼胎，状如怀妊，腹内如包一瓮，如下血或肠水物，可服斩鬼丹。”

清代傅山《傅青主女科》谓：“妇人有腹似怀妊，终年不产，甚至二三年不生者，此鬼胎也。其人必面色黄瘦，肌肤消削，腹大如斗……有似血臌之形，其实是鬼胎，而非臌也。”“女子有在家未嫁，月经忽断，腹大如妊，面色乍赤乍白，六脉乍大乍小，人以为血结经闭也，谁知是灵鬼凭身乎？……一身精血仅足以供其腹中之邪，则邪日旺而正日衰，势必至经闭而血枯。后虽欲导其经，而邪踞其腹，则经亦难通；欲生其血而邪食其精，则血实难长。医以为胎，而实非真胎；又以为瘕，而亦非瘕病。”闵纯玺《胎产心法》曰：“鬼胎者，伪胎也……此子宫真气不全，精血虽凝，而阳虚阴不能化，终不成形，每至产时而下血块血胞。”

【病因病机】

祖国医学认为恶性滋养细胞肿瘤是发生于胞宫的病变。胞宫是女子之血脏，属奇恒之府。在冲、任、督、带及脏腑等的共同协调作用下，完成其正常生理功能。胞宫病，

---

① 万德森．临床肿瘤学［M］．4版．北京：科学出版社，2015.

② 顾燕楠，陈友国．妊娠滋养细胞肿瘤的诊治研究进展［J］．山东医药，2015（25）：104－106.

多因先天禀赋不足或经期、产后失调、饮食劳倦、七情内伤、伤于房室及六淫之邪内侵等，致脏腑失和，冲、任、督、带失调，气血乖违，气机阻滞，瘀血内停，滞而不行，日久成积。发病机制如下。

（一）正气内虚，邪毒内犯

患者先天禀赋不足，正气内虚，邪毒内犯，留而不去，阻滞气血津液的正常运行，或脏腑虚弱，正气亏虚，气血津液运行及输布失常，均可导致瘀血、痰饮内生，积于胞宫而为本病。东汉华佗《中藏经》云：“积聚、癥瘕、杂虫者，皆五脏六腑真气失而邪气并，遂乃生焉。”隋代巢元方《诸病源候论·妊娠鬼胎候》认为：“荣卫虚损，则精神衰弱，妖魅鬼精得入于藏，状如怀娠，故曰鬼胎也。”

（二）情志抑郁，气滞血瘀

七情内伤是主要病因之一，如宋代严用和《济生方·积聚诊治》所说：“忧、思、喜、怒之气，人之所不能无者，过则伤乎五脏……留结而为五积。”可见情志为病，首先病及气分，使气机不畅，由气及血，血行不畅，冲任气血乖违，脉络瘀阻。气血瘀滞，日久凝结成块，则为石瘕。明代王肯堂《证治准绳·女科》及清代张璐《张氏医通·妇人门上》皆认为不成胎而成石瘕者“因七情脾肺亏损，气血虚弱，得失常道，冲任乖违而致之者”和“皆由其人阳气不足或肝气郁结，不能生发，致阴血不化而为患也。有因经行时饮冷，停经而成者；有郁痰、惊痰、湿痰凝滞而成者；有因恚怒气食瘀积互结而成者”。

（三）饮食不节，损伤脾胃

患者平素饮食不节，脾胃受损，运化失常，以致湿浊内停，甚至凝结成痰，痰湿内停，影响气血的正常运行，形成气机郁滞，血脉瘀阻，气、血、痰互相搏结于冲任带脉，而引起石瘕。《诸病源候论》曰：“癥瘕者，皆由寒温不调，饮食不化，与脏气相搏结所生也。”

（四）冲任失调，肝肾受损

久病石瘕或攻伐过度，波及阴血，毒邪未除，脏腑气血亏虚，正不胜邪，邪恋不去，冲任失调，石瘕难除。宋代陈言《三因极一病证方论》云：“多因经脉失于将理，产蓐不善调护，内伤七情，外感六淫，阴阳劳逸，饮食生冷，遂致营卫不输，新陈干忤，随经败浊，淋露凝滞，为癥为瘕。”宋代陈自明《妇人大全良方》云：“妇人脏腑调和，经脉循环，则月水以时而无病。若乘外邪而合阴阳，则小腹胸胁腰脊相引而痛，月事不调，阴中肿胀，小便淋漓，而色黄黑，则生瘕矣。”

综上所述，本病病位在胞宫，与先天禀赋不足及后天冲、任、督、带及脏腑等功能受损，或邪毒侵袭有关。属正虚邪实之病。

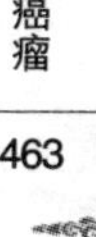

【诊断要点及鉴别诊断】

（一）诊断要点

1．临床表现

阴道不规则流血是恶性滋养细胞肿瘤常见的症状。侵蚀性葡萄胎常在葡萄胎排出后持续间断地阴道流血，也有部分患者可先有几次正常月经，然后出现闭经，再发生阴道流血；绒毛膜癌则常见于葡萄胎、流产或足月之后，有阴道持续性的不规则出血。伴有感染者，阴道有酱色腥臭的血性分泌物；当肿瘤转移至阴道壁，发生溃烂，可发生阴道大出血，检查时见阴道壁上有单个或多个大小不等的紫色结节。

2．实验室检查

血和尿绒毛膜促性腺激素（HCG）：是诊断恶性滋养细胞肿瘤的常用方法，也是判断治疗效果的可靠指标。

3．影像学检查

X线检查：恶性滋养细胞肿瘤早期就可发生肺转移，故X线检查是临床诊断的一个重要手段。

超声检查：B超或彩色多普勒超声用于子宫病灶及转移灶的诊断。

CT或MRI检查：对脑、肝、肾、盆腔等处转移灶的诊断有重要的价值。对胸片难以诊断的肺部转移灶，胸部CT有一定帮助。

4．组织病理学检查

组织病理学检查：诊断性刮宫取材，或阴道转移结节活检取材送病理学检查。

（二）鉴别诊断

1．残存性葡萄胎

良性葡萄胎排出后，仍有不规则阴道出血，妇科检查见子宫大而软，血及尿中HCG下降不满意，应注意与残存性葡萄胎区别。可行再次刮宫，如刮出葡萄胎组织，术后HCG转阴则为残存性葡萄胎，若刮宫无葡萄胎组织或刮宫后HCG仍持续阳性者则考虑为恶性葡萄胎。

2．子宫内膜癌

子宫内膜癌亦有不规则阴道出血，双合诊见子宫稍大而软，但子宫内膜癌多见于老年妇女，阴道排液、尿HCG呈阴性等改变，诊断性刮宫可明确诊断。

3．合体细胞子宫内膜炎

本病亦发生于产后、流产后或葡萄胎清宫后，临床可表现为不规则阴道出血，妇科检查子宫大而软。但尿HCG为阴性反应，刮宫后病理可见散在的滋养细胞主要为合体细胞浸润，同时有显著的炎性反应，经抗感染治疗和彻底刮宫后可恢复正常。

【辨证论治】

（一）辨证要点

本病多发生于生育年龄妇女。多因先天禀赋不足或经期、产后失调，饮食劳倦，七情内伤，伤于房室及六淫之邪内侵等，致脏腑失和，冲、任、督、带失调，气血乖违，气机阻滞，瘀血内停而致。病变部位在包宫，又与肝、肾有密切的关系。治疗当以活血破瘀、清热利湿、滋养肝肾、益气养血、解毒散结为主。

1．辨虚实

若见葡萄胎排除后，或流产中止后，仍有阴道出血、小腹胀痛、面色晦暗，舌质紫暗，或有瘀斑瘀点，舌下静脉瘀紫等症状，辨证属瘀血内停，为实证；若见患者阴道出血，色淡红，伴有面黄体瘦、少气懒言、心悸气短、头晕乏力，舌质淡苔白，脉细弱等症状，辨证属气血虚弱，为虚证。同时结合患者舌脉、年龄、体质、病程新久，辨其寒热虚实，审其偏寒偏热，夹虚夹实。一般而言，疾病初起，实邪居多，病程日久，损及正气，可见虚实夹杂的症候。

2．辨缓急

根据《医宗金鉴》曰："凡治诸癥积，宜先审身形之强弱，病势之缓急而治之，如人虚，则气血虚弱，不任攻伐，病势虽盛，当先扶正，而后治其病；若形证俱实，宜先攻其病也。"治疗上应根据患者体质及病程，酌情攻补，或先攻后补，或先补后攻，或攻补兼施。

（二）临床分型

1．气滞血瘀

主证：阴道不规则出血，有闭经史，面色晦暗，肌肤乏润，小腹胀满，口干不欲饮，子宫胀大或有转移癌肿，舌质紫暗，脉沉涩。

证候分析：情志为病，首先病及气分，使气机不畅，气血瘀积，滞于胞宫冲任，则结为肿块；经脉气血循行受阻，血不归经，则阴道出血，小腹胀满。面色晦暗，舌质紫暗，边有瘀点，皆为瘀血内阻之征。

治法：活血散结，行气破瘀。

方药：大黄䗪虫丸（《金匮要略》）加减。

大黄 10 g　桃仁 10 g　杏仁 10 g　生地黄 15 g　赤芍 15 g　白芍 15 g　干漆 10 g　水蛭 6 g　虻虫 6 g　土鳖虫 6 g　桂枝 10 g　牡丹皮 15 g

方中土鳖虫、水蛭、虻虫逐瘀消坚，破积通络为君药。大黄、桃仁、赤芍、桂枝、牡丹皮、干漆活血化瘀为臣药。佐以白芍、生地黄、杏仁滋养和营，以益其阴。

热毒甚者加白花蛇舌草 30 g；经血淋漓难尽者加仙鹤草 20 g；小腹胀气者加香附 10 g；小腹有块者加三棱 10 g、莪术 15 g。

2．湿热瘀毒

主证：少腹痞块巨大，质硬，腹痛如胀，按之如囊裹水，身热面赤，小便短赤，舌

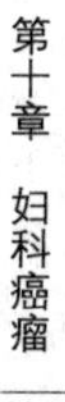

质紫或绛或有瘀斑，苔白浊或黄腻，脉弦数或滑数。

证候分析：湿热之邪与余血搏结，瘀阻胞宫冲任，久则结为癥瘕；经脉阻滞，触之胀痛；邪热内扰，热迫血行，则阴道出血量多；湿热下注，邪热伤津，则小便短赤，口渴，身热面赤。舌质紫或绛或有瘀斑，苔白浊或黄腻，脉弦数或滑数为湿热瘀毒之象。

治法：清热利湿，逐瘀解毒。

方药：当归龙荟丸（《宣明论方》）加减。

当归 15 g　龙胆草 15 g　栀子 15 g　黄连 10 g　黄芩 15 g　黄柏 10 g　生大黄 6 g　芦荟 15 g　青黛 10 g　木香 5 g　柴胡 10 g　川芎 15 g　水红花子 20 g

方中青黛、芦荟、龙胆草、黄连苦寒泄热解毒为君药。以黄芩、黄柏、生大黄、栀子等泻上、中、下三焦湿热之邪为臣药。佐以当归补血和营，使泻火而不伤正，调制上述各药；木香、柴胡、川芎、水红花子行气活血，使寒而不凝。上药共用可奏清热利湿、解毒逐瘀之功。

乏力明显者，可加生黄芪 30 g；恶心、纳少者，加半夏、竹茹各 9 g，麦冬 20 g，焦三仙各 10 g。

3. 气血两虚

主证：阴道不规则出血，甚则阴道大出血，出现昏厥，面色不华或萎黄，心悸气短，头晕倦怠乏力，舌质淡，脉细弱。

证候分析：癥瘕病久或攻伐过度，耗伤气血，气为血帅，气不摄血，则阴道出血，甚至大出血；脏腑气血亏虚，冲任失调，则可见昏厥，面色不华或萎黄，心悸气短，头晕倦怠乏力。舌质淡，脉细弱为气血两虚之象。

治法：健脾益气，养血活血。

方药：八珍汤（《正体类要》）加减。

党参 15 g　白术 15 g　茯苓 25 g　炙甘草 10 g　当归 10 g　熟地黄 20 g　白芍 15 g　川芎 15 g　鸡血藤 15 g　山楂 15 g　丹参 15 g

方中党参、白术、茯苓、炙甘草补气为君药。当归、熟地黄、白芍、川芎养血为臣药。佐以鸡血藤、山楂、丹参活血散结。上药共用可奏健脾益气、养血活血之功。

出血量多者去鸡血藤、山楂、丹参、川芎，加血余炭 15 g、海螵蛸 30 g、茜草 10 g 等收涩止血。

4. 阴虚火毒

主证：阴道流血，带下污臭，胸背或周身疼痛，腰膝酸楚，口干舌燥，便秘尿赤，心烦失眠，五心烦热，或有发烧，有时尿血，舌质红紫或暗红，苔光剥或薄苔，脉细数或细弦。

证候分析：先天禀赋不足，肝肾亏虚，或久病伤阴，则阴道流血，腰酸腿软；余邪未尽，内热炽盛，阴虚毒热，则带下臭秽，口干舌燥，便秘尿赤，心烦失眠，五心烦热；舌质红绛少津，苔少或光剥，脉弦细数为阴虚毒热之征。

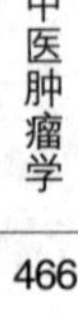

治法：滋养肝肾，清热解毒。

方药：左归丸（《景岳全书》）加味。

山萸肉 12 g　菟丝子 9 g　枸杞子 12 g　怀牛膝 15 g　鹿角胶 9 g　龟甲胶 9 g　熟地黄 12 g　山药 15 g　黄连 10 g　黄芩 15 g　生大黄 6 g　芦荟 15 g

本方是从六味地黄丸衍化而来。方用熟地黄益精髓而生血，山萸肉收涩精气，山药健脾，菟丝子、枸杞子补益肝肾为君药。辅以龟甲胶、鹿角胶峻补精血，怀牛膝强壮筋骨为臣药。加芦荟、黄连苦寒泄热解毒，佐以黄芩、生大黄等泻上、中、下三焦毒热之邪。此方将补益肝肾、清热解毒有机结合，标本兼顾。

出血过多者可酌加血余炭 15 g、藕节 20 g；大便出血者酌加地榆炭 10 g；五心烦热者加地骨皮 15 g；小腹痛甚者加延胡索 20 g、蒲黄 10 g；头晕肢软者加生黄芪 20 g、太子参 15 g。

【辨病治疗】

（一）内服

1. 常用中草药

（1）天花粉：又名栝楼根，味甘、微苦，性微寒。具有清热生津、消肿排脓的功效。其主要有效成分为天花粉蛋白，天花粉蛋白可直接作用于胎盘滋养细胞层，能有选择地使胎盘绒毛和子宫滋养层细胞变性坏死。张璐《本经逢原》曰：“栝楼根，降膈下热痰……治痈解毒排脓。”内服煎汤 9 ~ 60 g，或入丸散；外用研末撒或外敷。

（2）白花蛇舌草：味苦、甘，性寒。归心、肺、肝、大肠经。现代药理研究表明本药具有抗肿瘤作用。《广西本草选编》曰：“主治癌肿……”具有清热解毒、利湿抗癌的功效。内服煎汤 15 ~ 30 g，大剂量可用至 60 g；或捣汁外用，适量外敷。

（3）穿心莲：味苦，性寒。入心、肺。具有清热解毒、凉血消肿的功效。可用于治疗侵蚀性葡萄胎及绒毛膜癌。《泉州本草》曰：“清热解毒，消炎退肿。”内服煎汤 9 ~ 15 g，或研末外用、煎汁涂、研末调敷。

（4）山豆根：味苦，性寒。有毒。具有清热解毒、消肿止痛的功效。实验表明具有抗肿瘤作用。内服煎汤 9 ~ 15 g，外用研末调敷。

（5）半枝莲：微苦，微寒。具有解毒化瘀、利水消肿的功效。《本草纲目》谓“治痈疔……”抗肿瘤成分为生物碱。半枝莲每天量 30 ~ 100 g，水煎服。

2. 常用中成药

桂枝茯苓丸（《金匮要略》）：每丸 10 g，每次 1 丸，每日 3 次。适合于各型恶性葡萄胎、绒毛膜癌和癌毒未清者。

（二）外治

（1）阴道给药。阴道转移者局部注射山豆根注射液或天花粉 250 mg、牙皂 150 mg；二药经快速冷冻干燥，制成 10% 合剂，装入胶囊。阴道给药，以温开水冲洗阴道，排除积水后，将胶囊放入后穹隆，卧床 8 小时。剂量从 0. 25 g 开始，5 ~ 7 天用药 1 次。如用药后反应轻微，每次可增加0.25 g，注意使用前先用天花粉皮试，阴性始能用药。

（2）硝矾散。组成：皮硝、明矾、胆矾、雄黄各30 g，琥珀、乳香、没药、生南星、黄连各15 g，牙皂9 g，蟾酥5 g，冰片5 g，上药共研细末备用，用猪胆汁、醋各半调上药末成糊状，涂于患处，厚0.3 ~ 0.5 mm，包扎固定，药干后滴入胆汁与醋，保持药糊湿润。具有清热解毒、活血祛瘀散结的功效，适用于绒毛膜癌术后局部转移者。

（三）针灸

针灸取穴内关、气海、关元、中脘、三阴交、足三里，缓慢进针，用平补平泻手法，行针5 min，留针30 min，每日1次。10天为1个疗程。适用于绒毛膜癌术后转移疼痛者。

辨证配穴：气滞血瘀型加肝俞、膈俞、血海以行气散瘀。脾虚痰湿型加脾俞、足三里、丰隆补益脾胃，除湿化痰。阴虚毒热型加肝俞、肾俞、太溪滋补肝肾。气血两虚型加足三里、血海补气养血，可灸。

随症配穴：胁痛者加阳陵泉。小腹痛甚加次髎。

耳针法：内分泌、皮质下、脑干、肝、盆腔、内生殖器、肾、轮4—6反应点。毫针刺，中强度刺激，每次留针30 min，间歇运针2 ~ 3次，10次为1个疗程。或用揿针埋藏或王不留行籽贴压，每3 ~ 5日更换1次。

【急症与兼症】

（一）崩漏

当肿瘤转移至阴道壁，发生溃烂，可发生阴道大出血，症见腹痛剧烈、面色苍白、少气懒言、头晕目眩，等等；因阴虚火旺，迫血妄行，伴有口干烦渴、舌红、苔黄、脉细数，宜养阴清热、凉血止血。方用保阴煎加仙鹤草、乌贼骨。因脾虚不摄，脾不统血，伴神疲乏力、心悸气短、舌质淡、苔白、脉细，治宜健脾益气、摄血止血，方用归脾汤加当归、茜草。

（二）腹痛

当肿瘤浸润子宫旁组织，破溃出血时，可出现腹痛，因气滞血瘀所致者，伴胸胁乳房胀痛、烦躁易怒、舌紫暗、有瘀点、脉弦涩，治宜行气活血、化瘀止痛，方用逍遥散（《太平惠民和剂局方》）加减。因瘀热互结所致，伴发热、恶寒，或低热起伏、带下量多、黄稠有臭味、小便黄短、舌红、苔黄腻、脉弦滑而数，治宜清热除湿、化瘀止痛，方用清热调血汤（《古今医鉴》）加减。

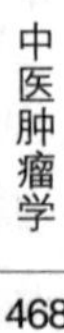

【名家治验及医案】

（一）《傅青主女科》治疗“鬼胎”治验[①]

《傅青主女科·鬼胎》述：“妇人有腹似怀妊，经年不产，甚至二三年不生者，此鬼胎

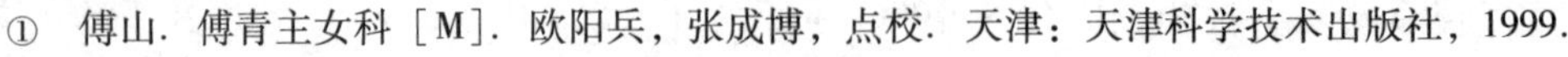

① 傅山. 傅青主女科［M］. 欧阳兵，张成博，点校. 天津：天津科学技术出版社，1999.

也。其人必面色黄瘦，肌肤消削，腹大如斗……迨后渐渐腹大，经水不行，内外相色，一如怀胎之状，有似血臌之形。”傅青主认为“鬼胎”乃“邪旺而正日衰，势必至经闭而血枯，后虽欲导其经而邪居其腹则经亦难通，欲生其血而邪食其精，则血难能长”，故法以攻为主，兼益气血健脾胃，使邪去而不伤正，选药上逐瘀为主，兼益气血。治疗鬼胎的主方有荡鬼汤（人参、当归、大黄、雷丸、川牛膝、红花、丹皮、枳壳、厚朴、桃仁）、荡邪散（雷丸、桃仁、当归、丹皮、甘草）和红花霹雳散（红花、大黄、雷丸）。几方中均以雷丸、桃仁、红花、当归、大黄等为主药，可以看出活血化瘀、攻逐祛瘀是其主旨。

（二）韩延华医案①

韩延华遵《景岳全书》：“妇人有鬼胎之说，岂虚无之鬼气，果能袭人胞宫而遂得成行者乎？此不过由本妇之气质。盖或以邪思蓄注，血随气结而不散，或以冲任滞逆，脉道壅瘀不行，是皆内因之病，而必非外来之邪。盖即血癥气瘕之类耳，当即以癥瘕之法治之。凡鬼胎之病，必以血气不足而兼凝滞者多有之。但见经候不调而预为调补，则必无是病。若其既病则亦当以调补元气为主，而继以去积之药，乃可也。”

庄某，女，37 岁，2007 年 10 月 10 日初诊。主诉：出现人绒毛膜促性腺激素（HCG）异常升高 2 周。2005 年 5 月，该患者因怀孕 2 个月胎儿异常增大而在北京医科大学被诊断为葡萄胎，随后在哈尔滨医科大学附属第二医院行清宫术，术后进行常规治疗，并嘱患者及时复查血 HCG。7 月 2 日，患者因出现阴道流血、腹痛等症状，遂在该院进行检查，复查血 HCG，血 HCG 水平大于 100 000 IU/L，并且与出院时比较，并未降低，超声检查发现异常回声。确诊为恶性葡萄胎，立即进行化疗，在近两年内共进行 7 次化疗。化疗阶段血 HCG 有所下降，但仍未降至正常。由于患者因出现胃肠道、骨髓抑制和脱发等副反应拒绝化疗，积极要求中医药治疗。患者体型偏瘦，手足心稍有汗出，乳房轻微胀痛，舌质淡，苔薄白，脉弦数。中医诊断：鬼胎，证属气滞血郁证。治法：理气活血，祛瘀生新。

处方：天花粉 20 g　紫草 20 g　穿心莲 25 g　水蛭 10 g　白花蛇舌草 25 g　土茯苓 20 g　鱼腥草 20 g　怀牛膝 20 g　当归 20 g　枳壳 15 g　白芍 20 g　三棱 15 g　莪术 15 g　龟板 15 g

10 剂，水煎服，每日 1 剂，早晚分服。嘱患者生活中应注意进食高蛋白质、高维生素、易消化的食物，适当活动，保证睡眠充足，并且定期随诊。治疗期间须避孕 2 年。10 月 20 日复查血 HCG 为正常值上限，后随症加减，至第二年 2 月，患者血 HCG 恢复正常，月经周期正常。

（刘展华）

① 柳娜，杜嘉天，张静，等. 韩延华教授治疗恶性葡萄胎化疗后血 HCG 升高验案 1 例［C］：全国第八次中医妇科学术研讨会论文汇编，2008.

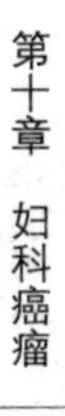

第十一章　淋巴造血系统癌瘤

第一节　恶性淋巴瘤

恶性淋巴瘤是原发于淋巴结和其他器官淋巴组织的恶性肿瘤，是造血系统恶性疾病之一，可分为霍奇金淋巴瘤（HL）和非霍奇金淋巴瘤（NHL）两大类。恶性淋巴瘤占所有恶性肿瘤的3% ~5%。在中国，每年新发恶性淋巴瘤约占4%，是第九大常见肿瘤，其在肿瘤导致的死亡排名中居第十位。NHL发病率最高，人群发病率为6/10万~7/10万，而HL则为2/10万。在每年新诊断的血液系统肿瘤中，淋巴瘤约占一半。①。

感染EB病毒、染色体异常、长期服用免疫抑制剂、艾滋病、自身免疫性疾病、长期接触苯、除草剂、石棉、砷等有毒物质及曾经接受放射线、化疗等均可诱发恶性淋巴瘤。本病预后与患者的年龄、Karnosky评分、临床分期、结外受侵部位有关。大部分霍奇金淋巴瘤可获治愈，Ⅰ、Ⅱ期患者治愈率高达85% ~95%，ⅢB、Ⅳ期患者治愈率可达到60% ~65%，而非霍奇金淋巴瘤，由于其表型复杂、生物学特性各异，故本病整体预后相对较差，部分表型患者经积极治疗后长期生存率可达30% ~35%②。

【文献概述】

在古代中医文献描述中“瘰疬”“石痈”“石疽”“失荣”“恶核”等所描述的肿大淋巴结均有皮色不变，不痛不痒，属中医“阴疽”范畴，与恶性淋巴瘤的临床表现极其相似。

有关淋巴结肿大的描述最早见于《灵枢·寒热》：“寒热瘰疬在于颈腋者，皆何气使生?”又曰：“此皆鼠瘘寒热之毒气也，留于脉而不去者也。”这是首先提出位于颈项与腋下肿大的淋巴结，并将之命名为“瘰疬”。明代《外科正宗·瘰疬》发展了《内经》

① 刘志刚，徐才刚. 淋巴瘤的发病现状与危险因素［J］. 西部医学，2013，25（7）：961－963，967.

② 邹静，杨顺娥. 恶性淋巴瘤的病因及分型与预后的关系［J］. 新疆医科大学学报，2008，31（4）：481－483.

关于瘰疬的论述，并对其进行了详细的分类，提出了瘰疬的病因病机。“夫瘰疬者，有风毒、热毒、气毒之异，又有瘰疬、筋疬、痰疬之殊。风毒者，外受风寒伏于经络，……热毒者，天时亢热，暑中三阳或内食膏粱厚味酿结成患，……气毒者，四时杀疠之气，感冒而成，……瘰疬者，累累如贯珠，连接三五枚，……痰疬者，饮食寒热不调，饥饱喜怒不常，多致脾气不能转运，遂成痰结。”

“石痈”“石疽”“恶核”等均是描述淋巴结肿大的病证。宋代赵佶《圣济总录》云：“石疽与石痈之证同，比石痈为深。以寒客经络，气血结聚不得散，隐于皮肤之内，重按如石，故谓之石疽。”宋代王怀隐《太平圣济方》中说：“夫恶核者，为肉里忽有核，累如梅李，或如小豆粒，皮肉碜痛，左右走身中，卒然而起，……毒入腹脏，闷烦恶寒，即煞人。”明代王肯堂著《证治准绳》云：“谓痈疽肿硬如石，久不作脓者是也。”清代吴谦等著《医宗金鉴》云：“石疽生于颈项旁，坚硬如石色照常，肝郁凝结于经络，溃后法依瘰疬疮。”清代邹岳《外科真诠》说：“上石疽生于颈项两旁，形如桃李，皮色如常，坚硬如石……此证初小渐大，难消难溃，即溃收敛，疲顽之证也。”

“失荣”描述的又是恶性淋巴瘤患者晚期的恶病质状态。明代陈实功《外科正宗》云：“失荣者，其患多生于肩之上。初起微肿，皮色不变，日久渐大，坚硬如石，推之不移，按之不动，半载一年，方生隐痛，气血渐衰，形容瘦削，破烂紫斑，渗流血水，或肿泛如莲，秽气熏蒸，昼夜不歇。……犯此俱为不治。”

清代王维德《外科证治全生集》云：“阴毒之症，皮色皆同，然有肿与不肿，有痛与不痛，有坚硬难移，有柔软如绵，不可不为之辨。……不痛而坚，形大如拳者，恶核失荣也；……不痛而坚如金石，形如升斗，石疽也。此等症候，尽属阴虚，无论平塌大小，毒发五脏，皆曰阴疽……重按不痛而坚者，毒根深固，消之难速。”又云：“恶核与石疽初期相同，然其寒凝甚结，毒根最深。”这里指出了“石疽”“失荣”“恶核”等病证之间的异同，并认为这些病证皆有皮色不变，不痛不痒之症，均属于“阴疽”范畴。

关于本病的治疗及预后在古代文献中亦有论述。唐代孙思邈著《备急千金要方》云：“恶核病卒然而起，有毒，若不治，入腹，烦闷杀人。”《千金要方》也云：“凡恶核似射工……时有不痛者，不痛则不忧，不忧则救迟，救迟则杀人，是以宜早防之。”这里指出了恶核的病情严重，死亡率高，并强调了早期治疗恶核的重要性。清代吴谦等著的《医宗金鉴》在谈到这类疾病的预后时则说：“日久难愈，形气渐衰，肌肉削减……古今虽有治法，终属败症。”

【病因病机】

恶性淋巴瘤的病因是由于正气内虚，加之外感邪毒，饮食失调，情志内伤导致水湿内停，聚湿生痰，痰著于经络肌肤，生为本病。

（一）正虚邪袭

素体正虚，六淫邪毒，乘虚而入，留而不去，邪气客于经络或肌肉，与血气相搏，化为痰饮，结聚为块，停留于体内经络肌肤，生为本病。《灵枢》中说：“肉不坚，腠理疏，则善病风。”“邪之所凑，其气必虚。”如隋代巢元方《诸病源候论》所云：“此由寒气客于经络，与血气相搏，血涩结而成疽也。其寒毒偏多，则气结聚而皮厚，状如痤疖也，硬如石，故谓石疽也。……石痈者，亦是寒气客于肌肉，折于血气，结聚而成。”

（二）饮食伤中

饮食不节，损伤脾胃，脾失健运，湿郁于内，久成湿毒。湿毒不化，日久凝结为痰，痰毒互结，遂成癌瘤。如明代陈实功《外科正宗》云：“失荣者，……或因六欲不遂，损伤中气，郁火所凝，坠痰失道，停结而成。”

（三）情志失调

气郁化火，痰火结聚。忧思恚怒，肝气不舒，痰气积聚，郁久化热，炼液为痰，若与邪毒胶结则为恶核。清代邹岳《外科真诠》云：“（失荣）由忧思哀怒，气郁血逆，与火凝结而成。”清代马培之《马培之医案》云：“操劳思虑，郁损心脾，木失畅荣，气化为火，阳明浊痰，籍以上升，致颈侧坚肿，成为失荣。”

总之，凡淋巴结肿大者皆与“痰”有关，所谓“无痰不成核”。肺主气而司治节，脾主运化水谷精微，肝主疏泄协助脾胃运化，肾主水而司开合，三焦主气化而司决渎，为水谷精微运化之道路。如上述诸脏腑功能失调或障碍，机体气机郁滞或阳气衰微，不能正常运化津液，使体液停留积聚于机体某一部位，与邪毒郁火相搏，凝练成痰。同时，又外邪闭阻或由情志抑郁，或饮食劳倦而致气机壅滞，津液不行，或热灼津液，寒凝湿滞，水湿内停，聚而为痰。“痰随气升，无处不到。”“顽痰生百病。”痰著于经络筋骨，则致恶核丛生。

因此，本病的病机与肺、脾、肝、肾、三焦等脏腑，和外感邪毒，以及情志、劳倦、伤食等有关。

【诊断要点及鉴别诊断】

（一）诊断要点

1. 临床表现

在早期可有发热，盗汗，疲倦，体重下降，皮肤瘙痒，继而可出现贫血。本病的特征是淋巴结肿大。恶性淋巴细胞首先侵犯浅表淋巴结，约占60%，咽环淋巴结受侵的约占12%，其余依次为纵隔淋巴结、肠系膜淋巴结。咽环淋巴结肿大，可有咽喉部不适感，颈部紧迫感。纵隔淋巴结肿大，可出现胸闷，气促，颈静脉曲张，及病侧上肢浮肿。肠系膜及腹膜后淋巴结肿大，腹部可扪及肿块，可有腹胀，胃纳减少，等等。少数原发于结外器官等者，可出现相应的症状，如原发于胃，可见上腹饱胀，胃脘部疼痛，胃纳下降等。

2. 影像学检查

胸部的X线检查有助于鉴别有无肺实质侵犯。CT扫描可发现纵隔淋巴结、肠系膜淋巴结、腹主动脉旁淋巴结、腹膜后淋巴结肿大情况，对诊断有很大帮助。PET－CT检查

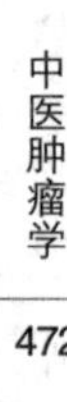

可以了解肿瘤全身侵犯情况，可以用于判断肿瘤的分期和预后。

3．实验室检查

（1）骨髓检查。骨髓检查对诊断分期有重要意义。HL 病有广泛病变或有全身症状时易有骨髓侵犯。NHL 骨髓侵犯的发生率与病理类型有关，淋巴细胞性淋巴瘤骨髓浸润发生率高；而弥漫型组织细胞淋巴瘤的发生率低。

（2）血象、血沉、乳酸脱氢酶、肝肾功能等检查有助于了解肿瘤进展情况及判断预后。

4．病理学检查

淋巴结活组织检查或经其他病理检查是诊断本病金标准。HL 组织病理学检查是在多种正常细胞背景上，见到 R－S 细胞或其变异型；NHL 组织病理学特点为淋巴结正常结构消失，为肿瘤组织所代替。

5．免疫组化检查

免疫组化能分辨不同分化阶段的 T、B 淋巴细胞，在淋巴组织疾病诊断中具有不可替代的作用，可用于确诊恶性淋巴瘤。并可根据免疫组化结果对淋巴瘤进行分类、判断预后与分期。

（二）鉴别诊断

在临床上恶性淋巴瘤易被误诊，例如以浅表淋巴结肿大为首发表现的恶性淋巴瘤患者，有 70% ~80% 在初诊时被诊断为淋巴结炎或淋巴结结核，以致延误治疗。因而恶性淋巴瘤的鉴别诊断具有重要意义。恶性淋巴瘤应与如下疾病鉴别。

1．慢性淋巴结炎

多有明显的感染灶，且常为局灶性淋巴结肿大，有疼痛及压痛，一般不超过直径 2 ~3 cm，抗感染治疗后可缩小。有些足癣患者可有腹股沟淋巴结肿大，尤其是长期存在而无变化的扁平淋巴结。

2．结核性淋巴结炎

有时很难与恶性淋巴瘤鉴别，因两者均可伴见发热、多汗、乏力、血沉增快等，且均为青壮年多见，比较典型的结核患者常伴有肺结核、淋巴结质地不均匀，有的部位因干酪样变而较软，有的部位因纤维化或钙化而较硬，易相互粘连并和皮肤粘连，故活动性差。由于结核可与恶性淋巴瘤并存，甚至在同一淋巴结中既有结核又有恶性淋巴瘤，所以即使已查到抗酸杆菌证实患有结核，经过正规的抗结核治疗而淋巴结继续增大，也应考虑活检以排除恶性淋巴瘤的可能。

3．淋巴结转移癌

淋巴结常较硬，质地不均匀，很少为全身淋巴结肿大。可找到原发灶。

4．嗜酸性淋巴肉芽肿

可表现为多处浅表淋巴结肿大，在临床上酷似恶性淋巴瘤，对放、化疗的反应良好，预后亦佳。鉴别要点是血中嗜酸性粒细胞增多，淋巴结病理活检也有明显特点。

5. 急性白血病和慢性淋巴细胞型白血病

本病也常有淋巴结肿大，主要通过血液学检查鉴别。

【辨证论治】

（一）辨证要点

1. 辨虚实

恶性淋巴瘤早期以实为主，以辨痰为要点，需明确寒热之别；在疾病进展过程中，有痰聚可导致血瘀、毒结。应明确瘀、毒轻重；疾病晚期局部属实，全身属虚。实以痰、瘀、毒互结为主，虚以肝、脾、肾三脏亏损多见。

2. 辨部位

恶性淋巴瘤发生在颈项、腋下、腹股沟等浅表部位多属于实证，以痰为主；发生于腹腔、纵隔部位者，多属虚实夹杂症，以痰凝血瘀为主；侵袭骨髓者虚损越重，标实越盛，以血瘀、毒聚骨髓，新血不得化生为主。

3. 辨症状

颈侧、腋下等处淋巴结进行性肿大，无痛，质硬，乃为风、寒、痰、湿凝聚经脉而致；颈项肿块融合、粘连是痰瘀和毒聚之结果；若出现咳喘气逆、腹痛、胸闷等症状，为病入脏腑，气血损伤；若出现周身疼痛、面色苍白、神疲乏力、心悸气短等症状，属病入骨髓；若高热恶寒或恶热，甚则神昏谵语，鼻齿出血及内脏出血等症状，为感受外邪，正虚邪实，毒热燔灼营血，内陷心包的表现；出现食欲减退、形体消瘦、壮热不退、大汗出等，属疾病晚期，气血大伤，阴阳离决之兆。

（二）临床分型

1. 寒痰凝结型

主证：颈项、腋下或腹股沟等处肿核，渐渐增大，皮色不变，不痛不痒，质地坚韧，或见神倦乏力，面色无华，形寒怕冷，舌质淡，苔白腻，脉沉细。

证候分析：患者素体脾气亏虚，或平素饮食失调，损伤脾胃，水液不循常道，化湿生痰，聚于皮下成块则见颈项、腋下或腹股沟等处肿核。痰为阴邪，故皮色不变，不痛不痒。脾虚失运，气血生化无源，故见神倦乏力，面色无华。痰邪积聚日久耗伤脾阳则见形寒肢冷。舌质淡，苔白腻，脉沉细为脾气亏虚，内有痰湿之象。

治法：温化寒痰，补气养血。

主方：阳和汤（《外科证治全生集》）加减。

熟地 20 g　鹿角胶 10 g　白芥子 10 g　炮姜 6 g　肉桂 3 g　制麻黄 10 g　当归 12 g　丹参 15 g　胆南星 15 g　甘草 6 g

方中熟地温补营血为君药；鹿角胶性温，为血肉有情之品，生精补髓，养血助阳，强壮筋骨，在方中为臣药；炮姜、肉桂破阴和阳、温通经脉，制麻黄、白芥子通阳散滞

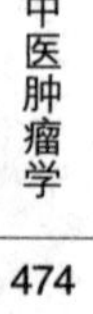

而消痰结，当归、丹参活血祛瘀，胆南星化痰，多药合用能使气血宣通，且又使熟地、鹿角胶补而不腻，在方中为佐药；甘草调和诸药，在方中为使药。全方既有补养之用，又有温通之意，共奏温阳补血、除痰散结之效。

本方重在温阳散寒、补血通脉，在临证应用时，应针对本证候特点，可加益气养血之品，如黄芪、党参、白芍、鸡血藤等；若脾气虚弱，食欲不振者，可加炒白术、陈皮、茯苓、焦三仙等；寒痰凝结，痰瘀互阻者，可加半夏、川芎、红花、桃仁等；痰核坚硬如石者，可加黄药子、守宫、浙贝母等。

2. 气郁痰结型

主证：胸闷不舒，两胁作胀，脘腹痞块，颈项、腋下或腹股沟等处痰核累累，皮色不变，或局部觉胀，或伴低热、盗汗，舌质淡红，苔薄白或薄黄，脉弦滑。

证候分析：患者平素情志失调，肝气不疏，气机不畅而见胸闷不舒，两胁作胀。气滞津停，积聚体内，为痰为饮，结聚成块，则见脘腹痞块，颈项、腋下或腹股沟等处痰核累累，皮色不变，或局部觉胀。气郁日久化热甚则伤阴，可见低热、盗汗。舌质淡红，苔薄白或薄黄，脉弦滑为气郁痰结之象。

治法：疏肝解郁，化痰散结。

方药：柴胡疏肝散（《景岳全书》）加减。

柴胡 12 g　白芍 15 g　枳壳 10 g　陈皮 6 g　香附 15 g　川芎 10 g　土贝母 20 g　甘草 6 g

方中以柴胡、白芍归经入肝，疏肝解郁，兼以清热，在方中为君药；枳壳、陈皮疏泻脾气之壅滞，调理中焦之运化，以去生痰之源，在方中为臣药；香附疏肝理气，川芎活血行瘀，兼有理气之功，协助君臣药加强疏肝解郁之功，土贝母解毒散结，共为佐药；甘草既可与白芍合用缓急止痛，又可调和诸药，在方中为使药。诸药合用具疏肝健脾、透解郁热、和中缓急、理气止痛之功效。

本方以治疗肝郁痰结证较为适宜，但本证候除气郁痰结之外，临证应用时，兼有气阴两虚之证，可加黄芪、党参、生熟地、玄参等；痰结较重者，可加入半夏、贝母、牡蛎等；肝气郁结，郁热较重者可加入丹皮、薄荷、川楝子、郁金等；肝郁脾虚，食欲不振者，可加入菖蒲、砂仁、焦三仙等；若痰瘀互结，癥积肿块者，可加入桃仁、红花、三棱、莪术等。

3. 阴虚痰瘀型

主证：形体消瘦，脘腹胀痛，纳呆食少，口渴咽干，失眠多梦，潮热盗汗，恶核累累，癥瘕积聚，大便干结，舌红少苔，或有瘀斑，脉象细数。

证候分析：患者病程日久，痰瘀日久化热，耗伤阴精；或失治、误治导致阴精亏损，而见形体消瘦，恶核累累，癥瘕积聚，口渴咽干；阴精亏虚，肾水不能上济于心故见失眠多梦；大肠津液亏少则见大便干结；阴虚内热，迫津外泄而见潮热盗汗；脘腹胀痛为痰瘀之邪结聚于中，阻滞气机所致；久病或失治、误治损伤脾胃，脾失健运故见纳呆食少；舌红少苔，或有瘀斑，脉象细数为阴虚夹有痰瘀并有化热之势。

治法：补肾养肝，化痰祛瘀。

方药：壮骨丸（《丹溪心法》）加减。

黄柏 10 g　熟地 20 g　龟甲 20 g（先煎）　知母 10 g　白芍 15 g　阿胶 10 g（烊化）　锁阳 6 g　干姜 6 g　陈皮 10 g　土鳖 6 g

方中黄柏苦寒以泻肾火而清虚热，在方中为君药；熟地、龟甲、知母、白芍滋阴养血、补益肝肾，与黄柏同用则泻火而不伤阴，滋养而不留滞，在方中为臣药；更以阿胶滋养阴血、强壮筋骨，锁阳温阳益精，配合干姜、陈皮温中健脾、理气和胃，土鳖活血化瘀，使本方滋而不腻，补而不滞，在方中共为佐使药。诸药合用，具有滋阴降火、补肾养肝之效。

本方专治肝肾阴虚，虚热内生之证候，但在临床应用时要依据虚实夹杂证候特征，可选择加入活血化痰药，如川芎、桃仁、红花、三棱、莪术、地龙、半夏、土贝母、胆星等；脾胃虚弱，纳食不香者，可加用石菖蒲、砂仁等；脾阳不振，完谷不化，腹痛腹泻者，可加炮姜、乌药、赤石脂等。

4. 阴阳俱虚型

主证：形体消瘦，口渴咽干，潮热盗汗，大汗淋漓，畏寒肢冷，恶核累累，癥瘕、积聚，大便干结，舌淡苔白，脉象细弱。

证候分析：疾病末期，患者正气大伤，阴阳俱损。故见形体消瘦，癥瘕、积聚；阴虚则见口渴咽干，大便干结，潮热盗汗；阳虚则见畏寒肢冷，甚则大汗淋漓等症。舌淡苔白，脉象细弱为阴阳俱损之象。

治法：滋阴温阳，补益肝肾。

方药：肾气丸（《金匮要略》）加减。

干地黄 20 g　山药 15 g　山萸肉 12 g　泽泻 10 g　茯苓 10 g　丹皮 10 g　炮附子 10 g　桂枝 10 g

方中以干地黄滋阴补肾，在方中为君药；山萸肉、山药补益肝肾精血，并以少量炮附子、桂枝温阳暖肾，意在微微生火，鼓舞肾气，在方中为臣药；茯苓、泽泻、丹皮协调肝脾。诸药合用具有温补肾阳之效。本方温阳药与滋阴药合用，体现了张景岳“善补阳者，必阴中求阳，则阳得阴助而生化无穷”的理念。

本方专行调理阴阳，在临床应用时要依据本证虚实夹杂的特点，可在方中选择性加入化痰行瘀药，如川芎、丹参、桃仁、红花、三棱、莪术、地龙、半夏、陈皮、胆南星、贝母等；脾胃虚弱，食欲不振者，可加用石菖蒲、砂仁、炮姜、黄芪等；脾肾阳虚，完谷不化，腹痛腹泻者，可加延胡索、乌药、赤石脂、石榴皮、椿根皮等。

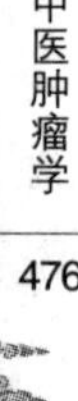

【辨病治疗】

（一）内服

1. 常用中草药

（1）广豆根：即山豆根。苦，寒。有毒。具有清热解毒、清肺利咽、消肿止痛的功效。《仁斋直指方》："治咽喉上膈热毒患瘰疬者。"内服：煎汤 3～9 g；或磨汁服。外用：适量，煎水含漱或捣敷。用治淋巴瘤中属热毒壅盛。

（2）半边莲：甘、淡，寒。具有清热解毒、利水消肿的功效。《生草药性备要》："敷疮，消肿毒。"内服：煎汤 10～30 g；或鲜品捣汁内服。外用：适量，研末调敷或鲜品捣敷。用治淋巴瘤中属热毒内盛，水湿阻滞。

（3）土贝母：苦，凉。具有清热解毒、消肿散结的功效。《陕西中草药》："清热解毒消肿。"内服：煎汤 10～30 g；或入丸散剂。外用：适量，研末调敷或熬膏摊贴。用治淋巴瘤热毒壅积，痰气互结。

（4）玄参：甘、苦、咸，微寒。具有泻火解毒、凉血滋阴的功效。《名医别录》："主治暴中风，散颈下核、痈肿……定五脏。"内服：煎汤 10～15 g；用治淋巴瘤热毒壅盛，阴液受损。

（5）牡蛎：苦、甘、咸，寒。具有化痰软坚、滋阴解毒的功效。《本草求真》："瘰疬结核，血瘕……等证皆能见效。"内服：煎汤 10～30 g；或入丸散剂。外用：适量，研末调敷或做扑粉。用治淋巴瘤寒痰凝结者。

2. 常用中成药

（1）小金丹（《外科证治全生集》）：具有破瘀通络、祛痰化湿、消肿止痛等功效。适用于恶性淋巴瘤体质较好者。每次 1 支（0.6 g），陈酒送下，每天 2～3 次。本品祛瘀散结之力较强，正虚者慎用，孕妇忌服。

（2）西黄丸（《外科证治全生集》）：具有清热解毒、和营消肿的功效，适用于恶性淋巴瘤全身表浅淋巴结肿大，咽痛鼻衄，小便短赤，大便秘结者。每次 1 丸，每天 2 次。

（3）大补阴丸（《丹溪心法》）：具有滋阴降火的功效，适用于恶性淋巴瘤证属肝肾阴虚，虚火上炎而见潮热盗汗、腰酸腿软、眩晕耳鸣等证候者。成人每次 6 g，每天 2～3 次。

（4）六神丸（《中医药大辞典》）：具有清热解毒、软坚散结的功效，适用于各症候类型的恶性淋巴瘤。每次 20 粒，每日 3 次。

（二）外治

片仔癀软膏，具有清热解毒、散瘀止痛的功效，可以本药涂抹患处，每周 1 次。适用于恶性淋巴瘤局部淋巴结肿大。

（三）针灸

主穴：取厥阴、少阳经穴为主。天井、少海、章门、百劳、肘尖、支沟、三阴交。

方义：天井、少海相配泻三焦降心火而化痰浊，乃治瘰疬的成方；百劳、肘尖经外奇穴，主治痰核瘰疬。章门主治马刀肿瘿；支沟泻三焦郁火，三阴交疏肝健脾益肾，两穴相配可行气活血。

辨证配穴：寒痰凝滞加灸脾俞、丰隆温化寒痰。气郁痰结加肝俞、太冲、丰隆以行气化痰。痰热蕴结加曲池、丰隆以清热除痰散结。肝肾阴虚加肝俞、肾俞、照海以滋肝肾之阴。气血两虚加气海、足三里益气养血，可灸。

操作：毫针刺，补泻兼施。每日1次，每次留针30 min，10次为1个疗程。虚证可加灸。

耳针法：内分泌、皮质下、脑干、肝、心及对应部位、轮4—6反应点。选2~3穴，毫针刺，中强度刺激，每次留针30 min，间歇运针2~3次，10次为1疗程。或用揿针埋藏或王不留行籽贴压，每3~5日更换1次。

【急症与兼证】

（一）发热

恶性淋巴瘤出现的发热有三种情况，一是疾病过程中感受外邪引起的外感发热，临证时应“急则治标”，根据风寒风热之异而辨证，如辛温解表之麻黄汤、桂枝汤，辛凉解表之银翘散等，参照外感病证治。二是痰热内盛导致发热，热势较高，体温可达39 ℃以上，治宜清热解毒，可选用黄连解毒汤（《肘后备急方》）、五味消毒饮（《医宗金鉴》）等治疗。三是在疾病后期，正气耗伤引起的发热，可分为阴虚发热与气虚发热两种。阴虚发热治宜养阴清热，可予青蒿鳖甲汤加减；气虚发热治以甘温除热，可用补中益气汤加减。

（二）皮肤瘙痒

皮肤瘙痒多见于气血两虚之证，可在辨证的基础上加用益气养血之品；全身瘙痒则多见于疾病晚期，气血虚极，可辨证选用人参养荣汤（《三因极一病证方论》）加减；若见有皮肤瘙痒伴身黄、目黄，则为湿热熏蒸肌肤所致，可辨证选用麻黄连翘赤小豆汤（《伤寒论》）加减。

【治疗进展述评】

放疗和化疗为恶性淋巴瘤主要治疗手段。放疗及化疗的联合应用提高了Ⅰ、Ⅱ期淋巴瘤的治愈率，提高5年生存率。对于CD20+患者，靶向药物利妥昔单抗的使用可提高患者总生存率10%以上，有利于恶性淋巴瘤疾病的治疗与巩固治疗。

中医药在恶性淋巴瘤的综合治疗中发挥着重要作用。相关研究表明，肿瘤炎性微环境中的免疫抑制和免疫逃逸状态，与中医的痰湿伤脾、正气虚损状态类似①。而使用扶正

① 赵茜茜，田甜，闫婉君，等．中药干预肿瘤免疫微环境［J］．现代肿瘤医学，2016，24（2）：306－309.

中药可以通过调节人体阴阳平衡，纠正紊乱的内环境，协调气血、脏腑、经络功能的平衡稳定而发挥抗肿瘤免疫活性作用。同时中医药还可以起到改善T细胞抑制状态，提高NK细胞活性，降低骨髓源性抑制细胞（myeloid-derived suppressor cells，MDSCs）数目，改善肥大细胞及巨噬细胞的分化状态的作用，降低免疫抑制因子的水平①，而采用扶持正气为主的中医药对于肿瘤免疫微环境的调控和防治肿瘤的复发转移具有重要的临床意义②。

中医药的辨证治疗与病程有关，早期以祛邪抗癌为主，中期以扶正固本与祛邪抗癌相结合，晚期以扶正调补为主，佐以祛邪抗癌。且中医药与放、化疗的联合应用，可以产生协同作用，进一步减轻其毒副作用，提高患者的耐受性，使治疗顺利完成，提高患者的生存质量，延长患者的生存期。

【名家治验及医案】

（一）周岱翰医案③

周岱翰认为恶性淋巴瘤的病机为内虚与痰湿，由于痰结凝聚，毒发五脏，而逐渐形成恶性淋巴瘤，将其分为脾虚痰凝、痰结积瘀、痰毒虚损等临床证型，以祛痰与补虚为治疗关键。

医案：崔某，男，62岁。1977年4月至我院初诊：缘颈部肿块进行性肿大1年余，在外院诊为霍奇金淋巴瘤。因不愿接受放化疗而来就诊。诉颈项强，转动牵扯感，偶有胀痛，自觉痰多，疲乏短气，胃纳呆，时感寒热。查体见颈部肿块左侧7 cm×10 cm，右侧5 cm×9 cm，质硬实，表面凹凸不平，皮色如常。左腋下肿块2 cm×3 cm，轻压有痛感，肝脏于右肋下锁骨中线2 cm处扪及，质中，舌苔白腻，脉濡滑。

辨证为脾虚痰凝型。治法以健脾祛湿化痰，软坚散结。拟方药：薏苡仁、夏枯草、党参、白术、茯苓、川贝母、僵蚕、露蜂房、土鳖、守宫加减。每日1剂或隔日1剂；每周服西黄丸5日。连续服药约800剂，未用过任何化疗药物，单用中药治疗3年余，生活如常人。至1980年11月10日，自觉病情逐渐好转，查体左腋下肿核消失，颈部肿块左侧3 cm×4 cm，右侧4 cm×7 cm，肝脏肋下1 cm，改为每周服药2~3剂。至1984年5月，颈部肿块增大，腋下、腹股沟淋巴结及肝脾亦逐渐肿大，约半年后病情加重至死亡，合计生存7年余。

---

① ZHOU J M，WU J F，CHEN X H，et al. Icariin and its derivative，ICT，exert anti-inflammatory，anti-tumor effects，and modulate myeloid derived suppressive cells（MDSCs）functions［J］. Int Immunopharmacol，2011，11（7）：890－898.

② 李卫东，花宝金. 中医药调控肿瘤微环境“稳态”影响肿瘤复发转移的机制初探［J］. 中医杂志，2011，52（22）：1891－1894.

③ 周岱翰. 恶性淋巴瘤的中医治疗［J］. 新中医，1987（10）：25－27.

（二）易菊清医案①

易菊清认为恶性淋巴瘤的总病机是本虚标实，治疗必须首分虚实，毋犯虚虚实实之戒。凡早中期肿瘤，肿块不大，体质未衰，正气尚存者，属邪毒壅盛，正气未虚。立法处方重在清热解毒，常选五味消毒饮加半枝莲、白花蛇舌草、蚤休、蒲公英、石上柏等清热解毒，选夏枯草、仙鹤草、紫草根、藤梨根、黄药子、山慈菇等散结解毒，酌配六神丸、西黄丸类中成药，共同解决邪毒这一主要矛盾。

医案：孔荣华，男，30 岁。武汉第一冶金场建设公司混凝土搅拌厂行政科科长。1963 年 10 月诊治。1963 年 3 月南京市某医院淋巴结活检报告：霍奇金淋巴瘤。1963 年 4 月武汉一冶职工医院，武汉医学院附属一、二院病理报告：霍奇金淋巴瘤。

临床症候：1963 年 2 月发现右侧腹股沟淋巴结肿大如拇指，伴午后发热，盗汗，消瘦，乏力，不思饮食。时隔不久，淋巴结迅速增大如鸭蛋大，确诊霍奇金淋巴瘤。放疗半月，不能耐受，改用化疗 10 余天，致白细胞急骤下降，而中止治疗。10 月就诊见：面微浮肿，色泽灰暗，精神萎靡，恶寒发热，项背拘急，全身胀痛，腹满不思食，舌质有瘀斑，苔白厚腻。右侧腹股沟淋巴结肿大，形如鸭卵，不活动，亦不痛；左侧腹股沟、颈部、腋窝淋巴结亦肿大，能推动，不痛。

中医辨证与论治：痰结湿聚，郁而化热，阻塞经络，气滞血瘀，复感风寒。治宜先以散寒祛湿，行气化痰，继则燥湿健脾，涤痰散结，清热解毒。

处方：

1 方：麻黄、桂枝、甘草各 6 g，白芷、川芎、当归、白芍、法半夏、陈皮、苍术各 9 g，茯苓 15 g，枳壳、桔梗、厚朴各 12 g，生姜 3 片。水煎服，每日 1 剂。

2 方：苍术、厚朴、法半夏、山慈菇、蚤休各 12 g，陈皮、白芥子、地丁、川芎各 9 g，甘草、豆蔻、天南星各 6 g，茯苓、薏苡仁、丹参各 15 g。水煎服，每日 1 剂。

3 方：银花、赤芍、公英、玄参、生牡蛎、昆布、海藻、丹皮、丹参各 15 g，连翘、大贝各 9 g，夏枯草、天葵子、地丁、蚤休、山慈菇、郁金各 12 g，薏苡仁 30 g。水煎服，每日 1 剂。另西黄丸每日 2 次，每次 3 g。

治疗经过及疗效：

二诊：服 1 方 8 剂后，风寒已解，外邪已去，食欲稍增，腹满稍除，但苔仍白厚腻，午后低热，继用燥湿健脾，化痰散结法，予服 2 方。

三诊：按 2 方加减，坚持治疗 6 个月后，患者食欲正常，低热已除，精力较前充沛，右侧腹股沟淋巴结已缩小致食指大，其他肿大的浅表淋巴结全消。患者已能上班，带药方继服。

四诊：5 年之后（1968 年 12 月），患者又因颈、腋窝、腹股沟等处淋巴结肿大，伴低热，经武汉某医院检查诊为恶性淋巴瘤复发，转来我处治疗。自诉低热（T37.8 ℃），因盗

① 李济仁. 李济仁点评名老中医肿瘤验案［M］. 北京：中国医药科技出版社，2014.

汗每夜内衣湿透，不思饮食，精神抑郁，面色灰黑，苔黄腻，脉濡数，颈、腋下、腹股沟等处可触及大小不一的肿大淋巴结，其中右腋窝下有一枚乒乓球大小肿大淋巴结，右侧腹股沟淋巴结肿大如鸭卵。此系痰湿未尽，郁而化热。治宜清热解毒，化痰散结，嘱服3方。

五诊：服3方10余剂，诸症差减，效不易方，守方治疗4个月后，颈、腋窝淋巴结已不肿大，腹股沟肿大淋巴结缩小如复发前。低热、盗汗诸症消失，再用六君子汤加生牡蛎、大贝母、山慈菇、蚤休、天葵子等健脾益气、化痰散结，以善其后。

按语：本案属中医学“瘤”“瘰疬”“失荣”等病范畴。其因乃“气归之，津液流之，邪气中之，凝结日以易甚，连以聚居，为昔瘤”（《灵枢》）。其初诊时，恶寒发热，颈背拘急，周身酸痛，乃风寒乘虚侵入，急则治标，先以五积散，散寒消积。待外邪一解，继用涤痰软坚，行气散结，仿导痰、越鞠化裁治之。然痰湿黏滞，胶凝固结，其效只能缓图，所以守方服药数月而收效。5年之后复发，出现低热、苔黄腻、脉濡数之症，显示痰浊未尽，郁而化热，乃守前法，加入清热解毒之品，又获良效。

（刘展华）

第二节　急性白血病

急性白血病（acute leukemia，AL）是造血干细胞的恶性克隆性疾病，发病时骨髓中异常的原始细胞及幼稚细胞（白血病细胞）大量增殖并抑制正常造血，广泛浸润肝、脾、淋巴结等各种脏器，表现为贫血、出血、感染和浸润等征象。根据主要受累的细胞系列可将AL分为急性非淋巴细胞性白血病（acute non lymphoblastic leukemia，ANLL）或称急性髓细胞白血病（acute myeloid leukemia，AML）和急性淋巴细胞白血病，简称急淋白血病或急淋（acute lymphoblastic leukemia，ALL）。流行病学调查显示①，白血病发生率为3/10万~4/10万，是严重危害人类健康的十大高发性肿瘤之一。发达国家发病率高于发展中国家，西方国家高于东方国家，发病年龄多分布于中老年，占各型白血病的58.9%。儿童的AML发病率明显低于中老年人。男性高于女性，随年龄增长而发病率上升，60岁以上为发病高峰。ALL在15岁以下人群最多发，占此年龄组所有肿瘤的1/4和白血病的76%。相反，ALL仅占成人肿瘤的1%以下。2~5岁和60岁以后分别为此病的两个发病高峰，青春期青壮年期发病率下降。年龄分布：ALL在儿童期（0~9岁）存在发病高峰，30岁前随年龄增长呈下降趋势，30岁后趋向平稳。青少年组（10~29岁）女性发病率显著低于男性。近50年来白血病的发病率有增高趋势。据有关资料统计，我国每年新增白血病患者40 000多例，其中20 000多例是儿童。急性白血病发病原因尚未完全明确，现有研究认为是物理、化学、遗传、生物等多种因素相互作用的结果。急性

---

① 张之南，李家增．血液病治疗学［M］．北京：科学技术文献出版社，2005：425.

白血病具有发病急、进展快、自然病程短等临床特征。

急性白血病是常见造血组织肿瘤性疾病。其主要特征是白细胞异常增生，病变部位累及骨髓、肝、脾、淋巴结，亦可累及其他组织器官。因增生的白血病细胞具有恶性肿瘤的生物学特征，依据中国中西医结合学会血液病专业委员会第七、第八届全国中西医结合血液病学术会议对急性白血病中医病名讨论结果，参考陈信义等主编的《常见血液病中医诊疗范例》中关于急性白血病的中医命名，将急性白血病中医病名定为“血癌”。在“血癌”项下将“急性血癌”作为急性白血病的中医病名。在疾病发生与发展过程中，可与急性白血病既往沿用的“温热病”“血证”“痰核”“癥瘕”“积聚”等疾病相互参照。

【文献概述】

在古代文献中有许多类似急性白血病不同阶段的临床表现的描述，现概述如下。

（一）类似急性白血病发热症状描述

宋代《圣济总录》中指出：“热劳之证，心神烦躁，面赤头痛，眼涩唇焦，身体壮热，烦渴不止，口舌生疮，饮食无味，肢节酸痛，多卧少起，或时盗汗，日渐羸瘦者是也。”该书又曰：“急劳之病，其证与热劳相似，而得之差暴也，缘禀受不足，忧思气结，荣卫俱虚，心肺壅热，金火相刑，脏气相克，或感外邪，故烦躁体热，颊赤心松，头痛盗汗，咳嗽，咽干，骨节酸痛，久则肌肤销烁，咯涎唾血者，皆其候也。”从以上描述可以看出，其发热特点是体质虚弱导致的内伤发热，与单纯外感发热有明显区别。

（二）类似急性白血病出血症状描述

《素问》中有：“病至先闻腥臊臭，出清液，先唾血，四肢清，目眩，时时前后血，……病名血枯。”“有病温者，汗出辄复热，而脉躁疾，不为汗衰……病名阴阳交，交者死也。”“火郁之发，……故民病少气，……血溢流注。”《灵枢》曰：“阳络伤则血外溢，血外溢则衄血；阴络伤则血内溢，血内溢则后血。”这些描述与急性白血病由于血小板减少导致的急性出血症状极为相似。

（三）类似肝脾淋巴结肿大描述

隋代巢元方在《诸病源候论》中指出：“聚积者脏腑之病也……阳气所成也。虚劳之人，阴阳损伤，血气涘涩，不能宣通经络，故积聚于内也。”明代陈实功《外科正宗》曰：“夫瘰疬者，有风毒、热毒、气毒之异，又有瘰疬、筋疬、痰疬之殊。风毒者，外受风寒，搏于经络；……热毒者，天时亢热，暑中之阳或内食膏粱厚味酿结成患；……气毒者，四时杀疠之气，感冒而成；……瘰疬者，累累如贯珠，连结三五枚；……痰疬者，饮食冷热不调，饥饱喜怒不常，多致脾气不能传运，遂成痰结。”明代李中梓《医宗必读》说：“积之所成，正气不足，而后邪气踞之。”其论述类似于急性白血病之肝、脾、淋巴结肿大的临床表现。

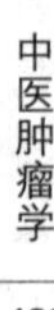

【病因病机】

急性白血病是正气不足，先天已有胎毒，而后瘟毒，邪毒侵袭，由表入里致脏腑受邪，骨髓受损，正虚邪实，耗气伤阴，气血亏损的动态病理过程。

（一）正虚因素

《黄帝内经》中指出："正气存内，邪不可干，邪之所凑，其气必虚。"因此禀赋薄弱，体质不健，胎毒内伏是疾病发生的关键因素之一。母体虚弱，胎中失养，或孕育期间母体感受毒邪，潜伏于内，遗传下代。先天不足，后天失养，卫外不固，无力抗邪而得病，同时，后天不足易罹患疾病，极易形成久病不复的诸虚不足。另外，大病失于治疗，或辨证有误，或选药不当，形成久病不复，以致心血不足，心神失养；脾气虚弱，统摄无权；肺气亏虚，卫外不固；肝阴不足，肝阳亢盛；肾精不足，髓海空虚。诸虚不足，精髓不复可导致疾病迁延不愈。

（二）饮食因素

暴饮暴食，饥饱不调，嗜食偏食，饮酒过度，或过食药毒等均会中伤脾胃，而致胃不受纳，脾失运化，气血化生无源。同时，脾土虚弱，水湿不化，可形成痰湿。痰性流注，易流窜脏腑、经络、肌肤而形成痰核；痰易与瘀血交织，形成痰瘀互阻，凝结于胁下形成癥积；流注于经脉、肌肤之间形成痰核、瘰疬。

（三）邪毒因素

正气亏虚，无以抗邪，或邪毒太盛，或长期受环境之毒滋扰，不仅会导致邪毒入里，侵犯五脏，损及骨髓而造成毒聚脏腑、骨髓的病理变化，而且毒邪侵袭，易伤营血，或内陷心包而引起危急重症，又或毒邪散发，遍布全身而出现全身症状。

急性白血病是多种致病因素综合作用的结果，其首发病位在骨髓，在疾病进展过程中可侵袭营血，累及肝、脾与淋巴结。由于病在骨髓，进展急进，变化多端，发病初始即见虚实夹杂症状。根据急性白血病的发生、进展速度和临床表现，总体分析可以看出，先天胎毒内伏、正气虚弱是急性白血病发生的内在基础；饮食不节、感受邪毒是疾病形成的外在条件。在急性白血病发生与进展过程中，气阴两虚是其最基本的病机变化；热毒内蕴、痰湿互结、瘀血内阻是其病机演化结果；诸虚不足是其最终病理结局。

【诊断要点及鉴别诊断】

（一）诊断要点

1. 临床表现

多数患者发病急，进展快，少数发病缓慢。主要表现如下：①发热。约半数患者以发热为首发症状，发热程度不等，热型多样，可见弛张热、稽留热或间歇热等。②出血。程度不一，部位可遍及全身，可见瘀斑、视网膜出血、血尿、黑便等，严重病例可发生脑出血。③贫血。可见面色苍白、心慌、气短等贫血的一般症状。④浸润表现。白血病细胞浸润各器官、组织可出现相应的临床表现。肝、脾、全身淋巴结肿大以及骨、关节疼痛是最常见临床体征。

2. 实验室检查

（1）血象。红细胞与血红蛋白：大部分患者有不同程度红细胞血色素性贫血，网织红细胞减少。外周血中可有少数有核红细胞，如 AML6。白细胞：约 50% 患者增高，20% 患者可大于 $100\times10^9/L$，小于 50% 患者白细胞正常或减少。血涂片中，常出现不同的数量不一的白血病细胞，随分型不同，白血病细胞的种类也不同。临床偶见白细胞正常或减少，且无白血病细胞出现，称为“非白血病性白血病”。血小板：患者多有不同程度的血小板减少，常低于 $50\times10^9/L$。血小板增高者罕见。

（2）骨髓象。绝大多数呈增生明显活跃或极度活跃，少数为增生低下。相应类型的白血病细胞Ⅰ型和Ⅱ型占有核细胞比例的 30% ~99%。细胞形态异常，发育障碍。主要表现为细胞体积明显增大，核大浆少，核浆比例增大，胞浆颗粒较小或粗大，急性粒细胞白血病部分分化型（M2）及急性单核细胞白血病（M5）可有明显的 Auer 小体。细胞核形态不规则，常有扭曲、折叠、分叶及凹陷等异型改变，核染色质粗糙，分布不均匀，核仁较正常原、幼细胞大而明显，数目增加，核分裂象多见，退化细胞较多见，AML 患者中可出现裂孔现象，即中间阶段发育细胞缺如。红细胞系、巨核细胞系细胞因明显受抑而显著减少。

（3）细胞组化染色检查。细胞组织化学染色应针对性选用，如鉴别 AML 和 ALL 常规做过氧化物酶或苏丹黑染色；区分粒细胞系和单核细胞系做酯酶染色；M6 可做糖原染色；诊断 M7 则应做血小板过氧化物酶染色，并在电镜下观察。

（4）免疫分型检查。采用单克隆抗体，检测不同系列、不同分化阶段血细胞质/细胞质的抗原，免疫分型并不能区分正常细胞或白血病细胞，只能判定细胞的成熟、分化阶段和系列来源，为诊断提供参考。

（二）鉴别诊断

本病主要与恶性淋巴瘤、再生障碍性贫血、传染性单核细胞增多症、类白血病反应、骨髓增生异常综合征相鉴别。

1. 恶性淋巴瘤

恶性淋巴瘤是原发于淋巴结或淋巴结外组织或器官的恶性肿瘤。依据临床和病理特点不同，可分为两大类，即霍奇金淋巴瘤（HL）与非霍奇金淋巴瘤（NHL）。在组织病理学上，HL 的恶性细胞为 R－S 细胞及其变异细胞；NHL 的恶性细胞则为恶变细胞增殖形成的大量淋巴瘤细胞。临床表现以局部淋巴结肿大为主，部分患者可见骨髓受累，外周血或骨髓中甚至出现原始细胞，与急性淋巴细胞白血病相似，但病程相对缓慢，早期无明显的血红蛋白降低和白细胞、血小板下降。

2. 再生障碍性贫血

再生障碍性贫血是由化学、物理和生物因素等多种病因或某些不明原因引起的骨髓多能造血干细胞及微环境损伤，以及免疫机制改变，导致以全血细胞减少为特征的综合征。临床表现为贫血、出血和感染，较容易与低增生型白血病相混淆。但本病无肝、脾、淋巴结肿大以及胸骨压痛等临床体征；骨髓穿刺涂片或骨髓活组织检查显示红、粒与巨核三系列细胞增殖明显低下，原始细胞百分比正常，外周血中NAP积分增高。

3. 传染性单核细胞增多症

传染性单核细胞增多症是由EB病毒（EBV）引起的青少年散发性传染病，病变主要累及淋巴网状系统。起病缓急不一，多数患者有前驱症状，如乏力、头晕头痛、纳差、恶心等。临床以高热伴相对缓脉、咽部红肿疼痛、全身浅表淋巴结肿大、肝与脾脏肿大为特点。常并发神经炎、肾炎、心肌炎、肺炎等，还可出现出血、贫血及黄疸等表现，但嗜异性凝集试验水平增高，抗EB病毒抗体阳性，骨髓穿刺涂片或活组织检查三系列均正常，并无原始细胞增多现象。

4. 类白血病反应

类白血病反应，又称白血病样反应，是指患者事实上没有白血病，但血象中白细胞计数明显增多，常大于$50\times10^9/L$，或血中有一定百分数的原始、幼稚白细胞。但类白血病反应是继发于各种疾病的综合征，临床以各种原发疾病症状为主，常继发于各种感染和恶性肿瘤。骨髓穿刺涂片或活检显示无原始细胞增多现象；外周血粒细胞可见中毒颗粒，并见有NAP升高。

5. 骨髓增生异常综合征

骨髓增生异常综合征是一组原因未明的获得性造血干细胞功能异常，导致以难治性贫血及其他血细胞减少，并伴有病态和无效造血为特征的疾病。其临床表现亦以贫血、感染与出血为特征，且与急性白血病的发生密切相关，所以，鉴别尚有一些困难。但起病较为缓慢，常有两系或三系血细胞减少，骨髓有病态造血细胞，原始细胞不超过30%。

【辨证论治】

（一）辨证要点

1. 辨虚实

明确正气虚弱是急性白血病发生的内伤基础，热毒内蕴、痰湿互结、瘀血内阻是其病机演化过程，但在疾病发生与进展过程中往往是虚实夹杂证候。因此，辨证时应仔细详辨，分清虚实、辨明虚实轻重，分而治之，多方兼顾。

2. 辨标本

急性白血病发生与进展过程标本是动态变化的，应遵循“急则治标，缓则治本”的基本原则。以本虚为主者注重扶正治疗；以标实为主者侧重治标；本虚标实者应标本兼治，扶正、祛邪并举。

（二）临床分型

分型论治急性白血病临床症候较为复杂，既有疾病所特有的临床症候，又有与治疗相关的变证，更有在疾病进展过程中由于其他因素导致的兼证。依据疾病发生与进展的动态变化，临床常见以下四种证候。

1．邪热炽盛型

主证：急性发作，高热骤起而持续，发热不恶寒或微恶寒，汗出热不解，鼻衄，齿衄，紫斑，骨关节疼痛，或颈、腋下触及痰核，或胁下癥结，便干，尿黄，舌红，苔黄，脉洪大。

证候分析：邪热炽盛，热邪充斥机体故高热而持续，多不恶寒；热盛迫津外泄则汗出；热盛伤津则口渴喜冷饮，尿赤、便干；热扰心神则烦躁不安；热入营血可伤血、动血，则鼻衄，齿衄，紫斑；或毒热煎熬津液、血液，发生痰核、瘀血，集结体表，阻滞经脉，而见痰核、癥积。舌红，苔黄，均为邪在气分，里热炽盛的征象；里热炽盛，邪正斗争激烈，故脉洪大。

治法：清热解毒，凉血救阴。

方药：清瘟败毒饮（《疫疹一得》）。

生石膏 50 g　水牛角 30 g　生地黄 20 g　栀子 15 g　黄芩 10 g　连翘 15 g　知母 30 g　丹皮 15 g　黄连 10 g　赤芍 20 g　玄参 20 g　竹叶 10 g　桔梗 15 g　甘草 6 g

本方由《伤寒论》白虎汤、《外台秘要》引《小品方》之芍药地黄汤、《外台秘要》引《崔氏方》之黄连解毒汤等三方加减而成。方中重用生石膏为君药以清阳明之热；黄连、黄芩、栀子三药合用能泻三焦实火，知母养阴生津，共为臣药；水牛角、丹皮、生地黄、赤芍专于凉血解毒化瘀为佐；连翘、玄参、桔梗、甘草清热透邪利咽，竹叶清心利尿，导热下行，共为使药。诸药合用，既清气分之火，又凉血分之热，是治疗气血两燔的主要方剂。

若斑一出，加大青叶，并少佐升麻；大渴不已，加石膏、天花粉；便秘加大黄、枳实；骨节疼痛明显者可加羌活、独活。

2．热入血分型

主证：壮热谵语，胸中烦闷，口干而渴，皮肤黏膜瘀点、瘀斑，色鲜红或紫红，全身各部均可出血，如鼻衄、齿衄、尿血、便血等，舌红绛，苔黄，脉弦数。

证候分析：指邪热侵入血分的病变。热入血分是温热病入血的深重阶段，容易消耗阴血和迫血妄行。临床表现为发热夜重，神志昏迷，躁扰不安或抽搐，斑疹、出血、舌色深绛、神昏躁扰。

邪热由营及血，病势更深故壮热、口干而渴；因血热内扰心神，则谵语，胸中烦闷；邪热迫血妄行，溢于脉外则黏膜瘀点、瘀斑，色鲜红或紫红，或衄血，尿血，便血等。舌红绛，苔黄，脉弦数，热入血分之征象。

治法：清热解毒，凉血止血。

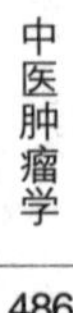

方药：神犀丹（《温热经纬》）。

水牛角 30 g　生地 30 g　淡豆豉 15 g　连翘 15 g　黄芩 10 g　板蓝根 15 g　金银花 15 g　玄参 30 g　天花粉 20 g　石菖蒲 15 g　紫草 15 g

方中水牛角、生地清心凉血为君药；玄参、天花粉养阴生津，金银花、连翘、黄芩清热泻火，紫草、板蓝根凉血解毒为佐药；石菖蒲芳香开窍，淡豆豉宣泄透邪为使药。《温热论》曰："入血就恐耗血动血，直须凉血散血。"诸药合用，共奏清营开窍，凉血解毒之功。

出血严重者可加大蓟、小蓟、仙鹤草凉血止血；神昏谵语者可加服安宫牛黄丸、至宝丹，以清心开窍。

3．气阴两虚型

主证：面色无华，两颊潮红，语言低微，倦怠盗汗，心悸气短，午后低热，咽干舌燥，失眠盗汗；可见胁下癥积，瘰疬痰核等；或见衄血瘀斑。舌体瘦小，舌红少苔，脉象细数。

证候分析：为疾病进展的结果，气血亏虚发展为气阴两虚标志疾病已向严重阶段发展。此时，依然以虚证为主，但毒热已与气血凝结，形成了血瘀，在虚证基础上可兼见毒热、血瘀等实证。以心悸气短，语言低微，倦怠自汗，午后低热，咽干舌燥，潮热盗汗，胁下癥积，瘰疬痰核，舌红少苔，脉象细数为主要临床表现。其发生机制为毒邪入髓，恶性细胞异常增殖，正常造血失控，血液虚少，血流不畅，停留成瘀，或毒热煎熬血液成块，发生血瘀，集结胁下，阻滞经脉，而出现胁下癥积，瘰疬、痰核。

治法：益气养阴，清热解毒。

方药：大补元煎（《景岳全书》）加减。

人参 12 g　熟地 20 g　炒山药 30 g　杜仲 15 g　枸杞子 15 g　当归 10 g　山萸肉10 g　炙甘草 6 g　龟甲胶 15 g

方中人参益气生津，熟地滋阴养血，二药合用益气养阴为君药。炒山药健脾益肾，枸杞子滋养肝阴，龟甲胶、山萸肉滋补肾阴，四药合用补脾、养肝、益肾为臣药。杜仲补肝肾，当归养血补血，二药相合为佐药。炙甘草补脾，调和药性为使药。全方诸药合用具有益气养阴之功。

肾精亏虚者，选加阿胶、鹿角胶等；脾胃虚弱，饮食不振，脘腹胀满者，选加白术、枳壳、砂仁、焦三仙等；兼自汗盗汗者，选加麻黄根、煅龙牡、鳖甲、青蒿等；胁下癥积坚硬不移者，选加三棱、莪术、鳖甲、水蛭等；颈、项痰核或瘰疬者，选加半夏、胆南星、浙贝母、玄参等。

4．肾阳虚损型

主证：面目虚浮，畏寒肢冷，腰膝酸软，夜尿频多，脘腹冷痛；见胁下癥积，瘰疬或痰核等；或见尿血、便血，皮肤瘀斑、瘀点；或伴男性患者阳痿，女性患者月经增多，经期延长；等。舌体胖大，舌质淡红或淡白，舌苔少或无苔，或水滑，脉微弱，或细数。

证候分析：为疾病进展。气、血、阴液亏虚症状不明显，而阳虚症状浮现。同时，毒热开始转化为痰为瘀。痰瘀互阻，经脉不通，五脏受累，功能障碍。临床见面色黯淡，畏寒肢冷，腰膝酸软，自汗不止，消化不良，胁下癥积，瘰疬痰核，舌淡苔白，脉象细弱。其发生机制为阳气虚弱，鼓脉无力，血行不畅，或阳虚生内寒，寒凝血脉以及由于毒热煎熬津液、血液成痰所致。

治法：温补肾阳，化瘀散结。

方药：肾气丸（《金匮要略》）。

干地黄 20 g　山药 15 g　山萸肉 12 g　泽泻 15 g　茯苓 20 g　丹皮 10 g　炮附子 10 g　桂枝 15 g

方中炮附子、桂枝温肾补阳为君药；干地黄滋阴填精为臣药；山药、山萸肉养阴补肾为佐药；泽泻、茯苓、丹皮健脾泄浊为使药。方取“善补阳者，必阴中求阳，则阳得阴助，生化无穷；善补阴者，必阳中求阴，则阴得阳升，而泉源不竭”之意。故在补阳之中多兼以补阴。同时，补阴之药可补防阳药辛燥之弊。

血虚者，选加当归、阿胶、丹参、白芍等；血瘀者，选加赤芍、川芎、红花、桃仁等；癥积不移者，选加三棱、莪术、地龙、鳖甲等；颈、项痰核或瘰疬者，选加半夏、胆南星、浙贝母等。

【辨病治疗】

（一）内服

1．常用中草药

（1）白花蛇舌草：苦、甘，寒，归心、肝、胃经。具有清热解毒、利湿消痈的功效。《泉州本草》：“清热散瘀，消肿解毒。”常用剂量 15～60 g，水煎服，治疗早期气血亏损证候兼有热毒入侵症状；鲜草捣烂外敷用于各证候兼有疖肿的治疗。

（2）七叶一枝花：苦，微寒。有微毒，归肝经。具有清热解毒、消肿止痛、熄风定惊的功效。常用剂量 15～30 g，水煎内服；适用于急性白血病气阴两虚证候兼有高热神昏的治疗；研粉，醋、酒或水调外敷治疗各证候兼有疖、疮。

（3）土茯苓：甘、淡，平。归肝、胃经。具有清热解毒、除湿通络的功效。《本草纲目》：“健脾胃，强筋骨，去风湿，利关节，止泄泻。治拘挛骨痛，恶疮痈肿。”常用剂量 30～60 g，水煎内服，适用于治疗急性白血病各证候兼有湿热蕴结或毒瘀互结症状。

（4）土贝母：苦，凉。具有散结解毒、消痈肿的功效。《本草从新》：“治外科痰毒。”常用剂量 10～30 g，水煎服或入丸、散内服，适用于急性白血病各证候兼有热毒凝结成痰核、瘰疬的治疗；研末调敷或熬膏摊贴外用治疗痰核或瘰疬。

2．常用中成药

（1）安宫牛黄丸（《温病条辨》）：具有清热解毒、镇惊开窍功效。可用于急性白血病热毒炽盛者。口服，每次 1 丸，每日 1 次。

（2）六神丸（《中国医药大辞典》）：具有清热解毒、消肿止痛的功效。适用于急性白血病各证候兼有咽喉肿痛治疗。每次20粒，每日3次。

（3）梅花点舌丹（《外科证治全生集》）：具有清热解毒、消肿止痛的功效。适用于急性白血病各证候兼有疖肿治疗。每次3～5粒，每日3次，饭后服。

（4）贞芪扶正胶囊（《中国药典》）：具有补气养阴的功效。适用于急性白血病化疗辅助用药。每次4粒，每日3次。

（二）外治

急性白血病由骨髓白血病细胞恶性增殖引起，应以内治法为主，较少使用外治法。但当急性白血病合并有皮肤及软组织感染时可使用外治法。另外，当肝脾明显肿大时可使用外治法。

（1）茯苓拔毒膏（北京铁路局大同铁路医院方）：本方由茯苓、雄黄、矾石各等份，共研细末，可直接将药末撒敷患处，每日1～2次，或制备成软膏外涂，或用麻油调匀，涂抹患处，每日1～2次。本药既可使用于皮肤或软组织感染，又可用于各型白血病的肝脾肿大。

（2）黄连解毒膏（北京中医药大学东直门医院协定方）：本药由黄连、黄芩等组成，制备软膏，涂抹患处，每日1～2次。

（3）片仔癀软膏（片仔癀集团新研制方）：本软膏由片仔癀改变剂型而成。可以本药涂抹患处，每日2～3次。

（4）消痞粉（颜德馨方）：水红花子、皮硝各30 g，樟脑、桃仁、地鳖虫各12 g，生南星、生半夏、穿山甲片、三棱、王不留行、白芥子、生川乌、生草乌各15 g，生白附、延胡索各9 g。对脾脏肿大者，上药共研细末，以蜜或醋调成糊状，最后加入麝香1.2 g，每片0.3 g，外敷脾区，每日1次。

（三）针灸

白血病患者骨髓再生功能异常，有感染及出血倾向，一般不宜针刺治疗。当免疫功能低下或白细胞减少经常规治疗无效时，采用艾柱灸的方法，选取大椎、命门、足三里、关元、气海等俞穴，可鼓舞正气，调整阴阳、补益气血。另外，化疗导致周围神经病变可试用针灸治疗。

【急症与兼症】

（一）发热

外感邪气者表现为突然发热，伴随周身疼痛、咽喉肿痛、咳嗽咯痰等，可依据中医“急则治其标”原则，采用辛凉解表法，选用银翘散、桑菊饮、葛根解肌汤等加减。邪毒内发常见于疾病严重恶化阶段，临床表现为壮热口渴，大汗出，咽喉肿烂，皮生疖肿，大便干结，小便黄赤，舌红苔黄，脉象洪大，体温可高达39 ℃以上，宜用清热解毒法。

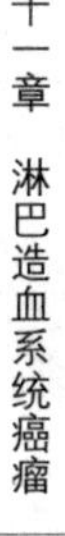

可选用清瘟败毒饮、黄连解毒汤、普济消毒饮、五味消毒饮、西黄丸加减。虚热内生多见于疾病初期或治疗后恢复阶段，临床以低热为主，体温不超过38.5 ℃，又分阴虚与气虚发热两种。阴虚内热见午后潮热或手足心热、口渴不欲饮等，以清退虚热为法，宜在辨证施治基础上加用地骨皮、青蒿、银柴胡、鳖甲等；气虚发热可见无规则低热，伴有明显体倦乏力、心悸气短、自汗恶风等，治宜补中益气、甘温除热，宜在辨证施治基础上加用黄芪、党参、黄精、太子参等。

（二）出血

出血为本病最常见的急症之一。常由毒邪太重，侵袭骨髓，气血阻滞，脉络不通，血瘀内阻而致。或由久病入络，血脉瘀阻，血行不畅，血不循经而致出血。其出血特征为发生急剧，面积大，出血量多，以内脏为主，并很快形成全身性广泛出血，治疗难以收效。此时，急以活血止血，宜重用黄芪（30 ~ 60 g）配合桃红四物汤（《医宗金鉴》）加减治疗。药用黄芪30 g、桃仁15 g、红花10 g、川芎10 g、当归尾10 g、威灵仙10 g，水煎服，每日1剂；或以川芎嗪80 ~ 120 mg，加入5%葡萄糖注射液250 mL中，静脉滴注，每日1次；亦可以丹参注射液40 ~ 60 mL，加入5%葡萄糖注射液250 mL中，静脉滴注，每日1次。以上治疗方法不但可以作为瘀血出血的治疗，亦可作为预防用药。

（三）中风

中风为急性白血病常见兼证或继发病症。可见头痛、头晕、颈项疼痛、目眩，可在辨证施治的基础上加用菊花、天麻、白蒺藜、僵蚕、钩藤、龙齿等；见有肢体瘫痪、抽动或昏迷症状者，应灌服安宫牛黄丸以急救，或以清开灵注射液40 mL加入5%葡萄糖注射液500 mL中静脉点滴；也可以醒脑静注射液40 mL加入5%葡萄糖注射液500 mL中静脉点滴。

【治疗进展述评】

急性白血病为血液系统恶性肿瘤疾病，其发病急、进展快、死亡率高，为临床难治病。白血病病情急剧者若不经特殊治疗，平均生存期仅3个月左右，儿童预后较好，经特殊治疗，50% ~ 70%的患者可长期生存至治愈。男性、年老体弱者预后不良，女性、初病者预后相对较好。虽然近些年来诊断与治疗技术的提高，特别是骨髓移植技术的临床应用，使急性白血病临床疗效有明显提高，但从急性白血病整体临床疗效分析，尚不尽如人意。急性早幼粒白血病的治疗体现了中医的明显优势与特色。张亭栋[①]等用癌灵Ⅰ号注射液（主要由砒石、轻粉组成，诱导缓解期每次8 ~ 20 mL加入5%葡萄糖注射液10 ~ 20 mL，静脉注射，每日2次；维持缓解以2 ~ 4 mL，肌内注射，每日2次，持续

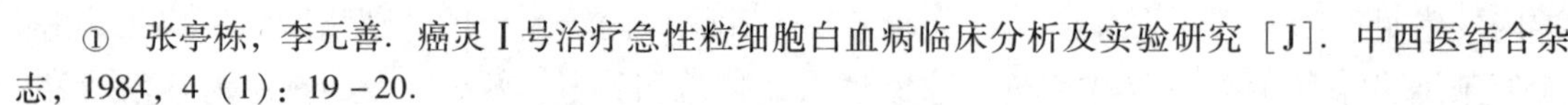

① 张亭栋，李元善．癌灵Ⅰ号治疗急性粒细胞白血病临床分析及实验研究［J］．中西医结合杂志，1984，4（1）：19－20.

1~2月）治疗成人急性非淋巴细胞白血病，有较为明显的临床完全缓解率。完全缓解病例所需时间平均为3.8月。通过实验研究发现，砒石中主要成分为三氧化二砷（ATO），其治疗机制与该成分能够诱导白血病细胞凋亡有密切关系。

近30年来，三氧化二砷对急性早幼粒细胞白血病（APL）基础与临床研究取得重大突破。哈尔滨血液肿瘤研究所①对478例初治APL患者进行治疗观察，完全缓解（CR）率为74.6%~94.0%，7年生存率为63.2%~76.5%。我国1988—2001年共治疗复发APL 506例，完全缓解率72.1%，部分缓解（PR）率13.4%。三氧化二砷具有诱导早幼粒白血病细胞凋亡和分化的双重作用，已成为治疗急性早幼粒细胞白血病的首选药物之一。急性早幼粒细胞白血病是具有特殊的生物学和临床特征的急性髓细胞白血病（AML）的亚型。全反式维甲酸②（ATA）的使用使初治患者完全缓解率达到了85%~90%，三氧化二砷是从我国中医药中发掘出来的治疗APL有肯定疗效的药物，被美国NCCN的AML诊疗指南列为疾病持续不缓解或复发时挽救治疗的首选用药③。近期的研究发现三氧化二砷对其他实体瘤亦有较好的疗效，三氧化二砷作为有毒中药的代表，从实验到临床揭示了以毒攻毒药的抗癌机理。

【名家治验及医案】

（一）张学文医案④

年老体衰或久病体弱，正气亏损，邪毒乘虚内伏营血，郁为热毒，耗津伤血而发病，病程中多生湿瘀，热毒常与湿瘀互结。本病病机虚实夹杂，治疗此病需明辨阴阳气血之虚实，以及热、湿、瘀等毒之盛衰，结合患者具体情况灵活运用扶正、祛邪等法则。

医案：某患者，男，77岁，初诊：2012年10月20日。因“发热2月”来诊。患者于2012年8月初发热，体温最高39.6℃，在当地三甲医院行相关检查，确诊为“急性白血病”，行化疗，血三系持续下降。家属提供2012年8月初血常规：白细胞计数0.8×10^9/L，NE 0.087%，淋巴细胞比率0.58%，单核细胞比率0.333%，嗜酸性粒细胞比率0%，嗜碱性粒细胞比率0%，红细胞计数1.68×10^{12}/L，血红蛋白（HB）63 g/L，血小板（PLT）85×10^9/L。后出院。出院后患者仍反复发热，体温最高达41℃，自觉全身疲乏虚弱，卧床不起，遂来求治。来诊时见：面色无华，精神疲倦，反复高热，以晚上

---

① 马军，展昭民，梁红，等. 三氧化二砷治疗复发难治性急性早幼粒细胞白血病临床疗效观察［J］. 癌症进展，2005，3（2）：98-101.

② 张国材，郑冬，李群华，等. 全反式维甲酸联合三氧化二砷治疗急性早幼粒细胞白血病的疗效观察［J］. 癌症，2004，23（4）：430-434.

③ 李绪香. 三氧化二砷联合全反式维甲酸治疗急性早幼粒细胞白血病的临床疗效观察［J］. 中国医药导报，2007，4（23）：55，82.

④ 沈鸿婷，马洋，张惠云，等. 国医大师张学文教授辨治老年急性白血病验案探析［J］. 中华中医药杂志，2015（12）：4355-4358.

多见，纳眠欠佳，二便尚调，舌红，苔少，脉虚数。中医诊断：发热。证型诊断：邪毒内伏血分。西医诊断：老年急性白血病。

患者反复高热，张学文认为是邪毒内伏血分所致。其面色无华、精神疲倦、血色素低下，提示阴血不足、阳气受损；纳呆为脾气虚弱、运化失常所致；眠差为阴血不足，心神失养所致。结合舌脉，考虑气血阴亏、热毒内伏。张学文以扶正祛邪为治则，以养血滋阴益气、清热解毒、透气除蒸为主要法则。

处方：西洋参 5 g　白花蛇舌草 15 g　生石膏 60 g（先煎）　生地黄 12 g　石斛 12 g　菊花 12 g　柴胡 10 g　黄芩 10 g　胡黄连 10 g　炒酸枣仁 10 g　夜交藤 30 g　合欢花 15 g　鸡血藤30 g　鹿角胶 10 g（烊化）　连翘 15 g　地骨皮 12 g　天花粉 12 g　甘草 5 g

共 20 剂，每日 1 剂，水煎服。

二诊：2012 年 11 月 13 日，患者已无发热，但仍面色无华，精神疲倦，纳眠欠佳，二便尚调，舌偏红，苔少，脉虚数。前一日复查血常规：WBC $2.89\times10^{9}/L$，NE 37%，淋巴细胞比率 57.1%，单核细胞比率 1%，嗜酸性粒细胞比率 4.9%，嗜碱性粒细胞比率 0%，RBC $2.88\times10^{12}/L$，HB 95 g/L，PLT $138\times10^{9}/L$。提示邪毒外透，但邪热未尽，烦扰心神。方去菊花，石膏减量至 30 g，加丹参 15 g 以清虚热、除烦助眠，20 剂，每日 1 剂，水煎服。

三诊：2012 年 12 月 27 日，患者无发热，精神好转，略疲乏，纳眠可，二便调，舌暗红，苔薄白，脉虚。血常规基本正常：WBC $4.39\times10^{9}/L$，NE 50.6%，淋巴细胞比率 44%，单核细胞比率 1.8%，嗜酸性粒细胞比率 3.4%，嗜碱性粒细胞比率 0.2%，RBC $3.39\times10^{12}/L$，HB 114 g/L，PLT $114\times10^{9}/L$。提示邪热渐去，正气亏虚，上方去石膏、生地黄、柴胡、地骨皮等清热凉血除蒸之品，加沙参 12 g、浙贝母 10 g、焦山楂 12 g 以加强养阴健胃消食，30 剂，每日 1 剂，水煎服。

治疗后患者精神明显好转，精力可，纳眠佳，二便调，可进行轻体力活动。患者自觉情况良好，停药 1 个月，后复查血常规提示三系减少，遂回来继续求治。张学文在上方基础上继续辨证治疗，患者血常规情况再次好转。7 月患者不慎外伤感染，诉在外院诊断为“败血症”，后未见患者复诊。

（二）周永明医案①

急性白血病病机属脾肾亏虚为本，邪毒内蕴为标，瘀、热、痰、湿等可发生于疾病发展中的各个阶段。治疗方面周永明主张采取中西医结合的综合治疗方法，辨证与辨病相结合。在辨证论治基础上，重点进行分期论治，即化疗前期，在祛邪的同时加用益气养阴等扶正药物，使祛邪不伤正并扶助正气以抗邪；化疗期采用中小剂量化疗配合中医药治疗，以起到增效减毒的作用；化疗后期选用健脾补肾中药扶正固本为主，少佐清热解毒之品以驱除残留之邪毒，注意补而不滞，清而不过。

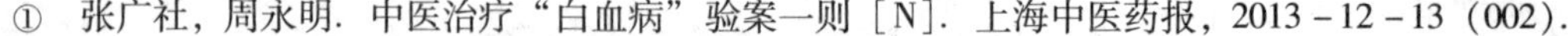

① 张广社，周永明. 中医治疗“白血病”验案一则［N］. 上海中医药报，2013－12－13（002）.

医案：高某，女，54 岁，工人。发热起伏，汗出热稍减，精神萎靡，面色晦暗，气短声低，头晕头胀，神疲乏力，腰膝酸软，口干口渴，咳嗽咳痰，痰黏量少，夜寐欠安，胃纳尚可，二便自调，舌暗红，苔黄腻，脉细数而软。血常规：WBC $1.0\times10^9/L$，单核细胞 4.0%，中性粒细胞 29.0%，淋巴细胞 67.0%，HB85 g/L，PLT$32\times10^9/L$。骨髓检查：骨髓有核细胞增生欠活跃，原始细胞 15.0%。B 超示：脾大。中医诊断：虚劳（脾肾亏虚，瘀毒内蕴）。西医诊断：骨髓增生异常综合征——难治性贫血伴原始细胞增多。治则：清解瘀毒、健脾益肾。方药：黄连解毒汤加味。

处方：黄连 3 g　炒黄柏 12 g　炒山栀 12 g　黄芩 15 g　太子参 15 g　柴胡 10 g　桑寄生20 g　杜仲 20 g　景天三七 15 g　白花蛇舌草 15 g　半枝莲 15 g　炒丹皮 12 g　大川芎 6 g　制半夏 15 g　光杏仁 9 g　桔梗 6 g　蒲公英 30 g　广陈皮 6 g　甘草 6 g

共 14 剂，每日 1 剂，水煎服。

二诊：2011 年 11 月 8 日。患者服药 2 周，精神明显好转，发热渐见减退，头胀头晕减轻，腰膝酸软好转，夜寐稍有改善，咳痰亦有减少，纳可，口干便调，舌淡暗红，苔薄黄腻，脉细数。WBC $2.2\times10^9/L$，HB 96 g/L，PLT $56\times10^9/L$。辨证：脾肾亏损始复，内蕴瘀毒渐祛。治则：健脾补肾，散瘀解毒。方药：大补元煎合黄连解毒汤加减。

处方：生黄芪 20 g　熟女贞 15 g　菟丝子 20 g　生地黄 15 g　黄连 3 g　炒黄柏 12 g　炒山栀 12 g　黄芩 15 g　太子参 15 g　柴胡 10 g　桑寄生 20 g　杜仲 20 g　景天三七15 g　白花蛇舌草 30 g　半枝莲 30 g　炒丹皮 12 g　大川芎 6 g　制半夏 15 g　广陈皮 6 g　甘草 6 g

共 14 剂。

三诊：2011 年 12 月 15 日。患者前方服药月余，体温已趋正常，诸证渐见平息，纳可便调，舌质淡红，苔薄微腻，脉细略数。复查血常规：WBC $3.6\times10^9/L$，HB 102 g/L，PLT $81\times10^9/L$，中性粒细胞 50.4%，淋巴细胞 33.6%。辨证：瘀毒欲祛，正虚渐复。治则：健脾益肾为主，兼以清解邪毒。方药：11 月 8 日方去黄芩、柴胡，加仙灵脾 15 g、枸杞子 15 g、蛇莓 15 g。另口服自制中药制剂生血Ⅱ号合剂、造血再生片（均为院内制剂），以期进一步巩固疗效、防治反复、改善预后。

病程观察：此后再予上方随症加减治疗，病情继续稳定，2012 年 9 月复查血常规，WBC $4.2\times10^9/L$，HB115 g/L，PLT$120\times10^9/L$，复查骨髓象缓解，至今病情稳定。

（三）杨文华医案①

杨文华教授辨治急性白血病的经验，强调其病因病机为正虚为本、邪毒为标，创制了化疗期、抑制期、缓解期及不化疗期之单元疗法，病证结合、有的放矢地治疗老年难治性白血病，用药组方突出主药，善用对药，注重四气五味，体现了鲜明的中医特色，

① 郝征，杨向东，王兴丽，等. 杨文华教授辨治急性白血病经验［J］. 中华中医药杂志，2015，30（7）：2406－2408.

突出中西医结合个体化治疗，注重人性化，不仅以治疗本病为目的，而且还考虑到患者的生活质量。

医案：女，64 岁，2009 年 11 月于专科医院确诊为“低增生性急性淋巴细胞白血病”。患者拒绝接受化疗而来就诊。2009 年 11 月 30 日初诊，证见头晕乏力，面色少华，鼻衄、齿衄，四肢皮肤散在瘀点，骨骼酸痛，纳呆便溏，舌质淡，苔白腻，脉细数。血常规：白细胞 $3.6\times10^9/L$、血红蛋白 56 g/L、血小板 $1\times10^9/L$。中医诊断：白血病（不化疗期单元），辨证属正虚邪盛，伤及血脉明显，治以扶正抗癌，兼以生血、止血，以全蝎解毒汤加减。

处方：金银花 30 g　全蝎 10 g　白花蛇舌草 30 g　半枝莲 15 g　蒲公英 30 g　薏苡仁 15 g　女贞子 15 g　旱莲草 15 g　生黄芪 30 g　太子参 30 g　当归 15 g　炒白术 15 g　茯苓 15 g　远志 15 g　麦冬 15 g　五味子 10 g　鸡内金 30 g　仙鹤草 15 g　茜草 15 g　三七粉 3 g（冲服）

7 剂，并配合口服糖皮质激素每日 20 mg，给予输血小板。应用 7 剂后，患者出血、乏力减轻，进食渐多。血常规：白细胞 $3.8\times10^9/L$、血红蛋白 89 g/L、血小板 $11\times10^9/L$。继以此法配合间断输血小板，3 个月后症状明显改善，糖皮质激素减至每日 10 mg，输血周期由之前平均半个月 1 次延长到一个半月 1 次，并停止输血小板。1 年后，患者生活状态明显改善，血红蛋白一直稳定在 80～90 g/L，已完全停止输血，血小板稳定在 $60\times10^9/L$ 左右。至今已生活 5 年，目前精神状态好，周身未见出血，血常规已接近正常水平，多次复查血片均未见原始、幼稚淋巴细胞，因拒绝骨穿，故未了解到骨髓情况。患者就诊都是自己前来，自述进食、睡眠如常，能做轻度家务，生活质量较好。

（张恩欣）

第三节　慢性白血病

慢性髓细胞白血病（chronic myelocytic leukemia，CML）是一种造血干细胞异常克隆增生性疾病，表现为早期多能造血干细胞的恶性克隆性增生，病程发展缓慢。骨髓以髓系增生、外周血白细胞增多及脾脏肿大为主要特征，中位生存期为 3～5 年。最近的 WHO 分类标准中仅将 Ph 染色体和/或 BCR/ABL 融合基因阳性的慢性粒细胞白血病（CGL）归入此范畴，而既往也归入 CML 的慢性中性粒细胞白血病（CNL）、不典型 CML（ACML）、慢性粒单核细胞白血病（CMML）及幼年型粒单核细胞白血病（JMML）均不归入慢性髓细胞性白血病。本章的 CML 指的是经典的 CGL，其他几种疾病仅在鉴别诊断部分简要叙述。全球发病率为 1/10 万，占成人白血病的 15%～20%，发病高峰为 50～60 岁，男女比例为 1.4：1。

慢性白血病包括慢性粒细胞白血病与慢性淋巴细胞白血病。我国以慢性粒细胞白血病多见。慢性粒细胞白血病是以粒细胞呈过度增生，并累及造血干细胞水平的恶性克隆性疾病。90% 以上患者 Ph 染色体阳性，少数为阴性。其发病率仅次于急性白血病，占所有白血病的 20% 。发病年龄以 25 ~ 50 岁间最高；男女比例为 1.6 : 1①。本病发生可见慢性期、加速期与急变期三阶段变化过程。慢性期临床特征以粒细胞明显增多，并出现不同阶段幼稚粒细胞、脾大为特征；加速期原始细胞增多；急变期临床特征与急性白血病基本相同，且缓解率很低。慢性白血病发展缓慢，自然病程为数年或数十年不等。

【文献概述】

慢性白血病发病隐袭，早期无明显临床症状，常因腹中痞块或胁下肿块而确诊。故历代医家对本病论述较少，而以“积聚”“癥瘕”的论述与该病脾脏肿大类似。

（一）有关积聚描述

有关积聚论述始见于《黄帝内经》，如《灵枢 · 五变》中“人之善病，肠中积聚者……皮肤薄而不泽……”是最早对于积聚的记载，类似于慢性白血病中的脾脏肿大。对于积聚病因，有以实证为主，也有以虚证为主的记载。如“夫百病之始生也，皆于风雨寒暑，清湿喜怒……传舍于肠胃之外，募原之间，留着于脉，稽留而不去，息而成积”。后世医家也有不少关于“积聚”的描述。

隋代巢元方《诸病源候论》中指出：“积聚者由阴阳不和，脏腑虚弱，受于风邪，搏于脏腑之气所为也……诸脏受邪，初未能为积聚，留滞不去乃成积聚。”

宋代严用和《济生方》中“忧思喜怒之气……，过则伤乎五脏……留结而为五积”的描述多由情志引起。另有，“夫积者，伤滞也，伤滞之久，停留不化，则成积矣”是指伤食可以导致积聚。

元代朱震亨《活法机要》曰：“壮人无积，虚人则有之，脾胃怯弱，气血两衰，四时有感，皆能成积。”明代李中梓《医宗必读》也指出“积之成也，正气不足，而后邪气踞之”。

明代张景岳《景岳全书》也具体提出脾肾虚损易患积聚，“凡脾肾不足及虚弱失调之人，多有积聚之病”。以上论述充分说明虚损是疾病发生的内伤基础；感受寒湿、客于风邪、伤于食滞是疾病发生的外在条件。关于积聚治疗，《景岳全书》认为：“治积之要，在知攻补之宜，而攻补之宜当于孰缓孰急中辨之，凡积聚未久而元气未损者，治不宜缓，盖缓之则养成其势，反以难制，此其所急在积，速攻可也。若积聚渐久，元气日虚，此而攻之，则积气本远……胃气切近，先受其伤，愈攻愈虚。”

清代程国彭《医学心悟》明确提出按初期、中期、末期三阶段治疗积聚，“治疗积聚者，当按初中末之三法治焉”。

---

① 张之南，李家增. 血液病治疗学［M］. 北京：科学技术文献出版社，2005：425.

（二）有关癥瘕描述

有关癥瘕论述见于隋代巢元方《诸病源候论》中对癥瘕做的明确定义，其曰：“癥瘕……其病不动者，直名为癥……瘕者假也，为虚假可动也。”清代唐容川《血证论》中曰：“瘀血结在经络脏腑之间，则结为癥瘕。”明确指出癥瘕源于血瘀。这些论述虽未明确指出癥瘕发生部位，但描述的病因与临床表现与慢性白血病之脾脏肿大症状十分相似。

【病因病机】

机体内在功能失调是内伤发病的基础，情志抑郁是重要的继发因素，外感邪毒是外在的必然条件。外因通过内因起作用，其发生关键在于机体内在功能失调而导致邪毒入侵，累及骨髓，毒瘀相聚，损伤气血。

（一）先天因素

母体质薄弱，或孕育期间身患疾病，或孕育不足，使先天失养，致使气血功能逆乱，而致气血瘀滞；或母患病未愈，遗传下代，导致脏腑、骨髓功能失调。心火亢盛，煎熬血液，致使运行缓慢；肝火亢盛，或肝气郁结，导致气滞血瘀；肺失宣降，水液代谢紊乱；脾失健运，湿毒内生；肾精亏虚；骨髓功能失调，精髓空虚。

（二）内毒因素

正常机体会维持内在功能的动态平衡，以保持气血旺盛，阴阳相依。由多种因素导致机体内在失衡，或气血逆乱，阴阳失调，一可造成水湿代谢失司，痰湿毒邪内生，毒聚五脏，深入骨髓。二可造成精髓化生失衡，不得转化为血液，使血液虚少，脉道艰涩，血液瘀滞。

（三）情志因素

情志抑郁是重要继发病因。情志失调引起气血功能紊乱，脏腑功能失调，特别是肝胆功能失调，使肝疏泄不畅，胆调达受阻，故而出现肝经气血瘀阻，形成胁下癥积、肿块。肝气不疏，肝木克土，脾失健运，即可出现消化不良，脘腹胀满。

（四）外感因素

感受邪毒，或其他毒邪入侵机体，轻者损伤气血，导致气血亏虚；重者伤及脏腑，致使脏腑功能紊乱；严重者损伤骨髓，致使骨髓生血功能失调。病程日久，一可导致诸虚不足；二可导致络脉损伤。毒邪与营血相搏结，血液流通不畅，瘀血阻滞经脉致使瘀血内阻。

总之，本病是多种因素综合作用的结果，疾病首发部位在骨髓，而后侵袭肝脾，最后可侵袭五脏六腑、四肢百骸而出现全身性表现。本病起病隐袭，进展缓慢，多为虚实夹杂证。疾病枢机在于虚、毒、瘀三病理环节相互衍生和转化。疾病稳定期具有邪毒内伏，郁而待发的特点；加速期多为血瘀正衰，气阴两虚表现；急变期多为毒血搏结，阴阳失调，或阴竭阳微证候。在疾病演化过程中，也可以出现一些兼症、并发症或转化其他疾病，如在稳定期由于毒邪入侵，气血逆乱于上可出现中风病；加速期由于气血亏损，气不摄血可出现血证；急变期由于气血阴阳俱伤可出现虚劳病。

【诊断要点及鉴别诊断】

（一）诊断要点

1. 临床表现

起病缓慢，疾病早期可无明显症状，患者自觉一般情况良好。常因正常体检或诊治其他疾病检查血象被发现。临床主要表现有：①全身症状：在疾病发生过程中，部分患者见周身乏力、头晕心慌、进行性消瘦、食欲不佳、腹胀腹痛等。少见症状为多汗（盗汗或自汗）、怕热、阴茎异常勃起、耳鸣等。②发热：发热与感染无明显的相关性，抗感染治疗也无明显效果，但抗白血病治疗后体温可降至正常。③出血：慢性期出血症状较为少见，有时可见皮下瘀斑；加速期与急变期约有30%患者表现有不同程度的出血症状。皮下瘀斑、牙龈渗血、鼻腔出血较多见。很少见脑出血，偶有脾破裂出血的报道。④贫血：慢性期血红蛋白正常或轻度减少，加速期呈明显下降趋势，急变期下降幅度更大，临床见有面色苍白，乏力等贫血症状。⑤肝脾肿大：脾肿大为最重要临床体征。肿大程度往往与疾病进展和治疗有关。部分患者可见肝脏轻微肿大；晚期淋巴结可肿大。⑥骨痛：约75%病例有胸骨压痛，胫骨和肋骨压痛也较常见，少数病例可出现关节和肌肉疼痛。

2. 实验室检查

（1）血象。红细胞与血红蛋白：慢性期多正常，进入加速或急变期后，逐渐进行性下降，贫血呈正细胞正色素性，可有少量有核红细胞。严重贫血多发生于急变期。白细胞：白细胞数显著增高，诊断时平均白细胞数一般大于 $100\times10^9/L$，多数在 $(100\sim600)\times10^9/L$ 之间，最高可达 $1\,000\times10^9/L$，低于 $50\times10^9/L$ 少见。分类可见各阶段的粒细胞，以中性中、晚幼粒细胞和杆状、分叶核细胞为主，占90%～95%，中性中幼粒细胞占15%～40%，原始粒细胞、早幼粒细胞综合一般在10%以下，嗜酸和嗜碱粒细胞绝对计数增加。血小板：早期多为正常，有1/2～1/3慢性期患者伴血小板增多，可达 $800\times10^9/L$ 以上。随疾病发展，血小板计数逐渐减少，血小板形态、功能也发生异常。约10% CML患者仅表现为血小板增高，此必须和原发性血小板增多症相鉴别。

（2）骨髓象。有核细胞增生明显活跃至极度活跃，粒细胞系与红细胞系之比明显增高，可达（20～50）:1，粒细胞系列显著增生，以中性中幼粒、晚幼粒细胞和杆状核为主，原始粒细胞和早幼粒细胞之和一般不超过15%。各期嗜酸和嗜碱细胞多见，幼红细胞早期仍显著增生，但相对于粒细胞仍减少，晚期则明显受抑。巨核细胞早期增多，晚期减少。部分患者可有骨髓纤维化。粒细胞形态异常，大小不一，核浆发育不平衡，分裂相增多，可有空泡和细胞破裂，偶见 Auer 小体。晚期部分患者可见 Pelger - Huet 异常。

（3）细胞化学检查。90%患者中性粒细胞碱性磷酸酶（NAP）活力明显减低，积分减少或为阴性。慢粒合并感染、妊娠或其他原因时，NAP 积分可有升高，故须结合临床进行判断。治疗完全缓解时，NAP 活力恢复正常。

（4）染色体检查。Ph 染色体是第 22 号染色体的长臂发生易位，90%易位到 9 号染色体长臂，余下 10%易位于第 2、10、13、17、19、21 染色体。

（5）分子生物学检查。大部分 CML 患者可检测到 bcr/abl 融合基因，分子生物学检测不只对确诊本病及分析本病的类型有重要意义，对于疗效监测，经过治疗后微小病变的检测及对部分患者预后的判断有极大的价值。

（二）鉴别诊断

本病主要与类白血病反应、原发性骨髓纤维化、真性红细胞增多症、慢性淋巴细胞白血病相鉴别。

1. 类白血病反应

多有原发病灶。一般无贫血、出血以及肝、脾、淋巴结肿大；血象虽有少数幼稚细胞，但细胞浆中有中毒颗粒及空泡；骨髓增生虽然活跃，伴核左移，但无白血病细胞；中性粒细胞碱性磷酸酶明显增高。

2. 原发性骨髓纤维化

贫血程度与脾肿大程度不一致。骨髓干抽，增生正常或低下，异常红细胞增多（泪滴样红细胞）；骨髓活检显示纤维组织替代了造血组织。病史以及染色体或融合基因检查有助于鉴别。

3. 真性红细胞增多症

皮肤、黏膜暗红，口唇紫暗；外周血与骨髓红细胞增多，中性粒细胞碱性磷酸酶增高。

4. 慢性淋巴细胞白血病

以中老年为主，晚期有肝、淋巴结与脾肿大，但程度较轻；外周血与骨髓以成熟淋巴细胞为主，偶见幼稚原始和幼稚淋巴细胞。

【辨证论治】

（一）辨证要点

1. 辨虚实

明确正气虚弱是形成白血病的内在根据，以虚为主，虚实夹杂。虚为肝肾阴虚，气血亏少。实为邪毒内蕴，血瘀痰凝。临证当明辨虚实轻重，分而治之。

2. 辨舌脉

脉象洪大，多为热毒较盛，正气未虚，属实证；脉象细数或弦滑，多为气血两虚，夹有瘀血或痰热，属虚实夹杂；脉沉细或细数或细弱，多为气阴两虚及气血双亏，属虚证。舌质淡白、胖大、红绛有裂纹者为虚，舌质红、暗、紫，有瘀斑者为实，苔少或薄白或无苔为虚，黄燥起刺或厚腻属实。

3. 辨标本

本病症候表现是以虚证为主，虚实夹杂的复杂过程，按照“急则治标，缓则治本”的原则，采用标本兼治，扶正、祛邪并举，才是两全之法。但应针对不同对象、不同类型的不同阶段有所侧重。疾病早期主要以毒热蕴结、血瘀内阻的实证为主，故以“清热解毒、活血化瘀”为基本治疗原则；进展期多以邪实正虚为主，且邪实胜于正虚，应以祛邪为主，兼以扶正；急变期邪实亦在，正虚明显，应以扶正为主，祛邪为辅，意在匡复正气，提高生活质量，延长生存期。

（二）临床分型

1. 血热毒盛型

主证：低热不退，夜热早凉，咽喉肿痛，口腔糜烂，颈腋痰核肿大，头晕耳鸣，口渴咽干，盗汗，腰酸，全身骨节疼痛，鼻衄齿衄，或见吐血、便血、尿血，皮肤紫斑，舌质瘀暗，苔黄干，脉细数。

证候分析：血分热盛，故低热不退，夜热早凉；热毒甚则咽喉肿痛，口腔糜烂，热毒伤阴则口渴咽干，盗汗；毒邪入血则腰酸，全身骨节疼痛；热毒入血、伤血，久则成瘀血，故鼻衄齿衄，或见吐血、便血、尿血，皮肤紫斑；舌质瘀暗，苔黄干，脉细数皆为热毒邪结聚、血瘀内阻之象。

治法：养阴清热，凉血解毒。

方药：青蒿鳖甲汤（《温病条辨》）。

青蒿 30 g　鳖甲 20 g　生地 30 g　知母 20 g　丹皮 15 g

方中青蒿清透邪热，引邪出表，鳖甲养血滋阴，两药合用共奏滋阴透热之效，为君药；知母、丹皮助青蒿凉血清热解表，生地助鳖甲滋阴为臣药。

咽喉肿痛、口腔糜烂者加银花藤、鱼腥草、射干清热解毒利咽；颈腋痰核肿大质硬者加三棱、莪术、胆南星破血逐瘀，化痰散结。

2. 毒瘀结聚型

主证：面色晦暗，或面色淡暗，胸胁胀满，脘腹胀痛，食后加重，食欲不振；或见身体倦怠，气短自汗，头目眩晕，失眠多梦；并见胁下癥积，质地坚硬，固定不移。舌质淡红或淡暗，舌苔薄白或薄黄，脉象细或细弱。

证候分析：毒瘀结聚则面色紫暗，周身乏力；血虚失濡则心悸气短，头目眩晕，午后低热，咽干舌燥；气机郁滞，脾胃气虚则食欲不振，脘腹胀满；气血瘀滞，毒瘀互结则胁下癥积块逐渐增大；舌淡少苔，脉象细弱表明邪实渐增，气血逐渐虚损之象。

治法：活血解毒，益气养血。

方药：膈下逐瘀汤（《医林改错》）、青黛雄黄散（《奇效良方》）、当归补血汤（《内

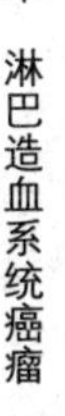

外伤辨惑论》）合方加减。

黄芪 15 g　当归 12 g　桃仁 12 g　红花 10 g　川芎 10 g　赤芍 10 g　丹皮 10 g　延胡索 10 g　五灵脂 10 g　乌药 10 g　香附 9 g　枳壳 10 g　雄黄 1 g（研末冲服）　甘草 6 g　青黛 10 g（包煎）

方中以当归、桃仁、红花活血祛瘀为君药。川芎、赤芍、丹皮协助君药加强活血化瘀之功为臣药。延胡索、五灵脂、乌药、香附、枳壳调畅气机，青黛、雄黄清肝解毒，黄芪补气，诸药合用为佐药。甘草调和药性为使药。全方既可活血化瘀、清热解毒，又可补养气血。本证多以实证为主，以上三方合用可活血化瘀、清热解毒、补养气血。

心悸气短、头目眩晕血虚证者加人参、熟地、阿胶；胁下癥积块增大明显者，加鳖甲、牡蛎、鸡内金。

3．气血两亏型

主证：面色㿠白，神疲倦怠，自汗，腰膝酸软，心悸气短，皮肤紫斑，或见其他部位出血，舌体胖边齿痕，舌质淡，苔薄白，脉弱。

证候分析：气虚血亏，失于濡养，不能上荣于面则面色㿠白；四肢百骸失养则倦怠乏力，腰膝酸软；气虚表卫不固则自汗；血虚血不养心，心悸气短；气虚则血瘀，痰瘀互阻，积于胁下，则胁下痞块疼痛；舌淡体胖，苔薄白，脉细数乃气血两虚之征。

治法：补益气血。

方药：八珍汤（《瑞竹堂经验方》）。

人参 10 g　白术 15 g　茯苓 30 g　当归 15 g　川芎 15 g　白芍 20 g　熟地 20 g　炙甘草 6 g

方中四君子汤补气健脾，四物汤补血调肝。出血较重者加阿胶、何首乌、仙鹤草补血止血。常辨病治疗，加入具抗癌作用的中草药，如白花蛇舌草、半枝莲、拳参、紫草、重楼、鬼箭羽、青黛等。

脘腹胀满、食欲不振者加焦三仙、鸡内金、枳壳；胁下癥积、舌质紫暗者加三棱、莪术、红花。

4．肾阴亏虚型

主证：面目黧黑，或面色无华，肌肉大消，卧床不起，午后潮热，或夜间发热，口干咽燥，失眠盗汗，或见食欲大减，脘腹胀满；并见胁下癥积，质地坚硬，固定不移。舌体胖大，舌质淡暗或紫暗，舌红无苔或光红少苔，脉微弱。

证候分析：久病及肾，久病入络，肾虚血瘀则面目黧黑，或面色无华，午后潮热，或高热不退，肌肉大消，卧床不起；阴虚甚则口干咽燥，失眠盗汗；腹大如鼓，积块不消为虚愈重而实愈甚之证；舌暗无苔，脉象虚极为阴阳虚损之极征象。

治法：滋补肾阴，祛瘀解毒。

方药：左归丸（《景岳全书》）、青黛雄黄散（《奇效良方》）、失笑散（《太平惠民和剂局方》）合方加减。

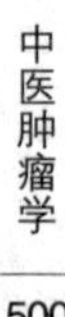

熟地 15 g　山药 12 g　山萸肉 10 g　菟丝子 10 g　枸杞子 10 g　川牛膝 10 g　鹿角胶 10 g　龟甲胶 10 g　五灵脂 6 g　蒲黄 6 g　青黛 10 g（包煎）　雄黄 1 g（研末冲服）

方中以熟地补肾填精为君药。山药、山萸肉、菟丝子、枸杞子健脾、补肾、养阴，加强君药补肾填精功能共为臣药。鹿角胶、龟甲胶补肾填精；青黛、雄黄散清肝热，解郁毒；五灵脂、蒲黄活血化瘀，共为佐药。川牛膝引药下行，直达病所为使药。诸药合用具有补肾益髓、填精生血、化瘀解毒之功效。本证多为气血阴阳俱虚，以阴虚为主，但瘀毒不散，邪毒乃盛，正虚愈重，邪实愈坚。

潮热盗汗明显者加生地、女贞子、五味子、山萸肉以清热退蒸敛汗；积块明显者，加莪术、生山甲、土鳖以活血祛瘀消积。

【辨病治疗】

（一）内服

1. 常用中草药

（1）青黛：咸，寒。归肝、肺、胃经。具有清热解毒、凉血散肿、清肝胆火、熄风止痉的功效。《开宝本草》曰："主解诸药毒，小儿诸热，惊痫发热，天行头痛寒热，煎水研服之。"常用剂量 1.5 ~3 g，作散剂冲服或作丸服。近代主要用青黛提取成分靛玉红及靛玉红衍生物异靛甲，对慢性粒细胞白血病有较好的治疗作用。其临床缓解率与马利兰、羟基脲相似。但亦有明显的不良反应，如恶心、腹痛、肝功能异常等。

（2）雄黄：辛、苦，温。有毒，归心、肝、胃经。具有解毒、杀虫、燥湿去痰的功效。《神农本草经》说："主寒热鼠瘘恶疮，疽痔死肌，杀百虫毒。"雄黄煅烧后分解为三氧化二砷（As_2O_3），近年来研究证明，As_2O_3是治疗白血病主要成分。常用 0.15 ~0.3 g，入丸服。

2. 常用中成药

（1）当归龙荟丸（《医学六书》）：功效清热泻肝、攻下行滞。主治肝胆实火所致头痛面赤、目赤目肿、胸胁胀痛、便秘尿赤、形体壮实、躁动不安、舌红苔黄、脉象弦数。适用于慢性期的肝热、毒瘀之证。每次 12 g，每日 3 次。

（2）青黄散（中国中医科学院西苑医院院内制剂）：其青黛与雄黄之比为 9：1，分装胶囊，每次 3 ~6 g，每日 3 次。缓解后每日 3 ~6 g 维持血象在正常范围。但服用后每 1 ~3 个月用 2 - 巯基丁二钠 1.0 g 溶于 40 mL 生理盐水中缓慢静脉注射，连用 3 天，以达到排砷作用。适用于慢性期的热毒壅盛之证。

（3）六神丸（《中国医药大辞典》）：功效清热解毒、消肿止痛。适用于慢性期热毒互结证候。每次 20 粒，每日 3 次。

（4）牛黄解毒丸（《证治准绳》）：功效清热解毒。用于慢性粒细胞白血病稳定期毒热充斥三焦的治疗。内服，每次 1 丸，每日 2 次。

（二）外治

慢性粒细胞白血病其病变源于骨髓，主要以内治法为主。但对脾脏明显肿大，已经影响进食或出现明显疼痛者可采用外治法。

1. 消痞外治法

消痞粉（颜德馨方）：水红花子、皮硝各30 g，樟脑、桃仁、地鳖虫各12 g，生南星、生半夏、穿山甲、三棱、王不留行、白芥子、生川乌、生草乌各15 g，生附子、延胡索各9 g。对脾脏肿大者，上药共研细末，以蜜或醋调成糊状，最后加入麝香1.2 g，每片0.3 g，外敷脾区，每日1次。

2. 针对疾病外治法

因青黛、雄黄外用能够透皮吸收，故用青黛、雄黄粉或二者按9∶1比例配伍，以蜜或醋调成糊状，涂抹脾区。皮肤破溃者禁用。

【急症与兼症】

（一）疼痛

慢性粒细胞白血病周身疼痛比较轻微，一般情况下无须特殊治疗。但巨脾可产生脾周围炎导致疼痛发生。临床以脾区疼痛为主者，根据“不通则痛”与“通则不痛”的中医理论，可采用活血化瘀法治疗。一般采用膈下逐瘀汤（《医林改错》）加减或在辨证施治基础上加用细辛、没药、五灵脂等。

（二）血证

血证为本病最常见的急症之一。常由毒邪太重，侵袭骨髓，气血阻滞，脉络不通，血瘀内阻而致。或由久病入络，血脉瘀阻，血行不畅，血不循经而致出血。其出血特征为发生急剧，面积大，出血量多，以内脏为主，并很快形成全身性广泛出血，治疗难以收效。此时，急以活血止血，可以桃红四物汤（《医宗金鉴》）加减治疗。药用桃仁15 g、红花10 g、川芎10 g、当归尾10 g、威灵仙10 g，水煎服，每日1剂；或以川芎嗪80～120 mg，加入5%葡萄糖注射液250 mL中，静脉滴注，每日1次；亦可以丹参注射液40～60 mL，加入5%葡萄糖注射液250 mL中，静脉滴注，每日1次。以上治疗方法不但可以作为瘀血出血的治疗，亦可作为预防用药。

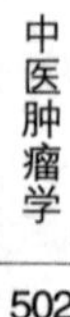

（三）发热

发热为常见急症之一，多见于疾病的加速期与急变期。发热可由疾病本身所致，也可由白细胞减低招致感染所致。以疾病本身发热为主者，多见阴虚内热证候，也可以见气虚发热证候，可在辨证施治基础上加用青蒿、鳖甲、地骨皮等以清退虚热。以感染为主要临床表现者，多见热毒内盛或外感邪毒证候，应依据急则治其标的中医原则，热毒内盛证候可用四妙勇安汤加减；外感邪毒证候者可用普济消毒饮加减。

【治疗进展述评】

白血病慢性发病者经特殊治疗后中位生存期为3～4年，慢性病变急性发作者，或出现变证者，多属危候。白血病的形成是多因素、多层次、多阶段的复杂病理过程，内因为主要致病因素，外因是重要致病条件。正气亏虚，气血阴阳不足或功能失调，脏腑经络功能失衡，邪毒乘虚而入，气机紊乱，气血受损，生成痰浊瘀血等病理产物，则正气愈虚，邪气愈盛，而成“血证”“虚劳”或“癥积”。因此，白血病是一种整体属虚，局部为实，虚实夹杂的全身性疾病。病位在骨髓，与心肝脾肾关系密切。白血病的发病过程是多因素、多阶段的病理过程，亦是正气与邪气的矛盾运动过程，因此本病的转归主要取决于邪正交争的结局，邪气胜则发病。预后因素与病邪的性质，正气虚实、疾病的分期密切相关，病邪轻浅、正气不虚，疾病处于初期者病情轻，病时短，易治疗。病变日久不愈，毒邪积聚，损伤气血，生成痰浊瘀血等病理产物，又可成为继发的致病因素，气血同病，新血不生，病情恶化，出现热毒炽盛，血不归经，气滞血瘀或气虚不摄，痰浊流窜，变生瘰疬积块。病邪深重，正气耗损，或先天不足，甚则出血不止，高热不退，积块坚硬，大肉尽脱，形容枯槁，胃气全无，脉芤或细数，是谓危候，病变处于中期、末期者病情重，病时长，难治疗。《素问·大奇论》曰：“脉至而搏，血衄身热者，死。”《灵枢》曰：“衄血不止，脉大，逆也。”

由于慢性粒细胞白血病发病过程缓慢，中医药的治疗优势更加明显。从20世纪60年代就有以中医药为主治疗慢性粒细胞白血病的临床研究报告。六神丸原用于治疗咽喉肿痛，实验研究发现，对慢性粒细胞白血病也有较为明显的治疗效果。慢粒片（青黛、雄黄、当归、猫爪草、黄芩、苦参、黄柏、地鳖虫、水蛭等）可明显降低高度增生的粒细胞，服后1个月多数患者外周血白细胞可降至正常，而无明显不良反应。从近些年临床研究进展分析，中西医结合治疗重点还是在增效与减毒方面的研究。

【名家治验及医案】

（一）方和谦医案①

国医大师方和谦从中医理论出发，认为该病多由邪毒入络伤血，引起血瘀所致，治疗即以扶正祛邪为法。重视脾胃后天之本，脾胃有权，元气兴旺，清气上升而营卫调和。尤其在患者出血症状较重而常衄血不止之时，不重用止血药，只在补气养血的基础上少佐活血凉血之品，来达到益气摄血的目的。

医案：张某，男，23岁，1988年9月3日初诊。患者同年6月因拔牙后出血不止往某市血液病研究所查骨髓象，被诊为“慢性粒细胞性白血病”，给予马利兰、异碘甲化疗。50天后实验室检查：HB 60 g/L，WBC 1.2×10^9/L，PLT 17×10^9/L。伴有反复感染

① 田冰. 方和谦老中医治疗慢性粒细胞性白血病验案［J］. 北京中医，1992（1）：5.

后高烧不退，腹胀纳呆，消瘦乏力，卧床不起，动则气短汗出，五心烦热，肝脾肿大，两胁疼痛，出血症状明显加重，尤以双下肢皮下血斑显著，多处求治无效遂来我院。9月14日请方老会诊，病如前述，查舌质淡胖少苔，脉濡。停服西药化疗，改为支持疗法，加服中药。

处方：太子参15 g　茯苓12 g　炒白术12 g　炙甘草10 g　生地10 g　熟地10 g　玉竹15 g　百合15 g　陈皮10 g　丹皮10 g　生山药15 g　南藕节15 g　枸杞子10 g　大枣4枚

服药30剂后，患者已能独自出入。1988年10月16日二诊查血，HB 72 g/L，RBC 3×10^{12}/L，WBC 3.4×10^{9}/L，PLT 4×10^{9}/L。高烧退，仍有低热，腹胀、双下肢出血减少。原方加当归10 g、白芍12 g，再服60剂。

1989年1月16日三诊：患者精神明显好转，出血症状明显减轻，可适当活动，纳增。血象亦继续回升，舌淡，脉略数。改服处方：熟地12 g、生山药15 g、枸杞子10 g、太子参15 g、百合12 g、桑寄生15 g、玉竹12 g、丹皮12 g、茯苓12 g、白茅根15 g、炙甘草10 g、大枣4枚。

本方服用百剂，患者已可去室外正常活动，无明显不适。1989年5月16日复查血象：血红蛋白122 g/L，RBC 4×10^{12}/L，WBC 6×10^{9}/L。骨髓象涂片：慢性粒细胞性白血病完全缓解。为巩固疗效，方老又予上方继服60剂，并嘱加强锻炼。患者于1989年10月病告痊愈出院，随访10个月，未见异常。

（二）傅汝林医案①

傅汝林认为慢性粒细胞白血病病机为肝肾精亏，热毒瘀血内陷。傅老用滋养肝肾、清热解毒化瘀法治疗慢性粒细胞白血病，临床经验丰富。治疗时主张将中医辨证与现代医学临床分期相结合。

医案：戴某，男性，29岁。就诊前1个月大量饮酒后发现左上腹包块、疼痛，经查后发现脾脏肿大平脐，进一步做骨髓细胞学检查确诊为“慢性粒细胞性白血病”，经服用羟基脲，并肌注干扰素后稍有缓解，感乏力肢软，复查血常规示：HB 131 g/L，WBC 3.3×10^{9}/L，早幼粒2%，中幼粒21%。单核7%，PLT 120×10^{9}/L。舌红少苔，脉细数。审其脉症，辨属：肝肾阴虚，热毒瘀血内盛。治当以滋补肝肾，清热解毒，活血化瘀。

处方：生地黄30 g　白芍30 g　牡丹皮30 g　枸杞子12 g　山萸肉10 g　墨旱莲30 g　白花蛇舌草30 g　半枝莲15 g　青蒿10 g　蒲公英15 g　大青叶6 g　鳖甲12 g（先煎）　生甘草6 g

共5剂，水煎内服。

二诊：服上方后时有腹痛，便溏，羟基脲减为隔日1片，复查血常规示：HB 117 g/L，WBC 4.2×10^{9}/L，中幼粒1%，PLT 182×10^{9}/L。舌嫩红，苔白，脉细数。左胁下胀痛，查脾大平脐，辨治同前，拟上方加减如下：生地黄30 g、白芍30 g、郁金12 g、枸杞子

① 詹继红. 傅汝林教授治疗白血病经验［J］. 中国中医药现代远程教育，2011，9（5）：154－155.

15 g、莪术 12 g、墨旱莲 30 g、白花蛇舌草30 g、半枝莲 15 g、雄黄 1 g、蒲公英 15 g、青蒿 10 g、鳖甲 15 g（先煎）、青黛 6 g（布包煎）、红花 6 g、生甘草 6 g。

上方加减治疗约 20 剂后病情渐稳定，仍乏力肢软，纳差食少，脾脏较前明显缩小，无压痛，面色如常，舌红少苔，脉细数。辨治如前，上方加减如下：枸杞子 15 g、生地黄 12 g、牡丹皮 12 g、白芍 15 g、墨旱莲 30 g、女贞子 12 g、黄精 12 g、白花蛇舌草 30 g、半枝莲 15 g、青蒿 8 g、鳖甲 12 g（先煎）、红花 5 g、莪术 12 g、独角莲 10 g、蒲公英12 g、甘草 6 g。

患者前后共服上方 30 余剂诸症平稳，无腹痛，纳增，精神明显好转，血常规未发现幼稚细胞，已停服羟基脲，中药拟上方加减进服 20 余剂后，以益气扶正兼清热毒收功。

（三）唐由君医案①

唐由君认为白血病虚实夹杂，共同致病。虚之根本在脾肾，临证时辨证与辨病相结合，中医辨证分型与西医分型相结合，传统遣方用药与现代药理研究相结合，方使治疗趋于完善。

医案：某患者，男，53 岁，因头晕、乏力、心悸 5 个月，于 1986 年 4 月 18 日以慢性淋巴细胞白血病收住入院。患者自 1985 年 10 月 20 日始觉头晕、乏力、伴全身不适，未加介意，11 月 9 日两眼突然视物不清，来医院就诊，查血发现白细胞升高。骨髓检查：慢性淋巴细胞白血病。查体：老年男性，面色红润，发育营养可，体形略胖，全身皮肤无黄染及出血，浅淋巴无肿大，胸骨无明显压痛。心率：80 次/分，不整，有二联率，无明显杂音，肺（-），腹软，肝脾（-）。血象：血红蛋白 145 g/L，白细胞 20.4×10^9/L，淋巴细胞 86%，嗜中性粒细胞 9%，单核细胞 4%，幼淋细胞 1%，血小板 10×10^9/L。骨髓：增生明显活跃，淋巴系异常增生。原淋巴细胞+幼淋巴细胞占 12%，成熟淋巴细胞占 64%，形态大致正常。粒系：早幼粒以下各期均见，比值偏低，红系大致正常。全片见巨核细胞 11 个。血小板不少。心电图：①多发性房性早博，多呈二联律；②不完全右束支传导阻滞。本例患者属气阴两虚，痰瘀隐伏。患者气阴两虚症状明显，而痰瘀互结的症状不很明显。以益气养阴方（党参、黄芪、当归、玄参、麦冬、五味子、黄精、山茱萸、菟丝子等）为主加西黄丸共同益气养阴、清热解毒、活血化瘀。旨在标本同治，扶正祛邪。单纯应用中药治疗，西黄丸 4.5 g/d（同时服用益气养阴方），口服，连用 2 个月，乏力，胸闷明显减轻，白细胞稳定在（23.4～28.8）$\times10^9$/L，病情好转出院，出院后继续应用西黄丸 3～6 g/d，分 2～3 次口服（同时应用中药汤剂），病情稳定已达 29 个多月，之后定期随访至存活达 18 年。

（张恩欣）

① 唐由君，崔琳. 辨证治疗慢性淋巴细胞白血病的体会［J］. 浙江中医学院学报，2005，29（6）：25－26.

第四节　多发性骨髓瘤

多发性骨髓瘤又名浆细胞骨髓瘤，是以某种单克隆的浆细胞恶性增生并产生免疫球蛋白为特征的一种恶性病变。临床特点是骨骼疼痛、骨骼肿块、贫血、消瘦、肢体偏废伴有广泛的骨骼溶骨性改变、高血钙、贫血、肾功能衰竭、高黏滞综合征等。多发性骨髓瘤发病率较高，约占所有肿瘤的1%，血液系统肿瘤的10%，居恶性血液病第2位，以中老年人群多发。[①②] 近年发病率有明显的上升趋势，黑种人的发病率为白种人的两倍；男性略高于女性。亚洲发病率相对较低。发病的中位年龄66岁，仅2%低于40岁。发病原因目前尚不明确，现有证据表明可能与遗传、电离辐射、炎症及慢性抗原刺激有关。病理类型较单一，特点是骨髓细胞分类计数中存在大于10%的浆细胞并有形态学异常。多发性骨髓瘤预后一般不良，中位生存期约3年。骨髓瘤患者的预后主要由四个因素决定，即患者的整体状态，包括其对抗骨髓瘤治疗的耐受程度（宿主因素）、肿瘤负荷（分期）、疾病的侵袭性（分子生物学）与肿瘤浆细胞对抗骨髓瘤药物治疗的敏感性（对治疗的反应）。

【文献概述】

“多发性骨髓瘤”在历代中医文献中未有记载。但通过比较相关的临床表现，“多发性骨髓瘤”应属于中医文献中的“骨痹”“骨蚀”“石疽”等范畴。《素问·长刺节论》曰：“病在骨，骨重不可举，骨髓酸痛。寒气至，名曰骨痹。”明确描述了骨痹的病位、临床表现、病因及病名。《灵枢·刺节真邪》曰：“邪中于外者必寒；气蓄于内者必热。寒邪深入与热相搏，久留不去，必有内着。……其最深者，内伤于骨是为骨蚀，谓侵蚀及骨也。”指出了骨蚀的病因病机。《外科证治全生集·阴症门》曰：“石疽初起如恶核，坚硬不痛，渐大如拳……如迟至大如升斗者亦石硬不痛，不治……，现小块高低如石岩者，三百日后主发大痛，不溃而死。”描述了石疽的自然病程并明确指出其预后。

【病因病机】

综合历代中医文献所载，结合临床实际分析，多发性骨髓瘤的病因病机，内因为气血阴阳之偏胜偏衰，外因为风寒邪毒，自外而内深入骨髓，留着不去，渐与气血津液相搏，蕴结成瘤，日渐以大而成。渐成之际，则或从寒化，或从热化；或阻滞气机，或内

---

① 黄勃，吴春叶，王晓桃．多发性骨髓瘤治疗新进展［J］．医学综述，2019，25（18）：1511－1516.

② 陈文萃，李婷，王庆文．多发性骨髓瘤的诊断和治疗进展［J］．肾脏病与透析肾移植杂志，2019，28（1）：78－82.

夺精气，渐至脏腑衰败，终而阴阳离决。

（一）寒凝毒聚

《外科真诠》云："下石疽……由身虚寒邪深袭，至令血瘀结而成。"《外科集腋》云："石疽……或寒邪深伏骨髓，元气不足，不能起发。"说明石疽的形成，内因于"肾虚"或"元气不足"，外因于"寒邪深伏骨髓"，与血互博，终"瘀结而成"。

（二）瘀血内结

《圣济总录》云："毒热内瘀，则变为瘀血。"外邪蕴伏骨髓，渐与气血搏结，阻滞气血运行，终致气滞血瘀。

（三）精气内夺

邪居日久，气血逆乱，脏腑不和，则先天之精渐耗，后天之精无继，日久气血枯竭，脏腑衰败。临床所见，五脏固可俱损，然而肝脾肾虚衰尤为明显。

寒邪、瘀血等邪实可单独致病，亦可相兼为患。《黄帝内经》云："正气存内，邪不可干；邪之所凑，其气必虚。"因肾主骨、骨生髓，病未成之前，肾气已虚，邪实乃可凑于骨髓。及病已成，邪实深伏骨髓而蚀之，必更耗肾精，故正虚乃以肾虚为主。而肾乃阴阳水火之宅，肾精暗耗，则阴阳水火式微，微则水不足以涵木，火无力以温中。终至肝肾阴虚、脾肾阳虚。

【诊断要点及鉴别诊断】

（一）诊断要点

1. 临床表现

主要症状为骨痛，也是60%的病例的首发症状。部位以腰背部脊椎骨最多见，胸骨、肋骨、四肢骨次之，有渐进性，活动时加剧。亦有由胸腰部痛引四肢者。

骨骼肿块，多发生于胸骨、肋骨、颅骨、锁骨等扁骨，呈局部隆起，触之坚硬或软韧如橡木，有弹性，按之疼痛或伴有响声。肿块逐渐增大，或单发，或多发。

贫血、消瘦，随着疾病的进展，身体呈进行性消瘦，乃至形销骨立，伴厌食、短气乏力、自汗或盗汗、腰膝酸软、面色萎黄、下肢浮肿等消耗症状。

肢体偏废，多发生于疾病的后期，初起时觉肢体麻木、疼痛，继而乏力，终而双下肢截瘫，常伴有大小便失禁。亦有高位截瘫者，四肢均瘫痪，还可伴有呼吸困难。

本病临床表现错综复杂。在疾病过程中，还可出现其他表现，如病理性骨折、骨髓抑制等；同时有各种兼症，如感染、肾功能损害、淀粉样变、血液高黏滞综合征等；更有高血钙、出血、急性肾功能衰竭等急症。

2. 影像学检查

典型的X线表现为溶骨性改变，呈多发性圆形或卵圆形穿凿样缺损，多见于颅骨、肋骨以及脊椎骨。也可表现为弥漫性骨质疏松、病理性骨折。成骨性改变甚少见。

此外，全身骨扫描（ECT）、CT 扫描、PET－CT 检测等均可显示病变部位的溶骨性改变及代谢改变。

3. 免疫学检查

血清蛋白电泳出现大量的免疫球蛋白，并表现为一个窄峰，称为 M 蛋白或 M 成分。血清中白蛋白及正常免疫球蛋白显著减少。

尿中本周氏（Bence Jones）蛋白呈阳性。此蛋白在尿液酸化至 pH 4.5～5.0 后，加热至 50～60 ℃，蛋白凝固出现沉淀，但继续加热至 90 ℃以上时，蛋白又溶解，故称凝溶蛋白。

4. 病理学检查

骨髓或组织活检。骨髓象内的浆细胞计数一般大于 10%（国内标准为大于 15%），或见有浆细胞瘤。

本病的诊断，更多地依靠辅助检查手段。第二版《临床肿瘤学》（*CLINICAL ONCOLOGY*）提出了本病的最低诊断标准，如表 2－11－1。

表 2－11－1　多发性骨髓瘤最低诊断标准＊

①骨髓象内的浆细胞计数大于 10%（国内标准为大于 15%），或有浆细胞瘤，加下列任一项；
②血清蛋白电泳出现大量 M 蛋白或 M 成分；
③尿中本周氏（Bence Jones）蛋白阳性；
④X 线表现为溶骨性改变

注：＊符合以上临床特点外，尚须排除结缔组织疾病、骨转移癌、淋巴瘤、白血病及慢性感染。

（二）鉴别诊断

本病须与骨转移瘤、骨肉瘤、髓性白血病等相鉴别。

本病好发于老年，发病缓慢，以骨痛、骨骼肿块、贫血、消瘦、肢体偏废为主要临床表现，病理本质为某种单克隆的浆细胞恶性增生并产生大量的免疫球蛋白，X 线表现为溶骨性改变，血清蛋白电泳出现大量 M 蛋白或 M 成分，尿中本周氏蛋白阳性。

1. 骨转移瘤

骨转移瘤可发生于任何年龄，以骨骼疼痛为主要临床表现，病理本质为原发恶性肿瘤组织通过血行转移至骨骼并增殖，X 线表现为溶骨或成骨性改变，常可找到原发灶。

2. 骨肉瘤

骨肉瘤好发于青少年，以骨骼肿块进行性增大伴持续性胀痛为主要临床表现，常好发肺转移，病理本质为肉瘤性成骨细胞及其直接产生的骨样组织和反应性增生的骨组织，X 线表现为多种不同形态的骨质硬化、骨皮质改变、骨膜反应、袖口征及软组织肿块。

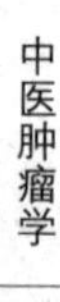

3．髓性白血病

髓性白血病可发生于任何年龄，以贫血、出血、感染，肝、脾、淋巴结肿大和胸骨压痛为主要临床表现，病理本质为骨髓中除浆细胞外的各类白细胞不同程度地恶性增殖，骨髓活检及外周血象可见白细胞分类计数异常及形态学改变。

【辨证论治】

（一）辨证要点

本病辨证要点在于虚实、阴阳。正虚邪实固然贯于本病的全过程，但在疾病的初期，多以邪实为主，中期则虚实夹杂，后期多以正虚为主。然本病机变化百出，或虚或实，或虚实夹杂；或阴或阳，或阴阳并虚；或一脏虚损，或诸脏并竭。故临证审实度虚，须慎察乃可明断，不应拘于一端。本虚以肾虚、精亏、血虚为主，标实以毒蕴、血瘀、痰湿为甚，而肾虚、毒蕴、血瘀贯穿疾病发生发展的始终。

（二）临床分型

1．寒凝毒聚型

主证：全身或局部骨痛，遇寒加剧，得热则舒；或局部肿块，深可及骨；口淡不渴，舌苔白滑，舌质淡胖，脉沉迟或弦。

证候分析：寒邪客于骨髓，气血津液凝泣不通，不通则痛，遇寒则泣甚，故痛愈剧；得热则泣散而气血稍得通，故痛舒缓。气血凝而成瘀，津液泣而成痰，痰瘀互结于局部，故骨肿而可及。津液凝泣而无耗伤，故口淡不渴。舌苔白滑，舌质淡胖，脉沉迟或弦，为寒邪内伏之象。

治则：温阳通络，祛痰化湿。

方药：阳和汤（《外科证治全生集》）加减。

熟地黄 30 g　鹿角胶 15 g　白芥子 10 g　麻黄 10 g　甘草 6 g　炮姜 10 g　肉桂 10 g　细辛 3 g　秦艽 15 g

方中鹿角胶温壮肾阳、填补精血，熟地黄补肾填精，为君药。肉桂、炮姜温阳散寒通血脉，为臣药。麻黄开腠达表、白芥子祛皮里膜外之痰，细辛、秦艽温通走窜，共为佐药。生甘草益气和阴、调和诸药，为使药。

痛甚者加制川乌、沉香以散寒行气。若兼气虚不足者，可加党参、黄芪等甘温补气；阴寒重者，可加附子温阳散寒，肉桂亦可改桂枝，加强温通血脉，和营通滞作用。

2．气滞血瘀型

主证：胸胁、腰背、肢体骨痛，痛有定处，活动时加剧。或见痛处包块，深可及骨，触之坚硬或软韧如橡木，有弹性，按之疼痛或伴有响声。肿块逐渐增大，或单发，或多发。舌质紫暗或有瘀斑，脉弦涩。

证候分析：瘀血结于患处骨髓，局部气血不通，故痛而有定处，活动时气血欲速而更不得通，故痛愈剧。瘀血为有形之邪，结乃现其形，故见包块坚硬及骨。其软韧如橡木有弹性者，瘀血夹滞气不得宣也。按之则壅滞愈甚，故痛。按之有声响者，骨蚀而折也。瘀渐结，故其形渐大，结于一处则单发，数处并结则多发。舌质紫暗或有瘀斑，脉弦涩为气滞血瘀之象。

治则：祛瘀活血，行气止痛。

方药：血府逐瘀汤（《医林改错》）加减。

桃仁 15 g　红花 10 g　当归 10 g　生地黄 20 g　川芎 15 g　赤芍 10 g　牛膝 15 g　桔梗 10 g　柴胡 10 g　枳壳 10 g　甘草 6 g　重楼 15 g　蒲黄 15 g

方中当归活血养血、祛瘀生新，为君药。川芎、赤芍、桃仁、红花、牛膝均助当归活血祛瘀，为臣药。柴胡、桔梗、枳壳疏理气机，气行则血行，重楼、蒲黄活血止痛，生地黄养血润燥、使瘀血去而阴血不伤，共为佐药。甘草和阴血、调诸药为使药。

痛甚者加延胡索、乳香、没药以活血止痛；有骨折者加自然铜、续断以补肾接骨；若瘀痛入络，可加全蝎、穿山甲、地龙、三棱、莪术等以破血通络止痛；气机郁滞较重，加川楝子、香附、青皮等以疏肝理气止痛。

3. 肝肾阴虚型

主证：胸胁腰背疼痛，痛引四肢，肢体麻木、活动不利，肌肉萎缩。腰酸耳鸣，头晕目眩，口干便秘，舌质嫩红、少苔或无苔，脉沉细。

证候分析：瘀血结于患处骨髓，局部气血不通，故痛，相关经络不和，故痛引四肢。病久肝肾之阴暗耗，阴亏血少，更兼脉络不通，肢体失养，故肢体麻木、活动不利，肌肉萎缩。腰为肾之府，肾精亏损，其府空虚，故腰酸。肝血肾精无以上注头目，清窍不利，故头晕目眩，口干舌燥。阴不敛阳，虚阳上浮，故耳鸣。阴亏血少，大肠失润，故便秘。舌质嫩红、少苔或无苔、脉沉细为肝肾阴虚之象。

治则：滋养肝肾。

方药：六味地黄丸（《小儿药证直诀》）加减。

熟地黄 30 g　山萸肉 15 g　干山药 30 g　泽泻 15 g　牡丹皮 15 g　茯苓 15 g　牛膝 30 g　杜仲 30 g

方中熟地黄养肾阴、填精血为君药。山萸肉滋肾养肝，干山药补脾阴，养后天以补先天，二药助熟地黄滋水之源，为臣药。泽泻泄肾中虚火，牡丹皮清肝经积热，茯苓渗湿健脾，四药共佐，以肃肝、脾、肾三脏之邪，使脏气清灵、生机无碍。杜仲、牛膝滋肾强腰。

痛甚者加全蝎、土鳖虫以通络止痛；肌肉萎缩、肢体麻木者加黄芪、当归、地龙以益气补血通络；便秘者加火麻仁、玄参、厚朴以润肠下气；虚火明显者加知母、玄参、黄柏等以加强清热降火之功；兼脾虚气滞者加白术、砂仁、陈皮等以健脾和胃。

4. 脾肾阳虚型

主证：进行性消瘦，甚者形销骨立，厌食，短气乏力，腰酸膝软，畏寒肢冷，腹胀便溏，小便清长，或腹胀如鼓，肢体浮肿，按之凹陷，舌质淡胖，苔白或白滑，脉沉迟无力，甚或脉微欲绝。

证候分析：疾病后期，先天肾精耗竭，肾阳化生无源，无以温化脾阳，脾虚不运，后天化源式微。如此则先天之精暗耗而后天之精无以为继，机体逐渐衰败。精血渐少，形体失充，故进行性消瘦乃至形销骨立。脾虚不运，故厌食。气血化生乏源，故短气乏力。肾府失充、关节失濡故腰酸膝软。脾肾阳虚，肢体无以温煦，故畏寒肢冷。中焦虚寒，脾气不运、水湿不化，故腹胀便溏。寒水不化，直趋于下则小便清长，外溢四肢则浮肿，停蓄于中则腹胀如鼓。舌质淡胖，苔白或白滑，脉沉迟无力为脾肾阳虚之象；脉微欲绝乃为阴阳离决之征。

治则：温补脾肾。

方药：肾气丸（《金匮要略》）加减。

干地黄 24 g　山药 15 g　山茱萸 15 g　泽泻 10 g　牡丹皮 15 g　茯苓 15 g　桂枝 10 g　附子 10 g　枸杞 15 g　女贞子 15 g

方中附子大辛大热，走而不守；桂枝性大热而质纯阳，引火归元，守而不走；二药合用，“益火之源，以消阴翳。”枸杞、女贞子滋肾生津，而“六味地黄丸”则“壮水之主，以制阳光”。诸药相合，则水火既济，阴阳相生。

厌食，短气乏力甚者加人参、黄芪、鸡内金以健脾益气；蓄水者加猪苓、生姜、白芍以温阳化气、行水消肿；若夜尿多者宜加五味子、桑螵蛸、金樱子等；小便数多，色白，体羸，为真阳亏虚，宜加补骨脂、鹿茸等，加强温阳之力。

【辨病治疗】

（一）内服

1. 常用中草药

（1）石见穿：性平，味苦辛，具有祛瘀解毒、消肿止痛的功效。《本草纲目》曰：“主骨痛，大风，痈肿。”含甾醇、三萜类抗肿瘤成分。每日用量 30 g，水煎服。

（2）露蜂房：性平，味甘，有毒，具有解毒消肿、杀虫止血的功效。《本草从新》曰：“附骨痈疽，根在脏腑，和蛇蜕……酒服。”抗肿瘤活性成分为蜂房油。每日用量 10 g，水煎服。

（3）八角莲：性平，味苦辛，有毒，具有祛瘀化痰、解毒散结的功效。《福建民间草药》曰：“散结活瘀，消瘿解毒。”抗肿瘤有效成分为鬼臼素。每日用量 12 ~ 15 g，水煎服。

（4）天南星：性温，味苦辛，有毒，具有化痰软坚、祛风燥湿的功效。《开宝本草》曰：“主中风，除痰，麻痹，下气，破坚积，消痈肿，利胸膈，散血堕胎。”每日用量：生南星 30 g，清水久煎 1 小时以上，温服。

（5）山慈菇：性寒，味辛，有小毒，具有消肿散结、化痰解毒的功效。《本草拾遗》曰：“主痈肿疮瘘瘰疬结核等。”抗肿瘤成分为秋水仙碱。每日用量 10 ~ 15 g，水煎服。体虚者慎服。

（6）九节茶：性平，味辛，具有祛风除湿、活血止痛的功效。《分类草药性》曰：

"治一切跌打损伤，风湿麻木，筋骨疼痛。"每日用量10～15 g，水煎服。

2. 常用中成药

（1）西黄丸（《外科证治全生集》）：具有破结解毒、祛瘀止痛的功效。用于本病属瘀血阻络者。用法：每次3 g，每日3次，温开水送服。

（2）小金丹（《外科证治全生集》）：具有祛瘀化痰、通络止痛的功效。用于本病属寒痰凝滞及瘀血阻络者。用法：每次3 g，每日3次，温开水送服。

（3）六神丸（《中国医学大辞典》）：具有破结解毒，消肿止痛的功效。用于本病属瘀血内结，日久化热者。用法：每次15～20粒，每日3次，温开水送服。

（4）华蟾素注射液：静脉给药。华蟾素注射液20～30 mL加入5%葡萄糖注射液250～500 mL中，静脉滴注。每日1次，15～21天为1个疗程。

（5）亚砷酸注射液：静脉给药，亚砷酸注射液10 mg加入5%葡萄糖注射500 mL中，静脉滴注。每日1次，10～15天为1个疗程。

（二）外治

如意金黄散（《外科正宗》）：具有清热解毒、消肿止痛的功效。用于本病邪实日久化热者。用法：以蜂蜜或凡士林调匀成膏，外敷患处，每日1～2次。

【急症与兼证】

（一）发热

本病邪实深入骨髓，虚实夹杂，病机复杂多变。临床多见因久病耗伤气血，营卫虚弱，卫外不固，复感外邪而成发热。证见：素有短气乏力、纳少便溏，突见恶寒或寒战、发热、有汗或无汗、头痛、周身疼痛，舌质淡苔白滑，脉浮重按无力。治当益气解表，方宜人参败毒散（《小儿药证直诀》）加减。

阳胜阴虚之体，病延日久，邪从热化而充斥三焦者。证见：壮热、口干口苦、咳嗽喘满、腹胀便秘、小便短赤，舌质红绛苔黄厚，脉数。治当苦寒清热，方宜黄连解毒汤（《外台秘要》引崔氏方）加减。

（二）血证

血证为本病常见兼证，而大出血或颅内出血为常见急症，亦是主要死亡原因之一。

临床所见，血证多为疾病后期，元气渐耗、脾气虚衰，气不摄血而发。证见：全身皮下瘀点或瘀斑，或鼻衄，齿衄，溺血；甚或呕血，量多鲜红，大便油黑或鲜红，伴神疲乏力，心悸短气，头晕目眩；甚或大汗淋漓、四肢逆冷，面色苍白，唇甲青紫；舌质淡苔薄白，脉沉细无力，甚或脉微欲绝，或浮大滑数，重按无力。其轻者，治当补气摄血，方宜补中益气汤（《脾胃论》）加减；重者急当回阳救逆，方用四逆汤（《伤寒论》）加减。

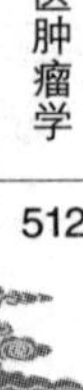

【名家治验及医案】

裘沛然医案[①]

医案：尚某，男，60 岁，1988 年 6 月 15 日初诊。

患者 1987 年 10 月起胸骨及其左侧肋骨疼痛，伴咳嗽、气急、呼吸痛。X 线摄片见左胸第 5 肋骨骨折伴左胸膜反应。之后半年中因胸骨持续疼痛多次就诊，经用止痛膏、敌咳等内外兼治却愈见加重。1988 年 4 月起又经 X 线摄片及 CT、同位素检查，示胸骨中段、左第 5 肋及腰椎等处骨质侵蚀病变，胸口处有 10 cm 大小肿瘤，诊断为多发骨髓瘤。症见胸部疼痛难忍，咳嗽不止，神疲乏力，前胸肋处已有明显隆起。舌暗红，脉细弦。

辨治：气阴亏虚，痰凝血瘀，肺肾两伤。治宜益气养阴、调补肺肾，佐以活血止痛、化痰软坚。

处方一：生晒参 9 g　生黄芪 30 g　生白术 15 g　大熟地 30 g　巴戟肉 15 g　半枝莲 20 g　夏枯草 15 g　茯苓 15 g　葶苈子 12 g　川贝母 6 g　左牡蛎 30 g　大麦冬 15 g　肉苁蓉 15 g　大丹参 20 g　延胡索 20 g

每日 1 剂，水煎服，连服 28 剂。

处方二：生晒参 9 g　生黄芪 30 g　大力子 15 g　葶苈子 15 g　生白术 15 g　左牡蛎 30 g　半枝莲 20 g　巴戟肉 15 g　延胡索 20 g　川贝母 6 g　北细辛 10 g　天仙藤 15 g　光杏仁 30 g

牛黄醒消丸 1 瓶，口服 1 瓶，分 2 次吞服。

处方三：生晒参 12 g　生黄芪 50 g　巴戟肉 15 g　仙灵脾 15 g　潞党参 20 g　天麦冬 12 g　焦楂曲（各）12 g　淡黄芩 30 g　北细辛 12 g　炙䗪虫 12 g　虎杖 18 g　大蜈蚣 1 条　丹参 24 g　延胡索 20 g　天仙藤 18 g

处方四：生晒参 12 g　生黄芪 50 g　巴戟肉 15 g　仙灵脾 15 g　大熟地 30 g　炙鳖甲 20 g　炙甲片 20 g　荆三棱 15 g　生莪术 15 g　败酱草 24 g　红藤 30 g　汉防己 20 g　淡黄芩 30 g　北细辛 12 g　大丹参 24 g　延胡索 30 g

前两方服用近 3 个月，咳嗽明显减轻，胸部隆起渐平、肿块缩小、疼痛已缓。因转为腰部疼痛，行走不便，时有发热，以第 2 方减去葶苈子、贝母、杏仁、牛蒡等药，加仙茅 15 g、仙灵脾 15 g、熟地 40 g、天冬 12 g、莪术 15 g，加减服用 7 个多月，咳嗽停，胸痛止，热退，唯略有腰痛，全身情况良好，患者生活已能自理。后以基本药味不变，药量略作变动，持续就诊至 1990 年 6 月止，患者诸症皆缓。

按语：病者年已花甲，证属气阴两亏，肺虚及肾，使气失所主，痰湿凝结，瘀血阻络，髓失所养，骨质恶变。治疗病程大致可分两个阶段。第一阶段，患者胸痛咳嗽剧烈，

---

① 王庆其，李孝刚，邹纯朴，等. 国医大师裘沛然治案（四）：裘沛然治疗癌症案四则［J］. 中医药通报，2015，14（6）：22－24.

胸部肿块隆起，病位主要在肺部。故前两方用人参、黄芪等大补肺气，兼以大熟地、大麦冬、巴戟肉、肉苁蓉等益肾滋阴，同时用宣肺祛痰、软坚散结之剂合活血逐瘀、通络止痛之药。处方二更增服用牛黄醒消丸及细辛 10 g 以加强豁痰逐瘀、消肿止痛之功效，药后效果更好。至第二阶段，症以腰背剧痛伴发热为主，病位移于下焦肾部。故撤去利肺化痰之品，既加大参芪用量以稳固元气，又投仙灵脾、熟地、巴戟、鳖甲等补肾壮骨。虑病程较长，久病入络，血脉瘀阻，不通则通，处方三用虫类药、处方四用破坚逐瘀之品，加重了活血通络、消积止痛之效力。

（吴红洁）

第十二章　软组织、皮肤及骨肿瘤

第一节　软组织肉瘤

软组织肿瘤种类繁多，可来源于纤维组织、横纹肌、脂肪、滑膜、间皮、血管等，分为良性、恶性及二者之间的中间性。软组织肉瘤已知有100多种亚型，命名复杂，常见的几种发病率较高的为多形性未分化肉瘤、纤维肉瘤、滑膜肉瘤、横纹肌肉瘤、脂肪肉瘤、平滑肌肉瘤和间皮瘤。其年发病率2.4/10万~5/10万，约占成人恶性肿瘤的1%左右，儿童恶性肿瘤的15%，好发年龄为30~50岁。最常见的发病部位是四肢（60%）和躯干（19%），其中下肢约占40%，部分可见腹腔、腹膜后、胸腔、纵隔以及头颅等部位，极少数发生于内脏器官。

软组织肉瘤的发病机制及病因学不详，其遗传易感性、NF1、Rb及p53等基因突变可能与肿瘤发生有关，此外可能与外伤、化学刺激、病毒、放射线等因素有关。在较常见的几种软组织肉瘤中大多数纤维肉瘤属低度恶性，分化良好者很少发生血行转移，分化差、恶性度高的软组织肉瘤生长迅速，预后差。本病常常呈浸润性或侵袭性生长，往往不易彻底切除，复发率较高。远处转移是软组织肉瘤的另一个特点，以血行转移为主，转移部位是肺、骨、脑和肝脏等，肺是肢体肉瘤最常见的转移部位，也可通过淋巴系统转移。软组织肉瘤诊断与治疗需要多学科协作，手术、放疗、化疗是主要治疗手段。组织分化差者5年生存率约为32%，分化良好型、黏液型复发和转移率低者5年生存率可达60%~80%[①]。影响患者预后的主要因素包括：年龄、肿瘤部位、肿瘤大小、组织学分级和是否存在转移及转移部位。

【文献概述】

软组织肉瘤属中医的“筋瘤”“血瘤”“肉瘤”“气瘤”“脂瘤”范畴。对于其病因

---

① 王佳玉，王臻，牛晓辉，等. 肢体软组织肉瘤临床诊疗专家共识［J］. 临床肿瘤学杂志，2014，19（7）：633-636.

病机的认识，古代医家认为本病的发生与先天素质虚弱、外感六淫、内伤七情、气滞血瘀、痰凝湿聚、热毒蕴结等因素有关。

《黄帝内经》中提到“筋瘤由于筋屈不能伸，邪气居其间而不反”。

《诸病源候论》云：“其寒毒偏多，则气结聚而皮厚，状如痤疖，硬如石，故谓之石疽也。”汉代《景候传》曰：“左足有肉瘤，状似龟。”唐代《千金备急方》谓：“肉瘤勿疗，疗则杀人，慎之慎之。”已初步认识到肉瘤为软组织的恶性肿瘤。两宋时期陈无择进一步将其归纳为五瘿六瘤，并做了较为详细的描述：“坚硬不可移者，名曰石瘿；皮色不变者，名曰肉瘿；筋脉露结者，名曰筋瘿；赤脉交结者，名曰血瘿；随忧愁消长，名曰气瘿……瘤则有六，骨瘤、脂瘤、气瘤、肉瘤、脓瘤、血瘤。”

《证治准绳》云：“六瘤者，随气凝结皮肤之中，忽然肿起，状如梅李，皮软而光，渐如杯卵。”《外科正宗》谓：“夫人生瘿瘤之症，非阴阳正气结肿，乃五脏瘀血浊气痰滞而成。”

【病因病机】

软组织肉瘤的病因主要有内因和外因两个方面。内因多为起居不当、饮食不节、七情内伤及脏腑虚损等，外因主要是风、寒、暑、湿、燥、火六淫之邪。内因或外因或致脏腑阴阳失调、气血运行失常，或致经脉闭阻、邪毒蓄积、气滞血瘀痰凝，形成痰核、肿块。

（一）外邪内犯

《灵枢·九针论》曰：“四时八风之邪客于经络之中，为瘤病者也。”《灵枢》谓：“虚邪之入于身也深，寒与热相搏，久留而内著……邪气居其间而不反，发为筋瘤，……为肠瘤……为昔瘤。”《灵枢·百病始生篇》云：“积之始生，得寒乃生，厥乃成积也。”《素问·调经论》亦曰：“血气者，喜温而恶寒，寒则泣不能流，温则消而去之。”

（二）七情内伤、气滞血瘀

《丹溪心法》谓：“忧怒抑郁，朝夕积累，脾气消阻，肝气横逆，遂成隐核。”《外科正宗》认为：“忧郁伤肝，思虑伤脾，积想在心，所愿不得志者，致经络痞涩，聚结成核。”《医学入门·卷五》认为：“郁结伤脾，肌肉消薄，外邪搏而为肿曰肉瘤。”

（三）饮食不节、痰湿积聚

软组织肉瘤的发生与痰有着密切关系，是其最主要的发病因素。《丹溪心法》又云：“痰之为物，随气升降，无处不到。”“凡人身上、中、下有块者，多是痰。”饮食不节亦是引发癌瘤的重要因素，张景岳曰：“饮食不节，以渐留滞者，多成痞块。”

（四）脏腑虚损

《灵枢·百病始生篇》云：“若内伤于忧怒，则气上逆，气上逆则六腑不通，而积皆成也。”张景岳曰：“无处不到而化为痰者，凡五脏之伤，皆能致之。”这些特性与软组织肉瘤发无定处这一特点是比较吻合的。

本病初起多见气滞、痰凝、血瘀；正邪相搏，可郁而化热，或因热邪所致可呈现热毒蕴结之象，甚则热邪伤阴出现津亏热结之征；邪客日久导致机体五脏六腑俱损、气血阴阳俱虚，虚实夹杂，致使证候、舌、脉复杂多变。本病发病与脾、肺、心、肝、肾五脏俱相关。早期关乎脾与肺，晚期则肺、脾、心、肾俱损。

【诊断要点及鉴别诊断】

（一）诊断要点

1．临床表现

软组织肉瘤可发生于全身各部位的软组织内，其类型的不同和发生部位的不同，决定了各自的特点、临床表现复杂多变。

肿块：患者常因无痛性肿块就诊，肿块逐渐增大，可持续数日或一年以上。恶性肿瘤生长较快，常伴肿块周围水肿，体积较大，但较深部位的肿瘤难以发现。良性及低度恶性肿瘤，生长部位常表浅，活动度较大。生长部位较深或有周围组织浸润的肿瘤，其活动度较小，恶性肿瘤的可能相对较高。各种软组织肉瘤有相对多发部位，纤维源性肿瘤多发生于皮肤及皮下组织；脂肪源性肿瘤多发生于臀部、下肢及腹膜后；平滑肌源性肿瘤多发生于腹腔及躯干部。横纹肌源性肿瘤多发生于肢体的肌层内；滑膜肉瘤易发生于关节附近筋膜等处；间皮瘤多发生于胸腔、腹腔及心包等处。

疼痛：恶性肿瘤生长较快，常伴有钝痛。如肿瘤累及邻近神经，则疼痛为首要症状。当肉瘤出血时，可呈急性发作性疼痛。持续性疼痛常表明肿瘤广泛坏死，或压迫躯体感觉神经。

区域淋巴结肿大：软组织肉瘤可沿淋巴管转移，常伴有区域淋巴结肿大。

皮肤温度增高：恶性软组织肿瘤生长迅速，常伴局部皮肤温度升高。生长相对缓慢的恶性软组织肿瘤不一定伴有肤温升高，常易误诊为良性肿瘤。

远处转移症状：转移至肺可引起咳嗽、胸痛、胸闷、气短等症状，转移至脑可引起头痛、复视及肢体偏瘫等症状。

其他常见症状：晚期肿瘤致使机体营养不良可见贫血、消瘦等恶病质症状。

2．实验室诊断

各种软组织肿瘤的检测标记：①结节性筋膜炎的组织细胞标记物，如纤维连接蛋白、溶酶菌和α1－抗胰蛋白酶，呈强阳性反应。②恶性纤维组织细胞瘤和隆突性皮纤维肉瘤的可靠标记物是α1－抗胰蛋白酶和溶菌酶。③平滑肌肉瘤常用的标记物是结蛋白和层蛋白。④脂肪肉瘤常用多种免疫组化标记物排除其他肉瘤来鉴别确诊。

3．影像学诊断

借助X线摄片、B超检查、CT及MRI检查可确定软组织肿瘤的部位、大小、邻近组织及器官浸润与破坏程度，淋巴及远处转移部位，尤其需明确有无肺转移。

血管造影（DSA）可准确了解肿瘤血供。横纹肌肉瘤、间叶性软组织肉瘤、血管肉瘤及恶性血管间皮瘤，血供丰富，常见异常增生的血管及静脉曲张；而脂肪肉瘤（分化型和黏液型）及恶性纤维组织细胞瘤（黏液型）则血管稀少。

正电子发射计算机断层显像（PET－CT）可显示肿瘤的确切发病部位及代谢状况，可评价患者的全身其他部位是否有转移病灶。

发射性计算机断层扫描（ECT）可在早期发现骨受累情况及其范围。

4. 病理学诊断

软组织肉瘤的确诊依赖穿刺活检或切除活检获取病理学诊断以及相应的免疫组织化学检查。

（二）鉴别诊断

软组织肿瘤除肉瘤之外，还包括一系列良性病变、原发及转移癌、黑色素瘤及淋巴瘤，明确诊断依赖获取有代表性的肿瘤组织行病理活检。免疫组化染色技术适用于石蜡包埋组织，用途最广泛的免疫组化标记物为中间丝（如波形蛋白、角蛋白、肌间线蛋白、白细胞共同抗原、S－100等）。电镜下的形态观察、细胞遗传学及分子分析技术适用于更难鉴别的组织。

【辨证论治】

（一）辨证要点

1. 辨阴阳虚实

诊疗时要注意机体的整体状态与肿瘤局部的变化，结合舌象、脉象综合考虑。实证多体质壮实，语声洪亮，胃纳好，肿瘤局部或红肿坚实，或漫肿而坚实，或局部溃烂、恶臭，出血鲜红或暗红，舌质红，苔黄或白腻，脉多滑或滑数。虚证多形体羸瘦，语声低微，纳差，肿块局部枯槁无色，或局部皮肤菲薄，或皮肤淡暗无光泽，或肿块局部溃烂，脓液清稀，出血色淡，舌质淡，脉细弱无力或细数。

2. 辨病程

软组织肉瘤恶性程度各异，要明辨起病的缓急及病程的长短。起病急，肿块生长迅速，恶性程度较高，疾病常进展迅速，尚为实证时处方用药可相对峻猛，务求速效；起病缓，肿块生长缓慢，恶性程度较低，疾病常进展缓慢，用药不可贪功，过于攻伐反伤正气。

（二）临床分型

1. 痰湿凝聚型

主证：全身各处可有单个或多个肿块，肿块肤色多正常，无痛或疼痛，可伴局部水肿，肢体困倦乏力，胸胁满闷不舒，或纳呆，二便多正常，舌质淡或胖，苔白滑腻，脉滑。

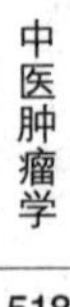

证候分析：气机郁滞，津聚成痰，停留于局部，形成肿块，经久不消，久则血脉瘀滞，气郁痰结，故胸胁满闷不舒，舌质淡或胖，苔白滑腻，脉滑为痰湿之征。

治法：健脾化痰，软坚散结。

方药：海藻玉壶汤（《医宗金鉴》）加减。

海藻 15 g　昆布 15 g　海带 10 g　法半夏 15 g　陈皮 12 g　青皮 10 g　象贝 15 g　当归10 g　川芎 10 g　独活 15 g　炙甘草 5 g

方中以海藻、昆布、海带软坚散结为君药；法半夏、陈皮、青皮、象贝理气化痰，当归、川芎、独活活血止痛为臣佐药；炙甘草调和诸药为使药。

纳呆、乏力、便溏等痰湿重者加炒党参、山药、生苡仁；疼痛者可加田七、地鳖虫、鬼箭羽；肿块坚硬可酌加莪术、黄药子、露蜂房、穿山甲；有胸腹水者加猫人参、龙葵、白芥子、葶苈子等。

2. 热毒蕴结型

主证：瘤体迅速增大，发红或紫暗，局部皮肤发亮，甚至灼热疼痛，或肿块破溃，表面见恶臭黏稠脓血；烦躁易怒，口干，大便干结，小溲黄赤，舌质红，苔黄燥或黄腻，脉滑数。

证候分析：气郁痰结日久，郁而化热，热甚灼伤脉络，故灼热疼痛，或肿块破溃，见黏稠脓血；邪热内盛伤阴，故烦躁易怒，口干，大便干结，小溲黄赤，舌质红，苔黄燥或黄腻，脉滑数为热毒之征。

治则：清热解毒，消肿散结。

方药：五味消毒饮（《医宗金鉴》）加减。

金银花 30 g　野菊花 15 g　蒲公英 30 g　紫花地丁 15 g　紫背天葵 12 g　紫草 15 g　白花蛇舌草 30 g　生半夏 15 g（先煎）　白芷 10 g

方中金银花清热解毒，消散痈肿为君药。野菊花、蒲公英、紫花地丁、紫背天葵辅助君药共奏清热解毒、消肿散结之功效。紫草、白花蛇舌草、生半夏、白芷凉血清热、除痰散结，为臣佐药。

热毒重者加连翘、黄连、水牛角；血热毒甚者加丹皮、生地、赤芍清热凉血；肿甚者加瓜蒌、浙贝母、青皮。

3. 气滞血瘀型

主证：四肢、肩背或胸腹等部位单发或多发性肿块，刺痛固定不移，或青筋暴露，或肿块肤色紫暗，或肢体麻木，口唇青紫，舌质紫暗，或有瘀血或斑点，脉弦细涩。

证候分析：气郁痰结日久则血脉瘀滞，故刺痛固定不移，或青筋暴露，或肿块肤色紫暗，气郁、痰结、血瘀致使经脉气血运行不畅，故肢体麻木；口唇青紫，舌质紫暗，或有瘀点或瘀斑，脉弦细涩为气滞血瘀之征。

治则：行气活血，健脾补中。

方药：桃红四物汤（《医宗金鉴》）加减。

桃仁 15 g　红花 10 g　生地 30 g　当归 10 g　川芎 10 g　赤芍 10 g　穿山甲 20 g（先煎）　乳香 10 g　法半夏 15 g　浙贝母 10 g　皂角刺 15 g

以桃仁、红花活血化瘀为君药；川芎、赤芍、生地、当归祛瘀散结为臣药；穿山甲、乳香活血祛瘀，法半夏、浙贝母、皂角刺软坚化痰散结是为佐使药。

如溃破伴渗出及出血者，减红花、川芎、乳香，加丹皮、三七、茜根草、生黄芪；腹胀气促者加葶苈子、白芥子、瓜蒌、厚朴。

4. 气血两亏型

主证：肿块日渐增大，面色苍白无华，短气乏力，纳呆，形体消瘦，肌肤枯槁，四肢麻木不仁，或时有低热，舌质淡，苔薄白，脉沉细或弱。

证候分析：病程晚期，邪聚日久，正虚无力祛邪，肿块日渐增大，气虚故面色苍白无华，短气乏力，纳呆；血虚失养故形体消瘦，肌肤枯槁，四肢麻木不仁；正邪相搏故时而低热；舌质淡，苔薄白，脉沉细或弱为气血两虚之征。

治则：益气养血，祛瘀散结。

方药：八珍汤（《正体类要》）合黄芪桂枝五物汤（《金匮要略》）加减。

黄芪 20 g　人参 10 g　熟地 20 g　当归 10 g　白术 12 g　茯苓 15 g　川芎 10 g　白芍 12 g　生姜 10 g　大枣 10 g

以黄芪、人参、熟地、当归益气养血为君药。白术、茯苓健脾除湿，川芎、白芍活血养血共为臣佐药。生姜行气醒胃，大枣调和诸药为使药。酌加穿山甲、乳香活血祛瘀，僵蚕、皂角刺软坚化痰散结。

若腹胀明显者黄芪量酌减，加八月扎、佛手；如腹泻者减熟地、当归，加扁豆、山药、神曲；如疼痛者可加炙地鳖虫、地龙；畏寒肢冷者加仙灵脾、肉桂。

【辨病治疗】

（一）内服

1. 常用中草药

（1）苦参：苦，寒。具有清热解毒、燥湿散结的功效。《药性论》谓“治心腹积聚”。苦参中所含的苦参碱具有抗癌活性。苦参碱在体外具有降低小鼠腹腔巨噬细胞、抑制 P815 肿瘤细胞增殖的效应。苦参碱亦有抗癌活性，在实验小鼠体内对 S180、U-14、ECA、L 等瘤株均表现出明显的抑制作用。苦参每日用量为 12～15 g，水煎服，适用于热毒蕴结型。

（2）生半夏：辛，温，有毒。具有燥湿化痰、降逆止呕、消痞散结的功效。《别录》谓：“消心腹胸膈痰热满结。”实验证明生半夏对正常细胞没有抑制作用，而对 JTC26 体外试验有抑制作用。能抑制小白鼠腹水型肉瘤细胞生长。本品对 S14、S180、肝实体型以及 HeLa 细胞均有抑制作用。生半夏每日用量为 9～15 g，加入生姜 6 g 同煎可降低生半夏毒性，适用于痰湿凝聚型。

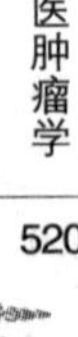

（3）藏红花：味甘微酸，性平温，无毒。具有活血化瘀的功效。《本草品汇精要》谓："主散郁调血，宽胸膈，开胃进饮食，久服滋下元，悦颜色，及治伤寒发狂。"实验证明，藏红花是活血化瘀的良药，还具有广谱抗癌活性，对白血病、卵巢癌、结肠癌、横纹肌肉瘤、乳头肉瘤、扁平胞瘤和软组织肉瘤等都具有较强的抑制作用，而且毒性小。另外，藏红花还具有治疗冠心病、抑制肝炎病毒、增加免疫力等药效。每日用量为5～10 g，适用于血瘀疼痛而正气未衰型。

2. 常用中成药

（1）大黄䗪虫丸（《金匮要略》方）：具有活血祛瘀、解毒攻积的功效。运用于邪盛正未衰的患者。服量每次3～6 g，每天3次。

（2）鳖甲煎丸（《金匮要略》方）：具有活血消肿、通络止痛的功效。适用于正气渐衰，瘀毒蓄结的患者。服量每次9～12 g，每日3次。

（3）平消胶囊（《癌瘤中医防治研究》方）：具有攻坚破积、祛毒消肿的功效，适用于软组织恶性肿瘤之痰湿热毒蕴结者，每次6粒，每日3次。

（4）小金丹（《外科证治全生集》方）：主治痈疽肿毒，痰核流注属阴证及阴疽。

（二）外治

（1）麝香回阳膏：麝香、梅片、红花、儿茶、乳香、没药、黄连、黄柏、白芷、血竭、独脚莲、自然铜、黄芩等共研细末，蜜、陈醋调匀成膏状，外敷患处。适应于局部红肿，烘热，疼痛或溃破，腐臭者。

（2）蟾酥膏[①]：适用于软组织肉瘤疼痛剧烈未溃破者。

【急症与兼症】

（一）癌性疼痛

软组织肉瘤相关性疼痛是较为常见的兼证，或因"不通则痛"，或因"不荣则痛"。前者常由气滞、血瘀、痰湿、寒凝或热毒等引起，后者则因气血阴阳虚损，功能失调，以致脏腑经络失荣所致。临床又常见虚实夹杂互现，故辨治复杂。

内治法以辨证辨病相结合为主。气滞的特点是以胀痛或走串样痛为主、痛无定处，多见弦脉，宜行气导滞止痛，常用柴胡疏肝散、金铃子散、四磨汤等；血瘀的特点是多呈刺痛性质、拒按、痛处固定，舌暗或有瘀点瘀斑，脉多弦细，宜活血通络止痛，常用失笑散、桃红四物汤、膈下逐瘀汤、血府逐瘀汤等；痰湿的特点是痛而重着，伴有胸脘痞满，腹胀身困，头昏欲睡，舌苔腻，脉多弦滑，宜化痰渗湿止痛，常用导痰汤、平胃散等；热毒的特点是局部红肿热痛，痛处不移，多伴有发热、口渴、出血等，脉多弦数，治宜清热解毒止痛，常用五味消毒饮等。虚证患者常见气血双亏及气阴两虚，气血双亏

---

① 刘嘉湘，许德凤，范忠泽．蟾酥膏缓解癌性疼痛的临床疗效观察［J］．中医杂志，1993，34（5）：281－282.

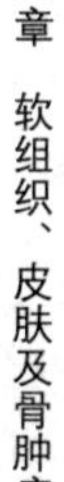

多以十全大补汤加减，气阴两虚多以生脉饮加味。中成药新癀片、云南白药、金龙胶囊、平消胶囊及康莱特针、华蟾素、斑蝥针等均有一定的止痛功用。

针刺疗法对于轻中度癌痛效果较好，原则为辨病取穴和辨证循经取穴，较为特殊的针法和按子午流注时间取穴的研究主要有配合时间取穴、强刺激手法和齐刺留针法等，常规取穴足三里、太冲、合谷等。灸法常用隔药灸，可充分发挥药物和艾条的双重作用。穴位注射也可发挥穴位和药物的双重作用，故效率较高，足三里穴及阿是穴最常用，耳穴神门及耳迷根等均可辨证选用。电针疗法一般为在常规选穴的基础上加上电针，强度以患者能耐受为度，一般选疏密波，既能保证对穴位的持续刺激，又不至于产生耐受，故可在常规治疗的基础上提高疗效。

虽然没有明确证据提示肿瘤局部的针刺疗法可导致肿瘤转移，参照现代医学相关证据应避免针对病灶局部的取穴，尤其注意勿局部挤压，或外治导致肿瘤破溃，以免促其远处转移。

（二）恶性胸腹水

恶性胸腹水是各种软组织肉瘤常见并发症。病理诊断明确的恶性胸腹水可选择氟尿嘧啶、顺铂、丝裂霉素等细胞毒性药物局部灌注化疗，配合深部体外热疗或热灌注化疗可提高疗效。亦有选择鸦胆子油乳、榄香烯油乳等中药针剂胸腹腔灌注显效的报道，但缺乏大样本、多中心的随机对照研究数据。“病痰饮者，当以温药和之。”辨证给予温阳健脾益气、淡渗利湿的中药，可配合行气止痛、以毒攻毒的中药外敷，或穴位敷贴，或熨蒸，或熏洗治疗恶性胸腹腔积液可减少或消除恶性积液，缓解症状。

【治疗进展述评】

软组织肉瘤患者 5 年生存率为 60% ~80%。影响患者预后的主要因素包括：年龄、肿瘤部位、肿瘤大小、组织学分级和是否存在转移及转移的部位。软组织肉瘤诊断与治疗需要多学科协作，治疗前评估肿瘤分期，常用的分期系统包括美国癌症联合会（The American Joint Committee on Cancer，AJCC）分期系统和骨肉瘤分期系统（Enneking）的外科分期系统。主要治疗手段包括手术、放疗、化疗（阿霉素、异环磷酰胺、吉西他滨、脂质体阿霉素、长春瑞滨）和靶向药物治疗等，应根据适应证、患者体质和意愿等，个体化选择治疗方案，由多学科医师共同治疗。

软组织肉瘤的临床表现、证候、舌象、脉象复杂多变。结合其特点，中医临证主张辨证与辨病结合而并非单纯见瘤治瘤，单味中药的药理研究报道甚多，不同功效的中药均有涉及。经不同的学者实验研究证实，陈皮、当归、五爪龙、姜黄、莪术、茯苓、人参、黄芪、连钱草、猫爪草、蛇床子、柴胡、赤芍、半枝莲、板蓝根、猪苓、苦参、蛇六谷、藏红花、斑蝥等诸多中药有明显的抑制肉瘤细胞增殖及诱导其凋亡的药理作用①。

① 王炳范，王玉梅，郭震．几种常用中成药的抗癌新用［J］．辽宁中医学院学报，2003，5（1）：84.

针灸与外治法是肿瘤治疗不可或缺的手段。中日友好医院黄金昶教授报道辨证针刺、浮针、刺络放血、灸法、药物外敷、穴位敷贴、熏洗等系列中医特色外治法，用于治疗肿瘤疼痛、抑癌消瘤、改善症状等诸多方面就有一定的疗效。其他学者也报道外治成功的小样本研究，扩展和丰富了中医抗癌的手段。近年的基础研究更是在针刺调控肿瘤增殖与凋亡的信号通路、调节免疫与炎症微环境等多方面取得可信证据，亦有诸多成功的案例，但依然缺乏大样本高级别临床证据支持。

虽然没有明确证据提示肿瘤局部的针刺疗法可导致肿瘤转移，参照现代医学相关证据应避免针对病灶局部的取穴，尤其注意勿局部按摩挤压，或外治导致肿瘤破溃，增加远处转移风险。

【名家治验及医案】

叶朗清医案①

医案：钱某，女，34 岁。患者于44 天前足月顺产，产后 10 天感左腰部及左上腹疼痛，后间歇发作。至就诊前 1 天突然出现上腹疼痛加剧伴高热、呕吐入院。入院后用大量抗生素治疗，并剖腹探查，术中见肿块来自后腹腔，约 14 cm×20 cm×10 cm 大小，质硬固定，与脾、胰尾及腹主动脉均有浸润，表面血管怒张。病理示：脂肪肉瘤。不能切除而关腹。术后出现全身皮疹，瘙痒难忍，考虑药物引起，不宜放化疗，转而中医药治疗。诊其精神委顿，头晕，动则心悸气急，口渴欲饮，胃纳不佳，大便秘结，舌红苔少，脉细弦。辨为病发产后，复经手术，气血皆虚，邪热侵营，灼伤阴液，积聚内生。立养阴清营、消坚解毒法。

处方：生地、北沙参、白薇、海藻、昆布各 12 g，麦冬、赤芍、夏枯草各 9 g，丹皮 6 g，龙葵、白英、白花蛇舌草各 30 g，蛇莓 15 g。

水煎服，每日 1 剂。服药 1 月后，腹痛消失，舌红已退，但面色萎黄，考虑阴液渐复，但气血未充，去丹皮、赤芍、白薇等清营凉血之味，加党参、黄芪、熟地黄、制首乌各 12 g，制黄精 30 g，枸杞子 9 g 以补气血、养肝肾。1 年后复诊，经 B 超探查，肿块缩小至 3 cm×3.1 cm，可参加工作。

按语：本例初起为产后高热，瘤块巨大粘连，无法手术切除，纯中医治疗。叶老认为属热毒萌发，邪热侵营，则见皮疹；灼伤阴液，则口渴欲饮；胃阴亏耗，纳谷不佳。该例特点为产后手术，气血大伤，为邪实正虚之证，邪实为热毒侵营、阴伤痰结；正虚为气血两亏。治疗先以清营凉血、解毒散结，兼养阴生津。治疗后邪毒既去，方加以人参、黄芪、熟地、首乌、黄精、枸杞等益气补血，则扶正而不留邪，获得良效。

（王雄文）

① 李济仁. 李济仁点评名老中医肿瘤验案［M］. 北京：中国医药科技出版社，2014.

第二节 皮 肤 癌

皮肤癌发生于皮肤表皮，其病理类型主要包括鳞状细胞癌、基底细胞癌及原位癌，其他较为少见的有附件癌，如皮脂腺癌、汗腺癌等。各类皮肤癌的早期表现多为红斑状皮损，伴有鳞片状脱屑或痂皮形成，仅凭肉眼观察难以区分组织学类型，且易与牛皮癣等良性皮肤疾病相混淆，常需借助病理检查才能确诊。皮肤癌的发生与紫外线照射、电离辐射、化学致癌物质（如焦油、沥青）以及某些癌前期病变（如着色性干皮病）有关。不同国家的皮肤癌发病率差异很大，高发地区集中于美国、澳大利亚等以白种人居多的地方。据全球癌症统计数据显示，2018 年非黑色素瘤皮肤癌新发病例达 1 042 056 例，居所有恶性肿瘤发病的第四位。皮肤癌主要发生在老年人，40 岁以下较少见。男性多于女性，好发于身体的暴露部位，大多数见于头颈部，此外，四肢、躯干皆可见到。无论手术、放疗或其他治疗方法，对皮肤癌均具有良好疗效，但对皮肤附件癌的治疗效果较差。

【文献概述】

皮肤癌属于中医学的“翻花疮”“恶疮”“赘瘤”等范畴。中医学认为皮肤为人之藩篱，易受外邪侵袭，发病不仅与外感六淫有关，亦与脏腑功能失调相关。肺主气，外合皮毛，肺气失调，则皮毛不润；肝藏血，调节血行，肝阴血不足，则皮肤血燥不荣；脾为后天之本，气血生化之源，若脾失健运，则气血生化乏源，肌肤失养，且脾虚易聚湿为痰，与外邪互结为患。可见皮肤癌与肺、肝、脾之关系最为密切。

隋代巢元方《诸病源候论·卷三十五》谓：“翻花疮者，由风毒相搏所为。”

明代薛己《外科枢要·卷二》谓：“翻花疮者，由疮疡溃后，肝火血燥生风所致，或疮口胬肉突出如菌，大小不同，或出如蛇头，长短不一，治法当滋肝补气，外涂藜芦膏，胬肉自入。须候元气渐复，脓毒将尽，涂之有效，不然，虽入而复溃。若误用刀针、蚀药、灸火，其势益甚。或出血不止，必致寒热呕吐等症，须大补脾胃为善。”

清代吴谦《医宗金鉴·外科心法要诀》谓：“日久难愈，形气渐衰，肌肉削瘦。”指出患病日长，邪毒聚留，内耗阴血，夺精灼液，气血亏虚，故晚期患者常见气血两虚的表现。总之，本病的发生是在正虚的基础上外感邪毒，邪毒瘀积肌肤而发病。

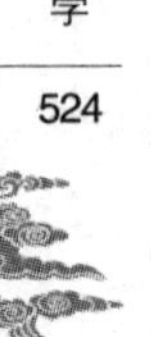

【病因病机】

中医学认为皮肤癌发病有内因和外因，外因多为风热化毒，内因则多为脾虚痰湿壅盛，或肝郁血结，或正气虚弱，或肝肾亏损。即所谓“气血旺则外邪不能感，气血衰而内亏不能拒”。

（一）脾虚湿蕴

脾气虚弱，运化失职，痰湿内生，与风毒相搏，致气血凝结，阻隔经络，日久变生瘀毒，羁留肌肤所致。

（二）疮感风毒

疮疡溃后，久不收口，风邪外袭，风为阳邪，易化热伤阴，阴血受伤，不能濡养肌肤，故疮色晦暗，状如菜花外翻。

（三）正气虚弱

先天禀赋不足、年老体虚或各种原因导致正气虚弱，而正气亏损，无以卫外，则更易招致外邪的侵袭，正邪相互搏结，从而发为本病。如《素问·评热病论》曰："邪之所凑，其气必虚。"气血亏损，外邪即可乘虚而入。又如《诸病源候论》云："积聚者由阴阳不和，脏腑虚弱，受于风邪，搏于脏腑血气所为也。"

（四）肝阴血虚

肝阴血虚，则皮肤血燥不荣，肌肤失养，易招外邪，日久变生湿毒恶疮。

皮肤癌的发生，本质上是正气虚弱，但初期不明显，中晚期虚象较著。由于肿瘤的特异性，临床症状常有虚实难辨的表现。初期多以实证为主，中晚期则虚实夹杂，要掌握虚实的相对程度。

【诊断要点与鉴别诊断】

（一）诊断要点

1. 临床表现

（1）基底细胞癌：以表皮菲薄富有皮脂腺及经常受阳光照射的暴露部位最为多见，如鼻翼、眼睑、上下唇、额部、颏部等处。基底细胞癌生长缓慢，初起为淡黄色或粉红色略高于皮面的小结，常呈珠状结节，伴有明显的毛细血管扩张，质地硬，常无疼痛或压痛，缓慢向周围浸润，在较大病灶中间可有浅表溃疡，溃疡边参差不齐，呈虫蚀样，经久不愈，但在肿瘤边缘仍保持串珠状特征。有的病变有鳞状脱屑。基底细胞癌主要呈局部浸润生长，鼻翼、耳郭基底细胞癌可破坏软骨，发生于头皮可浸润颅骨及硬脑膜，一般没有区域淋巴结转移。

（2）鳞状细胞癌：早期鳞状细胞癌与基底细胞癌相似。大部分发生在慢性溃疡、黏膜白斑、着色性干皮病等基础上。好发部位为眼睑、鼻、唇、颞、颊、额、包皮、龟头，四肢、躯干也可发生。初起为暗红色、质硬、高于皮面的结节，以后表面的角质层脱落出现红色的糜烂面，伴有渗血、渗液，病灶渐渐扩大。当病灶向深部浸润时，形成溃疡，边缘略高起，基底高低不平，常因感染而有恶臭的分泌物。有的鳞状细胞癌突出皮肤，生长较快，呈典型的菜花样肿物。有的可无溃疡而呈疣状突起。与基底细胞癌相比，鳞状细胞癌发展较快，易转移至区域淋巴结。血行转移罕见，肺为最常见的转移脏器。

（3）皮肤原位癌：又称鲍温病，好发于60～70岁，以头颈部最多见，约占50%左右。多为单发，亦可有2～3个病灶。临床表现为淡红色或暗红色稍隆起的皮损，表面有脱屑和痂皮，边缘清楚，病灶可渐渐扩大成圆形，表面有棕色或灰色厚痂。强行剥离痂皮则露出细颗粒状湿润面，有轻微刺痛，较少出现溃疡。病程较长，可有5～35年不等。有20%～30%发展成浸润癌，极少有区域淋巴结转移。

（4）汗腺癌：是比较少见的皮肤附件恶性肿瘤，占皮肤恶性肿瘤的2.2%～8.4%，好发于40～60岁，女性较男性为多见。大部分发生于头皮、面部、腋下、胸壁、阴囊及肛门周围等处，可为单发或多发。临床表现多为实性肿块，边界不清，位于表皮下或真皮层，质地坚硬，直径多在2 cm以上，大者可达20 cm，与皮肤常常粘连，肿块表面色泽正常或略呈淡红色。有时可有毛细血管扩张，病灶大时可溃破呈菜花状，常伴感染。病程一般较长，发展慢，但少数进展快，生长迅速，出现远处转移。

2. 病理学诊断

皮肤癌根据肉眼较难鉴别，常需行活体组织检查证实。当临床发现可疑病变时，应尽早进行活检以确诊。做活检时最好包括病变的边缘与中央，以及病变周围的结缔组织。

3. 血清学、免疫学诊断

对贫血、淋巴网状功能异常、过敏性斑、免疫抑制和凝血功能异常等患者要进行血液系统检查。皮肤癌目前尚未发现有意义的肿瘤标志物，血液检查无特殊意义。

（二）鉴别诊断

早期皮肤癌主要与盘状红斑狼疮、日光性角化病、牛皮癣、角化棘皮瘤相鉴别。

1. 盘状红斑狼疮

多见于中年妇女，初发时为小丘疹，渐渐扩大成斑状，表皮角质增生，毛囊口扩张，内有角质栓刺，不形成溃疡，较干燥，边缘多充血。发生于颜面可呈蝴蝶状。血沉、类风湿因子、抗核抗体、组织病理检查可助鉴别。

2. 日光性角化病

多发生于受阳光照射的暴露部位，表现为粗糙高出皮面的红斑，表面有鳞屑，将鳞屑刮去可有出血，鳞屑下方的基面红肿，凹凸不平呈乳头瘤状，往往同时伴有老年性皮肤萎缩、色素沉着、皮肤干燥等变化。病理上可见表皮棘细胞不规则地增厚，细胞排列不整齐，真皮内有炎性浸润，角质层肥厚。本病发生癌变的概率较常人为高，应高度警惕。

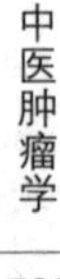

3. 牛皮癣

通常表现为红色或棕红色斑丘疹或斑块，表面覆盖银白色干燥鳞屑，边界清楚，多发生于头皮及四肢伸侧，搔抓皮肤时，鳞屑呈碎末状纷纷飞落，露出红色光滑基面，并有针头样的小点状出血，病理上可见颗粒层消失，乳头水肿而成杵状，乳头顶部的棘细胞层很薄，角质层角化不全。在角质层内见到细胞被破坏的嗜中性粒细胞群，这些细胞群同变性的表皮细胞混在一起成为微小脓肿，这是此病的病理特征之一。

4．角化棘皮病

多发生于面部，呈单个或多发的坚实的半球形肿物，正常皮色，或呈苍白或淡红色，边隆起，顶端中央呈凹陷形，火山口形状，其中含角质痂。本病发展迅速，但长到直径2 cm左右时不再继续生长，2～6个月内能自行消退，自然痊愈，遗留微凹的萎缩性疤痕。

【辨证论治】

（一）辨证要点

1．辨舌脉

舌脉可反映出疾病的寒热虚实。舌质红，舌苔黄，脉滑数者多主湿主热，为实热证；舌质淡，脉沉细者为气虚、血虚证之表现；舌质紫暗或有瘀斑、瘀点，脉弦缓或弦滑者则属血瘀之证。皮肤癌早期多以实证为主，中期多虚实夹杂，晚期则多见虚证。

2．辨皮肤病灶

皮肤结节，质地坚硬，溃后不易收口，稍触之则渗血不止，伴性情急躁者属肝气郁结；皮肤糜烂潮红，渗血渗液，其味恶臭属热毒蕴结；皮肤肿块破溃经久不愈，恶肉难脱，流液清稀者属虚证；肌肤甲错，皮肤丘疹，中央糜烂，伴局部刺痛者属瘀毒内结。

（二）临床分型

皮肤癌初起以实证为主，治疗上多采用清热解毒、活血化瘀、化痰软坚等方法，中晚期则虚实夹杂，虚则宜选用健脾化湿、补气益血、滋补肝肾等方法。

1．肝郁血燥

主证：皮肤有小结节，质地坚硬，溃后不易收口，稍触之则渗血不止，性情急躁，心烦易怒，胸胁苦满，舌质红或有瘀斑，苔薄黄或薄白，脉弦细。

证候分析：本型多因情志不畅，肝木不能调达，则肝郁气滞；郁久化火，耗伤阴血，肌肤失养所致。肝郁气滞，则胸胁苦满；若郁久化火，可见心烦易怒；舌质红或有瘀斑，苔薄黄或薄白，脉弦细为肝郁血燥之象。

治法：疏肝理气，养血润燥。

方药：丹栀逍遥散（《内科摘要》）加减。

柴胡15 g　当归10 g　白芍12 g　白术15 g　茯苓15 g　丹皮12 g　栀子15 g　生地榆15 g　生蒲黄15 g　延胡索15 g　制乳香10 g　制没药10 g　徐长卿15 g　炙甘草6 g

方中柴胡疏肝解郁，使肝气条达为君药；当归、白芍养血柔肝，血气同调，共为臣药；佐以白术、茯苓健脾利湿，使气血得以化生；丹皮和栀子疏解郁热，生地榆凉血解毒，生蒲黄祛瘀止血，延胡索、制乳香、制没药、徐长卿活血祛瘀；炙甘草益气和中，调和诸药为使药。

出血者，加白及、五倍子以收涩止血；舌红口干者，加生地、天花粉以养阴生津；疼痛者，加五灵脂、土鳖以活血止痛。

2. 湿毒蕴结

主证：皮肤肿物呈囊肿状，呈蜡色，内含黏液，逐渐增大，可破溃流脓，其味恶臭，舌质暗，苔白腻或黄腻，脉滑数。

证候分析：起居不慎，或久居湿地，外感风湿毒邪，久羁留恋，浸淫肌肤，致皮生恶疮。湿性黏滞，胶着不去，故囊肿反复难愈；湿毒浸淫，可见流脓出水；日久化热，则其味恶臭；脾主四肢肌肉，湿毒困脾，则四肢困重；脾失健运，则大便溏泄；舌质暗，苔白腻或黄腻，脉滑数为湿毒蕴结，或日久化热之象。

治法：燥湿解毒，软坚祛瘀。

方药：羌活胜湿汤（《内外伤辨惑论》）加味。

羌活 12 g　独活 12 g　防风 12 g　藁本 12 g　川芎 10 g　蔓荆子 12 g　川萆薢 15 g　地骨皮 15 g　青蒿 15 g　夏枯草 15 g　延胡索 15 g　制没药 10 g　甘草 6 g。

方中以羌活、独活为君药，祛周身风湿；防风、藁本为臣药，祛太阳经风湿；佐以川芎、蔓荆子祛风止痛，川萆薢加强祛湿之力；地骨皮清热凉血，青蒿清透虚热，夏枯草清热散结，延胡索、制没药活血祛瘀；使以甘草调和诸药。

低热者，加白薇、胡黄连以除虚热；肿物坚硬者，加海藻、猫爪草以软坚散结；疼痛较重者，加土鳖、五灵脂以活血止痛。

3. 血瘀痰结

主证：肌肤甲错，有小丘疹或小结节，渐渐扩大，中央糜烂，结黄色痂，边缘隆起，边界不清，舌质暗红，有瘀斑，苔腻，脉沉滑。

证候分析：脾失健运，痰湿内生，与风邪相搏，致使气血凝结，阻隔经络而发病；气血不畅，痰瘀阻滞，故肌肤变生肿疮；舌质暗红，有瘀斑，苔腻，脉沉滑为血瘀痰结之征。

治法：活血化瘀，软坚散结。

方药：血府逐瘀汤（《医林改错》）加减。

桃仁 12 g　红花 12 g　川芎 10 g　当归 10 g　赤芍 12 g　牛膝 15 g　生地 15 g　柴胡 12 g　枳壳 12 g　桔梗 12 g　牡蛎 30 g　瓜蒌 15 g　昆布 15 g　防风 12 g　地肤子 15 g　甘草 6 g

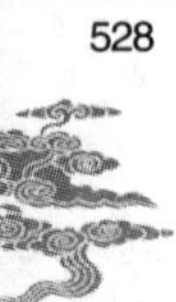

方中桃仁、红花、川芎活血祛瘀为君药；当归、赤芍养血活血，牛膝祛瘀通脉并引血下行，三药助主药以活血祛瘀为臣；生地配当归养血和血，使祛瘀而不伤阴血，柴胡、枳壳、桔梗宽胸中之气滞，治疗气滞兼症，并使气行血亦行，牡蛎、昆布软坚散结，瓜蒌宽胸散结，防风、地肤子祛风止痒，共为方中佐药；甘草协调诸药为使。

软坚散结可加海藻、猫爪草等；皮肤干燥瘙痒者，加徐长卿、白鲜皮以疏风解毒。

4. 气血两虚

主证：皮肤肿物破溃经久不愈，渗液清稀，病程长，面色苍白或萎黄，乏力，自汗，大便溏薄，舌质淡红，苔薄白，脉沉迟。

证候分析：本证多见于晚期，或素体不足者。因气血亏虚，肌肤失养，肺气失调，皮毛不润，易招外邪，日久皮生恶疮。气虚则乏力、自汗；血虚则面色苍白或萎黄；脾虚失健，故便溏；舌质淡红，苔薄白，脉沉迟为气血两虚之象。

治法：补益气血，托毒敛疮。

方药：十全大补汤（《太平惠民和剂局方》）加减。

人参 10 g（另炖）　熟地 12 g　白术 15 g　茯苓 15 g　炙甘草 10 g　当归 10 g　白芍 15 g　川芎 10 g　黄芪 30 g　肉桂 5 g　生姜 3 片　大枣 8 枚

方中人参、熟地甘温益气养血为君药；白术苦温健脾燥湿，茯苓甘淡健脾渗湿，两药助人参补肺脾之气，实后天气血生化之源，共为臣药；当归、芍药养血和营，协熟地以益心养肝生血，更用炙甘草和中益气，川芎活血行气，黄芪、肉桂助阳固卫，共为佐药；姜、枣调和脾胃为使药。全方相辅为用，共奏补气养血之功。

若自汗明显者，加糯稻根益气敛汗；若头晕眼花者，加枸杞子、白蒺藜、女贞子滋肝补血；若夜寐欠佳者，加酸枣仁、合欢皮以养心安神。

【辨病治疗】

（一）内服药

1. 常用中草药

（1）芙蓉叶：微辛，平，无毒。清肺凉血，解毒消肿。《本草纲目》："治一切大小痈疽肿毒恶疮，消肿排脓止痛。"治皮肤癌血热湿毒者。外用适量，研末调敷或捣敷。

（2）山慈菇：苦、寒，有毒。清热解毒，化痰散结，消肿止痛。《本草拾遗》："疗痈肿疮瘘，瘰疬结核等。"治皮肤癌血瘀痰结，血热湿毒者。煎服，3 ~ 9 g；外用适量，捣烂或研末涂患处。

（3）斑蝥：辛，寒，有毒。攻毒蚀疮，破血散结。斑蝥有大毒，中毒表现为：口麻口腔溃疡、呕血、腹痛、腹泻、便血、血尿，严重时可出现肾衰竭。中毒后可用生绿豆、生甘草、生黄连煎水服解毒。《神农本草经》："主寒热，鼠瘘，恶疮疽，蚀死肌，破石癃。"治各型皮肤癌。煎服，炒炙研末，0.03 ~ 0.06 g，或入丸、散。外用适量，研末敷帖，或酒醋调敷。

（4）八角莲：甘、酸，寒。清热解毒，散瘀消肿。《陆川本草》："消炎解毒，治疗疮，痈肿，小便淋沥，蛇咬伤。"治皮肤癌血热湿毒者。煎服，6 ~ 12 g；外用适量，研末调敷或浸酒涂敷。

（5）雄黄：辛、苦，温，有毒。解毒杀虫，燥湿祛痰，截疟。雄黄的主要成分硫化砷有毒，中毒表现为：咽喉干痛、口渴、吞咽困难，口中有金属味，剧烈呕吐、腹痛，

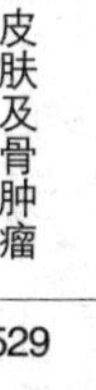

呼吸困难，肌肉疼痛、痉挛，谵妄，吐血，黄疸，血尿。中毒后可肌肉注射二巯基丙醇解毒。《神农本草经》："主寒热，鼠瘘，恶疮，疽痔，死肌，杀百虫毒。"治各型皮肤癌，入丸、散，1～4分；外用适量：研末撒、调敷或烧烟熏。

2. 常用中成药

（1）平消胶囊（《癌症中医防治研究》）：具有化痰散结的功效。适用于皮肤癌邪实正虚者。每日3次，每次4～8粒。

（2）西黄丸（《外科证治全生集》）：具有解毒散结、消肿止痛的功效。主治一切恶核。适用于皮肤癌瘀毒较甚者。每日3次，每次3 g，温开水送服。

（3）小金丹（《外科证治全生集》）：具有化痰散结、祛瘀通络的功效。主治痰核流注、瘰疬、阴疽初起。适用于皮肤癌初期。每日3次，每次3 g，温开水送服。

（二）外治法

皮肤癌位于肌肤表面，外敷药物方便，药物直接作用于肿瘤，有较好的疗效。

1. 如意金黄散（《外科正宗》）：主要成分是姜黄、大黄、黄柏、苍术、厚朴、甘草、生天南星、白芷、天花粉研末，过筛，混匀，备用。功效为清热解毒，消肿止痛。用于皮肤癌属热毒亢盛伴局部病灶红肿热痛者。用蜂蜜或凡士林、调匀成膏，外敷于患处，每日1～2次。

2. 信枣散（经验方）：主要成分是大枣10枚、信石0.2 g。大枣去核，将信石置入大枣内，烤干研细末，与麻油调成糊状，摊于纱布上敷贴。有祛腐生肌的功效。适用于小于3 cm的皮肤癌。

3. 五虎丹（经验方）：主要成分是水银、白矾、青矾、牙硝各180 g，食盐90 g。共研至不见水银星珠为度，按烧炼降丹法炼成白色结晶并研成极细粉末备用。功效为祛腐、解毒。适用于基底细胞癌。用时将药粉直接撒敷于肿瘤上，外敷生肌玉红膏密闭创口。

4. 五烟丹（经验方）：主要成分是胆矾30 g、丹砂30 g、雄黄30 g、白矾30 g、磁石30 g，煅制成末。功效为祛腐，解毒，燥湿。适用于皮肤癌属溃烂型。用时将药粉撒敷于癌肿表面，每日换药1次。

（三）针灸

处方：肺俞、中府、太渊、胆俞、大都、解溪、阳陵泉、足三里、丰隆、委中。

刺灸法：主穴、配穴每次各取2～3穴，毫针刺，平补平泻，或加灸，每日1次。

配穴：颈部恶核可加外关、天井。肝火旺盛，可加太冲、阴陵泉。神疲畏寒，可加灸命门、气海俞，如见恶心、呕吐可加内关。

穴位注射：肺俞、足三里、丰隆、曲池、风门及病变部位经络之穴，每次取2～3穴，选用维生素B 100 mg注射液，或0.2%普鲁卡因溶液穴位注射，隔日1次。

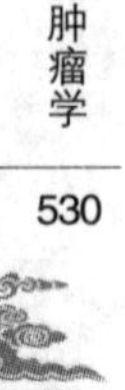

【急症与兼症】

（一）放射性皮肤损伤

放射性皮肤损伤是皮肤癌放射治疗过程中的常见并发症之一，表现为局部皮肤浮肿、潮红、痛痒，若累及真皮可造成皮肤剥脱、渗液、糜烂等。中医认为放射线是一种热毒，热伤脉络，外溢肌肤，治宜清热解毒除湿，活血祛腐生肌。大黄 10 g、黄连 10 g、黄芩 10 g、黄柏 10 g、地榆 12 g、红花 15 g。研末，用适量麻油把中药末拌成糊状，加温烧沸后将中药末倒入容器边搅边炸片刻，使中药末炸至深黄色。凉后加入冰片 3 g 调匀。用时将糊状药敷于患处，日敷 3 ~4 次，易脱落处可用单层无菌纱布包扎，起到控制渗液、感染和愈合后不留疤痕的功效。

（二）皮肤癌术后皮肤瘢痕

术后皮肤瘢痕造成患者生活质量下降。中医认为由于术中创伤，损伤脉络、气血，致术后气血运行不畅，脉络瘀滞，肌肤失养而发为本证。采用补中益气、活血祛瘀、软坚散结、养血润肤等法则。可内服抗增化痕汤（麻黄、细辛、水蛭、防己、白术、薏苡仁、炒杏仁、川芎、甘草）、乌蛇化痕汤（乌梢蛇、炙附子、桂枝、当归、熟地、赤芍、川芎、甘草）、牵牛软坚汤（白丑、穿山甲、陈皮、延胡索、甘草、木香、小茴香）、伸筋通经汤（伸筋草、草川乌、牛膝、乳香、银花、苍术、乌梅、羌活、甘草）、九炙丹（炙乌梢蛇、炙僵蚕、炙全蝎、炙蜈蚣、炙蜂房、炙土鳖虫、炙蟑虫、炙地黄、酒炒当归、淫羊藿、鹿衔草、甘草）。

（三）皮肤癌外治法的毒副反应

外用方多采用腐蚀性较强的药物，如信枣散、五虎丹等，毒副反应以局部刺激为主。中药信枣散外敷后，会出现局部疼痛、充血、水肿、渗出及食欲减退、恶心、乏力和低热等全身症状，个别患者尿中有微量蛋白、红细胞及颗粒管型。反复应用五虎丹治疗皮肤癌，如病灶周围出现红斑、丘疹、瘙痒剧烈或口舌生疮、流涎、牙齿松动等为慢性汞中毒现象。处理方法为立即停用丹药，并用生绿豆、灯心草、生甘草煎水服以解其毒。应用外治法时注意以下事项或可避免严重不良反应：①首次用药时，可先试用于小面积，无不良反应时再大面积使用。②注意药物的过敏反应，一旦出现过敏反应，应立即停用，并予以及时处理。③年幼小孩、妇女及老年患者不宜用刺激性强、浓度高的药物，面部、阴部慎用刺激性强的药物。④清创涂药时，宜用棉花蘸植物油轻轻揩去，不宜用热水和肥皂，以免局部刺激。

【治疗进展述评】

中医治疗皮肤癌，以药物外治和内服并用，可取二者之长，避其所短，以收标本兼顾、祛邪扶正之效。皮肤癌多见于年老体弱者，根据老年患者正气虚衰的特点，主张以扶正为主，解毒化瘀散结为辅。内服人参养荣汤、香贝养荣汤等补益气血，兼顾消痰散结。局部治疗早期着重祛腐，后期强调生肌敛口，中医在这方面用药经验丰富。如古方三品一条枪（《外科正宗》），民间验方红升丹、黑膏药、千金散（制乳香、制没药、轻粉、朱砂、煅白砒、赤石脂、五倍子、雄黄、醋制蛇含石）、蟾酥软膏（蟾酥、磺胺软膏）、五烟丹、五虎丹等，临床报道有良好的疗效，且不良反应可以耐受。

【名家治验及医案】

王品三、田素琴治验[①]

李某，男，87 岁。1980 年 6 月 14 日初诊。

左侧面部生肿物 3 个月，开始为 1 处痣样损害，有痒感，搔后逐日增大，结痂，搔出血后增长迅速。1980 年 5 月 9 日经辽宁省某肿瘤医院病理检查示：癌细胞为多边形或不正形，核大小不一，有巨细胞形成索片癌巢浸润生长。确诊为左面部皮肤鳞状上皮癌。

患者为高龄老人，身体一般状态尚好，左面颊部耳前方见有 1/2 鸡卵大小之肿物，呈菜花状色鲜红，有少许黏稠分泌物，有臭味。颌下淋巴结及颈部淋巴结无肿大，实验室检查血常规、尿常规、肝功能试验均正常。胸透所见呈主动脉硬化性心脏病改变。此乃热毒湿浊内蕴，上攻头面肌肤。予清热解毒、祛腐生肌、内外合治、外治为主之法。

处方一：①白砒条（白砒 10 g，淀粉 50 g，加水适量，揉成面团，做成线条状，待自然干燥备用）。②一效膏（朱砂、冰片各 50 g，炙炉甘石 150 g，滑石粉 500 g，粟粉 100 g，麻油适量，调成糊状）。用法：局部常规消毒后，于肿瘤周围间隔 0.5～1.0 cm 处刺入白砒条，深达肿瘤基底部，在肿物周围形成环形之后，外敷一效膏。

处方二：生地黄、赤芍、连翘、茯苓、泽泻各 15 g，马齿苋、蒲公英、忍冬藤各 30 g，甘草 6 g。水煎服，每日 1 剂，两煎混匀，每日分 3 次服。

患者于 1980 年 6 月 17 日开始治疗，局部常规消毒后，沿皮损周边插入白砒条，中心插入 3 处，折断露在皮损外面的白砒条，上敷一效膏。2 日后复诊，全身无不适感，局部疼痛可忍受，肿物稍有肿胀，一效膏换药。治疗第 6 日，肿物呈紫黑色坏死块，全身仍无不适之感，颈及下颌淋巴结无肿大。常规消毒，剪出坏死组织，露出新鲜创面，外敷一效膏。口服清热解毒汤（处方二），连服 6 剂。每隔 1 日换药（一效膏）1 次，经 29 日，局部伤面长平结痂告愈。追踪 2 年无复发。

皮肤癌是由风毒燥热之邪久羁留肌肤，难荣于外，脾胃虚弱，肌肤失养，肺气失宣，皮毛不润，故生恶疮。治则应内外同步，内治宜养血滋肝，清热解毒；外治以解毒抗癌，祛腐生肌。白砒条、一效膏是王品三大夫的家传秘方，适用于皮肤癌初期无转移者。白砒条对肿瘤具有腐蚀作用，再配合一效膏祛腐生肌，内服清热解毒药，达到不使毒邪四散，护内攻外的效应，一般在插药条后 12～24 小时出现腐蚀作用，2～6 日肿物可脱落。砒的每次用量为 2～3 mg，按《中国药典》规定口服极量为每次 5 mg，故不致引起中毒

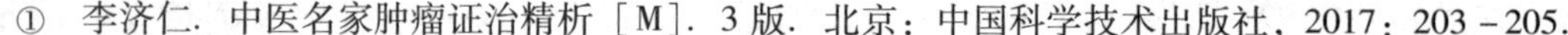

① 李济仁. 中医名家肿瘤证治精析［M］. 3 版. 北京：中国科学技术出版社，2017：203－205.

反应。

砒条的插入方法，是整个治疗过程的重要一环。如果不能一次使肿瘤组织彻底坏死脱落，容易出现转移，因肿瘤组织较周围软组织坚韧，故一般应插入肿瘤基底部。局部坏死组织形成后，需及时剪除，再用镊子探查基底部，是否还有残留，若内耗明血，夺精灼液，致肝血枯燥，有残留，需要即刻补插药条。在治疗过程中要加强无菌观念，要在无菌操作下进行插药换药，一旦引起感染会给患者增加痛苦。插药条后 24 小时内病灶部位会出现疼痛肿胀，对疼痛难忍者可用止痛药。

（吴万垠、蒋梅）

第三节　恶性黑色素瘤

恶性黑色素瘤是来源于表皮黑色素细胞或色素痣的高度恶性肿瘤，好发于白色人种，其发病率随地区、种族不同而异，近年来已成为所有恶性肿瘤中发病率增长最快的肿瘤之一，年增长率为 3% ~5%。2016 年约有 7 万多美国人被确诊患有黑色素瘤，其中有 1/8 ~1/7 患者因此去世，并且这个数据可能被远远低估。与其他恶性肿瘤相比，黑色瘤死亡率更高，且生存时间更短。①

本病广泛分布于皮肤、眼、黏膜表面或神经系统，居皮肤恶性肿瘤的第三位，也见于接近皮肤的黏膜，如结膜、口腔、鼻腔、肛管、直肠、子宫颈、阴道、阴茎和龟头等，还可发生于眼脉络膜和软脑膜处。皮肤恶性黑色素瘤主要有浅表播散型、结节型、雀斑样型、肢端雀斑样型四种病理类型。浅表播散型女性多发于肢体，男性多发于肢干；雀斑样型好发于头、颈、手背等暴露部位，女性居多；结节型好发于脊背，垂直生长；肢端雀斑样黑色素瘤主要发生于手掌、脚底和甲下。有 3% ~5% 的患者有发生第二处原发性恶性黑色素瘤的可能，有恶性黑色素瘤家族史者危险高达 2 ~8 倍。本病恶性程度高，发病迅速，易于发生血行播散，对肿瘤的直接刺激可引起肿瘤转移，术后也易发生复发转移，预后极差。

【文献概述】

中医文献中虽无恶性黑色素瘤的病名，但有不少类似本病临床表现的记载。在古代中医典籍描述中，本病类似于“恶疮”“黑子”“黑疔”“翻花”“厉疽”“脱疽”等疾病。如《灵枢·痈疽》载：“发于足旁，名曰厉疽，其状不大，初如小指发，急治之，去其黑者，不消辄益大，不治，百日死。发于足趾，名曰脱疽，其状赤黑，死不治；不赤黑不死。治之不衰，急斩去之，活，不然则死矣。”

---

① 李治，张林梦，斯越秀. 恶性黑色素瘤的研究进展［J］. 药物生物技术，2018，25（1）：70 –74.

隋代《诸病源候论》谓："翻花疮者，初生如饭粒，其头破则血出，便生恶肉，渐大有根，浓汁出，肉反散如花状。""凡诸恶疮，久不瘥者，亦恶肉反出，如反花形也。"

明代《外科正宗》中说："疽者，黑腐也。""发者难生，多生手足……初生如粟，色似枣形，渐开渐大，筋骨伶仃，乌乌黑黑，痛割伤心，残残败败，污气吞人，延至踝骨，性命将倾。……古人有法，截割可生。""小者如豆，大者如菌，无苦无痛，揩损每流鲜血，久亦虚人。"《薛氏医案》谓："反花，疮有努（胬）肉凸出者是。""疮口努（胬）肉突出如菌，大小不同；或出如蛇头，长短不一。"

清代《医宗金鉴》亦云："推之不动，坚硬如石……日渐长大……日久难愈，形气渐衰，肌肉削瘦，愈溃愈硬，色现紫红，腐烂浸淫，渗流血水。疮口开大，胬肉高突，形似翻花瘤证。"这些描述与皮肤恶性黑色素瘤的临床表现颇为类似，且大多预后不佳。论其病因可分为内、外因，《医宗金鉴》指出："积之所成者，正气不足，而后邪气踞之。"说明正气不足、阴阳失调，外邪乘虚而入，气、血、瘀、痰、湿等邪毒搏于机体，故变生黑疔、恶疮。

【病因病机】

本病的内因为脏腑虚损，外因为邪毒侵袭。先天禀赋不足，脏腑虚弱，卫外失固，热毒乘虚搏于血气，羁留肌肤，变生恶疮，发为本病；或阳气束结，气滞血瘀，瘀毒内聚，结于皮肤，乃生黑疔。《诸病源候论·黑痣候》谓："有黑痣者，风邪搏于血气，变化所生也。夫人血气充盛，则皮肤润悦，不生疵瘕。若虚损则黑痣变生。"《外科正宗·黑子》中曰："黑子，痣名也。皮肾中浊气混浊于阳，阳气收束，结成黑子，坚而不散。"这些论述表明，恶性黑色素瘤之基本病因乃在虚损的基础上，或外邪搏于血气，或阳气束结而致血瘀气滞，瘀血结聚，乌黑肿块。瘀久化热，热毒瘀阻，则焮红溃烂，流污黑血水。病久气血亏虚，邪毒壅盛而常见正虚邪实之证。虚者，血气虚，肾气虚。实者，血瘀气滞，瘀毒壅阻。因此，此病乃先有内虚而后为风邪与气血搏结而发病，属毒邪内蕴，毒积脏腑，本虚标实之病。

【诊断要点及鉴别诊断】

（一）诊断要点

恶性黑色素瘤的诊断主要依靠临床表现和相关检查，对临床有色素的结节或色素结节呈溃疡表现者应高度警惕本病的可能。凡临床出现黑色素痣在短期内突然增大，边缘不对称，色素明显加深，并向四周扩散，颜色变化或伴有出血，流黑色液体或黑痣毛突然自行脱落，或黑痣周围出现颗粒性卫星结节，所属区域淋巴结肿大，等等，均是本病的主要表现，而病理学检查是诊断本病的确诊依据。

1. 临床表现

恶性黑色素瘤可以由黑痣恶变而来，也可以是新生长的痣样物。从色素痣恶变到恶性黑色素瘤常需要数月到数十年。常有黑痣增大、色素加深、隆起呈结节状，或色调不匀，或痣周围出现炎性反应或散在性深黑色斑点，黑痣易溃疡出血，溃烂处可流略带黑色的血性渗出物，周边皮下亦可见色素沉着。

病变在上肢者，常伴有腋窝淋巴结肿大；病变在下肢者，常伴有腹股沟淋巴结肿大。淋巴管被肿瘤细胞阻塞后，扩散的肿瘤细胞在原发病灶周围可形成卫星结节灶。有时沿原发病灶至区域淋巴结的淋巴引流途径可出现无数个转移结节。随病情发展，可出现远处脏器转移，如肺、脑、骨等而出现相应的临床症状。少数患者会出现黑色素尿。

肿瘤外观有以下主要特征：

（1）不对称性：将其一分为二，两半不对称。

（2）边缘：常参差不齐，呈锯齿样改变。

（3）颜色：常在棕黄或棕褐色的基础上掺杂粉红色、白色、蓝黑色等多种杂色。

（4）直径：常超过 5 mm。

（5）表面：常不光滑、粗糙不平，常有鳞形或片状脱屑，或渗液、渗血。

2. 实验室检查

血清碱性磷酸酶或乳酸脱氢酶测定有助于评估可能的肝脏受累，黑瘤抗体阳性，免疫酶标（S－100 蛋白）阳性可协助诊断。

3. 影像学检查

（1）X 线检查：对可能发生的无症状肺部转移应进行胸部 X 线检查。如提示转移，应使用肺部断层摄片或 CT 扫描进一步检查。

（2）CT 检查：由于恶性黑色素瘤表现多样，缺乏特征性，故 CT 对其确诊定性有一定难度，但 CT 对黑色素瘤的部位、范围、侵犯情况、骨质破坏均能清晰显示，对其诊断也具有一定的指导价值。

（3）PET－CT：作为新型的功能分子性影像学技术，PET－CT 提高了图像质量，同时进行 PET 和 CT 的全身性扫描，可以清楚地显示三维断层影像，具有相互协同、弥补和参考作用。可以提供全身多个组织器官状况，大大提高早期转移灶的检出率。对临床治疗方案的选择和预后的判断有重要的作用。

4. 病理学检查

病理学检查是诊断恶性黑色素瘤的可靠手段，也是鉴别诊断的主要方法。临床对可疑病灶在条件允许时应切除包括整个肿瘤厚度以及皮肤各层所浸润组织，并进行活检以获病理诊断。切忌针吸、刮片、钳取、切取或凿孔取芯活检，以防病灶扩散。

（二）鉴别诊断

1. 幼年黑素瘤

多见于儿童，成人有时亦可发生。发病部位以面颊部为主，但亦可发生于其他部位。表现为表面光滑或轻微脱屑，圆顶形或有蒂的硬质丘疹或结节。粉红至红色，有时为紫红色，直径 0.3～1.5 cm。组织病理表现为复合痣，以梭形痣细胞为主，无或很少黑素。

有多核巨细胞。有转变为恶性黑色素瘤可能。

2. 痣细胞痣

常在出生时或出生若干年出现，是由痣细胞组成的良性肿瘤，按痣细胞在皮肤内分布位置不同，可分为交界痣、皮内痣和复合痣三种。尤其在掌跖和腰部等易摩擦部可能恶变。

3. 雀斑样痣

常见于儿童，损害为少数散在分布之针尖至粟米大斑点，直径最大小于 1 cm，呈一致性棕至黑色，色素分布均匀，边缘光滑，不限于曝光部位。组织病理示：光镜下可见表皮黑素增多，基底层黑素细胞增多，真皮乳头及表皮突延长，真皮上部有嗜黑素细胞。

4. 色素性基底细胞癌

好发于眼眶周围、鼻翼、鼻唇沟和颊部等。损害一般为单个，初起为蜡样小结节，中央易破溃，溃疡面扁平，边缘卷起，较透明或有毛细血管扩张，中心有棕色痂，将痂剥去后，基底易出血，愈后结疤。有明显褐色素沉着。组织病理示瘤实质主要由基底样细胞组成，边缘部分瘤细胞排列成栅状。

5. 血管瘤

常出生时即有或出生后不久发生。好发于面部、颈部，有时可侵犯黏膜。可分为鲜红斑痣、毛细血管瘤和海绵状血管瘤。病灶平滑或高出皮面，呈鲜红色、淡紫红色、深紫红色或深黑色，压之可褪色。组织病理示真皮全层甚至皮下组织内毛细血管增生，皮内细胞增生，有时见正常核分裂相。

【辨证论治】

（一）辨证要点

由于本病的发生主要是在正虚的基础上出现痰、湿、气、瘀、热等积结而成，因此临床治疗常采用扶正祛邪、内服外治相结合的方法。早期邪毒与正气相搏，故以清热解毒、化痰散结、活血祛瘀为主；久病之后，耗气伤血加之手术、化疗、放疗的损伤，都可导致阴阳失调、正气亏虚，所以晚期治疗以扶正固本为主要治则，临床常用益气养血、滋补肝肾等法则，外治以散结软坚、祛腐拔毒、消肿止痛、活血化瘀之法。

（二）临床分型

1. 热毒炽盛型

主证：肿块乌黑或杂色相间，或红肿溃烂、灼热疼痛，或渗血流脓、漫肿一片。伴心烦难寐，口干口苦，大便干结，小便黄赤。舌质红，苔黄，脉滑数。

证候分析：热毒炽盛，故见局部红、肿、热、痛；热毒腐蚀肌肉，故见局部溃烂，或渗血流脓；热扰心神，故心烦难寐；热邪内盛，津液受损，故口干口苦，大便干结，小便黄赤；另外舌质红，苔黄，脉滑数亦为热毒炽盛之象。

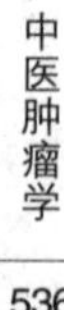

治法：清热解毒，活血散结。

方药：五味消毒饮（《医宗金鉴》）合仙方活命饮（《校注妇人良方》）加减。

金银花 15 g　蒲公英 15 g　野菊花 9 g　紫花地丁 9 g　青天葵 6 g　天花粉 15 g　赤芍 15 g　皂角刺 15 g　乳香 6 g　没药 6 g　甘草 6 g

方中金银花清解气血热毒为君药；蒲公英、野菊花、紫花地丁、青天葵清热解毒、消散痈肿，天花粉、赤芍清热凉血、托毒消肿，共为臣药；皂角刺、乳香、没药活血祛瘀散结为佐药；甘草调和诸药为使药；少量酒行血脉，加强消肿散结之功。诸药合用，共奏清热解毒、活血消肿散结的功效。

溃烂流血不止者加白茅根、旱莲草、仙鹤草、蒲黄炭等，并配合云南白药外敷；湿毒偏盛，流污黄水，苔厚腻者，酌加苡仁、苍术、车前草；临床上也可适当选用白花蛇舌草、半枝莲、七叶一枝花等清热解毒药，水牛角、丹皮、生地等清热凉血之品也可适量加入。

2. *痰湿蕴结型*

主证：肿块呈结节隆起，质地较硬、不红不肿，按之略痛，可有溃破渗液、周围瘙痒，可伴有恶心纳差、肢体困倦、胸闷咳喘等。舌质淡、舌体胖、苔厚腻，脉缓。

证候分析：痰、湿为有形实邪，痰湿蕴结，故见较硬之肿块；痰湿困脾，脾失健运，故恶心纳差，肢体困倦；痰湿贮肺，肺失宣降，故胸闷咳喘；舌质淡、舌体胖、苔厚腻，脉缓亦为痰湿内蕴之象。

治法：燥湿理气，除痰散结。

方药：二陈汤（《太平惠民和剂局方》）合海藻玉壶汤（《外科正宗》）加减。

半夏 10 g　海藻 15 g　昆布 15 g　橘红 6 g　茯苓 15 g　当归 10 g　川芎 15 g　独活 15 g　青皮 10 g　浙贝母 15 g　连翘 15 g　甘草 6 g

方中半夏化痰燥湿，海藻、昆布化痰软坚为君药；橘红消痰利气，茯苓健脾渗湿，共为臣药；当归、川芎、独活活血以通经脉，配合青皮疏肝理气可使气血和调，浙贝母、连翘散结消肿共为佐药；甘草调和诸药为使药。诸药合用，共奏燥湿理气、除痰散结的功效。

胸腹满闷、纳呆腹胀者，加党参、黄芪、白术、山药、枳壳；肿块隐痛或溃疡流黄水者，加夏枯草、七叶一枝花、薏苡仁；兼有血瘀者，可加入丹参、桃仁、田七、三棱、莪术等加强消瘤除块的功效。

3. *瘀毒内结型*

主证：肿块乌黑紫暗、坚硬不平、局部刺痛，伴胸闷心烦、胸胁胀满，或肌肤甲错。舌质暗红有瘀斑瘀点，舌苔白，脉弦涩。

证候分析：气滞血瘀，经络不通，故肿块乌黑紫暗、坚硬不平；伴胸闷心烦、胸胁胀满、肌肤甲错；不通则痛，则局部刺痛；舌质暗红有瘀斑瘀点，舌苔白，脉弦涩亦为瘀毒内结之象。

治法：活血祛瘀，解毒散结。

方药：桃红四物汤（《医宗金鉴》）合四妙勇安汤（《验方新编》）加减。

桃仁 15 g　红花 15 g　赤芍 15 g　当归 9 g　田七 6 g　金银花 15 g　白花蛇舌草 30 g　蒲公英 15 g　生地黄 15 g　玄参 15 g　甘草 6 g

方中桃仁、红花活血祛瘀为君药；赤芍、当归、田七活血化瘀养血，金银花、白花蛇舌草、蒲公英清热解毒，共为臣药；生地黄、玄参养阴凉血为佐药；甘草和中解毒为使药。诸药合用，共奏活血祛瘀、解毒散结的功效。

胸闷胁痛者，加柴胡、郁金、延胡索、川楝子；肿块乌黑，痛处不移者，加三棱、莪术、乳香、没药；兼有气滞者，加香附、佛手、台乌。

4. 气血两虚型

主证：肿块溃破流水日久，绵绵难愈，腐肉难脱，伴面色无华、倦怠乏力、少气懒言、口淡无味、纳呆食少、头晕眼花。舌质淡白，边有齿印，苔薄白少，脉细无力。

证候分析：本型多见于手术、化疗、放疗后体虚正亏或疾病晚期，此时正气大伤，气血虚弱，故面色无华、倦怠乏力、少气懒言、口淡无味、纳呆食少、头晕眼花；正气虚弱，无力托毒生肌，故见局部肿块溃破流水日久，绵绵难愈，腐肉难脱；舌质淡白，边有齿印，苔薄白少，脉细无力亦为气血两虚之象。

治法：益气养血，扶正祛邪。

方药：八珍汤（《正体类要》）加减。

人参 15 g　当归 12 g　黄芪 30 g　白术 15 g　白芍 15 g　茯苓 15 g　熟地黄 15 g　枸杞子12 g　白花蛇舌草 30 g　七叶一枝花 5 g　川芎 12 g　木香 6 g　甘草 6 g

方中人参健脾益气，当归补血养血共为君药；黄芪、白术、白芍、茯苓扶正健脾益气，熟地黄、枸杞子大补阴血，共为臣药；白花蛇舌草、七叶一枝花清热解毒，川芎、木香行气理气，使补而不滞为佐药；甘草调和诸药为使药。诸药合用，共奏益气养血、扶正祛邪的功效。

腰酸肢冷、头晕耳鸣者，酌加补骨脂、杜仲、川断；五心烦热、口干咽燥、失眠多梦者，加酸枣仁、麦冬、柏子仁；纳呆、脘腹痞闷者，酌加山药、苡仁、陈皮、法夏。

【辨病治疗】

（一）内服

1. 常用中草药

（1）山慈菇：甘、微辛，凉。具有止咳平喘、解毒散结、消肿止痛的功效。《本草拾遗》曰："主痈肿疮瘘，瘰疬结核等，醋磨敷之，亦除皯。"用于黑色素瘤瘀毒内结者。内服煎汤 3 ~ 10 g；或磨汁；或入丸、散。外用：适量，磨汁涂；或研末调敷。

（2）天花粉：甘、微苦，微寒。归肺、胃经。具有生津止渴、清热润燥、解毒消痈的功效。《滇南本草》曰："治痈疮肿毒，并止咳嗽带血。"用于黑色素瘤热毒伤津者。内服煎汤 10 ~ 15 g。

（3）苦参：苦，寒。归肝、肾、大肠、小肠、膀胱、心经。具有清热燥湿、杀虫利尿的功效。《神农本草经》云：“主心腹结气，癥瘕积聚，黄疸，溺有余沥，逐水，除痈肿，补中，明目止泪。”用于黑色素瘤热毒或湿毒壅盛者。内服煎汤 4.5～9 g。

（4）蒲公英：苦、甘，寒。归肝、胃经。具有清热解毒、利湿散结的功效。《本草正义》曰：“蒲公英，其性清凉，治一切疔疮、痈疡、红肿热毒诸证，可服可敷。”用于黑色素瘤热毒或湿毒壅盛者。内服煎汤 10～30 g。

2. 常用中成药

（1）六神丸（《中国医学大辞典》）：适用于热毒炽盛者。每次 10～20 粒，每日 3 次，温开水送服。

（2）西黄丸（《外科证治全生集》）：具有化瘀解毒、消癥散结的功效，适用于恶性黑色素瘤各证。每次 3 g，每日 2 次，温开水送服。

（3）平消胶囊（《癌瘤中医防治研究》）：具有理气活血、祛瘀通络、攻坚破积之功效，适用于恶性黑色素瘤各证。每次 4～8 片，每日 3 次，温开水送服。

（4）六味地黄丸（《小儿药证直诀》）：具有滋补肝肾的功效。适用于恶性黑色素瘤各期，尤以晚期体弱伴肝肾两虚、肾阴亏损患者多用。每次 6 g，每日 2 次，温开水送服。

（二）外治

早期恶性黑色素瘤病位在表，外敷方便易行，药物可以直接作用于局部而取得较好疗效。对于局部肿瘤溃烂，感染或广泛皮下转移的病灶，用外敷治疗亦有较好的疗效。

（1）五虎丹（《本草纲目拾遗》）：药物组成为白矾、青矾、水银各 180 g，食盐 90 g，牙硝 18 g。用法：上药共研加热制成白色结晶。外用，将药粉撒布于癌肿表面，外贴普通膏药保护。本方具有攻毒蚀疮、拔毒消肿的功效，适用于恶性黑色素瘤。

（2）茯苓拔毒散（《医宗金鉴》）：药物组成为茯苓、雄黄、矾石各等份，共碾粉末过 7 号筛，混合均匀备用。外用，每日 1～2 次。或制成软膏，用熟麻油调敷。若患处有出血，可敷少许三七粉，同时内服银花、连翘浓煎代茶，每日 1 剂，连服数月。本方具有拔毒、燥湿、敛疮的功效，适用于治疗恶性黑色素瘤。

（3）五虎膏（《经验各种秘方辑要》）：药物组成为马钱子 240 g，蜈蚣 30 条，天花粉、北细辛各 10 g，生蒲黄、白芷各 3 g，紫草、穿山甲、雄黄各 1.5 g。用香油 300 g 制膏剂。将药膏摊于纱布上，敷于患处。本方具有散结祛瘀、消肿拔毒的功效，适用于治疗恶性黑色素瘤。

（4）乌金散（《太平惠民和剂局方》）：药物组成为巴豆炒黑 7 份，红升丹 3 份。用法：共研细末，混合均匀，涂敷于恶性黑色素瘤之溃疡面上，每日换药 1 次。本方具有温寒散积、收敛生肌的功效，主治溃疡型恶性黑色素瘤。

（5）枯瘤方（《外科正宗》）：斑蝥 150 只，加入 75% 酒精 100 mL 中，浸泡 7 天后过滤得滤液 30 mL，煮沸备用，应用时将药液 3 mL 与 25% 氢氧化钠 7 mL 混匀后使用，根据肿瘤的部位、浸润程度，分别采用不同的使用方法，如瘤基侵犯较深，可在肿瘤所在部位的肌肉、肌腱、神经、血管（重要血管忌用）等组织的癌基底血管外注射枯瘤方蚕食；若癌基侵犯较浅，可在肿瘤所在部位的皮肤、脂肪等组织的癌基血管外注射枯瘤方围蚀。其用量、疗程及次数应取决于肿瘤的侵犯程度。

（6）三品一条枪（《外科正宗》）：敷于病灶患处上，用凡士林纱块覆盖。每日换药1次，待癌组织全部坏死脱落，再改用红霉素软膏外敷，至肉芽组织形成。

【急症与兼症】

（一）癌痛

症见病灶呈黑褐色结节。肿块较大，或坚硬拒按，或糜烂渗血，疮面污秽，气味恶臭，肿胀疼痛，痛连患侧肢体，疼痛常难以忍受。多有淋巴结转移，多见未经手术切除或术后复发，或广泛转移不能手术的晚期患者，或肿瘤合并感染，癌瘤侵蚀或破坏组织器官有关。证属瘀毒蕴结，邪客经脉导致“不通则痛”。治疗上根据中医通则不痛的治疗原则合清热解毒法，方用四妙勇安汤（《验方新编》）加味治疗，其他如田七、水蛭、土鳖、丹参、三棱、莪术、乳香、没药、蒲黄、五灵脂等活血祛瘀药物均可选用。病灶局部疼痛剧烈者，蟾酥膏外敷有祛瘀散结、通络止痛的作用。

（二）术后皮瓣坏死及放疗后皮肤溃疡、化疗药外渗溃疡

术后皮瓣坏死糜烂，皮肤灰白暗滞，腐肉色暗，放疗及化疗药外渗溃疡久不愈合，系局部气血瘀滞，经脉受损，复受邪热感染，在扶正祛邪辨证治疗基础上加活血化瘀、清化湿毒之品：当归12 g、桃仁9 g、红花9 g、赤芍9 g、半枝莲15 g、白花蛇舌草30 g、鹿衔草30 g等。放射性皮炎（溃疡）多阴虚，再加石斛12 g、生地18 g、天花粉18 g。化疗药血管外渗溃疡多瘀毒，再加三七9 g、白药6 g、土茯苓30 g，创面脓腐未净，先用红油膏、九一丹祛腐，待脓腐已净，即用生肌散、白玉膏。

（三）化疗后骨髓抑制

头晕、乏力、出血倾向，重者有发热、感染，对患者生活质量和继续治疗有较大的影响。白细胞减少者，临床表现以正气虚居多，按照中医肾主骨生髓、精血同源、脾为气血生化之源的理论，治宜健脾补肾，温阳生髓，药常用人参、黄芪、麦冬、山茱萸、黄精、山药、女贞子、枸杞子、菟丝子、鹿角霜、骨碎补、补骨脂、熟附子、鹿茸、淫羊藿、紫河车等。血小板减少，除有脾肾亏虚的表现外，还多伴有气血两亏的症状，故治疗上应在健脾补肾的基础上佐以补气摄血、养血止血，药用人参、生黄芪、当归、龙眼、肉桂、锁阳、补骨脂、巴戟天、制附子、生地、玄参、大枣、大蓟、小蓟、侧柏叶、鸡血藤、紫河车、女贞子、龟甲胶、鳖甲胶等。

（四）癌性溃疡

为疾病发展过程中的常见症状，局部可见瘤体破溃，形成溃疡，露出渗血或渗液的糜烂面，常因感染而有恶臭的脓性或血性分泌物，可选用清热解毒消肿的金银花叶、野菊花叶、芙蓉花叶或蒲公英等捣烂，外敷或用其汁敷患处；或用蛇床子、败酱草、蒲公英、苦参、白癣皮、五倍子等中药煎水泡浸患处，每日1~2次。疾病后期，溃疡久不收口，周围肤色暗而不红伴形寒肢冷、面色暗淡无华、神疲乏力、舌淡苔白、脉弱无力者，属阴性溃疡，方用阳和汤加减治疗，外用阳和解凝膏（《外科正宗》）敷贴患处。

【治疗进展述评】

恶性黑色素瘤是世界公认的难治性恶性肿瘤之一，其恶性程度高，预后差。尽管部分早期的恶性黑色素瘤可通过手术切除而获得痊愈，但因其发病的隐蔽性，大多数患者确诊时已属晚期。部分术后患者亦容易发生复发转移，且本病对放疗和传统化疗药物均不敏感，给治疗带来了极大的困难。

临床上采用辨证和辨病、整体与局部相结合的原则，在通过中药外敷内服杀死肿瘤细胞、抑制肿瘤细胞的生长、激发和提高患者的免疫机能等方面已积累了不少宝贵的经验，取得了一定的疗效。中医治疗恶性黑色素瘤内服多采用清热解毒、软坚散结、活血化瘀之品，外用则多选用拔毒祛腐生肌的中药，尤以有较强腐蚀性的矿类药最为常用。

中药对恶性黑色素瘤细胞的增殖与凋亡有一定的作用，药理研究发现，白及能上调抑癌基因，抑制黑色素瘤增殖；[①] 天花粉有诱导人黑色素瘤细胞A-370凋亡的作用，该作用可能与凋亡因子Caspase-3蛋白活性途径有关；[②] 赤芍、大蒜、白术、蟾蜍等也都相继被证实有抑制恶性黑色素瘤生长的作用。中药注射剂如复方苦参注射液、复方生脉注射液均可抑制黑色素瘤细胞的迁移运动。

【名家治验及医案】

（一）尤建良医案[③]

尤建良认为恶性黑色素瘤发展速度极快，简单按照内科的辨证论治则缺乏治疗重心。尤建良总结了“中药三步周期”的疗法，提出“化疗前益气养阴、扶正培本；化疗中降逆和胃、醒脾调中；化疗后补气生血、温肾化瘀”。常用香砂六君子汤、保和丸以达到开胃醒脾的效果，认为山楂、神曲、木香需大胆加量，恶性黑色素瘤乃阴疽之病，不必过虑辛燥伤阴。阳和汤具有温通和阳的作用，主治一切阴疽。阴疽者，以局部漫肿，色白或黑、酸痛为特征，常兼见全身虚寒表现。治之宜温阳补血、散寒通滞。

---

① 陆雪芬. 白及提取物对小鼠黑色素瘤B16细胞诱导凋亡作用的研究［J］. 中华中医药学刊，2013，31（7）：1619-1621.

② 刘巧，胡俊媛，王俭，等. 中药天花粉对人恶性黑色素瘤细胞凋亡及Caspase-3活性的影响［J］. 中华中医药杂志，2015，30（2）：534-536.

③ 尤建良. 恶性黑色素瘤验案三则［J］. 四川中医，2006，24（1）：69-71.

医案：姜某，女，68 岁。2002 年 10 月大便夹少量黏液脓血，有肛门下坠感，直肠指诊：肛管直肠后壁有 1 个 2 cm×1.5 cm 的肿块，指套染少量暗红色血液。直肠镜活检病理证实为肛管直肠恶性黑色素瘤。即于连续硬膜外麻醉下行腹会阴联合直肠癌根治术（Miles术），见病变侵及肠壁肌层，淋巴结无转移。术后以达卡巴嗪（DTIC）为主方案化疗 6 个周期。2004 年 2 月起患者于前胸壁及两腋下出现多发性肿块并逐渐增大，其中最大的一个为 5 cm×8 cm，色青黑并可见到青丝血缕；时有呛咳，痰夹血丝，胸部 CT 发现双肺多发性转移灶，病灶大小不一。病人畏寒、低热、消瘦、厌食，舌淡，苔薄白腻，脉细。卡氏评分 60 分。

先予健脾开胃法，半月后食欲开，腻苔渐化，再主予阳和温肾。

处方：制附子 4 g 开始逐渐增至 10 g　生地、熟地从 10 g 增至 20 g　鹿角霜 10 g　桂枝4 g　姜炭 6 g　炙麻黄 6 g　白芥子 10 g　青蒿 15 g　姜黄 6 g　参三七粉 6 g　山慈菇 10 g　夏枯草 10 g　海浮石 30 g　苍术 8 g　生甘草 6 g

治疗中曾加入延胡索 30 g，黄柏、象贝母、山栀子、玄参各 10 g，配合支持疗法。一个半月后胸部肿块均有不同程度缩小，咳嗽、咯血止，双肺未出现新的转移灶，卡氏评分 80 分。

按语：此例属术后、化疗后气血损耗，治疗时紧抓脾肾两虚与寒瘀凝结，分步骤、有节奏地进行调治。先予健脾开胃，待胃气复，即温肾逐瘀。尤氏擅用阳和汤，在原方中增附子益温肾之力，重用熟地制附子过燥，补而不腻又温补营血；鹿角胶性温，为血肉有情之品，生精补髓，补血助阳，强壮筋骨；姜炭、肉桂破阴和阳，温经通脉；麻黄、白芥子通阳散滞而消痰结，合用能使血气宣通，且又使熟地、鹿角胶补而不腻，于是补养之用，寓有温通之义；甘草生用者，解脓毒而调和诸药。用于阴疽恶性黑色素瘤之症，犹如日照当空，阴霾自散，可化阴凝而使阳和。

（二）郁仁存“三步抗癌，衷中参西”①

郁仁存认为恶性黑色素瘤治疗应以健脾扶正为本，抗癌解毒为辅，并以此为基础，将其分三步进行。治疗全程中注重补益脾肾，化疗前抗癌解毒与补益脾肾并行；化疗时一方面强调降逆止呕，一方面注重固护正气，以益肾填精为主要治法；化疗后以健脾开胃为主，待胃气恢复再行脾肾双补之法。同时郁老主张在辨证基础上加用经现代药理证实有抗癌功效的中草药，如蒲公英、姜黄、浙贝母、蜂房、冬凌草、鸡血藤、赤芍、白花蛇舌草等，这是辨病与辨证相结合以及治疗恶性黑色素瘤时“衷中参西”的体现。

医案：患者，女，60 岁。7 年前诊为阴道黑色素瘤，化疗 6 周期，放疗 1 月。2008 年 9 月患者自觉阴道出血，于当地医院行阴道镜检查：原病灶边缘有新病灶出现，遂化疗 1 程（达卡巴嗪），注射白介素和干扰素半月。2009 年 10 月 14 日初诊，症见：阴道烧灼感，时大便不通，胃脘不适，口干口苦。脉细滑，舌暗红，薄白苔。

① 程培育. 郁仁存治疗恶性黑色素瘤经验［J］. 北京中医药，2013，32（7）：515－517.

辨证：脾肾两虚，痰瘀毒阻证。治法：健脾补肾，活血化瘀，佐以抗癌。处方：柴胡10 g、土茯苓15 g、川楝子10 g、瞿麦15 g、鸡血藤30 g、陈皮10 g、半夏10 g、丹皮10 g、山萸肉10 g、生黄芪30 g、生地10 g、山药10 g、泽泻10 g、白花蛇舌草30 g、枸杞子30 g、太子参30 g、紫河车10 g、炒枣仁20 g、焦三仙30 g、鸡内金10 g、砂仁10 g。20剂，水煎服，每日1剂，每日2次。

2009年11月25日复诊，患者已无胃脘不适，口干口苦减轻，唯有阴道烧灼感，上方加龙葵、白英各20 g，20剂，继服。2009年12月30日患者来诊，自云继续配合化疗，化疗期间口服中药，无明显不适，此后一直使用上方加减治疗。该病例发表时间为2013年7月，患者已存活3年，仍坚持门诊治疗。

按语：该例患者就诊时正处于化疗期，为起到中药“减毒增效”的作用，使患者化疗顺利完成，故一诊时以脾肾双补为主，清热抗癌为从，利湿化瘀为佐；复诊患者诸证均减，故而加重抗癌解毒力量，一方面控制癌毒，扶正与祛邪相结合，另一方面辨证与辨病相结合，以积极抗癌解毒治疗。

（曹洋）

第四节　骨　肉　瘤

骨肉瘤又称成骨肉瘤，是原发于骨组织的最常见的骨恶性肿瘤，特点是恶性肿瘤细胞能直接生成肿瘤类骨组织；从间质细胞系发展而来，肿瘤迅速生长是由于肿瘤经软骨阶段直接或间接形成肿瘤骨样组织和骨组织。好发于青少年或青年，男性多于女性，男女之比为2：1。好发于四肢长管骨，以股骨下端（50%以上）和胫骨上端，即膝关节附近最为常见，占68%～80%，次为肱骨和股骨近端。少数可出现“跳跃”病灶，偶见多发型。本病发病率居全部恶性骨肿瘤的首位，在不同种族和城乡间有差别，在美国估计为0.2/10万～0.3/10万[①]，马来人为0.11/10万，印度人为0.23/10万，我国发病率为0.3/10万[②]。我国城市和农村之比为6.31：0.18。骨肉瘤生长迅速。早期肿瘤大部分在骨膜下，融合于骨皮质，溶骨性瘤组织，软骨成分少，骨破坏较快，循环丰富，骨坏死区可形成包裹，肿瘤向邻近软组织扩散，常可发生病理性骨折，少数肿瘤骨质坚硬。一般骨肉瘤不侵入关节，偶有破坏皮质或病理性骨折后累及关节。由于肿瘤的发展及骨膜反应，常有骨膜高起形成三角通称柯德曼氏三角（Codman's triangle），并有与骨干呈垂直的阳光样放射骨针。本病与遗传、物理放射、化学、病毒、外伤等因素有关。本病分

① 周岱翰．中医肿瘤学［M］．北京：中国中医药出版社，2011：385－391.

② 郭征．我国骨肉瘤治疗的现状与问题及发展方向［J］．中国骨与关节杂志，2015，4（5）：338－342.

类方法较多，美国学院外科学会将本病分为髓腔型、骨膜型、成骨型、溶骨型及毛细血管扩张型5种类型；根据肿瘤的骨内位置分为骨内型、中心型、骨膜型、骨皮质旁型、骨表面型等类型；按骨破坏情况分为成骨型、溶骨型和混合型。骨肉瘤恶性程度高，预后差，容易出现肺转移，其次转移部位为骨、肾、脑、肝，区域淋巴结转移少见。

【文献概述】

根据临床症状和发病特点，骨肉瘤属于中医学“骨瘤”“骨痨”“骨疽”“石疽”等病范畴。《灵枢·刺节真邪》曰：“虚邪之入于身也深，寒与热相搏，久留而内著，寒胜其热，则骨疼肉枯……”文献中所描述的骨疼肉枯与现代骨肉瘤的疼痛与晚期骨肉瘤的恶病质相似。《灵枢·刺节真邪》曰：“以手按之坚，有所结，深中骨，气因于骨，骨与气并，日以益大，则为骨疽。”认为骨疽的形成与“热气淳盛，下陷肌肤”有关。唐代孙思邈《千金翼方》提到：“陷脉散主二十、三十年瘿瘤及骨瘤、石瘤、肉瘤、脓瘤、血瘤，或大如杯盂，十年不瘥。致有瘘溃，令人骨消肉尽，或坚或软或溃，令人惊惕寐卧不安。”

明代薛己《外科枢要·卷三》曰：“若伤肾气，不能荣骨而为肿者，其自骨肿起，按之坚硬，名曰骨瘤。”陈实功《外科正宗》对骨肉瘤的形状做了更进一步的描述：“骨瘤者，形色紫黑，坚硬如石，疙瘩高起，推之不移，昂昂坚贴于骨。”

清代赵濂《医门补要》中曾记录一病例：“一童周身生骨瘤，坚硬贴骨，小大不一，肌肉日瘦，由母肾虚，与骨肉至戚苟合，胎感其气而成……”此记载与现代骨肉瘤好发于10～25岁的青少年的年龄相符。《外科精义》曰：“盖缓疽、石疽，皆寒气所作，深伏于骨髓之间，有肿与皮肉相似，若疼而坚硬如石，故谓之石疽。”

《外科证治全书》更详细记述道：“石疽初起如恶核，坚硬不痛，渐大如拳，……如迟至大如升斗者如石硬不痛，又曰久患筋纹，偶作抽痛，虽按之如石，其根下已成脓矣。现红筋者其内已通血海，不治。现斑黑者乃自溃之证，溃则流血，三日内死。现小块高低如石岩者，主三百日后必发大痛，不溃而死。”与骨肉瘤预后极差的情况相符。

【病因病机】

骨肉瘤病因有内外之分。先天禀赋不足，或年幼体亏，脏腑虚弱，肾精不足，则髓虚骨弱，无力抗邪；或情志所伤，内应脏腑，久之则脏腑失调，气血逆乱，湿浊内结，阴阳失调，此均为骨肉瘤发病的内在原因。外因为六淫邪气，或寒或热，客于肌腠，入侵筋骨，蕴久成毒，郁滞气血；或饮食不调，伤及脾胃，气机不运，浊毒内生。内外病因相互作用，即先天禀赋不足，肾气亏损，骨髓空虚，复感邪毒，乘虚侵入，毒攻于内，或情志饮食所伤，邪毒内生，流注于筋骨，腐骨蚀络，聚结成瘤，伏骨而生。

（一）肾精亏虚

中医脏腑理论学说认为其与肾之精气，肾阴肾阳关系最为密切。肾主骨，生髓，若先天禀赋不足，肾气虚衰，肾经亏损，骨髓空虚，复感邪毒，毒邪乘虚侵入，毒攻于内，伏骨而生，腐骨蚀络，聚结成瘤，或隐隐作痛，或剧烈疼痛。

（二）脾胃虚弱

脾主四肢，主运化，为气血生化之源。气血充足则四肢经络得以充养，若脾虚不健运，气血生化无源，则无从生精化髓，致骨弱易断、乏力、纳呆等。

（三）邪毒内侵

若寒邪、热邪之毒下陷肌肤，毒攻于内，伤筋蚀骨，致气血凝滞，经脉受阻，日久结毒成瘤。

本病病位在骨，在脏属肾，《素问·五藏生成论》说："肾之合骨也。"其与肾之精气、肾阴肾阳关系最为密切，还与脾胃虚弱有关。以其脾主四肢，主运化，若脾不健运，气血生化无源，则无从生精化髓，致骨弱易断，水湿不化，可聚结成痰。故治本病在攻邪的同时要重视培补脾肾，以固根本。

【诊断要点及鉴别诊断】

（一）诊断要点

1．临床表现

本病主要表现有疼痛、肿胀、功能障碍和全身症状四个方面。疼痛可发生在肿瘤肿块出现之前，起初为间歇性疼痛，渐转为持续性剧烈疼痛。病变局部肿胀，压痛，如为硬化型者肿块坚硬，如为溶骨型者质如橡皮。肿块与周边组织界限不清，皮肤光亮，皮温增高，常有静脉充盈曲张，或可摸到血管震颤或听到血管杂音。肿瘤增大和剧痛常影响邻近关节，引起关节疼痛，活动受限，或肌肉萎缩，功能障碍，可发生病理性骨折。患者可伴有发热，午后及入夜尤甚，并见消瘦、乏力、贫血、精神不振、食欲减退等症。多数患者在一年内有肺部转移，亦可出现其他部位转移。

2．影像学检查

（1）X线检查：应拍摄发病部位、胸部和可疑的转移部位。骨肉瘤的X线表现可因病理类型不同而有很大差异，约2/3的病例可从X线片上获得正确诊断，1/3病例的X线片只能提示有恶性肿瘤的可能。骨肉瘤较有特征的X线改变为骨折增生，其中以肿瘤性新骨形成为主要特点。其X线诊断要点如下。①髓腔和软质型X线特点：髓内发生骨肉瘤以溶骨型为多，自内而外迅速生长，故骨膜反应、新生骨、柯德曼氏三角不易形成；松质骨内形成者，出现较大的囊状溶骨区，在囊内很少有肿瘤骨阴影，常合并病理性骨折。硬化型则有大量瘤骨形成，在肿瘤两端的髓腔内，早期均匀的磨砂玻璃样密度增高，继呈絮状、片状或团块状阴影，也可出现反应性骨硬化。②骨皮质：骨皮质的破坏和肿瘤的形成常同时存在，故X线片上显示纹理杂乱、密度致密的肿瘤骨阴影重叠于破坏和松质的骨质上。若系溶骨型，则以皮质骨破坏、残缺为主。③骨膜：早期骨肉瘤将骨膜

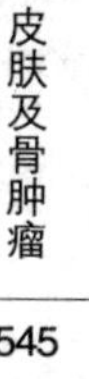

自骨面上剥离，其下产生反应性新骨，X 线片表现为日光放射状或针状骨膜反应。在肿瘤与骨干连接处，即骨膜自皮质骨上掀起处，新生骨可形成三角区，即柯德曼氏三角。随着肿瘤继续发展，新生骨受挤压和破坏，骨膜反应可变成毛发蓬松状，柯德曼氏三角消失。④软组织 X 线表现：当肿瘤穿破骨皮质进入软组织内而形成软组织肿块时，X 线片显示梭形、圆形、棉絮状、云片状界限不清的软组织阴影。在软组织内，也可出现不规则的骨化区，即在软组织内形成瘤骨。⑤肺部 X 线片：约半数病例，在半年内可发生肺转移。早期很难在肺片上发现转移灶，应定期复查。肺转移灶多见于肺叶外围，可有肿瘤骨形成，密度增高，若无肿瘤骨形成，则与软组织转移瘤无异。此外，同位素扫描，CT、MRI 的检查亦有助于本病的诊断。

（2）CT 扫描：具有较高的密度分辨率，对骨皮质破坏的敏感性明显高于 X 线平片，对骨质破坏的范围及与正常骨质、瘤骨的界限，对软组织肿块与邻近组织结构的关系优于 X 线平片，可为临床提供较 X 线平片更为准确、全面的影像学信息。但因 CT 空间分辨率较平片低，其发现骨膜反应不如 X 线平片，较轻微的骨膜反应在 CT 上可表现为与骨皮质分界不清而类似骨皮质增厚，难以分辨。对柯德曼氏三角这一恶性骨肿瘤最具鉴别意义的征象的检出不如 X 线平片。但对于发生在骨盆、脊柱等部位的肿瘤，普通 X 光片不能很好地显示时，CT 扫描可以帮助判明肿瘤的部位和范围。

（3）MRI 具有良好的组织分辨率及多方位、多序列和多参数成像的优点，可以准确确定肿瘤的范围、内部结构和对骺板、关节、血管、神经和周围组织的浸润，较早地显示髓内病变及早期转移，为骨肉瘤的临床分期、制定治疗方案及预后判定提供准确的依据。骨肉瘤的 MRI 信号特征与其病理成分密切相关，瘤骨较多时肿瘤信号较低，由于肿瘤发生出血、坏死及囊变的关系，使骨肉瘤的 MRI 信号多样，缺乏特征性。通常 T_1WI 呈低信号 ~ 等信号，T_2WI 上表现多样。成骨型骨肉瘤以低信号 ~ 等信号较多，而溶骨型骨肉瘤以等信号 ~ 高信号较多，信号混杂不均。肿瘤水肿在 T_2WI 上呈高信号。由于骨肉瘤的 MRI 表现同其他肿瘤相比并无特征性，所以临床做 MRI 检查的主要目的并不在于定性诊断，而在于肿瘤侵犯范围的判断。据文献报道，MRI 结果与肿瘤实际范围及病理测量结果无显著差异，根据 MRI 表现确定截骨范围和能否保肢，可以最有效地切除肿瘤并保留肢体的功能。

（4）同位素骨扫描（ECT）：有助于区别骨良性肿瘤或恶性肿瘤，可确定病变为单发性病变或多发性病变；可发现肿瘤的跳跃性病灶；了解病变的范围，明确肿瘤是否已发生骨骼转移；还可以对恶性骨肿瘤治疗后的复发和转移情况进行随诊观察。在大多数情况下，同位素骨扫描主要用于寻找转移性病灶。骨扫描是探查骨转移高度敏感的方法，也是检查全身骨骼最简单的方法。

X 线是骨肉瘤的首选检查方法。CT 不但可以发现病灶，还可以观察更加细微的肿瘤结构和组织变化。MRI 可以显示肿瘤髓内的侵犯范围，更准确地指导治疗。ECT 可以判断有无早期骨转移及骨转移的范围。综合 X 线、CT、MRI、ECT 等影像学表现，可以提高骨肉瘤影像诊断的准确性，为临床制定治疗方案及预后判断提供依据。

3．病理诊断

凡组织病理学证实为骨肉瘤者即可确立诊断。骨肿瘤的组织学诊断非常重要，即使临床和影像学诊断完全一致，也需进行病理活组织检查，但应注意取材部位要恰当。取材应避开坏死区，多点取材。活检方法首选闭合活检、切除活检。

4．血液及生化检查

患者可有不同程度的贫血，白细胞计数增高或正常，血沉加快。大部分患者血清碱性磷酸酶增高，其含量高低与预后有关。手术、截肢或放疗、化疗后，随访观测血清碱性磷酸酶的值，如发现升高，则说明骨肉瘤有残余、复发或转移。

（二）鉴别诊断

骨肉瘤需与慢性化脓性骨髓炎、尤文氏肉瘤、软骨肉瘤、骨纤维肉瘤、转移性骨肿瘤等鉴别。除组织病理学上可明确鉴别诊断外，X 线和临床表现也有所不同。

1．慢性化脓性骨髓炎

慢性化脓性骨髓炎髓腔弥漫性密度增高，皮质增厚，但无骨质大块破坏或肿瘤骨形成，软组织肿胀亦不明显。若见死骨存在，骨髓炎的诊断更明确。

2．尤文氏肉瘤

尤文氏肉瘤表现为髓腔内斑点状、鼠咬状溶骨破坏，范围较长，多见葱皮样骨膜反应。

3．软骨肉瘤

软骨肉瘤多发生于 25～50 岁之间，主要表现为骨皮质膨胀变薄或增厚，软组织内有大量棉絮状和沙粒状钙化阴影，但极少有放射状骨针或柯德曼氏三角。若继发于内生软骨瘤，则见不到上述征象，肿瘤若穿破骨皮质则呈毛发蓬松状外观。

4．骨纤维肉瘤

骨纤维肉瘤好发于骨干或干骺端，很少发生于骨骺或骨端，为一比较局限的溶骨性破坏区，有散在的小钙化点，但没有瘤骨组织。

5．转移性骨肿瘤

转移性骨肿瘤较少侵犯膝关节附近的骨骼，好发于骨盆及脊柱等，骨质改变多为溶骨性，大多无骨膜反应和软组织肿块。

【辨证论治】

（一）辨证要点

1．辨阴证阳证

局部皮色不变，疼痛无热，遇寒痛甚，口中不渴，舌淡苔白，脉沉细或迟细，属于阴证；病变局部疼痛、肿胀结块，皮温较高，皮色发红，肢体活动障碍，伴口渴，便干结，尿短赤，或见发热面赤，舌苔黄或黄厚而腻，脉弦滑数，属阳证。

2. 辨瘀血

病灶处持续疼痛，痛如针刺，肿块固定不移，面色晦暗，口唇青紫，舌紫黯或有瘀斑、瘀点，脉涩，为瘀血内结，即使瘀血表现不明显，瘀血病机仍一定程度存在。

3. 辨虚实

本病整个病程邪正交争错杂，初期正虚不著，邪实为主，病程进展，或耗伤肾阴，或脾肾俱损，精气虚竭而邪毒渐盛，但病本在肾虚，故不论肾虚表现轻重有无，应重视滋肾壮骨治法的实施。

（二）临床分型

1. 阴寒凝滞型

主证：肿瘤初起，时痛时止，逐渐加重，遇寒痛甚，得温痛减，肿块皮色不变，漫肿不热，面白形寒，口中不渴，尿清，舌淡苔白，脉沉细或沉弦。

证候分析：阴寒之邪侵入筋络骨骼，阴寒凝滞，气血痹阻，不通则痛；寒凝日久，痹阻益甚，则疼痛逐渐加重；寒属阴邪，故遇寒痛甚，得温痛减；寒痰瘀血聚结则局部肿块，漫肿不热，皮色不变；面白形寒，口中不渴，尿清，舌淡苔白，脉沉细或沉弦亦为阴寒之象。

治法：温阳散寒，活血通络。

方药：阳和汤（《外科证治全生集》）加减。

熟地黄 30 g　桂枝 10 g　制川乌 7 g（先煎）　鹿角胶 15 g（烊化）　细辛 3 g　白芥子 10 g　补骨脂 15 g　麻黄 3 g　透骨草 15 g　当归 10 g　乳香 10 g　土鳖 10 g　威灵仙 20 g　炙甘草 5 g

方中以鹿角胶温肾助阳，熟地黄滋肾养血为君药，以收温阳补血之功；复以制川乌、桂枝、麻黄之辛热散寒通滞，补骨脂温肾助阳为臣药；用细辛、透骨草、威灵仙温经通络，当归、乳香、土鳖活血通络，白芥子祛痰，共为佐药；甘草调和诸药为使药。诸药配合，共奏温阳散寒、活血通络之功。

寒凝痛甚者可加制草乌，以其辛峻之功破散寒结；气虚无力者加黄芪、党参以补气温经。

2. 毒热瘀结型

主证：病变局部肿胀灼痛，疼痛难忍，痛处拒按，肿块坚硬不移，增大迅速，难消难溃，皮肤红紫，皮温较高，肢体活动障碍，伴发热、口渴、便结、尿赤，舌红瘀斑苔黄，脉数弦涩。

证候分析：毒热蕴结，热甚成瘀，或瘀久生热，热瘀互结，气血壅滞，蚀于筋骨，故病变局部肿痛结块，难消难溃，肢体活动障碍；毒热壅盛，故肿块皮肤红紫，皮温较高，增大迅速；毒热伤阴，则发热口渴，便结尿赤；舌红瘀斑苔黄，脉数弦涩亦为毒热瘀结之象。

治法：清热解毒，化瘀散结。

方药：犀角地黄汤（《千金方》）加减。

水牛角 30 g　生地黄 30 g　丹皮 10 g　赤芍 15 g　川芎 10 g　地龙 10 g　黄连 10 g　黄芩 15 g　山栀子 10 g　金银花 20 g　生甘草 5 g　人工牛黄 1.5 g（冲）

方中以水牛角、生地黄清热凉血解毒为君药；黄连、黄芩清热解毒，丹皮、赤芍凉血散瘀，为臣药；山栀子、金银花、人工牛黄助芩连清热解毒，川芎、地龙活血通经止痛，共为佐药；生甘草解毒并调和诸药为使药。诸药配合，共奏清热解毒、化瘀散结、消肿止痛之功。

热盛口干者可加生石膏、麦冬；肿痛剧烈者酌加乳香、没药；便秘者酌加生大黄。

3. 肝肾阴虚型

主证：患处肿痛日久，疼痛难忍，朝轻暮重，肿块皮色青紫，坚硬不移，按之疼痛，口干饮少，形瘦体弱，腰膝酸软，头晕耳鸣，夜寐多梦，低热或五心烦热，可伴有肢体畸形，活动障碍，或见咳嗽、咯血、胸闷，舌红少苔或剥苔，脉细数。

证候分析：毒瘀聚结，日久不散，耗精伤血，真阴亏耗，故患处肿痛难忍，坚硬不移，皮色青紫，入夜后阳入于阴，故朝轻暮重；精伤血亏，不能濡体充脑，故见形瘦体弱，头晕耳鸣；腰为肾府，肾虚不能荣府则腰膝酸软；阴虚生内热则见五心烦热，少寐多梦；邪毒窜肺，肺络损伤，气机不利，则见咳嗽、咯血、胸闷等症，舌红少苔或剥苔，脉细数亦为阴虚内热之象。

治则：滋肾降火，化瘀散结。

方药：知柏地黄丸（《医宗金鉴》）加减方。

生地 20 g　知母 10 g　黄柏 10 g　山萸肉 15 g　女贞子 15 g　丹皮 15 g　赤芍 30 g　当归 10 g　骨碎补 15 g　补骨脂 15 g　续断 30 g　透骨草 15 g　肿节风 15 g

方中以生地、知母滋肾养阴降火为君药；山萸肉、女贞子滋补肾阴，丹皮、黄柏降火解毒共为臣药；骨碎补、补骨脂、续断补肾续骨，透骨草、肿节风通络止痛，当归、赤芍养血活血，共为佐药。透骨草并能引药达病所为使药。

咳嗽、咯血者去当归加沙参、贝母、白及；胸闷者加瓜蒌壳、桑白皮。

4. 脾肾两虚型

主证：患处隆起肿块，胀痛不休，坚硬不移，皮色不变或淡紫，按之疼痛，患肢功能障碍，形体瘦弱，神疲乏力，气短心悸，纳呆少食，面白或萎黄无华，常伴见咳嗽、咯血、胸闷等症，舌淡或淡胖苔薄白，脉细弱。

证候分析：病程日久，耗气伤血损精，肾脾大虚，气血生化无源，更致精虚血少气弱，而痰浊瘀毒聚结不散，故见患处肿块隆起，坚硬不移，疼痛不休；病及关节，则患肢功能障碍；肾脾虚损，运化无力，气血亏虚，则见形体瘦弱，神疲乏力，心悸气促，纳呆少食，面白或萎黄无华；邪毒窜肺，肺络损伤，气机不利，常伴见咳嗽、咯血、胸闷等症，舌淡或淡胖苔薄白，脉细弱均为脾肾亏虚之象。

治法：补肾健脾，散结止痛。

方药：八珍汤（《正体类要》）加减。

人参 15 g　熟地 30 g　紫河车 10 g　黄芪 20 g　白术 15 g　茯苓 20 g　当归 10 g　川芎10 g　乳香 10 g　骨碎补 15 g　补骨脂 15 g　透骨草 15 g　砂仁 10 g　炙甘草 5 g

方中以人参、熟地健脾补肾，益气养血为君药；黄芪、白术、茯苓益气健脾，紫河车补肾益精，为臣药；当归、川芎、乳香、透骨草活血通痹止痛，骨碎补、补骨脂补肾壮骨，砂仁和胃防熟地碍胃，共为佐药；炙甘草益气和中，调和诸药为使药。诸药配合，共奏补肾健脾、散结止痛之功。

纳呆、脘痞者加陈皮、内金；见咳嗽、咯血、胸闷、气促等肺部转移之症者，去当归、川芎，加杏仁、贝母、白及、三七。

【辨病治疗】

（一）内服

1. 常用中草药

（1）骨碎补：苦，温。归肝、肾经。具有补肾强骨、活血续伤的功效。《开宝本草》曰："主破血止血，补伤折。"煎服，10 ~ 15 g。外用适量。适于骨肉瘤肝肾两虚或有病理性骨折者。

（2）莪术：辛、苦，温。归肝、脾经。具有行气破血、消积止痛的功效。常用于癥瘕痞块，瘀血经闭、食积胀痛、跌仆骨折或骨肿瘤。《日华子本草》曰："治一切气，开胃消食，通月经，消瘀血，止扑损痛，下血及内损恶血等。"本品辛散苦泄温通，常与三棱相须而用。煎服，常用量 10 ~ 15 g，适于骨肉瘤瘀肿疼痛者，孕妇禁用。

（3）乌骨藤：辛、涩，温。入肝经。具有祛风除湿、通经活血、止血的功效。用于风湿骨痛，跌打损伤，月经不调；外用治骨折，外伤出血。煎服，10 ~ 20 g，水煎或泡酒服，适于骨肉瘤阴寒凝滞者。外用适量。孕妇忌服。以乌骨藤为原料的消癌平片具有一定抗癌作用。

（4）蜈蚣：咸、辛，温。有毒。归肝经。具有攻毒散结、通络止痛、熄风止痉的功效。《本草纲目》谓："治小儿惊痫风搐，脐风口噤、丹毒、秃疮、瘰疬、便毒、痔漏、蛇瘕、蛇瘴、蛇伤。"煎服，3 ~ 5 g。研末冲服每次 1 ~ 2 g，适于各型骨肉瘤肿胀疼痛或有远处转移者。

（5）大黄：苦，寒。归脾、胃、大肠、肝、心经。具有泻下攻积、清热泻火、止血、解毒、活血祛瘀的功效。《神农本草经》中提到："味苦寒有毒。主下瘀血，血闭，寒热，破癥瘕积聚，留饮宿食，荡涤肠胃，推陈致新，通利水谷，调中化食，安和五脏。"煎服，10 ~ 15 g，适于骨肉瘤毒热瘀结者。外用适量，生大黄泻下力较强，欲攻下者宜生用；入汤剂应后下，或用开水泡服，久煎则泻下力减。酒制大黄泻下力较弱，活血作用较好，宜用于瘀血证，大黄炭则多用于出血证。

2. 常用中成药

（1）西黄丸（《外科证治全生集》）：具有解毒散结、消肿止痛的功效。每日 3 次，每次 3 g，温开水送服。

（2）醒消丸（《外科证治全生集》）：具有活血散结、解毒消痈的功效。每日 2 次，每次 3 g，温开水送服。

（3）小金丹（《外科证治全生集》）：具有化瘀通络，消肿止痛的功效，适用于骨肉瘤早期，每服 3 g，每天 2 次，开水送服。

（4）新癀片：具有清热解毒、化瘀消肿止痛的功效，每日 3 次，每次 2～4 片，饭后服。

（5）金匮肾气丸（《金匮要略》）：具有阴阳并补、滋肾温阳的功效，适于先天不足、肾气亏损的骨肉瘤患者。

（二）外治

骨肉瘤局部疼痛较重者，可配合局部外用药物，通过皮肤吸收药物以缓解疼痛，抑制肉瘤生长，方药如下。

（1）双柏散（广州中医药大学一附院验方）：功能活血化瘀、消肿止痛。用于本病属瘀血内结者。用法：双柏水蜜 100～200 g，温敷患处或双柏散 100～200 g，煎汤外洗，每日 1～2 次。

（2）蟾酥镇痛膏：由蟾酥、生川乌、细辛、红花、七叶一枝花、冰片等 20 余味中药组成，用橡胶氧化锌为基质加工成中药橡皮膏，外贴患处。适于阴寒凝聚之疼痛剧烈者。

（3）中药止痛抗癌膏（《中国中药杂志》）：由三七、蚤休、延胡索、黄药子、芦根、川乌、冰片、紫皮蒜、麝香等组成。其功效为活血祛瘀止痛，外贴患处，能行气止痛。

（三）针灸

骨肉瘤多以肾精亏虚、脾胃虚弱为本，在针灸治疗上可选用足少阴肾经、足太阴脾经，足太阳膀胱经、足阳明胃经等经络腧穴治疗。可选肾俞、三阴交、太溪、京门，或血海、三阴交、太冲，病灶局部取穴和躯体远处取穴相结合，毫针刺入，留针适时。可采用针法、灸法、按摩、耳针、穴位埋线等多种方法相结合进行辨证治疗：如辨证以阴寒凝聚者，可考虑配合灸法。此外在施行物理治疗过程中对骨破坏明显的部位需注意保护，勿产生医源性损伤。

【急症与兼症】

（一）发热

多表现为低或中度发热，午后及夜间热度上升，汗出热退，持续日久，常伴消瘦、乏力、贫血，有些患者无身体不适。治以益气养阴，解毒散结，可用补中益气汤合青蒿鳖甲汤加减。

（二）骨折

由于骨骼被肿瘤组织侵蚀破坏，骨质脆弱，受力不均或骤然用力很易造成病理性骨折。表现为疼痛和功能障碍加剧，或出现肢体明显畸形。个别患者因病理性骨折而首诊。患肢需皮牵引或夹板外固定，或石膏外固定，内服活血止痛、补肾健骨中药，方如桃红四物汤合小金丹治疗。

（三）溃烂

症见病灶皮肤或截肢处皮肉溃烂，出血腐臭，大便干结，发热不退，苔黄腻，脉滑数。此为热毒蕴结肌肉筋骨，热盛肉腐，发为溃烂。治以清热解毒、化瘀通腑。内服普济消毒饮（《景岳全书》）或清瘟败毒饮（《疫疹一得》）加减，外用清热解毒、散结消肿的如意金黄散（《外科正宗》）：取如意金黄散30 g布包，纱布块数条，加水约 300 mL同煎 30 min 以上，余约 150 mL，冷却，浸药纱布备用。用时先以生理盐水清洁溃面，再纱布敷于溃面，勿压，外以敷料固定，日换药 2 次。

【治疗进展述评】

骨肉瘤是原发性恶性骨肿瘤中最常见的肿瘤，中医运用辨证论治诊治骨肉瘤积累了丰富的经验和文献资料。历代医家从不同的侧面对本病的认识和治法做了探索和补充，综合诸医家的论述，认为本病的发生总病机由肾气不足、阴阳失调、脏腑功能紊乱，以致寒湿毒邪乘虚而入，气血瘀滞，蕴于骨骼而成。司氏①对中医骨肉瘤的相关文献进行分析认为，骨肉瘤中医证候分型繁杂，其中血瘀证被认为居病机之首位；在脏腑辨证、病位方面：主要在肾、肝和脾，尤与肾关系密切；治疗方面应用中药：成方分析表明，补益剂、理血剂、温里剂是中医治疗骨肉瘤的常用方剂；补气、养血、壮阳以扶正祛邪可作为骨肉瘤的基本治法。

骨肉瘤致死的重要原因是术后转移和复发，一般发现肺转移到死亡时间约为 6 个月，在康复期运用中医药治疗预防复发及转移有重要意义，常用的法则有如下几种。①补肾生髓防复发：补肾生髓化血，补肾通络，调节机体免疫功能，调节骨“内环境”，抵抗外邪再度入侵骨络，预防癌细胞在骨髓内复发。临床上常用二仙汤、左归丸、金匮肾气丸等补肾益精、壮阳生髓的中成药。②益气健脾防复发：中医认为脾胃主水谷运化、精微营养物质的化生，脾主肌肉、四肢，脾胃功能旺盛，邪毒不能浸润四肢，癌毒消灭在萌芽状态。临床上常用参苓白术散、补中益气汤等益气健脾、化湿通络的中药及香砂六君丸、补中益气丸、归脾丸等中成药。

---

① 司富春，丁帅伟. 骨肉瘤中医证型与方药分析研究［J］. 世界中西医结合杂志，2015，10（7）：903－907.

【名家治验及医案】

孙桂芝医案①

孙教授对骨肉瘤的辨证，以本虚标实为基础，辨脾肾之盈虚，瘤毒之寒热、痰湿之有无和血瘀之差异。分为肾虚脾弱，骨不得养，方以四君子汤合六味地黄丸加减；湿邪内蕴，痰浊留滞，以羌活胜湿汤合六君子汤加减；瘀血阻滞，瘤毒胶结，根据术前术后，采用相应活血药物，术后患者常以身痛逐瘀汤加减。此外其总结摸索出一套在骨肉瘤诊治中行之有效的小组方和对药。阴寒透骨、疼痛剧烈者，予细辛、荜茇、延胡索温中行气止痛；肢体麻痹者，予丝瓜络、路路通、地龙、当归、赤芍通络和血；食欲不振，纳呆食少者，予代赭石、鸡内金、生麦芽顺降消食、健脾开运；肺转移者，予僵蚕、九香虫、桔梗、浙贝母、金荞麦活血解毒抗癌。

医案：李某，男，19 岁。2009 年 12 月初诊。2009 年 3 月因左侧小腿肿胀、疼痛，夜间尤甚，就诊于当地医院。经 X 线和 CT 检查，考虑为胫骨骨肉瘤，行手术治疗，病理诊断为骨肉瘤，胸片检查未发现肺转移。半年后，出现咳嗽、胸痛，胸片复查发现肺转移灶，当地医院予 PAO 方案化疗 2 个周期，复查胸片结节消失。就诊时证见：身困乏力，胸闷不适，面色略晦暗，纳少，食欲不振，肢体断端刺痛，大便溏，小便正常，睡眠欠佳，舌质暗，舌体胖，苔白略腻，脉沉细。予健脾益肾、祛痰活血、解毒抗瘤治疗。

处方：生黄芪 30 g　太子参 15 g　土茯苓 30 g　炒白术 15 g　陈皮 10 g　木香 10 g　砂仁10 g　清半夏 10 g　熟地黄 10 g　山茱萸 10 g　山药 20 g　牡丹皮 10 g　泽泻 10 g　胆南星10 g　川贝母 10 g　僵蚕 10 g　九香虫 10 g　桔梗 10 g　炮山甲 10 g　鳖甲 10 g　补骨脂10 g　骨碎补 10 g　透骨草 10 g　细辛 3 g　延胡索 15 g　草河车 10 g　生甘草 10 g

共 14 剂，每 2 日 1 剂，水煎服。

1 个月后复诊，患者周身乏力好转，疼痛减轻，纳食、睡眠好转，减去胆南星、砂仁、延胡索，加入乳香 5 g、没药 5 g、白花蛇舌草 30 g，14 剂，每 2 日 1 剂。后多次复诊，随症加减，1 年后复查，双肺未见转移结节。

（李穗晖）

第五节　骨巨细胞瘤

骨巨细胞瘤（giant cell tumor of bone，GCT）是一种原发交界性骨肿瘤，占所有原发性骨肿瘤的 3% ~5%，良性骨肿瘤的 15%，在东亚人群中更为常见，好发于 20 ~ 40 岁。在四肢长骨中，股骨远端、胫骨近端、桡骨远端和肱骨近端最为多见，骨盆和脊柱等中

① 王辉. 孙桂芝教授治疗骨肉瘤经验［J］. 中医学报，2012，27（5）：529 - 530.

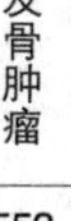

轴骨也常受累。常规刮除术后有较高的局部复发率，肺转移率1% ~9%。极少数病例可转化为高度恶性骨肉瘤，预后差①。

骨巨细胞瘤病变以溶骨性破坏为主，早期可出现酸困等症状，疼痛则是其整个病程最主要症状。常有关节疼痛，肿瘤接近关节腔可引起关节功能受限和关节内渗出，当骨的病变扩展时，常出现明显的肿胀。由于骨皮质变薄，容易出现细微骨折或病理骨折，尤以下肢多见，使疼痛加剧，功能丧失。体征表现多样性，功能受限体征或病理性骨折体征多见，如果肿瘤穿破骨皮质进入软组织，则可出现软组织肿胀，肿瘤周围水肿，以及浅静脉网状充盈等体征。

Enneking 分期是结合临床表现、X 线和病理学特征的常用临床分期。Ⅰ期，无临床症状，X 线表现有病灶，病理变化呈良性；Ⅱ期，有临床症状，X 线表现明显，病灶呈膨胀性，但骨皮质尚完整未穿破，病理变化呈良性；Ⅲ期，有临床症状，X 线表现明显，病灶呈侵袭性，伴骨皮质缺损，形成软组织肿块，病灶可伸展至软骨下，甚至侵犯关节，病理变化良性、侵袭性或恶性。

目前现代医学的治疗手段包括手术、双膦酸盐类药物、动脉栓塞治疗、人源 RANK 配体单克隆抗体（Denosumab）、干扰素或聚乙二醇干扰素、化疗、放疗等，需根据临床、影像学和病理结果，并结合肿瘤的生物学特性和自然转归，多学科协作，制定更为有效、可行且符合患者意愿的中西医综合治疗方案，以期获得最佳疗效。

【文献概述】

传统中医药文献中无“骨巨细胞瘤”之病名，根据其临床四诊特点，本病与传统中医学中“骨疽”“骨瘤”“石痈”“石疽”“骨痹”等病的部分描述类似。

《灵枢》曰：“以手按之坚，有所结，深中骨，气因于骨，骨与气并，日以益大，则为骨疽。”《灵枢·刺节真邪》云：“虚邪之中人也，洒淅动形，起毫毛而发腠理，其入深，内搏于骨，则为骨痺。”“邪中于外者必寒，气蓄于内者必热，寒邪深入与热相抟，久留不去，必内有所着，……其最深者，内伤于骨，是为骨蚀，谓侵蚀及骨也。”《诸病源候论》云：“石痈者，亦是寒气客于肌肉，折于气血，结聚而成。其肿结确实，至牢有根，核皮相亲，不甚热，微痛，热时自歇。”

唐代孙思邈《千金翼方》：“陷脉散主二十、三十年瘿瘤及骨瘤、石瘤、肉瘤、脓瘤、血瘤，或大如杯盂，十年不差。致有漏溃，令人骨消肉尽，或坚或软或溃。令人惊惕寐卧不安。”记录了恶性骨肿瘤破溃、晚期全身衰竭的证候。

明代《外科正宗》描述了骨瘤的形态：“骨瘤者，形色紫黑，坚硬如石，疙瘩高起，推之不移，昂昂坚贴于骨。”

① 郭卫，李建民，沈靖南，等. 骨巨细胞瘤临床循证诊疗指南［J］. 中华骨与关节外科杂志，2018，11（4）：276－287.

【病因病机】

（一）肾气亏虚，外邪内犯

《素问·痿论》曰："肾主身之骨髓。"若先天禀赋不足，肾气亏虚、肾精不足，肾阴肾阳失调，则脏腑功能虚弱，易受外邪侵袭，风、寒、暑、湿、燥、火六淫之气，入侵筋骨，日久不化，蕴结成毒，或寒凝骨络，或热毒袭骨，或气滞痰凝，或血瘀内停，蕴于骨络，伏骨而生，发为本病。

（二）痰湿内阻

外感湿邪入里，或过食肥甘厚味、嗜酒损伤脾胃，脾失健运，痰湿内生，阻滞经脉，久而不散，肿块乃生。正如《丹溪心法》所说："痰之为物，无处不到。"又云："凡人身上、中、下有结块者，多是痰。"

（三）气滞血瘀

《医学正传·郁证》说："丹溪曰：气血冲和，百病不生；一有怫郁，百病生焉。其证有六：曰气郁、曰湿郁、曰热郁、曰痰郁、曰血郁、曰食郁。"气滞则血瘀，久则或致气血亏虚，或致血寒、血热。气滞可加重血瘀，血瘀又可加重气滞，两者形成恶性循环，结而形成瘀血、肿块。日久不通则痛，肿块位置固定不移，伴有刺痛或胀痛不适。

本病病位在骨，其属在肾，发病机理主要是由于肾气亏虚，肾精亏损，劳倦内伤，骨髓空虚，毒邪乘虚侵入，尤以寒邪、热毒等邪毒下陷肌肤，毒攻于内，伤筋蚀骨或暴力损伤骨骼，气滞血凝，经络受阻，日久不化，蕴结成毒，耗伤阴液，腐骨蚀骼，聚结成瘤。

【诊断要点及鉴别诊断】

（一）诊断要点

1. 临床表现

本病好发于四肢长骨骨端部和椎体，膝关节周围是常见发病部位，占 50% ~65%，其次为桡骨和肱骨。四诊合参，可有以下表现。

（1）疼痛：疼痛是骨巨细胞瘤的主要症状，由于肿瘤生长导致髓内压力增高及局部组织破坏引起。早期常呈间歇性隐痛，或局部麻木，或酸胀，劳累后加重，休息则缓解，随病变发展，疼痛可逐渐加重，若出现病理性骨折则疼痛剧烈。

（2）局部肿胀或肿块：病变部位较浅者可触及肿胀，或骨骼膨胀变形，或伴有局部皮肤潮红，生长迅速的有囊性感或搏动。

（3）功能障碍：骨端的肿瘤局部浸润，或因疼痛、肿胀或病理性骨折导致患部功能障碍。

（4）四肢畸形：因肿瘤导致的肢体骨骼发育畸形或骨折所致。

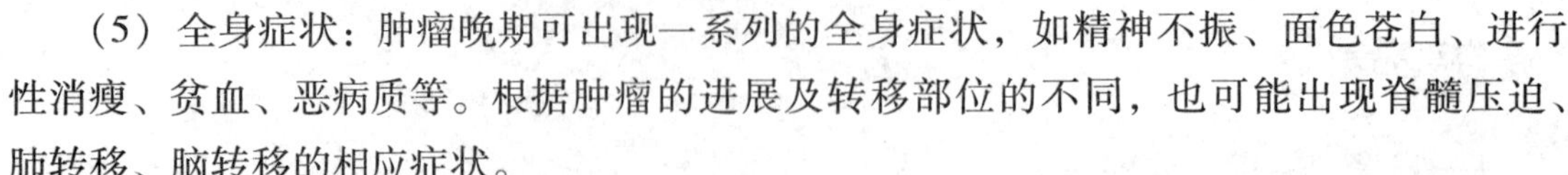

（5）全身症状：肿瘤晚期可出现一系列的全身症状，如精神不振、面色苍白、进行性消瘦、贫血、恶病质等。根据肿瘤的进展及转移部位的不同，也可能出现脊髓压迫、肺转移、脑转移的相应症状。

2．影像学诊断

X 线、CT、MRI 检查：可明确原发及转移病灶的部位及大小。典型特征为溶骨性、偏心性、膨胀性骨破坏，无骨膜反应，部分伴有软组织肿瘤形成，呈浸润样生长。

3．病理学诊断

病理学诊断是骨巨细胞瘤诊断的金标准。肿瘤由稠密的、大小一致的单核细胞群组成，大量的多核巨细胞分布于各部，在基质中有稀薄的或比较明显的网状结构及胶原纤维，其中分布的血管较丰富，且常呈窦状裂隙。梭性成纤维细胞样和圆形组织细胞样细胞弥散分布多核巨细胞。

（二）鉴别诊断

骨巨细胞瘤应与骨囊肿、软骨母细胞瘤、动脉瘤样骨囊肿等骨原发及继发良恶性肿瘤鉴别，需病理学检查确证。

【辨证论治】

（一）辨证要点

中医认为骨巨细胞瘤是本虚标实的肿瘤性疾病，本虚为先天不足，标实为六淫病邪，因此辨证中应辨整体和局部，权衡本虚和标实。整体与局部的辨证可以相同，也有可能出现相矛盾的情况。虽然治疗上都是以扶正抑瘤为原则，但需四诊合参，辨别疾病各方面的主次、轻重、缓急，急则治其标，缓则治其本。比如患处疼痛者，若患处局部遇寒加剧、得温则舒，则考虑局部为寒证；若遇热加剧、得凉则舒，则考虑局部为热证。而在辨证过程中，还要辨舌脉，判断整体之阴阳寒热虚实。骨巨细胞瘤以局部疼痛、肿胀或肿块、压痛为主要表现，但不能见肿胀疼痛、皮肤红紫就认为属于阳热之证。若肿痛入夜尤甚，遇寒加重，肿块皮色不变或紫暗，苔白，实属阴证、寒证，当以温通为主；若肿瘤局部灼热剧痛，增长迅速，皮色红紫鲜亮，或见局部溃疡，脓黄稠腥，口渴便结，发热，舌红苔黄，则属于阳证、热证，治疗当以清热解毒散结为主。

（二）临床分型

1．寒凝骨络型

主证：患肢肿物酸楚疼痛，痛有定处，遇寒加重，得热痛减，活动不利。局部皮色不红，触之不热，舌淡，苔白或白滑，脉弦紧。

证候分析：此为阴寒凝滞，阴成形则为包块；阴寒痹阻于筋骨，则酸楚疼痛，阴寒日久结于局部，阻滞气机，不通则痛，则痛有定处，行走不便；寒为阴邪，故得寒痛增，得热痛减，局部皮色不红，触之不热；舌质淡，苔薄白或白滑，脉弦紧，皆为阴寒凝结之象。

治则：温经散寒，通络止痛。

方药：阳和汤（《外科证治全生集》）加减。

熟地黄 20 g　肉桂 10 g　麻黄 10 g　鹿角胶 15 g　白芥子 10 g　姜炭 10 g　生甘草 6 g　制南星 10 g　红花 10 g

方中熟地黄、鹿角胶共用，阴中求阳，以生精补血温阳，为君药。肉桂、姜炭温阳散寒而通血脉，均为臣药。麻黄、白芥子、制南星协助姜、肉桂以散寒凝而化痰滞，并与熟地黄、鹿角胶互相制约，红花益气活血助通血脉，共为佐药。生甘草解毒协和诸药，为使药。方中熟地、鹿角胶虽滋腻，得姜、肉桂、麻黄之宣通，则补而不滞，通而不散，有相辅相成之功。全方温阳与补血并用，祛痰与通络相辅，可使得阳虚得补，营血得充，寒凝痰滞得除。

伴形寒肢冷者加附子、干姜大补阳气，病灶位于上肢加姜黄、桑枝、川芎，病灶位于下肢加牛膝、防己；大便溏薄者加白术、茯苓、薏苡仁等健脾利湿；阳虚寒凝重者酌加制川乌、细辛、威灵仙以温阳散寒。

2．热毒袭骨型

主证：患肢包块增大迅速，疼痛较剧，局部灼热，皮色暗红，肢体活动障碍，口干、大便干结，或伴溃疡、流脓黄稠腥臭等热证，舌质红，苔黄，脉弦数。

证候分析：此型为热毒内盛，走窜易行，故瘤体迅速增大，疼痛剧烈，局部灼热恶热，皮色暗红，肢体活动障碍；热毒伤津，则发热口渴，烦闷不安，大便干结；热盛肉腐而为脓，故可伴有肿物溃疡，流脓黄稠腥臭；舌红，苔黄，脉弦数皆为热毒蕴结之象。

治则：清热解毒，凉血散结。

方药：仙方活命饮（《校注妇人良方》）加减。

金银花 15 g　蒲公英 20 g　肿节风 20 g　黄柏 10 g　土鳖 6 g　赤芍 10 g　当归尾 10 g　陈皮 10 g　连翘 15 g　天花粉 15 g　皂角刺 10 g　炙甘草 6 g　炮山甲 10 g（先煎）

方中金银花、连翘、肿节风清热解毒为君药。蒲公英、黄柏、天花粉清热化痰以散结为臣药。当归尾、赤芍、土鳖凉血活血以散结止痛，炮山甲、皂角刺通络散结而溃坚，陈皮行气止痛共为佐药。甘草解毒调和诸药为使药。

发热者加石膏、知母清热退烧；神昏谵语者加安宫牛黄丸；肿物溃破者加黄芪、防风、连翘、陈皮、皂角刺等托毒排脓。

3．肾虚火蕴型

主证：局部包块明显，胀痛难忍，皮色暗红，朝轻暮重，肢体畸形，活动障碍，局部溃疡久不收敛，面色黄，消瘦，腰膝酸软，眩晕耳鸣，舌红，苔少或干黑，脉沉细涩。

证候分析：肾阴愈亏，无以充骨生髓，耗精伤血，邪毒郁结，故局部包块明显，肿胀疼痛，皮色暗红；夜间阳入于阴，故朝轻暮重；肾虚不能生髓充脑，故眩晕耳鸣；腰为肾府，肾虚不能荣府则腰膝酸软；阴虚生内热则五心烦热、少寐多梦；舌红少苔，脉沉细略数亦为阴虚内热之象。

治则：补肾阴精，解毒降火。

方药：知柏地黄丸（《医宗金鉴》）加减。

山药20 g　知母10 g　黄柏10 g　山萸肉15 g　泽泻10 g　丹皮15 g　当归15 g　补骨脂15 g　熟地黄20 g　肿节风30 g　茯苓15 g　半枝莲15 g

方中以熟地黄、知母滋肾降火为君药。山萸肉、丹皮、泽泻、黄柏等滋阴降火解毒共为臣药。补骨脂补肾续骨，肿节风通络止痛，当归养血活血，半枝莲清热解毒，茯苓、山药健脾，共为佐药。

骨巨细胞瘤晚期多呈精气大虚、邪毒聚结的正虚邪实状态，一方面需补肾健脾以生精养血益气，特别是肿瘤破溃，久不收敛者，常需重剂黄芪、熟地黄等；另一方面又要化瘀散结解毒。少数病例出现肺部转移，症见咳嗽，痰中带血，胸闷气促，可于方中酌加润肺利气、除痰散结药如沙参、贝母、瓜蒌、半夏等。

4. 邪毒陷肺型

主证：局部症状加重，全身虚弱，自汗，兼见咳嗽咳痰，咯血，或有发热，舌淡红，脉细弱。

证候分析：此为邪毒壅盛，局部疼痛、肿胀加重，或局部症状尚未改变，而邪毒已经走串全身，则全身虚弱；并结聚于肺，阻塞气机，聚久成痰，则可见咳嗽咳痰；侵袭肺络，则可见咯血；郁而化热，则可见发热；舌淡红，脉细弱亦为邪毒陷肺之象。

治则：益气养血，解毒养肺。

方药：八珍汤（《医方考》）加减。

党参30 g　黄芪30 g　茯苓20 g　白术15 g　当归30 g　白芍12 g　川芎12 g　熟地黄10 g　川贝10 g　蒲公英30 g　连翘15 g　炙甘草10 g

方中以党参与熟地黄相配益气养血，共为君药。白术、茯苓、黄芪健脾渗湿，助党参益气补脾，当归、白芍、川芎养血和营，助熟地黄滋养心肝，均为臣药。川贝、蒲公英、连翘为佐药，相配伍以清解邪毒、除痰散结。炙甘草为使药，益气和中，调和诸药。

患肢肿胀疼痛者加泽泻、五加皮、金铃子散行气止痛；咳嗽及咯血较重者加白及、白果、枇杷叶养肺止咳。

【辨病治疗】

（一）内服

1. 常用中草药

（1）土鳖虫（地鳖）：咸，寒。有小毒。归肝经。具有破瘀血、续筋骨的功效。《神农本草经》谓：“主心腹寒热洒洒，血积癥瘕，破坚，下血闭。”煎服常用量3～6 g。适用于骨巨细胞瘤骨断筋伤者。

（2）肿节风：辛、苦，微寒。有小毒。归心、肝经。具有清热解毒、祛风通络、活血散结的功效。《陆川本草》：“接骨，破积，止痛。”煎服常用量10～20 g。适于骨巨细胞瘤热毒袭骨、局部红肿热痛者。

（3）补骨脂：苦、辛，温。归肾、脾经。具有补肾壮阳、固精缩尿的功效。《开宝本草》曰："主五劳七伤，风虚冷，骨髓伤败，肾冷精流及妇人血气堕胎。"煎服常用量10～15 g。适用于骨巨细胞瘤肾阳虚损、寒凝骨络者。

（4）地龙：咸，寒。归脾经、肝经、膀胱经。具有清热熄风止痉、止咳平喘、通经活络的功效。煎服常用量5～10 g。适用于骨巨细胞瘤骨断筋伤者。

（5）蒲公英：甘、苦，寒。归胃经、肝经。具有清热解毒、消痈散结、利湿通淋的功效。《本草衍义补遗》："化热毒，消恶肿结核。"煎服，10～30 g，外用适量。

2. 常用中成药

（1）金龙胶囊：具有破瘀散结、解郁通络的功效。可用于骨断筋伤型的骨巨细胞瘤。用量用法：口服，每次4粒，每日3次，孕妇禁用。

（2）西黄丸（《外科证治全生集》）：具有清热解毒、活血消肿的功效。用于痈疽疔毒、瘰疬、流注、癌肿等。可用于痰热蕴结型的骨巨细胞瘤。用法用量：每次3 g，每日3次，温开水送服。

（3）云南白药：具有止血化瘀、活血止痛、解毒消肿的功效。用于跌打损伤、瘀血肿痛、疮疡肿毒、出血及肝癌、胃癌、白血病、骨肿瘤等辨病用药。可用于骨断筋伤型的骨巨细胞瘤。每服0.5 g，每日4次。孕妇忌服。服药1日内，忌食蚕豆、鱼类及酸冷食物。

（4）小金丹（《外科证治全生集》）：具有化痰散结、祛瘀通络的功效。可用于骨断筋伤型的骨巨细胞瘤。每服3 g，每日3次，温开水送服。

（5）榄香烯注射液：具有行气破血、消积散结的功效。可治疗多种肿瘤，可用于邪毒陷肺型骨巨细胞瘤。用法：静脉注射，每日1次，每次400～600 mg，15天为1个疗程。

（二）外治

温散消肿止痛散：肉桂10 g、白芷10 g、没药6 g、穿山甲10 g、丹参30 g、红砒4 g、细辛5 g、蟾酥2 g等，共研末，蜂蜜调匀敷于患处，纱布固定，隔日1次。用于局部肿痛。

【急症与兼证】

（一）疼痛

疼痛是骨巨细胞瘤的主要症状，早期常呈间歇性隐痛，随着癌肿的不断增大，压迫逐渐加重，呈持续性剧痛，严重者甚至钻痛难忍，影响睡眠。治疗上可将WHO三阶梯癌痛治疗原则与中医辨证论治相结合。中医认为，疼痛可概括为虚实两类。属实证者多因各种病邪的侵袭与结聚，导致经络气血瘀阻不通，即"不通则痛"，《黄帝内经》曰："客于脉中则气不通，故卒然而痛。"属虚证者则为阴阳气血之不足致使脏腑经络失养或失温煦，即"不荣则痛"，《黄帝内经》曰："脉泣则血虚，血虚则痛。"骨巨细胞瘤之疼痛可由寒凝骨络、热毒袭骨、肾虚火蕴、骨断筋伤等致气血经脉不通而痛。其中实痛的临床特点多是疼痛较剧，痛处拒按，以胀痛、刺痛、钻痛多见。治以在原辨证立法基础上配合行气化瘀、散结通络之法，常用药如乳香、没药、水蛭、炮山甲、透骨草、肿节风、蜈蚣、蟾酥、川乌等；精气亏虚，经脉失荣则为虚痛，虚痛多发病缓慢，隐痛绵绵，痛处喜按或得温则缓，治以补肾养血、益气通脉，药如骨碎补、补骨脂、熟地、当归、芍药。但就临床实际来看，本病疼痛病机多见虚实兼杂，治宜攻补兼用。

（二）溃疡或出血

由于肿瘤在患处局部增大和异常代谢，局部供血不足，肿块破溃疼痛，流脓流血。中医治疗中可以参考唐容川《血证论》“止血、消瘀、宁血、补血”的治血四大纲领。若伴脓血清稀，久不收口，根盘散漫，坚肿不消，并现神倦乏力，面色无华，舌淡苔白，脉虚细，为正虚邪盛，治宜补益气血、托毒消肿。方用托里消毒散（《外科正宗》），外用珍珠末或生肌散。若脓黄稠腥，溃边红鲜，伴发热口渴，烦闷不安，大便干结，舌红苔黄，脉弦数，为毒热壅盛，治宜清热解毒，散结排脓。方用五味消毒饮（《医宗金鉴》）加减，外用金黄膏（《外科正宗》）。

（三）骨折

因久病肾虚，骨不坚髓不满，加之邪毒侵蚀，腐骨蚀络，筋骨虚损，故易受外力损伤，导致骨断筋伤；损伤后气滞血瘀，不通则痛，则肿胀疼痛、活动困难，多发于四肢部位的肿瘤，脊柱病理性骨折可引起截瘫。患者需卧床治疗，患肢皮牵引或夹板外固定，或用石膏外固定。在据证内服中药的基础上，骨折初期配合以身痛逐瘀汤（《医林改错》）加减：秦艽 10 g、川芎 15 g、桃仁 15 g、延胡索 10 g、地龙 10 g、羌活 10 g、白芍 15 g、当归 15 g、土鳖 6 g、红花 10 g、牛膝 10 g、炙甘草 6 g。局部疼痛剧烈可加三七、香附、乳香、没药，局部肿胀、发热可加白花蛇舌草、金银花、连翘，病久体虚、活动困难可加补骨脂、牛大力、杜仲等。肿消痛减，则配合养血续骨，方如续骨活血汤（《中医伤科学讲义》）；后期应益气养血、补益肝肾，方如健步虎潜丸（《伤科补要》）。

【名家治验及医案】

（一）苏海涛医案①

苏海涛报道一组 17 例膝关节骨巨细胞瘤中西医结合治疗医案，主张中医辨证治疗联合西医局部手术刮除病灶、95% 酒精浸泡及骨水泥填充的中西医结合治疗医案，取中医辨证治疗之优势结合西医局部手术等清除与抑制局部病灶之长，获得较好疗效。中医辨证方药以除痰散结、益肾为主，随症加减破血化瘀、清热解毒、燥湿化痰、益气养血

---

① 苏海涛，石宇雄，许少健，等．中西医结合治疗膝关节骨巨细胞瘤［J］．甘肃中医学院学报，2003，20（1）：28－29．

之品。

医案：17 例膝关节骨巨细胞瘤患者采用中医辨证施治结合手术刮除病灶、95% 酒精浸泡及骨水泥填充的中西医结合疗法。

处方为：白花蛇舌草 30 g　山慈菇 15 g　夏枯草 15 g　薏苡仁 30 g　女贞子 15 g　骨碎补15 g　蜈蚣 2 条

气滞血瘀型加穿山甲 15 g、乳香 6 g、没药 6 g、柴胡 12 g、全蝎 10 g；热毒蕴结型加金银花 15 g、九节茶 30 g、蒲公英 30 g、黄芩 15 g；痰湿留着型加陈皮 6 g、法半夏 10 g、白芥子 12 g、土茯苓 15 g；气血亏虚型加当归 12 g、熟地 30 g、黄芪 15 g、白芍 15 g。

水煎内服，每日 1 剂，入院后即开始服用，术后坚持服用 1～3 个月不等。17 例经 6 个月至 7 年随访，平均随访时间为 3 年 4 个月。所有病例均未见局部肿瘤复发，未发现有肺部转移，效果满意。

（二）周岱翰医案①

周岱翰认为骨巨细胞瘤之病机不外乎虚、瘀、痰、毒。其治则自当辨证扶正祛邪为要。扶正当辨脏腑经络之虚实，祛邪以除痰散结、清热解毒及活血祛瘀为要。

验案：黄某，女性，21 岁，右前臂近腕部桡骨处肿痛，并咳嗽、咯血 5 月余，伴消瘦，右前臂 X 线检查提示右桡骨骨质破坏，行骨肿瘤切除术，病理报告右桡骨骨巨细胞瘤，胸片提示双肺野见多发转移灶，诊断为骨巨细胞瘤双肺转移。曾化疗 1 次（方案不详），用药后咯血加重，持续发热，呕吐，拒绝进一步西医治疗。周岱翰辨证用药，首诊辨证属肺热痰瘀，治宜清肺除痰、祛瘀散结。用《千金要方》苇茎汤合《金匮要略》麦门冬汤方加减。

处方：苇茎 30 g　党参 30 g　薏苡仁 30 g　冬瓜仁 30 g　桃仁 15 g　麦冬 15 g　半夏15 g　土鳖虫 6 g　甘草 6 g　大枣 6 枚

每天 1 剂，水煎服。

二诊咳嗽减少，无血丝痰，晨起有白稠痰，时有胸痛，动则气短，纳呆，大便少，月事已来，经下不畅，量少，舌暗、苔白滑，脉细缓。证属脾虚痰瘀。治宜健脾益气，祛瘀除痰。用茯苓饮合下瘀血汤加减。

处方：党参 30 g　白术 15 g　桃仁 15 g　生姜 15 g　茯苓 20 g　枳实 12 g　橘皮 10 g　大黄 10 g　土鳖虫 6 g　大枣 6 枚

每天 1 剂，水煎服。

三诊：精神体力逐渐好转，体重增加，颈部淋巴结明显缩小，咳嗽间有，无胸痛，胃纳佳，二便正常，口苦，睡眠欠佳，舌暗、苔白滑，脉细缓。证属脾虚痰瘀，仍拟健脾祛痰、化瘀消癥为法。用茯苓饮送服大黄䗪虫丸，每次 3 g，每天 3 次。

① 周蓓，郑同宝．周岱翰教授治疗恶性肿瘤验案 2 则［J］．新中医，2008，40（11）：109－110.

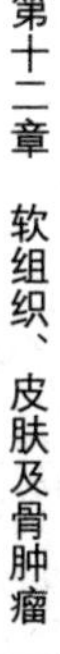

处方：党参 30 g　茯苓 20 g　枳实 12 g　橘皮 15 g　生姜 15 g　大枣 6 枚

每天 1 剂，水煎服。

服药近一年后，五诊时患者已正常上班半月余，自觉过劳后疲乏，气短，但休息后则恢复如初，易感冒，感咽间有痰，余无不适，胃纳、二便可，舌红、苔薄白，脉缓。仍拟从缓图之，再如前服用大黄䗪虫丸，以冀带瘤生存，嘱服鱼鳔、猪蹄类补益气血。汤药辨证配合中成药大黄䗪虫丸治疗近 2 年，外院影像学复查肺部肿物完全消失，右前臂桡尺骨无骨质异常。随访 10 年患者健在。

（王雄文）

下　篇

抗癌本草

第十三章　抗癌中草药

第一节　清热解毒类

穿心莲《岭南采药录》

能解蛇毒，又能理内伤咳嗽。

——《岭南采药录》

为爵床科植物穿心莲［*Andrographis paniculata*（*Burm. f.*）*Nees*］干燥地上部分。

【性味功效】苦，寒。归肺、胃、心、大肠、膀胱经。清热解毒，燥湿，凉血消肿。

【历代评述】《泉州本草》："清热解毒，消炎退肿。治咽喉炎症，痢疾，高热。"

【临床应用】常用治肺癌、肠癌、胃癌等属血热毒盛、湿热内积者。

1. 肺癌　穿心莲苦寒燥湿，尤清肺火，治肺癌咳吐脓血，可配用鱼腥草、冬瓜仁、桔梗等。癌块日久，可加蟾蜍、壁虎等解毒之品。如穿心莲、白花蛇舌草各 30 g，山芝麻 10 g，蟾蜍 1 只，壁虎 1 条。共研末成丸，每丸 10 g，每次 1 丸，每日 3 次。（《抗癌植物药及其验方》）

2. 肠癌、胃癌　本品入大肠、胃经，有清热解毒止痢之功，用于肠癌、胃癌等湿热内积，腹痛泄泻、便脓血等，可加马齿苋、黄连等。如穿心莲、白花蛇舌草、虎杖、金牛根、枝花头各 60 g，急性子、水蛭各 15 g，徐长卿、韩信草各 30 g，蟾蜍、蜈蚣、壁虎各 16 只。以上各药共研细末，用猪胆汁调成糊状，再加荸荠粉适量泛制成丸，如绿豆大小，口服每次 10 g，每日 3 次。（《抗癌中草药大辞典》）

【用法用量】内服：煎汤，6 ~ 10 g；入丸散。外用：适量。

【使用注意】本品味极苦，过量可致胃部不适、恶心、呕吐。

【参考资料】

1. 化学成分　本品含二萜内酯，主要成分为穿心莲内酯、去氧穿心莲内酯、脱水穿心莲内脂等，尚有甾体皂苷、鞣质、糖类等。

2. 药理作用　穿心莲内酯可以诱导细胞凋亡、抑制癌细胞迁移和侵袭。穿心莲提取物对乳腺癌、肝癌、肠癌的细胞株等的增殖均有不同程度的抑制作用。此外，本品尚有抗菌、抗炎、解热、抗心肌缺血、镇静、利胆、抗蛇毒等作用。

青黛《药性论》

解小儿疳热、消瘦、杀虫。

——《药性论》

为爵床科植物马蓝［*Baphicacanthus cusia*（*Nees*）*Bremek.*］、蓼科植物蓼蓝（*Polygonum tinctorium Ait.*）、十字花科植物菘蓝（*Isatis indigotica Fort.*）的叶或茎叶经加工制得的干燥粉末或团块。

【性味功效】咸，寒。归肝、肺经。清热解毒，凉血消斑。

【历代评述】明代陈嘉谟《本草蒙筌》："泻肝，止暴注，消膈上痰水，驱时疫头痛，敛伤寒赤斑，水调服之。"清代张璐《本经逢原》："治温毒发斑及产后热痢下重。"

【临床应用】本品咸寒，可清热散结，又入肝经血分，善于治疗血热发斑，常用治白血病、喉癌、牙龈癌等癌瘤中属血热毒盛者。

1. 白血病　青黛咸寒，功善凉血解毒、消肿散瘀，配以辛温之雄黄，二药比例为9∶1或8∶2，研末制成青黄散，每次3 g，每日3次，饭后服用，治疗急、慢性粒细胞白血病。(《世医得效方》)

2. 喉癌、牙龈癌　本品有解毒散肿之功，可外用研末单用，或配用川黄连、黄柏、麝香、牛黄、珍珠末、冰片等，吹药入腐烂疼痛之处（《医宗金鉴》）。如热毒极盛，可与蒲公英、紫花地丁等解毒消疮药内服。

【用法用量】内服：入丸散服，1.5～3 g。外用：适量。

【使用注意】内服青黛或靛玉红可引起恶心、呕吐、腹泻、腹痛、血便、血小板减少等；长期服用靛玉红，少数患者可出现肺动脉高压及心功能不全症状，停药后可逐渐恢复。

【参考资料】

1. 化学成分　本品含靛蓝、靛玉红、色胺酮及大量无机盐，其中靛玉红为抗肿瘤的主要活性成分。

2. 药理作用　靛玉红及其类似物可使癌细胞增殖周期停滞，诱导某些恶性肿瘤细胞凋亡，对肺癌、乳腺癌、肉瘤有一定抑制作用。此外，本品尚有抗炎、镇痛、抗惊厥、抗菌、抗病毒、抗胆碱酶等药理作用。

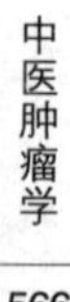

金银花《名医别录》

味甘，温，无毒。主治寒热、身肿。

——《名医别录》

为忍冬科植物忍冬（*Lonicera japonica Thunb.*）等同属多个品种的花蕾，亦称忍冬花、双花。

【性味功效】甘，寒。归肺、心、胃经。清热解毒，疏风散热，凉血止痢。

【历代评述】唐代陈藏器《本草拾遗》："主热毒，血痢，水痢。浓煎服之。"明代兰茂《滇南本草》："清热，解诸疮、痈疽发背、无名肿毒、丹瘤、瘰疬。"

【临床应用】本品甘寒，功能清热解毒、散结消痈，为治疗一切内痈外痈要药。临床常用治乳腺癌、肺癌、食管癌等癌瘤中属热毒炽盛者。

1. 乳腺癌　本品既能发散热毒又能凉血消痈，善治疮疡，治疗乳腺癌热毒壅盛，常配伍蒲公英以清热解毒，配伍天花粉、夏枯草以散结消痈，治疗乳腺癌乳房漫肿，坚硬如石，乳头缩入不见，皮肤破烂，疮口胬肉翻出，可用煎方：金银花、蒲公英、熟附片、天花粉、木通、通草、柴胡、茯苓、栀子仁、白芥子、鲜橘叶；元寿丹：龟盖烧存性研末，蜜丸；三贤膏：鲜忍冬藤、蒲公英、夏枯草等量，煮取汁，白蜜收膏。早起服三贤膏，午后服煎方两次，睡时服元寿丹。(《青霞医案》)

2. 肺癌　本品甘寒而质轻浮，主入肺经，能宣散肺热，无论肺经实热、虚热均可。常配伍麦冬、地黄等以润肺清燥，配伍百合、贝母等以清热化痰，治疗肺癌久咳声嘶、阴虚火炎、咳唾脓痰，如养肺去痿汤：金银花、麦门冬、生地黄、百合、紫菀、百部、生甘草、款冬花、贝母、白薇、天门冬，水煎服。(《疡医大全》)

3. 食管癌　本品芳香疏散，善清上焦火热毒邪、痈肿溃烂，治疗食管癌热邪结聚，常配伍白花蛇舌草等以清热解毒，如金银花、紫草、生黄芪、山豆根、白花蛇舌草、紫参、苡米各1.5 kg，香橼7 kg，黄柏1 kg共炼蜜为丸，每丸重9 g，每次2丸，每日3次，白开水送服。(河南肿瘤防治研究所方)

【用法用量】内服：煎汤，10～15 g；或入丸、散服。外用：适量，煎水洗，或研末调敷。

【使用注意】脾胃虚寒或气虚者慎用。

【参考资料】

1. 化学成分　含挥发油、有机酸、环烯醚萜、黄酮以及三萜皂苷等，其中木樨草素、绿原酸、原儿茶酸等为抗肿瘤有效活性成分。

2. 主要药理　金银花提取物可引起人体肺鳞状癌细胞凋亡；对肝癌细胞产生毒性作用。此外，本品还有抗炎、降血脂、抗病原微生物、抗氧化、保肝等多种作用。

夏枯草《神农本草经》

主寒热、瘰疬、鼠瘘、头疮，破癥，散瘿结气，脚肿湿痹。

——《神农本草经》

为唇形科植物夏枯草（*Prunella vulgaris L.*）的花穗或全草。

【性味功效】苦、辛，寒。归肝、胆经。清热泻火，明目，消肿散结。

【历代评述】明代李时珍《本草纲目》："能解内热，缓肝火。"清代吴仪洛《本草从新》："治瘰疬、鼠瘘、瘿瘤、癥坚、乳痈、乳岩。"

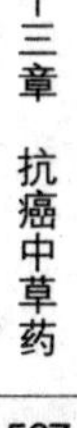

【临床应用】临床常用治甲状腺癌、鼻咽癌、颅内肿瘤等癌瘤中属痰火、热毒郁结者。

1. 鼻咽癌、甲状腺癌　本品苦寒泄热，对于鼻咽癌、甲状腺癌痰火结聚、局部肿痛、累生痰核者，常配伍香附、贝母等以行气疏肝、清热散结，如夏枯草汤（《外科正宗》）；配伍昆布、玄参等以化痰散结消肿，如夏枯草膏（《医宗金鉴》）。

2. 颅内肿瘤　本品味苦而辛，能泻火、散结，治疗颅内肿瘤痰热胶结者，可配伍天南星以化痰散结，配伍蜈蚣、全蝎等动物药加强行散之力，以通络散结，如夏枯草、海藻、石见穿、野菊花、生牡蛎各 30 g，昆布、赤芍、生南星各 15 g，王不留行籽、蜂房各 12 g，桃仁、白芷、蜈蚣各 9 g，全蝎 6 g，天龙 2 条，水煎服。（上海中医药大学附属龙华医院方）

【用法用量】煎服，10 ~ 15 g。或熬膏服。

【使用注意】脾胃虚寒者慎用。

【参考资料】

1. 化学成分　夏枯草中主要含有三萜及其皂苷、酚酸、甾醇及其苷、黄酮及其苷、有机酸、挥发油及糖类等成分。

2. 药理作用　夏枯草提取物通过抑制肿瘤细胞增殖、调控肿瘤细胞的分裂周期、诱导细胞凋亡、抗氧化和清除自由基活性等发挥抗肿瘤活性。此外，本品尚有抗炎、利尿、降压、抗心肌缺血、降血糖、缩宫、抑菌等作用。

仙鹤草《滇南本草》

调治妇人月经或前或后，红崩白带，面寒背寒，腰痛，发热气胀，赤白痢疾。

——《滇南本草》

为蔷薇科多年生草本植物龙芽草（*Agrimonia pilosa Ldb.*）的全草。

【性味功效】苦、涩，平。归心、肝经。收敛止血，补虚，止痢，杀虫。

【历代评述】清代赵学敏《本草纲目拾遗》："葛祖方：消宿食，散中满，下气。疗吐血各病，翻胃噎膈，疟疾，喉痹，闪挫，肠风下血，崩痢，食积，黄白疸，疔肿痈疽，肺痈，乳痈，痔肿。"赵学楷《百草镜》："下气活血，理百病，散痞满；跌扑吐血，血崩，痢，肠风下血。"

【临床应用】临床常用治肺癌、鼻咽癌、肝癌、胃癌等癌瘤中属热毒壅滞或明显出血者。

1. 肺癌、胃癌　仙鹤草味苦可泻肺胃之火，用治肺癌、胃癌等邪热炽盛、热毒内结者，常配伍栀子、知母等；若病重出现血热肿痛者，可配伍五灵脂、牡丹皮等。如仙鹤草、枳壳、净火硝、白矾、郁金各 18 g，五灵脂 15 g，制马钱子 12 g，干漆 6 g，制成片剂，每片重 0.48 g，每服 4 ~ 8 片，每日 3 次，3 个月为 1 个疗程（陕西省中医研究所贾堃经验方）。

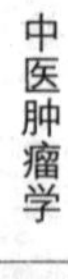

2. 鼻咽癌　本品涩能止血，用于鼻咽癌等癌瘤属血热出血者，常配伍白及等收敛止血。如仙鹤草 30 g，白及 15 g，冬虫夏草 5 g，雷公藤 10 g，水煎服，每日 1 剂（《实用抗癌验方》）。

【用法用量】内服：煎服，10～15 g，大量可用至 30～60 g。外用：适量。

【使用注意】临床过量使用可出现不良反应，表现为胸闷、气短、心悸、烦躁、头晕眼花、大汗淋漓、面色苍白、四肢冰冷、寒战、血压下降；重者头晕、面色潮红、腹痛腹泻、呕吐。可因中毒性球后视神经炎而失明。

【参考资料】

1. 化学成分　含仙鹤草素、鞣质、甾醇、有机酸、仙鹤草酚 A、仙鹤草酚 B、仙鹤草酚 C、仙鹤草酚 D、仙鹤草酚 E、仙鹤草内酯、维生素 K 等。

2. 药理作用　仙鹤草水提液可抑制肝癌细胞增殖，诱导细胞凋亡；仙鹤草的多种抗肿瘤活性成分可通过调控细胞分裂周期、抑制 DNA 复制、诱导细胞凋亡、调节机体自身免疫、抗氧化与清除自由基等起到抗肿瘤作用。此外，本品尚有止血、抗菌、杀虫、抗疟、降压等作用。

鱼腥草《名医别录》

散热毒痈肿，疮痔脱肛，断痁疾，解硇毒。

——《本草纲目》

为三白草科多年生草本植物蕺菜（*Houttuynia cordata Thunb.*）的干燥地上部分或新鲜全草。

【性味功效】辛，微寒。归肺经。清热解毒，消痈排脓，利尿通淋。

【历代评述】明代兰茂《滇南本草》："治肺痈咳嗽带脓血，痰有腥臭，大肠热毒，疗痔疮。"清代《分类草药性》："治五淋，消水肿，去食积，补虚弱，消臌胀。"

【临床应用】本品为治肺痈的要药，临床常用治肺癌、宫颈癌等属热毒内盛、痰热壅阻者。

1. 肺癌　鱼腥草性寒，主入肺经，用治肺癌痰涎壅阻、咳唾胸痛，常配伍百合、瓜蒌、茯苓等。如鱼腥草、旱莲草、飞天蠄蟧各 18 g，冬葵子、土茯苓各 30 g，甘草 5 g，水煎服（《中药大全》）。

2. 宫颈癌　鱼腥草味辛，通行之力强，排脓之效佳，用于治疗宫颈癌邪热痈脓溃烂者，常配伍丹皮、赤芍、土茯苓等。如鱼腥草、牡蛎各 30 g，丹参、党参各 15 g，当归、茜草、白术、赤芍、土茯苓各 9 g，白花蛇舌草 60 g，大枣 5 个。每日 1 剂，水煎，分 2 次温服（《抗癌中草药制剂》）。

【用法用量】内服：煎服，15～30 g，鲜品用量加倍，水煎或捣汁服。外用：适量，捣敷或煎汤熏洗患处。

【使用注意】本品含挥发油，不宜久煎。

【参考资料】

1. 化学成分　本品主要含有挥发油、黄酮、生物碱、多糖、有机酸类等活性成分，油中主要成分为癸酰乙醛（合成其亚硫酸钠加成物即鱼腥草素），另含甲基正壬基酮、月桂烯、癸醛、癸酸等。

2. 药理作用　鱼腥草总黄酮提取物对于人体宫颈癌细胞有明显的抑制增殖及诱导细胞凋亡的作用；鱼腥草素对小鼠艾氏腹水癌有明显抑制活性；此外，本品尚有抗病毒、抗炎、调节免疫、抗氧化、抗肿瘤等作用。

菝葜《名医别录》

主腰背寒痛，风痹，益血气，止小便利。

——《名医别录》

为百合科植物菝葜（*Smilax china L.*）的根茎。亦称金刚藤。

【性味功效】甘、酸，平。归肝、肾经。清热解毒，祛风利湿，利水消肿。

【历代评述】五代日华子《日华子本草》："治时疾瘟瘴。"明代刘文泰等《本草品汇精要》："散肿毒。"

【临床应用】临床常用治肝癌、胰腺癌、肠癌、皮肤癌等癌瘤中属热毒内蕴、水湿壅滞者。

1. 肝癌、胰腺癌、肠癌　本品归肝肾经，能通行水道，善利湿行水，用于肝癌、胰腺癌、肠癌等湿热浸淫、癌肿溃痛，常配伍白花蛇舌草、土茯苓等以清热利湿、行水消肿而止疼痛。

2. 皮肤癌　本品性平无毒，能清湿热、消肿毒，用于皮肤癌湿热内蕴者，常配伍蝉蜕、连翘等，如菝葜、半枝莲、蛇蜕、蝉蜕，菝葜加水先煎煮 2 小时，再加入后味药同煎，去渣取汤汁，分 3 次服，每日 1 剂，15 日为 1 个疗程（《本草从新》）。

【用法用量】内服：煎汤，10 ~ 15 g，大剂量 30 ~ 90 g；或浸酒；或入丸、散服。外用：适量，煎水熏洗。

【参考资料】

1. 化学成分　含薯蓣皂苷元和多种由薯蓣皂苷元构成的皂苷，如帕利林皂苷、菝葜皂苷等，还含有生物碱、酚类、氨基酸、有机酸、糖类。

2. 药理作用　菝葜乙酸乙酯提取物可抑制肿瘤细胞增殖、促进肿瘤细胞凋亡；对小鼠肿瘤细胞及人体肝癌细胞等多种肿瘤细胞的生长有抑制作用；具有抗炎镇痛、活血化瘀、免疫抑制、抗氧化等多种药理作用。

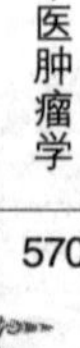

大黄《神农本草经》

主下瘀血，血闭，寒热，破癥瘕积聚，留饮，宿食，荡涤肠胃，推陈致新，通利水谷，调中化食，安和五脏。

——《神农本草经》

为蓼科多年生草本植物掌叶大黄（*Rheum palmatum L.*）、唐古特大黄（*Rheum tanguticum Maxim. ex Balf.*）或药用大黄（*Rheum offcinale Baill.*）的干燥根及根茎。掌叶大黄和唐古特大黄药材称北大黄，主产于青海、甘肃等地。药用大黄药材称南大黄，主产于四川。生用，或酒炒，酒蒸，炒炭用。

【性味功效】苦，寒。归脾、胃、大肠、肝、心包经。泻下攻积，清热泻火，活血解毒，逐瘀通经。

【历代评述】唐代甄权《药性论》："主寒热，消食，炼五脏，通女子经候，利水肿，破痰实，冷热积聚，宿食，利大小肠，贴热毒肿，主小儿寒热时疾，烦热，蚀脓，破留血。"明代李时珍《本草纲目》："主治下痢赤白，里急腹痛，小便淋沥，实热燥结，潮热谵语，黄疸，诸火疮。"

【临床应用】本品苦寒沉降，既能直降上炎之火，又能泻下攻积，临床常用治胃癌、食管癌、眼癌等癌瘤中属热毒、瘀血壅结者。

1. 消化道肿瘤　本品苦寒，泻下之力猛，能涤荡肠胃瘀结，可清泄胃肠实火，其祛瘀消积力猛，性善开结，用治消化道肿瘤如食管癌、胃癌梗塞不通或肠癌瘀阻热结不通，常配伍芒硝、枳实、厚朴等以软坚攻下；若噎塞较甚，可联合巴豆同用，炼为蜜丸，缓而图之。如备急丸：捣大黄、干姜为末，研巴豆内中，合为散，蜜和丸亦佳，密器中贮之，莫令歇（《证治要诀·备急丸》）。

2. 眼部癌瘤　本品苦寒力猛，直折上炎之火邪，对于眼部癌肿疼痛因火热邪聚、湿热内蕴者，常配伍栀子泻火解毒、滑石清热利湿，例如：大黄、瞿麦、木通、栀子、滑石、甘草、萹蓄、车前子。各等份为末，每服五钱，水一盅煎。或入竹叶、灯心草、葱头，食后服（《银海精微·八正散》）。

【用法用量】内服：煎服，3～15 g。外用：适量。生大黄泻下力较强，入汤剂应后下，或用开水泡服，久煎则泻下力减弱；酒制大黄泻下力较弱，活血作用较好；大黄炭则多用于出血证。

【使用注意】脾胃虚弱者慎用，妇女妊娠、月经期、哺乳期忌用。

【参考资料】

1. 化学成分　本品含蒽醌类衍生物大黄酚、大黄素、芦荟大黄素和大黄素甲醚等，含蒽酮和双蒽酮衍生物大黄酸、番泻苷等。

2. 药理作用　大黄素能抑制癌细胞增殖、促进凋亡、抗新血管生成及抑制侵袭转移。大黄素能减轻放射引起的DNA损伤，抑制细胞凋亡及坏死，减轻放疗导致的损伤，

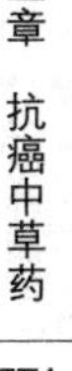

是潜在的放化疗增敏剂。此外，本品尚有止血、改善微循环、抗血脂、护肝、利胆、降尿素氮等作用。

青蒿《神农本草经》

主疥瘙痂痒，恶疮，杀虱，留热在骨节间，明目。

——《神农本草经》

为菊科一年生草本黄花蒿（*Artemisia annua L.*）的干燥地上部分。鲜用或阴干，切段入药。

【性味功效】苦、辛，寒。归肝、胆经。清虚热，凉血，解暑，截疟。

【历代评述】明代李时珍《本草纲目》："青蒿，治疟疾寒热。"清代陈士铎《本草新编》："退暑热。"黄元御《玉楸药解》："清肝退热，泄湿，除蒸。"

【临床应用】临床常用治肝癌、肠癌、白血病等癌瘤中属湿火郁结或阴虚内热者。

1. 肝癌　本品直入肝胆经，擅清肝胆湿热、退热除蒸，对于肝癌发热、时作时止，常配伍柴胡、鳖甲等有协同退热凉血的功效，如青蒿散：青蒿二两、龙胆三分半（去芦头）、栀子仁三分、知母三分、黄连一两（去须）、鳖甲二两、黄芪一两、桑根白皮一两、地骨皮半两、白术一两、炙甘草半两、柴胡一两半（《圣济总录·卷七十·青蒿散》）。

2. 白血病　青蒿味苦辛，性寒，入少阳胆经，可祛湿除蒸退热、发散虚热，治疗白血病营阴不足、虚热内发，常配伍银柴胡、鳖甲等。如青蒿、鳖甲、辽沙参各20 g，水牛角、银柴胡各10 g，生地15 g，龟板30 g。水煎服2次分服，每日1剂（《抗癌中草药大辞典》）。

【用法用量】内服：煎服，6～12 g，不宜久煎；截疟宜鲜品绞汁用。外用：适量，捣敷或研末调敷。

【使用注意】脾胃虚弱、肠滑者忌服。本品辛散苦泄，发汗力强，汗多者慎用。

【参考资料】

1. 化学成分　本品含倍半萜类成分，其主要为青蒿素、青蒿酸、青蒿内酯、青蒿醇等，以及黄酮类成分、豆香素及挥发油等。

2. 药理作用　青蒿素及其衍生物能够抑制癌细胞生长、促进癌细胞凋亡、抑制肿瘤血管生成、改变激素应答反应、阻断肿瘤细胞的侵袭转移过程。此外，青蒿素类药物有抗肝损害、抗疟、平喘、抗寄生虫、抗炎、解热、镇痛、抗流感病毒及抗菌作用。青蒿素亦为抗疟的有效成分。

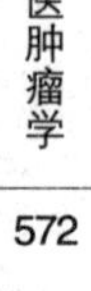

生地黄《神农本草经》

逐血痹，填骨髓，长肌肉，作汤除寒热积聚，除痹。

——《神农本草经》

为玄参科多年生草本地黄（*Rehmannia glutinosa Libosch.*）的新鲜或干燥块根。切片生用。

【性味功效】甘、苦，寒。归心、肝、肾经。清热凉血，养阴生津。

【历代评述】梁代陶弘景《名医别录》："主男子五劳七伤，女子伤中，胞漏下血，破恶血，……"清代陈士铎《本草新编》："凉头面之火，清肺肝之热，热血妄行，或吐血，或衄血，或下血，宜用之为主。"

【临床应用】本品甘寒养阴、苦寒邪热，入营血分，为清热凉血的要药，临床常用治乳腺癌、食管癌、鼻咽癌、肺癌等癌瘤中属血热内盛、阴液亏损者。

1. 乳腺癌　本品苦寒，入肝经血分，能清肝凉血，治疗乳腺癌肝气郁滞、郁而化热，常配伍川芎、香附等疏肝解郁，栀子、半夏等泻火散结，如生地、当归、白芍（酒炒）、川芎、陈皮、半夏、贝母（去心研末）、茯神、青皮、远志（去心）、桔梗、苏叶、栀子（生研末）、木通、生甘草、香附（醋炒）、姜片，水煎八分，食远服（《医学入门·清肝解郁汤》）。

2. 食管癌　本品甘寒，能养阴生津润燥，治疗食管癌阴虚燥结、食咽不下，可配伍麦冬养阴生津、麻仁润肠通便，如有噎食而大便燥，六脉弦数，可用大生地、麦冬、麻仁、广郁金、生阿胶、白芍、丹皮、炙甘草（《吴鞠通医案·卷四·噎》）。

3. 鼻咽癌　本品甘寒，可生津润燥，治疗头面部肿瘤如鼻咽癌等阴虚血热者，常配伍玄参、丹皮等清热凉血、生津，如治疗颈部结核，坚硬色白，经年不溃，用生地、玄参、牡蛎、柏子仁、归身、丹参、茯神、杞子、枣仁（《谦益斋外科医案》）。

4. 肺癌　本品养阴清热，用治肺癌阴虚内热、声嘶咳唾，常配伍沙参、麦冬、百合、桔梗等，如治肺癌咳嗽声嘶、痰带粉红、涎末上涌，喉痛如裂，内热如蒸，六脉虚数少神，用大生地、北沙参、淡天冬、生甘草、肥桔梗、大麦冬、白知母、炒牛子、川百合、紫菀茸、猪肤（《问斋医案》）。

【用法用量】内服：煎服，10~30 g，鲜品用量加倍，或可捣汁入药；或熬膏，或入丸散服。外用：适量，捣敷。鲜地黄养阴之力稍逊，但清热凉血生津之力较强。

【使用注意】本品性寒而滞，脾虚湿滞腹满便溏及阳虚者，不宜使用。

【参考资料】

1. 化学成分　本品主要含β-谷甾醇、地黄素、甘露醇、葡萄糖、生物碱、维生素A、多种氨基酸及微量元素等。

2. 药理作用　生地黄有效成分能够抑制肿瘤细胞的增殖，并促进其凋亡，且抑制肿瘤浸润、转移。此外，本品尚有强心、利尿、升血压、降血糖、止血、护肝、抗辐射损伤、抑制真菌等作用。

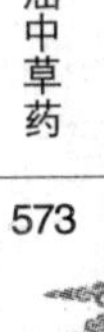

半边莲《本草纲目》

治蛇伤，捣汁饮，以滓围涂之。

——《本草纲目》

为桔梗科多年生草本植物半边莲（*Lobelia chinensis Lour.*）的干燥全草。鲜用或晒干，生用。

【性味功效】辛，寒。归心、小肠、肺经。清热解毒，利水消肿。

【历代评述】明代兰茂《滇南本草》："主治血痔，牡痔，牝痔，羊乳痔，鸡冠痔，翻花痔及一切疮毒。"清代赵学敏《陆川本草》："治腹水，小儿惊风，双单乳蛾，漆疮，外伤出血，皮肤疥癣，蛇蜂蝎伤。"

【临床应用】临床常用治各种癌性腹水、喉癌、食管癌等属热毒内盛、水湿阻滞者。

1. 癌性腹水　本品味辛，可行水祛湿，用治肿瘤的癌性腹水，常配伍茯苓、车前子等。如半边莲、半枝莲、生薏仁各 30 g，车前子、茯苓、路路通各 12 g，丹参、龙葵各 15 g，泽泻、泽兰各 9 g，生甘草 3 g。水煎服，每日 1 剂。(《肿瘤要略》)

2. 喉癌、食管癌　半边莲性寒，可清热消肿，用治喉癌、食管癌湿热毒聚，常配伍蒲公英、白花蛇舌草等。如：①半边莲、半枝莲、蒲公英各 50 g，泽漆 10 g。水煎服，每日 1 剂。(《实用抗癌验方》) ②半边莲、藤梨根各 30 g，野葡萄根 90 g，紫草、丹参、白花蛇舌草各 30 g，干蟾皮、急性子、姜半夏、蜈蚣、甘草各 6 g，马钱子 3 g。水煎服，每日 1 剂，分 2 次服。(杭州肿瘤医院方)

【用法用量】内服：煎服，10 ~ 30 g，鲜品 30 ~ 60 g。外用：适量，研末调敷或鲜品捣敷。

【使用注意】血虚者及孕妇慎用。阳虚水肿者忌用。

【参考资料】

1. 化学成分　本品含多种生物碱，包括山梗菜碱、山梗菜酮碱、山梗菜醇碱、异山梗菜酮碱等。尚含黄酮类、皂苷、氨基酸，以及防治蛇毒有效成分延胡索酸钠、琥珀酸钠、对羟基苯甲酸钠和果糖。

2. 药理作用　半边莲煎剂对肝癌有明显抑制作用，并通过诱导细胞凋亡发挥抗肿瘤作用。此外，本品尚有镇痛、抗炎、利尿、止血、抗菌、利胆、催吐、轻泻及抗蛇毒等作用。

半枝莲《江苏省植物药材志》

为唇形科多年生草本半枝莲（*Scutellaria barbata D. Don*）的全草（干燥全草）。鲜用或晒干，生用。

【性味功效】辛、苦，寒。归肺、肝、肾经。清热解毒，散瘀止血，利水消肿。

【历代评述】《南京民间药草》："破血通经。"《江西草药》："清热解毒，消肿止痛。"

【临床应用】临床常用治肝癌、膀胱癌、白血病等癌瘤中属热毒蕴结、水湿内盛、瘀血阻滞者。

1. 肝癌　本品味辛而苦，性寒，主入肝经，可清肝泻火、解毒散结，治疗肝癌热毒血瘀者，常配伍三棱、莪术等以活血祛瘀。

2. 膀胱癌　本品入肾经，能行水道，利水消肿，治疗膀胱癌小便不利、血尿涩痛，常配伍车前子、大小蓟等利尿通淋，配伍蒲黄炭等化瘀止血。

3. 白血病　本品苦寒，能泻火解毒，治疗白血病热毒结聚、湿热内盛者，可配伍板蓝根、重楼等清热解毒。

【用法用量】内服：煎服，15～30 g，鲜品30～60 g。外用：适量，研末调敷或鲜品捣敷。

【使用注意】血虚者及孕妇慎用。

【参考资料】

1. 化学成分　本品含黄酮类成分，其主要为红花素、异红花素、野黄芩素、野黄芩苷等。尚含生物碱、多糖、硬脂酸、甾体等。

2. 药理作用　半枝莲能诱导肿瘤细胞凋亡，抑制肺癌细胞、白血病细胞、人体乳腺癌细胞等。此外，本品还具有抗炎、抗氧化、保肝、抗病毒和利尿排石等活性。

白花蛇舌草《广西中药志》

治小儿疳积，毒蛇咬伤，癌肿。外治白泡疮，蛇癞疮。

——《广西中药志》

为茜草科一年生草本白花蛇舌草（*Hedyotis diffusa Willd.*）的干燥或新鲜全草。鲜用或晒干。生用。

【性味功效】微苦、甘，寒。归胃、大肠、小肠经。清热解毒消痈，利湿通淋。

【历代评述】《泉州本草》："清热散瘀，消痈解毒。治痈疽疮疡，瘰疬。又能清肺火，泻肺热。治肺热喘促、嗽逆胸闷。"《闽南民间草药》："清热解毒，消炎止痛。"

【临床应用】临床常用治肝癌、鼻咽癌、食管癌、胃癌、肠癌等癌瘤中属热毒瘀阻、水湿内停者。

1. 肝癌　本品苦寒可清热解毒，味甘能缓急止痛，用于肝癌湿热瘀阻，常配伍半枝莲、蒲公英等以清热消肿，配伍鳖甲、丹参等以化瘀散结，如白花蛇舌草、半枝莲各60 g，蒲公英、丹参、苡仁、山豆根、醋鳖甲各30 g，地丁、内金各12 g，夏枯草15 g，枳实、郁金各9 g。水煎服，每日1剂（《抗癌良方》）。

2. 胃癌　本品性寒，主入胃经，治疗胃癌邪热壅盛，常配伍白茅根、蒲公英等，如白花蛇舌草、龙葵、忍冬藤各60 g，半枝莲、紫花地丁各15 g，水煎服（《滇南本草新编》）。

【用法用量】内服：煎服，15～30 g，大剂量可用至60 g。外用：适量，捣敷。

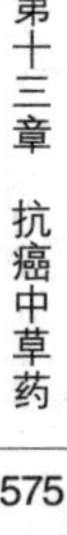

【参考资料】

1. 化学成分　本品主要成分为萜类、黄酮类、甾醇类、有机酸类、多糖类、蒽醌类等，这些成分均为良好的抗肿瘤活性成分。

2. 药理作用　白花蛇舌草提取物有抑制肿瘤细胞生长并诱导其凋亡的作用，对大肠癌细胞株、人体肝癌细胞、小鼠肉瘤、早幼粒白血病细胞、多发性骨髓瘤细胞株等均有抑制作用；白花蛇舌草能够通过提高免疫功能以促进抗肿瘤治疗效果，尚有抗炎、镇静、镇痛、催眠、抗蛇毒等作用。

白头翁《神农本草经》

主温疟狂易寒热，癥瘕积聚，瘿气，逐血止痛，疗金疮。

——《神农本草经》

为毛茛科多年生草本白头翁［*Pulsatilla chinensis*（*Bunge.*）*Regel*］的干燥根。

【性味功效】苦，寒。归胃、大肠经。清热解毒，凉血止痢。

【历代评述】唐代甄权《药性论》："止腹痛及赤毒痢，治齿痛，主项下瘤疬。"明代倪朱谟《本草汇言》："凉血，消瘀，解湿毒。"

【临床应用】本品苦寒降泄，功能清热解毒、凉血止痢，临床常用治大肠癌、胃癌、宫颈癌等癌瘤及放射性肠炎等属血热毒盛者。

1. 大肠癌　本品苦寒，主入大肠经，善治大肠湿热下痢，用于治疗大肠癌湿热下注、下痢赤白者，常配伍苦参、败酱草等。如白头翁、败酱草、薏苡仁、金银花各 12 g，半枝莲、白花蛇舌草各 30 g，红藤 15 g，炙刺猬皮、苦参、炮山甲各 9 g。水煎服，每日 1 剂（《中医临床手册》）。

2. 宫颈癌　本品苦寒，尤擅清血分热毒，治疗宫颈癌血热内盛、湿毒蕴结，常配伍黄柏等清热燥湿，配伍丹皮、红花等活血化瘀。

3. 放射性肠炎　盆、腹腔恶性肿瘤放疗后，射线直接损害肠黏膜细胞，可出现腹泻、便血、肛门灼痛等放射性肠炎表现，如合并胸闷烦渴，恶心纳呆，舌质红绛，苔黄或黄厚腻，脉象弦滑等湿热下注证候，可用白头翁汤：白头翁 15 g、黄柏 9 g、黄连 9 g、秦皮 9 g（《伤寒论》）。

【用法用量】内服：煎服，10～15 g，鲜品 15～30 g。外用：适量。

【使用注意】虚寒泻痢者忌服。

【参考资料】

1. 化学成分　本品含三萜皂苷、白头翁素、胡萝卜苷等。

2. 药理作用　白头翁皂苷 D 可明显抑制 BEL－7402 细胞增殖及细胞集落的形成，且可以显著诱导细胞凋亡；白头翁水提物可增强机体的特异性和非他异性免疫功能；从白头翁中提取的白头翁素对移植性动物肿瘤有抑制生长的活性，并延长荷瘤动物的存活期。此外，本品尚有抗菌、抗病毒、抗阿米巴原虫、杀灭阴道滴虫、镇静、镇痛等作用。

茵陈蒿《神农本草经》

主风湿寒热邪气，热结黄疸。

——《神农本草经》

为菊科多年生草本滨蒿（*Artemisia scoparia Waldst. et Kit.*）或茵陈蒿（*Artemisia capillaries Thunb.*）的干燥地上部分。生用。

【性味功效】苦、辛，微寒。归脾、胃、肝、胆经。清利湿热，利胆退黄。

【历代评述】梁代陶弘景《名医别录》："治通身发黄，小便不利，除头热，去伏瘕。"唐代陈藏器《本草拾遗》："通关节，去滞热，伤寒用之。"

【临床应用】本品苦寒降泄，入脾胃及肝胆经，能清利脾胃、清泻肝胆湿热，善能祛湿退黄，使之从小便而出，临床常用治肝癌、胆囊癌、胰腺癌、宫颈癌等癌瘤中属湿热或寒湿蕴结者。

1. 癌性黄疸　本品主入脾胃肝胆经，能祛湿利胆退黄，治疗肝癌、胆囊癌、胰腺癌等腹腔肿瘤中身目黄染如橘皮、小便短赤属肝胆湿热者，可配伍栀子、大黄等同用以清热利湿，如茵陈蒿汤（《伤寒论》）；若身黄晦暗如烟熏等属脾胃寒湿者，常配伍干姜、附子温阳散寒，如茵陈四逆汤（《卫生宝鉴·补遗》）。

2. 宫颈癌　本品清热利湿，治疗宫颈癌湿热内蕴、阴道出血、腰酸腹痛者，常配伍黄柏清热燥湿，配伍赤芍、丹参活血消痈，如茵陈、蜀羊泉、白花蛇舌草各 30 g，半枝莲、蒲公英、石打穿、凤凰草根各 15 g，赤芍、丹参、黄柏各 9 g，水煎分 3 次服，方见《抗癌治验本草》。

【用法用量】内服：煎服，10～15 g。外用：适量，煎汤外洗。

【使用注意】蓄血发黄及血虚萎黄者慎用。

【参考资料】

1. 化学成分　茵陈蒿含香豆素类、萜类、黄酮类、香豆酸、氯原酸等成分，均为抗癌有效活性成分，另外本品含挥发油等。

2. 药理作用　茵陈蒿挥发油可诱导细胞凋亡；其乙醇提取物及水提取物对小鼠肉瘤均有抑制活性；茵陈提取物对人体肝癌细胞、白血病和鼻咽癌细胞有杀伤作用。此外，本品尚有抗炎、护肝、升白细胞、抗辐射、增强迟发超敏反应、促进 TNF 产生、利胆、降压、扩张血管、降血脂、抗凝血、解热、镇痛、利尿等作用。

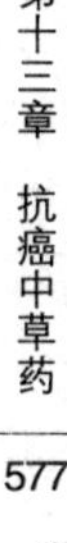

牛黄《神农本草经》

主惊痫，寒热，热盛狂痓。

——《神农本草经》

为牛科动物牛（*Bos Taurus domesticus Gmelin*）干燥的胆囊结石。用牛胆汁或猪胆汁经人工提取制造而成的被称为人工牛黄。

【性味功效】苦，凉。归心、肝经。清热解毒、化痰开窍、熄风止痉。

【历代评述】五代日华子《日华子本草》："主中风失音，口噤，惊悸，天行时疾，健忘虚乏。"清代王维德《外科证治全生集》："治乳岩，横痃，瘰疬，痰核，流注，肺痈，小肠痈。"

【临床应用】本品性凉，归心肝二经，有清心、凉肝、祛痰开窍之功，常用于治疗热证神昏、惊风癫痫及咽喉肿痛、口舌生疮等，临床用治喉癌、舌癌、乳腺癌等癌瘤中属热毒炽盛、痰火郁结者。

1. 喉癌、舌癌　本品味苦性凉，主入心经，善清心经炎上之火邪，为清热解毒之良药，用于治疗舌癌、喉癌因痰火郁结而口舌生疮、咽喉肿痛等症，常配合川贝、珍珠等药物研末外敷以消肿散瘀止痛，或配伍青黛等以清热解毒。

2. 乳腺癌　本品气辛芳香走串，入肝经，善于化痰开通，治疗乳腺癌因肝郁血瘀、瘀热互结、癌块肿痛者，常配伍乳香、没药等以化瘀消肿，冰片、寒水石等以清热止痛。如西黄丸：犀牛黄三分，麝香一钱半，没药、乳香（各去油，研细）各一两，黄米饭一两。研为细末，捣烂为丸，每服三钱，陈酒送下（《外科证治全生集》）。

【用法用量】入丸散服0.15～0.35 g。外用适量，研末敷患处。

【使用注意】孕妇慎用。

【参考资料】

1. 化学成分　本品主要含胆汁色素和胆汁酸，胆汁色素主要成分为胆红素；胆汁酸主要成分为胆酸、去氧胆酸、石胆酸等。尚含胆固醇、卵磷脂、黏蛋白、胡萝卜素、氨基酸、肽类等。

2. 药理作用　体外培育牛黄具有诱导人体肝细胞凋亡，抑制癌细胞生长的作用；本品对小鼠肉瘤、乳腺癌肺转移均有显著抑制作用；牛黄还可能通过抗氧化、清除自由基的作用，保护DNA不受损伤，降低癌症发生的危险。此外，本品尚有抗炎、抗过敏、抗氧化、平喘、解热、镇静、催眠、抗惊厥、强心、抗感染等作用。

熊胆《新修本草》

疗时气热盛变为黄疸，暑月久利，疳匿心痛。

——《新修本草》

为熊科动物黑熊（*Selenarctos thibetanus Guvier*）或棕熊（*Ursus arctos Linnaeus*）的干燥胆汁。冬季猎取，取出胆囊干燥。去胆囊皮膜，研细用。现多人工引流胆汁，干燥而得熊胆粉。

【性味功效】苦，寒。归肝、胆、心经。清热解毒，清肝明目，熄风止痉。

【历代评述】唐代甄权《药性论》："主小儿五疳，杀虫，治恶疮。"明代李梴《医学入门》："点眼祛翳开盲。涂恶疮，痔瘘。"

【临床应用】本品苦寒清热，可清心凉肝，善于治疗疮疡肿痛、肝经火盛诸症，临

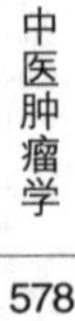

床常用治肝癌、喉癌等癌瘤中属热毒炽盛者。

1. 肝癌　本品苦寒，主入肝胆经，善清肝胆实火，用治肝癌邪毒炽盛可配伍牛黄以清肝凉血，乳香、没药等以化瘀止痛，如熊胆、麝香、牛黄各 3 g，人参、三七、银耳、乳香、没药各 15 g，土茯苓 30 g，生薏仁 60 g。共研细末，装胶囊内服，每日 3 次，每次 1.5 g，连服 4 个月为 1 个疗程，一般服用 1 ~2 个疗程（《癌症效方 240 首》）。

2. 喉癌　本品入肝经，味苦性寒，可用治喉癌热毒内蕴，红肿疼痛，如熊胆冰黄散：胡黄连、儿茶、硼砂各三钱，熊胆、牛黄各七分，冰片三分，共为末，吹喉中痛处（《重订囊秘喉书》）。

【用法用量】内服：0.2 ~0.5 g，多入丸散。外用：适量，研末调敷。

【使用注意】脾胃虚寒者忌服。

【参考资料】

1. 化学成分　本品含胆汁酸 20% ~80%，主要为熊胆特有的熊去氧胆酸，并有鹅去氧胆酸、胆酸及去氧胆酸等，另外含胆甾醇及胆汁色素。

2. 药理作用　经体外实验证明，熊胆对人体白血病细胞、人体胃腺癌细胞、人体组织细胞淋巴瘤细胞及小鼠骨髓瘤细胞等均有抑制作用。此外，本品还有利胆、解痉、溶解胆石、降低心肌耗氧量、抗心律失常、降压、降血脂、抑菌、抗炎、抗过敏、解毒、镇咳、平喘、祛痰、助消化等作用。

地龙《神农本草经》

主蛇瘕，去三虫，伏尸，鬼注，蛊毒，杀长虫。

——《神农本草经》

为巨蚓科动物参环毛蚓［*Pheretima aspergillum*（*E. Perrier*）］或通俗环毛蚓（*Pheretima vulgaris Chen*）、威廉环毛蚓［*Pheretima guillelmi*（*Michaelsen*）］或栉盲环毛蚓（*Pheretima pectinifera Michaelsen*）的干燥体。

【性味功效】咸，寒。归肝、脾、膀胱经。清热熄风，通络，平喘，利尿。

【历代评述】梁代陶弘景《名医别录》："疗伤寒、伏热、狂谬、大腹、黄疸。"明代李时珍《本草纲目》："治瘰疬溃烂流串者。"

【临床应用】临床常用治牙龈癌、肝癌、脑瘤等癌瘤中属热结血瘀水聚者。

1. 牙龈癌　本品咸寒，能清热软坚、凉血消肿，用治牙龈肿物热毒血瘀、疮疡破溃者，常联合矾石等研末外用，如《太平圣惠方·齿龈出血》：干地龙末 3 g，白矾灰 3 g，麝香末 1.5 g。共研细末，于湿布上涂药，贴患处。

2. 肝癌　本品咸寒，有软坚散结、活血清热之功，主入肝经，可治疗肝癌肝热血瘀、瘀滞疼痛者，常配伍桃仁、丹皮等同用以活血凉血，如地龙、山甲、生牡蛎各15 g，桃仁、红花、郁金、苦楝子各 9 g，丹皮、炒常山各 6 g，水煎服，每日 1 剂（《肿瘤要略》）。

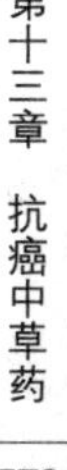

3. 脑瘤　地龙为血肉有情之品，气浓郁辛香走串，能行水、化瘀，用于治疗脑瘤瘀血阻络、水湿内停，常配伍石菖蒲、全蝎等同用，如地龙、蜂房各9 g，蜈蚣3条，全蝎6 g，石决明、牡蛎、钩藤各15 g，菊花、威灵仙各30 g，晚蚕砂10 g，水煎服，每日1剂（《中西医结合肿瘤学》）。

【用法用量】内服：煎服，5～10 g，鲜品10～20 g；研末吞服，每次1～2 g。外用：适量，捣烂化水或研末调敷。

【使用注意】脾胃素弱，或无实热之证者慎用。孕妇忌服。

【参考资料】

1. 化学成分　本品地龙中富含多种蛋白质和多肽，如脂类蛋白、钙调素结合蛋白、抗微生物蛋白、抗菌肽等；还含有多种酶类，如溶栓酶、过氧化氢酶、β－D葡萄糖苷酶、酯酶和其他酶类，另外还含有脂肪、氨基酸、核苷酸和多种微量元素等。

2. 药理作用　本品可增强机体免疫力、改善肿瘤患者血液高凝状态。本品提取物对人体结肠癌、肝癌细胞有较强抑制活性；对体外培养的人体鼻咽癌细胞株，本品具有放射增敏作用。此外，本品尚有降血压、平喘、镇静、抗惊厥、解热等作用。

白英《神农本草经》

主寒热，八疸，消渴，补中益气。

——《神农本草经》

为茄科植物白英（*Solanum lyratum* Thunb.）的全草。亦称毛风藤。

【性味功效】甘、苦，寒。归肝、胆、肾经。清热解毒，祛风利湿。

【历代评述】唐代陈藏器《本草拾遗》："主烦热，风疹，丹毒，疟瘴，寒热，小儿结热。"清代赵学敏《本草纲目拾遗》："清湿热，治黄疸水肿。"

【临床应用】临床常用治胃癌、直肠癌等癌瘤中属热毒内盛、湿热蕴结者。

1. 胃癌　本品味苦性寒，功善清热解毒，又能利湿，其性平和而不伤正，治疗胃癌热毒炽盛夹湿者尤佳，常配伍白花蛇舌草、菝葜等以清热化湿，如白毛藤、藤梨根、石打穿、白花蛇舌草、菝葜、野葡萄藤各30 g，八月札、红藤各15 g。水煎服。（上海中医药大学附属龙华医院方）

2. 直肠癌　本品苦寒直下，而味又甘，能清利水湿，利而不伤阴，治疗直肠癌湿热内蕴，可配伍白头翁、马齿苋等以利湿解毒，如白英、蛇莓、龙葵、白头翁各20 g，马齿苋、代赭石、鸡血藤各30 g，旋覆花、当归各9 g，川芎6 g。水煎服。（北京中日友好医院方）

【用法用量】内服：煎服，10～15 g；或捣汁，浸酒服。外用：适量，捣敷，或煎水洗。

【使用注意】本品大剂量应用可引起咽喉烧灼感及疼痛、恶心、呕吐、眩晕、瞳孔扩大，出现惊厥性肌肉运动。

【参考资料】

1. 化学成分　本品抗肿瘤活性成分有皂苷类、黄酮类、多酚类、有机酸类、倍半萜类等，另外还含有甾醇类、香豆素类、多糖类。

2. 药理作用　研究发现白英正己烷对LLC细胞有细胞毒性作用，促进细胞凋亡。此外，本品尚有促进机体的抗体形成及蛋白质的合成、抑菌、抗真菌等作用。

槐花《本草拾遗》

杀虫去风，明目除热泪，头脑心胸间热风烦闷，风眩欲倒，心头吐涎如醉，漾漾如船车上者。

——《本草拾遗》

为豆科落叶乔木槐（*Sophora japonica Linn.*）的干燥花及花蕾，前者习称“槐花”，后者习称“槐米”。生用或炒炭用。

【性味功效】苦，微寒。归肝、大肠经。凉血止血，清肝明目。

【历代评述】五代日华子《日华子本草》用本品“杀腹藏虫及热，治皮肤风，并肠风泻血，赤白痢”。明代张介宾《本草正》：“凉大肠，杀疳虫。治痈疽疮毒，阴疮湿痒，痔漏，解杨梅恶疮，下疳伏毒。”

【临床应用】本品性寒凉，能清热凉血，善清一切血热妄行之出血诸症，临床常用治肠癌、宫颈癌等癌瘤中属下焦血热毒聚者。

1. 大肠癌　本品味苦性寒，归大肠经，能入大肠经血分而清热凉血燥湿，治疗大肠癌血热蕴结、痢下血便，常配伍败酱草、仙鹤草等以凉血止血，如槐花、败酱草、马齿苋、仙鹤草、白英、黄精、枸杞子、鸡血藤各15 g，黄芪30 g。水煎服，每日1剂。（中国中医研究院广安门医院方）

2. 宫颈癌　槐花性寒，其力下行，主入下焦，多治疗下焦血热出血等病症，用于治疗宫颈癌热毒血瘀，常配伍生地、当归、蒲公英等以清热凉血，如槐花、金银花、蒲公英、冬瓜子、生黄芪各20 g，白花蛇舌草15 g，制乳没、香附炭、焦楂曲各10 g，当归、紫花地丁、生地各12 g，人参粉2 g（冲），血竭粉、沉香粉各1 g（冲）。水煎服，每日1剂。（《抗癌良方》）

【用法用量】内服：煎服，10～20 g，或入丸、散。外用：适量，煎水洗或研末撒。止血炒炭用，清热泻火生用。

【使用注意】本品苦寒，脾胃虚寒者（及阴虚发热而无实火者）慎用。

【参考资料】

1. 化学成分　本品主要有效成分为芦丁，还含有黄酮类成分如槲皮素、山柰酚、异黄酮苷元染料木素等。另从花蕾中得槐花米甲素、槐花米乙素、槐花米丙素，槐花米甲素是和芸香苷不同的黄酮苷，槐花米乙素和槐花米丙素为甾醇类，又含鞣质。

2. 药理作用　芦丁能抑制人体肝癌细胞的生长、增殖，诱发细胞凋亡；所含槲皮素能抑制艾氏腹水癌细胞增殖。本品还有保护毛细血管、解痉、抗溃疡、降血脂、降血压、扩张冠状血管、改善心肌循环等作用。

蛇莓《名医别录》

主胸腹大热不止。

——《名医别录》

为蔷薇科植物蛇莓［*Duchesnea indica*（*Andr.*）*Focke.*］的全草，亦称龙吐珠。

【性味功效】甘、苦，寒。有小毒，归肺、肝、大肠经。清热解毒，凉血消肿，化痰止咳。

【历代评述】五代日华子《日华子本草》："通月经，熁疮肿，敷蛇虫咬。"现代《四川中药志》："凉血，通经。治惊痫寒热，疗咽喉肿痛。"

【临床应用】本品味苦而甘，性寒，入肝经以清热凉血，入肺经能化痰止咳，入大肠经以解毒消肿，临床常用治食管癌、肝癌、胃癌、肺癌等癌瘤中属血热毒盛者。

1. 食管癌　本品苦寒降泄，可清热解毒、消肿散结，治疗食管癌因血热而咽喉肿痛、痰涎上涌，常配伍竹茹、半夏等以清气化痰，如蛇莓、旋覆花、苏梗、竹茹、半枝莲、金刚刺各 15 g，半夏、党参各 12 g，丁香 3 g，代赭石 24 g，龙葵 30 g，水煎服。（《抗癌中草药大辞典》）

2. 肝癌　本品苦寒，入肝经，善能入肝经血分而清肝凉血，用于治疗肝癌血瘀肿痛，常配伍赤芍、丹皮等以活血凉血，如蛇莓 25 g，龙葵、白英、遍地黄各 50 g，半枝莲 15 g，徐长卿 9 g，水煎服，每日 1 剂。（《抗癌植物药及其验方》）

【用法用量】内服：煎服，15～30 g，鲜品可用至 30～60 g，分 2～4 次服。外用：适量，捣烂外敷或研末撒布。

【参考资料】

1. 化学成分　本品主要有五环三萜类、黄酮类、酚酸及酚酸酯类、鞣花酸类、甾醇类等活性成分。

2. 药理作用　蛇莓提取物可抑制人体卵巢癌细胞的生长，同时可以显著诱导其凋亡。蛇莓的提取物有明显抑制肝癌细胞、白血病、宫颈癌、卵巢癌的作用；本品有抗细胞变异作用。此外，本品尚有抗炎、促进吞噬、增强体液免疫、抗凝、抗菌、中和白喉外毒素等作用。

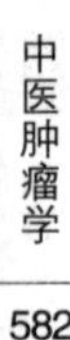

冰片《新修本草》

主心腹邪气，风湿积聚，耳聋。

——《新修本草》

为龙脑香科植物龙脑香（*Dryobalanops aromatica Gaertn. f.*）树脂的加工品，或龙脑香的树干经蒸馏冷却而得的结晶，习称"龙脑冰片"，亦称"梅片"。由菊科多年生草本植物艾纳香（大艾）（*Blumea balsamifera DC.*）叶中经水蒸气蒸馏提取的结晶，习称“艾片”。用松节油、樟脑等，经化学方法合成者，称“机制冰片”，亦称“合成冰片”，为国产冰片的主流品种。

【性味功效】辛、苦，微寒。归心、脾、肺经。开窍醒神，清热止痛。

【历代评述】唐代李珣《海药本草》：“主内外障眼，三虫，治五痔，明目，镇心，秘精。”明代李时珍《本草纲目》：“疗喉痹，脑痛，鼻息，齿痛，……通诸窍，散郁火。”

【临床应用】本品气辛香，善开窍醒神，味苦性寒，能清热消肿，善用于治疗热病神昏、疮疡肿痛等病症，临床常用治喉癌、甲状腺癌、皮肤癌等癌瘤中属火邪热毒郁结者。

1. 喉癌、甲状腺癌　本品苦寒清泻，辛香发散，能清热解毒、消肿止痛，常外用治疗五官科癌瘤热毒肿痛者，可单用或配伍硼砂、矾石等收湿止痛，如冰硼散：冰片1.5 g，朱砂1.8 g，玄明粉、硼砂各15 g，共研极细末，吹、搽患处。病甚者每日5～6次。(《外科正宗》)

2. 皮肤癌　本品苦寒，不仅可清热泻火，而且能敛疮生肌，擅长外用治疗皮肤疮疡破溃，对于皮肤癌肿痛溃烂、日久不敛，可配伍雄黄、炉甘石等同用以收湿敛疮，如冰片0.15 g，硇砂9 g，轻粉、雄黄、大黄、西月石各3 g。上药共研末，用香油调成糊，外用，每日涂搽1次。(沈阳医学院附一医院方)

【用法用量】内服：入丸散，每次0.15～0.3 g。不宜入煎剂。外用：适量。

【使用注意】气血虚者，阴虚阳亢、小儿慢凉、脾虚腹泻、肝肾虚亏者忌服；孕妇慎服。

【参考资料】

1. 化学成分　龙脑冰片含右旋龙脑，又含葎草烯、p－榄香烯、石竹烯等倍半萜，以及齐墩果酸、麦珠子酸、积雪草酸、龙脑香醇、古柯二醇等三萜化合物。艾片含左旋龙脑。机制冰片为消旋混合龙脑。

2. 药理作用　冰片通过调节血肿瘤屏障的通透性，提高了抗肿瘤药物的脑组织瘤区转运，发挥辅助抗肿瘤作用，体外实验对人体宫颈癌有抑制作用。局部应用对感觉神经有轻微刺激，有一定的止痛及温和的防腐作用。体外对链球菌、大肠杆菌、葡萄球菌、肺炎双球菌及部分致病性皮肤真菌有抑制作用。对中、晚期妊娠小鼠有引产作用。

冬凌草《常用抗癌中草药》

为唇形科植物碎米桠［*Rabdosiarubescens*(*Hemsl.*)*Hara*］的全草。

【性味功效】苦、甘，微寒。归肺、胃、肝经。清热解毒，活血消肿。

【历代评述】略。

【临床应用】常用治食管癌、贲门癌、肝癌等癌瘤中属热毒瘀结者及肿瘤放疗后的损伤。

1. 食管癌、肝癌、肺癌　本品可清热消肿、解毒化瘀，常用于多种恶性肿瘤邪热内盛、瘀血阻滞，一般配伍蛇莓、白花蛇舌草等同用，如冬凌草、鬼针草、白花蛇舌草各600 g，半枝莲、八月札、龙葵各300 g，乌梅150 g，加水8 000 mL煎煮浓缩成2 000 mL，每服50 mL，每日3次（《抗癌植物药及其验方》）。

2. 防治肿瘤放疗后损伤　本品甘寒清润，苦而不燥，又入肺胃经，善于清肺润燥、益胃生津，治疗恶性肿瘤放疗后阴虚燥热、津液亏乏者效佳，常配伍知母、玄参等清热养阴，或配伍生地、麦冬等滋阴生津之品同用。

【用法用量】内服：煎汤，30～60 g；冬凌草片：每片含生药3 g，每次5片，每日3次；冬凌草流浸膏：每毫升含生药1～2 g，每次10～30 mL，每日3次；冬凌草冲剂：每日60 g，分2次服用；冬凌草注射液：每毫升含生药1～2 g，每次4 mL肌注，每日1次。以上疗程总量，一般相当生药6 000～7 000 g之间。冬凌草素注射液：每支25 mg，每次50～100 mg，加入5%葡萄糖液静脉滴注，1～2日1次，总量3 g。

【使用注意】虚寒体质者慎用。

【参考资料】

1. 化学成分　主要成分有挥发油和二萜类、冬凌草甲素、冬凌草乙素、冬凌草丙素、冬凌草丁素、冬凌草戊素、冬凌草辛素以及α－香树脂醇等。还含有无机元素铁、锌、硒等。其中萜类为抗肿瘤的活性成分。

2. 药理作用　冬凌草甲素能抑制大鼠脑质瘤细胞增殖；本品煎剂、醇制及冬凌草甲素、冬凌草乙素的制剂对小鼠子宫颈癌、大鼠W2s，骨肉瘤细胞株、肝癌细胞株等有一定抑制。冬凌草制剂对HeLa细胞、食管癌细胞株均有明显细胞毒作用。此外，本品还具有抗菌、抗张血管的作用。

石上柏《贵州民间药物》

石上柏为蕨类卷柏属植物深绿卷柏（*Selaginella doederleinii Hieron*）的干燥全草。

【性味功效】甘，凉。归肺、大肠经。清热解毒、祛风除湿、止血。

【历代评述】略。

【临床应用】本品甘凉清润，能清热解毒、活血消肿，常用治肺癌、鼻咽癌、喉癌等癌瘤中属热毒壅结、瘀血阻滞者。

1. 肺癌　本品入肺经，善清肺热、散肿痛，治疗肺癌日久、气虚血瘀，可配伍沙参、麦冬等补肺益气，配伍当归、赤芍等以活血化瘀，如山豆根、石上柏、黄精、牡蛎、铁树叶、芙蓉叶各30 g，北沙参、夏枯草各15 g，天冬、赤芍各12 g，仙茅、仙灵脾、菟丝子、锁阳、王不留行、三棱、莪术、当归各9 g。水煎服，每日1剂。（上海中医学院附属龙华医院方）

2. 鼻咽癌　本品甘凉质润，既能清热解毒，又可消肿祛瘀，尤擅治疗鼻咽癌热毒内盛、血瘀毒结或鼻咽癌放疗后阴虚燥热，常配伍夏枯草、山豆根等以清热消肿，如天葵

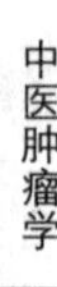

子、石上柏、半枝莲各30 g，苍耳子、海带、昆布各15 g，山豆根、夏枯草各12 g。水煎服，每日1剂（解放军366医院方）；治疗鼻咽癌放疗后津亏燥热，可配伍生地、玄参等同用以养阴清热生津。

3. 喉癌　本品味甘质润性凉，善于清热消肿，治疗喉癌热毒肿痛、吞咽不利，可佐以食疗，如石上柏干品30 ~50 g（或鲜品90 ~120 g），加瘦肉30 ~60 g，每日2次分服，15 ~30天为1个疗程，药量可酌情增减。

【用法用量】内服：煎汤，30 ~60 g。

【使用注意】用量过大时个别患者可出现头晕、食欲减退、皮疹及脱发。

【参考资料】

1. 化学成分　含有黄酮类、生物碱类、木脂素以及甾醇、皂苷、氨基酸等多种化学成分，其中黄酮类为石上柏抗肿瘤的主要活性成分。

2. 药理作用　体外实验研究表明石上柏可以诱导人体鼻咽癌细胞凋亡；石上柏的醋酸乙酯部位能显著抑制 HepG2 及 HeLa 细胞的生长。本品能延长实验性肝癌小鼠的生存期，并增强机体代谢和网状内皮系统功能，具有扶正祛邪的双重作用。此外，本品尚有抗炎、抗病毒、降血压、祛风湿、提高免疫力的作用。

芦荟《药性论》

杀小儿疳蛔。主吹鼻杀脑疳，除鼻痒。

——《药性论》

为百合科植物库拉索芦荟［*Aloe vera*（*x*）*barbadensis Miller*］、好望角芦荟（*Aloe ferox Miller*）或其他同属近缘植物叶的汁液浓缩干燥物。前者习称“老芦荟”，后者习称“新芦荟”。

【性味功效】苦、寒。归肝、胃、大肠经。泻下通便，清肝泻火，杀虫疗疳。

【历代评述】宋代刘翰、马志等《开宝本草》：“主热风烦闷，胸膈间热气，明目镇心，小儿癫痫惊风，疗五疳，杀三虫及痔病疮瘘。”清代严西亭《得配本草》：“散瘰疬，治惊痫，利水除肿。”

【临床应用】本品苦寒降泄，入肝、胃、大肠经，善清肝除热、泻下通便，又能杀虫疗疳积，临床常用治甲状腺癌、肝癌、胃癌等腹腔恶性肿瘤等癌瘤属热毒壅结者。

1. 甲状腺癌　本品味苦性寒，善消肿散结、直折上炎之火邪，治疗甲状腺癌火热毒聚，常配伍黄连、甘草以清热解毒，配伍海藻、昆布等软坚散结，如川芎、当归、白芍、生地（酒浸，捣）、青皮、芦荟、昆布、海藻、甘草节、牙皂、黄连，上为末，神曲糊为丸，如梧桐子大，每服80丸，白开水送下，每日2次（《外科正宗》）。

2. 腹腔恶性肿瘤　本品主入肝经、胃经，可清泻肝胃实火，治疗腹腔恶性肿瘤常配伍大黄、黄连等，如芦荟丸：芦荟、黄连、胡黄连、木香、青皮、芜荑（炒）、当归、茯苓、陈皮、炙甘草，米糊丸，米饮下七八十丸（《太平圣惠方·芦荟丸》）。

【用法用量】内服：2～5 g，宜入丸散服。外用：适量。

【使用注意】脾胃虚弱、食少便溏及孕妇忌用。

【参考资料】

1. 化学成分　主要含蒽醌类化合物、黏多糖、蛋白质、维生素、活性酶及微量元素等物质。其中蒽醌类化合物，如芦荟苦素、芦荟大黄素、大黄素等具有抗肿瘤功效。

2. 药理作用　芦荟大黄素可诱导结肠癌细胞的凋亡；抑制乳腺细胞侵袭和迁移过程进而发挥抗乳腺癌作用。芦荟醇提取物对ESC、S180、Hep等肿瘤均有抑制作用。芦荟大黄素、大黄素甲醚、大黄酚和大黄素等成分具有抑制肿瘤细胞株增殖的活性。此外，芦荟尚有抗菌、调节血糖、抗氧化、抗衰老、预防动脉硬化等作用。

白茅根《神农本草经》

主劳伤虚羸，补中益气，除瘀血，血闭，寒热，利下便。

——《神农本草经》

为禾本科植物白茅［*Imperata cylindrica Beauv. var. major*（*Nees*）*C. E. Hubb.*］的干燥根茎。

【性味功效】甘、寒。归肺、胃、膀胱经。凉血止血，清热利尿。

【历代评述】清代刘汉基《药性通考》："茅根，用之以治吐血证最神。"黄宫绣《本草求真》："凡一切吐血衄血，血瘀血淋，血崩血闭，并哕逆喘急烦渴，黄疸水肿等症，因热因火而成者，服之热除而血即理，火退而气与水即消矣。"

【临床应用】本品甘寒质润，能清热凉血生津，入肺胃经，善清肺胃热邪，又入膀胱经，能清热利尿，善于治疗各种血热出血证，临床常用治肠癌、肺癌、胃癌等癌瘤属热毒蕴结、血热妄行者。

1. 直肠癌　白茅根中空有节，善于透发脏腑郁热，能凉血分热毒，用于治疗直肠癌热毒血瘀，常配伍土茯苓、半边莲等同用，如白茅根、黄药子各30 g，藤梨根60 g，野葡萄根、水杨梅根、凤尾草、七叶一枝花、半边莲、土贝母各15 g。先将藤梨根、野葡萄根、水杨梅根加水煎煮30 min，再入其余药物，煎煮500 mL。(《抗癌中药药理与应用》)

2. 肺癌、胃癌　白茅根性寒，味甘，其鲜者多汁，主入肺胃经，能生津止渴、清肺胃实火，治疗肺癌、胃癌邪热炽盛、咳吐痰血，常配伍桑白皮、沙参、黄芩等，如：①治肺癌：沙参、麦冬、玉竹、知母、黄柏、白茅根、枇杷叶、枯芩、天花粉各12 g，芦根、生地、梨皮、藕节各30 g，浙贝母10 g。②治胃癌：白茅根30 g，赭石粉、昆布、制鳖甲、海藻各15 g，旋覆花（布包）、煨三棱、煨莪术、赤芍各9 g，夏枯草60 g，白花蛇舌草120 g。(《名医治癌良方》)

【用法用量】煎服，10～30 g，鲜品加倍。

【参考资料】

1. 化学成分　主要含有糖类及三萜类、黄酮类、木脂素类、内酯类、甾体类等多种

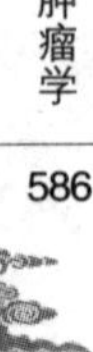

化学成分。此外含有大量的有机酸，如草酸、苹果酸、柠檬酸、酒石酸等。

2. 药理作用　白茅根多糖及其水提物对人体肝癌细胞的增殖具有抑制作用，有免疫调节作用，能发挥体内外抗肝肿瘤作用；白茅根醇提取物在体外对淋巴细胞来源的恶性肿瘤细胞具有抑制其生长和诱导其凋亡的作用。除此以外，本品尚有利尿、抗菌、止血、免疫调控等作用。

天花粉《神农本草经》

味苦寒，主消渴身热，烦满大热，补虚安中，续绝伤。

——《神农本草经》

本品为葫芦科植物栝楼（*Trichosanthes kirilowii Maxim.*）或双边栝楼（*Trichosanthes rosthornii Herms*）的干燥根。

【性味功效】甘、微苦，微寒。归肺、胃经。清热泻火，生津止渴，排脓消肿。

【历代评述】梁代陶弘景《名医别录》："除肠胃中痼热，八疸身面黄，唇干，口燥，短气。通月水，止小便利。"明代倪朱谟《本草汇言》："天花粉，退五脏郁热，如心火盛而舌干口燥，肺火盛而咽肿喉痹，脾火盛而口舌齿肿，痰火盛而咳嗽不宁。……又其性甘寒，善能治渴，从补药而治虚渴，从凉药而治火渴，从气药而治郁渴，从血药而治烦渴，乃治渴之要药也。"张介宾《本草正》："凉心肺，解热渴。降膈上热痰，消乳痈肿毒。"清代张璐《本经逢原》："栝蒌根，降膈上热痰，润心中烦渴，除时疾狂热，祛酒瘅湿黄，治痈疡解毒排脓。"

【临床应用】本品甘苦并济，既走气分泻火清热，又走血分而消肿排脓疗疮，用治肺癌、乳腺癌、胃癌等多种恶性肿瘤属内热烦渴、疮疡肿毒者。

1. 肺癌　本品主入肺经，功擅清热生津，治疗肺癌热盛伤津、肺燥咳嗽，常配伍芦根、麦冬、沙参等，如天花粉、沙参、海蛤壳各 15 g，麦冬、白薇各 12 g，白花蛇舌草、半枝莲各 30 g，生甘草 6 g，川贝粉 3 g，水煎服，每日 1 剂。(《抗癌中草药大辞典》)

2. 乳腺癌　本品可入血分消肿排脓，治疗乳腺癌等邪热炽盛、红肿热痛，疮疡初起未成脓者可促其消散，脓已溃者可促其破溃排脓，常配伍金银花、蒲公英、白芷等，如仙方活命饮，用于乳岩痈肿未溃之前：白芷 6 分，贝母、防风、赤芍药、当归尾、甘草节、皂角刺（炒）、穿山甲（炙）、天花粉、乳香、没药各 1 钱，金银花、陈皮各 3 钱，水煎服。(《妇人良方》)

3. 胃癌　本品甘寒清润，入胃经，善能益胃生津止渴，治疗胃癌中邪实烦热、津伤口渴者，可配伍麦冬、芦根等生津止渴。

【用法用量】煎服，10 ~ 15 g。

【使用注意】脾胃虚寒、大便溏泄者慎用。孕妇忌服。

【参考资料】

1. 化学成分　本品中含一定量的蛋白质、多糖，如天花粉蛋白、天花粉多糖等；还含多种酶，如β-半乳糖苷酶、α-甘露糖苷酶；此外，本品中尚含棕榈酸、α-菠菜甾醇、皂甙和多量淀粉。

2. 药理作用　体外研究中，天花粉蛋白及天花粉多糖对胃癌、乳腺癌、肝癌等多种实体瘤细胞均有直接杀伤作用；天花粉蛋白可抑制人体胃癌细胞生长并诱导细胞凋亡；此外，本品还有抗孕、调节免疫、抗氧化、降血糖等作用。

苦参《神农本草经》

主心腹结气，癥瘕积聚，黄疸，溺有余沥，逐水，除痈肿，补中，明目止泪。

——《神农本草经》

为豆科灌木植物苦参（*Sophora flavescens Ait.*）的干燥根。主产于河南、山西、河北等地。每年春秋两季采挖，晒干，切厚片，生用。

【性味功效】苦，寒。小毒。归心、肝、胃、大肠、膀胱经。清热燥湿，杀虫，利尿。

【历代评述】梁代陶弘景《名医别录》："养肝胆气，安五脏，定志益精，利九窍，除伏热肠澼，止渴，醒酒，小便黄赤，疗恶疮下部疡，平胃气，令人嗜食。"唐代甄权《药性论》："治热毒风，皮肌烦躁生疮，赤癞眉脱，主除大热嗜睡，治腹中冷痛，中恶腹痛，除体闷，治心腹积聚。"

【临床应用】本品为清热燥湿之常用药。临床常用治食管癌、胃癌、肝癌、肠癌、皮肤癌等癌瘤中属热毒内积、湿浊停聚者。

1. 消化道肿瘤　本品苦寒，能燥湿清热，主入胃经、大肠经，可治疗消化道肿瘤湿热结聚、呕吐下利等，常配伍丁香下气止痛、败酱草清热解毒，如六丁神散：苦丁香六枚（或称五分重），白丁香、赤小豆、磨刀泥（青石者佳。一名龙泉粉）、白僵蚕（去丝嘴，炒）各一钱，苦参末五分，大斑蝥七个（去头足，炒）。上共为细末，每服一钱重，空心无灰酒调下。（《医学正传·卷六》）

2. 皮肤癌　本品可清热燥湿，治疗皮肤癌湿热浸淫、肿痛溃烂，常外洗或内服，多配伍乳香、没药祛瘀消肿等，如苦参散：苦参（锉）、苍耳苗、蔓荆子、牡荆子、晚蚕沙、白蒺藜（微炒，去刺）、晚蚕蛾、玄参、胡麻子、蛇床子、天麻、乳香，上药捣细为散，每服6 g，不计时候，以紫笋茶调下。（《太平圣惠方·卷二十四》）

【用法用量】内服：煎服，3～10 g；或入丸、散剂。外用：适量。

【使用注意】脾胃虚弱及阴虚津伤者慎用。反藜芦。苦参有小毒，量大可引起中枢神经抑制，可因呼吸麻醉而死亡；一般剂量少数人可引起恶心、呕吐、便秘、头晕等轻微反应。

【参考资料】

1. 化学成分　本品含22种生物碱，如苦参碱、氧化苦参碱、槐定碱、槐果碱、槐胺碱等；又含黄酮类化合物等。其中抗肿瘤的主要有效成分为苦参碱、氧化苦参碱、苦

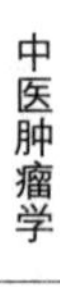

参黄酮等。

2．药理作用　苦参中苦参碱和氧化苦参碱能抑制肿瘤细胞的增殖与转移，促进肿瘤细胞的凋亡；苦参总黄酮提取物对小鼠肺癌、肝癌、肉瘤、食管癌以及人体非小细胞肺癌H460裸鼠等模型均有较好的抗肿瘤作用。此外，苦参总碱、氧化苦参碱能抑制Ⅰ型超敏反应、抗炎、抗辐射；槐果碱、槐胺碱能明显增强单核巨噬细胞功能；本品还有抗心律失常、减慢心率、扩张冠状动脉、增加冠脉流量、降血压、降血脂、镇静、镇痛、抗溃疡、利尿、抗寄生虫、抗病原微生物等作用。

蚤休《神农本草经》

主惊痫，摇头弄舌，热气在腹中，癫疾，痈疮，阴蚀，……

——《神农本草经》

为百合科多年草本云南重楼［*Paris polyphylla Smith var. yunnanensis*（*Franch*）*Hand. -Mazz.*］或七叶一枝花［*Paris polyphylla Smith var. chinensis*（*Franch.*）］的干燥根茎。亦称七叶一枝花、重楼、草河车。

【性味功效】苦，微寒。有小毒。归肝经。清热解毒，消肿止痛，凉肝定惊。

【历代评述】明代兰茂《滇南本草》："消诸疮、无名肿毒，利小便。"清代何谏《生草药性备要》："补血行气，壮精益肾，能消百毒。"

【临床应用】临床常用治肝癌、结直肠癌等癌瘤中属热毒瘀阻者。

1．肝癌　本品苦寒，直入肝经，能清肝凉血、解毒止痛，治疗肝癌肝热血瘀，常配伍桃仁、红花等活血化瘀，如：①追风消毒饮：防风1钱5分，银花1钱5分，草节5分，桔梗1钱，射干1钱5分，苦参2钱，蚤休1两，羚羊角2钱，犀角1钱，虎骨1钱5分，羌活1钱，白芷2钱5分，黄芩1钱5分，野黄菊为引，水煎服。(《青囊全集》)②蚤休15 g，半枝莲、山慈菇、莪术各10 g，田七3 g，蜈蚣2条，牛黄1 g，共研末，分3次服。(《抗癌植物药及其验方》)

2．结直肠癌　本品苦以降泄，寒以清热，既能清热解毒，又可消肿止痛，治疗结直肠癌湿热蕴结，可配伍薏苡仁、土茯苓清热利湿，配伍丹皮、白茅根等凉血解毒，如蚤休12 g，藤梨根、土茯苓、白茅根各30 g，生熟薏苡仁各24 g，槐花9 g，水煎服，每日1剂。(《肿瘤的辨证施治》)

【用法用量】内服：煎服，5～10 g。外用：适量。磨汁涂布、研末调敷或鲜品捣敷。

【使用注意】有小毒，用量不宜过大。虚寒证、阴证疮疡及孕妇忌用。

【参考资料】

1．化学成分　含多种甾体皂苷，其皂苷元多为薯蓣皂苷元，次为偏诺皂苷元。尚含丙酮、生物碱、多糖、氨基酸及微量元素。

2．药理作用　本品对小鼠艾氏腹水瘤、肉瘤、实体型肝癌等均有抑制活性；此外，尚有平喘、抗炎、镇痛、镇咳、止血、抑精、杀精、雌激素样作用。

肿节风《生草药性备要》

观音茶，味苦劫，性平。煲水饮，退热。

——《生草药性备要》

为金粟兰科亚灌木草珊瑚［*Sarcandra glabra*（*Thunb.*）*Nakai*］的干燥全株。亦称九节茶、草珊瑚、接骨金粟兰。主产于江西、浙江、广西等地，以江西贵溪、余江、赣州，浙江永嘉、平阳、泰顺等地产量大，质量好。夏秋两季采收，除去杂质，鲜用或晒干。

【性味功效】辛、苦，平。归肝、大肠经。清热解毒，祛风除湿，活血止痛。

【历代评述】《闽东本草》："健脾，活血，止渴，消肿胀。"

【临床应用】临床常用治胰腺癌、大肠癌、骨肉瘤等癌瘤中属热毒、瘀血壅积者。

1．胰腺癌、大肠癌　本品入肝经、大肠经，能清热解毒，入肝经血分而活血止痛，用于治疗胰腺癌、大肠癌等胃肠肿瘤郁而化热、血瘀腹痛者，常配伍栀子、白花蛇舌草等清热凉血，莪术、槐花等活血凉血，如：①治胰腺癌用肿节风、凤尾草、茵陈、赤芍、党参各 30 g，郁金、五灵脂、栀子、鳖甲各 15 g，丹参、莪术各 20 g，黄芪 50 g。水煎服，每日 3 次（《妙方秘笈》）。②治大肠癌用肿节风、败酱草、白花蛇舌草各 30 g，槐花 20 g，蛇蜕 12 g。上药晒干研细，调拌蜂蜜冲服，每日 3 次。（《中国民间草药方》）

2．骨肉瘤　本品味辛而苦，能祛风除湿、活血止痛，治疗骨肉瘤风湿留滞、阻滞经络而体痛者，常配伍续断、骨碎补补肾强健，知母、黄柏等清热祛湿，如肿节风、核桃树皮、女贞子、生地各 30 g，透骨草 20 g，川断、补骨脂、骨碎补、寻骨风、山茱萸各 15 g，自然铜 12 g，丹皮、知母、黄柏各 10 g，水煎服。（《抗癌中草药大辞典》）

【用法用量】内服：煎服，10～15 g。外用：适量，捣敷；研末调敷；或煎水熏洗。

【使用注意】阴虚火旺者及孕妇忌服。宜先煎或久煎。

【参考资料】

1．化学成分　本品含挥发油、琥珀酸、氰苷、延胡索酸、反式丁烯二酸、香豆素类、黄酮苷、乙酸芳樟脂及微量元素锌、锰、铷等。其挥发油是抗肿瘤的主要有效成分。

2．药理作用　本品通过抑制细胞增殖、诱导细胞凋亡及免疫调节发挥抗肿瘤作用，对消化道肿瘤、呼吸道肿瘤、乳腺癌等均有较强抑制作用，配合化疗药物应用可发挥增效减毒的作用。此外，本品具有抗菌、抗溃疡、促进骨折愈合及保护心肌缺氧等作用。

鸦胆子《生草药性备要》

凉血，去脾家疮，理跌打。

——《生草药性备要》

为苦木科长绿灌木鸦胆子（*Brucea javanica*）的干燥成熟果实。主产于福建、广东、海南、广西、贵州、云南等地。去壳取仁，生用。

【性味功效】苦，寒。有小毒。归大肠、肝经。清热解毒，止痢，截疟，腐蚀赘疣。

【历代评述】清代赵学敏《本草纲目拾遗》："治痢，痔。"张锡纯《医学衷中参西录》："味极苦，性凉，为凉血解毒之要药，善治热性赤痢，二便因热下血，最能清血分之热及肠中之热。"

【临床应用】临床常用治食管癌、宫颈癌等癌瘤中属热毒壅结者。

1. 食管癌　本品苦寒，善清血分热邪，治疗食管癌血瘀阻膈、吞咽不利者，常配伍三七、桃仁等以活血化瘀，如：①化瘀理膈丹：三七（捣细）、鸦胆子（去皮），凡服鸦胆子，不可嚼破，若嚼破，即味苦不能下咽，强下咽亦多呕出。(《医学衷中参西录·上册·化瘀理膈丹》）②鸦胆子、水蛭各 60 g，桃仁 120 g，代赭石 150 g，禁用火烘，先将水蛭、桃仁、代赭石研成细面，再入鸦胆子捣烂，每次 9 ~ 12 g，搅入藕粉内服，每日 3 ~ 4 次，体虚者慎用。(《新编中医入门》)

2. 宫颈癌　本品外用可腐蚀赘疣，治疗宫颈癌湿热毒邪、癌块赘生，常配伍冰片、青黛等清热解毒研末外用，如鸦胆子 3 g、青黛 9 g、生马钱子 3 g、生附子 3 g、轻粉 3 g、乌梅炭 15 g、雄黄 9 g、砒霜 6 g、肉砂 6 g、冰片 1.5 g、麝香 3 g，上药研末，外用于创面。(山西省肿瘤医院 1 号方)

【用法用量】内服：0.5 ~ 2 g，不宜入煎剂，以龙眼肉或胶囊包裹吞服，10 ~ 15 粒（治疟疾），10 ~ 30 粒（治痢）；或制成乳剂口服，或乳剂静脉滴注。外用：适量。

【使用注意】胃肠出血及肝病患者，忌用或慎用。

【参考资料】

1. 化学成分　本品含鸦胆子苦素、鸦胆子苷、鸦胆子碱、鸦胆子苦醇及鸦胆子酚等。尚含黄酮、脂肪油等。抗肿瘤的主要有效成分为鸦胆子油。

2. 药理作用　体外实验中，鸦胆子油对小鼠腹水瘤、肝癌、肺癌、宫颈癌细胞均有明显的抑制作用；此外，本品尚有抗疟，抗阿米巴原虫，驱杀鞭虫、蛔虫、绦虫及阴道滴虫，抗流感病毒等作用。

龙葵《药性论》

能明目，轻身。子甚良。其赤珠者名龙珠，服之变白令黑，耐老。

——《药性论》

为茄科植物龙葵（*Solanum nigrum L.*）的全草。全国各地均有分布，吉林、黑龙江居多。夏秋季采收，鲜用或晒干。

【性味功效】苦，寒。有毒。归肝、脾经。清热解毒，活血消肿。

【历代评述】唐代苏敬《唐本草》："食少解劳少睡，去虚热肿。"明代兰茂《滇南本草》："治小儿风热，攻疮毒，洗疥癞痒痛，祛皮肤风。"

【临床应用】临床常用治乳腺癌、肝癌、鼻咽癌等癌瘤中属热毒壅阻、瘀血郁结者。

1. 乳腺癌　本品苦寒，能清热解毒、活血消肿，治疗乳腺癌肿块热毒肿痛可内服或外用，内服常配伍夏枯草、贝母等清热散结；外用常配伍乳香、没药等活血止痛，如龙

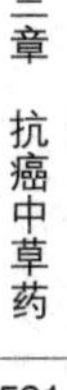

葵散治诸恶疮，多出脓水不干者：龙葵一两，景天一两，黄连（去须）一两，天灵盖一两，龙骨半两，乳香半两，木鳖子半两，黄蜀葵花半两。制为散。看疮大小，蜜调，摊纸上贴之。(《圣济总录·卷一三二》)

2. 肝癌　本品味苦性寒，入肝经血分，善清肝热凉血，治疗肝癌邪热炽盛，常配伍生地凉血养阴，牛膝凉血、引热下行，如牛膝粥：牛膝苗叶、龙葵叶、生地黄（切，焙）、粳米（净洗），上用水2升，先煎牛膝、龙葵、地黄，至1升，去渣，下米煮粥，空腹食之。(《圣济总录·卷一八八》)

3. 鼻咽癌　本品苦寒清热，擅长治疗各种实热证，用于治疗鼻咽癌湿热结聚者，常需配伍金银花、菊花等清轻上浮之品以清头面热毒，配伍薏苡仁等以化湿消肿，如龙葵、白花蛇舌草、金银花各40 g，野菊花、麦冬、生地各20 g，山豆根、甘草各15 g，紫草、薏苡仁各25 g，水煎服，每日1剂。(《实用抗癌验方》)

【用法用量】内服：煎服，15~30 g。外用：适量。

【使用注意】本品有毒成分为龙葵碱，使用剂量过大或误食未成熟果实而引起中毒，可致消化、神经等系统的毒性损害。脾胃虚弱者慎服。

【参考资料】

1. 化学成分　本品含龙葵碱、澳洲茄碱、澳洲茄边碱等多种生物碱，它们的苷元均为澳洲茄胺，另含皂苷、维生素A、维生素B等。所含龙葵碱、澳洲茄碱、皂苷等均有抗肿瘤的作用。

2. 药理作用　龙葵的抗肿瘤效果主要在于细胞毒作用、诱导肿瘤细胞凋亡作用、抑制血管再生及细胞增殖作用、增强肿瘤细胞的辐射敏感度、增强免疫力作用等，从而对小鼠宫颈癌、肉瘤、艾氏腹水癌、人体肝癌细胞、人体胃癌细胞的增殖起到抑制作用。

黄芩《神农本草经》

主诸热黄疸，肠澼，泄利，逐水，下血闭。恶疮，疽蚀，火疡。

——《神农本草经》

为唇形科植物黄芩（*Scutellaria baicalensis Georgi*）的干燥根。生用、酒炙或炒炭用。

【性味功效】苦，寒。归肺、胆、脾、胃、大肠、小肠经。清热燥湿、泻火解毒、止血、安胎。

【历代评述】梁代陶弘景《名医别录》：“疗痰热，胃中热，小腹绞痛，消谷，利小肠，女子血闭，淋露下血，小儿腹痛。”明代兰茂《滇南本草》：“上行泻肺火，下行泻膀胱火，（治）男子五淋，女子暴崩，调经清热，胎有火热不安，清胎热，除六经实火实热。”李时珍《本草纲目》：“治风热湿热头疼，奔豚热痛，火咳，肺痿喉腥，诸失血。”

【临床应用】黄芩有枯芩与子芩之分，枯芩为生长年久的宿根，体轻中空主浮，善清上焦肺火；子芩为生长年少的子根，体实质重主降，善泻大肠湿热，用治肺癌、肝癌、

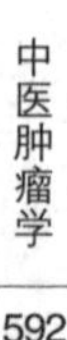

胆囊癌、胃癌、子宫颈癌等多种肿瘤属邪热内盛、湿热蕴结者。

1. 肺癌　本品入肺经，可清上焦实火，清泻肺火，用于治疗肺癌邪热内盛、郁火凝痰而咳嗽咯痰者，如清气化痰丸（《医方考·卷二》），常与瓜蒌、半夏等以协同清热化痰。

2. 消化系统肿瘤　本品入胆经、脾胃经，善清中湿热，对肝癌、胃癌、胆囊癌等消化道肿瘤湿热内结、肝胃不和导致的恶心呕吐、胸胁胀痛等，常配伍竹茹、茵陈蒿等以化痰利湿，如蒿芩清胆汤（《重订通俗伤寒论》）；或配伍柴胡、半夏等以疏肝和胃，如小柴胡汤（《伤寒论》）。

3. 宫颈癌　本品苦寒降泄，能清下焦湿热，对于宫颈癌湿热下注，可内服或外用，内服常配伍茯苓、败酱草等利湿解毒，外用常配伍黄连、黄柏等收湿止痛，如黄芩、黄连、黄柏等量研末，制成散剂，冲洗外阴后撒敷。（北京市中医院院内制剂）

【用法用量】内服：煎汤，3～10 g，或入丸、散服；外用：煎水洗或研末。

【使用注意】本品苦寒伤胃，脾胃虚寒者不宜使用，凡虚寒腹痛、溏泄及血虚胎不安，阴虚淋露者禁用。

【参考资料】

1. 化学成分　本品含黄酮类化合物：黄芩素、黄芩新素即黄芩黄酮Ⅱ、黄芩苷、汉黄芩素等，另外还含β－谷甾醇、菜油甾醇及豆甾醇等成分。

2. 药理作用　体外实验表明，黄芩素能抑制肿瘤生长、促进肿瘤细胞凋亡及抑制肿瘤转移。此外，本品有抗炎、保肝、利胆、抗氧化、降血脂、抗血小板聚集及抗凝等作用。

黄连《神农本草经》

味苦，寒。主治热气，目痛，眦伤，泣出，明目，肠澼，腹痛，下痢，妇人阴中肿痛。久服令人不忘。

——《神农本草经》

本品为毛茛科植物黄连（*Coptis chinensis Franch.*）、三角叶黄连（*Coptis deltoidea C. Y. Cheng et Hsiao*）或云连（*Coptis teeta*）的干燥根茎，以上三种分别称为“味连”“雅连”“云连”。生用或清炒、姜汁炙、酒炙或吴茱萸水炙用。

【性味功效】苦，寒。归心、脾、胃、胆、大肠经。清热燥湿、泻火解毒。

【历代评述】唐代甄权《药性论》：“恶白僵蚕，忌猪肉，恶冷水。杀小儿疳虫，点赤眼昏痛，镇肝，去热毒。”宋代苏颂《本草图经》：“黄连治目方多，而羊肝丸尤奇异。盖眼目之病，皆血脉凝滞使然，故以行血药合黄连治之。血得热则行，故乘热洗也。”元代王好古《汤液本草》：“气寒，味苦。味厚气薄，阴中阳也。升也，无毒。”

【临床应用】黄连味至苦性极寒，苦以折阳，寒以胜热，气味俱厚，清上泻下，尤擅清中焦湿热，用于治疗食管癌、胃癌、肝癌、肠癌等癌瘤邪热亢盛、湿热内蕴者。

1. 食管癌、胃癌、肝癌　本品苦能燥湿，寒能清热，主入脾胃经、胆经，善清中焦湿热，如七圣汤（《证治汇补》）常配伍竹茹、半夏等治疗中焦邪热痰湿凝聚；治疗肝癌等肝胆肿瘤，肝经邪热常配伍茵陈、栀子、吴茱萸等；若中焦热邪炽盛，迫血妄行，可配伍大黄、黄芩等直折火势，如泻心汤（《金匮要略》）。

2. 肠癌　本品入大肠经，既能燥湿止泻又能清热解毒，治疗肠癌湿热内蕴、下痢脓血，可配伍木香行气止痛、乌梅涩肠止泻，如黄连丸（《外台秘要》）。

【用法用量】内服：煎服，3～9 g；外用：适量。

【使用注意】本品苦寒伤胃，脾胃虚寒者不宜使用。

【参考资料】

1. 化学成分　本品含小檗碱、黄连碱、甲基黄连碱、掌叶防己碱、非洲防己碱、依米丁（吐根碱）等多种生物碱，并含有黄柏酮、黄柏内酯等。

2. 药理作用　体外实验证明，黄连碱能够抑制结肠癌裸鼠肿瘤细胞增殖，诱导其凋亡；除此之外，本品尚有抗病毒、降血压、调血脂、保护心肌等作用。

黄柏《神农本草经》

主五脏肠胃中结热，黄疸，肠痔；止泄痢，女子漏下赤白，阴伤蚀疮。

——《神农本草经》

本品为芸香科植物黄皮树（*Phellodendron chinensis Schneid.*）的干燥树皮，习称“川黄柏”。生用，或盐水炙、炒炭用。

【性味功效】苦，寒。归肾、膀胱、大肠经。清热燥湿、泻火解毒、除骨蒸。

【历代评述】梁代陶弘景《名医别录》：“疗惊气在皮间，肌肤热赤起，目热赤痛，口疮。”金代张元素《珍珠囊》：“治肾水。膀胱不足，诸痿厥，腰膝无力。”清代黄元御《长沙药解》：“黄柏，泄己土之湿热，清乙木之郁蒸，调热利下重，理黄疸、腹满、伤寒。”

【临床应用】本品苦寒沉降，善清下焦湿热及骨蒸劳热，常用于治疗肝癌、肠癌、膀胱癌、白血病等属湿热内蕴或阴虚火旺者。

1. 肠癌、膀胱癌　本品苦寒直下，入大肠经、膀胱经，善清泻下焦湿热，对于肠癌湿热下注者，常配伍槐花、地榆等，若下痢较甚，则配伍白头翁，以收湿止泻、清热凉血，如槐角丸（《丹溪心法》），或白头翁汤（《伤寒论》）；治疗膀胱癌湿热、小便涩痛者，常配伍萆薢、车前子、猪苓等以利湿通淋，如萆薢分清饮（《医学心悟》）。

2. 肝癌　本品苦寒，善清脏腑结热，且有祛湿退黄之功，常用于治疗肝胆湿热郁蒸之黄疸，如栀子柏皮汤（《伤寒论》），常配伍茵陈、栀子以清热利湿退黄。

3. 白血病　本品入肾经，可泻相火、退骨蒸，治疗精亏内热、正虚不足诸症，如大补阴丸（《丹溪心法》），常配伍熟地、龟甲等以补阴填精而除虚热。

【用法用量】内服：煎服，3～12 g；外用：适量。

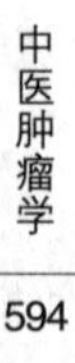

【使用注意】本品苦寒伤胃，脾胃虚寒者忌用。

【参考资料】

1. 化学成分　主要活性成分为生物碱，其中小檗碱是含量最高的生物碱，另外药根碱、黄柏碱、掌叶防己碱以及黄柏内酯、黄柏酮等活性成分也占有一定比重。

2. 药理作用　体外实验表明，小檗碱能够抑制人体舌鳞癌细胞的侵袭转移而发挥抗肿瘤作用，此外，本品还有降血压、抗菌、抗炎、解热等作用。

败酱草《神农本草经》

主五脏邪气，厌谷，胃痹。久服，安心益气，聪察少卧，轻身耐老。一名苶草，一名选。

——《神农本草经》

本品为败酱科植物黄花败酱（*Patrinia scabiosaefolia Fisch. ex Trev.*）和白花败酱（*Patrinia villosa Juss.*）的全草。切段，生用。

【性味功效】辛、苦，微寒。归肝、胃、大肠经。清热解毒、消痈排脓、祛瘀止痛。

【历代评述】梁代陶弘景《名医别录》："疗肠澼，渴，热中疾，恶疮。耐饥寒。"宋代寇宗奭《本草衍义》："折之白乳汁出，常常点瘊子自落。"明代兰茂《滇南本草》："凉血热、寒胃，发肚腹中诸积，利小便。"

【临床应用】本品辛散苦泄，既可清热泻火，又可消痈排脓，并可入血分祛瘀止痛，对于痈疡初起未成脓或已溃化脓者均有效，尤擅治疗内痈腹痛，临床用治肠癌、宫颈癌等痈肿血瘀腹痛者。

1. 肠癌　本品亦入大肠经，可消痈排脓，尤擅清肠痈腹痛，治疗肠癌热毒内蕴尚未溃破，常配伍金银花、蒲公英等清热解毒以化瘀；若肠癌肿块溃破、痈肿腹痛，可配伍薏苡仁、附子等同用以排脓消痈，如薏苡附子败酱散（《金匮要略》）；或败酱草、马尾黄连、丹皮各 15 g，猪苓、薏苡仁、仙鹤草、槐角、重楼、马齿苋各 30 g，大黄 10 g，水煎服。（《云南抗癌中草药》）

2. 宫颈癌　本品苦寒降泄，能入血分清热排脓，治疗宫颈癌热毒炽盛，常需配伍半枝莲、白花蛇舌草等以清热利湿，如败酱草、半枝莲、白花蛇舌草各 30 g，重楼、斑庄根各 15 g，水煎服。（《云南抗癌中草药》）

【用法用量】内服：煎服，6～15 g；外用：适量。

【使用注意】脾胃虚弱者忌用。

【参考资料】

1. 化学成分　本品含有黄酮类、三萜类、环烯醚萜类、挥发油类、有机酸类、甾醇类、香豆素类等多种活性成分。

2. 药理作用　实验表明白花败酱草对妇科肿瘤细胞生长具有显著的抑制作用，且呈剂量依赖型；对小鼠肝癌、宫颈癌模型均有抑瘤作用；此外本品还有抗菌、抗氧化、镇静等作用。

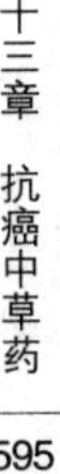

芒硝《名医别录》

主治五脏积聚，久热、胃闭，除邪气，破留血、腹中痰实结搏，通经脉，利大小便及月水，破五淋，推陈致新。

——《名医别录》

本品为含硫酸盐类矿物芒硝经加工精制而成的结晶体，主要含水硫酸钠（$Na_2SO_4 \cdot 10H_2O$）。芒硝经风化失去结晶水而成白色粉末称玄明粉（元明粉）。

【性味功效】咸、苦，寒。归胃、大肠经。泻下攻积、润燥软坚、清热消肿。

【历代评述】金代张元素《珍珠囊》："其用有三：去实热，一也；涤肠中宿垢，二也；破坚积热块，三也。"明代贾九如《药品化义》："味咸软坚，故能通燥结；性寒降下，故能去火燥。主治时行热狂，六腑邪热，或上焦膈热，或下部便坚。"

【临床应用】本品味苦气寒，又咸可软坚，寒以清热，涤荡胃肠湿热积滞，攻坚破结，推陈致新，治疗喉癌、胃癌、肠癌、乳腺癌等属实热积滞、痈疮肿痛者。

1. 喉癌、乳腺癌　本品咸寒，可清热消肿、软坚散结，治疗喉癌、乳腺癌等癌肿溃痛，外用效佳，如冰硼散（《外科正宗》），常配伍冰片、硼砂等，治疗口舌生疮、溃烂疼痛；治疗乳腺癌肿块破溃，可化水或纱布包裹外敷。

2. 胃癌、肠癌　本品入胃经、大肠经，苦寒泻下，功擅涤荡胃肠积热、泻下软坚，对于腑实热结、大便不通者尤宜，如大承气汤、调胃承气汤（《伤寒论》），常配伍大黄以增强泻下之功，治疗胃肠道疾患邪热留结、腑实不通诸症。

【用法用量】内服：10～15 g，冲入药汁内或开水溶化后服；外用：适量。

【使用注意】孕妇及哺乳期妇女忌用或慎用。

【参考资料】

1. 化学成分　本品主含成分为$Na_2SO_4 \cdot 10H_2O$，尚含有少量氯化钠、硫酸镁、硫酸钙等无机盐。

2. 药理作用　研究表明，芒硝可抑制肿瘤细胞生长；芒硝含硫酸钠，内服在肠内形成高渗溶液，阻止肠内水分吸收，使肠内水分增多，促进肠蠕动，因而产生泻下作用。

（周岱翰、贺凡）

第二节　化痰散结类

川贝母《神农本草经》

贝母，味辛，平。主伤寒烦热，淋沥邪气，疝瘕，喉痹，乳难，金疮，风痉。

——《神农本草经》

为百合科植物川贝母（*Fritillaria cirrhosa D. Don*）、暗紫贝母（*Fritillaria unibracteata*

P. K. Hsiao & K. C. Hsia）、甘肃贝母（*Fritillaria przewalskii Maxim ex Batal.*）或梭砂贝母（*Fritillaria delavayi.*）、太白贝母（*Fritillaria taipaiensis P. Y. Li*）、瓦布贝母（*Fritillaria cirrhosoe bulbus*）的干燥鳞茎。按外观性状不同可分为"松贝""青贝""炉贝"等品种。

【性味功效】甘、苦，微寒。归肺、心经。清热化痰、润肺止咳、散结消肿。

【历代评述】明代张介宾《本草正》："降胸中因热结胸及乳痈、流痰、结核。"清代刘若金《本草述》："疗肿瘤疡，可以托里护心，收敛解毒。"

【临床应用】川贝母为润肺止咳、祛痰散结、清热消肿之要药。临床常用治乳腺癌、舌癌、鼻咽癌等癌瘤中属热毒壅积、痰气互结者。

1. 乳腺癌　本品苦寒能清热散结，又能开郁下气，为化痰要药，治疗乳腺癌肝郁气滞、痰凝经络者，常需配伍疏肝理气之品同用。如香贝养荣汤（《医宗金鉴》）治疗乳腺癌症见溃烂流血水，乳中掣痛，肝郁伤脾、气血两亏者，配伍香附、川芎等疏肝理气，白术、人参等健脾益气扶正。

2. 舌癌　舌为心之苗，本品主入心经，可清泻上炎口腔之火邪，治疗舌癌邪热肿痛、口腔溃烂者，多配伍轻清上浮、清热活血之品同用。如石斛、川贝母、丹皮、连翘、茯苓、桑叶，治疗口舌碎腐、心营暗损，肌肉日削者（《谦益斋外科医案》）。

3. 鼻咽癌　本品能化痰散结，善清化瘀热，治疗痰火郁结、日久血瘀之鼻咽癌，常配伍南星、半夏等共奏化痰散结之功。如川贝、南星、酸枣仁、远志、柏子仁、丹皮、归身、熟地、茯神、香附、人参、白术、橘红各二两，龙齿一对（煅，无龙齿则鹿角尖二两煅代之），芦荟、角沉、朱砂为衣。上为细末，炼蜜为丸，如梧桐子大，每服八十丸，食后用合欢树根皮煎汤送下（《外科正宗·卷四》）。

【用法用量】内服：煎汤，3 ~ 10 g。研末冲服，一次 1 ~ 2 g。外用：适量，捣烂或醋磨涂患处。

【使用注意】本品反乌头，不宜与川乌、制川乌、草乌、制草乌、附子同用。寒痰、湿痰者不宜用。

【参考资料】

1. 化学成分　含多种甾体生物碱。川贝母含川贝碱、西贝碱；岷贝（甘肃贝母）含岷贝碱及岷贝分碱；青贝含青贝碱；松贝含松贝碱；炉贝含炉贝碱；梭砂贝母含梭砂贝母碱甲及梭砂贝母碱乙。川贝母、暗紫贝母、甘肃贝母及梭砂贝母的鳞茎均含西贝素及川贝碱。

2. 药理作用　川贝可以降低一氧化氮、肿瘤坏死因子和丙二醛的浓度，而且增强超氧化物歧化酶的活力，同时可降低支气管平滑肌的炎症细胞的浸润程度，具有较好的抗炎、平喘等作用。此外，各种贝母的总碱部分具有明显的镇咳作用，尚有祛痰、降压等作用。

半夏《神农本草经》

味辛，平，有毒。治伤寒，寒热，心下坚，下气，喉咽肿痛，头眩，胸胀，咳逆，肠鸣，止汗。

——《神农本草经》

为天南星科多年生草本植物半夏［*Pinellia ternata*（*Thunb.*）*Breit.*］的干燥块茎。晒干，为生半夏。炮制品有清半夏、姜半夏、法半夏、半夏曲、竹沥半夏等。

【性味功效】辛，温。有毒。归脾、胃、肺经。燥湿化痰，降逆止呕，消痞散结；外用消肿止痛。

【历代评述】唐代甄权《药性论》："能消痰涎，开胃健脾，止呕吐，去胸中痰满，下肺气，主咳结。新生者摩涂痈肿不消，能除瘿瘤。"金代张元素《主治秘要》："其用有四：燥脾胃湿一也；化痰二也；益脾胃之气三也；消肿散结四也。"

【临床应用】本品辛温燥热，为燥湿化痰、温化寒痰之要药，善于治疗脏腑湿痰。临床常用治食管癌、肺癌以及胃癌等各种腹腔恶性肿瘤中属痰湿内阻者。

1. 食管癌　本品主入脾胃经，擅长治疗中焦痰湿内蕴、食入梗阻不利或呕吐涎末者，治疗食管癌痰湿阻膈、食入不顺，常可配伍竹茹、黄连等以清热化痰、行气燥湿，如竹沥半夏、炒竹茹、川雅连、淡黄芩、淡干姜、白茯苓、桑叶、池菊花、白蒺藜、白檀香，方见《张聿青医案》，治疗食入梗阻，甚则涎沫上涌，脉两关俱弦者。

2. 肺癌　本品辛温散寒，入肺经，可化痰止咳，治疗肺癌痰湿内蕴、咳嗽连连，常配伍桔梗、桑白皮等宣肺平喘，前胡行气祛痰，如半夏汤（《圣济总录·卷七十一》）：半夏（汤洗七遍，焙干）、桑白皮（炙，剉）、细辛（去苗叶）、前胡（去芦头）、桔梗（炒）、甘草（炙，剉）、贝母（去心）、柴胡（去苗）、人参、诃黎勒（微煨，去核）、白术各等量，上为粗末，每服三钱匕，水一盏，加大枣擘破，生姜拍碎，煎至七分，去滓温服，食后、夜卧各一次。

3. 腹腔肿瘤　本品善于治疗脏腑痰湿内蕴诸症，若痰湿夹热者，可配伍黄连、黄芩等清热燥湿；若痰湿蕴结日久、血瘀阻络，可配伍红花、桃仁等活血化瘀。如广茂溃坚汤（《兰室秘藏》）：半夏、黄连、当归梢、厚朴、黄芩、广茂曲、生甘草、柴胡、吴茱萸、泽泻、益智仁、红花、橘皮、升麻、青皮各二分。水二盏，先浸药少时，煎至一盏，去渣，稍热服，食前，忌酒湿面，治疗中满腹胀、内有积块，坚硬如石，令人坐卧不安者。

【用法用量】煎服，3～15 g。内服一般宜制用，制法不同，功效有别：法半夏长于燥湿且温性较弱；姜半夏善于降逆止呕；清半夏善于化痰；半夏曲则有化痰消食之功；竹沥半夏性寒凉，善于清热化痰熄风。外用适量，磨汁涂或研末调敷患处，亦可制成栓剂使用。

【使用注意】反乌头。阴亏燥咳、血证、热痰、燥痰应慎用。本品剂量过大（30～90 g）

或生品内服0.1～2.4 g可引起中毒。主要表现为口内苦涩流涎，口舌麻木，舌干，不能发音，胃部不适，恶心，腹泻；或有胸前压迫感，心悸。也有因服生半夏过量而致永久性失音者；外用生半夏可致过敏性、坏死性皮炎。

【参考资料】

1. 化学成分　本品含β－谷甾醇－D－葡萄糖苷，有黑尿酸及天门冬氨酸、谷氨酸、精氨酸、β－氨基丁酸、γ－氨基丁酸等多种氨基酸和18种微量元素。本品的抗肿瘤活性主要集中在总有机酸提取物或醋酸乙酯提取物。另含胆碱、烟碱、棕榈酸、油酸、微量挥发油、原儿茶醛等。原儿茶醛为半夏辛辣刺激性物质。

2. 药理作用　本品提取物可抑制小鼠宫颈癌细胞株的增殖。对人体肝癌细胞株、人体白血病、胃癌细胞等具有明显抑制作用。此外本品尚有镇咳、祛痰、解痉、镇静、镇吐、抗心律失常等作用。

天南星《神农本草经》

主心痛，寒热结气，积聚伏梁，伤筋，痿，拘缓。利水道。

——《神农本草经》

为天南星科植物天南星［*Arisaema erubescens*（*Wall.*）*Schott.*］、东北天南星（*Arisaema amurense Maxim.*）或异叶天南星（*Arisaema heterophyllum Blume*）的干燥块茎。除去须根及外皮，洗净，干燥为生天南星；用姜汁、明矾炮制，为制天南星；用胆汁炮制，为胆南星。

【性味功效】辛、苦，温。有毒。归肺、肝、脾经。燥湿化痰，祛风散结，外用消肿散结。

【历代评述】五代日华子《日华子本草》："罯扑损瘀血，主蛇虫咬，疥癞，恶疮。"宋代刘翰、马志等《开宝本草》："主中风，除痰麻痹，下气，破坚积，消痈肿，利胸膈，散血，堕胎。"

【临床应用】本品性温而燥，燥湿化痰之力强，临床常用治肺癌、消化道肿瘤、喉癌等癌瘤中属痰湿壅阻、瘀血凝结者。

1. 肺癌　本品辛温发散，又味苦开结，主入肺经，治疗肺癌痰湿内蕴、咳喘痰壅、胸膈满闷等症，常配伍半夏、枳实等以行气开结、化痰燥湿，如导痰汤。（《传信适用方》）

2. 胃癌　本品入脾经，能燥湿化痰醒脾，善治胃癌脾胃虚弱、痰湿内盛、呕逆腹胀等症，如九伯饼《证治汇补》配伍枳实、厚朴以降逆行气散结，人参补脾扶正。

3. 喉癌　本品善化痰散结，治疗喉癌痰火上炎，可配伍栀子、丹皮等以清热凉血，半夏、橘红以化痰祛湿。如天南星4两（汤浸，去皮脐），济川半夏2两，上焙干，以生薄荷叶，捣取自然汁1大碗浸药，焙，直候汁尽，捣罗为末，炼蜜为丸，如梧桐子大。每服5丸至10丸，生姜、薄荷汤吞下，治疗喉肿痛。（《普济方·卷三七八》）

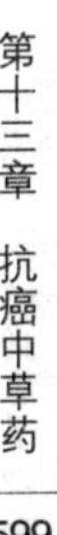

【用法用量】内服：煎汤，3～10 g，多制用；生南星多入丸、散剂用。外用：适量，研末撒或调敷。

【使用注意】天南星有刺激性，口服有一定毒性，可致舌、喉发痒而灼热、肿大，严重可致窒息。生品内服宜慎。阴虚燥痰和孕妇慎用。

【参考资料】

1. 化学成分　天南星块茎中含三萜皂苷、苯甲酸、黏液、淀粉、多种氨基酸等，另外含有β－谷甾醇和钙、磷、铝、锌等。其中掌叶半夏凝集素、多糖、β－谷甾醇为抗肿瘤作用的主要成分。

2. 药理作用　天南星中的β－谷甾醇能使子宫颈癌细胞出现S期聚集、凋亡和坏死增加。体外实验证明其能显著抑制小鼠肉瘤细胞、人体胃癌细胞等的生长；此外尚有镇静、镇痛、祛痰镇咳、抗惊厥等作用。

昆布《名医别录》

主十二种水肿，瘿瘤聚结气，瘘疮。

——《名医别录》

为海带科植物海带（*Laminaria japonica Aresc.*）或翅藻科植物昆布（*Ecklonia kurome Okam.*）的干燥叶状体。亦称海带、海昆布。晒干，生用。

【性味功效】咸，寒。归肝、胃、肾经。消痰散结，利水消肿。

【历代评述】明代李中梓《本草通玄》：“主噎膈。”清代黄元御《玉楸药解》：“泄水去湿，破积软坚。清热利水，治气臌水胀，瘰疬瘿瘤，癞疝恶疮，与海藻、海带同功。”

【临床应用】临床常用治甲状腺癌、恶性淋巴瘤、食管癌等癌瘤中属痰浊凝结者。

1. 甲状腺癌、恶性淋巴瘤　本品咸寒，能软坚散结、利水消肿，常用于治疗甲状腺癌及恶性淋巴瘤等痰浊瘀滞、凝结成块，内服及外用均可，多配伍海藻、半夏等同用，如昆布、海藻、生南星、生半夏、麝香、冰片、红花、牡蛎、青盐，共研细末，白及切片，熬膏和药为锭用，也可捶碎入膏，外敷患处（《理瀹骈文》）。

2. 食管癌　本品咸寒软坚，治疗食管癌痰气凝结、吞咽不利，常与海藻同用。

【用法用量】煎服，6～15 g。或入丸、散剂。

【使用注意】脾胃虚寒蕴湿者忌服。

【参考资料】

1. 化学成分　昆布含藻胶素（algin）、甘露醇（mannitol）、半乳聚糖（galactan）、海带氨酸（laminine）、海带聚糖（laminarin）、谷氨酸、天冬氨酸、脯氨酸、维生素 B_1、维生素C、维生素P和碘、钾等。其中昆布多糖、海藻多糖是抗肿瘤作用的主要成分。

2. 药理作用　本品成分海藻多糖通过促进机体的细胞免疫、体液免疫和非特异性免疫作用，即促进免疫功能进而达到抑制癌细胞的目的。此外，尚有抑制甲状腺功能亢进、降压、抗凝血、降血脂、降血糖、松弛肠道平滑肌等作用。

海藻《神农本草经》

主瘿瘤气，项下核，破散结气，痈肿，癥瘕，坚气，腹中上下鸣，下十二水肿。

——《神农本草经》

为马尾藻科植物羊栖菜［*Sargassum fusiforme*（*Harv.*）*Setch.*］或海蒿子［*Sargassum pallidum*（*Turn.*）*C. Ag.*］的干燥藻体。前者习称“小叶海藻”，后者习称“大叶海藻”。

【性味功效】苦、咸，寒。归肝、胃、肾经。消痰软坚，利水消肿。

【历代评述】唐代甄权《药性论》：“治气痰结满，疗疝气下坠，疼痛核肿，去腹中雷鸣，幽幽作声。”明代陈嘉谟《本草蒙筌》：“治项间瘰疬，消项下瘿囊；利水道，通癃闭成淋，泻水气，除胀满作肿。”

【临床应用】本品味苦而咸，性寒，擅长消痰软坚，常用于治疗头颈部肿瘤，临床常用治甲状腺癌、食管癌等癌瘤属痰热壅结者。

1. 甲状腺癌　本品咸寒，能清热散结，用于治疗头颈部肿瘤，尤其是甲状腺肿瘤痰热凝滞，常配伍连翘、川贝以清热化痰散结，如海藻玉壶汤（《外科正宗·卷二》）：海藻、贝母、陈皮、昆布、青皮、川芎、当归、半夏、连翘、甘草节、独活、海带，上药用水二升，煎至八分，量病上下食前后服之，治疗瘿瘤初起，或肿或硬，或赤不赤，但未破者。

2. 食管癌　海藻咸寒，软坚散结力强，兼有利水消肿之功效，其用于治疗食管癌属顽痰不化、水湿内停者，常配伍昆布、半夏、白英等同用。

【用法用量】煎服，6～15 g；浸酒或入丸、散剂。

【使用注意】反甘草。脾胃虚寒有湿者不宜用。

【参考资料】

1. 化学成分　羊栖菜含藻胶酸、粗蛋白、甘露醇、钾、碘、马尾藻多糖和ATP－硫酸化酶等。海蒿子含藻胶酸、粗蛋白、甘露醇、钾、碘，另含磷脂酰乙醇胺、马尾藻多糖、抗坏血酸和多肽等。

2. 药理作用　海藻不同品种可调节T淋巴细胞、B淋巴细胞等活性以调节免疫功能，对人体肺腺癌细胞和人白血病细胞具有生长抑制作用。此外，尚有抗甲状腺肿、抗放射、抗凝血、降血脂、降血压、抗心肌坏死、抗溃疡、抑菌等作用。

猫爪草《中药材手册》

治颈上瘰疬结核。

——《中药材手册》

为毛茛科植物小毛茛（*Ranunculus ternatus Thunb.*）的干燥块根。

【性味功效】甘、辛，温。归肝、肺经。解毒散结，止咳祛痰。

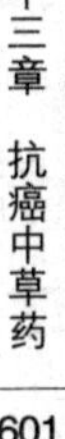

【历代评述】《河南中草药手册》："消肿，截疟。治瘰疬、肺结核。"

【临床应用】临床常用于治肺癌、乳腺癌等癌瘤中属痰浊壅结者。

1. 肺癌　本品辛温发散，入肺经，有化痰止咳散结之功，用于治疗肺癌痰湿结聚、咳嗽多痰，常配伍半夏、贝母等通用。如猫爪草、鱼腥草、仙鹤草、山海螺、蚤休各30 g，天门冬20 g，生半夏、浙贝母各15 g，葶苈子12 g，水煎服，每日1剂，分2次服。(《抗肿瘤中药的临床应用》)

2. 乳腺癌　猫爪草主入肝经，解毒散结，肝经循经乳房，故可治疗乳房结块，用于治疗乳腺癌痰湿肿块，常配伍夏枯草、贝母等同用。如猫爪草、蛇莓、牡蛎各30 g，夏枯草9 g。水煎服，每日1剂。(《抗癌良方》)

【用法用量】内服：煎服，15 ~ 30 g。单味药可用至120 g。外用：适量，研末敷。

【参考资料】

1. 化学成分　本品含小毛茛内酯、毛茛苷、生物碱、皂苷和多糖类等。

2. 药理作用　本品的乙醇提取液对TNF有较强的诱生作用；动物体内实验表明皂苷及多糖对小鼠肉瘤和艾氏腹水癌有抑制作用。此外，还有止咳、平喘等作用。

僵蚕《神农本草经》

主小儿惊痫、夜啼，去三虫，灭黑皯，令人面色好，男子阴疡病。

——《神农本草经》

为蚕蛾科昆虫家蚕（*Bombyx mori Linnaeus.*）4 ~ 5龄的幼虫因感染（或人工接种）淡色丝菌科白僵菌［*Beauveria bassiana*(*Bals.*)*Vuillant.*］而致死的干燥体。亦称僵蚕、白僵虫、天虫。

【性味功效】咸、辛，平。归肝、肺、胃经。熄风止痉，祛风止痛，化痰散结。

【历代评述】明代李时珍《本草纲目》："散风痰结核瘰疬，头风，风虫齿痛，皮肤风疮，丹毒作痒，痰疟癥结，妇人乳汁不通，崩中下血，小儿疳蚀鳞体，一切金疮，疔肿风痔。"

【临床应用】临床常用治恶性淋巴瘤、喉癌、舌癌、胃癌等癌瘤中属痰结瘀积者。

1. 喉癌、舌癌　本品味咸而辛，散结化痰之力强，常用于头颈部肿瘤痰凝瘀滞，内服或研末外用均可，外用常配伍冰片、硼砂等，内服常配伍白芷、蜈蚣等，如喉科吹药七味僵蚕散：制僵蚕、白芷各一分，牛黄，牙硝一钱八分，生蒲黄四分，硼砂八分，冰片二分。(《重订囊秘喉书》)

2. 胃癌　本品入胃经，用治胃癌痰湿内停、瘀血阻络，可配伍半夏、露蜂房、全蝎各20 g，山慈菇、白僵蚕各25 g，蟾蜍皮15 g，上6味，捣碎，置净器中，用酒450 mL浸之，经7日后开取。空腹口服，每次10 ~ 15 mL，每日3次。(《药酒验方选》)

【用法用量】煎服，5 ~ 10 g。研末1 ~ 3 g，外用适量。散风热宜生用，余多制用。

【使用注意】心虚不宁、血虚生风者慎服。

【参考资料】

1. 化学成分　本品含蛋白质67.44%、脂肪4.38%。此蛋白质有刺激肾上腺皮质的作用。尚含多种氨基酸以及铁、锌、铜、锰、铬等微量元素。

2. 药理作用　白僵蚕提取物通过诱导细胞凋亡，实现对人体宫颈癌细胞的抑制作用，并对人体肝癌细胞有明显的抑制作用。此外，本品尚有抗惊厥、镇静、抗凝血、降血糖、抑菌等作用。

旋覆花《神农本草经》

主结气，胁下满，惊悸，除水，去五脏间寒热，补中，下气。

——《神农本草经》

为菊科多年生草本植物旋覆花（*Inula japonica Thunb.*）、线叶旋覆花（*Inula linariaefolia Turcz.*）、欧亚旋覆花（*Inula britannica L.*）等的干燥头状花序。亦称“金沸花”。生用或蜜炙用。

【性味功效】苦、辛、咸，微温。归肺、胃经。降气化痰，降逆止呕，活血通络。

【历代评述】梁代陶弘景《名医别录》：“消胸上痰结，唾如胶漆，……利大肠，通血脉，益色泽。”元代王好古《汤液本草》：“发汗吐下后，心下痞，噫气不除者宜此。”

【临床应用】本品辛开苦降，入肺经而降气化痰、平喘止咳，又性微温而入胃经，能温胃降逆止呕而消痞满。临床常用治食管癌、胃癌、乳腺癌、恶性淋巴瘤等癌瘤中属痰气阻结者。

1. 食管癌　本品辛温发散，能消痰行水，治疗食管癌痰气阻滞、吞咽不利，可配合半夏、竹茹等化痰散结，如旋覆花、麦冬、六神曲、黑山栀、赤苓、半夏、豆豉、陈皮、杏仁、竹茹、海蛇、荸荠、枇杷叶，水煎服，治食入哽噎不下，舌腻，脉滑大，属痰膈者。(《王旭高临证医案》)

2. 胃癌　本品味辛咸性温，入胃经而能行气消痞、化积消饮，治疗胃癌痰饮积滞胃脘、吞酸呕吐、脘腹胀满等症，常配伍半夏、陈皮等化痰行气，配伍茯苓、白术等健脾祛湿。如旋覆花、茯苓、吴茱萸、瓦楞子散、茜草、法半夏、郁金、九香虫，水煎服，治伏梁在脘，积饮吐酸。(《黄氏纪效新书》)

3. 乳腺癌、恶性淋巴瘤　本品味苦而辛，善于降气化痰，用于治疗气滞痰凝之乳腺癌或恶性淋巴瘤等，多配伍夏枯草、香附等行气解郁、化痰散结，如：①旋覆花、香附、半夏、橘子叶各15 g，山慈菇2 g，百合10 g，水煎服（《云南抗癌中草药》）。②旋覆花12 g，丹参、夏枯草、蒲公英各30 g，昆布、莪术、全瓜蒌各15 g，胆南星、皂角刺各9 g，水煎服，每日1剂。(《抗肿瘤中药的临床应用》)

【用法用量】煎服，3 ~10 g。宜布包入煎。

【使用注意】阴虚劳嗽、津伤燥咳者忌用。

【参考资料】

1. 化学成分　旋覆花含旋覆花内酯。欧亚旋覆花含旋覆花甾醇、槲皮素、槲皮黄苷、异槲皮苷、槲皮万寿菊苷。

2. 药理作用　本品的水提液或醇提液提取的旋覆花内酯为抗癌的有效成分，有较强的抑制癌细胞增殖作用。此外，尚有祛痰、镇咳、抗炎、抗菌、杀虫等作用。

葶苈子《神农本草经》

味辛，寒，无毒，治癥瘕积聚结气，饮食寒热，破坚逐邪，通利水道。

——《神农本草经》

为十字花科草本植物播娘蒿［*Descurainia sophia*（*L.*）*Webb ex Prantl*］或独行菜（*Lepidium apetalum*）的干燥成熟种子。前者习称“南葶苈子”，后者习称“北葶苈子”。生用或炒用。

【性味功效】苦、辛，大寒。归肺、膀胱经。泻肺平喘，利水消肿。

【历代评述】梁代陶弘景《名医别录》：“下膀胱水，伏留热气，皮间邪水上出，面目浮肿，身暴中风热痱痒，利小腹。”近代张山雷《本草正义》：“葶苈子，苦降辛散，而性寒凉，故能破滞开结，定逆止喘，利水消肿。”

【临床应用】本品苦降辛散，性大寒而清热，主入肺经、膀胱经，能专泻肺中水饮、痰火而平咳喘。临床常用治淋巴瘤、肺癌等癌瘤中属痰水壅盛、肺气壅实者。

1. 淋巴瘤　葶苈子辛开苦降，力可通达三焦、开泄表里，治疗痰水湿浊留滞经络，常配伍木香、陈皮等疏肝行气，配伍瓜蒌、贝母等同用以开结化痰，如甜葶苈、栝楼、川贝、杜苏子、橘叶。(《外证医案汇编》)

2. 肺癌　本品味辛而苦，主入肺经，可开结破积，治疗肺癌见胸闷气促、疼痛咳喘，可配伍枳实、槟榔等行气利水，如枳实汤：葶苈（纸上炒令紫色）、枳实（去瓤，麸炒）、木香、槟榔（剉）、甘草（炙，剉）、吴茱萸（汤浸，焙干，炒）、杏仁（汤浸，去皮尖双仁，炒），上七味粗捣筛，每服三钱匕，水一盏，生姜拍碎，同煎，去滓，温服，空心，食前，日二（《圣济总录·息贲》）。若合并胸水，胸中胀满，痰涎壅塞，喘咳不得卧，甚则一身面目浮肿，可用葶苈大枣泻肺汤：葶苈 15 g（熬令黄色，捣丸），大枣 12 枚，先以水 600 mL，煮枣取 400 mL，去枣，纳葶苈，煮取 200 mL，顿服。(《医宗金鉴》)

【用法用量】内服：煎服，5～15 g；研末服，3～6 g。外用：适量，煎水洗或研末调敷。本品利水消肿，宜生用；治痰饮喘咳，宜炒用；肺虚痰阻喘咳，宜蜜炙用。

【参考资料】

1. 化学成分　南葶苈子含挥发油，油中含异硫氰酸苄酯、异硫氰酸烯丙酯、丁烯腈、双硫烯丙基。尚含脂肪油。北葶苈子含芥子苷、脂肪油、蛋白质、糖类、生物碱、挥发油及强心化学成分。

2. 药理作用　本品对人体鼻咽癌细胞和宫颈癌细胞株有极强的抑制作用，对艾氏腹水癌小鼠的癌细胞有明显的抑制作用。此外，尚有强心、利尿、止咳平喘、降血脂等作用。

猪苓《神农本草经》

味甘，平，无毒。治痎疟，解毒，蛊疰不详。利水道。

——《神农本草经》

为多孔菌科真菌猪苓［*Polyporus umbellatus*（*Pers.*）*Fries*］的干燥菌核。晒干，切片入药，生用。

【性味功效】甘、淡，平。归肾、膀胱经。利水渗湿，除痰散结。

【历代评述】明代李时珍《本草纲目》："开腠理，治淋肿，脚气，白浊，带下，妊娠子淋，胎肿，小便不利。"金代张元素《珍珠囊》："渗泄，止渴。又治淋肿。"

【临床应用】临床常用治肺癌、结肠癌、膀胱癌等癌瘤中属水湿痰浊停聚者。

1. 胃癌　本品味甘淡而性平，利水祛湿而不伤阴，治疗因脾胃虚弱而水湿内停、呕吐清水痰涎，常配伍白术、茯苓等健脾益气，桂枝等温阳化饮，如五苓散（《景岳全书》）：猪苓、泽泻、白术、茯苓、桂枝（去皮），上五味，捣为散，以白饮和服方寸匕，日三服，多饮暖水，汗出愈，如法将息，治疗反胃初起，而气体强壮者，湿滞为甚者。

2. 结肠癌、膀胱癌　本品甘淡渗利，主入肾经、膀胱经。膀胱为州都之官，肾衰水湿泛滥，膀胱通行不利，则下肢水肿、小便不利，甚则全身水肿，猪苓入下焦利水通淋、渗湿消肿，常配伍茯苓、桂枝、泽泻等同用，如猪苓汤（《伤寒论》）。

【用法用量】煎服，6～15 g。

【使用注意】无水湿者忌用。

【参考资料】

1. 化学成分　本品含水溶性多聚糖化合物猪苓聚糖Ⅰ、麦角甾醇、α－羟基廿四碳酸、生物素、粗蛋白等，其中猪苓多糖为抗肿瘤的主要活性成分。

2. 药理作用　猪苓多糖在体外实验对结直肠癌细胞、小鼠肉瘤、肝癌、膀胱癌、肺癌、人体宫颈癌均有抑制作用。此外，尚有利尿、促进免疫功能、保肝、抗菌等作用。

牡蛎《神农本草经》

主伤寒寒热，温疟洒洒，惊恚怒气，除拘缓鼠瘘，女子带下赤白。

——《神农本草经》

为牡蛎科动物长牡蛎（*Ostrea gigas*）、大连湾牡蛎（*Ostrea talienwhanensis Crosse*）或近江牡蛎（*Ostrea rivularis Gould*）的贝壳。

【性味功效】咸，微寒。归肝、胆、肾经。重镇安神，潜阳补阴，软坚散结，收敛固摄，制酸止痛。

【历代评述】元代王好古《汤液本草》："牡蛎，入足少阴，咸为软坚之剂，以柴胡引之，故能去胁下之硬，以茶引之，能消结核，以大黄引之，能除股间肿。"明代李时珍《本草纲目》："化痰软坚，清热除湿，止心脾气痛，痢下赤白浊，消疝瘕积块，瘿疾结核。"

【临床应用】本品咸寒，能软坚散结，善于治疗痰火郁结诸症。临床常用治恶性淋巴瘤、甲状腺癌、乳腺癌等癌瘤属痰凝结聚者。

1. 恶性淋巴瘤、甲状腺癌　本品咸能软坚，寒可清热，有化痰解郁、散结止痛之效，善于治疗各种淋巴结核痰火凝结证，治疗头颈部肿瘤，常配伍玄参、贝母等以清热化痰。如生牡蛎、玄参、贝母各等份，共研末，炼蜜为丸，每次 6～9 g，每日 3 次，温水送服。(《医学心悟·痰核、瘿瘤、瘰疬方》)

2. 乳腺癌　牡蛎 50 g，夏枯草、海藻各 20 g，露蜂房、花粉各 15 g，蜈蚣 7.5 g，玄参 10 g，川贝 5 g，水煎服。(上海中医学院附属曙光医院方)

【用法用量】煎服，10～30 g，宜打碎先煎。用于消瘤散结者，用量可适当加大。

【使用注意】急慢性皮肤病患者忌食；脾胃虚寒，慢性腹泻者不宜多吃。

【参考资料】

1. 化学成分　主要含有大量碳酸钙，少量蛋白质、糖蛋白、多糖等有机质大分子，以及牛磺酸，18 种氨基酸，B 族维生素，Fe、Zn、Se 等矿物质和微量元素。

2. 药理作用　体外实验表明，牡蛎多肽有显著抗血管生成作用；对鼻咽癌细胞、K562、HeLa 细胞、肉瘤的生长均有抑制作用；且对抗肿瘤药物氟尿嘧啶、注射环磷酰胺具有增敏作用。此外，本品尚有抗氧化、降血糖、调节免疫系统等作用。

山海螺《本草纲目拾遗》

治肿毒瘰疬，取汁和酒服，渣敷患处。

——《本草纲目拾遗》

为桔梗科党参属植物羊乳［*Codonopsis lanceolata*（*sieb. et Zucc*）*Trautv.*］的干燥根。

【性味功效】甘、辛，平。归脾、肺经。益气养阴，解毒消肿，排脓通乳。

【历代评述】梁代陶弘景《名医别录》："主头眩痛，益气，长肌肉。"清代汪连仕《采药书》："治杨梅恶疮。"

【临床应用】临床常用治肺癌、甲状腺癌等癌瘤属痰凝积滞、热毒壅盛者。

1. 肺癌　本品味辛能散，主入肺经，有化痰、散结、排脓之功，治疗肺癌痰湿阻络、咳痰不爽，常配伍鱼腥草、贝母等同用以清热化痰。如山海螺、鱼腥草、仙鹤草、猫爪草、蚤休各 30 g，天门冬 20 g，葶苈子 12 g，生半夏、浙贝母各 15 g。(《名医治癌良方》)

2. 甲状腺癌　山海螺能消肿散结，治疗头面部肿块如甲状腺癌瘤块结聚、痰浊瘀滞，常配伍海藻、昆布等同用以软坚散结。如山海螺 30 g，夏枯草、海藻、昆布、皂刺、

炮山甲各 9 g，丹皮、山慈菇各 6 g，白芥子 2.4 g，水煎服。(《抗癌植物药及其验方》)

【用法用量】内服：煎服，15～60 g，鲜品 45～120 g。外用：鲜品适量，捣敷。

【使用注意】外感初起，无汗者慎用。

【参考资料】

1. 化学成分　主要有生物碱类，甾萜类化合物包括 α－菠菜甾醇、7－豆甾烯醇、齐墩果酸、刺囊酸、黄酮类物质、挥发油成分、多种氨基酸、多糖、微量元素等。

2. 药理作用　本品经大量临床实践证实具有抗肿瘤作用，对肺癌、鼻咽癌、肝癌等肿瘤均有一定疗效。此外，本品尚有镇静、镇痛、抗惊厥、抗炎、调血脂、护肝等作用。

石菖蒲《神农本草经》

主风寒湿痹，咳逆上气，开心孔，补五脏，通九窍，明耳目，出音声。

——《神农本草经》

为天南星科植物石菖蒲（*Acorus tatarinowii*）的干燥根茎。

【性味功效】辛、苦，温。归心、胃经。开窍豁痰，醒神益智，化湿开胃。

【历代评述】梁代陶弘景《名医别录》曰："无毒。主治耳聋、痈疮，温肠胃，止小便利，四肢湿痹，不得屈伸，小儿温疟，身积热不解，可作浴汤。"清代汪昂《本草备要》："宣通窍、补心，辛苦而温，芳香而散……"

【临床应用】本品辛温发散，芳香开窍，归心经、胃经，既能开窍醒神，又能化湿开胃，善于治疗痰蒙清窍、脾胃湿滞诸症。临床常用治疗鼻咽癌、颅内肿瘤等癌瘤属痰湿蒙窍者。

1. 鼻咽癌　本品辛散芳香，可上通鼻窍，对于鼻咽癌痰湿结聚成块，常配伍夏枯草、瓜蒌等同用以化痰散结。如石菖蒲、川楝子各 9 g，白芍、玄参各 12 g，瓜蒌、皂刺各 15 g，生牡蛎、夏枯草各 30 g，硼砂 1.5 g（冲服），水煎服。(《抗癌植物药及其验方》)

2. 颅内肿瘤　石菖蒲辛温发散力强，力专效强，主入心经，可通窍醒神，味苦又能燥湿，故可豁痰开窍，对于颅内肿瘤痰蒙清窍，常配伍钩藤、石决明等同用以清利头目。如当归、川芎、赤芍、桃仁、藏红花、三棱、莪术、猪苓、土鳖虫、白术各 10 g，生地黄、泽泻，石菖蒲各 15 g，茯苓 20 g，蜈蚣 2 条。(《名医治癌良方》)

【用法用量】煎服，3～10 g，鲜品加倍。

【使用注意】阴虚阳亢、烦躁汗多、咳嗽、吐血、精滑者慎服。

【参考资料】

1. 化学成分　主要含有挥发油，如 β－细辛醚、α－细辛醚等。其还含有糖类、氨基酸、黄酮及醌、生物碱、有机酸以及一些单环氧、双环氧木脂素类成分。

2. 药理作用　石菖蒲分离物 β－细辛醚可抑制体外胃癌细胞株增殖并阻止肿瘤细胞的侵袭、转移和黏附。此外，本品尚有镇静催眠、抗惊厥、镇咳平喘等作用。

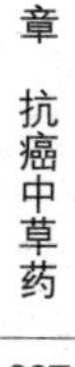

瓜蒌《神农本草经》

治消渴，身热，烦满，大热，补虚，安中，续绝伤。

——《神农本草经》

为葫芦科植物栝楼（*Trichosanthes kirilowii Maxim.*）或双边栝楼（*Trichosan-thes rosthornii Harms*）的干燥成熟果实，根（天花粉或称栝楼根）、果实（全瓜蒌）、种子（瓜蒌仁）均可入药。

【性味功效】甘、微苦，寒。归肺、胃、大肠经。清热涤痰，宽胸散结，润燥滑肠。

【历代评述】明代兰茂《滇南本草》："治寒嗽、伤寒、结胸，解渴，止烦。"清代张秉成《本草便读》："润肺清肠，降痰火下行为顺，消瘀涤垢，治结胸上实颇灵。"

【临床应用】本品甘寒，能养阴生津除热，其味又苦，故能开结泻火，入肺经、胃经、大肠经，通行三焦，既能润肺化痰，益胃生津止渴，又能润肠通便。临床常用治乳腺癌、食管癌、肺癌等癌瘤属痰热互结者。

1. 乳腺癌　本品可苦寒降泄，能泻火除痰散结，治疗乳腺癌气郁化火、热毒痰凝而乳房胀痛，常配伍夏枯草、栀子等以泻火散结，配伍乳香、没药等化瘀止痛。如神效瓜蒌散（《医宗金鉴》）：大栝楼（去皮，焙为末）、当归、生甘草、没药、乳香，共研粗末，每用五钱，醇酒三盅，慢火熬至一盅，去渣，食后服之。

2. 食管癌、肺癌　本品甘寒能润，主入肺胃经，擅清肺涤痰、宽胸散结、益胃生津，用治食管癌痰气阻膈、肺癌痰热咳甚等，常配伍桔梗、枳壳等同用以行气化痰。如瓜蒌实丸（《重订严氏济生方》）：瓜蒌实（研），枳壳（去瓤，麸炒），半夏（汤泡七次），桔梗（炒）各 30 g，上为细末，姜汁打糊为丸，如梧桐子大，每服 50 丸，食后用淡姜汤送下。

【用法用量】煎服，10 ~ 15 g。

【使用注意】脾虚便溏及湿痰、寒痰者忌用。反乌头，不宜与川乌、制川乌、草乌、制草乌、附子同用。

【参考资料】

1. 化学成分　主要含有大量油脂类成分，包括油酸、亚油酸和瓜蒌酸等不饱和脂肪酸。其外还有甾醇类、黄酮类、三萜类及氨基酸、蛋白质等。

2. 药理作用　本品主要成分天花粉蛋白有诱导小鼠前列腺癌细胞凋亡的作用。瓜蒌煎剂可在体外抑制 HeLa 细胞的细胞毒活性及其细胞增长，直接抑制宫颈癌 HeLa 细胞，对巨噬细胞有促进和损伤的双向作用。此外，本品尚有祛痰止咳、抗菌、抗溃疡、改善心脏功能等作用。

威灵仙《新修本草》

腰、肾、脚膝、积聚、肠内诸冷病，积年不瘥，服之效。

——《新修本草》

为毛茛科植物威灵仙（*Clematis chinensis Osbeck*）、棉团铁线莲（山蓼）（*Clematis hexapetala Pall.*）或东北铁线莲（黑薇）（*Clematis manshurica Rupr.*）的干燥根及根茎。

【性味功效】辛、咸，温。归膀胱经。祛风湿，通经络。

【历代评述】宋代刘翰、马志等《开宝本草》："主诸风，宣通五脏，去腹内冷滞，心膈痰水，久积癥瘕，痃癖气块，膀胱宿脓恶水，腰膝冷疼，及疗折伤，久服之，无温疫疟。"明代贾所学《药品化义》："灵仙，其猛急，善走而不守，宣通十二经络。"倪朱谟《本草汇言》："大抵此剂宣行五脏，通利经络，其性好走，亦可横行直往。"

【临床应用】本品辛散温通，能通行十二经，性善走，既能祛风湿，又能通经络止痹痛，擅治风寒湿留滞经络而肢体麻木、关节不利等诸症。临床常用治食管癌痰湿阻滞者及癌瘤属气血亏虚、经络瘀滞不通者。

1. 食管癌　本品味辛而咸，能散结软坚，其性猛，走而不守，治疗食管癌痰湿内蕴、吞咽不利、呕吐痰涎等，常与生姜、半夏等同用以化湿止呕。如润肠膏（《东医宝鉴》）：新采威灵仙捣取汁、生姜取汁、真麻油、白砂蜜，炼去沫，同入银石器内，慢火煎如饧。

2. 恶性肿瘤痛证　本品辛温，性温可温通经络利关节，辛可发散风寒湿邪，治疗各种癌瘤气虚血弱、经络不通或痰湿阻滞经络，常配伍细辛、川芎、白芍等同用以温阳化湿、疏肝养血。如神应丸（《证治准绳》），与当归、肉桂同用，以温通补血，治疗寒湿阻络、腰背疼痛。

【用法用量】内服：煎服，6～10 g。外用：适量。

【使用注意】本品辛散走窜，气血虚弱者及孕妇慎服。

【参考资料】

1. 化学成分　威灵仙的根含白头翁素、白头翁内酯、甾醇、糖类、皂苷、内酯、酚类、氨基酸、挥发油及多种微量元素等成分。其中皂苷类齐墩果酸具有较强抗肿瘤作用。

2. 药理作用　威灵仙抗肿瘤作用途径较广，与抑制肿瘤细胞生长、阻滞细胞周期、抑制信号通路、诱导肿瘤细胞凋亡、抑制血管生成、调控细胞能量代谢、逆转耐药性、诱导肿瘤细胞自噬以及调节免疫等均相关。白头翁皂苷可显著抑制人体胰腺癌细胞、肝癌细胞株、人体脑胶质母细胞瘤、乳腺癌细胞、宫颈癌细胞、大肠癌细胞和胃癌细胞株等的生长和增殖。此外，本品尚有抗炎、镇痛、抗菌、增强免疫力等作用。

露蜂房《神农本草经》

治惊痫，瘛瘲，寒热，邪气，癫疾，鬼精，蛊毒，肠痔。

——《神农本草经》

露蜂房（*Polistes mandarinus Saussure*），又称蜂房、蜂肠、紫金沙、百穿，为胡蜂科昆虫果马蜂、日本长脚蜂或异腹胡蜂的巢。

【性味功效】甘，平，小毒。归肝、胃、肾经。攻毒散结、祛风止痛、杀虫止痒。

【历代评述】五代日华子《日华子本草》："治牙齿疼，痢疾，乳痈，蜂叮，恶疮。"明代兰茂《滇南本草》："治一切虚证，阳痿无子，采服之。"李时珍《本草纲目》："露蜂房，阳明药也。外科齿科及他病用之者，亦皆取其以毒攻毒，兼杀虫之功耳。"

【临床应用】本品有小毒，可攻毒散结，体轻浮善走串而味甘，能祛风止痒止痛，临床用于治疗乳腺癌、鼻咽癌、食管癌属痰毒凝结者。

1. 乳腺癌　本品入肝经，可攻坚破积、消肿止痛，治疗乳腺癌因肝气郁滞、痰凝血瘀而乳房肿块疼痛、胁肋胀痛等症，既可内服亦可外用。内服常配伍山甲、当归、川芎等以活血软坚；外用可配伍生南星、白矾等研末外敷肿块患处。

2. 鼻咽癌、食管癌　本品可散结止痛，治疗食管癌、鼻咽癌等痰蕴毒结者，内服常配伍半夏、僵蚕、壁虎等化痰散结之品；外用可配伍玄参、黄芪等托毒消痈。如蜂房膏：露蜂房 1 两，蛇蜕皮半两，玄参半两，黄芪 3 分，杏仁 1 两（汤浸，去皮尖双仁，研），乱发如鸡子大，黄丹 5 两。上药锉细，用麻油 1 斤，先煎发及杏仁；候发消尽，即以绵滤去滓，都入铛中，将前药煎令焦黄，又滤去滓；下黄丹，以柳木篦不住手搅，候熬成膏，即倾于瓷盒中盛，旋取涂于帛上，外贴（《太平圣惠方》）。

【用法用量】煎服，3～5 g；多外用，研末油调敷患处，或煎水漱、洗患处。

【使用注意】气血虚弱及肾功能不全者慎服。

【参考资料】

1. 化学成分　大黄蜂巢含露房油、蜂蜡、树脂、多种糖类、维生素和无机盐等。

2. 药理作用　实验表明，露蜂房的甲醇提取物作用于人体胃腺癌细胞、口腔上皮癌细胞、人体宫颈癌细胞、人体非小细胞肺癌细胞和人体肝癌细胞，造成细胞周期阻滞及诱导细胞凋亡；此外，本品还有抗炎、抗菌、抗凝溶栓等作用。

诃子《药性论》

通利津液，主胸膈结气，止水道，黑须发。

——《药性论》

为使君子科植物诃子（*Terminalia chebula Retz.*）或绒毛诃子（*Terminalia chebula Retz. var. tomentella Kurt.*）的干燥成熟果实。生用或煨用。

【性味功效】苦、酸，涩、平。归肺、大肠经。敛肺止咳、涩肠止泻、利咽开音。

【历代评述】唐代李珣《海药本草》："主五膈气结，心腹虚痛，赤白诸痢及呕吐咳嗽，并宜使皮，其主嗽。肉炙治眼涩痛。"宋代苏颂《本草图经》："治痰嗽咽喉不利，含三数枚。"清代张璐《本草逢源》："生用清金止嗽，煨熟固脾止泻。"

【临床应用】本品味酸涩主收，味苦又主降，入肺经、大肠经，既能清肺开音，又敛肺止咳、涩肠止泻，治疗肺癌、肠癌等恶性肿瘤属痰湿者。

1. 肺癌　本品入肺经，功善敛肺止咳、利咽开音，治疗肺郁久咳声嘶者，可配伍五味子、桔梗等宣肺止咳。

2. 肠癌　本品酸涩性收敛，入大肠经，能涩肠止泻，治疗肠癌中气不足、久泻久痢，常配伍干姜、陈皮等温中行气，若虚寒较甚，则配伍黄芪、升麻等益气升阳止泻。如诃子散：御米壳（去蒂萼，蜜炒）、橘皮各五分，炮干姜六分，诃子（煨，去核）七分，上为细末，都作一服，水二盏，煎至一盏，和渣空心热服（《兰室秘藏》）。

【用法用量】煎服，3～10 g。

【使用注意】凡外有表邪、内有湿热者忌用。

【参考资料】

1. 化学成分　本品主要包括鞣质类、酚酸类、三萜类、黄酮类、挥发油等，其主要成分为诃子酸、原诃子酸、诃子素等。

2. 药理作用　研究发现，诃子酸能诱导视网膜母细胞瘤细胞的凋亡。此外，其提取物具有抗氧化、抗糖尿病、抗菌、抗病毒、抗炎、镇痛等多种药理活性。

瓜蒂《神农本草经》

主大水，身面四肢浮肿，下水，杀蛊毒，咳逆上气及食诸果，病在胸腹中，皆吐下之。

——《神农本草经》

本品为葫芦科植物甜瓜（*Cucumis melo L.*）的果蒂。

【性味功效】苦，寒。有毒。归胃经。涌吐痰食、祛湿退黄。

【历代评述】梁代陶弘景《名医别录》："有毒，去鼻中息肉，治黄疸。其花，主心痛咳逆。"明代张介宾《本草正》："甜瓜蒂，能升能降，其升则吐，善涌湿热顽痰积饮，去风热头痛、癫痫、喉痹、头目眩晕、胸膈胀满，并诸恶毒在上焦者，皆可除之。"

【临床应用】本品味苦涌泄，能催吐壅盛之痰涎，无论是痰湿内停，还是风痰上扰清窍者皆效，又能利湿退黄，用治鼻咽癌、肝癌等属痰涎壅盛或湿热结聚者。

1. 鼻咽癌　本品有毒，味极苦，涌泄之力强，多研末外用，治疗鼻咽癌痰凝毒聚、鼻塞不通，常配伍麝香开窍、白矾收湿等，方见《太平圣惠方》。

2. 肝癌　本品能利湿退黄，治疗肝胆湿热、身目黄染者，可研末吹鼻，令出黄水，见《千金翼方》；或单用一味瓜蒂煎汤顿服，治疗肝癌邪实且正气尚足者。

【用法用量】煎服，2.5～5 g；入丸散服，每次0.3～1 g；外用适量；研末吹鼻，待鼻中流出黄水即可停药。

【使用注意】体虚、吐血、咯血、胃弱、孕妇及上部无实邪者忌用。

【参考资料】

1. 化学成分　本品含有葫芦素B、葫芦素E（即甜瓜素或甜瓜毒素）、葫芦素D、异葫芦素B及葫芦素B苷，尚含喷瓜素。

2. 药理作用　体外实验表明，甜瓜蒂的乙醇提取物可促进人体胃腺癌细胞的凋亡，并对人体肺癌细胞、肝癌细胞、白血病细胞及小鼠成纤维细胞的增殖也有一定的抑制作用；此外，本品还有护肝、增强免疫功能、降压、抑制心肌收缩力、减慢心率等作用。

桔梗《神农本草经》

主胸胁肋痛如刀刺，腹满，肠鸣幽幽，惊恐悸气。

——《神农本草经》

本品为桔梗科植物桔梗［*Platycodon granditflorus*（*Jacq.*）*A. DC.*］的根。

【性味功效】苦、辛，平。归肺经。宣肺、祛痰、利咽、排脓。

【历代评述】梁代陶弘景《名医别录》："利五脏肠胃，补血气，除寒热风痹，温中消谷，疗喉咽痛，下蛊毒。"唐代甄权《药性论》："治下痢，破血去积气，消积聚痰涎，去肺热气促嗽逆，除腹中冷痛，主中恶及小儿惊痫。"元代李东垣《珍珠囊药性赋》："其用有四：止咽痛，兼除鼻塞；利膈气，仍治肺痈；一为诸药之舟楫；一为肺部之引经。"

【临床应用】本品辛散苦泻，开宣肺气、祛痰理气，无论寒热皆可应用，用于治疗肺癌、喉癌、乳腺癌等恶性肿瘤属肺郁痰凝、咳嗽不利者。

1. 肺癌、喉癌　本品性散而上行，直入肺经，为治肺之要药，治疗肺气郁闭、咳嗽咯痰、咽痛失音，常配伍射干、牛蒡子、瓜蒌等，如桔梗汤，方见《金匮要略》。

2. 乳腺癌　本品能化痰排脓，治疗乳腺癌痰凝肿痛，常配伍金银花、穿山甲、夏枯草等以清热解毒、软坚散结，如桔梗、夏枯草、金银花、黄芪、薤白、蒲公英、紫花地丁、远志、肉桂、瓜蒌、穿山甲珠、赤芍、甘草，水煎服。（《抗肿瘤中药的治癌效验》）

【用法用量】煎服，3～10 g；或入丸散。

【使用注意】本品性升散，凡气机上逆，呕吐、呛咳、眩晕、阴虚火旺咯血等不宜用，胃、十二指肠溃疡者慎服。用量过大易致恶心呕吐。

【参考资料】

1. 化学成分　本品含有三萜皂苷、多糖、黄酮、聚炔、甾体、酚酸、脂肪酸等类型的化合物，主要活性成分为五环三萜类双糖链皂苷，包括桔梗皂苷A、桔梗皂苷C、桔梗皂苷D、桔梗皂苷D2、桔梗皂苷D3等。

2. 药理作用　研究表明，本品主要通过改善氧化应激、调节免疫作用、减少炎症反应、抑制脂质过氧化及抗细胞凋亡而发挥对H22移植瘤小鼠的抑癌作用；此外，本品还

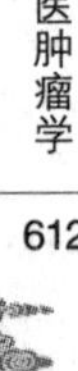

有祛痰镇咳、抗炎镇痛、保护心血管、保肝、抗肥胖、抗氧化和美容的作用。

紫菀《神农本草经》

主咳逆上气，胸中寒热结气，去蛊毒，痿蹶，安五脏。

——《神农本草经》

本品为菊科植物紫菀（*Aster tatarinicus L. f.*）的干燥根茎，别名青菀、还魂草等。可生用或蜜炙。

【性味功效】苦、辛、甘，微温。归肺经。润肺、化痰、止咳。

【历代评述】梁代陶弘景《名医别录》："疗咳唾脓血，止喘悸，五劳体虚，补不足，小儿惊痫。"明代张介宾《本草正》："紫菀，辛能入肺，苦能降气，故治咳嗽上气、痰喘，惟肺实气壅，或火邪刑金而致咳唾脓血者，乃可用之。"清代张德裕《本草正义》："专能开泄肺郁，定咳降逆，宣通窒滞，兼疏肺家气血。"

【临床应用】本品甘润苦泄，性温不热，质润而不燥，善润肺下气、开肺郁、化痰浊、止咳嗽，凡咳嗽，无论新久、寒热虚实皆可用之，治疗肺癌、乳腺癌等属痰湿留滞者。

1. 肺癌　本品专入肺经，长于润肺止咳、行气化痰，治疗肺癌痰湿内蕴、咳嗽咯痰，常配伍贝母、杏仁等宣肺止咳，如炙紫菀、知母各20 g，杏仁、浙贝母各20 g，桑白皮、茯苓各15 g，生甘草、生晒参各6 g，生薏苡仁、熟薏苡仁、山海螺各24 g，水煎服，每日1剂。(《肿瘤的辨证施治》)

2. 乳腺癌　本品能化痰行气、降逆通滞，治疗乳腺癌气郁痰凝、乳房胀痛，常配伍瓜蒌、半夏等化痰散结，柴胡、香附等行气解郁，如紫菀5 g，柴胡、橘皮叶各6 g，制香附、羌活、独活、漏芦、制半夏、瓜蒌仁各9 g，枸橘李15 g，蒲公英20 g，水煎服，每日1剂。(《抗肿瘤中药的临床应用》)

【用法用量】煎服，10～15 g。

【使用注意】本品性升散，凡气机上逆，呕吐、呛咳、眩晕、阴虚火旺咯血等不宜用，十二指肠溃疡者慎服。用量过大易致恶心呕吐。

【参考资料】

1. 化学成分　本品所含单萜类、三萜类及皂苷类，为其主要的活性成分，已分离出来的化合物有紫菀酮苷、紫菀酮、表紫菀酮、木栓酮等，还含有香豆素、蒽醌及黄酮类、有机酸及酚类、甾醇类、挥发油及多种微量元素等。

2. 药理作用　体外研究表明，紫菀提取物可抑制神经胶质瘤细胞的增殖；此外，本品还有镇咳祛痰、平喘作用，抗菌、抗氧化活性以及利尿通便等作用。

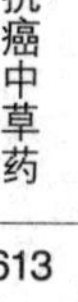

杏仁《神农本草经》

主咳逆上气，肠中雷鸣，喉痹，下气，产乳，金疮，寒心，奔豚。

——《神农本草经》

本品为蔷薇科植物山杏（*Prunus armeniaca L. var ansu Maxim.*）、西伯利亚杏（*Prunus sibirica L.*）、东北杏［*Prunus mandshurica*（*Maxim.*）*Koehne*］或杏（*Parmeniaca L.*）的成熟种子。

【性味功效】苦，微温。有小毒。归肺、大肠经。止咳平喘、润肠通便。

【历代评述】梁代陶弘景《名医别录》："主惊痫，心下烦热，风气去来，时行头痛，解肌，消心下急，杀狗毒。"唐代甄权《药性论》："治心下急满痛，除心腹烦闷，疗肺气咳嗽，上气喘促。"明代兰茂《滇南本草》："止咳嗽，消痰润肺，润肠胃，消面粉积，下气。治疳虫。"

【临床应用】本品味苦降泄，主入肺经，肃降中兼带宣发肺气，能止咳平喘，为治疗咳喘之要药；本品又质润多脂，入大肠经，可润肠通便，治疗肺癌、食管癌、大肠癌等属肺气郁闭、气机不通而导致的咳嗽、便秘者。

1. 肺癌、食管癌　本品善能苦降肺气，以降为通，治疗肺癌、食管癌等恶性肿瘤痰凝气滞、咳喘满闷，常与瓜蒌、贝母、半夏等药同用以化痰散结开通肺气。若痰气郁闭、咳喘胸满，属寒者，常配伍麻黄以宣肺散寒，如麻黄汤（《伤寒论》）；若属热者，常配伍石膏或桑叶、菊花等以宣散风热，如桑菊饮（《温病条辨》）；若痰凝较甚、血瘀阻络者，可配伍桃仁、丹参等以活血化瘀。

2. 肠癌　本品质润多脂，主入肺经、大肠经，能行气通腑、润燥通便，可治疗肠癌津枯便秘或肺气不宣、湿热积聚导致的便秘。如五仁丸（《世医得效方》），配伍柏子仁、郁李仁等共奏润肠通便之功；或三仁汤（《温病条辨》），配伍厚朴、紫苏以行气润肠。

【用法用量】煎服，3～10 g，宜打碎入煎；或入丸、散。

【使用注意】阴虚咳喘及大便溏泄者忌用；用量不宜过大，婴儿慎用。

【参考资料】

1. 化学成分　本品含有苦杏仁苷、脂肪油，并含苦杏仁酶、苦杏仁苷酶、樱叶酶、醇腈酶以及可溶性蛋白质。

2. 药理作用　体外实验表明，苦杏仁苷对膀胱癌细胞，UMUC－3、RT112、TCCSUP 细胞，人体肺癌细胞，结肠癌细胞，肝癌细胞等多种肿瘤具有抑制作用；此外、本品还有镇咳、平喘、抗炎、镇痛、降血压、降血脂等作用。

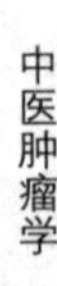

山慈菇《本草新编》

大约怪病多起于痰，山慈菇正消痰之药，治痰而怪病自除也。

——《本草新编》

为兰科植物杜鹃兰［*Cremastra appendiculata*（*D. Don*）*Makino*］、独蒜兰［*Pleione bulbocodioides*（*Franch.*）*Rolfe*］或云南独蒜兰［*Pleione yunnanensis*（*Rolfe*）*Rolfe*］的干燥假鳞茎。

【性味功效】甘、微辛，寒。有小毒。归肝、脾经。清热解毒、消痰散结。

【历代评述】清代张山雷《本草正义》："能散坚消结，化痰解毒。其力颇峻，故诸家以为有小毒，并不以为内服之药。"唐代陈藏器《本草拾遗》："主痈肿疮瘘，瘰疬结核等，醋磨敷之，亦除皮干。"

【临床应用】用于鼻咽癌、甲状腺肿瘤、乳腺癌、皮肤癌中属痰毒阻滞者。

1. 鼻咽癌　本品甘寒，能清热润燥，又可消痰散结，治疗鼻咽癌痰热熏蒸、鼻咽燥热肿痛，可配伍海藻、贝母等化痰软坚，若痰郁日久，瘀血阻络，则可配伍乳香、没药等化瘀止痛，如山慈菇 120 g，三七 18 g，海藻、浙贝母、柿霜各 60 g，制半夏、红花各 30 g，制乳香、制没药各 15 g，共研成细末，每日服 3 次，每次 6 g，加蜂蜜适量温水送服。(《抗癌本草》)

2. 甲状腺肿瘤　本品甘寒清润，可消痰散结、清热解毒，常用于治疗头颈部肿瘤痰结者。治疗甲状腺肿瘤痰火毒聚、癌肿疼痛者，可配伍玄参、栀子等清热泻火，夏枯草、海藻等软坚散结。

【用法用量】内服：煎汤，3 ~ 10 g；或磨汁；或入丸、散。外用：适量，磨汁涂；或研末调敷。

【使用注意】服用过量易中毒。年老体弱，尤其是肾、胃肠或心脏病患者慎服，孕妇禁服。

【参考资料】

1. 化学成分　本品化学成分为菲类、联苄类，此外还有少量苷类、木脂素类和黄烷类等 60 多种化合物，包括秋水仙碱、异秋水仙碱、角秋水仙碱等成分。

2. 药理作用　山慈菇水煎剂可以抑制乳腺癌细胞增殖，同时可以促进细胞凋亡，并有效抑制其迁移；山慈菇还有抑制新生毛细血管生成、有抗氧化、降血脂、降糖、抗菌等多种作用。

第三节　扶正补虚类

人参《神农本草经》

味甘微寒，补五脏，安精神，定魂魄，止惊悸，除邪气，明目，开心益智。

——《神农本草经》

为五加科多年生草本人参（*Panax ginseng C. A. Mey.*）的干燥根和根茎。野生者名“野山参”，简称“山参”；栽培者称“园参”。一般栽培5～6年后收获。播种在山林野生状态下自然生长的称“林下山参”，习称“籽海”。鲜参洗净后干燥者称“生晒参”；蒸制后干燥者称“红参”；焯烫浸糖后干燥者称“糖参”或者“白参”；加工断下的细根称“参须”。切片或研粉使用。

【性味功效】甘、微苦，微温。归脾、肺、心、肾经。大补元气，补脾益肺，生津止渴，安神益智，复脉固脱。

【历代评述】唐代甄权《药性论》：“主五脏气不足，五劳七伤，虚损瘦弱，吐逆不下食，止霍乱烦闷呕哕，补五脏六腑，保中守神。”梁代陶弘景《名医别录》：“疗肠胃中冷，心腹鼓痛，胸肋逆满……破坚积，令人不忘。”

【临床应用】人参为大补元气，扶正祛邪、回阳救脱之常用药。临床常用治食管癌、胃癌、肺癌、肝癌等多种癌瘤及术后、放化疗后属气血亏虚、气阴两伤、久病正虚甚至虚极欲脱或者邪实气虚者。

1. 食管癌　人参汁、龙眼肉汁、芦根汁、蔗汁、梨汁、人奶、牛乳各等份，加姜汁少许。隔水炖成膏，徐徐频服。（《冷庐医话·秘传噎膈膏》）

2. 胃癌　人参、茯苓、厚朴（姜汁制炒）、枳壳（麸炒去瓤）、白术、制半夏、煨三棱，上等分为末，煮糊丸，梧子大。米汤送二十丸，食前，每日两服；作散，酒调服。（《三因方·伏梁丸》）

3. 肺癌　治肺气上喘咳嗽，咯唾脓血，满面生疮，遍身黄肿。蛤蚧一对，炒杏仁、炙甘草各五两，知母、桑白皮、人参、茯苓、贝母各二两。上八味为末，每日一服。（《卫生宝鉴·人参蛤蚧散》）

4. 肝癌　治中晚期肝癌“久痛必瘀，久瘀必虚”，燥气延入下焦，搏于血分，而成癥者。人参、熟地、白芍、当归、苏木、桃仁、公丁香、杏仁、麝香、水蛭、虻虫、阿魏、干漆、川芎、两头尖、三棱、乳香、没药、姜黄、肉桂、川椒、藏红花、五灵脂、降香、香附、吴茱萸、延胡索、小茴香、良姜、艾叶炭、苏子霜、蒲黄。上药共为细末，以鳖甲、益母、大黄三胶和匀，再加炼蜜为丸，重一钱五分，蜡皮封护。用时温开水和，空腹服。瘀甚之症，黄酒下。（《温病条辨·化癥回生丹》）

5. 术后体虚、放化疗后毒副反应　人参、白术、茯苓各9 g，炙甘草6 g，上为细末，每服二钱，水一盏，煎至七分，口服；入盐少许，白汤点亦得。治荣卫气虚，脏腑怯弱；心腹胀满，全不思食，肠鸣泄泻，呕哕吐逆。(《太平惠民和剂局方·四君子汤》)

【用法用量】文火另煎，5~10 g；急重证 15~30 g。研末吞服，每次 1.5~2 g。

【使用注意】反藜芦，畏五灵脂，恶皂荚。不宜与莱菔子同用，不宜同时吃白萝卜或喝茶，以免影响补力。实证、热证而正气不虚者忌服。

【参考资料】

1. 化学成分　人参中含有丰富的三萜皂苷类和多糖类等生物活性成分，其中抗肿瘤的药效物质基础主要包括人参皂苷及其肠道菌群代谢产物、人参多糖和人参炔醇，如人参皂苷 Rb1、人参皂苷 Rb2、人参皂苷 Rb3，人参多糖 GFP1、人参多糖 PGP2a，以及人参环氧炔醇、人参炔三醇等。

2. 药理作用　人参抗肿瘤机制较广，包括诱导肿瘤细胞周期阻滞、凋亡及分化，增强对肿瘤细胞免疫，抑制肿瘤细胞增殖、侵袭与转移等，且参与多个基因、蛋白、蛋白酶、免疫细胞、细胞因子及相关信号通路等的调控与表达。人参皂苷 Rg3 能促进肿瘤失巢凋亡；人参皂苷 Rg1 能调节先天免疫反应。

党参《本草从新》

甘平补中，益气，和脾胃，除烦渴。中气微虚，用以调补，甚为平妥。

——《本草从新》

为桔梗科多年生草本党参［*Codonopsis pilosula*（*Franch.*）*Nannf.*］、素花党参［*Codonopsis pilosula*（*Franch.*）*Nannf. var. modesta*（*Nannf.*）*L. T. Shen*］或川党参（*Codonopsis tangshen Oliv.*）的干燥根。野生者以山西五台山质量最好，叫“台党参”。秋天采挖，切片，晒干，生用、炒用、蜜制用。

【性味功效】甘，平。归脾、肺经。补中益气，补气生津，益气生血。

【历代评述】唐代陈藏器《本草拾遗》：“治肺虚，能益肺气。”清代张璐《本经逢原》：“清肺。上党人参，虽无甘温峻补之功，却有甘平清肺之力，亦不似沙参之性寒专泄肺气也。”严西亭《得配本草》：“上党参，得黄耆实卫，配石莲止痢，君当归活血，佐枣仁补心。补肺蜜拌蒸熟；补脾恐其气滞，加桑皮数分，或加广皮亦可。”

【临床应用】党参为补气养血之常用药。临床常用治疗胃癌、肠癌、乳腺癌等癌瘤中属脾胃虚弱、气血（津）两亏或气虚邪实者。

1. 胃癌、肠癌　本品补中益气，主归脾肺二经，以补中益气为主要作用，用于治疗胃肠道恶性肿瘤脾胃虚寒、腹痛胀满者，常配伍白术、干姜、甘草等，如理中丸；配伍半夏、干姜等，以消痞散结，治疗胃肠道肿瘤呕吐，肠鸣下利诸症，如半夏泻心汤(《伤寒论》)。

2. 晚期乳腺癌　本品既能补气，又能补血，用于治疗乳腺癌晚期气血亏虚者，常配伍黄芪、白术等加强补益之效。如生黄芪 30 g、党参 12 g、白术 9 g、仙灵脾 30 g、肉苁蓉12 g、山萸肉9 g、天冬12 g、天花粉15 g、枸杞子12 g、女贞子15 g、南沙参15 g、蛇舌草30 g、蛇莓30 g、蛇六谷30 g、石上柏30 g、龙葵30 g、半枝莲30 g、山慈菇15 g、莪术30 g、露蜂房12 g、海藻30 g。每日1剂，水煎2次分服。[《首批国家级名老中医效验秘方精选（续集）》]

【用法用量】内服：煎汤，6～15 g；或熬膏、入丸、散。生津、养血宜生用；补脾益肺宜炙用。

【使用注意】反藜芦。气滞、肝火盛者忌用；邪盛而正不虚者不宜。另有报道，党参用量每剂超过60 g，引起心前区不适和心律不齐，停药后可自行恢复。

【参考资料】

1. 化学成分　主要含有党参炔苷、苍术内酯Ⅲ、党参苷Ⅳ、丁香苷、香草酸(6R,7R)－反,反十四烷－4,12－二烯－8,10－二炔－1,6,7三醇等。其中抗肿瘤的有效成分为党参多糖、党参皂苷。

2. 药理作用　党参多糖可促进细胞因子的生成、增强免疫细胞的活性及促进免疫细胞的增殖。此外，本品还有抗肿瘤血管生成、调节造血功能、提高免疫力、降血压、升高血糖等作用。

西洋参《本草从新》

补肺降火，生津液，除烦倦。虚而有火者相宜。

——《本草从新》

为五加科多年生草本西洋参（*Panax quinquefolium L.*）的干燥根。切片入药或用时捣碎。

【性味功效】甘、微苦，寒，归心、肺、肾经。补气养阴，清火生津。

【历代评述】清代叶天士《本草再新》："治肺火旺，咳嗽痰多，气虚呵喘，失血，劳伤，固精安神，生产诸虚。"清代张锡纯《医学衷中参西录》："西洋参性凉而补，凡欲用人参而不受人参之温补者，皆可以此代之。"赵其光《本草求原》："清肺肾，凉心脾以降火，消暑，解酒。"

【临床应用】西洋参是益气养阴，降火生津的常用药。临床常用治疗胃癌、肠癌、肺癌、鼻咽癌等癌瘤中属气阴两虚或气虚邪实者。

1. 胃癌、肠癌　本品药性偏凉，能清火养阴生津，用于治疗胃肠道恶性肿瘤神疲乏力、大便干结者，如西洋参6 g、银耳15 g、冰糖15 g，文火浓煎，取汁当茶饮。(《抗癌中草药大辞典》)

2. 肺癌　本品归肺肾经，能补肺气，兼能养肺阴、清肺火，用于肺癌火热耗伤肺气阴所致气短喘粗，咳嗽痰少或痰中带血者，常配伍玉竹、麦冬等，以养阴润肺；配伍川贝、陈皮等，以清热化痰散结。如天南星、蛇胆粉、白及、陈皮、瓜蒌各30 g，北沙参60 g、西洋参15 g、炙鳖甲45 g、制乳香20 g、辰砂12 g。共研细末，每次1 g，每日

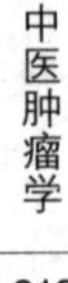

3次。(《抗癌中草药大辞典》)

3．减轻鼻咽癌放疗副反应　放射线有热毒之性，易伤阴耗气，本品不仅能补气、养阴生津，还可清热，常配伍西瓜翠衣、竹叶、麦冬等，如清暑益气汤（《温热经纬》）；还可用西洋参10 g，煎服，每日一剂，于放疗前2周开始服用直至放疗完毕。(《现代实用抗癌中药》)

【用法用量】内服：煎汤，3～15 g；或入丸、散服。

【使用注意】反藜芦。本品性寒，能伤阳助湿，故中阳衰微，胃有寒湿者以及实证、火郁之证忌服。忌铁器火炒。

【参考资料】

1．化学成分　西洋参含苷类，主要是人参皂苷，又含挥发油、树脂等。总皂苷水解后分离得人参二醇，亦有人参三醇与齐墩果酸。其中抗肿瘤的主要有效成分为人参皂苷和西洋参多糖。

2．药理作用　西洋参提取物能够抑制小鼠体内肿瘤的生长，增加胸腺和脾的生长指数，提高小鼠体内IFN－γ、IL－10和IL－2的水平。炮制的西洋参成分可使癌细胞停滞在G_1期，诱导肿瘤细胞凋亡。此外，本品还有镇静、镇痛、解痉、抗疲劳、抗缺氧、利尿、抗心律失常、抗溶血等作用。

黄芪《神农本草经》

"治痈疽久败疮，排脓止痛，大风癞疾，五痔鼠瘘，补虚。"

——《神农本草经》

为豆科植物蒙古黄芪 *Astragalus membranaceus* (*Fisch.*) *Bge. var. mongholicus* (*Bge.*) *Hsiao* 或膜荚黄芪 *Astragalus membranaceus* (*Fisch.*) *Bge.* 的干燥根。主产于内蒙古、山西、黑龙江等地。春、秋二季采挖，除去须根及根头，晒干，切片，生用或蜜炙用。

【性味功效】甘，温。归肺、脾经。补中益气，升阳举陷，益气固表，利尿，托毒生肌。

【历代评述】明代倪朱谟《本草汇言》："补肺健脾，实卫敛汗，驱风运毒之药也。"清代张锡纯《医学衷中参西录》："能补气，兼能升气，善治胸中大气（即宗气）下陷。"

【临床应用】黄芪为补中益气之常用药。临床常用治疗肺癌、肠癌、子宫癌等癌瘤中属肺脾气虚或气血亏虚者，并对化疗所致的白细胞减少有一定的治疗作用。

1．肺癌　本品甘温，入肺又能补益肺气，可用于肺癌肺气虚弱，喘咳日久，气短神疲者，常与紫菀、款冬花、杏仁等祛痰止咳平喘之品配伍。脾肺气虚之人往往卫气不固，表虚自汗。本品能补脾肺之气，益气固表，常与牡蛎、麻黄根等止汗之品同用，如牡蛎散（《和剂局方》）。若因卫气不固，表虚自汗而易感风邪者，宜与白术、防风等品同用，如玉屏风散（《丹溪心法》）。

2. 肠癌　本品以其补气之功还能收托毒生肌之效，正虚毒盛不能托毒外达，可用本品补气生血，扶助正气。如枸杞子、黄精、鸡血藤、槐花、败酱草、马齿苋、仙鹤草、白英各15 g，黄芪30 g。水煎服，每日1剂。（《中国中医研究院广安门医院验方》）

3. 子宫癌　槐花、金银花、蒲公英、冬瓜子、生黄芪各20 g，白花蛇舌草15 g，制乳香、制没药、香附炭、焦楂曲各10 g，当归、紫花地丁、生地黄各12 g，人参粉2 g（冲），血竭粉、沉香粉（冲）各1 g。水煎服，每日1剂。（《抗癌良方》）

【用法用量】内服：煎汤，9～15 g，大量可用30～60 g。蜜炙可增强其补中益气作用。

【使用注意】黄芪性温，热性体质不易多服，外感风热、痈疽初起或溃后热毒尚盛等实证患者忌服。

【参考资料】

1. 化学成分　膜荚黄芪根含膜荚黄芪苷Ⅰ及Ⅱ、黄芪苷Ⅰ～Ⅷ、乙酰黄芪苷Ⅰ、异黄芪苷Ⅰ及Ⅱ、大豆皂苷、胆碱、甜菜碱、香豆素、黄酮化合物、皂苷、氨基酸及微量的叶酸等；蒙古黄芪根含黄芪苷Ⅰ、Ⅱ及Ⅳ，大豆皂苷，山奈酚，槲皮素，异鼠李素，β－谷甾醇等，还含异微凹剑叶莎醇及其多种糖苷、棕榈酸、天冬酰胺、黄芩多糖、γ－氨基丁酸等。两种黄芪均含有刺芒柄花素、毛蕊异黄酮及它们的糖苷、多种微量元素等。其中抗肿瘤的有效成分为黄芪甲苷、黄芪多糖等。

2. 药理作用　黄芪多糖具有增强机体免疫功能，通过靶向调控肿瘤微环境的细胞，抑制肿瘤微环境的炎症反应，诱导细胞凋亡以及逆转化疗耐药性，从而发挥抗肿瘤的作用。黄芪皂苷可能具有抗肿瘤血管生成及抑制肿瘤细胞侵袭和转移的作用。此外，本品还有保护心血管系统，抗心律失常，降低血压，减少血栓形成，降血脂、抗衰老、抗缺氧、抗辐射、保肝等作用。

灵芝《神农本草经》

赤芝，主胸中结，益心气，补中，增智慧，不忘。久食，轻身不老，延年神仙。紫芝，主耳聋，利关节，保神，益精气，坚筋骨，好颜色。

——《神农本草经》

本品为多孔菌科真菌赤芝［*Ganoderma lucidum*（*Leyss. ex Fr.*）*Karst.*］或紫芝［*Ganoderma sinense Zhao*，*Xu et Zhang.*］的干燥子实体。全年采收，除去杂质，剪除附有朽木、泥沙或培养基质的下端菌柄，阴干或40～50 ℃烘干。

【性味功效】甘，平。归心、肺、肝、肾经。补气安神，止咳平喘。

【历代评述】晋代葛洪《抱朴子》：“芝有石芝、木芝、草芝、肉芝、菌芝，凡数百种也。”唐代苏敬《新修本草》：“五芝，《经》云：皆以五色生于五岳。诸方所献，白芝未必华山，黑芝又非常岳，且芝多黄白，稀有黑青者。然紫芝最多，非五芝类。但芝自难得，纵获一二，岂得终久服耶?”明代李时珍《本草纲目》：“疗虚痨，治痔。”

【临床应用】灵芝被称为滋补强壮、扶正固本的“瑞草”。临床常用治肺癌、食管癌等癌瘤中属正气虚弱、气血不足者，也常用于术后患者的恢复，减轻放化疗的毒副反应。

1. 肺癌　本品味甘能补，性平偏温，入肺经，治疗肺癌痰多气喘者，尤以痰湿型效果更佳，常配伍党参、五味子、干姜、半夏等益气敛肺、温阳化饮；若咳喘较甚，可配伍川贝、杏仁等，如灵芝、鱼腥草、薏苡仁、白毛藤、白花蛇舌草、生牡蛎、半枝莲、黄精、麦冬、地榆、南沙参各30 g，夏枯草、丹皮、白术、黄芪、野菊花、石斛、全瓜蒌各15 g，桑皮、地骨皮、川贝母、杏仁、砂仁各9 g。水煎，分早、中、晚3次空腹服。(《现代实用抗癌中药》)

2. 食管癌　本品味甘性平，善于补气益血，治疗食管癌吞咽不利、久病体弱或食管癌术后正气亏虚者，常配伍人参、山茱萸、地黄等补虚药，如紫芝丸（《圣济总录》）；也可用扁木灵芝30 g，炖猪心或猪肺。一次顿服，每日2～3剂。(《抗癌植物药及其验方》)

【用法用量】煎服，6～30 g；研末服，每次1.5～3 g，每日2～3次。或浸酒服；现多制成糖浆或片剂用。

【参考资料】

1. 化学成分　灵芝的化学成分因所用菌种、培养方法、发育阶段（如子实体、菌丝体、孢子体）不同而异。已从灵芝中分离到150余种化合物，可分为10大类：多糖类、核苷类、呋喃类、甾醇类、生物碱类、氨基酸蛋白质类、三萜类、油脂类，还有无机离子、有机锗等。其中多糖体、有机锗被认为是灵芝的主要有效成分。

2. 药理作用　灵芝三萜组分可抑制人体肝癌细胞的增殖，且对正常的肝细胞没有杀伤作用；还可以抑制转移性癌细胞的侵袭。此外，本品尚有镇静、镇痛、止咳、祛痰、平喘、扩张冠脉、保护缺血心肌、增强心脏收缩力、提高心输出量，降血压、血脂、血糖等作用；能促进肝细胞合成蛋白质以及骨髓细胞蛋白质及核酸合成，具有抗放射、抗凝血、抗病毒、清除自由基等作用。

茯苓《神农本草经》

主胸胁逆气，忧恚惊邪恐悸，心下结痛，寒热烦满。

——《神农本草经》

为多孔菌科真菌茯苓［*Poria cocos*（*Schw.*）*Wolf*］的干燥菌核。生用。

【性味功效】甘、淡，平。归心、肺、脾、肾经。利水渗湿，健脾宁心。

【历代评述】梁代陶弘景《名医别录》：“止消渴，好睡，大腹，淋沥，膈中痰水，水肿淋结。”唐代甄权《药性论》：“开胃，止呕逆，善安心神。主肺痿痰壅。治小儿惊痫，心腹胀满，妇人热淋。”金代张元素《医学启源》：“除湿，利腰脐间血，和中益气为主。治溺黄或赤而不利。《主治秘诀》云，止泻，除虚热，开腠理，生津液。”

【临床应用】临床常用治食管癌、胃癌、肠癌、肺癌、肝癌等癌瘤中属脾虚湿盛、痰饮内停、湿热壅结者。

1. 食管癌、胃癌、肠癌　本品能健脾渗湿而止泻，用治食管癌等消化道肿瘤脾虚湿盛伴泄泻者，常配伍山药、白术、薏苡仁，如参苓白术散（《太平惠民和剂局方》）；如食管癌、胃癌等梗塞不通，可配伍海藻、昆布，以软坚散结，如茯苓 10 g、厚朴 12 g、苏梗 18 g、枳壳 15 g、赭石 30 g、橄榄 24 g、硼砂 3 g、橘红 9 g、清半夏 30 g、生姜 9 g。水煎服。治疗过程中可另用海藻 24 g，昆布 18 g，白矾 3 g。（《抗肿瘤中药的临床应用》）

2. 肺癌　本品善于渗泄水湿，对于肺癌痰饮停聚而心悸目眩者，常配伍桂枝、白术，如苓桂术甘汤（《金匮要略》）；本品药性平和，既可祛邪，又可扶正，利水而不伤正气，对于肺癌病人合并胸腔积液者，常与桂枝、白术等同用，以利水消肿，如苓桂术甘汤（《金匮要略》）。

3. 肝癌　本品味甘而淡，甘则能补，淡则能渗，用治肝癌癌性腹水，常与薏苡仁、白术、茵陈等协同利水退湿的功效，如茯苓、生黄芪、党参、炒白术、香附、板蓝根、生地、赤芍、瓜蒌仁各 12 g，茵陈、枳壳、姜半夏、鹿角霜各 9 g，苡仁 24 g，大黄、当归各 6 g。水煎服。（《肿瘤的辨证论治》）

【用法用量】煎服，10～15 g；或入丸、散。用于安神，可与朱砂拌用。

【参考资料】

1. 化学成分　茯苓主要成分为β－茯苓聚糖（约占干重93%）和三萜类化合物乙酰茯苓酸、茯苓酸、3β－羟基羊毛甾三烯酸，还含有齿孔酸、松苓酸、块苓酸、茯苓次聚糖、麦角固醇、胆碱、组氨酸、卵磷脂及钾盐等。其中抗肿瘤的主要有效成分为茯苓多糖。

2. 药理作用　羧甲基茯苓多糖能增强机体的细胞免疫和体液免疫。此外，本品还有利尿、镇静、保肝、抗炎、抗病毒、抗氧化、抑菌和强心等作用。

薏苡仁《神农本草经》

主筋急拘挛，不可屈伸，风湿痹，下气。

——《神农本草经》

为禾本科多年生草本植物薏苡［*Coix lacryma－jobi L. var. mayuen*（*Roman.*）*Stapf*］的干燥成熟种仁。生用或炒用。

【性味功效】甘、淡，凉。归脾、肺、胃经。利水渗湿，健脾止泻，清热排脓，除痹。

【历代评述】梁代陶弘景《名医别录》：“除筋骨邪气不仁，利肠胃，消水肿，令人能食。”唐代甄权《药性论》：“主肺痿肺气，吐脓血，咳嗽涕唾上气。煎服之破五溪毒肿。”明代李时珍《本草纲目》：“健脾益胃，补肺清热，去风胜湿。炊饭食，治冷气；煎饮，利小便热淋。”

【临床应用】临床常用治肺癌、肝癌、肠癌等癌瘤中属脾虚湿盛、湿热内蕴、风湿痹阻或热毒内结者。

1. 肺癌　本品可清肺热、排脓消痈，用治肺癌胸痛、咳吐脓痰者，常配伍苇茎、桃仁等，如苇茎汤（《千金方》）；肺癌咳，其声破嗄，体有微热，烦满者，可予青苇二茎（锉），薏苡仁二合，甜瓜子二合，桃仁五十枚（汤浸，去皮尖）。先以水三大盏，煎苇至一大盏，去滓，入薏苡仁等三味，同煎至七分，分温二服，不拘时候（《普济方·卷二八六·青苇散》）。

2. 肝癌　本品淡渗甘补，既利水消肿，又健脾补中，常用于肝癌久病脾虚湿盛伴水肿腹胀者，常配伍茯苓、竹叶等，如薏苡仁 15 g、竹叶 9 g、飞滑石 15 g、白蔻仁 4.5 g、连翘 9 g、茯苓块 15 g、白通草 4.5 g。每服 15 g，每日三服（《温病条辨·卷二·薏苡竹叶散》）。

3. 肠癌　本品能渗湿健脾，用治肠癌湿盛泄泻者，常配伍人参、茯苓、白术等，如参苓白术散（《太平惠民和剂局方》）；肠癌中素体阳虚，寒湿瘀血互结，腐败成脓者，可予薏苡仁 30 g、附子 6 g、败酱草 15 g，用水 400 mL，煎至 200 mL，顿服（《金匮要略·卷中·薏苡附子败酱散》）。

4. 从薏苡仁提取的抗肿瘤中药注射液康莱特，可供静脉注射和动脉灌注，广泛应用于治疗肺癌、肝癌、肠癌等证属痰湿内蕴者。

【用法用量】煎服，9～30 g。清热利湿宜生用；健脾止泻宜炒用。本品力缓，用量宜大。除入汤剂、丸散外，亦可煮粥食用，为食疗佳品。

【使用注意】脾虚无湿，大便燥结及孕妇慎服。

【参考资料】

1. 化学成分　本品主要含薏苡仁油、薏苡仁酯、薏苡多糖 A、薏苡多糖 B、薏苡多糖 C，α－单亚麻脂、棕榈酸、亚油酸、氨基酸（亮氨酸、赖氨酸、精氨酸、酪氨酸等）、内酰胺类、木脂素类、酚类和腺苷等。其中抗肿瘤的主要有效成分为薏苡仁酯。

2. 药理作用　薏苡仁可通过干扰肿瘤细胞周期，诱导其凋亡，抑制肿瘤细胞的增殖；通过调节细胞因子水平和 NK 细胞、T 淋巴细胞活性，提高机体免疫功能。此外，本品尚有镇静、镇痛、降温、解热、抑制骨骼肌收缩、诱发排卵、降血糖、抗炎，增强肾上腺皮质功能、细胞免疫功能、体液免疫功能等作用。

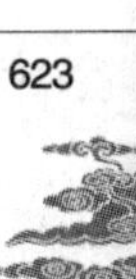

鹿茸《神农本草经》

主漏下恶血，寒热惊痫，益气强志，生齿不老。

——《神农本草经》

为鹿科动物梅花鹿（*Cervus Nippon Temminch*）或马鹿（*Cervus elaphus Linnaeus*）等雄鹿头上未骨化密生茸毛的幼角。前者称“花鹿茸”，后者称“马鹿茸”。横切薄片，或劈成碎块，研细粉用。

【性味功效】甘、咸，温。归肾、肝经。壮元阳、益精血，强筋骨，调冲任，固带脉，托疮毒。

【历代评述】梁代陶弘景《名医别录》：“破留血在腹，散石淋，痈肿，骨中热，疽痒（《本草经疏》云：‘痒’应作‘疡’）。”唐代甄权《药性论》：“主补男子腰肾虚冷，脚膝无力，梦交，精溢自出，女人崩中漏血，炙末空心温酒服方寸匕。又主赤白带下，入散用。”明代李时珍《本草纲目》：“生精补髓，养血益阳，强健筋骨。治一切虚损，耳聋，目暗，眩晕，虚痢。”

【临床应用】临床常用治白血病等癌瘤中属肾阳虚衰、精血亏虚、久病体虚者。

白血病　本品甘温补阳，具生发之气，可壮肾阳、益精血，用治白血病久病精血不足、畏寒肢冷、神疲乏力者，常配伍当归、菟丝子、山萸肉等。如：①鹿茸 37.5 g，红参、丹参、五味子、枣仁各 6 g，当归、黄芪各 10 g，红花 4 g，雄黄 2 g，香油 10 g，蜂蜜适量。上药研末，炼蜜为丸。②鹿茸（去毛，酥炙）1 两，附子（炮裂，去皮脐）1 两，当归（酒浸 1 宿，焙）1 两，细辛（去苗叶，生用）1 两，白术 1 两，桂（去粗皮，生用）1 两。上为细末，炼蜜为丸，如梧桐子大。每服 20 ~ 30 丸，空腹、日午用盐酒送下（《圣济总录·卷一八六·鹿茸丸》）。

【用法用量】研细末，1 ~ 2 g，每日 3 次分服。如入丸散服，随方配制。亦可浸酒服。

【使用注意】服用本品宜从小量开始，缓缓增加，不宜骤用大量，以免阳升风动，头晕目赤，或助火动血，而致鼻衄。凡阴虚阳亢、血分有热、胃火盛或肺有痰热以及外感热病均忌服。

【参考资料】

1. 化学成分　鹿茸含胆固醇及类胆固醇化合物、磷脂类化合物（卵磷脂、脑磷脂、神经磷脂、溶血磷脂酰胆碱等）、多胺类、生物活性肽类化合物、多糖类物质（硫酸软骨素 A 等），还含有次黄嘌呤、尿嘧啶、尿素、尿嘧啶核苷、肌酐、前列腺素及多种游离氨基酸等。其中抗肿瘤的主要有效成分为鹿茸多糖。

2. 药理作用　研究发现鹿茸具有免疫增强作用；鹿茸多肽能够抑制破骨细胞激活过度，维持成骨和破骨作用，从而抑制骨转移肿瘤的生长。此外，本品还有强壮、抗衰老、强心、抗溃疡、促进骨折创伤愈合、增强免疫功能、促进巨噬细胞吞噬功能、抗炎、抗应激等作用。

冬虫夏草《本草从新》

保肺益肾，止血化痰，已劳嗽。

——《本草从新》

为麦角菌科植物冬虫夏草菌［*Cordyceps sinensis*(*Berk.*)*Sacc.*］寄生在蝙蝠蛾科昆虫幼虫上的子座及幼虫尸体的干燥复合体。蛹草（北虫草）［*Cordyceps militaris*(*L. ex Fr.*)*Link.*］的子实体及虫体也可作冬虫夏草入药。生用。

【性味功效】甘，平。归肺、肾经。益肾补肺，止血化痰。

【历代评述】唐代陈藏器《本草纲目拾遗》："潘友新云治膈症，周兼士云治蛊胀。"清代朱枫《柑园小识》："以酒浸数枚啖之，治腰膝间痛楚，有益肾之功。"龙柏《脉药联珠药性考》："秘精益气，专补命门。"

【临床应用】临床常用治肺癌、喉癌等癌瘤中属肺气不足、肺肾两虚、正气衰弱者。

1. 肺癌　本品甘，平，功能补肾益肺、止血化痰、止咳平喘，用治肺癌久病咳嗽、咳痰，痰中带血者，可单用，也可配伍沙参、川贝母、生地、麦冬等，如冬虫夏草、旱莲草、麦冬、党参各15 g，百合、玉竹、瓜蒌、夏枯草各20 g，北沙参、玄参、半枝莲、薏苡仁、蒲公英、白花蛇舌草、鱼腥草、藕节、猫爪草、黄芪、白茅根、鳖甲、生牡蛎各30 g，川贝母10 g，水煎服（《抗癌植物药及其验方》）；如肺癌患者肺肾两虚、气虚作喘者，可与人参、黄芪等同用；肺癌患者久病体虚不复，自汗畏寒者，可以本品与鸡、鸭、猪肉等炖服，以补肺益卫。

2. 喉癌　本品用治喉癌气虚咳喘者，常配伍川贝母、青果等以平喘止咳，如太子参、生地、女贞子各15 g，沙参、丹皮、旱莲草、白芍各10 g，甘草、冬虫夏草、川贝母各5 g，木蝴蝶3 g，青果适量（单独噙咽），日夜各服1剂，每剂每隔2小时少量呷服1次，直至药尽。(《抗癌良方》)

【用法用量】内服：煎汤，5～15 g；或入丸、散服；或与鸡鸭炖服。

【使用注意】阴虚火旺者，不宜单独应用。孕妇慎用。本品为平补之药，久服方效。

【参考资料】

1. 化学成分　冬虫夏草含蛋白质、20种氨基酸、多糖类、17种无机元素、脂肪、虫草酸（D－甘露醇）、虫草菌素、麦角甾醇、麦角甾醇过氧化物、维生素B_{12}、生物碱、尿嘧啶、腺嘌呤、硬脂酸等。其中抗肿瘤的主要有效成分为冬虫夏草多糖、腺苷。

2. 药理作用　冬虫夏草提取物可以诱导肿瘤细胞凋亡。此外，本品尚有雄激素样作用，镇静、催眠、降低血清胆固醇、降压、平喘、止咳、祛痰等作用。

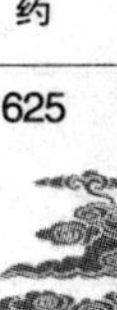

山茱萸《神农本草经》

主心下邪气寒热，温中，逐寒湿痹，去三虫。

——《神农本草经》

为山茱萸科落叶小乔木山茱萸（*Cornus officinalis sieb. et Zucc.*）的干燥成熟果实。亦称枣皮。除去果核，生用。

【性味功效】酸、涩，微温。归肝、肾经。补益肝肾，收敛固涩。

【历代评述】梁代陶弘景《名医别录》："肠胃风邪，寒热疝瘕。"唐代甄权《药性论》："治脑骨痛，止月水不定，补肾气；兴阳道，添精髓，疗耳鸣，除面上疮，主能发汗，止老人尿不节。"

【临床应用】临床常用治宫颈癌、脑瘤等癌瘤中属肝肾亏虚、正气不足者。

1. 宫颈癌　本品入于下焦，用治宫颈癌冲任不固而漏下不止因肝肾亏损者，常配伍熟地黄、芍药、当归等，若因脾气虚弱者，常配伍龙骨、黄芪、白术等，如固冲汤（《医学衷中参西录》）。

2. 脑瘤　本品酸微温质润，性温而不燥，对于脑瘤头晕耳鸣因肝肾阴虚者，常配伍熟地、山药等以益肾精、补肾阳，如六味地黄丸（《小儿药证直诀》）；如肾阳虚甚，常配伍枸杞子、菟丝子等，如熟地 12 g、怀山药 12 g、枸杞子 12 g、山萸肉 15 g、川牛膝 9 g、菟丝子 12 g、鹿角胶 12 g。水煎服，每日 1 剂。（《抗癌中草药大辞典》）

【用法用量】煎服，6 ~ 15 g；急救固脱 20 ~ 30 g。

【使用注意】凡命门火炽，强阳不痿，素有湿热及小便淋涩者不宜用。

【参考资料】

1. 化学成分　山茱萸含单糖、多糖、山茱萸苷、莫罗忍冬苷、当药苷、马钱子素及番木鳖苷等。尚含熊果酸、酒石酸、没食子酸、皂苷、维生素 A、香豆素、黄酮类等。其中抗肿瘤的主要有效成分为山茱萸多糖、熊果酸、齐墩果酸、没食子酸等。

2. 药理作用　山茱萸中齐墩果酸能抑制肿瘤的生成、诱发以及诱导细胞的分化，能有效地抑制肿瘤的血管生成、肿瘤细胞的侵袭和转移等；体外实验表明山茱萸通过诱导肿瘤细胞凋亡，发挥对肺癌细胞的抑制作用。此外，本品还有抗菌、消炎、对抗组胺和氯化钡及乙酰胆碱所引起的肠管痉挛、收缩子宫、降压、改善心功能等作用。

紫河车《本草拾遗》

治气血羸瘦，妇人劳损，面皯皮黑，腹内诸病渐瘦悴者。

——《本草拾遗》

为健康人的干燥胎盘，一般取健康妇女分娩的胎盘作药用原料。亦称胎盘、胞衣、人胞。砸成小块或研成细粉用。

【性味功效】甘、咸，温。归肺、肝、肾经。温肾补精，益气养血。

【历代评述】明代陈嘉谟《本草蒙筌》："疗诸虚百损，劳瘵传尸，治五劳七伤，骨蒸潮热，喉咳音哑，体瘦发枯，吐衄来红。"缪希雍《本草经疏》："人胞乃补阴阳两虚之药，有反本还元之功。然而阴虚精涸，水不制火，发为咳嗽吐血，骨蒸盗汗等证，此属阳盛阴虚，法当壮水之主，以制阳光，不宜服此并补之剂，以耗将竭之阴也。胃火齿痛，法亦忌之。"清代张璐《本经逢原》："紫河车禀受精血结孕之余液，得母之气血居多，故能峻补营血，用以治骨蒸羸瘦，喘嗽虚劳之疾，是补之以味也。"

【临床应用】临床常用治肺癌、胃癌等癌瘤中属肺肾两虚者。

1. 肺癌　本品补肺气、益肾精，纳气平喘，用治肺癌久病肺肾亏虚虚喘者，配伍人参、蛤蚧、五味子等以补肺益肾、止咳平喘，如紫河车 3 分，朴硝半两，甘草半两（生），蛤粉 1 分。上为散。每服 2 钱匕，砂糖新汲水调下，不拘时候，每日 3 次（《圣济总录·卷三十·紫河车散》），如肺癌久病耗伤精血者，可予紫河车 8 两，龟板胶 8 两，鹿角胶 8 两，茯苓 8 两，天麦冬共 16 两，生熟地共 16 两，地骨皮 8 两。先熬生地、熟地、天冬、麦冬、茯苓、地骨皮 3 次，河车焙干研末，将 3 次药汁再熬，入 2 种胶、河车末收膏。（《医学碎金录·加味四圣膏》）

2. 胃癌　本品补益气血，用治胃癌久病面色萎黄消瘦、体倦乏力等，可单用本品研粉服或配伍黄芪、人参、当归等，如白术 2 钱，人参 2 钱，黄芪 2 钱，山药 2 钱，茯苓 2 钱，紫河车 3 钱，当归 1 钱 5 分，丹皮 1 钱 5 分，枣仁 1 钱 5 分，远志 1 钱 5 分，加大枣 2 个，水煎服。治胃癌久病肝肾亏虚者。（《玉案·卷三·调元益本汤》）

【用法用量】研末或装胶囊吞服，每次 1.5 ~3 g，每日 2 ~3 次。也可用鲜品煨食，每次半个或一个，一周 2 ~3 次。现已制成片剂及注射液，可供临床应用。

【参考资料】

1. 化学成分　紫河车含人胎盘免疫调节肽（HPIF）、人胎盘谷胱甘肽 S－转移酶（GST－π 抗体）以及其他抗体、β－干扰素、类似凝血因子XIII的纤维蛋白稳定因子、尿激酶抑制物和纤维蛋白溶酶原活化物、含氮脂多糖、红细胞生成素等。还有多种激素：如促性腺激素 A 和促性腺激素 B、催乳素、多种甾体激素（如雌酮、雌二醇、雌三醇、孕甾酮、雄甾酮等）等、多种酶（如溶菌酶、组胺酶、激肽酶、催产素酶等），另含 15 种化学元素和微量元素。其中抗肿瘤的主要有效成分为干扰素、多糖等。

2. 药理作用　人胎盘免疫调节肽具有提高细胞免疫、体液免疫功能及调节免疫功能的作用。紫河车所含干扰素具有抗肿瘤活性；多糖亦有抗癌作用。此外，本品尚有抗自由基、抗衰老、抗感染、激素样、凝血、促进生长发育、防止化疗所致的白细胞减少症等作用。

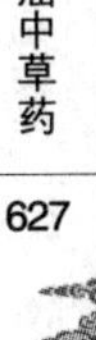

女贞子《神农本草经》

味苦平，主补中，安五脏，养精神，除百疾。

——《神农本草经》

为木樨科长绿乔木女贞（*Ligustrum lucidum Ait.*）的干燥成熟果实。生用或酒制用。

【性味功效】甘、苦，凉。归肝、肾经。滋补肝肾，乌须明目。

【历代评述】明代陈嘉谟《本草蒙筌》："黑发黑须，强筋强力，多服补血去风。"清代汪昂《本草备要》："益肝肾，安五脏，强腰膝，明耳目，乌须发，补风虚，除百病。"

【临床应用】女贞子为滋阴益肾的常用药。临床常用治肾癌、肝癌等癌瘤中属肝肾阴虚者。

1. 肾癌　本品性偏寒凉，用治肾癌伴目暗不明、视力减退、失眠多梦等症属肝肾阴虚者，常配伍墨旱莲，如二至丸（《医方集解》）；阴虚有热者，常配伍生地黄、石决明、谷精草等滋阴清肝，如阴虚内热之潮热心烦者，常配伍生地、知母、地骨皮等以养阴、清虚热。

2. 肝癌　治肝癌久病肝肾精亏，经脉失荣，血不运行，气不贯通，气血两虚，不仁不用。可予当归 2 钱，熟地 3 钱，白芍 2 钱（炒），女贞子 2 钱，山药 1 钱 5 分（炒），人参 1 钱，枸杞子 1 钱 5 分，丹参 1 钱，炙甘草 1 钱。水煎，空腹温服。（《杂症会心录·卷上·补肾生肝饮》）

【用法用量】内服：煎汤，6～15 g；或入丸剂。外用：适量，敷膏点眼。清虚热宜生用，补肝肾宜熟用。

【使用注意】脾胃虚寒泄泻及阳虚者忌服。

【参考资料】

1. 化学成分　女贞子含多糖、萜类、黄酮类、苯乙醇苷类、挥发油、磷脂、脂肪酸、氨基酸、微量元素等。其中抗肿瘤的主要有效成分为女贞子多糖、熊果酸、齐墩果酸。

2. 药理作用　体外实验表明女贞子粗多糖对小鼠黑色素瘤细胞具有抑制作用。此外，本品还有抗菌、消炎、强心、利尿、升高血小板、保肝及消除冠脉斑块、降血糖、增加组织耗氧量、抑制溶血、清除自由基、抗衰老、促进排便等作用。

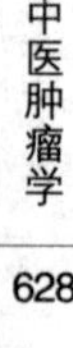

当归《神农本草经》

主妇人漏下，绝子，诸恶疮疡、金疮。

——《神农本草经》

为伞形科植物当归［*Angelica sinensis*（*Oliv.*）*Diels*］的干燥根。主产于甘肃东南部的岷县，称"西当归"或"秦归"，为道地药材。切薄片，生用，或经酒炙用。

【性味功效】甘、辛，温。归肝、心、脾经。补血，活血，调经，止痛，润肠。

【历代评述】梁代陶弘景《名医别录》："温中止痛，除客血内塞，中风痓、汗不出，湿痹，中恶客气、虚冷，补五藏，生肌肉。”唐代甄权《药性论》：“止呕逆、虚劳寒热，破宿血，主女子崩中，下肠胃冷，补诸不足，止痢腹痛。单煮饮汁，治温疟，主女人沥血腰痛，疗齿疼痛不可忍。患人虚冷加而用之。”

【临床应用】当归为补血活血良药和妇科调经要药。临床常用治卵巢癌、乳腺癌、肠癌等癌瘤中属血虚瘕积、气滞血瘀者。

1. 卵巢癌　本品甘温质润，为补血之圣药，用治卵巢癌症属气血两虚者，常配伍黄芪、人参补气生血，如当归补血汤（《兰室秘藏》）；如卵巢癌症见血虚萎黄、心悸失眠等，可配伍熟地黄、白芍、川芎，如四物汤（《和剂局方》）。

2. 乳腺癌　本品辛行温通，为活血行气之要药，对于乳腺癌血瘀气滞诸症，常配伍香附、赤芍、红花等以行气活血止痛，如当归 20 g，川芎、香附各 15 g，赤芍、红花、木香各 10 g，柴胡 25 g，茯苓 20 g，青皮 15 g，大贝 20 g，生甘草 5 g，大枣 3 枚。水煎服，每日 1 剂（《老中医医案选·乳岩》）；对于乳腺癌症见血虚血瘀寒凝者，常配伍生姜、桂枝以散寒止痛、补血活血，如当归建中汤（《千金要方》）。

3. 直肠癌　本品补血以润肠通便，用治直肠癌因血虚症见肠燥便秘者，常配伍肉苁蓉、牛膝等，如济川煎（《景岳全书》）；如直肠癌久病气血两虚，可配伍黄芪、人参等以益气补血，如黄芪 20 g、炙甘草 6 g、人参 10 g、当归身 10 g、橘皮 6 g、升麻 3 g、柴胡 3 g、白术 10 g。上药㕮咀，都作一服，用水 300 mL，煎至 150 mL，去滓，空腹时稍热服（《脾胃论·补中益气汤》）。

【用法用量】煎服，6～20 g。一般生用，酒制可增强活血化瘀作用。又通常补血用当归身；破血用当归尾，和血（即补血活血）用全当归。

【使用注意】湿盛中满、大便溏泄者忌服。

【参考资料】

1. 化学成分　当归含挥发油，内含藁本内酯、正丁烯基酞内酯、苯戊酚磷羧酸、当归酮、香荆芥酚、2,4－二氢酞酐等。另含阿魏酸、当归多糖、胆碱、13 种氨基酸、维生素类物质等。其中抗肿瘤的主要有效成分为当归多糖体（AR－1）。

2. 药理作用　当归热水提取物可提高诱导干扰素产生的活性；选择性作用于 B 淋巴细胞，增强免疫功能。此外，本品还有抗维生素 E 缺乏症、抗恶性贫血、保护病变的主动脉、增加冠脉流量、增加心输出量、降低心肌兴奋性、抗心房纤颤、降低血清胆固醇、保护肝脏、镇静、镇痛、平喘、利尿、抗菌等作用以及兴奋和抑制子宫的双重作用。

白芍《神农本草经》

破坚积，治寒热疝瘕，止痛，利小便，益气。

——《神农本草经》

为毛茛科植物芍药（*Paeonia tacti lora Pall.*）的根。生用或炒用、酒炒用。

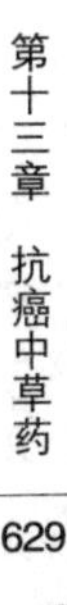

【性味功效】苦、酸，微寒。归肝、脾经。养血调经，平肝止痛，敛阴止汗。

【历代评述】梁代陶弘景《名医别录》：“通顺血脉，缓中，散恶血，逐贼血，去水气，利膀胱、大小肠，消痈肿，（治）时行寒热，中恶腹痛，腰痛。”唐代甄权《药性论》：“治肺邪气，腹中㽲痛，血气积聚，……治心腹坚胀，妇人血闭不通，消瘀血，能蚀脓。”

【临床应用】白芍为养血敛阴，柔肝止痛，平抑肝阳的常用药。临床常用治肝癌、乳腺癌等癌瘤中属阴血不足、肝气郁结者。

1. 肝癌　本品酸敛肝阴，养血柔肝而止痛，用治肝癌肝阴不足者，常配伍柴胡、芍药以疏肝解郁，如逍遥散（《太平惠民和剂局方》）；肝癌久病脾虚肝旺者，配伍白术、陈皮等以调肝理脾，柔肝止痛，如痛泻要方（《景岳全书》）；肝癌肝血亏虚，症见眩晕心悸者，常配伍山茱萸、当归，如熟地1两，山茱萸5钱，白芍5钱，当归5钱，柴胡2钱，肉桂1钱。水煎服（《石室秘录·卷三·肾肝同补汤》）。

2. 乳腺癌　本品养血敛阴、平抑肝阳，用治乳腺癌因肝阳上亢引起的头痛眩晕诸症，常配伍牛膝、龙骨、牡蛎等，如镇肝熄风汤（《医学衷中参西录》）；乳腺癌因肝阴亏虚而潮热盗汗者，可配伍浮小麦以敛阴止汗；乳腺癌肝郁气滞甚者，配伍柴胡、海藻、昆布以疏肝理气、散结消肿，如生白芍9 g、柴胡2.4 g、昆布4.5 g、海藻4.5 g、香附4.5 g、白术4.5 g、茯苓4.5 g、当归6 g、蜈蚣2条、全蝎3 g。水煎服，每日2～3剂（《抗癌中药一千方》）。

【用法用量】煎服，10～15 g；大量15～30 g。平肝敛阴多生用，养血调经多炒用或酒炒用。

【使用注意】反藜芦。阳衰虚寒之证不宜单独应用。

【参考资料】

1. 化学成分　本品含白芍总苷、羟基芍药苷、芍药花苷、芍药内酯苷、苯甲酰芍药苷以及苯甲酸、牡丹酚、挥发油、鞣质、β-谷甾醇和三萜类等。其中抗肿瘤的主要有效成分为白芍总苷。

2. 药理作用　白芍总苷脂质体能增强荷瘤小鼠腹腔巨噬细胞的吞噬功能，促进淋巴细胞转化反应，上调荷瘤小鼠细胞因子IL-2、IL-12、TNF-α的表达，对白血病、肝癌、大肠癌细胞的增殖有显著抑制作用。此外，本品还有镇静、镇痛、解热、抗炎及抗惊厥、解痉、抑制血小板聚集、抗胃溃疡、抗菌、抗真菌等作用。

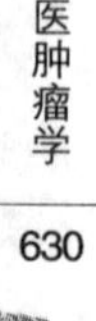

阿胶《神农本草经》

主心腹内崩，劳极洒洒如疟状，腰腹痛，四肢酸痛，女子下血。安胎。

——《神农本草经》

为马科动物驴（*Equus asinus Linnaeus.*）的皮经煎煮、浓缩制成的固体胶。捣成碎块或以蛤粉炒成珠用。

【性味功效】甘，平。归肺、肾、肝经。补血，止血，滋阴润肺。

【历代评述】梁代陶弘景《名医别录》："丈夫小腹痛，虚劳羸瘦，阴气不足，脚酸不能久立，养肝气。"唐代甄权《药性论》："主坚筋骨，益气止痢。"明代李时珍《本草纲目》："疗吐血，衄血，血淋，尿血，肠风，下痢，女人血痛、血枯。"

【临床应用】阿胶为补血止血、滋阴润肺的常用药。临床常用治肺癌、子宫颈癌、卵巢癌等癌瘤中属肝血不足、阴虚肺燥者。

1. 肺癌　本品滋阴润肺，用治肺癌肺热阴虚症见燥咳痰少、咽喉干燥、痰中带血者，常配伍马兜铃、杏仁，如补肺阿胶汤（《小儿药证直诀》）；肺癌燥邪伤肺，症见干咳无痰、心烦口渴等症者，常配伍桑叶、麦冬以滋阴润燥，如清燥救肺汤（《医门法律》）；也可用杏仁1斤（去皮尖），阿胶4两。将杏仁于新砂盆内带水研如泥，下水二大碗，入银石器内，文武火煎，近8～9分，入阿胶化开，以白沙蜜同煎，先用汤点，如不甜，加蜜，瓷盒收。治肺癌中阴虚肺燥、咳嗽不止者（《医方类聚·卷一九八·杏酪汤》）。

2. 子宫颈癌、卵巢癌　本品为血肉有情之品，甘平质润，为补血止血之要药，用治子宫颈癌、卵巢癌血虚诸症，可单用本品，也常配伍人参、白及等，如人参6 g、阿胶20 g、田三七3 g（冲）、地榆炭15 g、白及10 g、仙鹤草30 g。水煎服，每日1剂（《抗癌中草药大辞典》）；妇科肿瘤气虚血少症见心悸、脉结代者，常配伍桂枝、甘草，如炙甘草汤（《伤寒论》）。

【用法用量】烊化兑服，5～20 g；炒阿胶可入汤剂或丸、散。滋阴补血多生用，清肺化痰蛤粉炒，止血蒲黄炒。

【使用注意】本品滋腻，胃弱便溏者忌服。

【参考资料】

1. 化学成分　阿胶含胶原蛋白及其部分水解产物，含氮16.43%～16.54%，基本上是蛋白质，与白明胶相似，并含铜、锌、铁等多种微量元素。蛋白质水解生成的氨基酸有甘氨酸、脯氨酸、谷氨酸、色氨酸等18种氨基酸（其中7种是人体必需氨基酸）。

2. 药理作用　阿胶制剂可干预细胞周期、抑制肿瘤的侵袭性。此外，本品还有提高免疫力、抗炎、改善疲劳、止血、改善子宫卵巢供血等作用。

麦冬《神农本草经》

主心腹结气，伤中伤饱，胃络脉绝，羸瘦短气。

——《神农本草经》

为百合科多年生草本麦冬［*Ophiopogon japonicus*（*Linn. f.*）*Ker－Gawt.*］的干燥块根。生用。

【性味功效】甘、微苦，微寒。归心、肺、胃经。养阴润肺，益胃生津，清心除烦。

【历代评述】梁代陶弘景《名医别录》："疗身重目黄，心下支满，虚劳客热，口干烦渴，止呕吐，愈痿蹶，强阴益精，消谷调中，保神，定肺气，安五脏，令人肥健。"唐代甄权《药性论》："治热毒，止烦渴，主大水面目肢节浮肿，下水。治肺痿吐脓，主泄精。"陈藏器《本草拾遗》："治寒热体劳，下痰饮。"

【临床应用】临床常用治肺癌、胃癌等癌瘤中属肺胃阴虚者。

1. 肺癌　本品味甘柔润，性偏苦寒，善养肺阴，清肺热，用治肺癌阴虚肺燥症见鼻燥咽干、干咳少痰或痰中带血者，常配伍石膏、竹茹等以清肺润燥，如石膏、知母、白芍药、茯苓、栀子、竹茹、麦门冬、白术、扁豆、人参、陈皮、乌梅、莲子肉、甘草（《杂病源流犀烛·卷十五·麦冬汤》）。

2. 胃癌　本品归胃经，长于滋养胃阴、生津止渴，清胃热，用治胃癌因胃阴亏虚症见舌干口渴，呕逆、大便干结等症者，常配伍生地、玄参等，如沙参 9 g、玉竹 6 g、生甘草 3 g、冬桑叶 4.5 g 、麦冬 9 g、生扁豆 4.5 g、花粉 4.5 g。用水 1 L，煮取 400 mL，每日服 2 次（《温病条辨·卷一·沙参麦冬汤》）；本品还归心经，对胃癌患者心阴虚又热症见心烦、失眠多梦者常配伍酸枣仁、柏子仁以养阴安神，如天王补心丹（《摄生秘剖》）。

【用法用量】煎服，6～15 g。清养肺胃之阴多去心用；滋阴清心大多连心用。

【参考资料】

1. 化学成分　麦冬中含多种沿阶草皂苷。又含多量葡萄糖、低聚糖、黏液、氨基酸、维生素 A 及少量豆甾醇、β－谷甾醇及其葡萄糖苷等。其中抗肿瘤的主要有效成分为麦冬多糖、皂苷以及黄酮化合物、酯类等。

2. 药理作用　本品可以促进细胞凋亡。麦冬提取物可通过提高免疫促进作用提高肿瘤宿主抗肿瘤能力。此外，本品尚具祛痰、镇咳、抗菌、增加冠状动脉血流量、改变心肌收缩力、抗心律失常、降血糖、利尿、阻止血管内瘢痕的形成、提高耐缺氧能力等作用。

淫羊藿《神农本草经》

主阴痿绝伤，茎中痛，利小便，益气力，强志。

——《神农本草经》

为小檗科植物淫羊藿（*Epimedium brevicornu Maxim.*）、箭叶淫羊藿［*Epimedium sagittatum*（*Sieb. et Zucc.*）*Maxim.*］、柔毛淫羊藿（*Epimedium pubescens Maxim.*）或朝鲜淫羊藿（*Epimedium koreanum Nakai*）的干燥地上部分。产于湖北、西藏东南部、云南、四川和贵州等地。

【性味功效】辛、甘，温。归肝、肾经。补肾阳，强筋骨，祛风湿。

【历代评述】梁代陶弘景《名医别录》："坚筋骨。消瘰疬、赤痈；下部有疮，洗，出虫。"

【临床应用】临床常用治宫颈癌、骨肉瘤等癌瘤中属肾阳不足、风湿阻滞者。

1. 宫颈癌　本品辛甘，性温燥烈，长于补肾壮阳，用治宫颈癌症属肾阳虚衰、精亏血少者，常配伍肉苁蓉、巴戟天等，如填精补髓丹（《丹溪心法》）；本品可配合天南星外用治疗宫颈癌，如淫羊藿、凤尾草、夏枯草、土茯苓各 15 g，仙茅 9 g，白英 30 g，水煎，3 次分服，局部用鲜天南星根部，洗净，以 9 g 加 75% 酒精 0.5 mL 捣烂，用 1 层纱布扎成椭圆形，纳入阴道紧贴病灶，隔日换药。内服外用，连续 1 个月以上，尤宜于老年患者（《抗癌治验本草》）。

2. 骨肉瘤　本品辛温散寒、祛风胜湿，入肝肾经，用治骨肉瘤筋骨不利，常配伍威灵仙、川芎等，如仙灵脾散（《圣惠方》）；骨肉瘤血瘀不通者，可配伍桃仁、红花活血散结，如淫羊藿 30 g，太子参 24 g，川芎、制蜈蚣各 5 g，枸杞子、丹参、制豨莶草各 15 g，当归、鸡距子、炙远志、红花、桃仁、半夏各 9 g。水煎服，每日 1 剂，长期服用（南京中医药大学方）。

【用法用量】煎服，15 ~ 30 g。

【使用注意】肝肾阴亏及阴虚火旺者忌0用。

【参考资料】

1. 化学成分　主要含有黄酮糖苷类、黄酮类、淫羊藿次苷类、多糖、木脂素、有机酸、酚苷类、生物碱和微量元素等。其中淫羊藿苷、淫羊藿次苷Ⅱ等成分有抗肿瘤作用。

2. 药理作用　淫羊藿苷可以促进肿瘤细胞凋亡，并且使肿瘤细胞周期各时相发生明显改变。此外，淫羊藿尚有增强免疫力、改善心血管循环、促进造血、护肝、调节血糖、降血脂等作用。

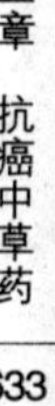

鳖甲《神农本草经》

主心腹癥瘕坚积，寒热，去痞、息肉、阴蚀、痔恶肉。

——《神农本草经》

为鳖科动物鳖（*Trionyx sinensis Wiegmann.*）的背甲。主产于湖北、湖南、安徽等地。

【性味功效】咸，微寒。归肝、肾经。滋阴潜阳，退热除蒸，软坚散结。

【历代评述】梁代陶弘景《名医别录》："疗温疟，血瘕，腰痛，小儿胁下坚。"明代倪朱谟《本草汇言》："除阴虚热疟，解劳热骨蒸之药也。"

【临床应用】鳖甲为滋阴潜阳、软坚散结的常用药。临床常用治乳腺癌、白血病等癌瘤中属肝肾阴虚者。

1. 乳腺癌　本品味咸，长于软坚散结，用治乳腺癌肿块积聚，常配伍桃仁、䗪虫、半夏等以活血化瘀、行气化痰，如鳖甲煎丸；再如鳖甲（九肋者，醋炙）、穿山甲（蛤粉炒成珠）各等份。上为细末。每服 3 钱，白汤调下（《增补内经拾遗·卷三·双甲散》）。

2. 白血病　本品可滋阴清热、潜阳熄风，用治白血病因肝肾阴虚发热、风动、阳亢诸症，常配伍生地、青蒿等，如青蒿鳖甲汤（《温病条辨》）；白血病阴血亏虚骨蒸潮热者，常配伍秦艽、地骨皮，如犀角、生地黄、黄芪、大青叶、芦荟、石膏、鳖甲、龟甲、丹皮、青黛、地骨皮、玄参、麦门冬、当归、水藏红花。水煎服，每日 1 剂，煎 2 次分服（贵阳医学院方）；阴虚阳亢甚者，症见头晕目眩等，常配伍生地、牡蛎、菊花等以滋阴潜阳。

【用法用量】10～30 g，水煎服，宜先煎。本品经沙炒醋淬后，有效成分更容易煎出，并可去其腥气，易于粉碎，方便制剂。

【使用注意】脾胃虚寒、食少便溏及孕妇忌用。

【参考资料】

1. 化学成分　主要含有多糖、动物胶、角蛋白、碘质、维生素 D、氨基酸、微量元素等成分。其中抗肿瘤的主要有效成分为鳖甲多糖等。

2. 药理作用　鳖甲多糖能增强荷瘤小鼠腹腔巨噬细胞的吞噬功能；鳖甲提取物对体外生长的小鼠腹水肉瘤细胞、肝癌细胞和小鼠肺癌细胞有抑制作用。此外，本品尚有调节免疫力、抗肝纤维化、增加骨密度、促进造血等作用。

白术《神农本草经》

主风寒湿痹，死肌，痉，疸，止汗，除热消食。

——《神农本草经》

为菊科植物白术（*Atractylodes macrocephala Koidz.*）的根茎，亦称于术。主产于浙江、湖南、江西、湖北、河北等地。晒干或烘干，切厚片，生用或土炒、麸炒用；炒至黑褐色者称为焦白术。

【性味功效】苦、甘，温。归脾、胃经。补气健脾，燥湿利水，止汗，安胎。

【历代评述】梁代陶弘景《名医别录》：“主大风在身面，风眩头痛，目泪出，消痰水，逐皮间风水结肿，除心下急满，及霍乱吐下不止，利腰脐间血，益津液，暖胃，消谷嗜食。”唐代甄权《药性论》：“主大风顽痹，多年气痢，心腹胀痛，破消宿食，开胃，去痰涎，除寒热，止下泄，主面光悦，驻颜去皯，治水肿胀满，止呕逆，腹内冷痛，吐泻不住，及胃气虚冷痢。”

【临床应用】白术为燥湿利水、健脾补气的常用药。临床常用治肺癌、胰腺癌等癌瘤中属脾胃亏虚者，在其他肿瘤患者胃肠功能调节方面也具有一定功效。

1. 肺癌　本品用治肺癌久病卫气不固，表虚自汗者，《千金方》单用本品治汗出不止，也可配伍黄芪、防风等以补益脾肺、祛风固表，如玉屏风散；肺癌合并胸腔积液常配伍茯苓、人参等以健脾利水，如苓桂术甘汤（《金匮要略》）。

2. 胰腺癌　用治胰腺癌因脾气亏虚、运化失健而食少、便溏者，常配伍黄芪、茯苓益气健脾、利水化湿，如焦白术、茯苓、草寇仁、陈皮、香附、太子参、郁金、延胡索、五灵脂、半夏、海螵蛸各9 g，苡仁、生黄芪各30 g，当归、瓜蒌各15 g，炒柴胡、广木香各4.5 g（中医研究院广安门医院方）。

【用法用量】9～15 g，水煎服。燥湿利水宜生用，补气健脾宜炒用，健脾止泻宜炒焦用。

【使用注意】阴虚内热燥渴者慎用。气滞胀闷者忌用。

【参考资料】

1. 化学成分　含挥发油，主要成分为苍术醇和白术醇，白术内酯A和白术内酯B，并含维生素A类物质等。其中抗肿瘤的主要有效成分为白术挥发油。

2. 药理作用　白术可通过多种途径产生抗肿瘤作用，主要表现在促进肿瘤细胞凋亡，抑制肿瘤细胞增殖，提高机体抗肿瘤能力，增加对肿瘤细胞的细胞毒作用以及降低肿瘤组织的侵袭转移能力等。此外，本品尚有健胃、保肝、抗溃疡、降血糖、利尿、扩张血管及抗凝血等作用。

山药《神农本草经》

主伤中，补虚，除寒热邪气，补中益气力，长肌肉，久服耳目聪明。

——《神农本草经》

为薯蓣科植物薯蓣（*Dioscorea opposita Thunb.*）的块根。分布于华北、西北、华东和华中等地区。秋季采挖，除去地上部分和须根，洗净，再刮去外皮，晒或烘至干，或趁鲜切片晾干。

【性味功效】甘，平。归肺、脾、肾经。健脾补肺，益肾固精。

【历代评述】梁代陶弘景《名医别录》：“主头面游风，风头眼眩，下气，止腰痛，治虚劳羸瘦，充五脏，除烦热，强钥。”唐代甄权《药性论》：“补五劳七伤，去冷风，止腰痛，镇心神，补心气不足，患人体虚羸，加而用之。”

【临床应用】山药为健脾益气，补肺益阴的常用药。临床常用治胃癌、肺癌等癌瘤中属脾胃虚弱、气阴两虚或气虚邪实者。

1. 胃癌　本品性味甘平，用治胃癌脾气亏虚，症见食少，便溏、消瘦乏力者，常配伍人参、白术等以补脾益气、滋养脾阴，如当归 30 g（酒洗）、川芎 80 g、白芍 36 g（盐、酒炒）、熟地黄 24 g、人参 15 g、白术 40 g、白茯苓 18 g、炙甘草 9 g、山药 30 g、莲子肉 30 g、扁豆 18 g。上药为细末，姜汁、神曲糊为丸，如梧桐子大。每服 60～70 丸。空腹时用白开水送下。(《抗癌中草药大辞典》)

2. 肺癌　本品入肺经，可补肺气，又能滋肺阴，用治肺癌肺阴亏虚，常配伍太子参、南沙参等，以肺脾双补，止咳平喘；本品还入肾经，用治肺癌久病肾脾俱虚者，滋补后天充养先天，以改善腰膝酸软、消瘦等症，如肾气丸（《金匮要略》），六味地黄丸(《小儿药证直诀》)。

【用法用量】内服：煎汤，15～30 g，大剂量 60～250 g；或入丸、散。外用：适量，捣敷。补阴，宜生用；健脾止泻，宜炒黄用。

【使用注意】湿盛中满或有实邪、积滞者禁服。

【参考资料】

1. 化学成分　主要含有多巴胺、山药碱、皂苷、止权素、3,4－二羟基苯乙胺、游离氨基酸、鞣质及维生素，锗、钙、磷等多种微量元素等成分，还含蛋白质，水解得赖氨酸、谷氨酸、丝氨酸、精氨酸等。其中抗肿瘤的主要有效成分为山药多糖等。

2. 药理作用　山药多糖具有很强的免疫调节功能，能明显抑制人体肝癌细胞、胃癌细胞、宫颈癌细胞、前列腺癌细胞的增殖与生长，其机制可能与促进细胞凋亡有关。此外，本品还有抗氧化、抗衰老以及降血糖等作用。

大枣《神农本草经》

主心腹邪气，安中养脾，助十二经。平胃气，通九窍，补少气、少津液，身中不足，大惊，四肢重，和百药。

——《神农本草经》

本品为鼠李科枣属植物枣［*Ziziphus jujuba Mill. var. inermis*（*Bunge*）*Rehd.*］的干燥成熟果实。主产于河北、河南、山东、四川、贵州等地。秋季果实成熟时采收，晒干。其根、树皮亦入药，随时可采。

【性味功效】甘，温。归脾、胃经。补脾和胃，益气生津，调营卫，解药毒。

【历代评述】梁代陶弘景《名医别录》：“补中益气，强力，除烦闷，疗心下悬，肠僻澼。”清代叶天士《本草再新》：“补中益气，滋肾暖胃，治阴虚。”

【临床应用】大枣为补中益气、养血安神的常用药。临床常用治贲门癌、宫颈等癌瘤中属脾胃虚弱、气血不足者。

1. 贲门癌反胃吐食　本品味甘，善入中焦，具有补益脾气之力，作用缓和，宜作为辅助用药，用治贲门癌反胃呕吐，如大枣1枚（去核），斑蝥1枚（去头翅）入内煨熟，去蝥，空心食之，白汤下（《本草纲目》）。

2. 子宫颈癌　本品长于解毒，药性微寒，外用治疗宫颈癌，可清解热毒，如信石、红枣、冰片，先将红枣去核，装入信石一小块，用升华法焙制成粉状，粉碎后加入冰片混匀，研细，过100目筛即得，外用，撒布于宫颈癌灶处，待48小时后冲洗干净，改用拔毒生肌散，如此交替使用，直至癌灶处完全愈合为止。月经期暂停，心、肝、肾功能不全者忌服（武汉医学院二附院方）。

【用法用量】内服：煎汤，6～30 g。

【使用注意】凡有湿痰、积滞、齿病、虫病者，均不相宜。本品用治肿瘤，剂量宜较常量为大，方能取得较好疗效，一般可用30～120 g。

【参考资料】

1. 化学成分　主要含有糖类，蛋白质，维生素B_2、维生素C，胡萝卜素、钙、磷、铁、cAMP、cGMP，多种氨基酸和少量苹果酸、树脂等成分，还含有多种苷类。其中抗肿瘤的主要有效成分为山楂酸等。

2. 药理作用　大枣提取物的抑瘤效应与恢复和增强荷瘤小鼠肌体细胞的免疫功能有关，大枣还可以明显延长荷瘤小鼠的生存时间。此外，本品尚有保护肝脏、增强肌力和增加体重的功效。

百合《神农本草经》

主邪气腹胀、心痛。利大小便，补中益气。

——《神农本草经》

为百合科植物卷丹（*Lilium lancifolium Thunb.*）、百合（*Lilium brownii F. E. Brown var. viridulum Baker*）或细叶百合（*Lilium pumilum DC.*）的干燥肉质鳞叶。主产于贵州、广东等地。秋季采挖，洗净，剥取鳞叶，置沸水中略烫，干燥。

【性味功效】甘、微苦，微寒。归心、肺经。养阴润肺，清心安神。

【历代评述】梁代陶弘景《名医别录》："除浮肿胪胀，痞满，寒热，通身疼痛，及乳难，喉痹，止涕泪。"唐代甄权《药性论》："除心下急、满、痛，治脚气，热咳逆。"

【临床应用】临床常用治肺癌、乳腺癌等癌瘤中属阴虚者，尤其常用于肺癌的治疗，也常用于肿瘤放射性肺炎的防治。

1. 肺癌　本品微寒，用治肺癌肺阴亏虚、燥咳咯血，配伍沙参、麦冬等以润肺止咳，如百合、麦冬、五味子、仙鹤草各15 g，白晒参、生黄芪各20 g，生薏苡仁30 g，杏仁、桔梗各10 g，水煎服，每日1剂。（《外科大成·卷三·加味生脉散》）

2. 乳腺癌　本品入心经，用治乳腺癌虚热上扰症见心悸、失眠者，以养阴清心，宁心安神，如百合、生黄芪、猪苓、薏苡仁各30 g，西洋参、半枝莲、山慈菇、半夏、陈皮各10 g，灵芝、仙鹤草、白花蛇舌草、三棱、莪术各15 g，黄药子5 g，生甘草10 g。（扶正消瘤汤）

【用法用量】内服：煎汤，6～15 g；或入丸、散；亦可蒸食、煮粥。外用：适量，捣敷。

【使用注意】风寒咳嗽及中寒便溏者忌服。

【参考资料】

1. 化学成分　主要含有水分、粗蛋白、淀粉、蛋白质、脂肪、糖、维生素、胡萝卜素、钙、镁、铁、天冬氨酸、苏氨酸、卷胆皂苷A、磷脂胆碱、双磷脂酰甘油、β－谷甾醇、豆甾醇、水溶性多糖（BHP）、百合多糖1（LP1）、LP2、秋水仙碱等成分。其中抗肿瘤的主要有效成分为百合多糖等。

2. 药理作用　百合甲醇提取物、百合总生物碱能抑制SGC－7901细胞增殖。百合多糖能抑制H22肿瘤的生长。此外，本品尚有降血糖、抗氧化、抗疲劳、增强机体免疫力、提高淋巴细胞转化率等作用。

枸杞子《神农本草经》

枸杞，味苦，寒。主五内邪气，热中，消渴，周痹。久服坚筋骨，轻身，不老。

——《神农本草经》

为茄科植物宁夏枸杞（*Lycium barbarum L.*）和枸杞（*L. chinense Mill.*）的成熟果实。主要分布于华北、西北等地。其他地区也有栽培。夏、秋二季果实呈红色时采收，热风烘干，除去果梗。或晾至皮皱后，晒干，除去果梗。

【性味功效】甘，平。归肺、肝、肾经。补肾润肺，养肝明目。

【历代评述】明代倪朱谟《本草汇言》：“俗云枸杞善能治目，非治目也，能壮精益神，神满精足，故治目有效。又言治风，非治风也，能补血生营，血足风灭，故治风有验也。”缪希雍《本草经疏》：“枸杞子，润而滋补，兼能退热，而专于补肾、润肺、生津、益气，为肝肾真阴不足、劳乏内热补益之要药。”

【临床应用】临床常用治食管癌、骨癌等癌瘤中属肝肾亏虚者。

1. 食管癌　本品味甘性平，归肝、肾经，用治食管癌肝肾亏虚、精血不足，以滋肝肾之阴，平补肾精肝血，如枸杞、紫草根、苦参、白花蛇舌草、瓦楞子、急性子、八月札各30 g，夏枯草、丹参各15 g，干蟾皮12 g，生南星、公丁香、广木香、蜣螂虫各9 g，生马钱子4.5 g，水煎服，每日1剂。（上海中医药大学附属龙华医院方）

2. 骨癌　本品补肾填精，用治骨癌症见腰膝酸软、潮热盗汗者，常配伍菟丝子、补骨脂，如枸杞、菟丝子、覆盆子、黑豆、补骨脂、骨碎补、生薏米、鸡血藤各50 g，紫河车、鹿角胶各25 g，黄芪、当归各25 g。水煎服，每日1剂。（《肿瘤防治研究》）

【用法用量】内服：煎汤，15～50 g；或入丸、散、膏、酒剂。

【使用注意】外邪实热，脾虚有湿及泄泻者忌服。

【参考资料】

1. 化学成分　主要含有枸杞多糖（LBP）、多种氨基酸、微量元素、维生素、牛磺酸、生物碱、挥发油等成分。其中抗肿瘤的主要有效成分为枸杞多糖。

2. 药理作用　枸杞子具有明显的抗诱变作用，既可预防、减少体细胞的癌变，又可保证人类生殖细胞和胚胎细胞的正常生长，减少遗传病、畸形的发生。枸杞多糖能显著地抑制人体宫颈癌细胞和胃腺癌细胞的生长和繁殖。此外，本品尚有抗衰老、降血脂、提高学习记忆力等作用。

杜仲《神农本草经》

主腰脊痛，补中益精气，坚筋骨，强志，除阴下痒湿，小便余沥。

——《神农本草经》

为杜仲科植物杜仲（*Eucommia ulmoides Oliv.*）的干燥树皮。主产于四川、陕西、湖北、河南、贵州、云南。此外，江西、甘肃、湖南、广西等地亦产。4—6 月剥取，刮去粗皮，堆置“发汗”至内皮呈紫褐色，晒干。

【性味功效】甘、微辛，温。归肝、肾经。补肝肾，强筋骨，安胎。

【历代评述】梁代陶弘景《名医别录》：“主脚中酸痛，不欲践地。”清代黄元御《玉楸药解》：“益肝肾，养筋骨，去关节湿淫，治腰膝酸痛，腿足拘挛。”

【临床应用】临床常用治肝癌、骨软骨瘤等癌瘤中属肝肾亏虚者。

1. 肝癌　本品性甘微辛，用治肝癌久病肝肾亏虚见肾虚不固，常配伍山茱萸、山药补肾填精，如知母、黄柏、山茱萸各 15 g，山药 20 g，丹皮 15 g，泽泻 15 g，生地黄 20 g，茯苓 15 g，怀牛膝 15 g，木瓜 10 g，杜仲 10 g，川续断 15 g，甘草 10 g，水煎服，每日 1 剂。(《抗癌中草药大辞典》)

2. 骨软骨瘤　本品可补肝肾、强筋骨，用治骨软骨瘤足膝痿弱，常配伍补骨脂、桃仁等以扶正固本，如补骨脂 15 g、杜仲 15 g、桃仁 25 g、威灵仙 50 g、秦艽 15 g、细辛 5 g、川乌 5 g、桂枝 10 g、当归 15 g、木香 8 g。水煎服，每日 1 剂。(《抗癌中草药大辞典》)

【用法用量】内服：煎汤，6 ~ 15 g；或浸酒；或入丸、散服。

【使用注意】本品性温，阴虚火旺者慎服。

【参考资料】

1. 化学成分　主要含有杜仲胶、松脂醇二葡萄糖苷、杜仲苷、筋骨草苷、杜仲醇、杜仲烯醇、山奈酚、卫矛醇、咖啡酸、绿原酸、酒石酸等成分。其中抗肿瘤的主要有效成分为杜仲总黄酮、杜仲多糖等。

2. 药理作用　杜仲总黄酮对 H22 瘤株荷瘤小鼠的肿瘤具有很好的抑制作用，并且对小鼠机体没有伤害。杜仲总多糖对肉瘤生长有抑制作用，还可以提高机体的免疫力并拮抗环磷酰胺引起的骨髓抑制。此外，本品尚有降血压、降血脂、抗氧化、增强免疫力等作用。

肉苁蓉《神农本草经》

主五劳七伤，补中，除茎中寒热痛，养五脏，强阴，益精气，妇人症瘕。

——《神农本草经》

为列当科植物肉苁蓉（*Cistanche deserticola Y. C. Ma*）的干燥带鳞叶的肉质茎。主产于内蒙古、陕西、甘肃、宁夏、新疆等地。多于春季苗未出土或刚出土时采挖，除去花序，切段，晒干。

【性味功效】甘、咸，温。归肾、大肠经。补肾助阳，润肠通便。

【历代评述】梁代陶弘景《名医别录》："除膀胱邪气、腰痛，止痢。"唐代甄权《药性论》："益髓，悦颜色，延年，治女人血崩，壮阳，大补益，主赤白下。"

【临床应用】临床常用治肾癌、肠癌等癌瘤中属肾精亏虚者。

1. 肾癌　本品味甘能补，甘温助阳，质润滋养，咸以入肾，用治肾癌肾阳虚衰、小便余沥，常配伍菟丝子、续断。如肉苁蓉、续断、天雄、阳起石、白龙骨各 52.5 g，五味子、蛇床子、干地黄、牡蛎、桑寄生、天门冬、白石英各 60 g，车前子、地肤子、韭子、菟丝子各 135 g，地骨皮 60 g。上药为末，每服 3 g，酒送下，每日 3 次。(《千金要方》)

2. 肠癌　本品甘咸质润，可润肠通便，用治肠癌久病大便不通、小便清长，常配伍当归、党参等，如党参 18 g，肉苁蓉、天门冬各 12 g，代赭石 24 g，清半夏、当归身各 9 g，知母、柿霜饼各 15 g。水煎服，每日 1 剂。(《医学衷中参西录》)

3. 妇女外阴恶性肿瘤　肉苁蓉、山药各 15 g，远志 12 g，蛇床子、菟丝子各 18 g，五味子、山茱萸各 21 g，天雄 24 g，巴戟天 30 g。上药为末，炼蜜为丸，如梧桐子大。每服 20 丸，加至 25 丸，酒送下，每日 2 次。(《千金要方》)

【用法用量】内服：煎汤，10～15 g；或入丸、散；或浸酒。

【使用注意】阴虚火旺及大便泄泻者忌服。肠胃实热、大便秘结者亦不宜服。

【参考资料】

1. 化学成分　主要含有微量生物碱及结晶性中性物质等成分，迷肉苁蓉含有生物碱。其中抗肿瘤的主要有效成分为肉苁蓉多糖等。

2. 药理作用　肉苁蓉多糖可以增强或发动宿主对肿瘤细胞的免疫反应，促进免疫细胞产生细胞毒性作用，杀伤肿瘤细胞。肉苁蓉多糖还可以明显抑制肺癌和肉瘤细胞的增殖。此外，本品尚有抗疲劳、抗衰老、增强机体免疫力及增强记忆力等作用。

沙参《神农本草经》

味苦微寒，生川谷。治血积惊气，除寒热，补中益肺气。

——《神农本草经》

为桔梗科沙参属植物四叶沙参［*Adenophora tetraphylla*（*Thunb.*）］*Fisch.*［*A. berticillata*（*Pall.*）*Fisch.*］、杏叶沙参［*A. axilliflora Borb*（*A. stricta Miq.*）］或其同属植物，以根入药。分布于东北及河北、山东、江苏、安徽、浙江、江西、广东、贵州、云南等地。秋季刨采，除去地上部分及须根，刮去粗皮，即时晒干。

【性味功效】甘、微苦，微寒。归肺、胃经。养阴清热、润肺化痰、益胃生津。

【历代评述】梁代陶弘景《名医别录》："沙参生河内川谷及冤句、般阳续山。二月、八月采根，暴干。"清代王昂《本草备要》："似人参而体轻松，向实者良。生沙地者长大，生黄土者瘦小（北地真者难得。沙参分南北两种：北者良；南者功用相同而力稍逊。)"

【临床应用】临床常用治肺癌、胃癌等癌瘤中属肺胃阴虚者。

1．肺癌　本品甘润而偏于苦寒，有补肺阴、清肺热之功，用治肺癌燥阴虚有热伴干咳少痰、咯血或咽干音哑等，常配伍麦冬、银花等，如沙参30 g、麦冬15 g、生地15 g、丹皮9 g、银花15 g、蜂房9 g、蛇蜕3 g、血余炭30 g、草河车30 g。(《抗癌中草药大辞典》)

2．胃癌　本品有生津止渴、清胃热补胃阴之功，用治胃癌胃阴虚有热、口干多饮、大便干结者，常配伍麦冬、天冬等，如沙参30 g、黄芪15 g、白术9 g、紫丹参30 g、水红花子30 g、商陆6 g、草河车30 g、半枝莲30 g、白花蛇舌草30 g、麦冬9 g、天冬9 g。(《抗癌中草药大辞典》)

【用法用量】内服：煎汤，10～30 g，鲜品15～30 g，或入丸、散。

【使用注意】风寒咳嗽禁服。

【参考资料】

1．化学成分　主要含有生物碱、多糖、呋喃香豆素类、挥发油等成分。其中抗肿瘤的主要有效成分为香豆素类及花椒毒素等。

2．药理作用　沙参水提法不同提取物对肺癌和肝癌细胞株均有一定的抑制作用。沙参中香豆素类主要化合物异欧前胡素在体外抗肿瘤实验中，对人体中枢神经系统肿瘤细胞、卵巢癌细胞和肺癌细胞株等都有明显的抑制作用。此外，本品尚有调节免疫力、抗肺纤维化、预防肺炎、抗衰老等作用。

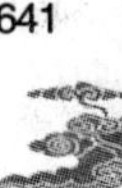

玉竹《神农本草经》

主中风暴热，不能动摇，跌筋结肉，诸不足。久服去面黑野，好颜色，润泽。

——《神农本草经》

为百合科植物玉竹［*Polygonatum odoratum*（*Mill.*）*Druce*］的干燥根茎。全国大部分地区有分布，并有栽培。主产河南、江苏、辽宁、湖南、浙江。此外，安徽、江西、山东、陕西、广西、广东等地亦产。秋季采挖，除去须根，洗净，晒至柔软后，反复揉搓、晾晒至无硬心，晒干；或蒸透后，揉至半透明，晒干。

【性味功效】甘，平。归肺、胃经。养阴润燥、生津止渴。

【历代评述】梁代陶弘景《名医别录》："主心腹结气虚热，湿毒腰痛，茎中寒，及目痛眦烂泪出。"唐代甄权《药性论》："主时疾寒热，内补不足，去虚劳客热，头痛不安。"

【临床应用】临床常用治肺癌等癌瘤中属肺胃阴虚者，也常用于减轻肿瘤化疗副反应及各种恶性胸腔积液。

1．肺癌　用治肺癌阴虚肺燥症见干咳少痰、咯血者，常配伍麦冬、沙参等，如沙参、玉竹、芦根、党参、石斛、花粉、鱼腥草各30 g，麦门冬15 g，生地21 g，女贞子24 g，夏枯草25 g。水煎服，每日1剂（《实用抗癌验方》）；肺癌伴恶性胸腔积液者，常配伍茯苓、车前子渗湿利水，如玉竹、白术各15 g，生黄芪、葶苈子、猪苓、茯苓、车前子各20 g，泽泻10 g，桂枝、甘草各5 g，薏苡仁、白花蛇舌草、半枝莲各30 g，大枣10枚（《医宗金鉴·卷六十七·葶苈大枣泻肺汤》）。

2．化疗后的毒副作用　本品有养胃阴、清胃热之功，用治化疗后口干舌燥、食欲不振者，常配伍麦冬、沙参以共收清胃生津之效，如玉竹、天冬、玄参、天花粉、白豆蔻各10 g，太子参20 g，黄芪、白花蛇舌草各30 g，麦冬、生地黄、半枝莲各15 g（《张氏医通·卷十五·玉竹饮子》）。

【用法用量】内服：煎汤，6～30 g；熬膏、浸酒或入丸、散。外用：适量，鲜品捣敷；或熬膏涂。阴虚有热宜生用，热不甚者宜制用。

【使用注意】痰湿气滞者禁服，脾虚便溏者慎服。

【参考资料】

1．化学成分　主要含有甾体皂苷、黄酮、生物碱、多糖、甾醇、鞣质、黏液和强心苷等成分。其中抗肿瘤的主要有效成分为玉竹多糖等。

2．药理作用　玉竹提取物可以促进结肠癌细胞凋亡，发挥抗肿瘤作用。此外，本品尚有增强心肌收缩力、提高免疫力、降血糖、降血脂等作用。

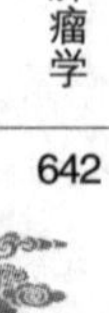

石斛《神农本草经》

主伤中，除痹，下气，补五脏虚劳羸瘦，强阴，久服厚肠胃。

——《神农本草经》

为兰科植物环草石斛（*Dendrobium loddigesii Rolfe.*）、马鞭石斛（*Dendrobium fimbriatum Hook. var. oculatum Hook.*）、黄草石斛（*Dendrobium chrysanthum Wall.*）、铁皮石斛（*Dendrobium candidum Wall. ex Lindl.*）或金钗石斛（*Dendrobium nobile Lindl.*）的新鲜或干燥茎。主产于四川、贵州、云南、安徽、广东、广西等地。全年均可采收，鲜用者除去根及泥沙；干用者采收后，除去杂质，用开水略烫或烘软，再边搓边烘晒，至叶鞘搓净，干燥。铁皮石斛剪去部分须根后，边炒边扭成螺旋形或弹簧状，烘干，习称“耳环石斛”。

【性味功效】甘、微咸，寒。归胃、肺、肾经。生津益胃，清热养阴。

【历代评述】梁代陶弘景《名医别录》：“益精，补内绝不足，平胃气，长肌肉，逐皮肤邪热痱气，脚膝疼冷痹弱，定志除惊。”唐代甄权《药性论》：“益气除热。主治男子腰脚软弱，健阳，逐皮肌风痹，骨中久冷，虚损，补肾积精，腰痛，养肾气，益力。”

【临床应用】临床常用治胃癌等癌瘤中属阴虚津亏者，也常用于减轻肿瘤放化疗副反应。

1. 胃癌　本品有滋养胃阴、生津止渴、清胃热之功，用治胃癌胃热伤津，症见舌干烦渴者，常配伍知母、麦冬等，如绞股蓝、石斛、知母、茅根各 15 g，麦冬、沙参、钩藤、生地、黄精、枸杞各 12 g，僵蚕、玄参、大黄各 9 g。水煎服，每日 1 剂（《实用抗癌验方》）。

2. 放化疗后的毒副作用　铁皮石斛的养阴生津功效可用于肿瘤患者在放疗和化疗过程中出现的阴津耗损症状，并可减少化疗所致的胃肠道反应，减轻化疗对造血功能的损伤。

【用法用量】内服：煎汤 6 ~ 15 g，鲜品加倍；或入丸、散；或熬膏。鲜石斛清热生津力强，热津伤者宜之；干石斛用于胃虚夹热伤阴者为宜。

【使用注意】温热病早期阴未伤者、湿温病未化燥者、脾胃虚寒者均禁服。

【参考资料】

1. 化学成分　主要含有多糖、生物碱、氨基酸类、微量元素等成分。其中抗肿瘤的主要有效成分为石斛多糖等。

2. 药理作用　石斛多种化学成分具有抗肿瘤活性及抗多药耐药性，能抑制多种人类肿瘤细胞株增殖。如能抑制人体鼻咽癌细胞增殖和诱导凋亡，能抑制鼻咽癌裸鼠移植瘤的生长。此外，本品尚有抗氧化、抗衰老、改善肝功能、增强人体免疫力、降血糖、抗血栓、抗菌、促消化等作用。

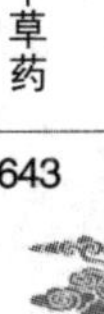

首乌《何首乌录》

主五痔，腰腹中宿疾冷气，长筋益精，能食，益气力，长肤，延年。

——《何首乌录》

为蓼科植物何首乌（*Polygonum multiflorum* Thunb.）的干燥块根，其藤茎称“夜交藤”。主产河南、湖北、贵州、四川、江苏、广西等地。此外，浙江、安徽、广东、山东、江西、湖南亦产。秋、冬二季叶枯萎时采挖，削去两端，洗净，个大的切成块，干燥。

【性味功效】苦、甘、涩，微温。归肝、肾经。制用：补益精血。生用：解毒，截疟，润肠通便。

【历代评述】宋代刘翰、马志《开宝本草》：“主瘰疬，消痈肿，疗头面风疮，五痔，止心痛，益血气，黑髭鬓，悦颜色，亦治妇人产后及带下诸疾。”清代叶天士《本草再新》：“补肺虚，止吐血。”

【临床应用】临床常用治肝癌、甲状腺癌等癌瘤中属肝肾阴虚或血虚者，也可用于肿瘤放化疗后骨髓抑制的治疗。

1. 肝癌　本品有补肝肾、益精血之功，用治肝癌久病血虚萎黄、失眠健忘等症者，常配伍阿胶、当归以填精生血，如何首乌30 g，莪术、紫河车各6 g，茵陈、生鳖甲、鸡血藤、抽葫芦、水红花子、白花蛇舌草各30 g，金钱草、板蓝根、生黄芪、阿胶各15 g，当归、半夏、赤白芍、川楝子、川朴、八月札、凌霄花各9 g，广木香4.5 g。水煎服，每日一剂（《抗癌中草药制剂》）。

2. 甲状腺癌　本品可截疟、解毒、润肠通便，用治甲状腺癌皮肤瘙痒、痈疮毒发，常配伍夏枯草、当归等（《本草汇言》）；甲状腺癌久病血虚肠燥便秘，常配伍肉苁蓉、当归、火麻仁以润肠通便。

【用法用量】内服：煎汤，10～30 g；熬膏、浸酒或入丸、散。外用：适量，煎水洗、研末撒或调涂。

【使用注意】大便清泄及有湿痰者不宜。

【参考资料】

1. 化学成分　主要含有大黄酚、大黄素等成分，其次为大黄素甲醚、大黄酸和大黄酚蒽酮等，此外含淀粉、粗脂肪、卵磷脂及β－谷甾醇等。其中抗肿瘤的主要有效成分为何首乌蒽醌苷类化合物及大黄素等。

2. 药理作用　何首乌提取物可作用于人体乳腺癌细胞，使细胞发生G_2/M期阻滞。何首乌蒽醌类化合物对小鼠前胃癌和肉瘤均有生长抑制作用，并且可以增加化疗药物对荷瘤小鼠的抑瘤作用，同时减轻化疗药物对外周血白细胞数减少的毒性作用。此外，本品尚有抗衰老、神经保护、降血脂、抗动脉粥样硬化、免疫调节、乌发生发等作用。

白果《日用本草》

多食壅气动风。小儿多食昏霍，发惊引痱。

——《日用本草》

为银杏科植物银杏（白果树、公孙树）（*Ginkgo biloba L.*）的干燥成熟种子。主产于广西、四川、河南、山东、湖北等地。秋季种子成熟时采收，除去肉质外种皮，洗净，稍蒸或略煮后，烘干。

【性味功效】甘、苦、涩，平。有毒。归肺、肾经。敛肺化痰定喘，止带缩尿。

【历代评述】明代兰茂《滇南本草》："大疮不出头者，白果肉同糯米蒸合蜜丸；与核桃捣烂为膏服之，治噎食反胃，白浊、冷淋；捣烂敷太阳穴，止头风眼疼，又敷无名肿毒。"清代叶天士《本草再新》："补气养心，益肾滋阴，止咳除烦，生肌长肉，排脓拔毒，消疮疥疽瘤。"

【临床应用】临床常用治肺癌、胃癌等癌瘤中属肺郁痰瘀者，也常作为治疗癌症的辅助药物组成各种食疗方使用。

1．肺癌　本品性涩而收，有敛肺定喘、化痰之功，用治肺癌喘咳痰多者，如肺肾两虚之虚喘，常配伍五味子以补肾纳气，敛肺平喘；如因风寒之邪引发，配伍麻黄辛散，敛肺而不留邪，如鸭掌散（《摄生众妙方》）；如肺热燥咳、喘咳痰少，常配伍款冬花、沙参等，如白花蛇舌草、半枝莲、鱼腥草、玄参、知母、马兜铃、款冬花、白果各10 g，川贝母、桔梗、沙参、枇杷叶、半夏各15 g，生甘草20 g。水煎服，每日一剂（《抗癌良方》）。

2．辅助治疗胃癌、消化道癌、肺癌（术后虚弱）　栗子200 g、白果100 g、糖少许。栗子、白果均煮熟，去壳，同煮，稍加糖，制成栗子白果甜羹，或将栗子、白果与荠菜末同炒，稍加糖及盐，制成炒栗子白果食用（《抗癌中草药大辞典》）。

【用法用量】内服：煎汤，3～10 g；或捣汁。外用：适量，捣敷；或切片涂。

【使用注意】有实邪者忌服。生食或炒食过量可致中毒，小儿误服中毒尤为常见。

【参考资料】

1．化学成分　种仁主要含有蛋白质、脂肪、碳水化合物、钙、磷、铁、胡萝卜素、维生素 B_2 以及多种氨基酸等成分。种子含少量氰苷。外种皮含有毒成分白果酸、氢化白果酸、氢化白果亚酸、白果黄素、白果酚和白果醇等。其中抗肿瘤的主要有效成分为白果黄素等。

2．药理作用　白果提取物的正丁醇和水相组分能够抑制肝癌和胰腺癌细胞的生长。白果清蛋白具有较强的抗生物氧化作用，可以清除超氧阴离子及羟基自由基。此外，本品尚有抗炎、镇痛、降血脂等作用。

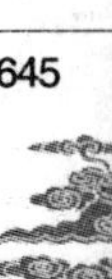

五味子《神农本草经》

味酸温，生山谷。益气，咳逆上气，劳伤羸瘦，补不足，强阴，益男子精。

——《神农本草经》

为木兰科植物五味子［*Schisandra chinensis*（*Turcz.*）*Baill.*］或华中五味子（*Schisandra sphenanthera Rehd. et Wils.*）的干燥成熟果实。前者习称“北五味子”，后者习称“南五味子”。秋季果实成熟时采摘，晒干或蒸后晒干，除去果梗及杂质。

【性味功效】酸，温。归肺、心、肾经。收敛固涩，益气生津，宁心安神。

【历代评述】明代李时珍《本草纲目》：“五味子，入补药熟用，入嗽药生用。五味子酸咸入肝而补肾，辛苦入心而补肺，甘入中宫益脾胃。”缪希雍《本草经疏》：“五味子主益气者，肺主诸气，酸能收，正入肺补肺，故益气也。”

【临床应用】临床常用治肺癌、白血病等癌瘤中属阴亏津伤者。

1. 肺癌　本品味酸收敛，甘温而润，有敛肺气、滋肾阴之功，用治肺癌久咳或放、化疗后脉虚无力、伤阴耗气者，如生脉散：人参10 g、麦门冬 10 g、五味子6 g。水煎服，每日 1 剂。现代制剂生脉散注射液用于静脉滴注（《医学启源》）。

2. 白血病　用治白血病自汗、盗汗、肾精不固者，常配伍山茱萸、巴戟天等，如熟地、茯苓、黄芪、白花蛇舌草、龙葵、山豆根、紫草各 30 g，山药15 g，山萸肉、肉苁蓉、巴戟天、补骨脂、人参、麦冬、五味子各 10 g，当归 6 g。水煎，每日 1 剂（《癌症效方 240 首》）。

【用法用量】内服：煎汤，3 ~ 10 g；研末；每次 1 ~ 3 g；熬膏；或入丸、散服。外用：研末掺；或煎水洗。

【使用注意】外有表邪，内有实热，或咳嗽初起、痧疹初发者忌服。

【参考资料】

1. 化学成分　主要含有联苯环辛烯类物质，有五味子甲素、五味子乙素、五味子丙素，醇甲（五味子素），醇乙以及酯甲、酯乙、酯丙、酯丁、酯戊。还含有挥发油，主要为单萜类、倍半萜类、十一烷酮等。其他尚含有有机酸、维生素 A、维生素 E 及多糖等。其中抗肿瘤的主要有效成分为五味子多糖、五味子醇等。

2. 药理作用　五味子对人体宫颈癌细胞株生长有明显的抑制作用，五味子素对肿瘤细胞 DNA 合成有一定的抑制作用。五味子多糖与肿瘤细胞凋亡及免疫细胞活化有关。此外，本品可改善和强化中枢神经系统，调节心血管功能，兴奋呼吸，镇咳、祛痰，抗微生物、消炎等。

（周岱翰、阚均）

第四节　理气活血类

桃仁《神农本草经》

主瘀血，血闭癥瘕，邪气，杀小虫。

——《神农本草经》

为蔷薇科落叶小乔木桃［*Prunus persica*（*Lunn*）*Batsch*］或山桃［*Prunus davidiana*（*Carr.*）*Franch.*］的成熟种子。亦称桃核。主要产于四川、陕西、河北、山东、贵州等地。晒干，生用或捣碎用。

【性味功效】苦、甘，平。有小毒。归心、肝、大肠经。活血祛瘀，润肠通便，止咳平喘。

【历代评述】梁代陶弘景《名医别录》："止咳逆上气，消心下坚，……破癥瘕，通月水，止痛。"金代张元素《珍珠囊》："治血结血秘血燥，通润大便，破蓄血。"明代李时珍《本草纲目》："主血滞风痹，骨蒸，肝疟寒热，产后血病。"

【临床应用】临床常用治食管癌、肝癌、子宫体癌等癌瘤中属瘀血内积者。

1. 食管癌　放疗是食管癌的常用治疗方法。桃仁祛瘀之力强，常配伍红花、郁金等增其活血化瘀止痛功效，配合清热解毒药，常用于防治放疗后不良反应。

2. 肝癌、子宫体癌　本品入肝经，能活血化瘀，治疗肝癌及子宫体癌等妇科肿瘤瘀血阻络不通则痛而致的肿块腹痛，常配伍大黄祛瘀消积，白芍、当归养血活血。

【用法用量】煎服，5～10 g，宜捣碎入煎。桃仁霜入汤剂宜包煎。

【使用注意】孕妇忌服，便溏者慎用。本品有小毒，过量可致中毒，出现头痛、心悸，甚至呼吸衰竭而死亡。

【参考资料】

1. 化学成分　本品主要含苦杏仁苷和苦杏仁酶、脂肪油、脂质体、氰苷、氨基酸和蛋白质、甾体和黄酮及其糖苷类化合物和微量元素等。其中抗肿瘤的主要有效成分为苦杏仁苷、桃仁蛋白等。

2. 药理作用　桃仁有抗致癌霉菌及其毒素的作用，桃仁苦杏仁苷的水解产物氢氰酸和苯甲醛对癌细胞有协同破坏作用。此外，本品可以增加脑血流量，降低脑血管阻力，并有抗凝血、抗血栓、抗炎、抗过敏、润肠、镇咳、收缩子宫等作用。

莪术《药性论》

治女子血气心痛，破痃癖冷气。

——《药性论》

为姜科植物蓬莪术（*Curcuma phaeocaulis Val.*）、广西莪术（*Curcuma kwangsiensis S. G. Lee et C. F. Liang*）或温郁金（*Curcuma wenyujin Y. H. Chen et C. Ling*）的干燥根茎。

后者习称“温莪术”。生用或醋制用。

【性味功效】辛、苦，温。归肝，脾经。破血行气，消积止痛。

【历代评述】明代缪希雍《本草经疏》：“蓬莪行气破血散结，是其功能之所长，若夫妇人、小儿气血两虚，脾胃素弱而无积滞者，用之反能损真气，使食愈不消而脾胃益弱。即有血气凝结、饮食积滞，亦当与健脾开胃、补益元气药同用，乃无损耳。”贾所学《药品化义》：“蓬术味辛性烈，专攻气中之血，主破积消坚，去积聚癖块，经闭血瘀，扑损疼痛。与三棱功用颇同，亦勿过服。”

【临床应用】临床常用治宫颈癌、肝癌、食管癌等癌瘤中属血瘀气滞者。

1. 宫颈癌　宫颈癌淋巴结清扫术后淋巴结损伤明显，血瘀水停，水液代谢循环受阻，易见肿胀渗出。常配伍三棱、没药等破血消积，方中白及 10 g、蒲黄炭 10 g、当归 15 g、生薏苡仁 20 g、三棱 10 g、莪术 10 g、乳香 10 g、没药 10 g。肿胀甚者，可联合大黄 30 g、芒硝 50 g 研磨成细粉，调成糊状外敷双侧腹股沟，每日 3 次。（承德市中心医院方）

2. 肝癌　本品入肝脾经，能消积止痛，用治肝癌肝郁脾虚，血瘀疼痛者，常配伍半枝莲、黄芪等清热健脾，以莪术为辅药活血止痛。如半枝莲 15 g、穿山龙 30 g、生黄芪 20 g、生薏苡仁 15 g、白术 10 g、郁金 10 g、白芍 10 g、莪术 10 g、鳖甲 30 g。（北京中医药大学方）

3. 食管癌　中晚期食管癌痰凝血瘀，结聚咽喉见吞咽困难，常配伍半夏、石见穿等化痰降逆，如噎膈方。方中半夏 10 g、莪术 20 g、石见穿 30 g、金礞石 10 g、急性子 20 g，加水 500 mL，分煎 2 次后混匀，每日 3 次分服。（杭州市中医院方）

【用法用量】煎服，10 ~ 20 g。醋制后止痛作用加强。

【使用注意】莪术及其制剂的不良反应常见的有过敏、皮疹、呼吸困难、过敏性休克等。本品破血力强，孕妇及月经过多者忌用。

【参考资料】

1. 化学成分　本品主要含有两大类成分，即挥发油和姜黄素类。挥发油中的主要成分为莪术醇、β－榄香烯、蓬莪术环氧酮、蓬莪术酮、蓬莪术环二烯、姜黄醇酮、姜黄环氧奥烯醇等 20 多种半萜烯类。其中抗肿瘤的主要有效成分为莪术醇及 β－榄香烯。

2. 药理作用　莪术油制剂在体外对小鼠艾氏腹水癌细胞、615 纯系小鼠的 L_{615} 白血病及腹水型肝癌细胞等瘤株的生长有明显抑制作用。莪术醇对人体胃癌、卵巢癌细胞株等多种肿瘤细胞体外生长有诱导凋亡的作用。此外，莪术油还有抗菌、消炎，提高大动脉血流量及保肝等作用，可抑制血小板聚集和抗血栓形成，提升淋巴细胞数量，增强机体免疫功能。

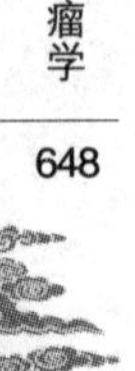

三七《本草纲目》

止血，散血，定痛。金刃箭伤，跌打杖疮，血出不止者，嚼烂涂，或为末掺之，其血即止。

——《本草纲目》

为五加科多年生草本植物三七［*Panax notoginseng*（*Burkill*）*F. H. Chen ex C. H.*］的干燥根和根茎。主产于云南、广西等地。生用。用时捣碎或碾细粉用。

【性味功效】甘、微苦，温。归肝、胃经。化瘀止血，活血定痛。

【历代评述】清代黄元御《玉楸药解》："和营止血，通脉行瘀，行瘀血而敛新血。"

【临床应用】临床上常用治肺癌、宫颈癌等多种癌瘤中属瘀血阻滞或兼出血者。

1. 肺癌　本品能化瘀止血，对于肺癌咳喘气逆、咳吐血痰，配伍知母、生地等凉血清热，出血量大者可研磨三七至细粉冲服。成药制剂云南白药的主要成分含有三七。

2. 宫颈癌　本品能活血化瘀、止血定痛，可用于内服及研末外用，对于宫颈癌等妇科肿瘤血瘀阻滞、迫血妄行，可配伍白芍、桃仁等养血活血同用，血热内盛者常配伍生地、丹参等清热凉血。对于下血不止者，可与白及、明矾等同用，如三七粉 3 g、雄黄 3 g、蟾蜍 15 g、白及 12 g、制砒霜 1.5 g、明矾 60 g、硇砂 0.3 g、即灭菌结晶磺胺 60 g。共研细末外用适量。(《实用肿瘤学》)

【用法用量】煎服，3～10 g；研末服，每次 1～1.5 g；或入丸散；外用适量，研末外掺或调敷。

【使用注意】本品活血散瘀，故孕妇慎用。三七性温，故血热妄行，或出血而兼有阴虚口干者，不宜单独使用，须配凉血止血药或滋阴清热药同用。

【参考资料】

1. 化学成分　本品主要含人参皂苷类、七叶胆皂苷和三七皂苷等。其中抗肿瘤的主要有效活性成分为三七总皂苷。

2. 药理作用　三七总皂苷可以抑制宫颈癌细胞增殖；三七尚可抑制肿瘤血管新生、改善骨髓抑制、护肝、逆转耐药等；三七提取物对人体胃癌、前列腺癌、肺癌、肝癌，鼠神经胶质瘤细胞等多种肿瘤细胞具有显著抑制作用。此外，本品能明显增加冠状动脉血流量，减少心肌耗氧量；尚有抗炎、增强肾上腺皮质功能等作用。

麝香《神农本草经》

辟恶气，杀鬼精物，温疟，蛊毒，痫痓，去三虫。

——《神农本草经》

为鹿科动物林麝（*Moschus berezovskii Flerov*）、马麝（*Moschus sifanicus Przewalski*）或原麝（*Moschus moschiferus L.*）成熟雄体香囊中的干燥分泌物。阴干入药。

【性味功效】辛，温。归心、脾经。开窍醒神，活血通经，止痛，催产。

【历代评述】梁代陶弘景《名医别录》：“中恶，心腹暴痛，胀急痞满，风毒，妇人难产，堕胎。”明代李时珍《本草纲目》：“通诸窍，开经络，透肌骨，解酒毒，消瓜果食积。治中风，中气，中恶，痰厥，积聚癥瘕。”

【临床应用】临床常用治上颌窦癌、鼻咽癌、肝癌等癌瘤中属气滞血瘀或兼邪入心包者。

1. 头面部肿瘤　本品开窍之功最大，对于头面部肿瘤如上颌窦癌、鼻咽癌等痰瘀阻络、清窍不通者，常研末外用，多配伍瓜蒂、半夏等消痰散结。然麝香开窍力强，过度使用易损耗正气，甚者气脱，对于虚脱证，需忌勿过用。

2. 肝癌血瘀疼痛　本品擅通达，活血通经，治疗肝癌血瘀疼痛，可配合三七等活血化瘀之品同用，如麝香、乳香、没药、牛黄、熊胆各5 g，人参、三七、银耳各25 g，薏苡仁100 g。共研细末，装胶囊内，每日3次，每次2.5 g。4个月为1个疗程。(《抗肿瘤中药的临床应用》)

3. 癌性疼痛　麝香通络止痛，对于癌瘤中气滞血瘀，疼痛难忍者，常配伍蟾蜍、冰片等，如蟾蜍、麝香、冰片、肉桂、细辛、草乌、血竭、桃仁、三棱、莪术、青黛、泽兰、黄柏、茜草等，研末混匀，外敷患处。(湖南中医药学院第一附属医院方)

【用法用量】入丸散服，0.03~0.1 g。外用适量。不宜入煎剂。

【使用注意】虚脱证禁用；本品无论内服或外用均能堕胎，故孕妇禁用。

【参考资料】

1. 化学成分　主要含麝香酮，少量降麝香酮，均系大分子环酮，具特异强烈香气。又含11种雄甾烷衍生物，如5α-雄甾烷-3,17-二酮、5-β-雄甾烷-3等。又含胆甾醇、麝香吡啶、蛋白质、脂肪、氨基酸、卵磷脂、尿素无机盐（铵酸、钙酸）等。其中抗肿瘤作用的主要有效成分为麝香酮。

2. 药理作用　麝香可抑制人体胃癌细胞的生长，并减缓癌细胞的进一步增殖和分化。此外，本品尚有兴奋心脏、升高血压、改善微循环、疏通淋巴管、抑制大肠杆菌及金黄色葡萄球菌、消炎等作用。

丹参《神农本草经》

主心腹邪气，肠鸣幽幽如走水，寒热积聚，破癥消瘕，止烦满，益气。

——《神农本草经》

为唇形科多年生草本植物丹参（*Salvia miltiorrhiza* Bge.）的干燥根及根茎。生用或酒炙用。

【性味功效】苦，微寒。归心、肝经。活血调经，凉血消痈，清心安神。

【历代评述】梁代陶弘景《名医别录》：“养血，去心腹痼疾结气，腰脊强，脚痹，除风邪留热。”明代李时珍《本草纲目》：“活血，通心包络。治疝痛。”

【临床应用】临床常用治肝癌、胃癌、宫颈癌、食管癌等癌瘤中属血热瘀血内阻者。

1. 肝癌、胃癌　本品主入肝经，能活血，治疗肝癌、胃癌等腹腔肿瘤瘀血阻滞腹部胀痛者，常配伍郁金、三棱等增其活血化瘀之功；气滞腹胀者，亦可配伍陈皮等消胀止痛，如丹参 15 g、焦楂曲 15 g、焦麦芽 9 g、煅瓦楞子 30 g、制鸡内金 6 g、川楝子 9 g、延胡索 15 g、陈皮 9 g、广木香 9 g、山枳实 9 g、桃仁 12 g、生牡蛎 30 g、夏枯草15 g、海藻 12 g、昆布 12 g，制成煎剂，每日 1 剂，煎 2 次分服。（上海中医学院附属曙光医院方）

2. 宫颈癌　宫颈癌气滞血瘀，经停阻络，可配伍赤芍、桃仁、红花等活血化瘀，疼痛明显者，常与延胡索、芍药等止痛调经。

3. 食管癌　可配伍海藻、昆布等化痰散结，郁金、红花等活血定痛。

【用法用量】煎服，10 ~ 15 g。酒炒可增强活血之功。

【使用注意】反藜芦。无瘀血者慎服，孕妇慎用。

【参考资料】

1. 化学成分　主要含脂溶性的丹参酮类化合物和水溶性的酚酸类化合物。其中抗肿瘤的有效成分主要有丹参酮 II_A、丹参素、丹参多酚酸盐等。

2. 药理作用　丹参水溶性成分中丹酚酸 B 可以抑制肝癌血管生成。丹参酮 II_A 对肺癌、卵巢癌、肝癌、胃癌、胆管癌细胞等人体实体肿瘤细胞具有抑制作用。此外，本品还有增强免疫功能、扩张冠脉、增加冠脉血流量、改善心肌收缩、降血压、降血糖、抑制出血、激活纤溶、镇静、抑菌等作用。

水蛭《神农本草经》

主逐恶血、瘀血、月闭，破血瘕积聚，无子，利水道。

——《神农本草经》

为水蛭科动物蚂蟥（*Whitmania pigra Whitman*）、水蛭（*Hirudo nipponica Whitman*）及柳叶蚂蟥（*Whitmania acranutata Whitman*）等的干燥全体。亦称蚂蟥。

【性味功效】咸、苦，平。有小毒。归肝经。破血逐瘀，通经消癥。

【历代评述】元代王好古《汤液本草》：“水蛭，苦走血，咸胜血，仲景抵当汤用虻虫、水蛭，咸苦以泄畜血，故《经》云有故无殒也。”清代赵学敏《本草纲目拾遗》：“人患赤白游疹及痈肿毒肿，取十余枚令啖病处，取皮皱肉白，无不差也。”

【临床应用】临床常用治直肠癌、胃癌、原发性肝癌等癌瘤中属瘀血阻滞者。

1. 肝癌、直肠癌　本品归肝经，善逐瘀消癥，治疗肝癌肠癌等瘀血凝滞、肿块疼痛，常配合大黄、土鳖虫等祛瘀消积。可参考抵挡汤：水蛭 30 个（熬），虻虫 30 枚（熬去翅足），桃仁 20 个（去皮尖），大黄 3 两（酒浸），上四味，为末以水五升，煮取三升，去滓，温服一升（《金匮要略》）。

2. 胃癌　本品破瘀行血力强，治疗胃癌等因血瘀不通迫血妄行造成的出血，常配伍木香、槟榔以行气止痛，配伍大黄、丹皮等以活血祛瘀，如水蛭 2 g、硇砂 0.5 g、夏枯草15 g、党参15 g、木香3 g、白矾3 g、月石3 g、紫贝齿30 g、槟榔10 g、玄参10 g、代赭石30 g、川军5 g、丹参30 g、陈皮6 g。水煎服，每日1剂，分2次服。(《抗癌中药一千方》)

【用法用量】煎服，6~10 g。研末服2~3 g。

【使用注意】体弱血虚、孕妇、妇女月经期及有出血倾向者禁服。

【参考资料】

1. 化学成分　主要含蛋白质，水蛭的唾液中含有一种抗凝血物质水蛭素。此外，尚含有肝素、抗血栓素及组胺样物质等。其中抗肿瘤的主要有效成分为水蛭素。

2. 药理作用　水蛭含药血浆、血清，可以抑制人胰腺癌细胞的增殖，延缓其迁移。水蛭提取液灌胃荷瘤小鼠，结果表明水蛭可诱导肿瘤细胞凋亡。此外，本品尚有抗血栓形成、扩血管、降低血液黏度、降血脂等作用。

乳香《名医别录》

疗风水毒肿，去恶气。疗风隐疹痒毒。

——《名医别录》

为橄榄科小乔木卡氏乳香树（*Boswellia carterii Birdw.*）及其同属植物皮部渗出的树脂。主产于非洲索马里、埃塞俄比亚等地。

【性味功效】辛、苦，温。归心、肝、脾经。活血止痛，消肿生肌。

【历代评述】清代赵学敏《本草纲目拾遗》："治妇人血气，……疗诸疮，令内消。"明代李时珍《本草纲目》："消痈疽诸毒，托里护心，活血，定痛，伸筋，治妇人产难，折伤。"

【临床应用】临床常用治食管癌、肝癌、乳腺癌等癌瘤中属瘀血阻滞者。

1. 食管癌　本品味辛而苦，可散结开闭，治疗食管癌血瘀梗塞，可配伍丹参、贝母等，如乳香、没药各6 g，桃仁、红花、黄药子、丹参、赤芍、蜣螂虫、山慈菇、贝母各9 g。水煎服。(《实用中医学》)

2. 肝癌、乳腺癌　乳香活血力强，常与没药、桃仁、红花等药配伍活血止痛，如人参、三七、银耳、乳香、没药各15 g，麝香、牛黄、熊胆各3 g，生薏苡仁100 g，土茯苓50 g。将诸药研成细末，每服1.5 g，每日3次（上海第二军医大学方）。但本品性辛温，过用易伤阴耗血，可配伍当归、白芍、生地等滋养阴血，以防耗气伤阴。

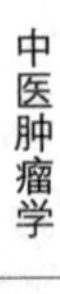

【用法用量】煎服，3~5 g。外用适量。生用或炒去油用。

【使用注意】本品气浊味苦，对胃有刺激性，易致呕吐，胃弱者尤应慎用。孕妇及无瘀滞者忌用。

【参考资料】

1. 化学成分　本品主要成分为树脂（主要成分为游离α、β-乳香酸、结合乳香酸、乳香树脂烃）、树胶以及挥发油性成分蒎烯、α、β-水芹烯等。其中抗肿瘤的主要有效成分为乳香酸、乳香挥发油等。

2. 药理作用　本品可诱导人体宫颈癌细胞凋亡；其提取物β-榄香烯可以抑制胶质母细胞瘤的增殖；对人体乳腺癌细胞系、肝癌细胞株、慢性髓性白血病细胞系、舌癌细胞系均有明显的生长抑制作用。此外，本品还有提高免疫功能、镇痛和升高白细胞等作用。

八月札《本草拾遗》

利大小便，宣通，去烦热，食之令人心宽，止渴，下气。

——《本草拾遗》

为木通科植物木通［*Akebia quinata*（*Thunb.*）*Decne.*］、三叶木通［*Akebia trifoliata*（*Thunb.*）*Koidz.*］、白木通［*Akebia trifoliata*（*Thunb.*）*Koidz. var. Australis*（*Dieis*）*Rehd.*］的果实。

【性味功效】苦，平。归肝、胃经。活血散结，疏肝理气。

【历代评述】唐代陈仕良《食性本草》："主胃口热闭，反胃不下食，除三焦客热。"明代倪朱谟《本草汇言》："以蜜水煮食之，治噤口热痢。"

【临床应用】临床常用治肝癌、胃癌、胰腺癌、肺癌上皮癌等癌瘤中属气滞血瘀者。

1. 肝癌、胃癌、胰腺癌　本品能疏肝行气、活血散结，治疗腹腔恶性肿瘤气滞瘀血阻络，常配伍香附、郁金等疏肝行气，配伍丹皮、白芍等活血养血，如：①八月札12 g，郁金、香附、延胡索各6 g，水煎服。②八月札、云茯苓、炒建曲、丹参、广郁金、生地、丹皮各9 g，生苡仁、熟苡仁、生白芍、炙鳖甲各12 g，白术6 g，生牡蛎30 g，半枝莲15 g，水煎。朝鲜白参6 g，另煎兑入服。(《抗癌中草药大辞典》)

2. 肺癌　本品味苦，能开泄行气，配伍补气药人参等，可做膳食调治肺癌气滞血瘀咳喘等证，如八月札20 g、人参4 g、粳米适量。做粥服，每日1剂。(《抗癌本草》)

【用法用量】煎服，9～15 g；大剂量可用至30～60 g；或浸酒。

【使用注意】孕妇慎用。

【参考资料】

1. 化学成分　含常春藤皂苷元、齐墩果醇酸、木通皂苷（Akebine）等成分。八月札水提取物有抗肿瘤作用。

2. 药理作用　对小鼠肉瘤、荷瘤小鼠均有抑制作用；对人体宫颈癌有抑制活性。此外，本品还有抗炎、抑菌作用。

土鳖虫《神农本草经》

主心腹寒热洒洒，血积癥瘕，破坚，下血闭。

——《神农本草经》

为鳖蠊科昆虫地鳖（*Eupolyphaga sinensis Walk.*）或冀地鳖［*Steleophaga plancyi*（*Bol.*）］的雌虫体。亦称地鳖虫。

【性味功效】咸，寒；有小毒。归肝经。破血逐瘀，续筋接骨。

【历代评述】唐代甄权《药性论》："治月水不调，破留血积聚。"明代李时珍《本草纲目》："行产后血积，折伤瘀血，重舌，木舌，口疮，小儿腹痛夜啼。"

【临床应用】临床常用治食管癌、肝癌、皮肤癌等癌瘤中属瘀血阻滞者。

1. 食管癌、肝癌　本品入肝经，祛瘀之力强，能破血逐瘀，治疗肝癌、食管癌等瘀血阻滞、经络不通，常配伍桃仁、丹参等，如黄芪 50 g、丹参 20 g、白芍 15 g、蚤休 20 g、土鳖虫 10 g、桃仁 10 g、白花蛇舌草 30 g、茯苓 10 g、炙鳖甲 10 g、党参 15 g、白术 10 g、枳壳 10 g、莪术 10 g、薏苡仁 30 g，水煎服，每日 1 剂。（济南市中医院方）

2. 皮肤癌　本品擅长逐瘀通经，治疗皮肤癌瘀血阻滞经络、红肿疼痛，内服及研末外敷均可，多配伍乳香、没药、当归等以活血止痛，常与水蛭、麝香、血竭等药物同用，研末加热制成膏药外敷。

3. 癌性疼痛　癌瘤后期常气血瘀滞，不通则痛，本品破血通经，善止痛理气，可配伍姜黄、延胡索等药理气活血止痛。对于气血虚弱，不荣则痛，亦能用土鳖虫搭配党参、白术等补益脾气药物以缓急止痛。

【用法用量】煎服，3～10 g；研末吞服，每次 1～1.5 g。外用适量。

【使用注意】孕妇禁用。

【参考资料】

1. 化学成分　本品主要含氨基酸和挥发油。挥发油中鉴出 20 个组分，含量最高的是萘，约占 22.16%；各种脂醛和芳香醛，约占 24.95%，醛可能是土鳖虫的臭味成分。还含有不饱和脂肪酸、微量元素、生物碱和脂溶性维生素。其中，土鳖虫糖蛋白及提取物是主要抗肿瘤成分。

2. 药理作用　土鳖虫醇提物对人体胃癌细胞具有明显的抑制生长、增殖和诱导凋亡作用，并呈一定的剂量依赖性。此外，本品还有抗凝血、增加红细胞变形能力、增加红细胞电脉指数、抑制血小板聚集、降低血小板黏附率、抑制体外血栓形成、降低纤维蛋白原、增加冠脉血流量等作用。

徐长卿《神农本草经》

主蛊毒，疫疾，邪恶气，温疟。

——《神农本草经》

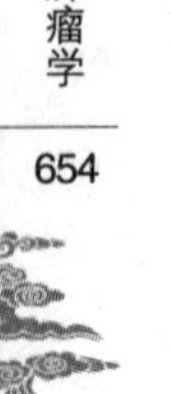

为萝藦科多年生草本植物徐长卿［*Cynanchum paniculatum*（*Bunge.*）*Kitagawa*］的干燥根及根茎。亦称寮刁竹。

【性味功效】辛，温。归肝、胃经。祛风止痛，活血通络，止痒。

【历代评述】梁代陶弘景《名医别录》："益气。"清代何谏《生草药性备要》："浸酒，除风湿。"

【临床应用】临床常用治肺癌、骨癌、胰腺癌等癌瘤中属瘀血阻滞者。

1．肺癌　本品辛温，有开达之力，可活血通络，治疗肺癌血瘀阻滞、咳逆吐血，常配伍葶苈子降气止咳、肉桂纳气平喘。

2．胰腺癌　徐长卿行气止痛，又长于活血祛风，对胰腺癌等肿瘤气滞血瘀而腹痛者，常配伍延胡索、香附等理气止痛；郁滞化热者，可加茵陈、栀子等以清热泻火。

3．骨癌　本品可通络祛瘀止痛，适用于骨肿瘤瘀阻痹痛，如白花蛇舌草 10 g、土鳖虫 10 g、当归 10 g、徐长卿 10 g、露蜂房 6 g、蜈蚣 3 条、党参 12 g、黄芪 12 g、熟地 15 g、鸡血藤 15 g、乳香 9 g、没药 9 g、炙甘草 6 g。（《抗癌中草药大辞典》）

【用法用量】煎服，10～30 g，宜后下，或浸酒服。研末服，1.5～3 g。

【使用注意】本品芳香，入汤剂不宜久煎。体弱者及孕妇慎服。

【参考资料】

1．化学成分　本品根含牡丹酚 2% 左右以及多种 C12 甾体苷，如白薇苷－B 和徐长卿苷等，此外，还含有黄酮、3－羟－4－甲氧乙酮和少量生物碱。其中抗肿瘤的有效成分有徐长卿多糖等。

2．药理作用　徐长卿多糖对小鼠移植性腹水癌、实体瘤 S180 生长具有抑制作用。此外，本品还有镇静、镇痛作用，也能降低血压，减慢心率，改善心肌缺氧状况，对痢疾杆菌、金黄色葡萄球菌有抑制作用。

防己《神农本草经》

主风寒温疟，热气诸痫。除邪，利大小便。

——《神农本草经》

为防己科木质藤本植物粉防己（汉防己）（*Stephania tetrandra S. Moore*）或马兜铃科多年生缠绕草本广防己（木防己）［*Cocculus orbiculatus*（*L.*）*DC.*］的干燥根。生用。

【性味功效】苦，寒。归膀胱、肺经。祛风湿，止痛，利水消肿。

【历代评述】梁代陶弘景《名医别录》："疗水肿、风肿，去膀胱热、伤寒寒热邪气、中风手脚挛急，止泄，散痈肿恶结。"清代叶天士《本草再新》："治膀胱水肿，健脾胃，化痰。"赵学敏《本草纲目拾遗》："汉防己主水气，木防己主风气。"

【临床应用】临床常用治食管癌、贲门癌、肺癌等癌瘤中属湿热内盛、水湿蕴积、瘀血郁阻者。

1．食管癌、贲门癌　本品苦寒，可散水气祛湿浊，治疗食管癌、贲门癌等肿瘤水饮内停，常配伍半夏、佩兰等降逆化湿。如粉防己、半夏、佩兰各 12 g，降香 24 g，乌梅 15 g，陈皮 9 g，炮山甲 45 g。（《抗肿瘤中草药的临床应用》）

2．肺癌　本品主入肺经，治疗肺癌水气壅盛、咳逆喘息，常配伍葶苈子泻肺平喘，配伍杏仁宣肺止咳。但防己乃苦寒之品，需注意顾护阳气，可与白术、山药等温中之药同用以防损伤脾胃。

3．肾癌、膀胱癌、前列腺癌　防己药性降泄下行，善清湿热、利小便，可用于泌尿

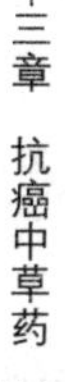

系统肿瘤如肾癌、膀胱癌、前列腺癌等属下焦膀胱湿热证。其中，汉防己利水走里，如取利小便消肿之功，常用汉防己。

【用法用量】煎服，5 ~ 10 g。或入丸、散剂。祛风止痛宜木防己；利水消肿宜汉防己。

【使用注意】本品苦寒较甚，不宜大量使用，以免损伤胃气。食欲不振及阴虚无湿热者忌用。

【参考资料】

1. 化学成分　汉防己主要含汉防己甲素，亦含黄酮苷、酚类、有机酸等。木防己主要含马兜铃酸、马兜铃内酰胺、尿囊素、木兰花碱等。其中抗肿瘤的主要有效成分为汉防己甲素等。

2. 药理作用　粉防己碱能抑制肿瘤的生长；并可通过抗氧化作用来降低肿瘤的发生率；还可产生放射增敏作用；此外还有减轻放、化疗不良反应的作用。此外，汉防己碱利尿作用明显且有镇痛、解热、消炎及抗过敏性休克、肌肉松弛和抗阿米巴原虫等作用。

王不留行《神农本草经》

主金疮止血，逐痛出刺，除风痹内寒。

——《神农本草经》

为石竹科植物麦蓝菜［*Vaccaria segetalis*（*Neck.*）*Garcke*］的干燥成熟种子。中国各地均产，主产于江苏、河北、山东等地。夏季果实成熟、果皮尚未开裂时采割植株，晒干，打下种子，除去杂质，再晒干。

【性味功效】苦，平。归肝、胃经。活血通经，下乳消肿，利尿通淋。

【历代评述】梁代陶弘景《名医别录》：“止心烦鼻衄，痈疽恶疮，瘘乳，妇人难产。”明代李时珍《本草纲目》：“能走血分，乃阳明冲任之药，俗有‘穿山甲，王不留，妇人服了乳长流’之语，可见其性行而不住也。”

【临床应用】王不留行入血分，功善通利血脉，上通乳、消痈肿，下通经、利小便。临床常用治乳腺癌肿块疼痛溃烂，卵巢癌、前列腺癌小便不利等癌瘤属瘀血阻滞者。

1. 乳腺癌　王不留行行血通经，走而不守，乃阳明冲任之药，可用于妒乳疮烂、癌块疼痛证。常与穿山甲同用以加强化积消痈之力，然二药药性行散，久服易耗气伤阳，应中病即止，不可过服。

2. 卵巢癌　卵巢癌包块坚硬，舌质紫黯见瘀点、瘀斑，脉弦或涩者，可加王不留行 10 g、水蛭 5 g、蜈蚣 2 条以活血软坚，散结消积。

3. 前列腺癌　本品性善下行，能活血利尿通淋，善治淋证，常与石韦、瞿麦、萹蓄同用，如石韦散（《外台秘要》）；如前列腺结节增大，可加莪术、夏枯草、生牡蛎等化痰软坚。

【用法用量】煎服，5 ~ 10 g。

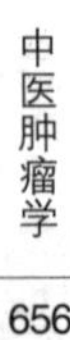

【使用注意】孕妇慎用。

【参考资料】

1. 化学成分　主要含有三萜皂苷，以及环肽、黄酮类、氨基酸、多糖等多种化学成分。其提取物具有一定的抗肿瘤作用。

2. 药理作用　王不留行提取物能促进肿瘤细胞凋亡、抑制血管生成，本品尚有催乳、抗氧化、抗炎止痛等功效。

川芎《神农本草经》

主中风入脑头痛，寒痹，筋挛缓急，金疮，妇人血闭无子。

——《神农本草经》

为伞形科植物川芎（*Ligusticum chuanxiong Hort.*）的干燥根茎。夏季当茎上的节盘显著突出，并略带紫色时采挖，除去泥沙，晒后烘干，再去须根。用时切厚片，生用或酒炙用。

【性味功效】辛，温。归肝、胆、心包经。活血行气，祛风止痛。

【历代评述】唐代甄权《药性论》："治腰脚软弱，半身不遂，主胞衣不出，治腹内冷痛。"金代张元素《珍珠囊》："上行头角，助清阳之气，止痛；下行血海，养新生之血调经。"清代王昂《本草备要》："搜风散瘀，止痛调经。"

【临床应用】川芎性升散，善行头目，旁通络脉，为"血中气药"，临床常用治疗乳腺癌、脑瘤、胃癌等癌瘤中血瘀气滞诸证。

1. 乳腺癌　川芎善活血化瘀，为血中之气药，又兼理气止痛，与半夏、香附、山栀等配伍理气活血，疏肝清热，可用于治疗乳腺癌瘤中乳结肿硬。然川芎性质辛散，多用易损伤阴血，需注意顾护阴液，可与生地、当归等药配伍以滋阴养血，防止伤阴。

2. 脑瘤　川芎性味辛温，善于祛风活血而止头痛，治少阳、厥阴经头痛（头顶或两侧痛），为诸经头痛之要药。可用于脑部肿瘤并发头痛剧烈，如锥如刺，固定不移，舌质紫暗或瘀斑，脉沉弦或细涩者，如通窍活血汤：赤芍、川芎各一钱，桃仁二钱，红花、生姜各三钱，大枣 7 枚，老葱 3 根，麝香五厘。前七味用黄酒 250 g，煎至一盅，去渣，入麝香微煎，临卧服。(《医林改错》)

3. 胃癌　胃癌病久，气滞血瘀成毒，阻滞胃络，常见胃脘刺痛，治疗时可用川芎 10 g、三七 6 g、九香虫 6 g 等为臣佐药，起到活血行气、化瘀止痛的功效。

4. 癌性发热　治肿瘤瘀血阻滞，郁而化热之证。常与桃仁、红花、柴胡、当归等搭配，增其活血理气之功。

【用法用量】煎服，3 ~ 10 g。研末吞服，每次 1 ~ 1.5 g。

【使用注意】阴虚阳亢之头痛忌用。多汗，月经过多及孕妇均当慎用。

【参考资料】

1. 化学成分　主要含有川芎嗪等多种生物碱，阿魏酸等酚性物质，藁本内酯、川芎内酯等多种挥发油及草醛、甾醇类及维生素等，其中川芎嗪是抗肿瘤的有效成分。

2. 药理作用　川芎嗪通过直接抑制肿瘤、化疗增效与减毒作用、免疫调节、下调肿瘤多药耐药基因蛋白而克服肿瘤细胞耐药性等方面达到抗肿瘤效应。此外，本品尚有抗炎、抗血小板、抗血栓形成、保护神经等多种作用。

牛膝《神农本草经》

主寒湿痿痹，四肢拘挛，膝痛不可屈伸，逐血气，伤热火烂，堕胎。

——《神农本草经》

为苋科植物牛膝（*Achyranthes bidentata Blume.*）的干燥根。冬季茎叶枯萎时采挖，除去须根和泥沙，捆成小把，晒至干皱后，将顶端切齐，晒干。

【性味功效】苦、甘、酸，平。归肝、肾经。活血祛瘀，补肝肾，强筋骨，利水通淋，引血下行。

【历代评述】明代李时珍《本草纲目》："治久疟寒热，五淋尿血，茎中痛，下痢，喉痹，口疮，齿痛，痈肿恶疮。"清代张璐《本草逢原》："丹溪言牛膝能引诸药下行，筋骨痛风在下者宜加用之。"

【临床应用】牛膝活血祛瘀之力强，善于活血调经，通络疗疮。生用可活血、通淋、导热下泄，炙用则补肝肾、强筋骨。牛膝有川牛膝和怀牛膝之分，川牛膝善于活血通经，怀牛膝善于补肝肾、强筋骨。本品性善下行，"能引诸药下行"。临床常用治疗骨转移瘤、肉瘤等癌瘤中属瘀血阻滞、肝肾亏虚证及口腔癌瘤中胃火上逆所致口舌疮疡肿痛等。

1. 骨转移瘤、肉瘤　牛膝活血又兼补益肝肾、强筋壮骨之功。对于晚期肿瘤多发性骨转移之肝肾亏虚、腰痛膝软日久，可配伍独活、桑寄生，用独活寄生汤（《千金方》）。

2. 口腔癌　本品味苦善于泄降上炎之火。口腔癌及黏膜白斑病中属胃热燥火证者，口舌肿痛发斑，宜配用石膏、知母、生地黄等清热凉血，用玉女煎（《景岳全书》）。

【用法用量】煎服，10～15 g。补肝肾，强筋骨宜酒炙用，余皆生用。

【使用注意】孕妇及月经过多者忌用。

【参考资料】

1. 化学成分　主要含有多糖和三萜皂苷类成分，抗肿瘤有效成分有牛膝多糖、牛膝总皂苷等。

2. 药理作用　牛膝提取物能抑制人体结肠癌细胞在裸鼠体内的转移。此外，本品尚有降血糖、调血脂、抗炎、保护神经、预防骨质疏松等作用。

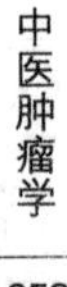

泽兰《神农本草经》

主乳妇内衄，中风余疾，大腹水肿，身面四肢浮肿。骨节中水，金疮，痈肿疮脓。

——《神农本草经》

为唇形科植物毛叶地瓜儿苗（*Lycopus lucidus Turcz. var. hirtus Regel*）的干燥地上部分。夏、秋二季茎叶茂盛时采割，晒干。

【性味功效】辛、苦，微温。归肝、脾经。活血调经，祛瘀消痈，利水消肿。

【历代评述】唐代甄权《药性论》："主产后腹痛……又治通身面目大肿，主妇人血沥腰痛。"明代李时珍《本草纲目》："泽兰走血分，故能治水肿，除痈毒，破瘀血，消癥瘕，而为妇人要药。"

【临床应用】泽兰性平和不峻，主入肝经血分，活血化瘀而消肿通经，又入脾经，芳香健脾而行水消肿，通行而不伤正。临床常用治绒毛膜癌、葡萄胎、肺癌、乳腺癌等癌瘤中属瘀血阻滞证或水瘀互结见水肿、小便不利。

1. 绒毛膜癌、葡萄胎　本品入血分，善活血利水、化瘀消肿而止痛，与当归、芍药配伍，常用于绒毛膜癌、葡萄胎癌瘤中瘀血阻滞、痛极拒按者，如泽兰汤：泽兰、生地（酒洗）、当归、赤芍各一钱五分，炙甘草五分，生姜一钱，大枣四枚，桂心三分（《医学心悟》）。

2. 肺癌　泽兰药性平和不峻，利水下气而不伤正，治肺癌合并胸腔积液中饮停胸胁，常与川贝、瓜蒌等配伍以清热宽胸。如泽兰、生薏苡仁各30 g，虻虫3 g，川贝母、郁金、苦杏仁、黄芩各12 g，瓜蒌皮、合欢皮、百部各15 g，首煎取汁300 mL，次煎取汁200 mL，将两次水煎液混合，分早、中、晚3次饭后温服（山东中医药大学方）。

3. 乳腺癌　乳腺癌术中淋巴结清扫损伤局部淋巴管，导致患肢淋巴水肿，可采用双柏散热敷。双柏散取泽兰利水消肿之功，方用侧柏叶、大黄各60 g，黄柏、泽兰、薄荷各30 g，诸药研细末，用开水、蜜糖各半调煮成稠糊状，热敷患处，每日两次（广州中医药大学第一附属医院方）。

【用法用量】煎服，15～30 g。外用适量。

【参考资料】

1. 化学成分　主要包括酚酸类、黄酮类、萜类和甾体类等化合物，其主要抗肿瘤活性成分为黄酮类。

2. 药理作用　本品对肿瘤具有一定抑制作用。泽兰提取物对人体肝癌细胞株及人体急性早幼粒白血病细胞株均具有明显的细胞毒活性。本品还有抗氧化、护肝、降血脂、增强免疫力等作用。

路路通《本草纲目拾遗》

"辟瘴却瘟，明目，除湿，舒筋络拘挛，周身痹痛，手脚及腰痛，焚之嗅其烟气皆愈。"又"其性大能通十二经穴……"以其能搜逐伏水也。

——《本草纲目拾遗》

为金缕梅科植物枫香树（*Liquidambar formosana Hance*）的干燥成熟果序。冬季果实成熟后采收，除去杂质，干燥。

【性味功效】苦，平。归肝、肾经。祛风活络，利水，通经。

【历代评述】近现代萧步丹《岭南采药录》："治风湿流注疼痛，及痈疽肿毒。"中国

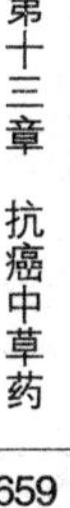

医学科学院药物研究所《中药志》："通经利水，除湿热痹痛。"

【临床应用】路路通祛风湿、舒经络、通经脉，"大能通十二经穴"，可通行经脉而散瘀止痛、利水消肿。临床常用治疗食管癌、乳腺癌及癌瘤压迫致肢体水肿、瘀血阻滞证。

1. 癌瘤压迫并肢体肿胀　路路通善利水活络，常与郁金、薏苡仁等药物搭配以温经祛瘀。癌瘤压迫并痰瘀结聚，水液分布失衡，见肢体肿胀，常配伍木瓜、通草、佛手等增其利湿通络之功。

2. 食管癌　食管癌痰瘀结聚胸中，并有胸痛者可加用路路通为佐使药，以舒经活络并加强宽胸止痛之功，可配伍薤白、玄胡、丹参等。

3. 乳腺癌　与漏芦、王不留行、蒲公英等配伍，可治乳腺癌瘤中乳络不通；本品通经活络，对兼有妇女月经不调、月经量少而腹胀者，可与香附、茺蔚子等配伍；对于气滞血瘀证，常与川芎、延胡索、香附、夏枯草等同用。

【用法用量】煎服，10～15 g。外用适量。

【使用注意】月经过多及孕妇忌服。

【参考资料】

1. 化学成分　主要含有路路通酮 A、路路通内酯、β－谷甾醇、路路通酸等物质，其中路路通酸是主要抗肿瘤成分。

2. 药理作用　本品对肿瘤细胞的增殖有一定抑制作用，能抑制乳腺癌、宫颈癌细胞增殖；亦可治疗 5－氟尿嘧啶导致的化疗性静脉炎，减轻化疗毒副作用。此外，本品尚有通乳、止痛、利尿、抗痉挛等作用。

虎杖《名医别录》

主通利月水，破留血症结。

——《名医别录》

为蓼科植物虎杖（*Polygonum cuspidatum Sieb. et Zucc.*）的干燥根茎和根。春、秋二季采挖，除去须根，洗净，趁鲜切短段或厚片，晒干。

【性味功效】微苦，微寒。归肝、胆、肺经。利湿退黄，清热解毒，散瘀止痛，止咳化痰。

【历代评述】五代《日华子本草》："治产后恶血不下，心腹胀满，排脓，主疮疖痈毒，妇人血晕，扑损瘀血，破风毒结气。"唐代甄权《药性论》："治大热烦躁，止渴，利小便，压一切热毒。"

【临床应用】虎杖活血散瘀，化痰止咳，又性质苦寒，可清热解毒，清泄肝胆湿热而退黄。常用于治疗肝癌、肺癌、膀胱癌等湿热内蕴、瘀血阻滞者。

1. 肝癌　本品善清热解毒，清肝退黄，常配伍龙胆草、黄芩、泽泻等清肝泻火，利湿退黄。腹胀痞满者，可加厚朴、莱菔子等行气消胀止痛。

2. 膀胱癌　膀胱癌灌注术后损伤内壁，湿热蕴结，瘀血阻滞而见下焦湿热疼痛，淋漓涩痛者，常配伍石韦、瞿麦、猪苓等清热通淋。然上药多寒凉之品，过用易伤及脾胃，可配伍白术、黄芪等养护脾胃。

3. 肺癌　治肺癌咳喘，可配伍黄芩、川贝、桔梗等药物止咳化痰，咳中带血者，亦能加三七、茜草等化瘀止血。

【用法用量】煎服，15～30 g。外用适量，制成煎液或油膏涂敷。

【使用注意】孕妇慎用。

【参考资料】

1. 化学成分　本品含有大黄素、大黄酸、虎杖苷、黄酮醇及部分多糖、无机盐成分。其中虎杖苷、大黄素等是其主要抗肿瘤成分。

2. 药理作用　虎杖对肿瘤的生长有抑制作用，目前研究认为其可在一定程度上诱导肿瘤细胞凋亡。相关研究显示虎杖提取物对人体肺癌细胞株有显著的抑制增殖和诱导凋亡作用。此外，本品亦有抗菌、抗病毒、镇咳、抗血脂等作用。

三棱《开宝本草》

主癖癥瘕，积聚结块。

——《开宝本草》

为黑三棱科植物黑三棱（*Sparganium stoloniferum Buch. – Ham.*）的干燥块茎。冬季至次年春采挖，洗净，削去外皮，晒干。

【性味功效】辛、苦，平。归肝、脾经。破血行气，消积止痛。

【历代评述】五代《日华子本草》：“治妇人血脉不调，心腹痛，落胎，消恶血，补劳，通月经，治气胀，消瘀血，产后腹痛，血运并宿血不下。”金代张元素《医学启源》：“主心膈痛，饮食不消，破气。”

【临床应用】三棱活血力强，可破血行气止痛，善治血瘀气结之重症。常用于肝癌、胃癌、食管癌、宫颈癌等气滞血瘀者。

1. 肝癌　本品破血止痛，常与莪术相须为用，如三棱 15 g、莪术 15 g、金鸡豇豆 20 g、茵陈草 30 g、泽泻 20 g，水煎 4 次，每次 15 min，合并药液，分 4 次服，每日1 剂。(《抗癌中草药大辞典》)

2. 胃癌　三棱善于理气破血，消积止痛，对于胃癌腹胀腹痛者，可配伍延胡索、乳香、没药等活血止痛，香附、厚朴等行气消积。

【用法用量】煎服，10～15 g。醋炙后可增强祛瘀止痛作用。

【使用注意】月经过多及孕妇忌服，不宜与芒硝、玄明粉同用。

【参考资料】

1. 化学成分　主要含有苯丙素类、黄酮类、挥发油、淀粉等，三棱黄酮为主要抗肿瘤活性成分。

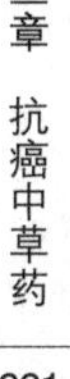

2. 药理作用　三棱具有一定抗肿瘤作用。三棱水提取物可抑制荷瘤小鼠的肿瘤生长。三棱与莪术合用可有较强抗肿瘤作用，三棱—莪术提取物对多种肿瘤细胞均有不同程度的细胞毒作用及诱导其凋亡效果。此外，本品尚有抗炎止痛、抗血小板、抑制血管生成、抑制血栓形成等作用。

马鞭草《名医别录》

主下部匿疮。

——《名医别录》

为马鞭草科植物马鞭草（*Verbena officinalis L.*）的干燥地上部分。6～8月花开时采割，除去杂质，晒干。

【性味功效】苦，凉。归肝、脾经。活血散瘀，解毒，利水，退黄，截疟。

【历代评述】五代《日华子本草》："通月经，治妇人血气肚胀，月后不匀。"唐代陈藏器《本草拾遗》："主癥癖血癖，久疟，破血。作煎如糖，酒服。"

【临床应用】马鞭草药力下行，活血散瘀，亦善清热解毒、利水消肿，常用于治肝癌、胆囊癌、宫颈癌等瘀血阻滞、水热互结而肿胀疼痛者。

1. 肝癌　本品善活血化瘀，善于利水止痛，对于肝癌中晚期气滞血瘀、水饮停聚，腹胀痞满者，可配伍龙葵、白花蛇舌草等利水消肿；兼内火盛者，可配伍黄柏、蒲公英等清热解毒。然上药多药性苦寒，过用易损伤脾胃，虚耗阳气，需注意养护脾胃，可加用黄芪、党参等补益脾胃。

2. 宫颈癌、卵巢癌等　妇科癌瘤后期易浸润盆腔淋巴管道，阻滞脉络，水液输布失常而水停腹胀，病久者常血瘀气滞，化生火热之邪。可配伍香附、守宫、木瓜等理气通络，同用益母草、车前子等利水通淋消肿，血瘀明显者可配伍三棱、丹参等活血化瘀。

【用法用量】煎服，15～30 g，或入丸、散剂。外用适量，捣敷或煎水洗。

【使用注意】孕妇慎服。

【参考资料】

1. 化学成分　含有马鞭草苷、5-二氢马鞭草苷、熊果酸、β-胡萝卜素、挥发油等多种物质，主要抗肿瘤活性成分是马鞭草总黄酮等。

2. 药理作用　马鞭草对肝癌、宫颈癌等多种肿瘤细胞均有抑制作用。马鞭草总黄酮在体外可诱导肝癌细胞凋亡。此外，本品尚有镇痛、止血、抗炎等作用。

红花《开宝本草》

主产后血晕，口噤，腹内恶血不尽，绞痛。

——《开宝本草》

为菊科植物红花（*Carthamus tinctorius L.*）的干燥花。夏季花由黄变红时采摘，阴干或晒干。

【性味功效】辛，温。归心、肝经。活血通经，散瘀止痛。

【历代评述】元代朱震亨《本草衍义补遗》："红花，破留血，养血，多用破血，少用则养血。"明代李时珍《本草纲目》："活血润燥，止痛散肿，通经。"

【临床应用】红花活血止痛，善散瘀通经，为血瘀证的常用药。临床常用于食管癌、肝癌、肠癌、胰腺癌等瘀血阻滞证。

1. 癌性疼痛　本品止痛力强，癌瘤中瘀血阻滞者常与桃仁、赤芍、川芎等活血化瘀药物同用，增其活血止痛之效。兼有气滞明显者，可联用香附、延胡索等理气止痛。

2. 肝癌　红花入肝经，善活血通经，可配伍丹参、川芎等清肝化瘀之品治疗肝癌中血瘀化热。若肝经血虚，亦能配伍赤芍、当归、生地等养血滋阴。如当归 9 g、生地 9 g、桃仁 9 g、赤芍 9 g、牛膝 9 g、川芎 9 g、红花 9 g、枳壳 9 g、柴胡 9 g、桔梗 3 g、甘草 3 g、郁金 15 g、丹参 15 g，水煎服，每日 1 剂，煎 2 次分服。(《抗癌中药一千方》)

【用法用量】煎服，3 ~ 10 g。外用适量，研末撒。

【使用注意】孕妇慎用。

【参考资料】

1. 化学成分　含黄酮类、多糖类、甾体类、挥发油及脂肪酸等多种成分，红花黄色素、红花多糖等是主要抗肿瘤活性成分。

2. 药理作用　羟基红花黄色素 A（HSYA）能抑制血管内皮细胞的异常增殖，并促进肿瘤细胞凋亡，在体外实验中，不同浓度的 HSYA 均对血管内皮细胞及人体胃癌细胞有明显抑制作用。此外，本品尚有调节血压、改善循环、降血脂等作用。

蒲黄《神农本草经》

主心腹膀胱寒热，利小便，止血，消瘀血。

——《神农本草经》

为香蒲科植物水烛香蒲（*Typha angustifolia L.*）、东方香蒲（*Typha orientalis Presl*）或同属植物的干燥花粉。

【性味功效】甘，平。归肝、心包经。止血，化瘀，通淋。

【历代评述】明代李时珍《本草纲目》："凉血活血，止心腹诸痛。"缪希雍《本草经疏》："治癌结，五劳七伤，停积瘀血，胸前痛即发吐衄。"

【临床应用】蒲黄药性平和甘缓，化瘀而不伤正，止血而不收涩，为"血分行止之药"。常用于肝癌、胃癌、膀胱癌等癌瘤中瘀血阻滞者。

1. 肝癌　肝癌常见上腹疼痛，舌质紫黯瘀点，脉弦涩等瘀血内结证，本品入肝经血分，可活血化瘀，常与性味甘温的五灵脂相须为用，功能通利血脉、活血止痛，如失笑散：五灵脂、蒲黄各二钱，上方先用酽醋一合，熬药成膏，以水一小盏，煎至七分，热呷。(《太平惠民和剂局方》)

2. 胃癌　对胃癌瘀血阻滞、经络不通而疼痛，可用经验方蒲黄白芷蜂房汤：生蒲黄、白芷、蜂房、血余炭各 10 g。(中国中医科学院广安门医院方)

3．膀胱癌　膀胱癌易侵入尿道，阻滞脉络而小便淋漓涩痛，或见尿血。蒲黄善利尿通淋止血，可配伍车前子、槐花、茯苓等利尿渗湿；下焦蓄热者，可联用知母、黄柏、蒲公英等清热利湿；尿血明显者，常与小蓟、大蓟、白及等药同用。

【用法用量】煎服，5～10 g。外用适量，敷患处。

【使用注意】孕妇慎用。

【参考资料】

1．化学成分　含有黄酮类、烷烃类、甾醇类、有机酸类、多糖类、鞣质等，黄酮类是主要活性物质。

2．药理作用　蒲黄具有一定的抗肿瘤作用。蒲黄水提取物在一定浓度下可抑制肺癌移植瘤的生长。本品尚有扩血管、降血脂、抗凝血、抗炎、抗结核等作用。

蟑螂《神农本草经》

主血瘀癥坚，寒热，破积聚，喉咽闭。

——《神农本草经》

为蜚蠊科昆虫东方蜚蠊（*Blatta orientalis L.*）等的全虫。全年均可捕捉，沸水烫死，洗净，烘干。

【性味功效】咸，寒。归肝经。破瘀化积，解毒消肿。

【历代评述】清代《分类草药性》："治一切饮食诸毒。"赵学敏《陆川本草》："治小儿伤风感冒，并之偏身不遂，肿疡。"

【临床应用】临床常用治肝癌等实体瘤热证出血者。

1．肝癌　本品善破血消积，活血力强，药性偏寒，又兼清热解毒之效，常用于肝癌等癌瘤中瘀血阻滞、热盛出血证。

2．癌瘤吐血　本品药性寒凉，善破血解毒，尤善于治疗内热亢盛之血证。治癌瘤吐血者，可单用蟑螂去翅，洗净焙干研粉，用豆浆皮包裹，随滚汤服下（《本草纲目拾遗》）。口服制剂康复新液由美洲大蠊干燥虫体提取物制成，可消除炎症水肿，促进肉芽组织生长，主动修复胃黏膜，用于胃癌并上消化道出血。

【用法用量】内服：煎汤，1～3只，或焙干研末。外用：适量捣敷。

【使用注意】脾胃虚弱者慎服。

【参考资料】

1．化学成分　含有甲壳质、虹膜质、脂质、有机酸类、氨基酸等多种物质。

2．药理作用　蟑螂提取物对胃癌等多种肿瘤细胞均有较强的杀伤作用。由蟑螂提取物制成的"康复新"在体外可诱导胃癌细胞凋亡，与5－氟尿嘧啶联用能增强对肿瘤细胞生长的抑制作用。此外，本品尚有抗菌、抗病毒、抗氧化、免疫调节、组织修复等多种作用。

（蒋梅、符茗铨）

第五节　温经消积类

桂枝《神农本草经》

“上气咳逆，结气，喉痹，吐呕，利关节。”

——《神农本草经》

为樟科常绿乔木肉桂 *Cinnamomum cassia Presl* 的干燥嫩枝。切片生用。

【性味功效】辛、甘，温。归心、肺、膀胱经。发汗解肌，温通经脉，通阳化气。

【历代评述】唐代苏敬《新修本草》：“桂，味甘、辛，大热，有毒。利肝肺气，心腹寒热。”清代邹澍《本经疏证》：“能利关节，温通经脉……其用之道有六：曰和营、曰通阳、曰利水、曰下气、曰行瘀，曰补中，为桂枝六大功效。”

【临床应用】本品辛温发散以通阳、甘温助阳以利水，归心经、肺经、膀胱经，能温心阳、通血脉、逐水饮、散寒止痛，较广泛应用于外感、内伤诸症。临床常用治肝癌、肠癌、胃癌、子宫癌、肺癌、恶性淋巴瘤等癌瘤中属寒凝血瘀或阳虚者。

1．腹腔及妇科恶性肿瘤并腹痛　本品辛温，能温通经脉，治疗腹腔及妇科恶性肿瘤瘀血阻滞、不通则痛，可配合干姜、附子等温阳散寒，配伍柴胡、延胡索等疏肝行气止痛，配伍三棱、莪术等化瘀止痛，如：①桂枝、柴胡、肉桂、炮姜、附子、白术、茯苓、滑石、急性子、二丑、槟榔、良姜、陈皮、青皮、玄胡、茵陈、熟地、砂仁、斑蝥，水煎服，每日 3 次，连服 1 个月。(《妙方秘笈》)。②桂枝、槟榔、白芍、生地、枳壳、桃仁、炙甘草、姜枣（《万氏妇人科》)。③桂枝、茯苓、三棱、莪术、黄药子、茜草、白头翁、半枝莲、黄柏、黄芩、丹皮、赤芍、红花、桃仁，水煎服，每日 1 剂（《抗癌良方》)。

2．肺癌　本品主入肺经，可温肺化饮，治疗肺癌寒凝水聚、气滞咳嗽，常配伍附子、干姜温阳散寒，如：桂枝、王不留行各 30 g，制附片 12 g（先煎 4 h)，黄芪 60 g，丹参、莪术、炙甘草各 15 g；干姜 6 g，大枣 12 枚。水煎服，每日 1 剂（《抗肿瘤中药的临床应用》)。

3．恶性淋巴瘤　本品可走表以温通经脉，治疗恶性淋巴瘤寒凝血瘀、阻滞经络，常配伍干姜温阳散寒，桃仁、红花活血化瘀，如：桂枝、乌药、桃仁、红花、升麻各 10 g，干姜、附子、熟地、二丑、槟榔各 30 g，小茴香 20 g，三棱、莪术、大黄、玄明粉各 15 g，水煎服（《抗肿瘤中药的临床应用》)（本剂药物含攻下药，且份量较大，宜慎用)。

【用法用量】煎服，3 ~ 10 g。

【使用注意】本品辛温助热，凡外感热病、阴虚火旺、血热妄行者忌用。孕妇及月经过多者慎用。

【参考资料】

1. 化学成分　桂枝含挥发油，油中主要成分为桂皮醛，还有苯甲酸苄酯、乙酸肉桂酯、β－荜澄茄烯、菖蒲烯、香豆精等，其中桂皮醛为抗肿瘤主要活性成分。

2. 药理作用　桂皮醛能通过抑制BCR－ABL融合基因的表达和功能，体外诱导慢性髓性细胞白血病细胞株k652的分化及增强Mel18的表达；对胃癌、乳腺癌、宫颈癌、肝癌和肺腺癌等癌细胞均有诱导凋亡、抑制增殖的作用。此外，本品还有利尿、抗菌、抗病毒、解热和抗超敏反应等作用。

高良姜《名医别录》

"主暴冷，胃中冷逆，霍乱腹痛。"

——《名医别录》

为姜科多年生草本植物高良姜 *Alpinia officinarum Hance* 的干燥根茎，生用。

【性味功效】辛，热。归脾、胃经。散寒止痛，温中止呕。

【历代评述】明代李时珍《本草纲目》："健脾胃，宽噎膈，破冷癖，除瘴疟。"清代陈士铎《本草新编》："良姜，止心中之痛，然亦必与苍术同用为妙，否则有愈有不愈，以良姜不能去湿故耳。"

【临床应用】临床常用治食管癌、胃癌、肝癌等癌瘤中属脾胃虚寒或气血阻滞者。

1. 食管癌　本品辛热，能散寒止痛，治疗气滞寒凝、瘀滞疼痛诸症，常配伍木香、小茴香以行气止痛，如挝脾汤（《秘传证治要诀及类方》）：高良姜、炒茴香、麻油、甘草，与盐同炒，为细末，白汤点下。

2. 胃癌　本品入脾胃经，能温中止呕，治疗脾胃虚弱、上气呕逆者，可配伍丁香、木香行气止痛，白术、茯苓健脾利湿，如安脾散（《世医得效方》）：高良姜、南木香、草果、胡椒、白茯苓、白术、丁香、陈橘皮、人参、炙甘草，右为末，食前米饮入盐点服，盐酒亦得。

【用法用量】煎汤，3～10 g。研末服，每次3 g。

【使用注意】阴虚有热者不宜。

【参考资料】

1. 化学成分　本品含挥发油，其中主要成分是1,8－桉叶素和桂皮酸甲酯。此外尚含丁香油酚、蒎烯、黄酮类、山柰素、山柰酚、高良姜酚等，其中黄酮类高良姜素为本品抗肿瘤的主要活性成分。

2. 药理作用　高良姜素能够干预周期蛋白及其周期蛋白依赖性激酶等表达而抑制肿瘤细胞增殖，还可通过线粒体及内质网凋亡通路诱导肿瘤细胞凋亡，并能抑制黏着斑激酶的表达和上皮间质转化进而抑制肿瘤细胞侵袭和转移；另外，高良姜素还能下调抗凋亡蛋白表达从而增加耐药肿瘤的化疗敏感性。本品还能抑制黄曲霉素的生长，具抗菌等作用。

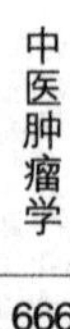

砂仁《药性论》

“主冷气腹痛，止休息气痢，劳损，消化水谷，温暖脾胃。”

——《药性论》

为姜科植物阳春砂 *Amomum villosum Lour.*、绿壳砂 *Amomum villosum Lour. var. xanthioides T. L. Wu et Senjen* 或海南砂 *Amomum longiligulare T. L. Wu* 的干燥成熟果实。

【性味功效】辛，温。归脾、胃、肾经。化湿开胃，温脾止泻，理气安胎。

【历代评述】宋代刘翰、马志《开宝本草》：“虚劳冷泻，宿食不消，赤白泄痢，腹中虚痛下气。”明代李时珍《本草纲目》：“补肺醒脾，养胃益胃，理元气，通滞气，散寒饮胀痞，噎膈呕吐，止女子崩中，除咽喉口齿浮热，化铜铁骨哽。”

【临床应用】砂仁辛香温散，为芳香化湿、温中止呕的良药，善于温中行气、化湿止呕。临床常用治肝癌、胰腺癌、食管癌等癌瘤中属气滞湿阻证。

1. 肝癌、胰腺癌　肝癌、胰腺癌等消化道肿瘤因脾气虚弱，气滞湿郁，气机不通常导致腹胀。砂仁药性辛温，入脾胃经，长于温中化湿，与白术、茯苓、陈皮等配伍益气健脾、燥湿开胃而理气消胀，如香砂六君汤：人参一钱，白术二钱，茯苓二钱，甘草七分，陈皮八分，半夏一钱，砂仁八分，木香七分，加生姜二钱，水煎服（《古今名医方论》）。

2. 食管癌　砂仁燥湿理气，与降气化痰之品配伍可治咽喉气滞痰阻。食管癌气塞火郁见吞咽困难者，可用启膈散开关通噎：沙参、丹参各三钱 ，茯苓一钱，川贝母一钱五分，郁金五分，砂仁壳四分，荷叶蒂二个，杵头糠五分为粗末，水煎服（《医学心悟》），若兼脾胃虚弱，可佐以四君子汤。

【用法用量】煎服，3 ~ 6 g，后下。

【使用注意】阴虚血燥、火热内炽者慎用。

【参考资料】

1. 化学成分　本品主要含有乙酰龙脑酯、樟脑、芳樟醇、龙脑等挥发性物质，尚有黄酮类、多糖、无机物等多种非挥发性成分。其中以芳樟醇为主要抗癌活性成分。

2. 药理作用　近期研究发现，乳腺癌细胞对砂仁极其敏感，砂仁提取物对人乳腺癌细胞生长具有明显的抑制作用。芳樟醇能明显抑制多种人淋巴细胞白血病细胞增殖，并对正常骨髓造血细胞及外周血细胞的增殖没有显著影响。芳樟醇亦能促进阿霉素更多地进入肿瘤细胞，提高其抗肿瘤活性，减少毒副作用。砂仁又有保护胃黏膜、抗溃疡的作用，能加强放、化疗后胃肠功能的恢复。在一定程度上减轻放、化疗的毒副反应及减少胃癌等消化道肿瘤的发生。此外，本品尚有抗炎镇痛、降血脂、抑菌、止泻等作用。

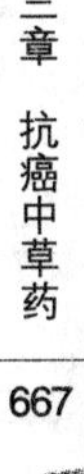

吴茱萸《神农本草经》

“主温中，下气止痛，咳逆，寒热，除湿，血痹。逐风邪，开腠理。”

——《神农本草经》

为芸香科植物吴茱萸 *Evodia rutaecarpa*（*Juss.*）*Benth*、石虎 *Evodia rutaecarpa*（*Juss.*）*Benth. var. officinalis*（*Dode*）*Huang* 或疏毛吴茱萸 *Evodia rutaecarpa*（*Juss.*）*Benth. var. bodinieri*（*Dode*）*Huang* 的干燥近成熟果实。8～11 月果实尚未开裂时，剪下果枝，晒干或低温干燥，除去枝、叶、果梗等杂质。

【性味功效】辛、苦，热；有小毒。归肝、脾、胃、肾经。散寒止痛，降逆止呕，助阳止泻。

【历代评述】明代李时珍《本草纲目》：“开郁化滞。治吞酸，厥阴痰涎头痛，阴毒腹痛，疝气血痢。喉舌口疮。”缪希雍《本草经疏》：“辛温暖脾胃而散寒邪，则中自温，气自下，而诸证悉除。”

【临床应用】吴茱萸辛散苦降，主入肝经，散肝经之寒邪，疏肝气治郁滞，又入脾、肾经，能治厥阴头痛，温中助阳以止呕吐泄泻。临床常用治脑部肿瘤及肝癌、胃癌、肠癌等消化道癌瘤属脾肾阳虚、寒湿凝滞、肝气郁结者。

1. 消化道癌瘤并呕吐　吴茱萸入肝、胃经，善治阳明寒呕，与生姜、人参等药配伍温中止呕力强，可用于治疗肝癌、胃癌、肠癌见恶心呕吐者，如吴茱萸汤：吴茱萸一升，人参二两，生姜六两切，大枣十二枚，温服七合，日三服（《伤寒论》）。

2. 胃癌、肠癌　①吴茱萸辛热燥烈，含挥发油，外用具有促进药物经皮吸收及镇痛作用，胃癌虚寒型胃痛可用本品研末加醋、凡士林少许，调成软膏，敷于中脘、神阙穴以温胃散寒止痛；大肠癌小腹疼痛可用吴茱萸加粗盐热熨下腹部。②肠癌脾肾阳虚，腹泻下痢。与肉豆蔻、补骨脂同用温阳止泻，配伍生姜、红枣温而不燥，如四神丸（《内科精微》）。

3. 脑部肿瘤　取吴茱萸辛苦降逆之性，以引火下行，上病下取，治疗脑部肿瘤肝火上亢型头痛。吴茱萸 100 g，研极细末，用镇江米醋调成糊状贴敷于两足心，用麝香风湿膏固定。用前用热水洗净双足。2 天一换（《抗癌植物药及其验方》）。

【用法用量】煎服，2～5 g。外用适量。

【使用注意】阴虚有热者忌用。孕妇慎用。

【参考资料】

1. 化学成分　本品化学成分类型较多，包括生物碱、苦味素、挥发油、黄酮、酚酸及其衍生物、蒽醌等类成分，其中生物碱、苦味素类含量较高，为其主要活性成分。生物碱主要包括吴茱萸碱、吴茱萸次碱、白鲜碱等，其中吴茱萸碱是目前发现的主要抗肿瘤成分。

2. 药理作用　吴茱萸碱可能通过 Frizzled－7 调控 β－catenin 的表达，影响 Wnt 通路，抑制肝癌细胞活性，阻滞细胞周期，诱导细胞凋亡，抑制侵袭和迁移，对肝癌细胞发挥抗肿瘤作用；它还能够在体外抑制胃癌、肺癌、肠癌等癌细胞的生长。此外，本品尚有调节血压、抗心律失常、保护胃黏膜、保护中枢神经系统等作用。

干姜《神农本草经》

“主胸满，咳逆上气，温中，止血，出汗。逐风湿痹，肠澼下痢。”

——《神农本草经》

为姜科植物姜 *Zingiber officinale Rosc.* 的干燥根茎。

【性味功效】辛，热。归脾、胃、肾、心、肺经。温中散寒，回阳通脉，温肺化饮。

【历代评述】魏晋时期陶弘景《名医别录》：“主治寒冷腹痛，中恶，霍乱，胀满，风邪诸毒，皮肤间结气，止唾血。”清代黄宫绣《本草求真》：“凡胃中虚冷，元阳欲绝，合以附子同投，则能回阳立效。”

【临床应用】干姜为温中回阳救逆的常用药，主入脾胃而善于温脾胃之阳，散脾胃之寒。临床常用治胃癌、肠癌、肝癌等消化系统肿瘤属脾胃虚寒、寒痰凝滞者。

1. 胃癌腹痛　对于胃癌虚寒证腹痛，喜温喜按者，干姜温里散寒，能走能守，可加党参、白术等同用；配高良姜，治胃寒型呕吐，如二姜丸（《太平惠民和剂局方》）。

2. 肠癌泄泻　可配伍半夏、黄芩、大枣等药平调寒热，利下除满，治肠癌治寒热中阻，肠鸣下利。

3. 化疗后呕吐　肿瘤化疗所致脾虚气逆，常配伍人参、白术等补益脾胃，合半夏等降逆止呕，如人参6 g、干姜5 g、连翘4 g、炒白术9 g、炙甘草6 g、姜半夏6 g（门九章医案）。

【用法用量】煎服，3～10 g。

【使用注意】阴虚内热、血热妄行者忌用，孕妇慎用。

【参考资料】

1. 化学成分　本品主要含有挥发油、姜辣素、二苯基庚烷等化学成分与少量黄酮类、糖苷类、氨基酸、多种维生素和多种微量元素。姜辣素中6－姜酚、6－姜稀酚具有抗肿瘤作用。

2. 药理作用　本品提取物6－姜酚可下调 MDA－MB－231 和 MCF－7 细胞中 G1 期相关蛋白 Cyclin D1 和 CDK4 的表达，并可降低 MAPK 信号通路中 ERK 的磷酸化水平，增强 P38 的磷酸化水平，有明显的抗肿瘤细胞活性。对人脊髓细胞性白血病有抑制作用。6－姜烯酚可通过调节凋亡相关基因、阻滞细胞周期、诱导肿瘤细胞自噬等多种机制起到抗肿瘤作用。此外，干姜亦有抗炎解热、改善心脑血管循环、保护胃黏膜等作用。

附子《神农本草经》

“主风寒咳逆邪气，温中，金疮，破症坚积聚，血瘕，寒湿痿躄，拘挛膝痛，不能行步。”

——《神农本草经》

为毛茛科多年生草本植物乌头 *Aconitum carmichaeli Debx.* 的子根的加工品。6月下旬至8月上旬采收，加工炮制为盐附子、黑附片（黑顺片）、白附片。

【性味功效】辛、甘，大热。有毒。归心、肾、脾经。回阳救逆，补火助阳，散寒止痛。

【历代评述】元代王好古《汤液本草》："附子，入手少阳三焦、命门之剂，浮中沉，无所不至，味辛大热，为阳中之阳，故行而不止，非若干姜止而不行也。非身表凉而四肢厥者不可僭用，如用之者以其治逆也。"明代倪朱谟《本草汇言》："附子，回阳气，散阴寒，逐冷痰，通关节之猛药也。诸病真阳不足，虚火上升，咽喉不利，饮食不入，服寒药愈甚者，附子乃命门主药，能入其窟穴而招之，引火归原，则浮游之火自熄矣。凡属阳虚阴极之候，肺肾无热证者，服之有起死之殊功。"

【临床应用】临床常用治肺癌、胃癌、食管癌等癌瘤中属脾肾阳虚、寒湿内阻者。

1. 肺癌、胃癌　本品辛甘大热，可补火助阳，治疗肺癌、胃癌等阳虚寒凝、咳喘气短、腹痛肢冷诸症，常配伍干姜温中化饮，白术、人参补气健脾，方可选用四逆汤（《伤寒论》）或温脾汤（《备急千金要方》）。

2. 食管癌阳虚气微　本品可散阴寒、逐冷痰、引火归元，治疗食管癌阳虚阴盛、虚火上浮而饮食不进、吞咽不下，可配伍肉桂补火助阳，熟地补养精血等，如十补丸（《济生方》）：附子、五味子、山茱萸、山药、牡丹皮、鹿茸、熟地黄、肉桂、白茯苓、泽泻，上为细末，炼蜜为丸，如梧桐子大。每服70丸，空心盐酒、盐汤送下。

3. 晚期癌症回阳救逆　晚期癌症阳气衰败，出现下利、呕吐、精神萎靡、手足冰冷，血压下降等危急重症，可用参附注射液肌内注射、静脉推注或滴注以回阳救逆。

【用法用量】煎服，3～15 g，入汤剂应先煎30～60 min以减弱其毒性。

【使用注意】阴虚阳亢或真热假寒及孕妇忌用。反半夏、瓜蒌、贝母、白蔹、白芨。本品有毒，尤其表现心脏毒性。内服过量或炮制、煎煮方法不当，可引起中毒。

【参考资料】

1. 化学成分　本品主含生物碱如乌头碱、中乌头碱、次乌头碱、消旋去甲基乌药碱、棍掌碱、准葛尔乌头碱、新乌宁碱、附子宁碱等生物碱，另含脂类、有机酸及微量元素等。多糖类有乌头多糖A、乌头多糖B、乌头多糖C、乌头多糖D，附子多糖为抗肿瘤的主要有效成分。

2. 药理作用　研究发现附子粗多糖和酸性多糖通过提高抑癌基因p53和Fas的表达，对荷瘤小鼠肿瘤有显著的抑瘤作用，且两种多糖均可明显增加小鼠脾脏的质量，提高荷瘤小鼠的淋巴细胞转化能力和NK细胞活性提高肿瘤细胞凋亡率；附子对小鼠腺癌和大鼠W_{256}癌均具有抗癌活性。附子提取物有诱导肿瘤细胞凋亡的作用。此外，本品还能增强免疫功能，能兴奋垂体—肾上腺素系统，有强心、抗心律失常、抗心肌缺血缺氧、抗休克、抗炎和抗寒冷等作用。

艾叶《名医别录》

"主灸百病，可作煎，止下痢，吐血，下部匿疮，妇人漏血，利阴气，生肌肉，辟风寒，使人有子。"

——《名医别录》

菊科多年生草本植物艾 *Artemisia argyi levl. et vant.* 的干燥叶。生用，捣绒或制碳用。

【性味功效】辛、苦，温。有小毒。归肝、脾、肾经。温经止血、散寒调经，安胎。

【历代评述】明代李时珍《本草纲目》："艾叶服之则走三阴而逐一切寒湿，转肃杀之气为融和；灸之则透诸经而治百种病邪，起沉疴之人为康泰，其功亦大矣。"清代吴仪洛《本草从新》："艾叶苦辛，生温，熟热，纯阳之性，能回垂绝之阳，通十二经，走三阴，理气血，逐寒湿，暖子宫。"

【临床应用】本品气辛香性温，能温经散寒止血，治疗下元虚冷、冲任不固而导致的崩漏，常单用或联合其他药物水煎服，为虚寒出血的要药。治疗宫颈癌、卵巢癌等妇科肿瘤及癌性腹水等属阳虚寒凝者。

1. 妇科肿瘤　本品入肝经血分，可暖气血散寒湿、温经止血，治疗子宫颈癌、卵巢癌等妇科肿瘤阴寒凝滞导致的出血淋漓、腹痛肢冷等，常配伍熟地、阿胶以补血止血，吴茱萸、肉桂以温阳散寒。如胶艾汤：阿胶（碎，炒燥）、川芎、甘草（炙）各二两，当归、艾叶（微炒）各三两；白芍药、熟干地黄各四两，每服三钱，水一盏，酒六分，煎至八分，滤去渣，稍热服，空心，食前，日三服，甚者连夜并服（《太平惠民和剂局方》）；如为下焦虚寒疼痛较甚，可加服艾附暖宫丸：艾叶 90 g，香附子 180 g，吴茱萸、大川芎、白芍药（酒炒）、黄芪各 60 g，当归 90 g，续断 45 g，生地黄 30 g，官桂 1.5 g，共为细末，米醋打糊为丸，如梧桐子大。每服 50～70 丸，空腹时用淡醋汤送下（《仁斋直指方》）。亦可用艾叶、生姜煎汤沐足或艾灸。

2. 癌性腹水　本品辛温发散、通行气血静脉，治疗癌性腹水阳虚水停、水湿留滞经脉，常配伍槟榔、厚朴等行气消胀，如：①艾椒消瘿软坚汤：艾叶、花椒、莱菔子、槟榔、红花、香附（上海市中医院肿瘤科方）。②艾叶、香附、乌药、小茴香、川楝子、橘核、荔枝核、莪术、甘草、茯苓（《孙桂芝实用肿瘤医学》）。

【用法用量】煎服，3～10 g，外用适量。

【使用注意】阴虚内热、血热妄行者忌用。

【参考资料】

1. 化学成分　本品化学物质多而复杂，主要含有挥发油、黄酮、多糖、鞣酸、萜类及微量元素等多种化学成分。

2. 药理作用　体外实验表明，艾叶提取物对肝癌、胃癌、宫颈癌细胞株均有抑制作用；此外，本品还有抗菌、抗病毒、抗氧化、保肝利胆、止血及抗凝血、抗过敏、免疫调节等多种作用。

胡椒《新修本草》

"主下气，温中，去痰，除脏腑中风冷。"

——《新修本草》

本品为胡椒科植物胡椒的干燥近成熟或成熟过果实。

【性味功效】辛，热。归胃、大肠经。温中散寒、下气消痰。

【历代评述】唐代李珣《海药本草》："去胃气虚冷，宿食不消，霍乱气逆，心腹卒

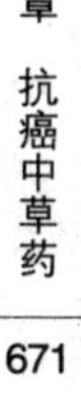

痛，冷气上冲，和气。”明代陈嘉谟《本草蒙筌》：“疗产后血气刺疼，治跌扑血滞肿痛。”李时珍《本草纲目》：“暖肠胃，除寒湿反胃、虚胀冷积，阴毒，牙齿浮热痛。”

【临床应用】本品辛热辛香燥热，入胃经，能温胃散寒止痛，善治胃寒腹痛，用于治疗胃癌、肠癌等脾胃虚寒、腹痛呕吐泄泻等，可单用或常配伍高良姜、吴茱萸等以增强散寒止痛之功，如：胡椒、煨姜，水煎，分二服，治反胃吐食，方见《太平圣惠方》。

【用法用量】煎服，2～4 g；研末服，每次0.6～1.5 g。外用适量。

【使用注意】本品辛香燥热，一切实热、阴虚内热者忌用，胃、十二指肠溃疡，高血压患者也不宜。

【参考资料】

1. 化学成分　本品含有生物碱、挥发油、有机酸、香豆素、酚类化合物、类黄酮、皂角苷、甾醇等多种成分，其中挥发油、生物碱和有机酸又包含多种物质。

2. 药理作用　体外实验表明胡椒碱能够较少 MMP－2、VEGF 的表达，从而可能抑制肺癌细胞的迁移，显著提高顺铂对它的生长抑制并促进凋亡；此外，本品还有抑菌、抗氧化、抗惊厥、抗肥胖、抗抑郁等多种生理活性。

木香《神农本草经》

“主邪气，辟毒疫温鬼，强志，主淋露。久服不梦寤魇寐。”

——《神农本草经》

本品为为菊科植物木香 *Aucklandia lappa Decne.* 的干燥根。生用或煨用。

【性味功效】辛、苦，温。归脾、胃、大肠、胆、三焦经。行气止痛，健脾消食。

【历代评述】魏晋时期陶弘景《名医别录》：“杀鬼精物，温疟蛊毒，气劣气不足，肌中偏寒，引药之精。”唐代甄权《药性论》：“九种心痛，积年冷气，痃癖症块胀痛，壅气上冲，烦闷羸劣，女人血气刺心，痛不可忍，末酒服之”。清代黄宫绣《本草求真》：“木香，下气宽中，为三焦气分要药。”

【临床应用】本品气味芳香走串，辛温发散寒湿，善于发散脾胃阴寒、行气消滞以止痛，治疗肝癌、胃癌、卵巢癌等属寒凝气滞者，或肠癌等湿热泄痢者。

1. 肝癌　本品入胆经、三焦经，能通行三焦、疏肝利胆，治疗肝气郁结、失于疏泄导致湿热郁蒸、胁肋胀痛等症，可配伍郁金、枳壳等疏肝解郁、行气止痛，如木香枳壳丸（《杂病源流犀烛》）或颠倒木金散（《医宗金鉴》）。

2. 胃癌、卵巢癌　本品味辛能散，性温祛湿，既能行气止痛，又入脾胃经，芳香醒脾，消滞宽中，健脾消食，治疗胃癌、卵巢癌等因寒凝气滞而腹痛、食积者。如木香调气散（《张氏医通》），常配伍砂仁、香附等行气和胃；或配伍党参、白术等健脾行扶正，枳实消积行气，如香砂枳术丸（《摄生秘制》）。

3. 肠癌湿热下痢　本品味苦燥湿，主入大肠经，能善行大肠积滞，治疗大肠湿热内蕴、下痢赤白，可配伍黄连等清热燥湿，如香连丸（《太平惠民和剂局方》）。

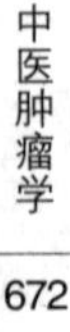

【用法用量】煎服，1.5～6 g。

【使用注意】凡气虚及阴虚内热者应慎用。

【参考资料】

1. 化学成分　本品中有效成分主要为萜类，包括木香烃内酯、二氢木香烃内酯、12－甲氧基二氢木香烃内酯、二氢木香酯、去氢木香内酯等，还含有生物碱、蒽醌、黄酮等其他类。

2. 药理作用　研究表明，本品中去氢木香内酯通过阻滞细胞周期（停滞于G2/M期）和促进细胞凋亡，对乳腺癌和卵巢癌细胞的增殖起抑制作用；另外，本品还有抗炎、利胆、解痉镇痛、促进胃动力等作用。

白芷《神农本草经》

"主女人漏下赤白，血闭阴肿，寒热，头风侵目泪出，长肌肤，润泽颜色，可作面脂。"

——《神农本草经》

本品为伞形科植物白芷 *Angelica dahurica*（*Fisch. ex Hoffm.*）*Benth. et Hook. f. ex. Franch. et Sav* 或杭白芷 *Angelica dahurica*（*Fisch. ex Hoffm.*）*Benth. et Hook. f. ex Franch. et Sav. cv. Hangbaizhi*（*Boiss.*）*Shan et Yuan* 的干燥根。

【性味功效】辛，温。归肺、胃、大肠经。解表散寒、祛风止痛、通鼻窍、燥湿止带、消肿排脓。

【历代评述】魏晋时期陶弘景《名医别录》："疗风邪，久渴呕吐，两胁满，风痛，头眩目痒。"唐代甄权《药性论》："治心腹血刺痛，除风邪，主女人血崩及呕逆，明目、止泪出，疗妇人沥血、腰腹痛；能蚀脓。"明代李时珍《本草纲目》："治鼻渊、鼻衄、齿痛、眉棱骨痛，大肠风秘，小便出血，妇人血风眩运，翻胃吐食；解砒毒，蛇伤，刀箭金疮。"

【临床应用】本品辛散温通，主入肺经，以通鼻窍、止痛之功见长，既能通窍止痛，又能消肿排脓，用于治疗脑瘤、鼻咽癌属寒湿头痛或乳腺癌癌肿溃烂者。

1. 脑瘤、鼻咽癌　本品辛温发散，能上达头目通鼻窍解头痛，其性温，能祛寒湿，善于治疗脑肿瘤、鼻咽癌寒湿蒙蔽清窍、头晕鼻塞等症。如川芎茶调散（《太平惠民和剂局方》），常配伍川芎、细辛以行气止痛，丹参等活血通窍。

2. 乳腺癌　本品辛香走串，能入血分消肿排脓，治疗乳腺癌肿块初起、红肿疼痛，可配伍金银花、夏枯草等以清热散结，如仙方活命饮（《校注妇人良方》）；若肿瘤晚期，正气亏虚、癌肿疼痛，可配伍当归、黄芪等共奏托毒生肌之功，如托里透脓散（《医宗金鉴》）；也常研末外用止痛。

【用法用量】煎服，3～9 g。外用适量。

【使用注意】阴虚血热者忌服。

【参考资料】

1. 化学成分　本品主要含有挥发油，欧前胡素、异欧前胡素等香豆素类等化学成分，还含有胡萝卜苷、生物碱及钙、铜、铁、锌、镍、镁等人体必需的微量元素。

2. 药理作用　体外实验表明，白芷生物碱能够以剂量依赖方式减少 Ki－67 和突变型 P53 蛋白的表达，通过阻止肿瘤细胞 DNA 合成及突变型 P53 蛋白的生成而达到抑制小鼠 U14 宫颈癌细胞增殖。此外，本品还有解热、解痉、镇痛、平喘、降压、兴奋运动和呼吸中枢、抗菌、抑制脂肪细胞合成、光敏性等方面的药理作用。

（周岱翰、贺凡）

花椒《神农本草经》

“主邪气咳逆，温中，逐骨节皮肤死肌，寒湿痹痛，下气。”

——《神农本草经》

本品为芸香科植物青椒 *Zanthoxylum schinifolium Sieb. et Zucc.* 或花椒 *Zantho xylum bungeanum Maxim.* 的干燥成熟果皮。

【性味功效】辛，温。归脾、胃、肾经。温中止痛、杀虫止痒。

【历代评述】魏晋时期陶弘景《名医别录》：“除六腑寒冷，伤寒，温疟，大风汗不出，心腹留饮，宿食，肠游下痢，泄精，女子字乳余疾，散风邪瘕结，水肿，黄疸，杀虫鱼毒。”唐代甄权《药性论》：“治头风下泪，腰脚不遂，虚损留结，破血，下诸石水，腹内冷而痛，除齿痛。”明代李时珍《本草纲目》：“散寒除湿，解郁结，消宿食，通三焦，温脾胃，补右肾命门，杀蛔虫，止泄泻。”

【临床应用】本品辛散温燥，直入脾胃经，善于温中燥湿、散寒止痛、止呕止泻，治疗胃癌、肠癌等属脘腹疼痛、虚寒吐泄者或妇科肿瘤湿热下注者。

1. 胃癌、肠癌腹痛吐泄　本品功善温中止痛，治疗胃癌、肠癌等胃肠道肿瘤虚寒腹痛、呕吐泄痢，常配伍桂枝温阳散寒、芍药养阴止痛，如大建中汤（《金匮要略》）。

2. 妇科肿瘤外阴瘙痒　本品能杀虫止痒，常煎水外洗治疗子宫颈癌等妇科肿瘤湿热浸淫、外阴瘙痒。如椒萸汤（《医级宝鉴》）常配伍苦参、蛇床子以清热祛湿止痒，治疗下焦湿热瘙痒等症。

【用法用量】煎服，3～6 g；外用适量，煎汤熏洗。

【使用注意】阴虚火旺者及孕妇忌食。

【参考资料】

1. 化学成分　本品果皮中挥发油的主要成分为柠檬烯、1,8－桉叶素，月桂烯等，果皮还含香草木宁碱；花椒籽的挥发油中，主要成分是芳樟醇、月桂烯和叔丁基苯，还有香桧烯、a－蒎烯、柠檬烯，花椒果实的挥发油中含量最多的是4－松油烯醇，还有辣薄荷酮及芳樟醇等成分。

2. 药理作用　体外实验表明，花椒挥发油对宫颈癌、肝癌、黑色素瘤细胞等有抑制增殖并诱导细胞凋亡等作用；此外，本品尚有麻醉、镇痛、抗菌、杀虫、抗氧化等多种药理作用。

（周岱翰、贺凡）

第六节　以毒攻毒类

全蝎《蜀本草》

平，主治诸风。

——《蜀本草》

为钳蝎科动物东亚钳蝎（*Buthus martensii Karsch*）的干燥体。捕得后，置沸水或沸盐水中烫死，阴干用，或研末用。一般认为蝎尾药力较全蝎更强，入药多取蝎尾。

【性味功效】辛，平。有毒。归肝经。熄风止痉，攻毒散结，通络止痛。

【历代评述】宋代刘翰《开宝本草》："疗诸风瘾疹，及中风半身不遂，口眼歪斜，语涩，手足抽掣。"清代吴仪洛《本草从新》："治诸风掉眩，惊痫抽掣，口眼㖞斜……厥阴风木之病。"

【临床应用】临床常用治脑肿瘤、食管癌、乳腺癌等癌瘤中属瘀毒内郁证及癌性疼痛。

1. 脑肿瘤　蝎麻散用于脑肿瘤引起的头痛。全蝎 20 g，天麻、紫河车各 15 g，共研细末，分作 20 包，每服 1 包，每日 2 次。（国医大师朱良春经验方）

2. 食管癌　蜈蚣、全蝎、乌梅各 50 g，麝香 1 g，冰片 5 g，共研细末，含服，每次 5 g，含在口中徐徐咽化，每日 3 次。（《实用抗癌验方》）

3. 乳腺癌　全蝎 10 g，蜈蚣 1 条，胡桃 1 个。将胡桃一开两半，一半去仁，将两药放内捆住，放火上烧，冒出青烟为度，研末，开水冲服，每次 1.5 g，每日 3 次。（《癌症秘方验方偏方大全》）

4. 癌性疼痛　用活全蝎 1 只，置青瓦上焙干后研成细末，再取鲜鸡蛋 1 枚，冲成蛋花，将蝎粉均匀撒在蛋花上，趁热喝下，治疗晚期癌性疼痛，有较好的止痛效果。①

【用法用量】煎服，3～6 g；研末吞服，每次 1～2 g。外用适量，研末调敷。

【使用注意】本品有毒，用量不宜过大。孕妇慎用。

【参考资料】

1. 化学成分　本品含蝎毒素，系一种类似蛇毒神经毒的蛋白质；此外，并含有三甲胺、甜菜碱、牛磺酸、软脂酸、胆甾醇、卵磷脂及铵盐等。全蝎提取物、蝎毒提取物是抗肿瘤的主要有效成分。

2. 药理作用　全蝎提取物对细胞肉瘤（SRS）实体瘤、乳腺癌、肉瘤、艾氏腹水瘤、结肠癌等肿瘤细胞均有抑制作用。东亚钳蝎蝎毒多肽组分Ⅲ可以促进人体肝癌细胞株的凋亡，东亚钳蝎素的多肽提取物（PESV）能明显抑制鸡胚尿囊膜（CAM）新生血管的生成。此外，本品还有抗惊厥和降压作用。

---

① 张晓宏，韩捍东. 全蝎炮制方法改进［J］. 时珍国医国药，2000，11（5）：433－434.

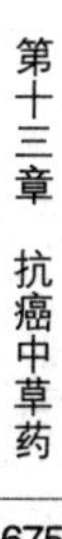

雄黄《神农本草经》

主寒热，鼠瘘，恶疮，疽痔死肌……杀百虫毒。

——《神农本草经》

为硫化物类矿物雄黄（*Realgar*）的矿石，主含二硫化二砷（As_2S_2）。产于湖南慈利、石门，贵州郎岱、思南等地。

【性味功效】辛、苦，温。有毒。归肝、大肠经。解毒，杀虫。

【历代评述】梁代陶弘景《名医别录》："疗疥虫，䘌疮，目痛，鼻中息肉及绝筋破骨，百节中大风，积聚，癖气，中恶腹痛，杀诸蛇虺毒，解藜芦毒。"明代李时珍《本草纲目》："治疟疾寒热，伏暑泄痢，酒饮成癖，惊痫，头风眩晕，化腹中瘀血，杀劳虫疳虫。"

【临床应用】临床常用治白血病、乳腺癌、皮肤癌等癌瘤中属瘀毒内阻或痰湿内阻者。

1. 急性白血病　白血病是因邪毒入血伤髓，导致瘀血不去、新血不生，如出现贫血、骨痛、肝脾肿大，舌质紫暗有瘀斑等，可用青黄散：青黛、雄黄两药比例有三种，即9：1、8：2、7：3。青黛与雄黄按比例混匀，装胶囊或压片，其中雄黄的量越大者，作用越强。治疗剂量，若为9：1者，每日6～9 g，分3次，饭后服，血象正常后，维持剂量，每日3～6 g，分2～3次服。从小剂量开始，治疗过程中，根据血象高低调整剂量。若为其他剂量者，剂量酌减。（中国中医科学院西苑医院）

2. 乳腺癌　取雄黄、老生姜各等份，将雄黄置于等量老生姜内，放陈瓦上文火焙干至金黄色，研末，撒于膏药上外贴，并据证服中药。（《抗肿瘤中药的临床应用》）

3. 皮肤癌　雄黄、轻粉、大黄、西月石各3 g，硇砂9 g，冰片0.15 g，各药共研为细末，用獾油或香油调成糊。外用，每日涂擦1次。（《抗肿瘤中药的临床应用》）

4. 口腔癌　热毒积聚之口腔癌，可用梅花点舌丹，每用一丸，含于舌底。

【用法用量】入丸、散内服，每次0.05～0.1 g。外用适量，研末撒敷或香油调敷。

【使用注意】孕妇忌用。切忌火煅，因煅烧后即分解为三氧化二砷（As_2O_3），即砒霜，有剧毒。本品能从皮肤吸收，故局部外用亦不能大面积涂擦及长期持续使用，以免中毒。

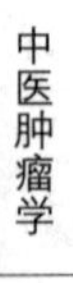

【参考资料】

1. 化学成分　主要含二硫化二砷、As_4S_4，并夹杂小量砒霜（As_2O_3）及其他重金属盐。其中As_4S_4是抗肿瘤的有效成分。

2. 药理作用　雄黄对急性早幼粒细胞白血病有显著的治疗效果，其所含砷化合物体内外均有良好的诱导白血病细胞凋亡的作用。体外实验发现雄黄协同磷脂酰肌醇3激酶（PI3K）抑制剂PI-103能够有效杀死和促进非急性早幼粒细胞白血病分化，并通过诱导分化和保留正常的造血干细胞从而有效地减少白血病细胞的再生。此外，本品还有较强的抑菌及抗血吸虫作用。

马钱子《本草纲目》

治伤寒热病，咽喉痹痛，消痞块，并含之咽汁，或磨水噙咽。

——《本草纲目》

为马钱科长绿乔木马钱（*Strychnos nux-vomica L.*）的干燥成熟种子。产于福建、台湾、广东、广西、海南、云南等地。炮制后入药。

【性味功效】苦，温。有大毒。归肝、脾经。通络止痛，散结消肿。

【历代评述】明代《本草原始》："若误服之，令人四肢拘挛。"现代《中药志》："散血热、消肿毒。治痈疽，恶疮。"

【临床应用】临床常用治食管癌、肝癌、乳腺癌等癌瘤中属瘀毒内壅者。

1. 食管癌　制马钱300 g、炒蟾蜍300 g、穿山甲珠200 g、炒灵脂200 g，山药粉适量，共研细末，以山药粉制成绿豆大小丸剂，口服，每次3 g，每日2次，饭后服。（《抗癌中草药制剂》）

2. 肝癌　①制马钱子25 g，五灵脂、明矾、莪术、广郁金各30 g，干漆12 g，火硝36 g，枳壳60 g，仙鹤草90 g，公丁香、地鳖虫各50 g，蜘蛛80 g。共为细末，贮瓶中密封。每服3 g，每日2次，温开水送下。（《抗癌良方》）②马钱子20 g、天南星60 g、丁香30 g、乳香30 g、没药50 g、黄连50 g、蟾酥50 g、斑蝥5 g、樟脑5 g。上药除樟脑外，用传统熬制法，熬成黑膏药，分为数帖，把樟脑末分撒于膏药面上备用。需要时贴于患处，10天换1次。（《抗癌中药一千方》）

3. 乳腺癌　平消胶囊组方：枳壳30 g、炒干漆6 g、五灵脂15 g、郁金18 g、白矾18 g、仙鹤草18 g、火硝18 g、制马钱子12 g。共为细末，水泛为丸，每服1.5～6 g，每日3次，温开水送下。（《癌瘤中医防治研究》）

【用法用量】炮制后入丸、散服，0.3～0.6 g。外用适量，研末调涂，或浸水、醋磨、煎油涂敷，或熬膏摊贴。

【使用注意】本品辛温燥烈，大毒，不宜长服、久服，过量使用可引起肢体颤动、惊厥、呼吸困难，甚至昏迷等中毒症状。故内服须严格控制用量与炮制方法。生品切忌内服。孕妇及体虚者忌服。

【参考资料】

1. 化学成分　本品成熟种子含生物碱，其中主要是番木鳖碱；其次为马钱子碱。并有少量可鲁勃林、伪番木鳖碱、番木鳖次碱、番木鳖苷等。其中抗肿瘤的有效成分为马钱子碱和番木鳖碱等。

2. 药理作用　体外实验表明番木鳖碱对人体鼻咽癌、胃癌、白血病细胞株等细胞的生长均有抑制作用。此外，本品所含番木鳖碱对中枢神经系统有兴奋作用，能反射性地促进消化机能和食欲及镇咳祛痰，对某些细菌和真菌有抑制作用。

壁虎《本草纲目》

治中风瘫痪，手足不举或历节风痛，及风痉惊痫，小儿疳痢，血积成痞，厉风瘰疬。

——《本草纲目》

为壁虎科动物无蹼壁虎（*Gekko suinhouna Gunther*）或其他几种壁虎的全体。亦称守宫、天龙。

【性味功效】咸，寒。有小毒。归肝经。祛风定惊，散结解毒。

【历代评述】明代倪朱谟《本草汇言》："病后血虚气弱，非关风痰风毒所感者，宜斟酌用之。"

【临床应用】临床常用治原发性肝癌、食管癌、白血病等癌瘤中属风热毒结者。

1. 原发性肝癌　现代制剂金龙胶囊主治原发性肝癌血瘀郁结证，由鲜壁虎、鲜金钱、白花蛇和鲜蕲蛇组成，低温冷冻工艺制备而成，每日 3 次，每次 4 粒。方中君药为鲜壁虎，咸、寒，入血分透筋达络、破瘀散结、通经活络而止痛，并能补肺肾益精血。

2. 食管癌　壁虎善治血积成块，李时珍以壁虎炒焦入药为治疗噎膈之主药，并附有《青囊》云："血积成块，用壁虎一枚，白面和一鸭子大，包裹研烂，做烙饼熟食之，当下血块，不过三五次即愈，甚验。"食管癌见吞咽困难，胸痛，呕恶气逆者，用虎七散：壁虎 70 条（焙干研面），三七粉 50 g，与壁虎粉拌匀，空腹每次服 3 ~ 4 g，每日 2 次，黄酒或开水送下。（河南中医学院李修五经验方）

3. 慢性粒细胞性白血病　壁虎、蜈蚣、三七各 30 g，朱砂、皂角各 15 g，苦矾40 g，青黛、乌蛇各 50 g，白僵蚕 25 g。共研细面，瓶装备用，每次服 2 g，每日 2 次，并配合内服汤剂：白花蛇舌草 30 g，半枝莲、党参、沙参、丹参、黄药子、重楼、紫草各 20 g，黄精 40 g，白芍、阿胶各 15 g，马齿苋 50 g，每日 1 剂，水煎服。（《抗肿瘤中药的临床应用》）

【用法用量】3 ~ 6 g，水煎服；可入丸、散剂。外用适量，研末调敷、磨汁涂或熬膏涂。

【使用注意】阴虚血少、津伤便秘者慎服。

【参考资料】

1. 化学成分　本品含脂肪、水分、灰分、粗纤维、粗蛋白、胡萝卜素及人体所必需的氨基酸、半胱氨酸及 γ－氨基酸。微量元素分析结果表明，以锌含量最高。其提取物具有抗肿瘤作用。

2. 药理作用　干壁虎粉、壁虎醇提物、壁虎水提物、鲜壁虎血清均能抑制肿瘤细胞的生长。体外实验表明，干壁虎粉具有抗肿瘤作用。本品还有抗结核杆菌、抗真菌、镇静、催眠、抗惊厥及溶血等作用。

斑蝥《神农本草经》

主寒热邪疰，蛊毒，鼠瘘恶疮疽，蚀死肌，破石癃。

——《神农本草经》

为芫菁科昆虫南方大斑蝥（*Mylabris phalerata Pallas*）或黄黑小斑蝥（*Mylabris cichorii L.*）的干燥全虫。我国大部分地区均有，主产于辽宁、河南、广西、江苏等地。

【性味功效】辛，热。有大毒。归肝、肾、胃经。破血逐瘀消癥、攻毒蚀疮散结。

【历代评述】梁代陶弘景《名医别录》："主疥癣，血积，堕胎。"清代吴仪洛《本草从新》："外用蚀死肌，敷疥癣恶疮，内服破瘀。"

【临床应用】临床常用治鼻咽癌、骨肿瘤等癌瘤中属瘀毒内壅者，或入中成药制剂如艾迪注射液取其以毒攻毒之效。

1. 鼻咽癌　斑蝥（去头、足、翅，糯米炒黄）3 g、香油 30 g、冰片 0.5 g、麝香 0.15 g，放入瓶中，盖严浸泡1个月即成，外用；若欲成膏，则以上药物，研细后加少量凡士林调膏即成，外用。(《实用抗癌验方 1000 首》)

2. 骨肿瘤　三棱 9 g、莪术 9 g、麝香 0.3 g、生半夏 9 g、地鳖虫 9 g、生川乌 9 g、商陆 9 g、桃仁 9 g、红花 6 g、木鳖子 0.9 g、雄黄 3 g、斑蝥 0.9 g、乳香 9 g、没药 9 g。以上各药共研细末，制成外用散剂，撒敷于癌肿处，或用蜜糖调和后涂敷，隔日 1 次。(《抗癌中草药制剂》)

【用法用量】内服 0.03～0.06 g，做丸散服。外用适量，研末敷贴发泡，或酒醋浸涂。

【使用注意】①本品外涂皮肤，即令发赤起泡，故内服宜慎，体弱及孕妇忌用。②斑蝥制剂对泌尿道及消化道有刺激作用，出现尿痛、尿频等反应，可饮用绿茶缓解，并宜饭后服用。心、肾功能不全者，严重消化道溃疡者及孕妇禁用。

【参考资料】

1. 化学成分　本品含斑蝥素，即斑蝥酸酐，一部分游离，一部分成为镁盐，斑蝥素加碱液处理后，成为可溶性的斑蝥酸盐，但其溶液如经酸化，斑蝥素即重新析出。此外还含单萜烯类、脂肪、树脂、蚁酸及色素等。其中发挥抗肿瘤作用的主要有效成分是斑蝥素、斑蝥酸钠等。

2. 药理作用　斑蝥素能诱导肿瘤细胞发生线粒体介导的凋亡；在体外对结肠癌细胞，人体肝癌细胞、胃癌细胞、非小细胞肺癌细胞、卵巢癌细胞等多种细胞具有明显抑制作用。此外，本品对皮肤真菌有抑制作用，并能刺激骨髓，从而升高白细胞。

砒石《开宝本草》

疗诸疟风痰在胸膈，可作吐药；……不可久服，能伤人。

——《开宝本草》

为氧化物类矿物砷华（*Arsenolite*）的矿石。目前多为毒砂（硫砷铁矿，FeAsS）（*Arsenopyrite*）、雄黄等含砷矿石的加工制成品。分“红信石”与“白信石”两种。产于江西、湖南、广东、贵州等地。研细水飞用或绿豆水煮后服。

【性味功效】辛，大热。有大毒。归肺、肝经。外用蚀疮去腐；内服截疟，截痰平喘。

【历代评述】宋代陈承《本草别说》：“以冷水磨服，解热毒，治痰壅。”明代李时珍《本草纲目》：“除齁喘，积痢，烂肉，蚀瘀腐，瘰疬。”又曰：“蚀痈疽败肉，枯痔杀虫。”

【临床应用】临床常用治宫颈癌、皮肤癌、白血病、肝癌等癌瘤中属痰浊、瘀毒内阻者。

1. 宫颈癌　外用治疗早期宫颈癌。明矾 60 g、砒石 45 g、雄黄 7.2 g、乳香 3.6 g。先将砒、矾入小罐内，炭火煅红，青烟已尽，旋起白烟，片时，待上下红彻住火，将罐放地上一夜，取出约有砒、矾净末 30 g，再加入雄黄、乳香，共研细末，厚糊调稠搓成如线条状，阴干，用时插入疮孔内。（《外科正宗·卷二·三品一条枪》）

2. 皮肤癌　外用为主。①信枣散（《证治宝鉴·卷十》）治疗皮肤癌：取大枣 10 枚，去核后将信石置于大枣内，于恒温箱内烤干，研细混匀（以含信石 0.2 g 为宜）密封于瓶中备用，用时与麻油调成糊状外敷。本药可产生中毒反应，有肝肾功能不全或癌肿累及深部骨质时禁用。②外敷白砒 10 g、淀粉 50 g，加水适量，揉成面团，捻成线条状，待自然干燥备用。于肿瘤周围间隔 0.5 ~ 1 cm 处刺入白砒条，深达肿瘤基底部，在肿物周围形成环状。外敷一软膏（由朱砂、冰片各 50 g，炉甘石 150 g，滑石 500 g，淀粉 100 g，加麻油适量，调成糊状制成），每日换药 1 次，直至治愈。（《抗癌中药的临床应用》）

3. 白血病、肝癌　目前应用砒霜制成药物亚砷酸注射液，静脉滴注或动脉灌注用于治疗急性早幼粒细胞白血病、晚期肝癌。

【用法用量】外用：适量，研末撒、调敷或入膏药中贴之。内服：入丸、散服，每次 0.002 ~ 0.004 g。

【使用注意】本品有剧毒，内服宜慎，不能持续服用，体虚及孕妇忌服。不能作酒剂内服。外用也不可过量，以防局部吸收中毒。本品畏水银。

【参考资料】

1. 化学成分　本品主要含三氧化二砷，含量在96%以上，也是抗肿瘤的主要有效成分。商品分白砒及红砒两种，白砒为较纯的氧化砷，红砒尚含少量硫化砷，药用以红砒为主。

2. 药理作用　三氧化二砷通过抑制肿瘤细胞增殖、诱导肿瘤细胞凋亡和分化、抑制肿瘤新生血管形成以及下调端粒酶活性等多种机制发挥抗肿瘤作用；还可抑制人体胃癌细胞等多种肿瘤细胞株增殖。此外，本品还有抑菌及杀虫作用。

蜈蚣《神农本草经》

主啖诸蛇虫鱼毒，温疟，去三虫。

——《神农本草经》

为蜈蚣科动物少棘巨蜈蚣（*Scolopendra subspinipes mutilans L. Koch.*）的干燥体。用竹片插入头、尾，绷直，干燥，或先用沸水烫过，然后晒干或烘干。

【性味功效】辛，温。有毒。归肝经。熄风止痉，攻毒散结，通络止痛。

【历代评述】梁代陶弘景《名医别录》："疗心腹寒热结聚，堕胎，去恶血。"明代李时珍《本草纲目》："治小儿惊痫风搐，脐风口噤，丹毒，秃疮，瘰疬，便毒，痔漏，蛇瘕，蛇瘴，蛇伤。"

【临床应用】临床常用治鼻咽癌、肝癌等癌瘤中属瘀毒内壅，或见肝风内动者。

1. 鼻咽癌　①蜈蚣3条（每条2~5 g），炮山甲、土鳖虫、地龙、田三七各3 g，共研为细末，水煎，分2次温服。另用山苦瓜10 g切碎，浸入75%乙醇25 mL中，搅匀，用消毒纱布过滤去渣，加甘油20 mL，每日滴鼻3~6次。（《抗肿瘤中药的临床应用》）②蜈蚣、全蝎各等量为末，口服，每次3 g，每日3次。（《肿瘤的诊断与防治》）

2. 上颌窦癌、鼻腔癌　蜈蚣、全蝎各等量，研细末，口服，每次3~5 g，每日3次。（《抗癌良方》）

3. 肝癌　蜈蚣1~2条（每条2~5 g），鸡蛋1个。用75%乙醇适量浸泡蜈蚣，加等量开水后煮干，再取出蜈蚣焙干，研末；另取鸡蛋1个，去壳将蛋黄蛋清放碗内，加入一半水加前药末3~6 g搅拌，蒸熟。每日食蛋2~3个。（《湖南中草药单方验方选编》）

【用法用量】煎服，3~5 g；研末吞服，每次0.5~1 g；或入丸、散服。外用适量，可研末用或油浸涂敷患处。

【使用注意】本品有毒，用量不宜过大，孕妇忌服。

【参考资料】

1. 化学成分　本品主要含两种类似蜂毒的有毒物质，即组胺样物质和溶血性蛋白酶，尚含脂肪油、胆甾醇及多种氨基酸等。其提取物具有抗肿瘤作用。

2. 药理作用　体外实验表明蜈蚣提取液可促进肝癌细胞株凋亡，抑制肿瘤生长，但对正常肝细胞株则无抑制功能；蜈蚣提取物还可抑制血管生成、调节免疫功能，对胃癌、结肠癌、肺癌、肾癌、卵巢癌和舌癌等细胞的生长也有明显的抑制作用。此外，本品还有镇静、抗惊厥、抗皮肤真菌及结核菌等作用。

蟾酥《本草纲目》

治发背疔疮，一切恶肿。

——《本草纲目》

为蟾蜍科动物中华大蟾蜍（*Bufo gargarizans Cantor*）或黑眶蟾蜍（*Bufo melanostictus schneider*）的耳后腺及皮肤腺分泌的白色浆液，经加工干燥而成。

【性味功效】辛，温。有毒。归心经。开窍醒神，止痛，解毒消肿。

【历代评述】明代李梴《医学入门》："主痈疽疔肿瘰疬，一切恶疮顽癣。"倪朱谟《本草汇言》："蟾酥，疗疳积，消臌胀，解疔毒之药也。能化解一切瘀郁壅滞诸疾，如积毒、积块、积胀，内疗痈肿之证，有攻毒拔毒之功也。"

【临床应用】临床常用治肺癌、鼻咽癌、肝癌等癌瘤中属瘀毒内阻者。

1. 肺癌　蟾酥1 g，露蜂房、鸦胆子各9 g，玳瑁、龟甲、海藻各15 g，捣研为散，每服0.7～1.4 g，每日早晨及睡前各服1次。连服6个月。(《抗癌治验本草》)

2. 鼻咽癌　蟾酥5 g、鹅不食草20 g、麝香0.3 g、白芷15 g、冰片5 g，先将鹅不食草、白芷研为细末，再加入麝香、蟾酥、冰片混匀备用。同时取少许药末搽于鼻孔口轻轻吸入鼻腔中，稍时即打喷嚏，鼻窍随之通畅。(《抗癌中草药大辞典》)

3. 肝癌　每次用华蟾素注射液4 mL，肌内注射，每日2次；或每次用华蟾素注射液20 mL静滴，每日1次。(《抗癌中草药大辞典》)

4. 口腔癌　口腔癌局部红肿热痛，可含服六神丸，每服5～10丸，每日2～3次。

【用法用量】内服：入丸、散服，每次0.015～0.03 g。外用：适量，研末调服或入膏药内粘患处。

【使用注意】本品有毒，内服切勿过量。外用不可入目。孕妇禁服。

【参考资料】

1. 化学成分　本品含蟾毒灵、华蟾毒精、蟾毒它灵、沙蟾毒精、蟾蜍季胺、肾上腺素、吗啡等化学成分。其中蟾毒灵、蟾毒它灵、华蟾毒配基等均为抗肿瘤的有效成分。

2. 药理作用　蟾酥的活性成分华蟾毒可以诱导人体胃癌细胞凋亡；研究发现蟾酥具有抑制肿瘤细胞增殖、促进肿瘤细胞的分化、诱导细胞凋亡、逆转耐药性、抑制肿瘤血管形成、抑制肿瘤细胞侵袭转移、阻滞细胞周期及增强免疫的作用，对肝癌、肺癌、肠癌、胃癌、妇科肿瘤、胰腺癌等多种实体瘤均有抑制效果。此外，本品还有强心利尿、升血压、兴奋呼吸、抗炎、抗过敏、抑制汗腺及唾液腺分泌、兴奋横纹肌、促进神经节传导、促进糖原生成、抑制乳酸产生等作用。

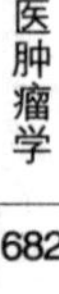

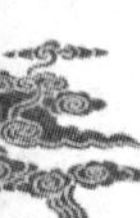

山豆根《开宝本草》

消疮肿毒，急黄发热咳嗽，杀小虫。

——《开宝本草》

为豆科小灌木越南槐（*Sophora tonkinensis Capnep.*）的干燥根及根茎。产于西南部、中部、南部和台湾地区。秋季采挖，洗净，晒干，切片用。

【性味功效】苦，寒。有毒。归肺、胃经。清热解毒，利咽消肿。

【历代评述】明代倪朱谟《本草汇言》：“山豆根，苦寒清肃，得降下之令，善除肺胃郁热，凡一切暴感热疾，凉而解毒，表里上下，无不宜之。”清代黄宫绣《本草求真》：“山豆根，功专泻心保肺，及降阴经火逆，解咽喉肿痛第一要药。”

【临床应用】临床常用治鼻咽癌、喉癌、肺癌、食管癌、胃癌等癌瘤中属热毒壅聚者。

1. 鼻咽癌　①山豆根、茜草、辛夷各 90 g，鱼脑石、青果、蝉蜕、蜂房、苍耳子各 60 g，射干、料姜石各 120 g。上药共研为细粉，水泛为丸，如绿豆大，每服 6～9 g，黄芪煎水送下，每日 3 次。（《中医癌瘤证治学》）　②放疗后用方　将山豆根、麦冬、半枝莲、石上柏、白花蛇舌草、天花粉制成片剂。每日 4 次，每次 4 片，15 天为 1 个疗程。（《抗癌中药一千方》）

2. 喉癌　山豆根、玄参、大青叶各 15 g，开金锁 30 g。水煎服，每日 1 剂。（《实用抗癌手册》）

3. 肺癌　用山豆根浸膏制成片剂，每片含生药 3 g，日服 3 次，每次 3～5 片。（《癌症秘方验方偏方大全》）

4. 食管癌　山豆根 10 g、旋覆花 10 g、代赭石 20 g、莱菔子 15 g、郁金 10 g、瓜蒌 20 g、刀豆子 15 g、草河车 20 g、陈皮 10 g，水煎服。（《中医肿瘤学》）

5. 胃癌　山豆根 30 g，山慈菇 12 g，菊花、皂刺、三棱各 9 g，海藻 15 g，马钱子 6 g。水煎服，每日 1 剂。（《抗癌良方》）

【用法用量】煎服，10～15 g。外用适量。

【使用注意】脾胃虚寒泄泻者忌服。过量易致呕吐、腹泻、胸闷等，必须注意用量。

【参考资料】

1. 化学成分　主要含苦参碱、氧化苦参碱、臭豆碱、甲基司巴丁等生物碱；柔枝槐酮、柔枝槐素、染料木素、山槐素、红车轴素根苷等多种黄酮成分；此外，尚含酚类化合物。苦参碱、氧化苦参碱等为抗肿瘤的主要有效成分。

2. 药理作用　山豆根提取物可以抑制人体非小细胞肺癌细胞增殖并促进其凋亡。本品还能促进网状内皮系统的吞噬功能、升高白细胞、增强免疫功能。此外，本品尚有抗心律失常、抗心肌缺血、降压、抑菌、镇咳、平喘、抗溃疡等作用。

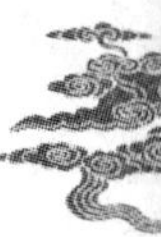

藤黄《本草拾遗》

治痈疽，止血化毒，敛金疮，亦能杀虫。

——《本草拾遗》

为藤黄科植物藤黄（*Garcinia banburyi Hook. f.*）的胶质树脂。亦称海黄、月黄。产于印度、越南等地，国内产地在云南、湖南、湖北一带。

【性味功效】酸、涩，寒。大毒。活血消肿，清热解毒。

【历代评述】唐代李珣《海药本草》："主蚛牙蛀齿，点之便落。"清代张璐《本经逢原》："藤黄性毒，而能攻毒，故治虫牙蛀齿，点之即落。毒能损骨，伤肾可知。"

【临床应用】临床常用治乳腺癌、皮肤癌等癌瘤中属热毒瘀血积聚者，由于毒性较大，目前只配成药应用。

1. 宫颈癌　藤黄、大黄、轻粉、桃仁各 30 g，雄黄、白矾、铅粉、冰片、五倍子各 60 g。共为细末，制成散剂，用带线棉球蘸取药粉，塞于阴道宫颈处。（《抗癌植物药及其验方》）

2. 皮肤癌　中成药藤黄软膏、藤黄片、藤黄注射液，可供外用、口服、静脉注射，广泛应用于治疗皮肤癌证属湿热内蕴者。

【用法用量】内服入丸剂，0. 03 ~0. 06 g。外用适量，研末调敷、磨汁涂或熬膏涂。

【使用注意】体质虚弱者忌服。服用过量易引起头晕、呕吐、腹痛、泄泻，甚或致死。

【参考资料】

1. 化学成分　本品含藤黄素、藤黄酸、别藤黄酸等。其中抗肿瘤的有效成分主要为藤黄酸与新藤黄酸。

2. 药理作用　藤黄酸可以促进胃癌细胞凋亡及抑制肿瘤细胞转移；体外实验结果表明，藤黄对人体肝癌、宫颈癌细胞株有杀伤作用；对肿瘤的放疗有增敏作用。此外，本品尚有抗菌、泻下等作用。

白花蛇《开宝本草》

主中风湿痹不仁，筋脉拘急，口面歪斜，半身不遂，骨节疼痛。

——《开宝本草》

为蝮蛇科动物尖吻蝮（五步蛇）［*Agkistrodon acutus*（*Gunther*）］或眼镜蛇科动物银环蛇（*Bungavus mul-ticinctus Blyth*）幼蛇等除去内脏的全体。白花蛇产于我国的广东、广西等省区，国外则主要分布于热带亚洲。多于夏秋两季捕捉，剖开蛇腹，除去内脏，洗净，干燥。

【性味功效】甘、咸，温。有毒。归肝经。祛风，通络，止痉。

【历代评述】唐代甄权《药性论》："主治肺风鼻塞，身生白癜风、疬疡、斑点及浮风隐疹。”明代李时珍《本草纲目》：“通治诸风，破伤风，小儿风热，急慢惊风，搐搦，瘰疬漏疾，杨梅疮，痘疮倒陷。”

【临床应用】临床常用治恶性淋巴瘤、子宫癌、肝癌等癌瘤属邪毒内盛者。

1. 恶性淋巴瘤　白花蛇浸酒取肉 60 g（焙），生水牛角 90 g（镑、研），黑牵牛（半生半炒）15 g，青皮 15 g。为末混合，每服 6 g，每天 1 次，糯米调饮下，清晨服。（《三因方·白花蛇散》）

2. 子宫癌　白花蛇 2 条、蜈蚣 2 条、蜂房 6 g，共研细末，每服 6 g，每日 2 次。（《抗癌本草》）

3. 肝癌　白花蛇 75 g、干蟾皮 50 g、鳖甲 150 g、黄精 60 g、丹参 60 g、三棱 60 g、莪术 60 g、僵蚕 60 g、青黛 60 g，共为细末，水泛为丸，赭石为衣。每日 3 次，每次 10 g。（《肿瘤的诊断与防治》）

【用法用量】3～9 g，水煎服。研末吞服，每次 1～1.5 g，每日 2～3 次。或酒浸、熬膏、入丸散服。

【使用注意】阴虚内热者忌用。

【参考资料】

1. 化学成分　蛇毒中含凝血酶样物质。另外，毒液中尚含胆碱酯酶、蛋白酶、ATP 酶、5－核苷酸酶、磷酸二酯酶、磷脂酶 A 及透明质酸酶等酶。其中抗肿瘤的主要有效成分为白花蛇蛇毒等。

2. 药理作用　白花蛇所含蛇毒具有细胞毒素作用，能直接杀伤癌细胞，也能够诱导细胞凋亡；对体外培养的人体肺癌、胃癌和鼻咽癌细胞株都有很强的抑制和杀伤能力。白花蛇提取物可抑制肿瘤的血管新生以及肿瘤之间的黏着作用从而抑制肿瘤生长。此外，本品尚有扩张血管、降压、抗凝血、抗血栓及镇静、镇痛等作用。

贯众《神农本草经》

主腹中邪热气，诸毒，杀三虫。

——《神农本草经》

为鳞毛蕨科植物粗茎鳞毛蕨（*Dryopteris crassirhizoma Nakai.*），蹄盖蕨科植物蛾眉蕨［*Lunathyrium acrosichoides*（*Sw.*）*Ching*］，球子蕨科植物荚果蕨［*Matteuccia struthiopteris*（*L.*）*Todayo*］，紫萁科植物紫萁（*Osmunda japonica Thumb.*），乌毛蕨科植物乌毛蕨（*Blechnum orientale*）、苏铁蕨［*Brainca insignis*（*Hook.*）*J. Sm*］、狗脊蕨［*Woodwardia japonica*（*L. f.*）*Sm.*］等的根茎。主产于黑龙江、吉林、辽宁等地。春、秋采挖，削去叶柄、须根，除净泥土，晒干，生用或炒炭用。

【性味功效】苦，微寒。有小毒。归肝、脾经。清热解毒，凉血止血，杀虫。

【历代评述】梁代陶弘景《名医别录》：“去寸白，破癥瘕，除头风，止金疮。”明代李时珍《本草纲目》：“治下血崩中，带下，产后血气胀痛，斑疹毒，漆毒，骨鲠。”

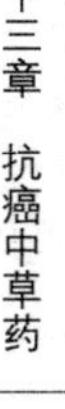

【临床应用】临床常用治疗大肠癌肠风下血、宫颈癌出血等癌瘤属热毒壅盛者。

1. 大肠癌　贯众长于清热凉血，肠癌病见肠风下血，可加黄连、黄柏清利湿热，如贯众散：贯众3两，鸡冠花5两，炙甘草1两，乌梅2两（去核，炒），黄连2两（炒），麝香2个细研。上为末。每服2钱，米饮调下（《圣济总录》）。

2. 宫颈癌　贯众与黄连等份炒炭，研极细末，外用治疗宫颈癌接触性出血，伴黄带、大便燥结等热证。

【用法用量】内服：煎汤，5~30 g；或入丸、散。外用：适量，研末调涂。

【使用注意】阴虚内热及脾胃虚寒者不宜，孕妇慎用。

【参考资料】

1. 化学成分　主要含有贯众间苯三酚类、萜类、黄酮类等成分。其中抗肿瘤的主要有效成分为贯众间苯三酚等。

2. 药理作用　贯众低温水提物对体外培养的人体肝癌细胞的增殖有明显的抑制作用。贯众正丁醇提取物也可通过诱导肿瘤细胞的凋亡而抑制肿瘤细胞的生长。此外，本品尚有抗菌、抗病毒、促凝血、消炎镇痛、保肝等作用。

牵牛子《名医别录》

主下气，疗脚满水肿，除风毒，利小便。

——《名医别录》

为旋花科植物裂叶牵牛［*Pharbitisnil*（*L.*）*Choisy*］或圆叶牵牛［*Pharbitispurpurea*（*L.*）*Voigt*］的干燥成熟种子。全国大部分地区均产。秋末果实成熟、果壳未开裂时采割植株，晒干，打下种子，除去杂质。生用或炒用，用时捣碎。

【性味功效】苦，寒。有毒。归肺、肾、大肠经。泻下逐水，去积杀虫。

【历代评述】唐代甄权《药性论》：“治痃癖气块，利大小便，除水气，虚肿。落胎。”明代李时珍《本草纲目》：“逐痰消饮，通大肠气秘风秘，杀虫。”

【临床应用】临床常用治胃癌、肝癌、肠癌等癌瘤属水湿内停者。尤适用于胸腹水内积体质壮实者使用。

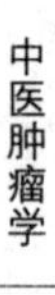

1. 肺癌胸水　牵牛子、槟榔、木香、赤茯苓、陈橘皮各30 g。上五味，粗捣筛，每服6 g，用水150 mL，煎三两沸，去滓温服。（《圣济总录·卷七十九·牵牛汤》）

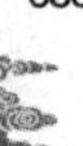

2. 恶性腹水　牵牛子、桃仁、红花各50 g，黄芪、莪术各40 g，薏苡仁30 g。属热者加黄芩、汉防己各40 g；属寒者加桂枝、猪苓各40 g；水煎浓缩成稀粥状约50 mL。将药液涂于肋弓下缘与脐6.6 cm之间，盖上纱布，待干燥后即可穿衣。每日换1次，每个疗程3~5次。

【用法用量】煎服，3~9 g。入丸散服，每次1.5~3 g。本品炒用药性减缓。

【使用注意】孕妇忌用。不宜与巴豆、巴豆霜同用。

【参考资料】

1. 化学成分　主要含有牵牛子苷、牵牛子酸甲、没食子酸及生物碱麦角醇、裸麦角碱、喷尼棒麦角碱、异喷尼棒麦角碱、野麦碱等成分。其中抗肿瘤的主要有效成分为牵牛子苷等。

2. 药理作用　牵牛子酒提取物有治疗肿瘤、抑制肿瘤转移的作用。此外，本品尚有改善记忆等作用。

商陆《神农本草经》

治水胀，疝瘕痹，熨除痈肿。

——《神农本草经》

为商陆科植物商陆（*Phytolacca acinosa Roxb.*）或垂序商陆（*Phytolacca americana L.*）的干燥根。主产于河南、安徽、湖北等地。秋季至次春采挖，除去须根及泥沙，切成块或片，晒干或阴干。生用或醋制用。

【性味功效】苦，寒。有毒。归肺、脾、肾、大肠经。泻下逐水，消肿散结。

【历代评述】梁代陶弘景《名医别录》："疗胸中邪气，水肿，痿痹，腹满洪直，疏五脏，散水气。"唐代甄权《药性论》："能泻十种水病；喉痹不通，薄切醋熬，喉肿处外薄之瘥。"

【临床应用】临床常用治肺癌、肝癌等癌瘤并发胸腹水等正盛邪实者，外用治疗皮肤癌。

1. 肺癌、肝癌等癌瘤并发胸腹水　本品可用治肺癌、脑肿瘤等恶性肿瘤并发胸腹水而正盛邪实者。如配伍生半夏、生南星、七叶一枝花、干蟾皮、蜈蚣粉等治肺癌，有消肿解毒攻癌之功；与粳米同煮粥可辅助治肝癌。

2. 皮肤癌　鲜品捣烂或干品研末涂敷患处。

【用法用量】内服：煎汤，3～10 g；或入散剂。外用：适量，捣敷。

【使用注意】脾虚水肿及孕妇忌服。

【参考资料】

1. 化学成分　主要含有商陆碱、多量硝酸钾、皂苷等成分。其中抗肿瘤的主要有效成分为商陆多糖、商陆皂苷等。

2. 药理作用　商陆多糖Ⅰ可使腹腔巨噬细胞对小鼠肉瘤和白血病细胞的免疫细胞毒反应增强，在脂多糖辅助下，平行诱生肿瘤坏死因子和IL－1，提示商陆多糖Ⅰ通过激活巨噬细胞和启动诱生TNF发挥抗肿瘤作用，其增强巨噬细胞毒作用与IL－1密切相关。此外，本品尚有调节免疫力、镇咳祛痰、消炎抗菌、利尿、抗病毒等作用。

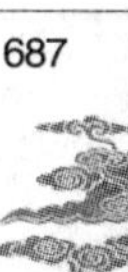

千金子《蜀本草》

治积聚痰饮，不下食，呕逆及腹内诸疾。

——《蜀本草》

为大戟科植物续随子（*Euphorbia lathyris L.*）的干燥成熟种子。主产于河北、浙江、四川等地。夏、秋二季果实成熟时采收，除去杂质，晒干。

【性味功效】辛，温。有毒。归肝、肾、大肠经。逐水消肿，破血消癥。

【历代评述】宋代刘翰、马志等《开宝本草》：“主妇人血结月闭，癥瘕痃癖，瘀血蛊毒，心腹痛，冷气胀满；利大小肠。”明代缪希雍《本草经疏》：“病人元气虚，脾胃弱，大便不固者禁用。”

【临床应用】临床常用治鼻咽癌、食道癌等癌瘤属正盛邪实者。

1．鼻咽癌　干漆30 g、千金子9 g、郁金30 g、山慈菇30 g、辛夷30 g、五倍子9 g、蜂房30 g、全蝎30 g、苍耳子30 g、料姜石30 g。共研为细粉，水泛为丸，如绿豆大。每服3～6 g，黄芪煎水送下，或开水送下，每日3次。(《中医癌瘤证治学》)

2．食管癌　山慈菇200 g、五倍子100 g、千金子100 g、麝香30 g、朱砂40 g、雄黄20 g、红大戟150 g。朱砂、雄黄分别水飞成极细粉，山慈菇、五倍子、红大戟粉碎成细粉，将麝香研细，与上述粉末及千金子配研，过筛，混匀。另取糯米粉320 g，加水做成团块，蒸熟，与上述粉末混匀，压制成锭，低温干燥，即得。每锭重3 g，口服一次0.6～1.5 g，每日2次。外用，醋磨调敷患处。

【用法用量】内服：1～2 g，去壳，去油用，多入丸散服。外用：适量，捣烂敷患处。

【使用注意】孕妇及体弱便溏者忌服。

【参考资料】

1．化学成分　主要含有脂肪油，油中含毒性成分，油中分离出千金子甾醇、巨大戟萜醇－20－棕榈酸酯等含萜的酯类化合物。又含白瑞香素、续随子素、马栗树皮苷等成分。其中抗肿瘤的主要有效成分为二萜类及香豆素类等。

2．药理作用　千金子甲醇提取物体外对多种肿瘤细胞均有明显的抑制作用，且对白血病的抑制作用强于其他实体瘤。此外，本品尚有镇静催眠、镇痛抗炎及祛斑美白等作用。

甘遂《神农本草经》

主大腹疝瘕，腹满，面目浮肿，留饮宿食，破症坚积聚，利水谷道。

——《神农本草经》

为大戟科植物甘遂（*Euphorbia kansui Liou. mss.*）的干燥块根。春季开花前或秋末茎叶枯萎后采挖，撞去外皮，晒干。生用或醋制用。

【性味功效】苦，寒。有毒。归肺、肾、大肠经。泻水逐饮，消肿散结。

【历代评述】梁代陶弘景《名医别录》：“下五水，散膀胱留热，皮中痞，热气肿满。”唐代甄权《药性论》：“能泻十二种水疾，治心腹坚满，下水，去痰水，主皮肤浮肿。”

【临床应用】临床常用治肝癌及肺癌、肝癌等癌瘤并发胸腹水者。

1. 肝癌　蟾酥 100 g、白英 100 g、丹参 100 g、大黄 180 g、石膏 250 g、明矾 120 g、青黛 500 g、黄丹 200 g、冰片 200 g、马钱子 100 g、五倍子 100 g、黑矾 60 g、全蝎 100 g、蜈蚣 100 g、紫草 300 g、二丑 300 g、甘遂 300 g、水蛭 60 g、乳香 150 g、没药 150 g、夏枯草 200 g，共研细末，制成膏药，外敷肝区，7 日 1 换。(《肿瘤临证备要》)

2. 肺癌、肝癌并发胸腹水　甘遂、大戟、芫花各等量，共为极细末，装瓶备用。用法从小量开始，每次服 0.3 g，每日 3 次，无腹泻可逐渐增加剂量，至大便每日 1 ~ 2 次为度，均不可猛增加剂量以免发生危险。(《抗癌中药大辞典》)

【用法用量】入丸、散服，每次 0.5 ~ 1 g。外用适量，生用。内服醋制用，以减低毒性。

【使用注意】虚弱者及孕妇忌用。

【参考资料】

1. 化学成分　主要含有 γ－大戟醇、β－香树脂醇乙酸酯、β－谷甾醇、β－谷甾醇葡萄糖苷、24－亚甲基环木菠萝烷醇等成分。尚含棕榈酸、枸橼酸、草酸、鞣质、树脂、葡萄糖、蔗糖、淀粉、维生素 B_1 等。其中抗肿瘤的主要有效成分为甲酯及其衍生物等。

2. 药理作用　甘遂提取物可明显抑制荷瘤小鼠瘤细胞的生长。甘遂提取得到的甲酯能抑制胃癌细胞的分裂增殖，诱导肿瘤细胞凋亡。此外，本品尚有抗氧化、抗病毒等作用。

（周岱翰、阙均）

第十四章　传统抗癌中成药

第一节　丸　　剂

西黄丸（《外科证治全生集》）

【主要成分】麝香、牛黄、炙乳香、炙没药。

【功能】解毒散结、消肿散结。具有抗肿瘤作用，可增强对单核吞噬细胞系统的激活作用。

【主治】用于乳癖、乳痨、乳岩、瘰疬、疔毒恶疮、多发性脓肿、淋巴结炎、寒性脓肿。适于肝癌、肺癌、胃癌、肠癌、乳腺癌、食管癌、急慢性白血病等辨病选用。

【制剂规格】糊丸。每瓶装 3 g，约 10 粒。

【用法与用量】每天 2 次，每次 3 g，温开水或黄酒送服。

【注意事项】①气血两虚者慎用。②孕妇忌服。

六神丸（《中国医学大辞典》）

【主要成分】麝香、牛黄、冰片、珍珠、蟾酥、雄黄。

【功能】清热解毒、消炎止痛。有明显的抗肿瘤、消炎和镇痛作用。

【主治】热毒引起的咽喉肿痛、烂喉丹痧、单双乳蛾、小儿热疖、痈疡疔疮、乳痈发背及一切无名肿毒。适于白血病、上消化道肿瘤、鼻咽癌等辨病选用。

【用法与用量】白血病，每天 4 次，每次 30～40 粒；上消化道肿瘤，每天 4 次，每次 10～15 粒；空腹温开水送服。鼻咽癌及口腔癌溃疡可配合局部上药。

【注意事项】孕妇忌服。

当归龙荟丸（《医学六书》）

【主要成分】当归、龙胆草、栀子、黄连、黄柏、黄芩、大黄、芦荟、青黛、木香、麝香等。

【功能】清热泻肝、攻下行滞。有抗白血病作用。

【主治】肝胆实火引起的头痛面赤、目赤肿痛、胸胁胀痛、便秘尿赤、形体壮实、脉弦等症。适于慢性粒细胞性白血病、急性粒细胞性白血病等辨病选用。

【用法与用量】每天 3 次，每次 6 ~ 12 g，温开水送服。

【不良反应】轻微腹痛、腹泻等消化道症状，坚持服药，上述症状可逐渐减轻或消失。

大黄䗪虫丸（《金匮要略》）

【主要成分】大黄、黄芩、生地黄、甘草、桃仁、苦杏仁、白芍药、干漆、水蛭、䗪虫、蛴螬、虻虫。

【功能】祛瘀生新、消癥通经，缓中补虚。有抗肿瘤作用；对放、化疗有协同作用。

【主治】瘀血内停、腹部肿块、肌肤甲错、目眶黯黑、潮热羸瘦、经闭不行，又治五劳七伤，不思饮食。适于慢性粒细胞性白血病、原发性肺癌、肝癌、子宫肌瘤的辨病选用。

【用法与用量】每天 3 次，每次 3 g，温开水送服。

【注意事项】①皮肤过敏者停服，脾胃虚弱者及有出血倾向者慎用。②孕妇禁用。

鳖甲煎丸（《金匮要略》）

【主要成分】鳖甲胶、大黄、地鳖虫、桃仁、鼠妇虫、蜣螂、凌霄花、牡丹皮、硝石、蜂房、柴胡、厚朴、桂枝、干姜、瞿麦、石韦、葶苈子、半夏、射干、黄芩、党参、阿胶、白芍。

【功能】活血化瘀，软坚散结。

【主治】用于胁下癥块。适于肝、脾肿大或腹腔转移癌、妇科肿瘤等辨病选用。

【用法与用量】口服。成人服用，每服 6 ~ 9 g，每日 2 次，空腹温开水送服。

【注意事项】孕妇忌服。

桂枝茯苓丸（《金匮要略》）

【主要成分】桂枝、茯苓、丹皮、桃仁（去皮尖）、芍药。

【功能】活血化瘀，缓消癥块。

【主治】妇人小腹宿有癥块，按之痛，腹挛急，脉涩，或经闭腹胀痛，或难产或胞衣不下，或死胎不下，白带多；或产后恶露不尽，腹痛拒按，舌暗有瘀斑。适于妇科肿瘤、前列腺肥大等辨病选用。

【用法与用量】口服。每次服 1 丸，每日 3 次，食前温开水冲服，如未见效，可每次服 2 丸。

【注意事项】①本方用于妇人妊娠有瘀血者，只可缓图，不能过急，因此，应严格掌握剂量，慎勿多服。②对孕妇无瘀血者忌用。

安宫牛黄丸（《温病条辨》）

【主要成分】牛黄、郁金、水牛角（代犀角）、黄连、黄芩、山栀、朱砂、雄黄、梅片、麝香、珍珠、金箔衣。

【功能】清热解毒，镇静开窍。有抗肿瘤作用；亦能增强机体的免疫功能。

【主治】温热病，热邪内陷心包、痰热壅闭心窍。高热烦躁，神昏谵语，以及中风昏迷，小儿惊厥属邪热内闭者。适于中晚期原发性肝癌等辨病选用。

【用法与用量】每天 1 次，每次 1 丸，吞服或温开水化服，显示疗效后改为每 2 天或每 3 天 1 次，每次 1 丸。

【注意事项】①本品为热闭神昏所设，寒闭神昏不得使用。②处方中含有麝香，芳香走窜，有损胎气，孕妇慎用。③服药期间饮食宜清淡，忌辛辣油腻之品，以免助火生痰。④本品处方中含有朱砂、雄黄，不宜过量久服，肝肾功能不全者慎用。⑤过敏体质者慎用。

五海瘿瘤丸（《古今医鉴》）

【主要成分】海带、海藻、海螵蛸、海蛤粉、煅海螺、木香、川芎、白芷、夏枯草、昆布。

【功能】软坚散结、化痰消肿。

【主治】用于气滞痰热凝于经络引起的瘿瘤，瘰疬结核，乳核胀痛。适于甲状腺肿瘤、乳房肿瘤、颈淋巴结核等辨病选用。

【用法与用量】口服。成人每次服 1 丸，每日 3 次，温开水送服。

【注意事项】①阴虚火旺者慎用。②孕妇忌服。③忌生冷油腻。

内消瘰疬丸（《疡医大全》）

【主要成分】夏枯草、海藻、天花粉、连翘、地黄、当归、玄参、浙贝母、海蛤粉，熟大黄、桔梗、硝石、大青盐、薄荷、白蔹、甘草、枳壳。

【功能】软坚散结。

【主治】瘰疬痰核。适于甲状腺肿瘤、乳房肿瘤等辨病选用。

【用法与用量】口服。成人每次服 6 ~ 9 g，每日 2 次，温开水送服；7 ~ 14 岁服成人量 1/2；3 ~ 7 岁服成人量 1/3；3 岁以下服成人量 1/4。

【注意事项】孕妇慎用。

阳和丸（《外科证治全生集》）

【主要成分】熟地黄、鹿角胶、肉桂、麻黄、炮姜、白芥子、甘草。

【功能】温经通络，消肿散结。

【主治】阴疽流注，久不溃散，贴骨阴疽，鹤膝风症。适于乳癌、恶性淋巴瘤等辨病选用。

【用法与用量】口服，每次 3 g，每日 2 次。

【注意事项】阴虚有热及破溃日久者忌用。

梅花点舌丹（《外科证治全生集》）

【主要成分】雄黄、牛黄、熊胆、冰片、硼砂、血竭、葶苈子、沉香、乳香，没药、麝香、珍珠、蟾酥、朱砂。

【功能】清热解毒、消肿止痛。有抗肿瘤作用；能增强免疫功能。

【主治】热毒炽盛、疔疮发背、痈疽肿毒、实火牙痛、喉蛾喉风、口舌糜烂、牙周流脓。适于慢性粒细胞性白血病、食管癌、贲门癌、舌癌、口腔癌等辨病选用。

【用法与用量】每天 3 次，每次 6～10 粒，温开水送服。

【注意事项】孕妇忌服。

小金丹（又名小金丸）（《外科证治全生集》）

【主要成分】白胶香、制草乌、五灵脂、地龙、木鳖子、乳香、没药、酒炒归身、麝香、墨炭。

【功能】散结消肿、化瘀止痛。

【主治】用于阴疽初起、肿硬作痛、乳岩、瘰疬、瘿瘤、无名肿毒。适于乳房肿块、甲状腺瘤、甲状腺癌、胃癌、恶性淋巴瘤等辨病选用。

【用法与用量】每天 2 次，每次 1.2～3 g，温开水送服。

【注意事项】①孕妇忌服。运动员慎用。②该药含五灵脂，不可与人参同时服用。

醒消丸（《外科证治全生集》）

【主要成分】乳香、没药、麝香、雄黄、黄米饭。

【功能】活血散结，解毒消痈。

【主治】一切红肿痈毒。适于乳癌、口腔癌、皮肤癌等辨病选用。

【用法与用量】口服。每次 3 g，每日 2 次。

【注意事项】①用陈酒送服。醉而盖被，使之出汗。②孕妇忌服。

蟾酥丸（《外科正宗》）

【主要成分】蟾酥、轻粉、枯矾、寒水石、铜绿、乳香、没药、胆矾、麝香、雄黄、蜗牛、朱砂。

【功能】解毒消肿、活血定痛。

【主治】一切恶疮，疔疮、发背、脑疽、乳痈、附骨、臀腿等疽。适于乳癌、皮肤瘤等辨病选用。

【用法与用量】口服。每次 3 g，每日 2 次。

【注意事项】①用热酒一盅送服。盖被取汗。②孕妇忌服。

化癥回生丹（《温病条辨》）

【主要成分】人参、鳖甲胶、大黄、益母草膏、熟地、白芍、当归、苏木、桃仁、公丁香、杏仁、麝香、水蛭、虻虫、阿魏、干漆、川芎、两头尖、三棱、乳香、没药、姜黄、肉桂、川椒、藏红花、五灵脂、降香、香附、吴茱萸、延胡索、小茴香、良姜、艾叶炭、苏子霜、蒲黄。

【功能】祛瘀活血，消散癥积。

【主治】腹中肿块、瘀滞疼痛、跌打损伤、妇女经闭等症。适于肝、脾肿大或腹腔转移癌、妇科肿瘤等辨病选用。

【用法与用量】口服。每次 4.5 g，每日 1 ~2 次。

【注意事项】孕妇忌服。

十全大补丸（《太平圣惠和剂局方》）

【主要成分】人参、肉桂、川芎、地黄、茯苓、白术、炙甘草、黄芪、当归、白芍、生姜、大枣。

【功能】益气补血，扶正培本。具有免疫增强效果，可促进肿瘤坏死因子（TNF）的产生；具有抗癌活性，能增强放疗、化疗药物的抗癌作用。

【主治】各种肿瘤；放疗、化疗引起的毒副反应，如食欲下降、全身疲倦、白细胞下降、面色萎黄、脚膝无力等。

【用法与用量】每天 2 ~3 次，每次 6 g，温开水送服。

补中益气丸（《脾胃论》）

【主要成分】黄芪、炙甘草、人参、当归、陈皮、升麻、柴胡、白术。

【功能】益气升阳、调补脾胃。有免疫增强效果，提高自然杀伤细胞（NK 细胞）的活性，提高外周血淋巴细胞转化率；有抗突变作用；能增强机体抵抗力、改善体力状况等；对放疗、化疗有协同作用，并降低毒副反应。

【主治】各种肿瘤放疗、化疗引起的毒副反应，如食欲不振、全身倦怠、白细胞下降、贫血、低蛋白血症等。

【用法与用量】每天 2 ~3 次，每次 6 g，温开水送服。

【注意事项】①不宜和感冒类药同时服用。②服药期间出现头痛、头晕、复视等症，或血压有上升趋势，以及皮疹，面红者，应立即停药。

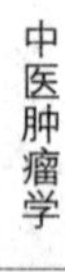

六味地黄丸（《小儿药证直诀》）

【主要成分】熟地黄、山萸肉、山药、泽泻、丹皮、茯苓。

【功能】滋补肝肾，养血育阴。有免疫增强活性，能提高细胞免疫功能，对放疗有协同作用。

【主治】食管癌、食管上皮细胞增生症、小细胞肺癌、鼻咽癌等属肝肾阴虚者。

【用法与用量】每天 2 ~ 3 次，每次 6 g，温开水送服。

人参养荣丸（《和剂局方》）

【主要成分】人参、黄芪、白术、白芍、茯苓、甘草、当归、肉桂、陈皮、远志、五味子、熟地、生姜、红枣。

【功能】补益气血，安心宁神。

【主治】辅助治疗各种肿瘤，放疗、化疗引起的毒副反应，气血两亏，形瘦神疲，食少便溏。

【用法与用量】口服。每次 9 g，每日 2 次。

第二节　粉剂、散剂、膏剂

三品一条枪（《外科正宗》）

【主要成分】白砒、明矾、雄黄、没药。

【功能】祛腐拔毒、止血活血、收敛生肌。对癌细胞有直接杀伤作用。

【主治】痔疮肛瘘、瘿瘤瘰疬、疔疮发背、脑疽等。适于皮肤癌、早期宫颈癌、直肠癌等辨病选用。

【用法与用量】

（1）皮肤癌：先用呋喃西林液棉球清擦局部，然后将三品一条枪粉 0.3 ~ 0.6 g 撒布于癌灶，再用凡士林纱布覆盖，加盖纱布后固定，每天换敷料一次，3 ~ 5 天上药一次，上药 3 ~ 5 次可将癌组织全部腐蚀，待坏死组织全部脱落后，取多点活检，证实局部无癌存在时，使用四环素软膏涂布，使新生肉芽组织形成鳞皮覆盖，必要时可行植皮。

（2）早期宫颈癌：常规消毒阴道、宫颈，视病情不同而选用栓剂插入宫颈管或饼剂外敷宫颈，用凡士林纱布保护阴道穹窿、消毒棉球压紧固定，每天更换棉球，注意药物位置有无移动，经过 5 ~ 8 天，则病变组织与正常组织形成明显分界而自然脱落，以后根据具体情况用栓剂或饼剂 5 ~ 8 次，每次用药间隔 7 ~ 10 天，直至宫颈部病变消失，宫颈管形成圆锥筒状缺损。

【注意事项】①皮肤鳞癌者基底细胞癌面积过大、浸润较深，或骨质被破坏已发生转移者禁用。②皮肤癌并发急性传染病或严重心、肝、肾、高血压等疾病者禁用。③宫颈癌只限于宫颈原位癌和宫颈癌Ⅰ期，且全身无重要脏器功能损害患者。④老年妇女宫颈高度萎缩者禁用。

紫金锭（又名玉枢丹）（《片玉心书》）

【主要成分】山慈菇、五倍子、千金子霜、红芽大戟、朱砂、雄黄、麝香。

【功能】辟瘟解毒、止痛散结。有抗肿瘤作用。

【主治】疫毒、痰浊等引起的咽喉肿痛、吞咽困难、恶心呕吐、泄泻、昏迷痉厥、牙关紧闭、舌红苔厚黄腻、脉洪大或滑数。亦适于食管癌、贲门癌、白血病等属痰热壅盛，吞咽梗阻者。

【用法与用量】每天 2 次，每次 1.5 g，温开水送服。食管癌而见吞咽困难陡然加重、痰涎涌盛、滴水难进者，研极细末，少少含咽（不可用水），一般可见痰涎明显减少，吞咽梗阻显著改善，第二日可进流质饮食。梗阻症状显著减轻者，可减量如法再服，或长期少量内服该药。

【注意事项】孕妇慎服。

如意金黄散（《外科正宗》）

【主要成分】大黄、黄柏、姜黄、白芷、天花粉、厚朴、生南星、陈皮、苍术、甘草。

【功能】清热解毒，消肿止痛。

【主治】热毒引起的红肿热痛，妇人乳痈、小儿丹毒、痈疽、发背、疔疮肿毒等病症。如体表转移癌属热毒亢盛者。

【用法与用量】外用。用蜂蜜或凡士林，调匀成膏，外敷于患处，每天敷 1～2 次。

【注意事项】①外用制剂，不可内服。②治疗期间，忌食辛辣食物及烟酒。

夏枯草膏（《证治准绳》）

【主要成分】夏枯草（炼蜜成膏）。

【功能】清肝火、散郁结、清头目。有抗肿瘤作用。

【主治】湿气郁滞、瘀阻经络引起瘿瘤痰核、瘰疬鼠疮、痈疖肿痛。适于甲状腺肿瘤、颈淋巴结核、乳癌等辨病选用。

【用法与用量】每天 2 次，每次 15 g，温开水送服。

【注意事项】体虚慎用。

第十五章　现代抗癌中药制剂

第一节　胶　囊　剂

平消胶囊

【主要成分】郁金、仙鹤草、五灵脂、白矾、硝石、干漆、枳壳、马钱子粉。

【功能】活血化瘀，止痛散结，清热解毒，扶正祛邪。

【主治】肺癌、胃癌、食管癌、肝癌、乳腺癌、骨肿瘤、子宫肌瘤、淋巴瘤、鼻咽癌。

【用法与用量】饭后服用，每次 4 ~ 8 粒，每日 3 次。

【注意事项】①本品毒副作用轻微，可长期服用。②可与手术治疗、放疗、化疗同时进行。③偶见少数病人有轻微胃部不适感，但可继续服药。④用药期间，忌食生冷及刺激性食物。⑤孕妇禁用，运动员慎用。

【批准文号】国药准字 Z61021330

【生产厂家】西安正大制药有限公司

金龙胶囊

【主要成分】鲜活守宫、鲜活金钱白花蛇等。

【功能】破瘀散结，解郁通络。具有增强免疫功能，促进新陈代谢，抑制多种肿瘤，改善体质等作用。

【主治】肝癌、胃癌、肠癌、骨癌、乳腺癌等多种癌症及多种肿瘤的辅助治疗。

【用法与用量】口服，每次 2 ~ 4 粒，每日 3 次，30 ~ 60 天为 1 个疗程。

【注意事项】①服药期间忌食咖啡、辛辣食物和烟、酒等。②可配合放疗、化疗使用，最好在放疗、化疗前 1 周即开始服用本药。③少数患者服用本药可能有过敏反应。如发现过敏应立即停药，并采取相应抗过敏治疗措施。

【批准文号】国药准字 Z10980041

【生产厂家】北京建生药业有限公司

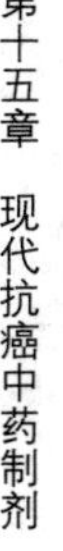

复方斑蝥胶囊

【主要成分】黄芪、刺五加、人参、斑蝥等十余味中药。

【功能】清热解毒、消瘀散结。有抗肿瘤作用，能增强机体的非特异性和特异性免疫功能。

【主治】适用于原发性肝癌、肺癌、肠癌、鼻咽癌、泌尿系肿瘤、恶性淋巴瘤、妇科恶性肿瘤等多种肿瘤的治疗，各类肿瘤术后的巩固治疗。也可与化疗、放疗配合使用，增效减毒。

【用法与用量】口服，每日 2 次，每次 3 粒。

【注意事项】①偶见消化道不适。②糖尿病患者及糖代谢紊乱者慎用。

【批准文号】国药准字 Z52020238

【生产厂家】贵州益佰制药股份有限公司

复方红豆杉胶囊

【主要成分】红豆杉皮、红参、甘草等。

【功能】祛邪扶正，通络散结。能抑制肿瘤细胞的分裂，具抗肿瘤作用。

【主治】用于气虚痰湿、气阴两虚、气滞血瘀而致的中晚期肿瘤患者的治疗。用于乳腺癌、卵巢癌、肺癌、宫颈癌、食管癌、直肠癌、肝脏肿瘤、头颈部肿瘤、白血病等中晚期患者治疗。

【用法与用量】口服，每次 2 粒，每日 3 次，21 天为 1 个疗程。

【批准文号】国药准字 Z20026350

【生产厂家】重庆赛诺生物药业股份有限公司

百令胶囊

【主要成分】发酵冬虫夏草菌丝体干粉。

【功能】补益肺肾。双向调节免疫系统、内分泌系统，对造血系统有保护作用，具有升高白细胞、消炎、抗肿瘤作用。

【主治】辅助治疗癌症、糖尿病、各种功能衰退症及免疫功能异常症。

【用法与用量】口服，每天 3 次，每次 5 粒。两个月为 1 个疗程。

【注意事项】有热症（如发热）时宜停用，待症状缓解后再服用。

【批准文号】国药准字 Z10910036

【生产厂家】杭州中美华东制药有限公司

慈丹胶囊

【主要成分】莪术、山慈菇、鸦胆子、马钱子粉、蜂房等。

【功能】化瘀解毒，消肿解结，益气养血。

【主治】用于原发性肝癌等恶性肿瘤或经手术、放疗、化疗后患者的辅助治疗。

【用法与用量】口服，每次5粒，每日4次，1个月为1个疗程，或遵医嘱。

【注意事项】①偶见服药后恶心。②孕妇禁服。③本品含马钱子、鸦胆子等，不可超量服用。

【批准文号】国药准字Z10980028

【生产厂家】金陵药业股份有限公司福州梅峰制药厂

安替可胶囊

【主要成分】蟾皮等中药提取物。

【功能】软坚散结，解毒定痛，养血活血。

【主治】用于食管癌瘀毒证，与放疗合用可增强对食管癌的疗效。

【用法与用量】口服，每次2粒，每日3次，饭后服用。疗程6周，或遵医嘱。

【注意事项】①心脏病患者慎用。②孕妇忌服。③少数患者使用后可出现恶心、血象降低。注意观察血象。④过量、连续久服可致心慌。注意掌握服用剂量。

【批准文号】国药准字Z10960071

【生产厂家】长春雷允上药业有限公司

云南白药胶囊

【主要成分】略。

【功能】解毒、消肿、止痛、止血。

【主治】瘀血肿痛、疮疡肿毒、跌打损伤、创伤、出血等病症。适于肝癌、肺癌、胃癌、白血病等辨病选用。

【用法与用量】口服，每次1～2粒，每日4次。

【注意事项】①凡遇较重之跌打损伤可先服保险子1粒，轻伤及其他病证不必服。②孕妇忌服。过敏体质及有用药过敏史的患者应慎用。③服药1日内忌食蚕豆、鱼类及酸冷食物。

【批准文号】国药准字Z53020799

【生产厂家】云南白药集团股份有限公司

云芝糖肽胶囊

【主要成分】多糖肽聚合物。

【功能】补益精气，健脾养心。对细胞免疫功能和血象有一定保护作用。

【主治】食道癌、胃癌及原发性肺癌患者放疗、化疗所致的气阴两虚、心脾不足证。

【用法与用量】口服，每次3粒，每日3次。

【注意事项】使用免疫抑制剂者禁用。

【批准文号】国药准字 Z10980124

【生产厂家】上海新康制药厂有限公司

参一胶囊

【主要成分】人参皂苷 Rg3。

【功能】大补元气，健脾益肺。增强机体免疫功能。

【主治】①增强化疗疗效：使肿瘤缩小甚至消失，主要对肺癌、肝癌、胃肠癌、乳腺癌、卵巢癌、淋巴瘤及白血病有效。②抑制肿瘤转移：用于各种肿瘤手术后或放化疗后的巩固、维持治疗，遏制肿瘤复发转移，以期达到治愈肿瘤的目的。③缓解症状，改善生活质量：用于各种癌症患者，手术前或与放化疗合用，增强患者体质，减轻放化疗的毒副作用，提高患者生活质量。

【用法与用量】早晚饭前空腹口服，每日 2 次，每次 2 粒；1 个月为 1 个疗程，可连续服用 2 ~ 3 个疗程。用于预防和治疗转移时，宜连续服用 6 ~ 12 个月。

【注意事项】①服用参一胶囊期间，不宜喝浓茶，吃大萝卜和生芥菜咸菜。②个别患者服后可以发生口干或略有口舌生疮，宜对症处理，不影响用药。③有出血倾向者忌用。

【批准文号】国药准字 Z20030044

【生产厂家】吉林亚泰制药股份有限公司

生脉胶囊

【主要成分】红参、麦冬、五味子。

【功能】益气复脉，养阴生津。

【主治】用于气阴两亏，心悸气短，自汗。

【用法与用量】口服，每次 3 粒，每日 3 次。

【注意事项】①忌油腻食物。凡脾胃虚弱，呕吐泄泻，腹胀便溏，咳嗽痰多者慎用。②感冒患者不宜服用。③服用本品同时不宜服用藜芦、五灵脂、皂荚或其制剂；不宜喝茶和吃萝卜，以免影响药效。④本品宜饭前服用。

【批准文号】国药准字 Z33021036

【生产厂家】正大青春宝药业有限公司

猪苓多糖胶囊

【主要成分】猪苓多糖。

【功能】清热利湿。

【主治】用于湿热内蕴型慢性乙型肝炎的辅助治疗。

【用法与用量】口服，每次 2 粒，每日 3 次，3 个月为 1 个疗程。

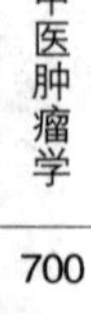

【批准文号】国药准字 Z10970134

【生产厂家】广东华南药业集团有限公司

贞芪扶正胶囊

【主要成分】黄芪、女贞子等。

【功能】补气养阴。

【主治】用于久病虚损，气阴不足。配合手术、放疗、化疗，促进正常功能的恢复。

【用法与用量】口服，每次 6 粒，每日 2 次。

【注意事项】本品极易吸潮，用后请立即加盖并拧紧。

【批准文号】国药准字 Z62020414

【生产厂家】甘肃扶正药业科技股份有限公司

金水宝胶囊

【主要成分】与青海产天然虫草成分相似。

【功能】补肾保肺，秘精益气。

【主治】各种肿瘤的辅助治疗。

【用法与用量】口服，每次 3 粒，每日 3 次，饭后服用。或遵医嘱。

【批准文号】国药准字 Z10890003

【生产厂家】江西济民可信金水宝制药有限公司

华蟾素胶囊

【主要成分】干蟾皮。

【功能】解毒、消肿、止痛。

【主治】用于各种中晚期肿瘤患者，慢性乙型肝炎等症。

【用法与用量】口服，每次 2 粒，每日 3 ~4 次。

【批准文号】国药准字 Z20050846

【生产厂家】陕西东泰制药有限公司

安康欣胶囊

【主要成分】半枝莲、山豆根、夏枯草、鱼腥草、石上柏、枸杞子、穿破石、人参、黄芪、鸡血藤、灵芝、黄精等 18 味中药。

【功能】活血化瘀、软坚散结、清热解毒，扶正固本。

【主治】用于肺癌、胃癌、肝癌等肿瘤的辅助治疗。

【用法与用量】口服，每次 4 ~6 粒，每日 3 次，饭后温开水送服。30 天为 1 个疗程。

【注意事项】注意掌握剂量，勿超剂量服用。孕妇忌用。

【批准文号】国药准字 Z20023377

【生产厂家】安徽高山药业有限公司

第二节　口服液、糖浆、合剂、浸膏剂

回生口服液

【主要成分】益母草、红花、三棱、香附、人参、大黄、虻虫、鳖甲、乳香、阿魏等 34 味中药。

【功能】消癥化瘀。提高机体免疫功能。

【主治】用于癥瘕痞块、气滞血瘀，如原发性肝癌、肺癌属血瘀癥结者。

【用法与用量】口服，每次 10 mL，每日 2 次。

【注意事项】孕妇禁用。

【批准文号】国药准字 Z20025042

【生产厂家】成都地奥集团天府药业股份有限公司

金复康口服液

【主要成分】黄芪、北沙参、女贞子、石上柏、重楼等。

【功能】益气养阴、清热解毒。能改善免疫功能，减轻化疗引起的白细胞下降等副作用，有助于提高化疗效果。

【主治】用于非小细胞肺癌气阴两虚证。

【用法与用量】口服，每次 30 mL，每日 3 次，30 天为 1 个疗程，可连续使用 2 个疗程，或遵医嘱。

【注意事项】①本品有少量轻摇易散的沉淀，一般不影响使用。②个别患者服药后可出现轻度恶心、呕吐或便秘。

【批准文号】国药准字 Z19991043

【生产厂家】吉林三九金复康药业有限公司

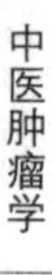

鸦胆子油口服乳液

【主要成分】鸦胆子油、豆磷脂。

【功能】抗肿瘤辅助治疗。

【主治】肺癌及肺癌脑转移。

【用法与用量】口服，每日 2～3 次，每次 20 mL，30 天为 1 个疗程。

【注意事项】本品如有分层应停止使用。

【批准文号】国药准字 Z22025315

【生产厂家】通化仁民药业股份有限公司

榄香烯口服乳

【主要成分】为温莪术（郁金）提取物 β,γ,δ－榄香烯混合液以及大豆磷脂、胆固醇经乳化而制成的口服乳剂。

【功能】抗肿瘤辅助治疗。

【主治】用于食管癌及胃癌改善症状。

【用法与用量】口服，每次 20 mL，每日 3 次。饭前空腹小口吞服，连服 4～8 周为 1 个疗程。或遵医嘱。

【注意事项】①有进行性出血倾向的患者应慎用本品。②用药期间注意监测血象。③高热患者禁用本品。

【批准文号】国药准字 H20010338

【生产厂家】大连华立金港药业有限公司

金刺参九正合剂

【主要成分】刺梨、苦参、金荞麦。

【功能】解毒散结，和胃生津。

【主治】用于癌症放、化疗引起的白细胞减少、头晕、失眠、恶心呕吐等症的辅助治疗。

【用法与用量】口服，每次 20～40 mL，每日 2 次。或遵医嘱。

【注意事项】服用时请勿加热。本品久贮有少量沉淀，用时需摇晃均匀。

【批准文号】国药准字 Z20025506

【生产厂家】国药集团同济堂（贵州）制药有限公司

化癥回生口服液

【主要成分】鳖甲胶、大黄、桃仁、麝香等 35 味中药。

【功能】消癥化瘀。

【主治】用于癥积，产后瘀血，小腹疼痛拒按，适用于肺癌，以及肝癌等消化系统肿瘤和女性生殖系统肿瘤。

【用法与用量】口服，每次 10 mL，每日 2 次，45 天为 1 个疗程。

【批准文号】国药准字 Z10980045

【生产厂家】哈药慈航制药股份有限公司

第三节　冲　　剂

槐耳颗粒

【主要成分】槐耳清膏。

【功能】扶正固本，活血消癥。有抗肿瘤作用，能增强机体的免疫功能。

【主治】适用于不宜手术和化疗原发性肝癌的辅助治疗，有改善肝区疼痛、腹胀、乏力等症状的作用。

【用法与用量】口服，每次 20 g，每日 3 次。1 个月为 1 个疗程，或遵医嘱。

【注意事项】①偶见恶心、呕吐。②偶见白细胞下降，未证实与使用本品有关。

【批准文号】国药准字 Z20000109

【生产厂家】启东盖天力药业有限公司

贞芪扶正颗粒

【主要成分】黄芪、女贞子。

【功能】补益气血，滋养肝肾。

【主治】气血不足的虚损证。可配合手术、放疗和化疗使用，并有抗衰老和预防感冒的作用。

【用法与用量】口服，每次 1 袋，每日 2 次。开水冲服。

【批准文号】国药准字 Z62020415

【生产厂家】甘肃扶正药业科技股份有限公司

乳疾灵颗粒

【主要成分】海藻、鸡血藤、牡蛎、淫羊藿、丹参等。

【功能】舒肝解郁，调理冲任，散结消痛。

【主治】用于肝郁气滞，痰瘀互结，冲任失调引起的乳腺增生症。适于乳房肿瘤等辨病选用。

【用法与用量】开水冲服，每次 1 ~ 2 袋，每日 3 次。

【注意事项】孕妇忌服。

【批准文号】国药准字 Z13020002

【生产厂家】河北国金药业有限责任公司

鼻咽清毒颗粒

【主要成分】野菊花、苍耳子、重楼、蛇泡簕、两面针、夏枯草、龙胆、党参。

【功能】清热解毒，化痰散结。

【主治】用于热毒蕴结鼻咽，鼻咽肿痛，以及鼻咽部慢性炎症，鼻咽癌放疗后分泌物增多等症。

【用法与用量】口服，每次 20 克，每日 2 次，30 天为 1 个疗程。

【批准文号】国药准字 Z44023170

【生产厂家】广东沙溪制药有限公司

第四节　片剂、丸剂

鹤蟾片

【主要成分】仙鹤草、人参、干蟾皮、浙贝母、生半夏、天冬。

【功能】解毒除痰，凉血祛瘀，消癥散结。

【主治】用于原发性支气管肺癌、肺部转移癌，能够改善患者的主观症状和体征，增强患者体质。

【用法与用量】口服，每次 6 片，每日 3 次，饭后服用。

【批准文号】国药准字 Z22025031

【生产厂家】修正药业集团股份有限公司

肝复乐片

【主要成分】党参、白术、鳖甲、沉香、黄芪、重楼等二十几味中药。

【功能】健脾理气，化瘀软坚，清热解毒。可提高机体免疫功能。能降低甲胎蛋白（AFP），阻断肝病患者癌变。能抑制乙型肝炎病毒的复制。

【主治】原发性肝癌，肝硬化，肝腹水，急、慢性肝炎（乙型肝炎）。

【用法与用量】口服，每天 3 次，每次糖衣片 10 片或薄膜衣片 6 片。2 ~3 个月为 1 个疗程，可长期连续服用，或遵医嘱。

【注意事项】①个别病人偶见腹泻，一般 2 ~3 天则可自行缓解，或减少剂量即减轻至腹泻症状消失。②有明显出血倾向者慎服。③本品有吸湿性，取药后应立即旋紧瓶盖，避免药片长时间暴露，以防吸潮。

【批准文号】国药准字 Z10940066

【生产厂家】康哲（湖南）制药有限公司

去甲斑蝥素片

【主要成分】斑蝥。

【功能】抗肿瘤。

【主治】用于肝癌、食管癌、胃癌和贲门癌等。

【用法与用量】口服，每次 5 ~ 15 mg，每日 3 次或遵医嘱。儿童酌减。

【注意事项】①1 日剂量若超过 45 mg，部分患者出现恶心、呕吐等症状，停药、减量或对症处理可自行消失。②本品可与去甲斑蝥酸钠注射液交替使用，但不宜同时联合用药。

【批准文号】国药准字 H13023495

【生产厂家】华北制药股份有限公司

增生平片

【主要成分】山豆根、拳参、黄药子等。

【功能】清热解毒，化瘀散结。

【主治】适用于食管和贲门上皮增生，具有呃逆、进食吞咽不利、口干、口苦、咽痛、便干、舌暗、脉弦滑等热瘀内结表现者。用于癌症手术及放疗后患者进行预防性治疗，如食管癌、贲门癌、胃癌等。

【用法与用量】口服，每次 8 片，每日 2 次。疗程 6 个月。

【注意事项】①用药期间应定期复查肝功能。②忌食辛辣。③肝功能异常、素体虚寒者及孕妇忌服。④偶见大便次数增多、呕恶、皮疹，一般停药后可缓解。

【批准文号】国药准字 Z20093198

【生产厂家】天津市中央药业有限公司

靛玉红片

【主要成分】靛玉红。

【功能】清热解毒，抗肿瘤。

【主治】主要用于慢性粒细胞性白血病。对急性粒细胞白血病也有一定疗效。

【用法与用量】口服，每日 150 ~ 200 mg，分 3 ~ 4 次服用，少数需用至每日 300 ~ 400 mg。连用 3 个月为 1 个疗程。

【注意事项】①有消化道黏膜的刺激反应，如食欲不振、恶心、呕吐、腹痛、腹泻。②有骨髓抑制，少数有暂时性血小板减少。③有极少数出现浮肿，头昏，肝功能损害。

【批准文号】国药准字 H50021685

【生产厂家】重庆市药研院制药有限公司

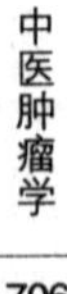

乳康片

【主要成分】生牡蛎、夏枯草、生黄芪、丹参、玄参、没药、乳香、天冬、瓜蒌、鸡内金、白术、海藻、浙贝母、三棱、莪术等。

【功能】疏肝解郁、软坚散结、活血理气。能改善微循环、增强新陈代谢。

【主治】乳腺增生病，症见乳房肿块、疼痛，伴眩晕、胸闷、胸痛、心烦易怒，甚至失眠、健忘、纳差、月经紊乱等。适于乳房肿瘤辨病选用。

【用法与用量】口服，每次 2～3 片，每日 3 次，饭后服。20 天为 1 个疗程，间隔 5～7 天，继续服第二个疗程，也可连续服药。

【注意事项】①宜于月经来潮前 10～15 天开始用药。②孕妇慎用。孕期的前 3 个月禁服。③病程长，年龄大，囊性增生疑有恶变者，应争取手术。④极少数患者服药后有轻度恶心、腹泻、经期提前、月经量多及轻微药疹，一般停药后自愈。

【批准文号】国药准字 Z20003227

【生产厂家】安康正大制药有限公司

乳核散结片

【主要成分】当归、黄芪、山慈菇、漏芦、柴胡、郁金、昆布、海藻、淫羊藿、鹿衔草。

【功能】舒肝解郁、软坚散结、理气活血。

【主治】用于治疗乳腺囊性增生、乳痛症、乳腺纤维腺瘤和男性乳房发育等。

【用法与用量】口服，每次 4 片，每日 3 次。

【注意事项】①本品含昆布、海藻等含碘药物，甲亢患者慎服。②本品含有山慈菇，该药材有小毒，过量、久服可引起胃肠道不适等不良反应。③月经期间，停止服药。④对漏芦过敏者慎用。

【批准文号】国药准字 Z44020007

【生产厂家】广州白云山中一药业有限公司

胃复春片

【主要成分】菱角、三七、枳壳等。

【功能】健脾益气，活血解毒。

【主治】用于胃癌癌前病变、胃癌术后辅助治疗，以及慢性浅表性胃炎属于脾胃虚弱者。

【用法与用量】口服。每次 4 片，每天 3 次，饭前服用。1 个疗程 3 个月。

【批准文号】国药准字 Z20040003

【生产厂家】杭州胡庆余堂药业有限公司

鼻咽灵片

【主要成分】山豆根、麦冬、半枝莲、玄参、石上柏、党参、白花蛇舌草。

【功能】清热解毒，软坚散结，益气养阴。

【主治】用于胸膈风热，痰火郁结，热毒上攻，耗气伤津之证。其症状常见口干、咽痛、咽喉干燥灼热、声嘶头痛、鼻塞流脓涕或涕中带血。也用于治疗急慢性咽喉炎、口腔炎、鼻咽炎及鼻咽癌放疗、化疗的辅助治疗。

【用法与用量】口服，每次 5 片，每日 3 次。

【注意事项】忌食辛辣等刺激性食物及油炸食物。

【批准文号】国药准字 Z44022426

【生产厂家】广州粤华制药有限公司

清肺散结丸

【主要成分】绞股蓝、参三七、灵芝、川贝等 11 味中草药。

【功能】清热解毒，消肿止痛，止咳化痰。

【主治】用于肺癌、气管炎、瘰疬等疾病。

【用法与用量】口服，每次 3 g，每日 2 次，2 个月为 1 个疗程。

【批准文号】国药准字 Z20026833

【生产厂家】海南龙圣堂制药有限公司

复方皂矾丸

【主要成分】皂矾、海马等。

【功能】温肾健髓，益气养阴，生血止血。

【主治】各类肿瘤和白血病放、化疗后造血细胞减少症，再生障碍性贫血，白细胞、血小板减少症，骨髓增生异常综合征。

【用法与用量】每日 3 次，每次 7 ~ 9 粒，饭后即服，小儿酌减。各类肿瘤和白血病患者在放、化疗前一周开始服用本品，至治疗结束后再服用两周，即可停服。

【注意事项】少数病例初服本品有轻微消化道反应，减量服用数日即可耐受。

【批准文号】国药准字 Z61020457

【生产厂家】陕西郝其军制药股份有限公司

牛黄解毒丸

【主要成分】大黄、黄芩、牛黄、甘草、生石膏、冰片、雄黄、桔梗。

【功能】清热解毒，消肿止痛。

【主治】咽喉肿痛，慢性粒细胞性白血病。

【用法与用量】口服，每次 3 g，每日 2 次。

【注意事项】①服用该药可能出现大便次数增多现象。②脾胃虚弱、大便溏薄者，慎用。③虚证者忌服。

【批准文号】国药准字 Z13020341

【生产厂家】石家庄万和制药有限公司

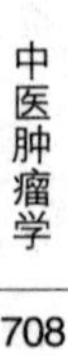

消癥益肝片

【主要成分】蜚蠊提取物（总氮）。

【功能】解毒化积，消肿止痛。

【主治】各期原发性肝癌。

【用法与用量】口服，每次 6 ~ 8 片，每日 3 次。

【批准文号】国药准字 Z35020361

【生产厂家】福州海王金象中药制药有限公司

新癀片

【主要成分】肿节风、三七、人工牛黄、肖梵天花、珍珠层粉等。

【功能】清热解毒，活血化瘀，消肿止痛。

【主治】无名肿毒，热毒瘀血所致的咽喉肿痛、牙痛、痹痛、胁痛、黄疸等症。

【用法与用量】口服或含服，每次 2 ~ 4 片，每日 3 次，饭后服用。

【注意事项】①空腹勿服药，空腹服药会出现眩晕、咽干、倦怠、胃部嘈乱不适、轻度腹泻等症状，停药后症状自行消失。为减少药物对胃肠道的刺激，本品宜于饭后服用，或与食物或制酸药同服。②活动性溃疡病，消化道出血及病史者，溃疡性结肠炎及病史者，癫痫，帕金森病及精神病患者，支气管哮喘者，血管神经性水肿者，肝肾功能不全者，对本品、阿司匹林或其他非甾体抗炎药过敏者禁用。③本品为中西复方制剂，口服本品时，应避免与吲哚美辛等非甾体类抗炎药物同时口服使用。④本品用于痹痛、咽喉肿痛、牙痛、胁痛、黄疸、无名肿毒等，日用剂量不应超过 12 片。⑤本品解热作用强，每次用量一般不应超过 2 片，每天不超过 3 次，退热期间应防止大汗和虚脱，补充足量液体。⑥本品外用注意：用冷开水调化成糊状，均匀涂敷于患处，厚约 1 mm，避开破溃处，每日 2 ~ 3 次，如出现局部皮肤过敏等反应现象应停用。

【批准文号】国药准字 Z35020063

【生产厂家】厦门中药厂有限公司

片仔癀

【主要成分】麝香、田七、牛黄、蛇胆。

【功能】清热解毒，消炎止痛。

【主治】热毒所致肝炎、肝癌。

【用法与用量】口服，每次 1 粒，每日 1 次，温开水送服。

【批准文号】国药准字 Z35020243

【生产厂家】漳州片仔癀药业股份有限公司

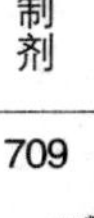

冬凌草片

【主要成分】冬凌草。

【功能】清热解毒，活血止痛。

【主治】①用于食管癌、肝癌、乳腺癌等。有缓解症状、稳定及缩小瘤体、延长生存期的效果。②与化疗配合使用，可提高疗效，减轻化疗药物的不良反应。

【用法与用量】每天3次，每次3~6片。

【注意事项】偶可引起恶心、腹胀、腹泻。个别病例有过敏反应。

【批准文号】国药准字Z41021027

【生产厂家】三门峡广宇生物制药有限公司

化癥回生片

【主要成分】益母草、红花、水蛭（制）、三棱（醋炙）、大黄、人工麝香、姜黄、虻虫、干漆（煅）、阿魏、延胡索（醋炙）、乳香（醋炙）等35味中药。

【功能】消癥化瘀。

【主治】用于瘀血内阻所致的癥积、妇女干血痨、产后血瘀、少腹疼痛拒按。

【用法与用量】饭前温酒送服。每次5~6片，每日2次。

【注意事项】孕妇禁用。

【批准文号】国药准字Z14021198

【生产厂家】太原大宁堂药业有限公司

复方鳖甲软肝片

【主要成分】鳖甲、三七、赤芍、冬虫夏草、紫河车等。

【功能】软坚散结，化瘀解毒，益气养血。

【主治】用于慢性乙型肝炎肝纤维化，以及早期肝硬化属瘀血阻络、气血亏虚兼热毒未尽证。

【用法与用量】①口服，每次4片，每日3次，6个月为1个疗程。②或遵医嘱。

【注意事项】孕妇禁用。

【批准文号】国药准字Z19991011

【生产厂家】内蒙古福瑞医疗科技股份有限公司

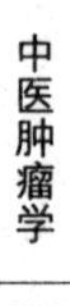

抗癌平丸

【主要成分】珍珠菜、半枝莲、白花蛇舌草、蛇莓、藤梨根、蟾酥、香茶菜、肿节风、兰香草、石上柏。

【功能】清热解毒、散瘀止痛。

【主治】用于热毒瘀血壅滞肠胃而致的胃癌、食管癌、贲门癌、直肠癌等消化系统肿瘤。

【用法与用量】①口服，每次 0.5 ~ 1 g，每日 3 次，饭后半小时服。②或遵医嘱。

【注意事项】初服时可由少至多，逐步增加，如胃部有发胀感，可酌情减少药量。

【批准文号】国药准字 Z46020009

【生产厂家】海南龙圣堂制药有限公司

第五节　注　射　液

康莱特注射液

【主要成分】注射用薏苡仁油。

【功能】益气养阴，消癥散结。对多种移植性肿瘤及人体肿瘤细胞移植于裸鼠的瘤株均有较明显的抑瘤作用，并具有一定的增强免疫功能作用。另外还有一定的镇痛效应。

【主治】适用于不宜手术的气阴两虚、脾虚湿困型原发性非小细胞肺癌及原发性肝癌等恶性肿瘤。配合放、化疗有一定的增效作用。对中晚期肿瘤患者具有一定的抗恶病质和止痛作用。

【用法与用量】缓慢静脉滴注 200 mL，每日 1 次，20 天为 1 个疗程，间隔 3 ~ 5 天，可进行下一个疗程。联合放、化疗时，可酌减剂量。首次使用，滴注速度应缓慢，开始 10 分钟滴速应为 20 滴/分，20 分钟后可持续增加，30 分钟后可控制在 40 ~ 60 滴/分。

【注意事项】①如偶有患者出现严重脂过敏现象可对症处理，并酌情停止使用。②本品不宜加入其他药物混合使用。③静脉滴注时应小心，防止药液渗漏血管外而引起刺激疼痛；冬季可用 30 ℃温水预热，以免除物理刺激。④使用本品应采用一次性输液器（带终端滤器）。⑤如发现本品出现油、水分层（乳析）现象，严禁静脉使用。⑥如有轻度静脉炎出现，可在注射本品前和后适量（50 ~ 100 mL）输注 0.9% 氯化钠注射液，或 5% 葡萄糖注射液。⑦临床偶见脂肪过敏现象。如寒战，发热，轻度恶心及肝转氨酶可逆性升高，使用 3 ~ 5 天后此症状大多可自然消失而适应。偶见轻度静脉炎。⑧在脂肪代谢严重失调时（急性休克、急性胰腺炎、病理性高脂血症、脂性肾病变等患者）禁用。肝功能严重异常者慎用。⑨孕妇禁用。

【批准文号】国药准字 Z10970091

【生产厂家】浙江康莱特药业有限公司

榄香烯注射液

【主要成分】榄香烯混合液。

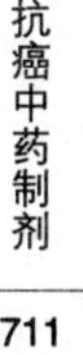

【功能】直接抑制肿瘤细胞生长；能增强 T 淋巴细胞亚群的功能，有免疫保护作用；与放疗、化疗有协同作用；能为机体提供高能量营养；缓解癌痛；改善微循环；能通过血脑屏障。

【主治】癌性胸腹腔积液、呼吸道和消化道肿瘤、妇科肿瘤、乳腺癌、骨转移癌、淋巴瘤、白血病，尤其是肺癌、肝癌、胃癌、食管癌、脑瘤等。可用于介入、腔内化疗的治疗。

【用法与用量】①静脉注射：每日 1 次，每次 400 ~600 mg，15 天为 1 个疗程。选取较粗静脉血管，两臂交替使用，最好使用套管针。先用 250 mL 生理盐水打通静脉通路，为预防静脉炎的发生可于第 1 ~5 天加 2 mg 地塞米松，走小壶冲入，然后将本品稀释于 300 ~400 mL 生理盐水中快速滴入（5 ~10 mL/min），最后用 250 mL 生理盐水冲洗血管。如能采用锁骨下静脉注射最佳。②胸腔注射：用套管针（闭式）引流，尽量放尽胸水后，先注入 10 mL 普鲁卡因注射液，再按 200 ~400 mg/m^2 体表面积的剂量注入胸腔。注药后，嘱患者多次改变体位，以增大药液接触面积，1 ~3 次为 1 个疗程。③腹腔注射：尽量抽尽腹水，先注入 5 ~ 10 mL 利多卡因注射液和 5 ~ 10 mg 地塞米松，取本品 500 ~800 mg（或遵医嘱）用 1 500 ~2 000 mL 生理盐水稀释后，缓缓向腹腔内滴注，滴注速度视患者耐受能力而定。注药后应让患者变换体位，用药 1 ~3 次为 1 个疗程。

【注意事项】①静脉注射可致少数患者产生静脉炎，如能采用锁骨下静脉注射或以 30% 的芒硝溶液外敷注射点周围最佳；注射药液前后用生理盐水冲洗血管均可有效防止静脉炎的发生。②部分患者初次用药后，可有轻微发热，多在 38 ℃以下。于给药之前 30 min口服强的松或解热镇痛药（消炎痛或百服宁等），均可预防发热。③对血小板减少症，或有进行性出血倾向的患者应慎用本品。④腔内注射可使部分患者出现疼痛，使用前可酌情使用局麻药物。⑤孕妇及哺乳期妇女慎用。

【批准文号】国药准字 H10960114

【生产厂家】大连华立金港药业有限公司

鸦胆子油乳注射液

【主要成分】鸦胆子油。

【功能】清热燥湿，解毒消癥。有明显抗癌作用，能增强免疫功能，促进骨髓造血功能。

【主治】①肺癌、肺癌脑转移、淋巴转移、胸膜腔转移。②肝癌、癌性腹水。③食管癌、胃癌、结肠癌、胰腺癌、直肠癌等消化系统肿瘤。④宫颈癌、前列腺癌、肾癌等。

【用法与用量】静脉滴注每次 10 ~ 30 mL，每日 1 次（本品须加灭菌生理盐水 250 mL。稀释后立即使用。或遵医嘱）。

【注意事项】①本品宜贮于阴凉处，不得冻结，如发现分层或有油上浮则不能使用。

②本品有毒，易损害肝肾功能，应在医生指导下使用，不可过量。孕妇忌用。③过敏体质者慎用。④少数患者有消化道不适或者出现心率、呼吸加快等不良反应，脾胃虚寒者慎用。

【批准文号】国药准字 Z21020639

【生产厂家】沈阳药大雷允上药业有限责任公司

羟喜树碱注射液

【主要成分】植物喜树（*Camptotheca acuminata Decne*）中提取得到的微量天然生物碱。

【功能】有抗癌活性，对耐药肿瘤有治疗作用。

【主治】原发性肝癌、胃癌、头颈部腺源性上皮癌、白血病、直肠癌、膀胱癌等恶性肿瘤。

【用法与用量】①原发性肝癌：静脉注射，每日 5 mg，用 0.9% 氯化钠注射液 20 mL 稀释后，缓缓注射，或遵医嘱。肝动脉给药，用 5 mg 加 0.9% 氯化钠注射液 10 mL 灌注，每日 1 次，15 ~ 30 天为 1 个疗程。②胃癌：静脉注射，每日 5 mg，用 0.9% 氯化钠注射液 20 mL 稀释后，缓缓注射，或遵医嘱。③膀胱癌：膀胱灌注后加高频透热 100 min，剂量可由每次 10 mg、逐渐增加到每次20 mg，每周 2 次，10 ~ 15 次为 1 个疗程。④直肠癌：经肠系膜下动脉插管，以羟喜树碱 5 mg 加入 0.9% 氯化钠注射液500 mL，动脉注入，每日 1 次，15 ~ 20 次为 1 个疗程。⑤头颈部上皮癌：静脉注射，每日 5 mg，用 0.9% 氯化钠注射液 20 mL 稀释后，缓缓注射，或遵医嘱。⑥白血病：成人 5 mg/（m^2 · d）加入 0.9% 氯化钠注射液静脉滴注，连续给药 30 天为 1 个疗程，或遵医嘱。

【注意事项】①对消化系统、造血系统、泌尿系统有轻度副作用，但停药后逐渐消失。②孕妇慎用。③用药期间，应严格检查血象。④本品呈碱性，应尽量避免与其他药物混合使用。⑤本品限于 0.9% 氯化钠注射液稀释。⑥静脉给药，药液切勿外溢，否则会引起疼痛及炎症。

【批准文号】国药准字 H20053270

【生产厂家】四川升和药业股份有限公司

华蟾素注射液

【主要成分】干蟾皮提取物。

【功能】清热解毒、消肿止痛、活血化瘀、软坚散结。直接杀伤肿瘤细胞，抑制肿瘤细胞生长及乙肝病毒的复制，减轻放化疗毒副作用。防癌、抗癌，升高白细胞，提高机体免疫功能等。

【主治】各种中、晚期肿瘤（原发性肝癌、胃癌、结肠癌等消化系统癌症及肺癌、乳腺癌、宫颈癌）。慢性乙型肝炎，特别对慢性乙肝病毒携带者疗效尤为突出。

【用法与用量】①静脉滴注：每日或隔日 1 次，每次 10 ~ 20 mL，用 5% 葡萄糖注射液 500 mL 稀释后缓慢滴注。每个疗程 4 周，用药 1 周后休息 1 ~ 2 日或遵医嘱。②肌内注射：每日 2 次，每次 2 ~ 4 mL。疗程同静脉点滴。

【注意事项】①个别患者可能出现发冷发热现象，10 min 后即恢复正常。②少数患者长期滴注后有局部刺激感或静脉炎，极个别患者还可能出现荨麻疹、皮炎等，停药后反应消失，仍可正常用药。③避免与剧烈兴奋心脏药物配伍。

【批准文号】国药准字 Z34020273

【生产厂家】安徽华润金蟾药业股份有限公司

高三尖杉酯碱注射液

【主要成分】高三尖杉酯碱。

【功能】清热解毒，消癥抗癌。

【主治】①适用于急性非淋巴细胞白血病的诱导缓解期及继续治疗阶段，对慢性粒细胞性白血病及其红细胞增多症等亦有疗效。②亦适用于外周血白细胞不增多而骨髓增生的急性白血病，宜先从小剂量开始。

【用法与用量】①静脉滴注。临用时加入 5% 葡萄糖注射液 250 ~ 500 mL 使其溶解，成人 1 ~ 4 mg/d，如血细胞无急骤下降，可连续滴注 40 ~ 60 d，或 1 ~ 4 mg/d，以 4 ~ 6 d 为 1 个疗程，间歇 1 ~ 2 周再重复用药。②小儿每日按体重 0.08 ~ 0.1 mg/kg，以 40 ~ 60 d为 1 个疗程，或间歇给药，每日按体重 0.1 ~ 0.15 mg/kg，以 5 ~ 10 d 为 1 个疗程，间歇 1 ~ 2 周再重复用药。③肌内注射。成人 1 ~ 2 mg/d，加于苯甲醇 2 mL 中注射，以4 ~ 6 个月为 1 个疗程。间歇 1 ~ 2 周重复用药。

【不良反应】①对各系列的造血细胞均有抑制作用，对粒细胞系列的抑制较重。②较常见的心脏毒性有窦性心动过速、房性或室性早搏及心肌缺血等心电图变化表现。③其他有厌食、恶心、呕吐、肝功能损害及脱发、皮疹等。④高剂量时，会出现血压降低的现象。

【注意事项】文献报告当高三尖杉酯碱每次剂量大于 3.0 mg/m^2 时，部分患者于给药后 4 小时左右会出现血压降低的现象。

【批准文号】国药准字 H20055809

【生产厂家】四川升和药业股份有限公司

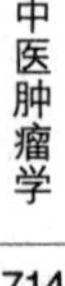

注射用三氧化二砷

【主要成分】三氧化二砷。

【功能】对体内、外肝癌细胞均有明显的选择性抑制作用；其抗癌作用机制多样，除对肝癌细胞的原浆毒作用和诱导凋亡作用外，还可见到对肝癌细胞端粒酶的抑制、血管内皮生长因子表达的抑制、细胞周期的调控、多个癌基因和抑癌基因表达的调节等。

【主治】①肺癌、淋巴转移、胸膜腔转移。②肝癌、癌性腹水。③食管癌、胃癌、结肠癌、胰腺癌、直肠癌等消化系统肿瘤。④白血病。

【用法与用量】静脉注射，每次 10 mL，每日 1 次，两周至四周 1 个疗程。

【不良反应】与患者个体对砷化物的解毒和排泄功能以及对砷的敏感性有关，出现的不良反应有：①白细胞过多综合征：因白细胞过多引起的 DIC 或加重 DIC、纤溶亢进、脑血管栓塞引起脑出血、肺血管栓塞导致呼吸窘迫综合征、浸润症状加重，如出现视力下降、骨关节疼痛及尿酸肾病。②体液潴留：体重增加，胸膜渗出、心包渗出及颜面浮肿等。③消化系统：恶心、呕吐、厌食、腹痛腹泻等为常见的不良反应，一部分患者可能出现肝脏损害，包括转氨酶升高、黄疸，停药后可恢复正常。④神经系统损害：在用药后 10～20 天出现多发性神经炎和多发性神经根炎症状。

【注意事项】①使用本品前需要检测心电图及电解质等。心电图严重异常者慎用。②不宜使用延长 QT 间期的药物。③出现肝肾功能异常予以针对治疗，必要时停药。④白细胞过高，可酌情白细胞单采分离或应用高三尖杉碱等化疗药物。

【批准文号】国药准字 H20080665

【生产厂家】北京双鹭药业股份有限公司

艾迪注射液

【主要成分】斑蝥、人参、刺五加等。

【功能】清热解毒，消瘀散结。有抗肿瘤作用；能增强机体的免疫功能。

【主治】原发性肝癌、肺癌、直肠癌、恶性淋巴瘤、妇科恶性肿瘤等。

【用法与用量】成人一次 50～100 mL，加入 0.9% 氯化钠注射液或 10% 葡萄糖注射液 400～450 mL 中静脉滴注。每日 1 次；与放、化疗合用时，疗程与放、化疗同步；手术前后使用本品 10 天为 1 个疗程；介入治疗 10 天为 1 个疗程；单独使用 15 天为 1 周期，间隔 3 天，2 周期为 1 个疗程；晚期恶病质患者，连用 30 天为 1 个疗程。或视病情而定。

【注意事项】①首次应用本品，偶有患者出现面红、荨麻疹、发热等反应，极个别患者有心悸、胸闷、恶心等反应，故首次用药应在医师指导下进行，给药速度开始时控制在 15 滴/分，30 分钟后如无不良反应，给药速度控制在 50 滴/分。②如有上述反应发生应停药并做相应处理。再次应用时，艾迪注射液从 20～30 mL 开始，加入 0.9% 氯化钠注射液或 10% 葡萄糖注射液 400～450 mL 中，同时可加入地塞米松注射液 5 mg。③因本品含有微量斑蝥素，外周静脉给药时注射部位静脉有一定刺激，可在静滴本品前后给予 2% 利多卡因5 mL加入 0.9% 氯化钠注射液 100 mL 中静滴。④本品不良反应包括过敏性休克，应在有抢救条件的医疗机构使用。

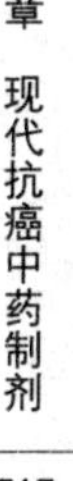

【批准文号】国药准字 Z52020236

【生产厂家】贵州益佰制药股份有限公司

消癌平注射液

【主要成分】通关藤。

【功能】清热解毒，消瘤散结。

【主治】主要用于治疗肺癌、食管癌、贲门癌、胃癌、肝癌、肠癌、宫颈癌以及恶性淋巴瘤、白血病等多种恶性肿瘤，也可配合放疗、化疗及手术后治疗应用。

【用法与用量】肌内注射，每次 1 ~2 支，每日 2 次，用药 30 天为 1 个疗程。

【注意事项】个别患者在用药期间有低热，自汗，游走性肌肉、关节疼痛等不适。一般无须特殊处理。

【批准文号】国药准字 Z20025868

【生产厂家】南京圣和药业股份有限公司

得力生注射液

【主要成分】红参、黄芪、蟾酥、斑蝥。

【功能】益气扶正，消癥散结。

【主治】用于中晚期肝癌。症见右胁腹积块，疼痛不移，腹胀食少，倦怠乏力等。

【用法与用量】静脉滴注。成人每次按 40 ~60 mL 稀释于 5% 葡萄糖注射液 500 mL 中，每日 1 次。每疗程首次用量减半，并将药液稀释到 1：20，每分钟不超过 15 滴。如无不良反应，半小时以后可按每分钟 30 ~60 滴的速度滴注。如患者出现局部刺激，可按 1：20稀释使用。每疗程 45 天，或遵医嘱。

【注意事项】①本品切忌直接静脉推注。②本品含斑蝥素和脂蟾毒配基，此两种成分对外周静脉有一定的刺激性，应适当稀释后使用，严禁未经适当稀释使用。不可加入滴壶滴入。③本品不能与其他药品混合静脉滴注。④用药期间注意肝肾功能检测。⑤如出现胸闷、心悸、气短等反应，需立即停药。⑥心肾功能不良及急性泌尿系统感染者慎用本品。⑦少数患者用药后可能出现尿频尿急的泌尿系统刺激症状，偶可致血尿和蛋白尿。如出现上述不良反应，必须停药，如再使用时应稀释药液，减慢滴速。

【批准文号】国药准字 Z20010135

【生产厂家】北京正邦制药有限公司

复方苦参注射液

【主要成分】苦参、白土苓。

【功能】清热利湿、凉血解毒、散结止痛。

【主治】癌肿疼痛及出血。

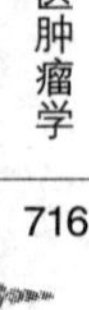

【用法与用量】①静脉滴注：以本品 12 mL 加入 200 mL 生理盐水中滴入，每日 1 次。②肌内注射：每次 2 ~ 4 mL，每日 2 次。③儿童用量酌减。④疗程：全身用药以总量 200 mL为 1 个疗程，可连续使用 2 ~ 3 个疗程。

【注意事项】①局部使用有轻度刺激、但吸收良好。②使用前若发现药液混浊、沉淀、安瓿破裂等现象时，请勿使用。③常温下保存，忌冷冻及高温。

【批准文号】国药准字 Z14021231

【生产厂家】山西振东制药股份有限公司

参麦注射液

【主要成分】红参、麦冬。

【功能】益气固脱，养阴生津。对癌细胞生长有一定的抑制作用，能激活和调节机体的免疫功能。配合化疗、放疗有增效减毒作用。

【主治】胸痹心痛、心悸、怔忡、厥脱、中风、高热导致气阴两虚及气血津液不足诸证。放、化疗患者及骨髓造血功能低下致红细胞、白细胞、血小板减少者。肿瘤、慢性消耗性疾病及气血虚弱者的支持治疗。

【用法与用量】①静脉滴注一次 50 ~ 200 mL，用 5% ~ 10% 葡萄糖注射液 1 ~ 4 倍量稀释后使用。必要时可直接静脉推注，一次 20 ~ 40 mL，速度宜缓慢（5 min 以上），或用 5% ~ 10% 葡萄糖注射液适量稀释后使用，根据病情于 15 ~ 30 min 重复使用一次，可连续用药 2 ~ 6 次。②肌内注射每次 2 ~ 4 mL，每日 1 ~ 2 次。③或遵医嘱。

【注意事项】①本品不宜与中药藜芦或五灵脂同时使用。②本品肌注每次不宜超过 4 mL，以避免产生疼痛。③本品含有皂苷，不宜与其他药物在同一容器内混合使用。④本品含有皂苷，摇动时产生泡沫是正常现象，不影响疗效。⑤本品是纯中药制剂，保存不当可能影响产品质量。发现药液出现混浊、沉淀、变色、漏气等现象时不能使用。⑥对本类药品有过敏或严重不良反应病史者禁用。

【批准文号】国药准字 Z51021264

【生产厂家】四川升和药业股份有限公司

参芪扶正注射液

【主要成分】党参、黄芪。

【功能】扶正固本，提高机体免疫功能。

【主治】肿瘤放疗、化疗的毒副反应，肿瘤患者之身体虚弱者。

【用法与用量】静脉滴注，每次 250 mL，每日 1 次，42 天为 1 个疗程。

【批准文号】国药准字 Z19990065

【生产厂家】丽珠集团利民制药厂

猪苓多糖注射液

【主要成分】猪苓多糖。

【功能】提高机体免疫功能，与化疗药合用能增强疗效和降低副作用。抑制肝炎病毒复制。

【主治】肺癌、肝癌等实体癌的辅助治疗。治疗慢性病毒性肝炎。

【用法与用量】肌内注射，每次 2 ~4 mL，每日 1 次。

【注意事项】本品不供静脉注射。

【批准文号】国药准字 Z32021229

【生产厂家】正大天晴药业集团股份有限公司

斑蝥酸钠维生素 B_6 注射液

【主要成分】由斑蝥酸钠和维生素 B_6 配制而成的抗肿瘤注射剂。

【功能】抗肿瘤作用，升高白细胞。

【主治】适用于原发性肝癌、肺癌及白细胞低下症，亦可用于肝炎、肝硬化及乙型肝炎携带者。

【制剂规格】10 mL 含斑蝥酸钠 0. 1 mg、维生素 B_6 2. 5 mg。

【用法与用量】静脉滴注，每日 1 次。每次 10 ~50 mL，以 0. 9% 氯化钠或 5% ~10% 葡萄糖注射液适量稀释后滴注。

【注意事项】肾功能不全者慎用，泌尿系统出现刺激症状，应暂停用药。孕妇及哺乳期妇女慎用。

【批准文号】国药准字 H20053862

【生产厂家】贵州柏强制药有限公司

康艾注射液

【主要成分】黄芪、人参、苦参素。

【功能】益气扶正，增强机体免疫功能。

【主治】用于原发性肝癌、肺癌、直肠癌、恶性淋巴瘤、妇科恶性肿瘤；各种原因引起的白细胞低下症。

【用法与用量】缓慢静脉注射或滴注；每日 1 ~2 次，每次 40 ~60 mL，用 5% 葡萄糖或 0. 9% 生理盐水 250 ~500 mL 稀释后使用，30 天为 1 个疗程，或遵医嘱。

【注意事项】①本品偶见皮疹、瘙痒、寒战、发热、恶心、呕吐、胸闷、心悸等不良反应。②本品可能发生罕见严重不良反应，表现为过敏性休克等，应在有抢救条件的医疗机构使用。③过敏体质患者，老人、儿童等特殊人群和初次使用本品的患者应慎重，用药后密切观察。

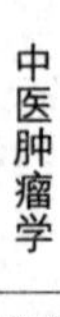

【批准文号】国药准字 Z20026868

【生产厂家】长白山制药股份有限公司

香菇多糖注射液

【主要成分】香菇多糖。

【功能】免疫调节剂，提高机体免疫功能。

【主治】用于各种恶性肿瘤的辅助治疗。

【用法与用量】每周两次，每次 1 瓶 2 mL（含 1 mg），加入 250 mL 生理盐水或 5% 葡萄糖注射液中滴注，或用 5% 葡萄糖注射液 20 mL 稀释后静注。

【不良反应】①休克，较为罕见出现口内异常感、畏寒、心律异常、血压下降、呼吸困难等症状时应立即停药，并处理。②偶见胸部压迫感、咽喉干、恶心、呕吐、头痛、头晕、皮疹、自汗等症状。

【注意事项】①本品应根据医师处方或医嘱使用。②本品为指定医药品和处方药品。

【批准文号】国药准字 H20030131

【生产厂家】金陵药业股份有限公司福州梅峰制药厂

注射用黄芪多糖

【主要成分】黄芪多糖。

【功能】益气补虚。

【主治】用于倦怠乏力，少气懒言，自汗，气短，食欲不振属气虚证因化疗后白细胞减少，生活质量降低，免疫功能低下的肿瘤患者。

【用法与用量】本品使用前需先做皮试，皮试阴性者方可使用。①皮试液的配制：以 0. 9% 氯化钠注射液将注射用黄芪多糖溶解，配制成浓度为 0. 05% 的皮试液，皮试液应于室温下放置且不能超过 8 h。②皮试方法：用结核菌素注射器抽取皮试液约 0. 2 mL，在前臂屈侧皮内注射约 0. 1 mL，20 min 后观察结果。③用药方法：用注射器抽取 0. 9% 氯化钠注射液 10 mL，加入到注射用黄芪多糖瓶中，立即持续摇晃均匀，直至药品完全溶解。用注射器将瓶中的全部药液加入到 500 mL 0. 9% 氯化钠注射液或 5% ~10% 葡萄糖注射液中摇匀，即刻给患者静脉滴注，滴注时间不少于 2. 5 h，每天滴注 1 次。④用药剂量及疗程：免疫功能低下患者每天 250 mg，用药 21 天；其他症状患者每天 250 mg，用药 7 天。

【注意事项】①0. 9% 氯化钠注射液加入到注射用黄芪多糖瓶中，立即持续摇晃均匀，直至药品完全溶解。②配制好的药液应立即使用，请勿久置。③过敏体质者慎用。④尚未有在孕妇、儿童中使用的报道。

【批准文号】国药准字 Z20040086

【生产厂家】天津赛诺制药有限公司

生脉注射液

【主要成分】红参、麦冬、五味子。

【功能】益气养阴，复脉固脱。

【主治】用于气阴两亏，脉虚欲脱的心悸、气短、四肢厥冷、汗出、脉欲绝等具有上述证候之肿瘤患者。

【用法与用量】①肌内注射：每次 2 ~ 4 mL，每日 1 ~ 2 次。②静脉滴注：每次 20 ~ 60 mL，用 5% 葡萄糖注射液 250 ~ 500 mL 稀释后使用。③或遵医嘱。

【不良反应】①过敏性皮疹、高热，部分患者甚至过敏性休克，过敏性体质慎用。②偶有胸闷、呼吸困难、腹胀等不适出现。

【注意事项】使用前如发现溶液混浊、沉淀、变色、漏气或瓶身细微破裂者，均不可使用。

【批准文号】国药准字 Z32021055

【生产厂家】江苏苏中药业集团生物制药有限公司

参附注射液

【主要成分】红参、附片。

【功能】回阳救逆，益气固脱。

【主治】主要用于阳气暴脱的厥脱症（感染性、失血性、失液性休克等）；也可用于阳虚（气虚）所致的惊悸、怔忡、喘咳、胃疼、泄泻、痹症等。

【制剂规格】注射剂，每支装 10 mL。

【用法与用量】①静脉滴注：1 次 20 ~ 100 mL（用 5% ~ 10% 葡萄糖注射液 250 ~ 500 mL 稀释后使用）。②静脉推注：1 次 5 ~ 20 mL（用 5% ~ 10% 葡萄糖注射液 20 mL 稀释后使用）。③或遵医嘱。

【注意事项】①本品孕妇慎用。②本品避免直接与辅酶 A、$VitK_3$、氨茶碱混合配伍使用。③本品不宜与中药半夏、瓜蒌、贝母、白蔹、白及及藜芦等同时使用。④本品不宜与其他药物在同一容器内混合使用。⑤本品含有皂苷，摇动时产生泡沫是正常现象，不影响疗效。⑥本品是中药制剂，保存不当可能影响产品质量。使用前必须对光检查，如发现药液出现混浊、沉淀、变色、漏气或瓶身细微破裂者，均不能使用。

【批准文号】国药准字 Z20043116

【生产厂家】黑龙江吴氏济民制药有限公司

第六节　外　用　药

阿魏化痞膏

【主要成分】三棱、莪术、穿山甲、大黄、生川乌、生草乌、木鳖子、当归、蜣螂、白芷、厚朴、使君子、胡黄连、黄丹、阿魏、樟脑、雄黄、肉桂、乳香、没药、芦荟、血竭、大蒜、蓖麻子。

【功能】消痞散癥。

【主治】腹部肿块，胀满疼痛。

【制剂规格】膏药剂。

【用法与用量】外用。用火将阿魏化痞膏烘烊，贴患处。

【注意事项】孕妇忌用。

【批准文号】国药准字 Z23020044

【生产厂家】黑龙江吴氏济民制药有限公司

复方蟾酥膏

【主要成分】蟾酥、生川乌、七叶一枝花、红花、莪术、公丁香、薄荷脑、冰片、两面针、肉桂、细辛等。

【功能】活血化瘀，消肿止痛。

【主治】癌性疼痛。

【制剂规格】橡皮膏。

【用法与用量】外用。用药前清洁疼痛部位皮肤，然后再将膏药贴上，每日 1 次，每 24 小时更换，7 天为 1 个疗程。

【批准文号】国药准字 Z20063321

【生产厂家】锦州紫金药业有限公司

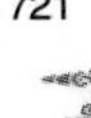

附　　录

实体瘤的中医肿瘤疗效评定（草案）①

中医治疗恶性肿瘤（实体瘤）的疗效评价一直采用世界卫生组织（WHO）的实体瘤的疗效评价标准，或以《新药（中药）临床研究指导原则》而定。但中医药治疗恶性肿瘤的对象多数为中晚期患者，其治疗特点是辨病与辨证结合，重视患者的主观感受和临床受益，包括“带瘤生存”。因此，上述标准难以反映中医药的疗效。建立恰如其分反映中医肿瘤疗效的评价标准势在必行。本草案的提出是以1999年中华中医药学会肿瘤分会贵州会议的“中医药治疗常见恶性肿瘤临床诊断与疗效标准（第一部分·讨论稿）”为基础，结合近年来的相关进展，并广泛听取各方意见，经反复修改拟订而成，目的在于抛砖引玉，希望在以后的临床应用中逐步修改及完善。基于实用性及可操作性考虑，其疗效的评定标准如下：

一、Ⅰ～Ⅱ期（早、中期）疗效评定标准

总疗效评定标准（100%）＝瘤体变化（40%）＋临床症状（15%）＋体力状况（15%）＋生存期（30%）

显效：75～100分，有效：50～74分，稳定：25～49分，无效：25分以下。

（一）瘤体变化（40%）

按WHO通用标准。占40分，依实际所得分数乘以0.40。

CR：完全缓解（100分）。

PR：部分缓解（80分）。

MR：微效（50分）。

NC：稳定（30分）。

PD：进展（0分）。

＊实体瘤疗效评价达CR者乘以系数1.2（即CR者本项实得分数为120分）。

① 周岱翰．临床中医肿瘤学［M］．北京：人民卫生出版社，2003：620－622.

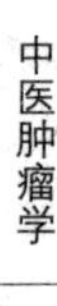

（二）临床症状（15%）

症状疗效评分标准。占15分，依实际所得分数乘以0.15。

根据主要症状表现，治疗后比治疗前下降两个级别者，为显效（100分），下降一个级别者，为有效（50分），无变化者，为稳定（25分），症状进一步发展者，为无效（0分）。

（三）体力状况（15%）

按Karnofsky分级标准。占15分，依实际所得分数乘以0.15。

显效：体力状况较用药前提高20分者（100分）。

有效：体力状况较用药前提高10分者（50分）。

稳定：体力状况较用药前无明显改变者（25分）。

无效：体力状况较用药前下降者（0分）。

（四）生存期（30%）

生存期大于等于60个月（5年以上），得30分，依实际所得分数乘以0.3。从开始治疗日计算，每生存2个月得1分，余下类推。

二、Ⅲ～Ⅳ期（晚期）疗效评定标准

$$\underset{(100\%)}{\text{总疗效评定标准}} = \underset{(30\%)}{\text{瘤体变化}} + \underset{(15\%)}{\text{临床症状}} + \underset{(15\%)}{\text{体力状况}} + \underset{(40\%)}{\text{生存期}}$$

显效：75～100分，有效：50～74分，稳定：25～49分，无效：25分以下。

瘤体变化、临床症状、体力状况的评分计算方法同Ⅰ～Ⅱ期（早、中期）疗效评定标准。另生存期大于等于12个月（1年以上），得40分，依实际所得分数乘以0.4。从开始治疗日计算，每生存1个月得10/3分，余下类推。最后总得分以四舍五入计算。

说明：症状疗效评分法以5分计量。

（一）5度评分法

5度评分法由医护人员评分。0度：无任何明显症状。Ⅰ度：有轻度症状，能耐受，无须处理。Ⅱ度：症状较重，常难以耐受，须做适当处理。Ⅲ度：症状严重，不能耐受，须对症治疗。Ⅳ度：症状极严重，危及生命，须做特定治疗。

例如肺癌症状分级见表1。

表1　肺癌症状分级表

症状	0度	Ⅰ度	Ⅱ度	Ⅲ度	Ⅳ度
咳嗽	无	偶咳	间断咳嗽	咳嗽频作	咳嗽剧烈
咯血	无	晨起痰中偶有血丝	痰中有血丝	痰中带血，量少	咯血，量多
胸痛	无	偶有胸痛，不需服药	胸痛轻微，服用Ⅰ级止痛药	胸痛明显，服用Ⅱ级止痛药	胸痛剧烈，服用Ⅲ级止痛药
发热	无	<37.5℃	<38.5℃	<39.5℃	≥39.5℃

（二）线性测量法

线性测量法由患者自我评价。按 5 级分，正常为 0，最严重为Ⅳ，判断进行评分。如图 1 所示。

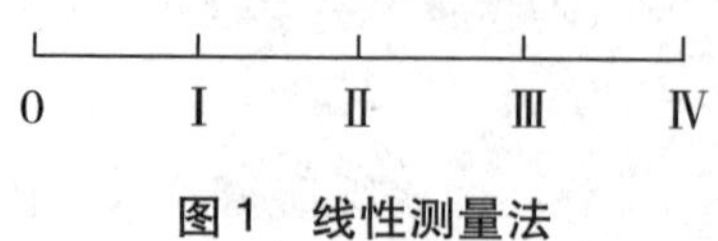

图 1　线性测量法

*以上两种测量法相互参照，当两者不统一时，以“线性测量法”为准。

*每个病种的主要症状为 4 个，以各个症状的下降级别相加再除以 4 后，以四舍五入法计算，如以上 4 个症状的合计下降级别为 6/4 =1.5，1.5 以 2 计算，即为显效。

（三）人体功能状态评分标准：Karnofsky 评分

Karnofsky 评分见表 2。

表 2　Karnofsky 评分（KPS，百分法）

体力状况	评分
正常，无症状和体征	100
能进行正常活动，有轻微症状和体征	90
勉强可进行正常活动，有一些症状或体征	80
生活可自理，但不能维持正常生活工作	70
生活大部分能自理，但偶尔需要别人帮助	60
常需人照料	50
生活不能自理，需要特别照顾和帮助	40
生活严重不能自理	30
病重，需要住院和积极的支持治疗	20
重危，临近死亡	10
死亡	0

实体瘤的疗效评价标准

一、RECIST 1.1 实体瘤疗效评价标准①

（一）基线病灶分类

1. 可测量病灶

（1）至少有一条可以精确测量径线的病灶。

（2）根据 CT 或 MRI 评价，病灶最长直径至少为 2 个层厚≥10 mm（层厚 5 ~ 8 mm）。

（3）根据胸部 X 线评价，病灶最长直径至少 20 mm。

（4）根据测径器评价，最长直径≥10 mm 的浅表性病灶。

（5）根据 CT 评价，恶性肿瘤淋巴结短轴≥15 mm。

注：恶性肿瘤淋巴结用最短轴作为直径，其他可测量病灶用最长轴。

2. 不可测量病灶

（1）不可测量病灶包括小病灶（包括短轴在 10 ~ 14.9 mm 的淋巴结）和真正无法测量的病灶，如胸膜或心包积液、腹水、炎性乳腺疾病、软脑膜病、累及皮肤或肺的淋巴管炎，测径器不能准确测量的临床病灶，体检发现的腹部肿块，重现影像技术无法测量的病灶。

（2）骨病。除软组织成分可采用 CT 或 MRI 评价，且符合基线时可评价的定义外，骨病为不可测量的疾病。

（3）既往局部治疗。既往放疗病灶（或其他局部治疗的病灶）为不可测量病灶，除非治疗完成后进展。

3. 正常部位

囊性病灶：单纯囊肿不应视为恶性病灶，也不应记录为目标病灶或非目标病灶。如果符合上述特定定义，认为是囊性转移的囊性病灶是可测量病灶。如果还出现了非囊性病灶，那么这些病灶首选为目标病灶。

正常结节：短轴 < 10 mm 的结节被视为正常，不应记录。

（二）记录治疗评价

在基线时必须评价所有部位疾病。基线评价应尽量在接近试验开始前进行。对于充分的基线评价，治疗前 28 天内必须进行所有要求的扫描，所有疾病必须正确记录。如果基线评价不充分，以后的状况通常为不确定。

---

① EISENHAUER E A，THERASSE P，BOGAERTS J，et al. New response evaluation criteria in solid tumours：revised RECIST guideline（version 1.1）[J]. European journal of cancer，2009，45（2）：228 - 247.

1．目标病灶

所有累及器官最多达2个病灶/每个器官，共5个病灶，所有可测量病灶应视为基线目标病灶。根据大小（最长病灶）和适合性选择目标病灶准确重复测量。除病理学淋巴结应记录短轴外，记录每个病灶的最长直径。基线时所有目标病灶直径（非结节病灶的最长径，结节病灶的最短轴）的总和是试验中进行的评价比较的基础。

（1）若两个病灶融合，就测量融合的肿块。如果目标病灶分裂，则使用各部分的总和。

（2）应继续记录变小的目标病灶的测量。如果目标病灶变得太小而不能测量，如认为病灶已消失则记录为0 mm；反之应记录为默认值5 mm。

注：结节性标准缩小至小于10 mm（正常）的范围，仍应记录实际测量结果。

2．非目标病灶

所有不可测量的病灶均为非目标病灶。所有未鉴别为目标病灶的可测量病灶也纳入非目标病灶疾病。不需要进行测量，但是评价以无、不确定、有/未增大、增大表示。1个器官的多发性非目标病灶在病例报告表上记录为一项（如多发性骨盆淋巴结增大或多发性肝转移）。

（三）每次评价时的客观缓解状态

疾病部位评价必须采用与基线相同的方法，包括一致进行增强和及时的扫描。如需变化，必须与放射学医师讨论该病例以明确是否可能用替代法。如不能，以后的客观状况为不明确。

1．目标病灶

（1）完全缓解（CR）：除结节性疾病外，所有目标病灶完全消失。所有目标结节须缩小至正常大小范围（短轴<10 mm）。所有目标病灶均须评价。

（2）部分缓解（PR）：所有可测量目标病灶的直径总和低于基线≥30%。目标结节总和使用短径，而所有其他目标病灶的总和使用最长直径。所有目标病灶均须评价。

（3）病变稳定（SD）：不符合CR、PR或进展。所有目标病灶均须评价。仅在总增大相对于谷值<20%的罕见病例，PR后可稳定，但足够不再维持以前记录的缩小30%。

（4）病变进展（PD）：可测量目标病灶的直径总和增大20%，超过观察到的最小总和（超过基线，如治疗期间未观察到总和降低），最小绝对值升高5 mm。

（5）不确定。未记录进展，且有以下情况：①1个或以上可测量的目标病灶未评价。②或所用评价方法与基线不一致。③或1个或以上目标病灶不能准确测量（如看不清楚，除非由于太小而不能测量）。④1个或以上目标病灶被切除或放射治疗，且未复发或增大。

2．非目标病灶

（1）CR：所有非目标病灶消失或肿瘤标志物水平正常。所有淋巴结大小必须在正常范围（短轴<10 mm）。

（2）非 CR/非 PD：任何非目标病灶持续存在和/或肿瘤标志物水平高于正常上限。

（3）PD：已有病灶明确进展。通常，总体肿瘤负荷须增大到足以停止治疗。目标病灶 SD 或 PR 时，罕见由于非目标病灶明确增大的进展。

（4）不明确：未测量进展，1 个或以上非目标病灶部位未评价或评价方法与基线所用方法不一致。

3. 新病灶

出现任何新发明确的恶性肿瘤病灶都表明 PD。如果新病灶不明确，例如由于体积较小，进一步评价会明确病因。如果重复评价明确病灶，那么应在首次评价日期记录进展。在以前未扫描区发现的病灶被认为是新病灶。

4. 补充研究

（1）如果明确 CR 取决于体积减小但未完全消失的残留病灶，建议活检或细针抽吸残留病灶进行研究。如未发现疾病，主观状况记录为 CR。

（2）如果明确进展取决于可能由于坏死增大的病灶，那么病灶应活检或细针抽吸以明确状态。

（四）主观性进展

无疾病进展的客观证据，需要终止治疗的患者，在肿瘤评价 CRFs 上不应报告为 PD。这一情况应在治疗结束 CRF 上标明为由于健康状况总体恶化停止治疗。即使在停止治疗后也应尽量记录客观进展，见表 1。

表 1　每次评价时的客观缓解状态

目标病灶	非目标病灶	新病灶	客观状态
CR	CR	无	CR
CR	非 CR/非 PD	无	PR
CR	不确定或缺失	无	PR
PR	非 CR/非 PD，不确定，或缺失	无	PR
SD	非 CR/非 PD，不确定，或缺失	无	稳定
不确定或缺失	非 PD	无	不确定
PD	任何	有或无	PD
任何	PD	有或无	PD
任何	任何	有	PD

如果方案允许仅有非目标病灶的患者入组，将使用表 2。

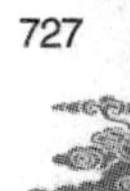

表 2　仅有非目标病灶的患者每次评价时的客观缓解状态

非目标疾病	新病灶	客观状态
CR	无	CR
非 CR/非 PD	无	非 CR/非 PD
不确定	无	不确定
明确进展	有或无	PD
任何	有	PD

二、WHO 实体瘤疗效评价标准①

WHO 实体瘤疗效评价标准如下：

完全缓解（CR）：肿瘤完全消失超过 1 个月。

部分缓解（PR）：肿瘤最大直径及最大垂直直径的乘积缩小达 50%，其他病变无增大，持续超过 1 个月。

病变稳定（SD）：病变两径乘积缩小不超过 50%，增大不超过 25%，持续超过 1 个月。

病变进展（PD）：病变两径乘积增大超过 25%。

① 石远凯，孙燕. 临床肿瘤内科手册［M］. 北京：人民卫生出版社，2017.

抗癌药及其辅助用药的药名简称与中英文对照

抗癌药及其辅助用药的药名简称与中英文对照见下表。

表　抗癌药及其辅助用药的药名简称与中英文对照表

缩写	英文名称	中文名称
ACM	Aclarubicin	阿克拉霉素，阿柔比星
ACNU	Nimustine	嘧啶亚硝脲，尼莫司汀，尼氮芥，宁得朗
ACTD	Actionomycin D	放线菌素 D，更生霉素，更新霉素
ADM，DOX	Adriamycin，Doxorubicin	阿霉素
AG	Aminoglutethimide	氨格鲁米特，氨苯哌啶酮，氨基导眠能
AMSA	Amsacrine	胺苯吖啶，安吖啶
Ara－C	Cytarabine，Cytosine arabinoside	阿糖胞苷，爱力生，赛德萨
ASP，L－ASP	L－Asparaginase	门冬酰胺酶
AT－1258	Nitrocaphane，Nitrocaphar	邻丙氨酸硝苄芥，消瘤芥，硝卡芥
AT－1727	Bimolane	乙双吗啉，乙亚胺吗啉碱
ATRA	All－transretinoic acid	全反式维甲酸
BCNU	Carmustine	卡氮芥，卡莫司汀
BCG	Bacillus Calmette-Guérin	卡介苗
BLM	Bleomycin	博来霉素，争光霉素
BST	Bisantrene	比生群
BUS，BSF	Busulfan	白消安，马利兰，白血福恩
CBP	Carboplatin	卡铂，碳铂，铂尔定
CC	Cyclocytidine	环胞苷，安西他滨
CCNU	Lomustine	环己亚硝脲、洛莫司汀
CF	Calcium folinate	甲酰四氢叶酸钙，亚叶酸钙
CLB，CB－1348	Chlorambucil	苯丁酸氮芥，瘤可宁
CMM	Carminomycin	洋红霉素，去甲柔红霉素
COLM	Colchicinamide	秋水仙酰胺，秋酰胺，争光 81－A，秋裂胺
CPA	Cyproterone acetate	醋酸环丙孕酮，色普龙
CPT	Camptothecin	喜树碱

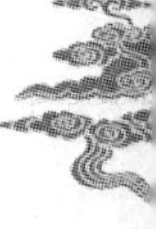

续上表

缩写	英文名称	中文名称
CPT－11	Irinotecan	伊立替康
CTX，CYT	Cyclophosphamide，Cytoxan	环磷酰胺，安道生，癌得星
DBD	Dibromodulcitol	二溴卫矛醇
DCF	2′－deoxycoformycin	2′－脱氧助间型霉素
DDAG	Dianhydrogalactitol	二去水卫矛醇，去水卫矛醇
DES	Diethylstilbestrol	已烯雌酚，乙底酚
DDP－CDDP	Cisplatin	顺铂，顺氯氨铂
DRN	Daunorubicin	柔红霉素
DOMP	Domperidone	吗叮啉，多潘立酮
DPD	Droperidol	氟哌啶，氟哌利多
DPH	Diphenhydramine	苯海拉明
DTIC	Dacarbazine	氮烯咪胺、达卡巴嗪、抗黑瘤素
DTX	Docetaxel	多西紫杉醇，泰索帝，紫杉特尔
DXMS	Dexamethasone	地塞米松，氟美松
DZP	Diazepam	安定
EPI	Epirubicin	表柔比星，表阿霉素
EPO	Erythropoietin	怡泼津，利血宝，依帕丁，红细胞生成素
ETM	Estramustine	雌二醇氮芥，依立适，癌腺治
FMT	Formestane	福美司坦，福美坦，兰他隆
FT－207	Ftorafur	替加氟
FTL	Furtulon	氟铁龙，去氧氟尿苷
FTM	Fotemustine	福莫司汀
5－Fu	5－Fluorouracil	氟尿嘧啶
G－CSF	Granulocyte－Colony Stimulating Factor	粒细胞集落刺激因子
GM－CSF	Granulocyte－Macrophage Colony Stimulating Factor	粒细胞巨噬细胞集落刺激因子
Gra	Granisertron Hydrochloride	康泉，格兰西龙
HCFU	Carmofur	卡莫氟，嘧福禄
HCPT	Hydroxycamptothecin	羟基喜树碱，羟喜树碱

续上表

缩写	英文名称	中文名称
HL－286	Bromoacetoxylpheny－hexan，Hexoestrol Dibromoacetate	溴醋己烷雌酚
HMM	Hexamethylmelamine，Hexalen	克瘤灵，六甲蜜胺
HN_2	Nitrogen mustard hydrochloride	氮芥，恩比兴
HRT	Harringtonine	三尖杉酯碱，三尖杉碱
HPD	Haloperidol	氟哌啶醇
HU	Hydroxyurea	羟基脲
ICRF－159	Razoxane，Razoxin	丙二胺亚胺，雷佐生
IDA	Idarubicin	善维达，伊达比星
IFN	Interferon	干扰素
IFO，ISP	Ifosfamide，Holoxan	异环磷酰胺，和乐生，匹服平
IL－2	Interleukin－2	白细胞介素－2
LMS	Levamisole	左旋咪唑
LZP	Lorazepam	氯羟安定，劳拉西泮
M－25	Glyciphosphoramide	甘磷酰芥
MA	Megestrol acetate	醋酸甲地孕酮，美可治，妇宁
MCP	Metoclopramide	胃复安，甲氧氯普胺
Me－CCNU	Semustine	甲环亚硝脲，司莫司汀
Me－GAG	Mitoguazone	米托胍腙
MEL，L－PAM	Mephalan，L－phenylalanine mustard	美法仑，苯丙氨酸氮芥
Mesna	Uromitexan	美司纳，巯乙磺酸钠，美安
MIT	Mitoxantrone	米托蒽醌
MMC	Mitomycin	丝裂霉素，自力霉素
6－MP	6－Mercaptopurine	6－巯基嘌呤，巯嘌呤
MPA	Medroxyprogesterone Acetate	甲羟孕酮，安宫黄体酮
MTH	Mithramycin	光辉霉素，光神霉素，普卡霉素
MTX	Methotrexate	甲氨碟呤，氨甲基叶酸
NF	Formylmelphalan，N－Formylsarcolysin	氮甲，N－甲酰溶肉瘤素
NVB	Navelbine，Vinorelbine	去甲长春碱，失碳长春碱，长春瑞滨
OHP，L－OHP	Oxaliplatin	奥沙利铂

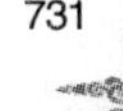

续上表

缩写	英文名称	中文名称
Ond	Ondansetro	恩丹西酮
O，P′－DDD	Mitotane	氯苯二氯乙烷，米托坦
PCP	Prochlorperazine	甲哌氯丙嗪，丙氯拉嗪
PCZ，PCB	Procarbazine	甲基苄肼，丙卡巴肼
PDN	Prednisone	泼尼松，强的松
PEP	Peplomycin，Pepleomycin	培洛霉素，培普利，欧霉素
PM	Prednimustine	泼尼氮芥，泼尼莫司汀
PTX	Paclitaxel，taxol	紫杉醇，泰素，紫素，安素泰，特素
PYM	pingyangmycin	平阳霉素
SHP	Sulfato－1,2－diaminocyclohexaneplatinum	环硫铂
STS	Sodium thiosulfate	硫代硫酸钠
STZ，STT	Streptozotocin	链脲霉素，链氮霉素，链佐星
TAD，GSH	Reduced glutathione	还原型谷胱甘肽，泰特
TAM	Tamoxifen	三苯氧胺，他莫昔芬
6－TG	Thioguanine	硫鸟嘌呤，兰快舒
THC	Tetrahydrocannabind	四氢大麻酚
THP	Pirarubicin	吡喃阿霉素，吡柔比星
TNF	Tumor necrosis factor	肿瘤坏死因子
TOR	Toremifene	托瑞米芬，法乐通
TPO	Thrombopoietin	血小板生成素
TPT	Topotecan	托泊替康
Tro	Tropisetron	呕必停，托烷司琼
TSPA	Thiotepa	塞替派，三胺硫磷，噻替哌
UFT		优福定
VCR	Vincristine	长春新碱
VDS	Vindesine	长春花碱酰胺，长春地辛，西艾克
VLB	Vinblastine，Vincaleukoblastine	长春花碱，长春碱，威保啶
VM－26	Teniposide，Vumon	鬼臼噻吩甙，替尼泊苷，威猛
VP－16	Etoposide	鬼臼乙叉苷，足叶乙甙，依托泊苷
MTA	Pemetrexed	培美曲塞

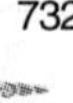

续上表

缩写	英文名称	中文名称
S－1		替吉奥
	Raltitrexed	雷替曲塞，赛维健
	Herceptin	曲妥珠单抗，赫赛汀
	Mabthera	利妥昔单抗，美罗华
	Erbitux	西妥昔单抗，爱必妥
	Avastin	贝伐珠单抗，安维汀
	Gefitinib Tablets	吉非替尼
	Erlotinib Hydrochloride Tablets	厄洛替尼
	Conmana	埃克替尼，凯美纳
	Imatinib Gliveec	甲磺酸伊马替尼，格列卫
	Crizotinib	克唑替尼
	Sorafenib	索拉非尼
	Apatinib	甲磺酸阿帕替尼，艾坦
	Anlotinib	安罗替尼
	regorafenib	瑞戈非尼
	Everolimus	依维莫司
	Pembrolizumab	帕博利珠单抗
	Nivolumab	纳武单抗
	Atezolizumab	阿特珠单抗

抗肿瘤药的毒性分级标准

抗肿瘤药的毒性分级标准（CTCAE v4.03 简版）[①] 见下表。

表　抗肿瘤药的毒性分级标准（CTCAE v4.03 简版）

不良事件	Grade（分级）				
	1 级	2 级	3 级	4 级	5 级
贫血	血红蛋白 < 正常值下限 ~ 10.0 g/dL；< 正常值下限 ~ 6.2 mmol/L；< 正常值下限 ~ 100 g/L	血红蛋白 < 8.0 ~ 10.0 g/dL；<4.9 ~ 6.2 mmol/L；<80 ~ 100 g/L	血红蛋白 < 6.5 ~ 8.0 g/dL；<4.0 ~ 4.9 mmol/L；<65 ~ 80 g/L；需要输血治疗	危及生命；需要紧急治疗	贫血
发热性中性粒细胞减少	—	—	存在	危及生命；需要紧急治疗	死亡
中耳炎	浆液性耳炎	浆液性耳炎；需要治疗	乳突炎；耳道软组织或骨组织坏死	危及生命；需要紧急治疗	死亡
耳鸣	轻度；无须治疗	中度；影响工具性日常生活活动	严重；影响个人日常生活活动	—	—
视力模糊	无须治疗	有症状；影响工具性日常生活活动	影响个人日常生活活动	—	—
腹胀	肠道功能或经口进食未改变	有症状，经口进食减少；肠道功能改变	—	—	—
便秘	偶然或间断性出现；偶尔需要使用粪便软化剂、轻泻药，饮食习惯调整或灌肠	持续症状，需要有规律地使用轻泻药或灌肠；影响工具性日常生活活动	需手工疏通的顽固性便秘；影响个人日常生活活动	危及生命；需要紧急治疗	死亡

① 美国卫生和公共服务部（U.S. Department of Health and Human Services，HHS）、美国国家卫生研究院（The National Institutes of Health，NIH）、美国国立癌症研究所（National Cancer Institute，NCI）2010 年发布。

续上表

不良事件	Grade（分级）				
	1 级	2 级	3 级	4 级	5 级
腹泻	与基线相比，大便次数增加每天 < 4 次；造瘘口排出物轻度增加	与基线相比，大便次数增加每天 4 ~ 6 次；造瘘口排出物中度增加	与基线相比，大便次数增加每天≥7 次；大便失禁；需要住院治疗；与基线相比，造瘘口排出物重度增加；影响个人日常生活活动	危及生命；需要紧急治疗	死亡
口干	有症状（口干或唾液黏稠），无明显饮食习惯改变；非刺激唾液流量 >0.2 mL/min	中度症状；进食改变（例如大量饮水或其他润滑物，进食限于菜泥、果酱，和/或软、湿润食物）；非刺激唾液流量 0.1 ~0.2 mL/min	经口不能获得足够的营养，鼻饲或全胃肠外营养；非刺激唾液流量 < 0.1 mL/min	—	—
消化不良	轻度症状；无需治疗	中度；需要治疗	严重；需要外科手术治疗	—	消化不良
吞咽困难	有症状，能够正常进食	有症状，进食和吞咽习惯改变	进食和吞咽习惯重度改变；需要鼻饲或全胃肠外营养或住院治疗	危及生命；需要紧急治疗	死亡
恶心	食欲降低，不伴进食习惯改变	经口摄食减少，不伴明显的体重下降、脱水或营养不良	经口摄入能量和水分不足；需要鼻饲、全肠外营养或者住院	—	—
唾腺炎	唾液轻微增稠；轻微味觉改变（例如：金属味）	浓稠黏液性唾液；显著的味觉改变；饮食习惯改变以及分泌唾液引起的相关症状；影响工具性日常生活活动	急性唾腺坏死；唾液分泌引起严重症状（浓稠唾液/口分泌物或作呕）；需要鼻饲或全肠外营养；影响个人日常生活活动；致残	危及生命；需要紧急治疗	死亡

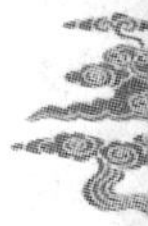

续上表

不良事件	Grade（分级）				
	1级	2级	3级	4级	5级
呕吐	24小时内1~2次发作（间隔5 min）	24小时内3~5次发作（间隔5 min）	24小时内发作≥6次（间隔5 min），需要鼻饲，全肠外营养或住院治疗	危及生命；需要紧急治疗	死亡
发热	38.0~39.0 ℃（100.4~102.2 ℉）	>39.0~40.0 ℃（102.3~104.0 ℉）	>40.0 ℃（>104.0 ℉）≤24 h	>40.0 ℃（>104.0 ℉）超过24 h	死亡
输液相关反应	轻微的、暂时性反应；无须中断输液；无须治疗	需要治疗或输液中断，但对症治疗（抗组胺，NSAIDAs，麻醉品，输液治疗），快速收效；预防给药≤24 h	症状缓解拖延（例如：对症治疗和/或输液中断，不能快速反应）；症状改善后复发；需要住院治疗后遗症	危及生命；需要紧急治疗	死亡
输液部位渗漏	—	红斑，伴相关症状（例如水肿，疼痛，硬结，静脉炎）	溃疡形成或坏死；严重的组织损伤；需要手术治疗	危及生命；需要紧急治疗	死亡
注射部位反应	压痛伴或不伴有症状（例如热感，红斑，瘙痒）	疼痛；脂营养不良；水肿；静脉炎	溃疡形成或坏死；重度组织损伤；需要手术治疗	危及生命；需要紧急治疗	死亡
全身乏力	不舒适感或健康状况不佳	不舒适感或健康状况不佳；影响工具性日常生活活动	—	—	—

续上表

不良事件	Grade（分级）				
	1 级	2 级	3 级	4 级	5 级
变态反应	一过性潮红或皮疹；< 38 ℃（< 100.4 ℉）的药物热，不需要治疗	需要干预治疗或者输液治疗；快速的对症治疗（如抗组胺药、NSAIDs 药，麻醉药物）；采取预防性服药 ≤24 h	延长治疗（例如：对症治疗和/或输液治疗不能快速反应）；起效后复发；后遗症（如肾功能衰竭，肺浸润）需要住院治疗	危及生命；需要紧急治疗	死亡
过敏反应	—	—	有症状的支气管痉挛伴或不伴有荨麻疹；需要肠外治疗；血管性水肿/水肿，过敏性；低血压	危及生命；需要紧急治疗	死亡
外耳炎	—	局限的；局部治疗（例如：局部抗生素、抗真菌或抗病毒治疗）	需要静脉给予抗菌剂、抗真菌或抗病毒药物治疗；需要放射学或手术治疗	危及生命；需要紧急治疗	死亡
中耳炎	—	局限的；局部治疗（例如：局部抗生素、抗真菌或抗病毒治疗）	需要静脉给予抗菌剂、抗真菌或抗病毒药物治疗；需要放疗或手术治疗	危及生命；需要紧急治疗	死亡
丘疹脓疱性皮疹	丘疹和/或脓疱<10%体表面积，伴或不伴有瘙痒或压痛症状	丘疹和/或脓疱占10%～30%体表面积，伴或不伴有瘙痒或压痛症状；造成心理影响；影响日常生活工具性活动	丘疹和/或脓疱>30%体表面积，伴或不伴有瘙痒或压痛症状；影响个人日常生活活动；需要口服抗生素治疗局部的重复感染	丘疹和/或脓疱覆盖全部体表，伴或不伴有瘙痒或压痛症状；需要静脉给予抗生素治疗广泛的重复感染；危及生命	死亡

续上表

不良事件	Grade（分级）				
	1 级	2 级	3 级	4 级	5 级
鼻窦炎	—	局限的；局部治疗（例如：局部抗生素，抗真菌或抗病毒治疗）	需要静脉给予抗菌剂，抗真菌或抗病毒药物治疗；需要放射学，内窥镜或手术治疗	危及生命；需要紧急治疗	死亡
皮肤感染	局限的，需要局部治疗	需要口服药物治疗（抗生素、抗真菌或抗病毒治疗）	需要静脉给予抗菌剂、抗真菌或抗病毒药物治疗；需要放疗或手术治疗	危及生命；需要紧急治疗	死亡
放射性皮肤炎	轻度的红斑或干燥性脱屑	中度到重度的红斑；片状湿性脱皮，多局限在皱纹和皱褶处；中度水肿	湿性脱屑不局限于皱纹和皱褶；由轻伤或摩擦引起的出血	危及生命；皮肤坏死或真皮层溃疡；从受损部位发生出血；需要皮肤移植	死亡
放射治疗回忆反应（皮肤用药）	轻度的红斑或干燥性脱屑	中度到重度的红斑；片状湿性脱皮，多局限在皱纹和皱褶处；中度水肿	湿性脱屑不局限于皱纹和皱褶；存在由轻伤或表面摩擦引起的出血	危及生命；皮肤坏死或真皮层溃疡；从受损部位发生出血；需要皮肤移植	死亡
丙氨酸氨基转移酶增高（ALT/SGPT）	>正常值上限～3.0 倍正常值上限	无症状者：>3.0～5.0 倍正常值上限；>3 倍正常值上限，伴随以下症状加重：疲劳、恶心、呕吐、右上区疼痛或压痛，发热、皮疹、嗜酸粒细胞增多	>5.0～20.0 倍正常值上限；持续 2 周以上，>5 倍正常值上限	>20.0 倍正常值上限	—

续上表

不良事件	Grade（分级）				
	1 级	2 级	3 级	4 级	5 级
碱性磷酸酶增高	>正常值上限～2.5 倍正常值上限	>2.5～5.0 倍正常值上限	>5.0～20.0 倍正常值上限	>20.0 倍正常值上限	—
天冬氨酸氨基转移酶增高	>正常值上限～3.0 倍正常值上限	无症状者：>3.0～5.0 倍正常值上限；>3 倍正常值上限，伴随以下症状加重：疲劳、恶心、呕吐、右上区疼痛或压痛，发热、皮疹、嗜酸粒细胞增多	>5.0～20.0 倍正常值上限；持续 2 周以上，>5 倍正常值上限	>20.0 倍正常值上限	—
血胆红素升高	>正常值上限～1.5 倍正常值上限	>1.5～3.0 倍正常值上限	>3.0～10.0 倍正常值上限	>10.0 倍正常值上限	—
肌酐增高	>1～1.5 倍基线数值；>正常值上限～1.5×正常值上限	>1.5～3.0 倍基线数值；>1.5～3.0 倍正常值上限	>3.0 基线数值；>3.0～6.0 倍正常值上限	>6.0 倍正常值上限	—
急性肾损伤	肌酐水平增加大于 0.3 mg/dl；或者超过基线的 1.5～2.0 倍	肌酐超出基线 2～3 倍	肌酐超出基线 3 倍或大于 4.0 mg/dl；需要住院治疗	危及生命；需要透析治疗	死亡
中性粒细胞计数降低	<正常值下限～1 500/mm^3；<正常值下限～1.5×10^9/L	<1 000～1 500/mm^3；<$(1.0\sim1.5)\times10^9$/L	<1 000～500/mm^3；<$(0.5\sim1.0)\times10^9$/L	<500/mm^3；<0.5×10^9/L	—

续上表

不良事件	Grade（分级）				
	1 级	2 级	3 级	4 级	5 级
血小板计数降低	<正常值下限～75 000/mm^3；<正常值下限～75.0×10^9/L	<50 000～75 000/mm^3；<(50.0－75.0)×10^9/L	<25 000～50 000/mm^3；<(25.0－50.0)×10^9/L	<25 000/mm^3；<25.0×10^9/L	—
白细胞数降低	<正常值下限～3 000/mm^3；<正常值下限～3.0×10^9/L	<2 000～3 000/mm^3；<3.0～2.0×10^9/L	<1 000～2 000/mm^3；<(1.0～2.0)×10^9/L	<1 000/mm^3；<1.0×10^9/L	—
体重降低	参照基线，体重减轻 5%～10%，无须治疗	参照基线，体重减轻 10%～20%，需要给予营养支持	参照基线，体重减轻≥20%；需要鼻饲或全肠外营养	—	—
低白蛋白血症	<正常值下限～3 g/dL；<正常值下限～30 g/L	<2－3 g/dL；<20～30 g/L	<2 g/dL；<20 g/L	危及生命；需要治疗	死亡
高尿酸血症	>正常值上限～10 mg/dL；≤0.59 mmol/L，不伴有生理异常	—	>正常值上限～10 mg/dL；≤0.59 mmol/L，伴有生理性异常	>10 mg/dL；>0.59 mmol/L；危及生命	死亡
低钾血症	<正常值下限～3.0 mmol/L	<正常值下限～3.0 mmol/L；无症状：需要治疗 有症状；需要治疗	<2.5～3.0 mmol/L；需要住院治疗	<2.5 mmol/L；危及生命	死亡
低钠血症	<正常值下限～130 mmol/L	—	<120～130 mmol/L	<120 mmol/L；危及生命	死亡

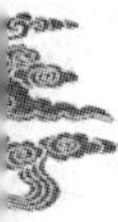

续上表

不良事件	Grade（分级）				
	1级	2级	3级	4级	5级
浅表软组织纤维化	轻度硬结；能够皮肤至同一平面（滑行）和垂直移动（捏起）	中等硬结；能够滑动皮肤，皮肤不能够被捏起；影响工具性日常生活活动	重度硬结；不能够滑行或捏起皮肤；影响关节或解剖开口的活动（例如口、肛门）；影响个人日常生活活动	全身性硬结；呼吸困难或不易进食相关症状或体征	死亡
牙关紧闭	关节活动度降低，不影响进食	关节活动度降低，但需小口咬，进食软食或汤类	关节活动度降低，且不能经口获得足够的营养物质和水分	—	—
外周神经病变	无症状；仅在临床和诊断中发现，不需要干预	中度症状；影响工具性日常生活活动	严重症状；影响个人日常生活活动	—	—
味觉障碍	味觉改变但不影响正常饮食	味觉改变且影响正常饮食（如口服补充物）；毒性或不舒服味觉；丢失味觉	—	—	—
嗅觉神经障碍	中度症状；影响工具性日常生活活动	重度症状；影响个人日常生活活动	—	—	嗅觉神经障碍
吸入性肺炎	无症状，仅仅诊断得出，不需要干预	改变饮食习惯，进食或吞咽之后咳嗽或窒息，需要干预（抽吸或氧气）	呼吸困难和肺炎症状（吸入性肺炎），需要住院，不能口服滋养品	危及生命呼吸困难或血流动力学障碍，需要插管或急性干预	死亡

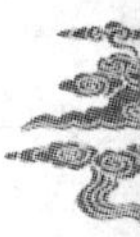

续上表

不良事件	Grade（分级）				
	1级	2级	3级	4级	5级
鼻出血	轻度症状；不需要干预	中度症状；需要干预（填充棉絮，止血，局部使用血管收缩剂）	需要输血，放射治疗，内窥镜，手术治疗（出血部位止血）	危及生命；需要紧急治疗	死亡
鼻塞	轻度症状；不需要干预	中度症状；需要医学干预	伴随血液性鼻分泌物或鼻出血	—	—
脱发	头发丢失不多于50%，远看没有区别，但近看能看出。需要改变发型来掩饰头发丢失，但不需要假发或假发块来掩饰	头发丢失大于50%，症状明显，需要假发或假发块，心理有影响	—	—	—
手足综合征	无痛性轻微皮肤改变或皮肤炎（如红斑、水肿、角化过度）	痛性皮肤改变（如剥落、水泡、出血、肿胀、角化过度）；影响工具性日常生活活动	重度皮肤改变（如剥落、水泡、出血、水肿、角化过度），伴疼痛；影响个人日常生活活动	—	—
痤疮样皮疹	丘疹和脓疱小于10%的体表面积，伴有/不伴有瘙痒和敏感	丘疹和脓疱覆盖10%～30%的体表面积，伴有/不伴有瘙痒和压痛；伴心理影响；影响工具性日常生活活动	丘疹和脓疱大于30%的体表面积，伴有/不伴有瘙痒和压痛；影响个人日常生活活动；需要口服抗生素治疗二重感染	丘疹和脓疱遍布全身表面，伴有/不伴有瘙痒和敏感；需要静脉给予抗生素治疗广泛的多重感染；危及生命	死亡

续上表

不良事件	Grade（分级）				
	1级	2级	3级	4级	5级
皮肤色素沉着	色素沉着小于10%的体表面积；没有心理影响	色素沉着大于10%的体表面积；伴有心理影响	—	—	—

体力状况分析标准

体力状况（Performance Status）分析标准[①]常通过体力状况 ECOG 评分标准（Zubrod-ECOG-WHO）（ZPS，5 分法）来评价，见下表。

表 Zubrod-ECOG-WHO（ZPS，**5 分法**）

体力状况	评分
正常活动	0
症轻状，生活自在，能从事轻体力活动	1
能耐受肿瘤的症状，生活自理，但白天卧床时间不超过 50%	2
肿瘤症状严重，白天卧床时间超过 50%，但还能起床站立，部分生活自理	3
病重卧床不起	4
死亡	5

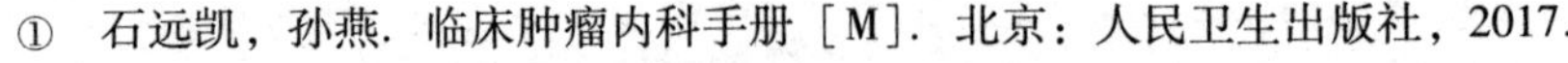
① 石远凯，孙燕. 临床肿瘤内科手册［M］. 北京：人民卫生出版社，2017.

EORTC 生命质量测定量表 QLQ－C30 （V3.0）①

我们想了解有关您和您的健康的一些情况，请您亲自回答下面所有的问题。这里的答案并无“对”与“不对”之分，只要求在最能反映您情况的那个数字上画圈。您所提供的资料我们将会严格保密。

请填上您的代号（编号）：

出生日期：　　年　　月　　日

今天日期：　　年　　月　　日

	没有	有点	相当	非常
1. 您从事一些费力的活动有困难吗，比如说提很重的购物袋或手提箱？	1	2	3	4
2. 长距离行走对您来说有困难吗？	1	2	3	4
3. 户外短距离行走对您来说有困难吗？	1	2	3	4
4. 您白天需要待在床上或椅子上吗？	1	2	3	4
5. 您在吃饭、穿衣、洗澡或上厕所时需要他人帮忙吗？	1	2	3	4

在过去的一星期内：	没有	有点	相当	非常
6. 您在工作和日常活动中是否受到限制？	1	2	3	4
7. 您在从事您的爱好或休闲活动时是否受到限制？	1	2	3	4
8. 您有气促吗？	1	2	3	4
9. 您有疼痛吗？	1	2	3	4
10. 您需要休息吗？	1	2	3	4
11. 您睡眠有困难吗？	1	2	3	4
12. 您觉得虚弱吗？	1	2	3	4
13. 您食欲不振（没有胃口）吗？	1	2	3	4

① SPRANGERS M A，CULL A，BJORDAL K，et al. The European Organization for Research and Treatment of Cancer. Approach to quality of life assessment：guidelines for developing questionnaire modules. EORTC Study Group on Quality of Life［J］. Qual Life Res，1993，2（4）：287－295.

14. 您觉得恶心吗？	1	2	3	4
15. 您有呕吐吗？	1	2	3	4
16. 您有便秘吗？	1	2	3	4
17. 您有腹泻吗？	1	2	3	4
18. 您觉得累吗？	1	2	3	4
19. 疼痛影响您的日常活动吗？	1	2	3	4
20. 您集中精力做事有困难吗，如读报纸或看电视？	1	2	3	4
21. 您觉得紧张吗？	1	2	3	4
在过去的一星期内：	没有	有点	相当	非常
22. 您觉得忧虑吗？	1	2	3	4
23. 您觉得脾气急躁吗？	1	2	3	4
24. 您觉得压抑（情绪低落）吗？	1	2	3	4
25. 您感到记忆困难吗？	1	2	3	4
26. 您的身体状况或治疗影响您的家庭生活吗？	1	2	3	4
27. 您的身体状况或治疗影响您的社交活动吗？	1	2	3	4
28. 您的身体状况或治疗使您陷入经济困难吗？	1	2	3	4

对下列问题，请在 1 ~ 7 之间选出一个最适合您的数字并画圈。

29. 您如何评价在过去一星期内您总的健康情况？

1　　2　　3　　4　　5　　6　　7

非常差　　　　非常好

30. 您如何评价在过去一星期内您总的生命质量？

1　　2　　3　　4　　5　　6　　7

非常差　　　　非常好

癌痛评估量表

癌痛量化评估通常使用疼痛数字评分法（NRS）、面部表情疼痛评分量表法及主诉疼痛程度分级法（VRS）三种方法。

一、疼痛数字评分法（NRS）

使用《疼痛程度数字评估量表》（见图 1）对患者疼痛程度进行评估。将疼痛程度用 0—10 个数字依次表示，0 表示无疼痛，10 表示最剧烈的疼痛。交由患者自己选择一个最能代表自身疼痛程度的数字，或由医护人员询问患者：你的疼痛有多严重？由医护人员根据患者对疼痛的描述选择相应的数字。按照疼痛对应的数字将疼痛程度分为：轻度疼痛（1—3），中度疼痛（4—6），重度疼痛（7—10）。

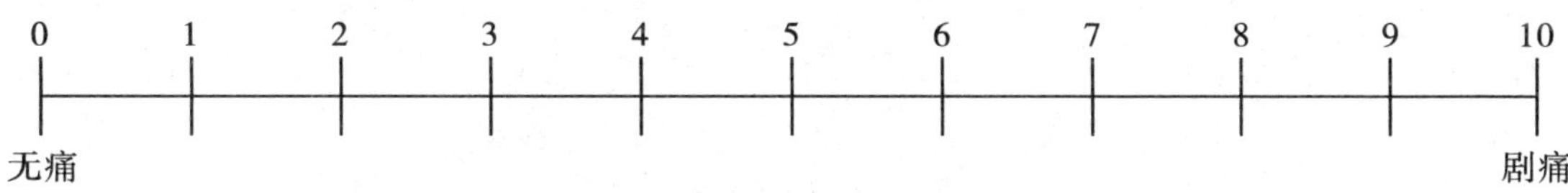

图 1　疼痛程度数字评估量表

二、面部表情疼痛评分量表法

由医护人员根据患者疼痛时的面部表情状态，对照《面部表情疼痛评分量表》（见图 2）进行疼痛评估，适用于表达困难的患者，如儿童、老年人，以及存在语言或文化差异或其他交流障碍的患者。

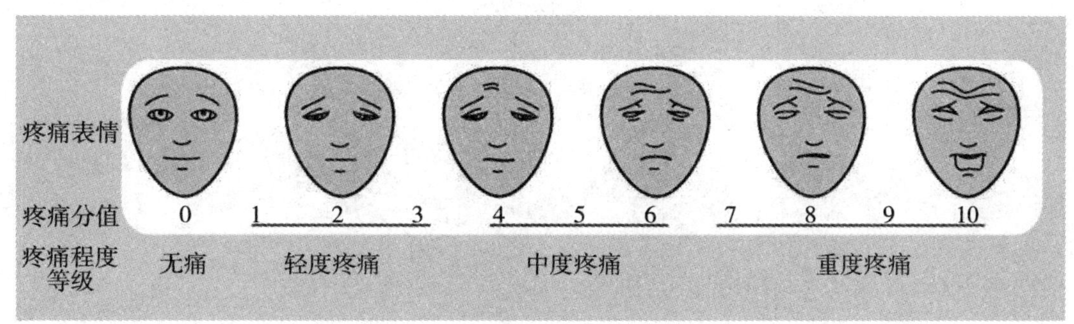

图 2　面部表情疼痛评分量表

三、主诉疼痛程度分级法（VRS）

根据患者对疼痛的主诉，将疼痛程度分为轻度、中度、重度三类。

（1）轻度疼痛：有疼痛但可忍受，生活正常，睡眠无干扰。

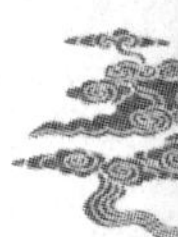

（2）中度疼痛：疼痛明显，不能忍受，要求服用镇痛药物，睡眠受干扰。

（3）重度疼痛：疼痛剧烈，不能忍受，需用镇痛药物，睡眠受严重干扰，可伴自主神经紊乱或被动体位。①②③

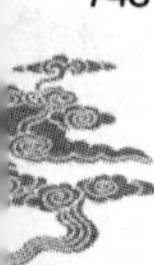

① 严广斌. NRS 疼痛数字评价量表 numerical rating scale ［J］. 中华关节外科杂志（电子版），2014（3）：410.

② 申萍，施毅. 用面部表情量表法评估疼痛［J］. 国外医学护理学分册，1998，17（3）：127.

③ FERREIRA-VALENTE M A，PAIS-RIBEIRO J L，JENSEN M P. Validity of four pain intensity rating scales［J］. Pain，2011，152（10）：2399－2404.